协和医考

全国口腔执业医师资格考试

应试题库与解析

主　编　赵继志

副主编　刘玥博　郭　睿

编　者　（按姓氏笔画排序）

任灵焕　刘杉杉　刘玥博　李盛楠　李颉颃

杨　虹　吴　宣　赵继志　郭　睿　常　莜

廖　茜

扫码赠送历年考题

中国协和医科大学出版社

北　京

图书在版编目（CIP）数据

2024全国口腔执业医师资格考试应试题库与解析/赵继志主编. —北京：中国协和医科大学出版社，2024.1

（协和医考）

ISBN 978-7-5679-2261-7

Ⅰ.①2… Ⅱ.①赵… Ⅲ.①口腔科学-资格考试-题解 Ⅳ.①R78-44

中国国家版本馆CIP数据核字（2023）第169076号

协和医考

2024全国口腔执业医师资格考试应试题库与解析

主　　编：赵继志
策划编辑：张秋艳
责任编辑：张秋艳
封面设计：邱晓俐
责任校对：张　麓
责任印制：张　岱

出版发行：中国协和医科大学出版社
（北京市东城区东单三条9号　邮编100730　电话010-65260431）
网　　址：www.pumcp.com
经　　销：新华书店总店北京发行所
印　　刷：三河市龙大印装有限公司

开　　本：850mm×1168mm　1/16
印　　张：50.5
字　　数：1670千字
版　　次：2024年1月第1版
印　　次：2024年1月第1次印刷
定　　价：148.00元

ISBN 978-7-5679-2261-7

出版说明

我国执业医师资格考试已经进入第25个年头，这项政策对于加强我国医师队伍建设，提高执业医师的综合素质，保护医师合法权益，规范医师管理制度，完善医师培养制度，发挥了积极的作用。

为帮助考生在繁忙的临床实践期间更有效地复习，更方便地了解与掌握执业医师资格考试的要求，提高考生分析问题、解决问题的能力，从而顺利通过考试，中国协和医科大学出版社推出了“协和医考”系列丛书。25年来，中国协和医科大学出版社在本套丛书的出版过程中，以及每年与广大考生读者反馈交流的工作中，摸索出了我国执业医师资格考试的基本规律，积累了丰富的出版应试丛书的经验，为考生提供了不同层次、不同阶段和不同需求的应试参考书。

本套丛书由中国协和医科大学出版社组织相关专业专家编写，并邀请了专职从事执业医师资格考试研究的培训专家进行审定。内容紧扣最新版《医师资格考试大纲》，以规划教材为基础，以临床能力为重点，侧重于理论与实践的综合运用。本套丛书品类齐全，从应试指导、核心考点精讲，到各类习题集和模拟试卷等，能够满足广大考生复习考试的需要。

“当医生就当好医生，当好医生就读协和医书”，拥有25年执业医师资格考试用书出版经验的中国协和医科大学出版社为全国争当好医生的读者，提供这套全面、准确、实用的应试丛书。我们期望能够对广大考生顺利通过执业医师资格考试有所助益，为我国医学教育及医学事业的发展作出积极的贡献。丛书内容如有不当之处，欢迎各位考生和同仁批评指正。如有关于丛书内容及考试的相关问题，请扫描下方二维码，有专属微信客服为你解答。

前　言

为了加强我国医师队伍建设，提高执业医师的综合素质，保护医师合法权益，规范医师管理制度，完善医师培养制度，国家颁布了《中华人民共和国医师法》，并从1999年开始进行执业医师资格考试。为了配合这项工作的开展，中国协和医科大学出版社推出“协和医考”系列丛书。这套丛书由中国协和医科大学出版社组织相关专业专家编写。其特点是紧扣《医师资格考试大纲》，按其要求的考点范围进行编写，适合广大考生应试复习。

2024版《医师资格考试大纲》进行了大幅度的修订，针对口腔执业医师，在医学人文综合、基础医学综合、临床医学综合、预防医学综合、口腔医学综合五部分均进行了大量的修订。尤其在临床医学综合部分，更改为按照诊断学、内科学、外科学、妇产科学、儿科学五部分内容进行整合。在医学人文综合增加了医学人文素养；卫生法规中增加《医疗废物管理条例》，删除《中华人民共和国母婴保健法》及其实施办法。口腔组织病理学和口腔解剖生理学从原来的基础医学综合移至口腔医学综合；口腔预防医学从原来的预防医学综合移至口腔医学综合。广大考生可根据这套习题进行练习，熟悉题型，了解考试的范围及深度。本书在编写的过程中，力求使试题的难度与实际考试中的难度保持一致，覆盖新大纲要求的考点，以方便考生掌握最全面的复习重点、难点。同时，书中习题附有详细的解析，以利于考生理解、记忆，更好地掌握考点。

由于医学在不断地发展与进步，执业医师考试水平也在不断地提高，我们编写的习题内容和质量也需要不断地改进。我们真诚欢迎广大读者对于我们的工作提出自己的意见和要求。预祝阅读本套丛书的读者通过努力取得优异成绩，成为合格的执业医师！

编　者

2023年12月

目　录

习　题

第一部分　医学人文综合

第二部分　基础医学综合

第三部分 临床医学综合

第四部分 预防医学综合

第五部分 口腔医学综合

参考答案与解析

第一部分　医学人文综合

第二部分 基础医学综合

第三部分 临床医学综合

第四部分 预防医学综合

第五部分 口腔医学综合

第一部分
医学人文综合

第一篇 医学心理学

第一章 医学心理学总论

【A_1 型题】

1. 生物-心理-社会医学模式认为
   A. 心身是统一的
   B. 心理对健康和疾病有能动作用
   C. 心理因素、社会因素和生物因素都影响人体健康和疾病的发生
   D. 在健康和疾病问题上应将人视为一个整体
   E. 以上都是
2. 医学心理学的研究对象为
   A. 人类心理活动的规律
   B. 人类行为的科学发展
   C. 疾病发生发展的规律
   D. 影响健康的有关心理问题和行为
   E. 疾病预防和治疗的原则
3. 不属于医学心理学相关学科的是
   A. 健康心理学
   B. 变态心理学
   C. 神经心理学
   D. 药物心理学
   E. 教育心理学
4.《黄帝内经》提出的“天人合一”“形神合一”的心理学观点属于医学心理学发展的哪一阶段
   A. 神灵医学心理学时代
   B. 哲学医学心理学时代
   C. 科学医学心理学时代
   D. 现代医学心理学时代
   E. 以上都不是
5. 医学心理学研究任务不包括
   A. 研究心理因素对人体健康的影响及其机制
   B. 研究个性的形成和发展
   C. 研究自我调节对防病、治病和康复的作用
   D. 研究疾病过程中的心理反应
   E. 研究心理因素在疾病发展过程中的作用

【B_1 型题】

（6~7 题共用备选答案）
   A. 调查法
   B. 临床观察法
   C. 个案法
   D. 实验法
   E. 心理测验法
6. 通过交谈或问卷的方法了解一些人对某一事件的感受、态度和行为，在医学心理学的研究方法中属于
7. 通过严格控制条件，研究行为或活动条件与心理的因果关系，在医学心理学的研究方法中属于

第二章 医生个人的心理能力

【A_1 型题】

1. “感时花溅泪，恨别鸟惊心”，这种情绪状态是
   A. 心境
   B. 激情
   C. 应激
   D. 美感
   E. 悲哀
2. 反映直接作用于感觉器官的客观事物的个别属性的心理过程是
   A. 感觉
   B. 知觉
   C. 记忆
   D. 思维
   E. 想象
3. 人类心理过程的认识过程不包括
   A. 感觉
   B. 信念
   C. 记忆
   D. 思维
   E. 想象

4. 与情绪形成有关的3个要素是
A. 环境、心境、生理变化
B. 情景、心境、条件反射
C. 情景、刺激、生理过程
D. 认知、反应、结果评价
E. 情景、认知、生理变化

5. 情绪是与何种需要相联系的
A. 生理需要
B. 交际需要
C. 认知需要
D. 安全需要
E. 自我实现需要

6. 知觉是人脑对客观事物
A. 个别属性的反映
B. 整体属性的反映
C. 本质属性的反映
D. 特殊属性的反映
E. 发展属性的反映

7. 既想参赛锻炼自己，又怕成绩不好被人讥笑，此时的动机冲突是
A. 双趋冲突
B. 双避冲突
C. 趋避冲突
D. 双重趋避冲突
E. 双重避趋冲突

8. 情感对于情绪来说具有的特点是
A. 强烈而冲动
B. 伴有明显的行为变化
C. 伴有明显的生理变化
D. 稳定而深刻
E. 带有明显的情境性

9. 自觉地确定目的，并根据目的支配自己的行为，克服困难以实现目的的心理过程是
A. 认识
B. 意志
C. 情感
D. 感知
E. 思维

10. 卡特尔认为人格是由什么构成的
A. 人格因素
B. 人格特征
C. 根源特质
D. 表面特质
E. 人格特质

11. 艾森克认为人格的维度有
A. 情绪性维度、气质性维度和稳定性维度
B. 情绪性维度、内外向维度和精神质维度
C. 气质性维度、内外向维度和稳定性维度
D. 理智性维度、情绪性维度和意志性维度
E. 理智性维度、内外向维度和精神质维度

12. 人格核心是
A. 气质
B. 能力
C. 性格
D. 需要
E. 动机

13. 心理过程包括哪3个过程
A. 气质、性格和能力
B. 动力、活动和评价
C. 认识、情绪和意志
D. 认识、人格和活动
E. 动力、情绪和意志

14. “想象”这种心理活动属于
A. 情感过程
B. 意志过程
C. 意识过程
D. 个性特征
E. 认识过程

15. 胆汁质气质的人，其高级神经活动类型属于
A. 强、均衡而灵活的活泼型
B. 强、均衡而不灵活的安静型
C. 强、不均衡而灵活的兴奋型
D. 弱、不均衡、不灵活的抑制型
E. 弱、均衡、灵活的灵活型

16. 动机产生的2个条件是
A. 需要和目的
B. 需求和目标
C. 诱因和目的
D. 需要和诱因
E. 意志和目的

17. 按照需要起源，可把需要分为
A. 生理性需要和社会性需要
B. 生理性需要和心理性需要
C. 自然需要和精神需要
D. 物质需要和精神需要
E. 物质需要和心理需要

18. 不属于性格特征的是
A. 对现实的态度特征
B. 意志特征
C. 情绪特征
D. 应激特征
E. 智力特征

【A_2型题】

19. 汽车正在行驶中，一名儿童突然冲向马路对面。司机急刹车，汽车在发出刺耳的刹车声后停住，儿童在车前的半米处跑过。这时司机顿感心跳加快，头上冒汗，手足无力，这种情绪状态是
A. 心境
B. 激情
C. 情感
D. 应激
E. 情操

【A_3/A_4型题】

（20~21题共用题干）

《红楼梦》中的林黛玉，其动作稳定缓慢，观察事物细致入微，敏感多疑，孤独多虑，情感体验深刻且持久。

20. 林黛玉的气质类型属于
A. 多血质
B. 黏液质
C. 胆汁质
D. 抑郁质
E. 兴奋质

21. 根据巴甫洛夫高级神经活动类型学说，林黛玉的神经活动类型属于
A. 抑制型
B. 兴奋型

C. 活泼型
D. 安静型
E. 均衡型

【B_1 型题】

（22~24 题共用备选答案）
A. 自觉性
B. 果断性
C. 坚韧性
D. 自制性
E. 独立性
22. 意志行动中善于控制自己的行动，约束自己言行的心理品质是意志的
23. 办事见异思迁，虎头蛇尾的人，其意志活动缺乏
24. 执拗和一意孤行的人，其意志活动缺乏
（25~26 题共用备选答案）
A. 生理需要
B. 安全需要
C. 爱与被爱的需要
D. 尊重的需要
E. 自我实现的需要
25. 马斯洛需要层次论中最高层次需要是
26. 发挥自己的潜能，实现自己的理想与抱负的需要是

第三章　心理健康

【A_1 型题】

1. 心理健康标准不包括
A. 人格健全
B. 思想内容健康
C. 情绪乐观稳定
D. 行为和生活方式健康
E. 智力正常
2. 心理卫生应从何时抓起
A. 胎儿期
B. 新生儿期
C. 乳儿期
D. 婴儿期
E. 幼儿期
3. 智力发展的关键期在
A. 3 岁前
B. 4 岁前
C. 5 岁前
D. 6 岁前
E. 7 岁前
4. 不属于青少年心理健康教育主要内容的是
A. 性生理、性心理、性道德教育
B. 世界观、价值观、人生观教育
C. 友谊观和恋爱观教育
D. 学习策略和方法的教育
E. 自我意识形成教育
5. 同时能刺激多种感官的游戏或运动，叫做
A. 感觉运动训练
B. 体育活动训练
C. 人格发展训练
D. 自制能力训练
E. 感觉整合训练
6. 青春期自我意识中的主要矛盾不包括
A. 理想与现实
B. 学习与恋爱
C. 本我与超我
D. 独立与依赖
E. 交往与封闭

【B_1 型题】

（7~8 题共用备选答案）
A. 0~1 岁
B. 1~3 岁
C. 3~7 岁
D. 7~11 岁
E. 11~14 岁
7. 人格发展关键期是
8. 语言发展关键期是

第四章　心理应激与心身疾病

【A_1 型题】

1. 心身疾病是
A. 心理社会因素在病因上起主导作用的躯体疾病
B. 由心理社会因素引起的精神疾病
C. 由心理社会因素引起的器官系统的功能性改变
D. 由心理社会因素引起的神经症
E. 由心理社会因素引起的生理反应
2. 心身疾病的界定条件是
A. 在发病的原因中心理社会因素是重要的因素
B. 具有由心理因素引起的躯体症状
C. 具有明显的器质性病理改变或病理生理变化
D. 不是神经症和精神病
E. 以上都是
3. 与心身疾病的诊断无关的是
A. 根据临床症状、体征和特殊检查明确器质性改变
B. 疾病的发生有相平行的心理社会因素
C. 排除神经症和精神疾病
D. 单纯的生物医学疗法收效甚微
E. 由某种躯体疾病引发心理障碍
4. 按照心身医学的观点，下列疾

病中属于心身疾病的是
A. 精神分裂症
B. 抑郁症
C. 消化性溃疡
D. 大叶性肺炎
E. 精神发育迟滞

5. 关于心身关系，你认为最正确的是
A. 心身二元论
B. 心身统一论
C. 神灵支配论
D. 心身还原论
E. 心身平行论

6. 应激的概念可理解为
A. 外界刺激和环境要求
B. 对外界刺激和环境要求的反应
C. 对环境不适应或适应的反应
D. 对环境要求与应付能力评估后的状态
E. 内外刺激因素

7. 在相同应激源作用下而产生不同的应激反应，其主要原因是个体的
A. 体质不同
B. 认知评价不同
C. 敏感强度不同
D. 反应强度不同
E. 文化程度不同

8. 不影响个体对应激的认知评价的是
A. 人格特征
B. 生活经历
C. 应激源性质
D. 对应激源的敏感度
E. 当时个体的心身状态

9. 不应列为心理应激对健康有消极影响的是
A. 使已有的疾病加重
B. 适应性调整，恢复内稳态
C. 使原有的疾病复发
D. 损害适应能力，引发心身症状
E. 与其他因素共同影响引发新的疾病

10. 下列生活事件中，属于正性生活事件的是
A. 夫妻分居
B. 结婚
C. 坐牢
D. 子女离家
E. 改行

11. 面对威胁性的应激源，通过各种适当的心理和行为对策来消除或缓解个体的紧张状态，称之为
A. 激励
B. 解脱
C. 回避
D. 应对
E. 超脱

12. 人生会受到无数应激源的作用，只有那些对人有意义的刺激物才能引起心理应激反应，这些事物是否对人有意义，很大程度上取决于
A. 应激源的强度
B. 应激源的性质
C. 应激源的数量
D. 人的认知评价
E. 人的智力水平

13. 使用 Holmes Rahe 的社会再适应量表测量某人的生活事件，LCU 总分为 250，预示以后两年内患心身疾病的概率为
A. 无可能性
B. 30%
C. 50%
D. 70%
E. 100%

【A_3/A_4 型题】

（14～16 题共用题干）

一男性，某省厅干部，平时不嗜烟酒，生活规律；但性情急躁，易激动，工作认真，争强好胜，雄心勃勃。1 年前单位减员时调入某厂工作，常因小事上火，发脾气。3 日前因心绞痛入院，诊断为冠心病。

14. 病前患者的人格类型是
A. A 型
B. B 型
C. C 型
D. AB 混合型
E. BC 混合型

15. 发病的明显原因是
A. 物理性因素
B. 化学性因素
C. 生物性因素
D. 心理社会因素
E. 以上都是

16. 患者的情绪反应属于
A. 抑郁反应
B. 恐怖反应
C. 厌恶反应
D. 愤怒反应
E. 以上都不是

（17～20 题共用题干）

一女性，55 岁。丧偶 8 年，现独居，嗜烟酒，不爱运动。平时性情抑郁，过分容忍，办事无主见，常顺从于别人。1 月前行胃癌切除，术中及术后情绪低落，兴趣下降，常独自流泪，有轻生之念。

17. 患者病前的行为特征为
A. A 型
B. B 型
C. C 型
D. 混合型
E. 以上都不是

18. 患者术后的情绪反应属于
A. 焦虑
B. 抑郁
C. 恐惧
D. 痛苦
E. 内疚

19. 患者患胃癌的主要原因为
A. 生活事件
B. 易感性人格特征
C. 情绪因素
D. 不良生活习惯
E. 以上都是

20. 对这种患者临床上应采取哪种措施
A. 支持性心理治疗

B. 认知疗法
C. 精神分析疗法
D. 药物治疗
E. 以上都是

【B_1 型题】

（21~22 题共用备选答案）
A. 躯体性应激源
B. 心理性应激源
C. 社会性应激源
D. 职业性应激源
E. 文化性应激源

21. 个体的强烈需求或过高的期望属于
22. 语言、风俗习惯的改变属于

（23~24 题共用备选答案）
A. 应激的行为反应
B. 应激的情绪反应
C. 应激的生理反应
D. 应激的防御反应
E. 以上都不是

23. 一个家庭关系紧张的人，尽可能缩短在家逗留的时间，变成一个“工作迷”，这一现象是
24. 一位外科手术前的患者，坐卧不安，眉头紧锁，小动作多，这一现象是

（25~26 题共用备选答案）
A. 分散对消极应激源的注意
B. 努力忘却消极应激源的情景状态
C. 增加对威胁情境的回避能力
D. 利用各种放松技术
E. 锻炼意志

25. 有效应对应激的评价调整方法是
26. 应对应激以减轻紧张的措施是

第五章 心理评估

【A_1 型题】

1. 反映一个测验工具的正确性是指该测验的
   A. 效度
   B. 信度
   C. 样本
   D. 常模
   E. 概念
2. 使用明尼苏达多相人格调查表（MMPI）测查某人的人格特征，并计算各人格因子得分，这是
   A. 心理评估
   B. 心理测量
   C. 心理测验
   D. 心理诊断
   E. 以上都不是
3. 明尼苏达多相人格调查表（MMPI）最初是根据什么需要编制的
   A. 心理学应用
   B. 职业选择
   C. 临床医学
   D. 人类学研究
   E. 精神病临床
4. “比奈-西蒙量表”属于一种
   A. 智力测验
   B. 人格测验
   C. 神经心理测验
   D. 评定量表
   E. 投射测验
5. 洛夏测验作为一种心理测验，其所用的方法是
   A. 投射法
   B. 问卷法
   C. 作业法
   D. 观察法
   E. 会谈法
6. 艾森克人格问卷的量表中，代表情绪稳定性特征的是
   A. E
   B. N
   C. P
   D. L
   E. 以上都不是
7. 一个测量工具能够测量出其所要测东西的真实程度叫
   A. 信度
   B. 效度
   C. 常模
   D. 难度
   E. 区分度
8. 心理测验按组织方式进行分类的是
   A. 个别测验、团体测验
   B. 文字测验、非文字测验
   C. 问卷法、操作法、投射法
   D. 调查法、观察法、会谈法
   E. 智力测验、人格测验、特殊能力测验
9. 目前我国最常用的智力量表是
   A. 斯坦福-比纳智力量表
   B. 洛奇-桑代克智力量表
   C. 韦克斯勒智力量表
   D. 瑟斯顿智力量表
   E. 勒特国际操作量表
10. 临床心理评估是心理治疗和心理咨询的
    A. 前提
    B. 依据
    C. 效果判定
    D. 效果评价
    E. 以上都是
11. 投射性测验的理论基础是
    A. 精神分析理论
    B. 行为主义理论
    C. 人本主义理论
    D. 认知理论
    E. 心理生理学理论
12. 心理测验工作应遵守的原则为
    A. 真诚、中立、回避
    B. 自强、自立、自省
    C. 信度、效度、常模
    D. 客观、保密、标准化
    E. 自主、学习、实效
13. IQ=[13(X-M)/S]+100 称为

A. 比率智商
B. 离差智商
C. 百分位智商
D. 中位数智商
E. 人格智商

14. 一位心理学专家为了对一名3岁幼儿做心理评估，去孩子所在的幼儿园观看该幼儿在游戏中的表现，这种心理评估的方法是
A. 现状调查法
B. 自由式会谈法
C. 控制观察法
D. 自然观察法
E. 心理测验法

15. 智商IQ的结果“高于平常”，是指其分数为
A. 70~79
B. 80~89
C. 90~109
D. 110~119
E. 120~129

16. 目前多用于门诊患者的粗筛、情绪状态评定以及调查、科研等的评定量表是
A. 90项症状自评量表（SCL-90）
B. 抑郁自评量表（SDS）
C. 焦虑自评量表（SAS）
D. 简明精神病量表（BPRS）
E. Hamilton抑郁量表（HDS）

17. 为了了解被检者的思维品质，检查者使用了填词测验，这种测验方法属于
A. 投射法
B. 问卷法
C. 作业法
D. 操作法
E. 以上都不是

18. 心理测量的误差主要来源有
A. 施测条件
B. 主试者素质
C. 应试者动机
D. 应试者生理状态
E. 以上都是

19. 心理评估常用的方法不包括
A. 会谈法
B. 调查法
C. 实验法
D. 作品分析法
E. 心理测验法

20. 用16种人格因素测验量表（16PF）测验某人的人格特征，这一方法是依据
A. 弗洛伊德人格理论
B. 卡特尔人格理论
C. 艾森克人格理论
D. 斯金纳人格理论
E. 罗杰斯人格理论

【B_1型题】

（21~24题共用备选答案）
A. 人格测验问卷
B. 智力测验
C. 人格投射测验
D. 评定量表
E. 神经心理学测验

21. 语言知觉测验属于
22. 主题统觉测验属于
23. 明尼苏达多相人格调查表属于
24. SCL-90属于

第六章 心理治疗与心理咨询

【A_1型题】

1. 下列不属于行为疗法的是
A. 系统脱敏
B. 厌恶疗法
C. 冲击疗法
D. 自由联想
E. 前提控制

2. 应用心理学的方法影响或改变患者的感受、认识、情感和行为，调整个体与环境之间的平衡，称之为
A. 心理诊断
B. 心理治疗
C. 心理卫生
D. 心理咨询
E. 心理适应

3. 在人本主义治疗技术中最重要的是
A. 表达
B. 分析
C. 指导
D. 同情
E. 倾听

4. 人本主义疗法有以下特点，但应除外
A. 以询者为中心
B. 放松训练
C. 把心理治疗看成一个转变过程
D. 非指令性治疗的技巧
E. 言语操作性条件试验

5. 心身疾病的治疗原则，不包括
A. 药物缓解症状
B. 自我心理调节
C. 矫正不良习惯
D. 不间断发泄
E. 心理护理

6. 心理治疗医师是否成熟称职的重要条件以及心理治疗成败的关键是
A. 医师的技术水平
B. 心理治疗实施的计划性
C. 是否坚持保密原则
D. 建立良好的医患关系
E. 治疗方法的灵活性

7. 一般问题解决模式包含发现问题、分析问题、提出假设、实践和检验假设的几个要素，那么心理治疗过程中哪个阶段相当于提出假设
A. 问题探索阶段
B. 分析认识阶段
C. 治疗行动阶段

D. 结束巩固阶段
E. 以上都不是
8. 心理咨询的基本手段不包括
A. 宣泄
B. 领悟
C. 帮助选择和决定
D. 强化自我控制
E. 增强自信心
9. 为保证材料真实，也为了维护心理治疗本身的声誉及权威性，因此心理治疗要坚持
A. 真诚原则
B. 耐心原则
C. 保密原则
D. 中立原则
E. 回避原则
10. 不论进行何种心理治疗，治疗者均应遵守以下原则，但除外
A. 真诚原则
B. 保密原则
C. 耐心原则
D. 中立与回避原则
E. 标准化原则
11. 对恋物癖者电击的方法属于
A. 家庭脱敏
B. 冲击疗法
C. 厌恶疗法
D. 松弛疗法
E. 自由联想
12. 替代学习疗法属于
A. 询者中心疗法
B. 精神分析疗法
C. 行为疗法
D. 认知疗法
E. 生物反馈疗法
13. 心理咨询的对象大多数是
A. 精神患者
B. 躯体疾病患者
C. 心理异常的患者
D. 人格障碍者
E. 心理困难的正常人
14. 属于精神分析疗法的是
A. 系统脱敏
B. 厌恶疗法
C. 自由联想
D. 森田疗法
E. 催眠疗法

【A_2 型题】

15. 一位来访者要求心理治疗师帮助她作出决定，是否该与其男友分手，但心理治疗师并没有满足其要求，这是因为
A. 还没有考虑成熟
B. 没有这方面的经验
C. 保持客观中立
D. 要帮助来访者自立
E. 出于对来访者的尊重
16. 女性，20 岁。主诉自初中毕业后，越来越不能与陌生人接触，近 1 年来发展为见到熟人也害怕与之说话，且一说话就脸红，对于该患者心理治疗首选的方法为
A. 生物反馈
B. 系统脱敏
C. 自由联想
D. 催眠治疗
E. 人本主义
17. 一位来访者单位的同事，要求了解当事人心理治疗的情况，心理治疗师婉言谢绝，这是因为
A. 出于对来访者的尊重
B. 保持客观中立的立场
C. 不认识来访者的同事
D. 心理治疗的关系限定原则
E. 心理治疗的保密原则
18. 提出治疗过程要信任和依靠来访者自身的潜力，而不是依靠治疗师的指导性工作的心理学派观点是
A. 精神分析
B. 行为主义
C. 人本主义
D. 认知心理
E. 折中主义

【A_3/A_4 型题】

（19~20 题共用题干）

一女大学生，19 岁，病前有强迫性人格特征，在一次动物实验中，因抓大白鼠的方法不对而被鼠咬，引起焦虑和恐惧发作。而后表现为见鼠就惊叫、害怕、心跳剧烈，发展到有人谈到鼠也出现焦虑、紧张、出汗症状。患者主动求医，要求治疗

19. 对这位患者心理评估的最佳方法是
A. 调查法
B. 观察法
C. 会谈法
D. 作品分析法
E. 心理测验法
20. 根据临床表现，应诊断为
A. 焦虑性神经症
B. 疑病性神经症
C. 恐怖性神经症
D. 抑郁性神经症
E. 强迫性神经症

（21~23 题共用题干）

女咨询者，35 岁，某大学教师，3 个月前因出国问题与领导争吵，而后逐渐表现出情绪低落、兴趣减退，对未来悲观失望，认为领导和同事都疏远她，常有怨天尤人的表现；能主动求医，接触良好。

21. 针对此例，在心理评估上宜采用
A. 调查法
B. 观察法
C. 会谈法
D. 作品分析法
E. 心理测验法
22. 其主要的情绪反应是
A. 焦虑
B. 恐惧
C. 愤怒
D. 抑郁
E. 痛苦
23. 最合适的干预办法是
A. 门诊精神科治疗
B. 精神病院住院治疗
C. 门诊心理治疗
D. 门诊心理咨询
E. 家庭或社会心理治疗

【B_1型题】

（24~26题共用备选答案）
A. 自由联想疗法
B. 森田疗法
C. 询者中心疗法
D. 系统脱敏疗法
E. 支持疗法

24. 以精神分析理论为基础的疗法是
25. 以行为主义理论为基础的疗法是
26. 以人本主义理论为基础的疗法是

第七章 医患关系与医患沟通

【A_1/A_2型题】

1. 男性，55岁。机关干部。患胃溃疡多年，本次因胃出血入院，手术治疗后，病情平稳。此时，医患关系模式为
   A. 共同参与型
   B. 指导-合作型
   C. 被动-主动型
   D. 主动-主动型
   E. 主动-被动型
2. 应提倡的医患关系模式是
   A. 主动-被动型
   B. 指导-合作型
   C. 共同参与型
   D. 根据具体情况确定
   E. 以上都不是
3. 共同参与型的医患关系模式最适合于
   A. 急性患者
   B. 绝症患者
   C. 慢性患者
   D. 重症患者
   E. 精神病患者
4. 医师的临床知识和技能×患者的依从性，等于
   A. 治疗效果
   B. 技术交往
   C. 非技术交往
   D. 言语交往
   E. 非言语交往
5. 建立医患关系的原则是
   A. 疾病性质和患者年龄
   B. 疾病性质和患者的人格特征
   C. 疾病病程和患者的经济状况
   D. 患者的文化程度和情绪反应
   E. 患者的社会地位和经济状况

【B_1型题】

（6~7题共用备选答案）
A. 主动-被动型
B. 指导-合作型
C. 共同参与型
D. 强制-被动型
E. 指导-参与型

6. 一个昏迷患者被送到医院，医师对他进行处理，这种医患关系属于
7. 医师劝患者“你应该参加一些晨间锻炼”，这种医患关系属于

第八章 患者的心理问题

【A_1型题】

1. 不属于患者权利的内容是
   A. 受到社会尊重和理解
   B. 遵守医疗部门规章制度
   C. 享受医疗服务
   D. 保守个人秘密
   E. 免除或部分免除健康时的社会责任
2. 根据求医的决定权，可将求医行为分成
   A. 主动型、参与型、强制型
   B. 主动型、指导型、合作型
   C. 主动型、被动型、强制型
   D. 参与型、指导型、合作型
   E. 参与型、被动型、强制型
3. 影响患者行为的因素是
   A. 患者的经济状况
   B. 患者的人口统计学特点
   C. 医患关系
   D. 疾病严重程度
   E. 治疗计划特点
4. 由患者的家长、家属或他人作出求医决定的求医类型是
   A. 主动型
   B. 被动型
   C. 强制型
   D. 顾虑型
   E. 合作型
5. 在患者常见的心理问题中，常表现为行为与年龄、社会角色不相符合，像回到婴儿时期，此患者的心理状态被称为
   A. 焦虑
   B. 回避
   C. 猜疑
   D. 愤怒
   E. 退化

【B_1型题】

（6~8题共用备选答案）
A. 角色行为缺如
B. 角色行为冲突
C. 角色行为减退
D. 角色行为强化

E. 角色行为异常

6. 期望继续享有患者角色所获得的利益，是患者角色的

7. 否认自己有病，不及时就医是患者角色的

8. 不把自己当患者，仍坚持带病工作是患者角色的

（9~10 题共用备选答案）

A. 主动型

B. 被动型

C. 强制型

D. 参与型

E. 合作型

9. 昏迷患者的求医行为属

10. 儿童患者的求医行为属

第二篇 医学伦理学

第一章 伦理学与医学伦理学

【A_1型题】

1. 医学伦理学的研究对象，除外以下
   A. 医际之间的关系
   B. 医务人员和社会的关系
   C. 政府行政部门之间的关系
   D. 医务人员和医学科学发展之间的关系
   E. 医务人员和患者的关系
2. 生物-心理-社会医学模式建立在20世纪的
   A. 50年代
   B. 60年代
   C. 70年代
   D. 80年代
   E. 90年代
3. 在高科技时代强调医学伦理教育的必要性，最主要的原因在于医学高新技术
   A. 给患者带来了福音
   B. 促进了医学发展
   C. 应用中的双重效应提出了新的医德要求
   D. 在西方被严重滥用的教训
   E. 应用中出现了许多医德两难选择问题
4. 能反映医学本质特征的是
   A. 人才
   B. 技术
   C. 设备
   D. 管理
   E. 道德
5. 关于生物-心理-社会医学模式，下列提法中错误的是
   A. 人们关于健康和疾病的基本观点
   B. 21世纪建立起来的一种全新医学模式
   C. 临床实践活动和医学科学研究的指导思想
   D. 在更高层次上实现了对人的尊重
   E. 不仅重视人的生物生存状态，而且更加重视人的社会生存状态
6. 在医学伦理学任务的提法中，错误的是
   A. 为医学的发展导向
   B. 反映社会对医学的需求
   C. 为符合医学道德的行为辩护
   D. 制定与预防、诊断、治疗相对应的伦理准则
   E. 在医患关系中，只是竭力维护患者的权益
7. 高科技应用在医学中所产生的伦理负效应主要表现为下列现象，但应除外的是
   A. 诊治依赖高科技手段
   B. 高技术低情感
   C. 高技术手段集中于“三级医院”中
   D. 滥用高科技手段，造成看病贵
   E. 医患关系的“物化”趋势
8. 对医术与医德之间关系错误的理解是
   A. “医乃仁术”
   B. 有能力做的就应该去做
   C. “大医精诚”
   D. 临床医学决策同时也是伦理决策
   E. 前沿医学技术应用于临床必须有医德参与
9. 《希波克拉底誓言》的内容不涵盖以下哪一点
   A. 为病家保密
   B. 强调医师的品德修养
   C. 尊重同道
   D. 要有好的仪表和作用
   E. 为病家谋利益
10. “医乃仁术”指医学道德是
    A. 医学的本质特征
    B. 医学活动中的一般现象
    C. 医学的非本质要求
    D. 医学的个别性质
    E. 个别医务人员的追求
11. 医学伦理学的特征之一是
    A. 灵活性
    B. 实践性
    C. 集体性
    D. 组织性
    E. 随机性
12. 目前我国医学伦理学主要的研究方向是
    A. 公民道德问题
    B. 临床医学问题
    C. 公共道德的学说和体系
    D. 生命科学的发展
    E. 医学实践中的道德问题
13. 世界上第一部《医学伦理学》发表于
    A. 1913年
    B. 1903年
    C. 1883年
    D. 1813年
    E. 1803年

【A_2型题】

14. 德国一位女牙医助理马里翁在一次车祸中受重伤，送到医院后被判定为脑死亡，后来的全面检查表明：当时该“患者”腹中4个月的胎儿完全正常，如果“患者”凭借现代医术使植物人状态长期维持下去，

就可以保证胎儿发育成熟，直至出生；如果让“患者”体面地死去，就必须撤掉生命维持系统。这个难题，要求医学服务认真解决

A. 医学中能不能做与伦理上应不应做的矛盾
B. 临床诊断技术的问题
C. 临床治疗技术的问题
D. 服务态度的问题
E. 医药卫生资源宏观分配的矛盾

15. 一年轻人在打羽毛球时自己的球拍把额头碰破了一块皮，到某医院就医。接诊医师查看后，问明患者属公费医疗，于是开出了 CT 检查单。查后结果为阴性。此类现象产生的根源是

A. 医师诊断水平不高
B. 医师对高新技术手段过度迷信
C. 市场经济对医学服务的负面影响
D. 生物医学模式对医师的负面影响
E. 医院管理不到位

16. 患者，女性，59 岁。因患肝硬化腹水，出现肝性脑病，多次昏迷，处于濒死状态。其子在得知母亲已治愈无望时，向主管医师提出书面请求：为其母实施“安乐死”，以尽快解除患者濒死前的剧痛。在家属再三请求之下，主管医师下了医嘱，先后 2 次注射复方氯丙嗪 175mg，患者安静地死去。之后，主管医师及患者的儿子 2 人均以故意杀人罪被起诉立案，后经市人民法院多次公开审理及诉讼后，才宣告主管医师无罪释放。从医学伦理方面对该医师所作所为的正确评价是

A. 完全正确，其选择在医学上有充分依据
B. 完全错误，医师实行安乐死与杀人无异
C. 法律允许，但在伦理上是成问题的
D. 法律允许，在伦理上也是说得通的
E. 没有处理好医学决策与伦理判断之间的矛盾，是有着严重的伦理问题的

【B_1 型题】

（17~19 题共用备选答案）

A. 不仅关心患者的躯体，而且关心患者的心理
B. 注意克服物化趋势
C. 维护和尊重患者的知情同意权
D. 正确处理同行关系
E. 不能以医谋私

17. 由生物医学模式转到生物心理社会医学模式，要求临床医师
18. 为克服市场经济对医学服务产生的负面效应，要求临床医师
19. 为克服高科技应用于医学服务所产生的负面影响，要求临床医师

第二章 医学伦理的原则与规范

【A_1 型题】

1. 医学伦理规范的本质是指

A. 医疗卫生行政官员对医务人员提出的基本道德要求
B. 医务人员对自己提出的基本道德要求
C. 患者对医务人员提出的基本道德要求
D. 医务人员在医学活动中的道德行为和道德关系普遍规律的反应
E. 患者在医学活动中的道德行为和道德关系普遍规律的反应

2. 下列做法中不违背医学伦理学不伤害原则的是

A. 因急于手术抢救患者，未由家属或患者签手术同意书
B. 发生故意伤害
C. 造成本可避免的残疾
D. 造成本可避免的患者自杀
E. 造成本可避免的人格伤害

3. 保守患者的秘密，其实质是（或体现了什么原则）

A. 尊重患者自主
B. 不伤害患者自尊
C. 保护患者隐私
D. 医患双方平等
E. 人权高于一切

4. 欧美医学伦理学（生命伦理学）四原则不包含

A. 不伤害原则
B. 有利原则
C. 尊重原则
D. 胆识原则
E. 公正原则

5. 最先提出“不伤害原则”的西方医学家是

A. 希波克拉底
B. 盖仑
C. 维萨里
D. 白求恩
E. 桑德斯

6. 医疗机构从业人员的执业价值目标是

A. 廉洁行医
B. 人道行医
C. 对患者一视同仁
D. 为患者保守秘密
E. 为人民健康服务

7. 医学伦理学尊重原则应除外的内容是

A. 公平分配卫生资源
B. 尊重患者及家属的自主性或决定
C. 尊重患者的知情同意权
D. 保守患者的秘密
E. 保护患者的隐私

8. 医学伦理学原则中的最高层次是
A. 不伤害患者
B. 有利于患者
C. 全心全意为人民身心健康服务
D. 尊重患者的自主性
E. 公正地对待患者

9. 对患者不会造成伤害的是
A. 医务人员的知识和技能低下
B. 医务人员的行为疏忽和粗枝大叶
C. 医务人员强迫患者接受检查和治疗
D. 医务人员对患者呼叫或提问置之不理
E. 医务人员为治疗疾病适当地限制或约束患者的自由

10. 关于医学伦理规范，下列提法中错误的是
A. 调节医务人员人际关系的出发点和根本准则
B. 医务人员行为的具体医德标准
C. 社会对医务人员行为的基本要求
D. 医德原则的具体体现和补充
E. 把医德理想变成医德实践的中间环节

11. 在卫生资源分配上，形式公正是根据每个人
A. 都享有公平分配的权利
B. 实际的需要
C. 能力的大小
D. 社会贡献的多少
E. 在家庭中的角色地位

12. "健康所系，性命相托"这一提法出自
A. 1991 年《中国医学生誓词》
B. 2000 年《中国医学生誓词》
C. 1996 年《临床医师公约》
D. 2002 年《临床医师公约》
E. 1999 年《中华人民共和国医师法》

13. 公正不仅指形式上的类似，更强调公正的
A. 本质
B. 内容
C. 基础
D. 内涵
E. 意义

14.《医疗机构从业人员行为规范》是哪一年颁布的
A. 2011 年
B. 2012 年
C. 2013 年
D. 2014 年
E. 2015 年

【A_2 型题】

15. 患者，男性，50 余岁。患慢性阻塞性肺气肿多年，某日上午因用力咳嗽，突感胸痛气促，立即被送到医院急诊科。查体发现：血压 100/70mmHg，呼吸 120 次/分，烦躁，唇、指发绀，气管明显偏左，右侧胸廓饱满，叩诊鼓音，呼吸音明显减弱。拟诊右侧气胸，未做相应处理，即送放射科做胸透。透视完后患者出现潮式呼吸，未及抢救就死亡了。为防止类似现象，应该
A. 充分检查，明确诊断，不伤害患者
B. 依据症状，请相关医师会诊作决策，不伤害患者
C. 当机立断，审慎地作出诊断并给以处置性穿刺，有利患者
D. 迅速判断并确定恰当目标，作出恰当的医疗决策，有利患者
E. 先行观察，再作处理，有利患者

16. 一位 3 岁患儿患急性菌痢住进医院，经治疗本已好转，即将出院。其父母觉得患儿虚弱，要求输血。碍于情面，医师同意了。可护士为了快点交班，提议给予静脉推注输血。当时患儿哭闹，医护齐动手给他输血过程中，患儿突发心搏骤停死亡。此案例中医护人员的伦理过错是
A. 无知，无原则，违背了有利患者的原则
B. 无知，无原则，违背了人道主义原则
C. 曲解家属自主权，违反操作规程，违背了有利患者的原则
D. 曲解家属自主权，违反操作规程，违背了不伤害患者的原则
E. 曲解家属自主权，违反操作规程，违背了人道主义原则

【B_1 型题】

（17~19 题共用备选答案）
A. 医师检查患者时，由于消毒观念不强，造成交叉感染
B. 医师满足患者的一切保密要求
C. 妊娠危及母亲的生命时，医师给予引产
D. 医师对患者的呼叫或提问给予应答
E. 医师的行为使某个患者受益，但却损害了别的患者的利益

17. 属于医师违背不伤害原则的是
18. 属于医师违背有利原则的是
19. 属于医师违背尊重原则的是

(20~22 题共用备选答案)
A. 医师为患者选用疗效相当但价格低廉的药物
B. 医师为患者提供完全、真实的信息，供其选择表态
C. 医师使用艾滋病患者病情资料时，应作隐去姓名等处理
D. 医师诊断时应考虑患者的各方面因素
E. 医师治疗时应努力使患者受益
20. 最能体现不伤害原则的是
21. 最能体现保护患者隐私准则的是
22. 最能体现知情同意准则的是
(23~25 题共用备选答案)
A. 有利、公正
B. 权利、义务
C. 廉洁奉公
D. 医乃仁术
E. 等价交换
23. 属于医学伦理学基本范畴的是
24. 属于医学伦理学基本原则的是
25. 属于医学伦理学基本规范的是

第三章 医疗人际关系伦理

【A_1 型题】

1. 最应具备公正廉洁医德素质的是
A. 医院后勤保障人员
B. 医疗资源的管理和分配者
C. 妇产科医师
D. 内科医师
E. 临床护士
2. 关于医务人员决策权的下述认识和做法中，正确的是
A. 需要根据患者的意见，开具诊断书
B. 需要用强制的方法干涉某些患者嗜酒的不良行为
C. 如何运用药物治疗可以不必考虑患者的意见
D. 是住院治疗还是门诊治疗，由医者最后决策
E. 拒绝为因酒精中毒而不听劝告者就医
3. 不利于医院整体效应发挥的是群体间的
A. 互补
B. 师承
C. 控制
D. 离心
E. 合作
4. 在医患交往中，强调维护患者权益取决于
A. 患者在信托关系中居于弱势地位
B. 患者在信托关系中有明确要求
C. 患者在信托关系中居于强者地位
D. 医师对患者的承诺
E. 医师对患者的关心
5. 对待患者知情同意权的做法中，错误的是
A. 婴幼儿可以由监护人决定
B. 对某些特殊急诊抢救视为例外
C. 无家属承诺，即使患者本人知情同意也不能给予手术治疗
D. 做到充分知情
E. 做到有效同意
6. 医师义务和权利不包括
A. 承诺治疗效果
B. 保证患者平等医疗权
C. 保障患者医疗权利的实现
D. 促进患者身心健康
E. 履行自己的职责
7. 医师可以行使特殊的干涉权的是
A. 对需要隔离的传染病患者拒绝隔离的
B. 在教学医院内住院的患者拒绝接受医学生实习
C. 在有科研任务的医院内住院的患者拒绝作为受试者
D. 门诊就医的患者拒绝按医师开出的特殊检查项目进行检查
E. 门诊就医的患者拒绝向医师吐露与疾病有关的隐私
8. 医患双方都具有独立人格要求医师做到
A. 不伤害患者
B. 从各方面关心患者
C. “患者是上帝”
D. 平等待患
E. 关心患者心理需求
9. 关于患者的道德权利，下述提法中正确的是
A. 患者都享有稀有卫生资源分配的权利
B. 患者都有要求开假休息的权利
C. 医师在任何情况下都不能超越患者要求保密的权利
D. 患者被免除社会责任的权利是随意的
E. 知情同意是患者自主权的具体形式
10. 医师行使道德权利的特点之一是
A. 强制性
B. 自主性
C. 冲动性
D. 组织性
E. 集体性
11. 对医患之间信托关系的正确理解是
A. 陌生人关系
B. 不同于一般陌生人关系
C. 类似于陌生人关系
D. “父子关系”

E. 主动-被动关系

12. 患者权利应除外
A. 平等医疗权
B. 损害索赔权
C. 知情同意权
D. 要求保密权
E. 保管病志权

13. 构成医患信托关系的根本前提是
A. 患者求医行为中包含对医师的信任
B. 患者在医患交往中处于被动地位
C. 医师是“仁者”
D. 现代医学服务是完全可以信赖的
E. 医患交往中加入一些特殊因素

14. 医务人员相互合作的基础和前提是
A. 医务人员彼此独立
B. 医务人员彼此信任
C. 医务人员彼此照顾
D. 医务人员服从院长
E. 护士高度尊重医师

15. 医务人员应共同遵守的道德原则以及建立良好医际关系的思想基础是
A. 患者利益至上
B. 医师利益至上
C. 医院利益至上
D. 社会利益至上
E. 以上都不是

16. 不属于医疗资源管理和分配道德准则的是
A. 平等交往，患者利益中心
B. 医患利益兼顾，患者群体利益第一
C. 防治结合，预防为主
D. 经济效益与社会效益统一，社会效益第一
E. 投入与效益并重，提高效率优先

17. 维护医患之间相互信任的关系，应除外
A. 主动赢得患者信任
B. 珍惜患者的信任
C. 对患者所提要求言听计从
D. 努力消除误解
E. 对患者出现的疑虑尽量澄清

18. 医务人员共同的首要义务和天职是
A. 维护患者的利益和社会公益
B. 维护医务人员和医院的声誉
C. 维护医务人员和医院的经济效益
D. 维护医务人员和医院的自身利益
E. 维护医务人员之间、医院间的和谐

19. 现代的医师义务强调的是
A. 对患者负责任
B. 对集体负责任
C. 对集体和社会负责任
D. 对患者和社会负责任
E. 对社会负责任

20. 医患之间信托关系的非陌生人关系特征，要求医师特别注意
A. 使用文明语言
B. 平等对待患者
C. 保守患者秘密
D. 遵守规章制度
E. 恪守医德职责

21. 患者家属加入医患关系中带来的负面效应是
A. 加重了医务人员的责任
B. 增加了对医务人员的监督
C. 有时会损害患者正当权益
D. 出现了从属关系
E. 加大了社会意义

22. 治疗要获得患者的知情同意，其道德价值应除外
A. 维持社会公正
B. 保护患者自主权
C. 解脱医师责任
D. 协调医患关系
E. 保证医疗质量

23. 医患之间的契约关系取决于
A. 双方是陌生人
B. 双方是熟人
C. 双方地位有差别
D. 双方都有独立人格
E. 双方构成供求关系

24. 医务人员在确定辅助检查项目后，必须做到
A. 只要检查目的明确，无须说服解释
B. 使患者知情同意，要告知患者（或家属），尊重被检者
C. 只要有益于治疗，医师可以作出决定
D. 向患者解释清楚检查的危险性
E. 因治病需要，无须向患者说明检查项目的经济负担

25. 互相尊重、密切合作、互相学习是
A. 处理医患关系的原则
B. 处理医际关系的原则
C. 处理医师与医师关系的原则
D. 处理医师与护士关系的原则
E. 处理医师与医技人员关系的原则

26. 患者义务应除外
A. 完全听从医师安排
B. 如实提供病情信息
C. 认真执行医嘱
D. 不将疾病传播他人
E. 尊重医师及其劳动

27. 患者的自主性取决于
A. 医患之间的契约关系
B. 医患之间的经济关系
C. 医患之间的政治关系
D. 医患之间的亲疏关系
E. 医患之间的工作关系

28. 对于长期慢性患者，宜采取的医患关系模式是
A. 主动-被动型
B. 被动-主动型
C. 指导-合作型
D. 共同参与型
E. 合作-指导型

29. 最能反映医患关系性质的是医务人员与患者之间的
A. 信托关系
B. 陌生人之间的关系
C. 主动-被动关系
D. 类似父（母）子间的关系
E. 商品关系

【A_2 型题】

30. 某女性患者头痛数月，遇上感和月经来潮时疼痛加重，于是出于彻底检查的目的来院，坚决要求做 CT 检查，被医师拒绝。医师开出脑电图检查单和请耳鼻喉科会诊单。患者大为不满。为形成正常医患关系，该医师应该
A. 维持契约关系，完全按患者要求办，开单做 CT 检查
B. 维持契约关系，坚决按医师意见办，脑电图检查后再定
C. 维持契约信托关系，说服患者先行体格检查再定
D. 维持信托关系，对不信赖者拒绝接诊
E. 维持信托关系，先查 CT 和脑电图、进行会诊，然后体检

【A_3/A_4 型题】

（31~32 题共用题干）

某地一位司机在车祸中受重伤，被同行的人送到附近一家医院抢救。经查：患者多发性骨折，多脏器破裂，如不及时手术，就会使患者死亡。手术需要亲属签协议书。可患者的同行者谁也不敢代替家属签名。这时，主刀医师的上级医师签了协议书，表示承担责任。经过医务人员的全力抢救，患者脱险。

31. 对该上级医师的做法作出的正确伦理评价应该是
A. 正确，医师在医患关系中居主导地位，最有权力决策
B. 正确，权威医师在任何时候都可以代替患者做主
C. 正确，医师既已受到患者信托，必要时必须承担责任
D. 错误，未经家属委托
E. 错误，医师本人和医院承担的风险太大

32. 该上级医师作出自己的选择的伦理依据是
A. 医患之间契约关系中医师有独立人格
B. 医患之间契约关系中患者自愿进入
C. 医患之间信托关系中患者处于弱势地位
D. 医患之间信托关系中双方不是陌生人关系
E. 医患之间信托关系中患者对医师信任无疑

【B_1 型题】

（33~35 题共用备选答案）
A. 双方冲突型
B. 患者主导型
C. 主动-被动型
D. 指导-合作型
E. 共同参与型

33. 一般来说，医患之间信托-契约关系所倡导的医患交往模式是
34. 一般来说，使医患之间信托-契约关系能够得到理想体现的是
35. 对婴幼儿、处于休克状态需要急救等患者适用的模式是

（36~38 题共用备选答案）
A. 全面系统，认真细致
B. 综合分析，切忌片面
C. 全神贯注，语言得当
D. 合理配伍，细致观察
E. 精诚团结，密切协作

36. 手术中的道德要求最主要的是
37. 询问病史的道德要求最主要的是
38. 体格检查的道德要求最主要的是

（39~40 题共用备选答案）
A. 患者的权利
B. 患者的义务
C. 医师的权利
D. 医师的义务
E. 患者和医师共同的义务

39. 详细向患者讲清配合治疗的必要性，以获得患者与医师的合作是
40. 患者对经治医师不满意时，可以重新选择医师属于

第四章　临床诊疗伦理

【A_1 型题】

1. 临床医师在药物治疗中应遵循的伦理要求是
A. 对症下药，剂量尽可能大
B. 尽量开价格较高，质量较好的药物
C. 严守法规，接受监督
D. 为满足部分患者要求，可开大处方药
E. 合理配伍，以“多头堵”“大包围”为原则

2. 医技工作的特点不包括
A. 科室的专业性
B. 服务的广泛性
C. 与临床科室的协同性
D. 设备的使用与管理的一体性

E. 自身防护与社会防护的独立性

3. 以下哪项符合检验科和病理科人员的伦理要求
A. 要有严谨的科学作风
B. 要有实事求是的态度
C. 不能涂改，谎报结果
D. 要有急患者所急的态度
E. 以上都对

4. 以下哪项不是在诊疗过程中，医务人员对患者的自主权主要体现
A. 为患者自主选择提供充分条件
B. 医师的诊疗措施与患者自主选择发生矛盾时，应遵循医师选择的对策
C. 正确对待患者的拒绝
D. 耐心说服患者不合理的要求
E. 患者拒绝诊疗措施时，要对患者自主选择能力进行判断，确定患者拒绝是否有效

5. 抢救危重患者工作的特殊性，不包括
A. 病情变化急骤，带有突发性
B. 病情严重，救治难度大
C. 病情复杂，工作量大
D. 家属焦躁情绪易发，易造成医患关系紧张
E. 情况变化多端，难以预测

6. 手术治疗中的特殊伦理问题，错误的表述是
A. 患者丧失自主选择能力时，医务人员可以不考虑他的拒绝，通过征得监护人的同意而进行手术
B. 对于具有自主选择能力的患者，如果拒绝手术治疗则应视具体情况而定
C. 辩证对待红包问题
D. 红包是对树立良好职业医德的腐蚀剂
E. 如遇到家属和单位都无人在场的急救患者，医师有权决定手术，但要征求院领导同意

7. 临床诊治工作的基本伦理原则不包括的内容
A. 及时原则
B. 准确原则
C. 主体诱导原则
D. 自主择优原则
E. 有效原则

8. 既要维护患者利益，又要兼顾社会公益的具体表现是
A. 尊重患者的知情同意权，但要控制患者选择的权利
B. 一视同仁地对待各种患者
C. 对特殊的精神病患者和意识模糊的患者，服务可以滞后一般患者
D. 敢于批评有损患者利益的现象，但不宜采取行动抵制，要用温和的方式保护患者的生命与健康
E. 对因病态心理支配有过激行为的患者，应尽快联系公安人员处理，使之远离医院

9. 临床术前准备的伦理要求不包括
A. 严密观察、提前处理
B. 认真操作、一丝不苟
C. 手术过程，告知患者进展情况
D. 以主刀医师为主导，协作人员不得发表意见
E. 麻醉医师只须做好麻醉工作，术中不得与手术人员交谈

10. 临床工作的伦理特点是
A. 发挥医务人员主导性的同时，关注疾病，注意与患者沟通，调动患者的主体性
B. 与患者的沟通比关注疾病本身更重要
C. 注重患者的主诉是诊断疾病的主要条件
D. 维护患者利益，但患者利益要先服从社会效益
E. 开展躯体疾病服务的同时，还要注重经济效益和社会效益

11. 以下不是对急危重患者抢救工作中的伦理要求的是
A. 树立时间就是生命的诊疗观
B. 在诊疗一般患者时，不能立即放弃去抢救生命危机的患者
C. 在诊疗行为上作出迅速快捷的反应，采取各项措施
D. 对患者的要求，耐心作出应答
E. 勤奋主动地做好治疗工作

12. 临床诊疗工作中的有效原则，要求医务人员应做到
A. 学习和掌握偏方等诊疗手段
B. 认真实施有效治疗
C. 治疗中若出现偏差，自己知道就行了
D. 根据患者自我判断诊断治疗效果
E. 医疗操作常规根据患者情况不同可以进行修改

13. 心理治疗应遵循的伦理要求是
A. 掌握和运用心理治疗的知识、技巧去开导患者
B. 要用焦虑、热切的心态去影响患者
C. 医务人员必须把自己的情感加在解决患者问题中
D. 医疗情况下患者的秘密和隐私权无须保护
E. 无须回答患者问题

14. 药剂科人员的伦理要求不包含以下哪一点
A. 廉洁奉公，忠于职守
B. 执行各项规定和规程
C. 如处方有误，可以由药剂科人员更改处方
D. 态度和蔼，认真负责
E. 正确地向患者交代服药的

方法和剂量

15. 医师在询问病史时应遵循的道德要求是
A. 举止热情、态度亲如兄弟
B. 全神贯注、语言得当
C. 医师在询问病史过程中，不能发出惊叹，惋惜等语言
D. 主导谈话，引导患者说出自己想听的内容
E. 反复提问，尽量使用专业性术语

16. 临床手术与麻醉的特点不包括
A. 损伤的必然性
B. 技术的复杂性
C. 患者的被动性及术前的焦虑心理
D. 患者或家属的多项要求
E. 过程中的风险性

第五章　安宁疗护与死亡伦理

【A_1 型题】

1. 现代意义上的安宁疗护的目的不包括
A. 使临终患者的生存质量得到提高
B. 为医护人员提供心理咨询
C. 帮助患者在舒适和安宁中走完人生的最后旅程
D. 使家属得到慰藉
E. 为家属提供居丧照护

2. 下述安宁疗护的特点中，正确的是
A. 安宁疗护的主要对象为临床患者
B. 安宁疗护应积极治疗，不惜一切代价挽救生命
C. 安宁疗护应积极治疗，努力延长患者生存时间
D. 安宁疗护应提供家庭式的爱抚与关怀
E. 安宁疗护由临床医务人员实施，不应吸纳非专业人员参与

3. 安宁疗护的伦理意义表现在
A. 它有利于建立和谐社会
B. 它体现生命神圣、质量和价值的统一
C. 它理解临终患者的需求
D. 它维护临终患者的生命尊严
E. 它同情和关心临终患者的家属

4. 安宁疗护的根本目的是
A. 节约卫生资源
B. 减轻家庭的经济负担
C. 提高临终患者的生存质量
D. 缩短患者的生存时间
E. 防止患者自杀

5. 脑死亡标准由美国哈佛大学医学院特设委员会首先提出的时间是
A. 1958 年
B. 1968 年
C. 1978 年
D. 1988 年
E. 1998 年

6. 关于脑死亡的哈佛标准有 4 个具体基本标准。下列中不属于这 4 个具体基本标准的是
A. 大脑皮质功能不可逆丧失
B. 对外部刺激和内部需要无接受性和反应性
C. 自主的肌肉运动和自主的呼吸消失
D. 诱导反射消失
E. 脑电图示脑电波平直

7. 在美国，有 40 个州通过了《死亡权利法案》的时间是
A. 1947 年
B. 1957 年
C. 1967 年
D. 1977 年
E. 1987 年

【B_1 型题】

（8~9 题共用备选答案）
A. 有利于科学地确定死亡，真正维护人的生命
B. 有利于医师对患者积极抢救还是放弃治疗进行正确抉择
C. 有利于节约医疗卫生资源
D. 有利于公正分配卫生资源
E. 有利于器官移植的开展

8. 上述关于执行脑死亡标准的伦理意义的提法中，最具有说服力的是

9. 上述关于执行脑死亡标准的伦理意义的提法中，最易引发争执的是

第六章　公共卫生伦理与健康伦理

【A_1 型题】

1. 落实初级卫生保健，以下不是政府的伦理责任的是
A. 加强健康教育
B. 创建公众健康良好的生存环境
C. 公正、合理地分配卫生资源
D. 实施初级卫生保健的各项政策和具体措施
E. 促进人人维护健康

2. 保护生态环境的道德规范不包括
A. 热爱大自然，与自然为友
B. 优化生产方式，防止环境

污染
C. 对保护有关生态环境的各种设施人人有责
D. 发展科学技术，合理利用自然资源，节约资源消费，生活方式实现生态化
E. 爱惜动植物，保护生态平衡

3. 医务人员在环境保护中，道德责任的表现
A. 自觉遵守刑事、民事法规
B. 加强对社会性污染的监测、管理的道德责任
C. 坚持眼前利益服从长远利益，物质与精神同步建设的道德责任
D. 适当允许先生产后污染治理、实现环境与经济同步发展的道德责任
E. 少数服从多数利益，认真履行环境道德的社会责任

4. 预防医学控制疾病发生的两大关口是
A. 防疫和食品卫生
B. 管理与监督
C. 卫生知识的宣传与检查
D. 对传染病、地方病、流行病进行调查与隔离
E. 及时上报与及时隔离传染病

5. 从事健康教育人员的行为规范主要内容不包括
A. 健康教育者应拥护所有公民的价值、尊严、潜力和独特性
B. 强调所有医疗保健服务的根本的道德原则，尊重自主权
C. 促进社会公平
D. 促进、维持和改善个体、家庭和社区的健康
E. 积极推进行善和避免伤害

6. 健康教育的意义不包括
A. 提高全人类整体的身体素质
B. 消除或降低危险因素，降低发病率、伤残率、死亡率
C. 提高生活和生命质量，并对教育效果作出评价
D. 改善、达到、维持和促进个体和社会健康的一种有效手段
E. 帮助人们建立和选择健康的生活方式

7. 公共卫生工作中存在的主要问题不包括
A. 医学教育体制原因，使防和治产生“裂痕”
B. 医学工作的分工，有部分预防工作者，没有向其他专业方向延伸
C. 受科学发展所限制，使公共卫生、预防医学伦理原则、环境污染、食品研究、健康教育等伦理研究滞后
D. 我国人口众多，东西部经济发展不平衡，预防工作人员及经费不足，影响预防工作有效开展
E. 环境污染、食品安全和健康教育中的伦理问题越来越突出

8. 以下不是公共卫生工作的主要特点的是
A. 价值导向的超前性，服务对象的整体性，研究方法的独特性
B. 工作效率的紧迫性、时效性，工作过程的长期性和艰巨性
C. 工作效果评价的滞后性、效益影像的深远性
D. 社会效益、经济效益的可观性
E. 以上均不是

9. 以下健康教育的主要任务正确的是
A. 建立或促进个人和社会对预防疾病和促进健康的大局观和全局责任感
B. 促进个体和社会作出决策，选择自己最喜欢的健康行为
C. 有效地促进全社会都来关心健康以及疾病预防问题
D. 对卫生专业人员及有关人员进行健康教育原则及实践方面的培训
E. 对老年人进行急救培训，减少突发疾病死亡率

10. 公共卫生是研究
A. 疾病发生发展转归过程和专门规律的科学
B. 预防疾病性质、任务、方法和规律的专门科学
C. 疾病在人群的流行和采取有效措施
D. 疾病发生和消除疾病直接或间接因素
E. 对已发生的疾病的治疗和控制的科学

11. 不属于公共卫生伦理要求的是
A. 爱岗敬业，宣传大卫生观，言传身教
B. 改善工作和学习环境，严把防疫和食品卫生观
C. 严格监管，控制污染，保护生态环境，促进社会文明，科学严谨，实事求是，信息透明公开
D. 防疫工作者有权在疫区切断传染病传播途径的各种措施
E. 提高社区服务水平，保障妇女儿童和老年人权益

12. 关于提高社区服务水平不正确的是
A. 努力实现发展社区卫生服务，应对老龄化、城市化的战略举措
B. 承担医疗任务，负责预防保健工作
C. 改善社区的医疗卫生条件，为老、弱、病、残、少儿妇女的保健尽职尽责
D. 改革城市卫生服务体系，

积极发展高端医疗卫生服务决策
E. 加强城市社区卫生人才队伍建设
13. 人类生态环境的危机主要表现
A. 社会环境的污染
B. 自然资源和生态环境的破坏
C. 人类生存环境的破坏，引发经济危机
D. 生态环境的危机，影响农业的发展
E. 自然资源的破坏性开采，引发经济危机
14. 健康伦理的核心是
A. 健康权利
B. 健康责任
C. 健康权利与健康责任之间的关系
D. 健康保障
E. 健康自由
15. 世界卫生组织提出的初级卫生保健的基本内容不包括
A. 对重要保健问题进行宣传教育；开展包括计划生育在内的妇幼工作
B. 促进食品合理营养，保障安全用水供应；保障基本药物
C. 对传染病开展预防接种，预防和治疗地方病、常见病和外伤
D. 初级卫生保健的伦理审查
工作
E. 采取基本公共卫生措施，保护精神健康
16. 基层工作者的行为规范不包括
A. 尊重患者人格，开展人性化服务和连续性服务
B. 言传身教，以身作则，做好宣传工作，落实各项公共卫生措施；做到分工协作，认真履行自己职责
C. 勤俭节约卫生资源
D. 树立新的卫生管理道德理念，完善为基层群众服务的三级医疗预防体系
E. 把维护所有人群的健康权益放在首位道德观

第七章 医学科研伦理

【A_1 型题】

1. 涉及人的生物医学研究伦理审查的目的不包括
A. 促进社会公正
B. 使科研论文顺利发表
C. 保证研究结果的可信性
D. 保护受试者的尊严和权利
E. 保护受试者的安全和福利
2. 关于涉及人的生物医学研究的国际性著名文件是
A.《夏威夷宣言》
B.《赫尔辛基宣言》
C.《希波克拉底誓言》
D.《东京宣言》
E.《悉尼宣言》
3. 医学科学研究的作用也有双向性，表现在
A. 防病与治病
B. 基础医学与临床医学
C. 造福人类与危害人类
D. 社会医学与医学社会学
E. 医学科学与医学道德
4. 在临床医学研究开始之前，必须要把研究方案提交到哪个部门进行审查
A. 医院党委
B. 科研处
C. 科研评定委员会
D. 伦理委员会
E. 患者所在病房的领导
5. 在临床医学研究中要求对资料保密，以下哪一点是不属于该范畴的
A. 对研究资料严加保密
B. 对研究成果严加保密
C. 医师与患者之间的保密
D. 研究者与受试者之间的保密
E. 对患者姓名做保密处理
6. 在临床医学研究中，对待受试者的正确做法是
A. 对受试者的负担不可以过分强调
B. 对受试者的受益要放在首要位置考虑
C. 对受试者的负担和受益要公平分配
D. 需要特别关照参加试验的重点人群的利益
E. 对参加试验的弱势人群的权益可以不必太考虑
7. 在临床医学研究中必须尊重受试者的知情同意权，下面做法中错误的是
A. 必需获得受试者的知情同意
B. 无行为能力者需获得代理同意
C. 获得同意前需要用受试者能够理解的语言向受试者提供基本的信息
D. 禁止用欺骗的手法获得受试者同意
E. 可以利诱受试者，让他同意
8. 在临床医学研究中应切实保护受试者的利益，下列除外哪一项均对
A. 实验研究前必须经过动物实验
B. 实验研究前必须制订严密科学的计划
C. 实验研究前必须有严格的审批监督程序

D. 实验研究前必须详细了解患者身心情况
E. 实验研究结束后必须作出科学报告

9. 下列医学伦理委员会的职能有，除外
A. 咨询服务功能
B. 教育培训功能
C. 政策管理功能
D. 审查批准功能
E. 保护受试者合法权益

10. 伦理审查的依据有
A.《赫尔辛基宣言》
B.《药物临床试验管理规范》
C.《人体器官移植条例》
D.《涉及人的生物医学研究伦理审查办法》
E. 以上均是

【A_2 型题】

11. 某医学院曾收治3例分别在院外接受过试验性肝穿刺引起急性腹膜炎的患者。术中医师在抽出脓液5~10ml后，即拔除穿刺针，术后未做常规处理，2小时后呈急腹症症状。结果2例治愈，1例死亡。对试验性肝穿刺的下列说法中错误的是
A. 肝穿刺应该由有训练的医师进行，一定要避免盲目性和危险性
B. 不论穿刺动机如何，只要造成事故，它的价值就是负价值
C. 只要动机是好的，虽然是事故，它也有一定的正价值
D. 医学研究的试验设计必须严密
E. 试验前必须经有关专家审定是否符合科学要求

【A_3/A_4 型题】

（12~15题共用题干）

某研究者，为了验证氯霉素对伤寒的疗效，在408例伤寒患者中进行对照试验，其中251例用氯霉素治疗，其余157例不用。结果使用组251人中死亡20人，死亡率7.07%，未用组157人中死亡36人，病死率22.8%，已有结论被亲自证实。

12. 下面哪种说法是错误的
A. 涉及人的生物医学研究在临床医学中的价值和伦理意义是无可非议的
B. 无伦理代价的试验，在医学科学方面并非都能做到
C. 在临床医学研究中使用安慰剂是心理试验，但要付出伦理代价
D. 无伦理代价的试验，在医学科学方面是可以全部做到的
E. 安慰剂虽没有药理作用，但确有一定的效果

13. 在临床医学研究中，对受试者应该做到的是
A. 以科学利益放在第一位，患者利益放在第二位
B. 危重患者和病情发展变化快的患者不应使用安慰剂
C. 在医学研究中，即使患者病情恶化也不可以中断实验
D. 为了更好地获得试验数据，可以对患者说谎，可以不解答患者的疑问
E. 在医学研究中，不必一味坚持知情同意

14. 在本案例中，下面说法除外哪一点都是对的
A. 侵犯了受试者的权利
B. 具体试验安排不对
C. 医学试验目的是对的
D. 试验代价太大
E. 本试验是不可取的

15. 在涉及人的生物医学研究中使用对照组、安慰剂和“双盲法”
A. 是对患者的一种欺骗
B. 是违背人道主义原则的
C. 是违背知情同意原则的
D. 以征服疾病为目标，为发展医学的需要，严格控制在不损害患者利益的范围之内使用这一方法，是合乎医学伦理的
E. 是医学科研中经过考验的正确方法，可以在人体试验中无条件使用

【B_1 型题】

（16~17题共用备选答案）
A. 代理同意
B. 知情同意
C. 不同意
D. 诱导同意
E. 有效同意

16. 在临床医学研究前，对有行为能力的患者要获得他的同意，这属于
17. 在临床医学研究前，对无行为能力的患者要获得他家属的同意，这属于

第八章 医学新技术研究与应用伦理

【A_1 型题】

1. 生命伦理学诞生于
A. 19世纪五六十年代 美国
B. 19世纪五六十年代 日本
C. 20世纪五六十年代 美国
D. 20世纪五六十年代 日本
E. 20世纪八九十年代 中国

2. 人类辅助生殖技术带来的伦理

问题应除外
A. 人类辅助生殖技术所生的孩子，其众多父母如何定位
B. 代孕技术可否允许使用
C. 精子、卵子、胚胎可否商品化
D. 有严重遗传病的新生儿可否实施安乐死
E. 非婚单身女性可否使用相应技术生育孩子

3. 中华人民共和国国家卫生健康委员会（卫健委）规定，1 名供精者的精子最多只能提供给
A. 8 名妇女受孕
B. 6 名妇女受孕
C. 15 名妇女受孕
D. 5 名妇女受孕
E. 10 名妇女受孕

4. 在我国实施人类辅助生殖技术，下列违背卫健委制定的伦理原则的是
A. 使用捐赠的精子
B. 使用捐赠的卵子
C. 实施亲属代孕
D. 实施卵胞质内单精注射
E. 使用捐赠的胚胎

5. 世界上第一个安乐死合法化的国家是
A. 澳大利亚
B. 挪威
C. 比利时
D. 新西兰
E. 荷兰

6. 1986 年国际移植学会发布的“分配尸体器官的准则”不包含的内容是
A. 将所收集的捐赠器官给以最佳利用
B. 依医学标准将器官给予最适合移植的患者
C. 必须经由国家或地区的器官分配网分配器官
D. 参与移植的医师不应从事该类宣传
E. 不可付钱给捐赠者，但补偿其因手术和住院等所付出的开支和损失是可以的

7. 对参加器官移植的医师，应该特别强调的道德责任可除外
A. 对本人供职的医院，大力宣传器官移植优势，塑造医院良好形象
B. 对活体器官捐赠者，必须在严格坚持各项标准的情况下摘取器官
C. 对尸体器官捐赠者，坚持亲属知情同意、死亡判断准确无误
D. 对器官分配，尽量体现社会公正
E. 对接受者，坚持正确的医疗动机并尽量保证手术成功

8. 基因诊断及治疗所带来的伦理问题应除外
A. 胎儿生命权与父母选择权可能出现冲突
B. 人类遗传物质的纯洁性、神圣性是否受到了亵渎
C. 诊断及治疗时导入的基因如何正确表达
D. 对个体和人类社会是否安全
E. 生殖细胞的基因治疗是否可行

9. 基因诊断及治疗的伦理原则应除外
A. 尊重患者的原则
B. 知情同意的原则
C. 有益于患者的原则
D. 保守秘密的原则
E. 创新至上的原则

10. 人类胚胎干细胞研究和应用的伦理准则应除外
A. 尊重的准则
B. 知情同意的准则
C. 研究无禁区的准则
D. 安全有效的准则
E. 防止商品化的准则

【B_1 型题】

（11～13 题共用备选答案）
A. 医务人员对捐赠精子、卵子、胚胎者，须告知其有关权利、义务等事宜
B. 医务人员与捐赠精子、卵子、胚胎者保持互盲，与受方夫妇及出生的后代保持互盲
C. 医务人员不得对单身女性实施人工辅助生殖技术，不得对任何人实施代孕技术
D. 医务人员不得将人工辅助生殖技术应用于有可能自然生育的夫妇
E. 医务人员运用人工辅助生殖技术应接受医学伦理委员会的审查监督

11. 充分体现实施人类辅助生殖技术的知情同意伦理原则的是
12. 充分体现实施人类辅助生殖技术的维护社会公益原则的是
13. 充分体现实施人类辅助生殖技术的严防商品化原则的是

第九章　医务人员医学伦理素质的养成

【A_1 型题】

1. 医德评价的标准不包含
A. 有利
B. 自主
C. 公正
D. 互助
E. 奉献

2. 医学道德教育的方法有

A. 案例讨论，以理导人
B. 积极疏导，以情动人
C. 典型引导，以形感人
D. 舆论扬抑，以境育人
E. 以上均是

3. 医学道德教育的特点有
A. 专业性与综合性
B. 同时性与层次性
C. 长期性与渐进性
D. 理论性与实践性
E. 以上均是

4. 以下哪一点是属于最优化原则的内容
A. 时间最早
B. 痛苦最少
C. 没有副作用
D. 知情同意
E. 保守秘密

5. 医德修养的根本途径和方法是
A. 学习医德理论知识
B. 在医疗卫生保健实践中修养
C. 有的放矢
D. 持之以恒
E. 追求慎独

6. 以下哪一点不是社会舆论的特点
A. 传播具有广泛性
B. 对行为具有约束性
C. 具有一定的群众性
D. 具有自发性
E. 具有深刻性

7. 对医德修养的意义的正确表述是
A. 使医务人员养成良好的医德品质和人格，使医疗卫生单位形成良好形象，在医疗竞争中立于不败之地
B. 使医务人员养成良好的医德品质和人格，使医疗卫生单位形成良好的医德医风，从而促进社会精神文明
C. 使医务人员和医疗卫生单位树立良好的形象，从而促进社会精神文明
D. 使医务人员和医疗卫生单位树立良好的形象，在医疗竞争中立于不败之地
E. 使医务人员养成良好的医德品质和人格，使医疗卫生单位形成良好的医德医风，在医疗竞争中立于不败之地

8. 医德修养要坚持
A. 集体性
B. 组织性
C. 实践性
D. 强制性
E. 机动性

9. 医德评价应坚持依据的辩证统一是指
A. 动机与目的、效果与手段的统一
B. 动机与效果、目的与手段的统一
C. 动机与手段、目的与效果的统一
D. 目的与效果、目的与手段的统一
E. 目的与动机、动机与效果的统一

10. 在医德评价中，自我评价方式及主观评价力量是指
A. 社会舆论
B. 传统习俗
C. 内心信念
D. 患者评议
E. 院内评价

11. 在进行医德评价时，应防止的“四种片面依据论”不是指
A. 唯意志论
B. 唯动机论
C. 唯效果论
D. 唯目的论
E. 唯手段轮

12. 对三种医德评价方式相互关系的正确理解是
A. 相辅相成、互相补充
B. 完全一致、可以替代
C. 互相冲突、都不可信
D. 比较混乱、说不清楚
E. 以上都不是

13. 依评价主体的不同，医德评价可分为2种，它们是
A. 患者评价和家属评价
B. 院长评价和同事评价
C. 社会评价和自我评价
D. 外在评价和自我评价
E. 社会评价和内在评价

14. 医德修养的主要内容是指
A. 卫健委提出的要求
B. 医院院长提出的要求
C. 患者提出的要求
D. 新闻媒体提出的要求
E. 医德原则、规范提出的要求

15. 医学道德评价的方式包括
A. 医德原则、医德规范、医德范畴
B. 医德原则、医德规范、内心信念
C. 社会舆论、传统习俗、医德范畴
D. 社会舆论、传统习俗、内心信念
E. 社会舆论、医德原则、内心信念

第三篇 卫生法规

第一章 卫生法基础知识

【A_1 型题】

1. 以下关于卫生法的分类，正确的是
   A. 公共卫生法
   B. 医疗法和药事法
   C. 中医药法
   D. 医疗保障法
   E. 以上均正确
2. 我国卫生法的立法依据是
   A.《中华人民共和国宪法》
   B.《中华人民共和国刑法》
   C.《中华人民共和国传染病防治法》
   D.《中华人民共和国食品卫生法》
   E.《中华人民共和国医师法》
3. 卫生法律文件的效力范围为
   A. 只包括时间效力
   B. 只包括空间效力
   C. 只包括对人的效力
   D. 不包括空间效力
   E. 包括时间效力、空间效力和对人的效力
4. 以下我国卫生法的表现形式，错误的是
   A. 宪法
   B. 卫生法律、法规、规章
   C. 卫生标准
   D. 政府红头文件
   E. 卫生国际条约
5. 卫生法的执法范围包括有
   A. 行政许可
   B. 行政强制
   C. 行政处罚
   D. 行政复议
   E. 以上均是

第二章 基本医疗卫生与健康促进法

【A_1 型题】

1. 国家对医疗卫生机构实行的管理是
   A. 分级
   B. 分类
   C. 严格
   D. 分级分类
   E. 监督
2. 国家推进基本医疗服务实行分级诊疗制度，引导非急诊患者首先到基层医疗卫生机构就诊，实行首诊负责制和转诊审核责任制，下列哪项不是其逐步建立的机制
   A. 基层首诊
   B. 双向转诊
   C. 专科首诊
   D. 上下联动
   E. 急慢分治
3. 医疗卫生服务体系坚持
   A. 以非营利性医疗卫生机构为主体、营利性医疗卫生机构为补充
   B. 以营利性医疗卫生机构为主体、非营利性医疗卫生机构为补充
   C. 全部为非营利性医疗卫生机构
   D. 全部为营利性医疗卫生机构
   E. 非营利性医疗卫生机构与营利性医疗卫生机构并存

第三章 中华人民共和国传染病防治法

【A_1 型题】

1. 医疗机构开展医疗救治的管理性规定说法错误的是
   A. 医疗机构应当对传染病患者或者疑似传染病患者提供医疗救护、现场救援和接诊治疗
   B. 医疗机构应当对传染病患者或者疑似传染病患者书写病历记录以及其他有关资料，并妥善保管
   C. 医疗机构不具备相应救治能力的，应当将患者及其原始病历记录一并转至具备相应救治能力的医疗机构
   D. 医疗机构应当实行传染病预检、分诊制度
   E. 医疗机构应当对传染病患者、疑似传染病患者，应当引导至相对隔离的分诊点进行初诊
2. 传染病预防接种中说法错误的是
   A. 国家实行有计划的预防接种制度

B. 国务院卫生行政部门和省、自治区、直辖市人民政府卫生行政部门，根据传染病预防、控制的需要，制定传染病预防接种规划并组织实施
C. 用于预防接种的疫苗必须符合省级质量标准，接种实行免费
D. 国家对儿童实行预防接种证制度
E. 医疗机构、疾病预防控制机构与儿童的监护人应当相互配合，保证儿童及时接受预防接种

3. 以下关于传染病监测的说法错误的是
A. 国家、省级疾病预防控制机构负责对传染病发生、流行以及分布进行监测
B. 国家、省级疾病预防控制机构负责对重大传染病流行趋势进行预测
C. 县级疾病预防控制机构负责传染病预防控制规划、方案的落实
D. 市级疾病预防控制机构负责本地区疫情和突发公共卫生事件监测、报告
E. 省级疾病预防控制机构负责开展流行病学调查和常见病原微生物检测

4. 患有以下哪种传染病的患者，不需要予以隔离治疗
A. 鼠疫
B. 艾滋病
C. 霍乱
D. 肺炭疽
E. 人感染高致病性禽流感

5. 应当及时互相通报动物间和人间发生的人畜共患传染病疫情以及相关信息的两个部门是
A. 县级以上人民政府和疾病预防控制机构
B. 县级以上人民政府卫生行政部门和动物防疫部门
C. 省级以上人民政府卫生行政部门与疾病预防控制机构
D. 动物防疫机构和疾病预防控制机构
E. 毗邻的以及相关地方人民政府卫生行政部门

6. 县级以上人民政府有关部门发现传染病疫情时，应当及时通报的部门是
A. 上级人民政府
B. 省级以上人民政府
C. 国务院
D. 省级以上人民政府卫生行政部门
E. 同级人民政府卫生行政部门

7. 有权增加甲类传染病病种的部门是
A. 国务院
B. 卫健委
C. 县级以上地方政府
D. 县级以上卫生行政部门
E. 省、自治区、直辖市人民政府

8. 以下哪个部门应当加强和完善传染病医疗救治服务网络的建设，指定具备传染病救治条件和能力的医疗机构承担传染病救治任务，或者根据传染病救治需要设置传染病医院
A. 县级以上人民政府
B. 省级以上人民政府
C. 县级以上人民政府卫生行政部门
D. 省级以上人民政府卫生行政部门
E. 国务院卫生行政部门

9. 以下属于乙类传染病的一组是
A. 鼠疫、霍乱
B. 新型冠状病毒感染、人感染高致病性禽流感
C. 艾滋病、风疹
D. 人感染高致病性禽流感、黑热病
E. 麻风、艾滋病

10. 解放军卫生主管部门发现传染病疫情时，应通报的部门是
A. 所在地县级以上人民政府卫生行政部门
B. 所在地县级以上人民政府
C. 省级人民政府卫生行政部门
D. 省级人民政府
E. 国务院卫生行政部门

11. 以下哪项不属于疾病预防控制机构在传染病预防与控制中的职责
A. 开展传染病的监测工作
B. 疫区的封锁
C. 对重大传染病流行趋势进行预测
D. 进入现场采样
E. 组织实施免疫规划

12. 根据《中华人民共和国传染病防治法》的规定，以下哪项不属于医疗机构的职责
A. 传染病病例报告
B. 传染病医疗救治
C. 对拒绝隔离的患者采取强制隔离措施
D. 防止医源性感染
E. 防止院内感染

13. 属于丙类传染病的是
A. 风疹
B. 麻疹
C. 副伤寒
D. 猴痘
E. 白喉

14. 有权增加或减少乙类传染病病种的部门是
A. 国务院
B. 国务院卫生行政部门
C. 县级以上地方政府
D. 县级以上卫生行政部门
E. 省、自治区、直辖市人民政府

15. 甲类、乙类传染病暴发、流行时，关于宣布疫区的说法正确的是
A. 县级以上地方人民政府卫生行政部门可以宣布本行

政区为疫区
B. 县级地方人民政府可以自行决定宣布本行政区为疫区
C. 国务院可以决定并宣布跨省、自治区、直辖市的疫区
D. 省级人民政府卫生行政部门可以宣布本行政区为疫区
E. 国家疾病预防控制中心可以宣布跨省、自治区、直辖市的疫区

16. 某机构想保藏鼠疫的菌种，请问需要经过哪个部门的批准
A. 县级以上人民政府
B. 县级以上人民政府卫生行政部门
C. 省级以上人民政府
D. 省级以上人民政府卫生行政部门
E. 国务院

17. 在传染病疫情控制时，医疗机构的职责中错误的是
A. 对本单位内被传染病病原体污染的场所，依法实施消毒和无害化处理
B. 对甲类传染病患者的密切接触者，在指定场所进行医学观察
C. 对所有传染病患者给予隔离治疗
D. 对拒绝隔离治疗的甲类传染病患者，由公安部门协助医疗机构采取强制隔离措施
E. 对甲类传染病患者，确诊前在指定场所单独隔离治疗

18. 传染病预警制度说法错误的是
A. 国务院卫生行政部门建立传染病预警制度
B. 国务院卫生行政部门根据传染病发生、流行趋势的预测，及时发出传染病预警，根据情况予以公布。
C. 省、自治区、直辖市人民政府根据传染病发生、流行趋势的预测，及时发出传染病预警
D. 传染病预警由国务院卫生行政部门根据情况予以公布
E. 传染病预警由省、自治区、直辖市人民政府根据情况予以公布

19. 疾病预防控制机构在传染病的预防与控制中，不具有的职责是
A. 组织实施免疫规划
B. 开展健康教育、咨询
C. 进行流行病学调查
D. 疫区的宣布
E. 进入现场采样

20. 甲类传染病的报告时限是
A. 2 小时
B. 6 小时
C. 12 小时
D. 24 小时
E. 48 小时

21. 下列属于甲类传染病的是
A. 鼠疫、霍乱
B. 严重急性呼吸综合征
C. 新型冠状病毒感染
D. 艾滋病
E. 人感染高致病性禽流感

22. 肺结核的报告时限是
A. 2 小时
B. 6 小时
C. 12 小时
D. 24 小时
E. 48 小时

23. 以下哪个部门负责定期公布全国传染病疫情
A. 国务院
B. 国务院卫生行政部门
C. 省级以上人民政府
D. 省级以上人民政府卫生行政部门
E. 县级以上人民政府

24. 属于乙类传染病的是
A. 鼠疫
B. 霍乱
C. 猴痘
D. 丝虫病
E. 黑热病

25. 医务人员未按照规定报告传染病疫情，或者隐瞒、谎报、缓报传染病疫情的，根据情节轻重，可以给予以下处罚，其中不正确的是
A. 警告
B. 开除
C. 吊销执业证书
D. 罚款
E. 撤职

26. 县级以上地方人民政府接到下一级人民政府关于需要采取传染病紧急控制措施的报告后，应在多长时间内作出决定
A. 6 小时
B. 12 小时
C. 24 小时
D. 36 小时
E. 48 小时

27. 以下哪个部门有权决定增加或减少丙类传染病病种
A. 国务院
B. 国务院卫生行政部门
C. 省级人民政府
D. 省级人民政府卫生行政部门
E. 人大及其常委会

28. 传染病患者、病原携带者和疑似传染病患者合法权益保护中说法错误的是
A. 国家和社会应当关心、帮助传染病患者、病原携带者和疑似传染病患者，使其得到及时救治
B. 任何单位和个人不得歧视传染病患者、病原携带者和疑似传染病患者
C. 传染病患者、病原携带者和疑似传染病患者，在治愈前不得从事法律、行政法规和国务院卫生行政部门规定禁止从事的易使该

传染病扩散的工作

D. 传染病患者、病原携带者和疑似传染病患者，在排除传染病嫌疑前不得从事法律、行政法规和国务院卫生行政部门规定禁止从事的易使该传染病扩散的工作

E. 传染病患者、病原携带者和疑似传染病患者，不得从事法律、行政法规和国务院劳动保障部门规定禁止从事的易使该传染病扩散的工作

【A_2 型题】

29. 某实验室想保藏霍乱的菌种进行实验研究，需要经过哪个部门的批准

A. 县级以上人民政府卫生行政部门

B. 县级以上人民政府

C. 省级以上人民政府卫生行政部门

D. 省级以上人民政府

E. 国务院

30. 某医师发现一例霍乱患者，应该在几小时内报告至疾病预防控制机构

A. 2小时

B. 6小时

C. 12小时

D. 24小时

E. 48小时

31. 某医疗机构发现一例严重急性呼吸综合征，该医疗机构应该在多长时间内向疾病预防控制机构报告

A. 2小时

B. 6小时

C. 12小时

D. 24小时

E. 48小时

32. 甲省和乙省同时暴发了传染病疫情，有权宣布这两个省为疫区的是哪个部门

A. 国务院

B. 国务院卫生行政部门

C. 国家疾病预防控制中心

D. 省级卫生行政部门

E. 省级疾病预防控制中心

【B_1 型题】

（33～34题共用备选答案）

A. 鼠疫

B. 严重急性呼吸综合征

C. 肺结核

D. 艾滋病

E. 新型冠状病毒感染

33. 属于甲类传染病的是

34. 需要按照甲类传染病进行管理的是

（35～36题共用备选答案）

A. 医疗机构

B. 疾病预防控制机构

C. 各级人民政府卫生行政部门

D. 卫生监督机构

E. 各级人民政府

35. 当传染病暴发流行时，可以采取停工、停业、停课等措施的是

36. 对重大传染病流行趋势进行预测、预警的是

第四章 突发公共卫生事件应急条例

【A_1 型题】

1. 根据《突发公共卫生事件应急条例》，卫生行政部门应当对医疗机构采取责令改正，通报批评，给予警告处理的情形是

A. 未对突发事件开展流行病学调查

B. 未及时诊断不明原因的疾病

C. 未建立突发事件信息发布制度

D. 未履行突发事件报告职责

E. 未向社会发布突发事件信息

2. 监测机构发现突发公共卫生事件，向所在地县级人民政府卫生行政部门报告的时限是

A. 1小时

B. 2小时

C. 3小时

D. 4小时

E. 6小时

3. 下列事件不属于突发公共卫生事件的是

A. 突然发生的造成社会公众健康损害的食物中毒

B. 突然发生的造成社会公众健康严重损害的重大传染病疫情

C. 突然发生的造成社会公众健康严重损害的群体性不明原因疾病

D. 突然发生的可能造成社会公众健康严重损害的重大传染病疫情

E. 突然发生的可能造成社会公众健康严重损害的群体性不明原因疾病

4.《突发公共卫生事件应急条例》规定，医疗卫生机构应当对传染病做到

A. 早发现、早观察、早隔离、早治疗

B. 早发现、早观察、早治疗、早康复

C. 早发现、早报告、早隔离、早治疗

D. 早发现、早报告、早隔离、早康复

E. 早预防、早发现、早治

疗、早康复

5. 对流动人口中的严重急性呼吸综合征患者、疑似患者处理的原则是
   A. 就地控制、就地治疗、就地康复
   B. 就地隔离、就地治疗、就地康复
   C. 就地控制、就地观察、就地治疗
   D. 就地隔离、就地观察、就地治疗
   E. 就地观察、就地治疗、就地康复
6. 依据《突发公共卫生事件应急条例》的规定，建立重大、紧急疫情信息报告系统的机构是
   A. 国务院
   B. 国务院卫生行政部门
   C. 省、自治区、直辖市人民政府
   D. 省、自治区、直辖市人民政府卫生行政部门
   E. 国务院办公厅
7. 国务院卫生行政部门对可能造成重大社会影响的突发事件，应当何时内向国务院报告
   A. 1 小时
   B. 2 小时
   C. 3 小时
   D. 4 小时
   E. 立即
8. 下列情形中不属于县级突发事件监测机构应当在发现后 2 小时内向县级人民政府卫生行政部门报告的事件的是
   A. 发生传染病暴发、流行的
   B. 可能发生传染病暴发、流行的
   C. 发生食物和职业中毒事件的
   D. 发生不明原因的群体性疾病的
   E. 发生传染病菌种、毒种丢失的
9. 突发事件发生后，应当及时向毗邻省、自治区、直辖市人民政府卫生行政部门通报的机构是
   A. 国务院
   B. 国务院卫生行政部门
   C. 突发事件发生地的省、自治区、直辖市人民政府
   D. 突发事件发生地的省、自治区、直辖市人民政府卫生行政部门
   E. 国务院办公厅

【A_2 型题】

10. 2015 年，某省人民政府接到该省某市发生不明原因的群体性疾病的报告，此时省级人民政府应当在
    A. 1 小时内向国务院卫生行政主管部门报告
    B. 2 小时内向国务院卫生行政部门报告
    C. 3 小时内向国务院卫生行政部门报告
    D. 4 小时内向国务院卫生行政部门报告
    E. 5 小时内向国务院卫生行政部门报告
11. 2014 年 5 月，某省突然发生传染病的流行，一时间社会上流言满天，此时负责向社会发布突发事件信息的机构是
    A. 国务院
    B. 国务院卫生行政部门
    C. 突发事件发生地的省、自治区、直辖市人民政府
    D. 突发事件发生地的省、自治区、直辖市人民政府卫生行政部门
    E. 国务院办公厅

【A_3/A_4 型题】

（12～14 题共用题干）

2016 年，某省内某县医疗机构发现该县发生重大食物中毒事件。

12. 此时该医疗机构应当在几小时内向所在县级人民政府卫生行政部门报告
    A. 1 小时
    B. 2 小时
    C. 3 小时
    D. 4 小时
    E. 5 小时
13. 该县人民政府卫生行政部门应当在几小时内向本级人民政府报告
    A. 1 小时
    B. 2 小时
    C. 3 小时
    D. 4 小时
    E. 5 小时
14. 该县级人民政府卫生行政部门在接到医疗机构的报告后，应做到下列事项，除外
    A. 向本级人民政府报告
    B. 立即组织力量对报告事项调查核实、确证
    C. 采取必要的控制措施
    D. 及时报告调查情况
    E. 向毗邻的省市人民政府卫生行政部门通报

【B_1 型题】

（15～17 题共用备选答案）

A. 1 小时内
B. 2 小时内
C. 3 小时内
D. 4 小时内
E. 立即

15. 省、自治区、直辖市人民政府应当在接到发生或可能发生重大职业中毒事件的报告后何时向国务院卫生行政部门报告
16. 县级人民政府应当在接到发生传染病流行的报告后何时向市级人民政府或者上一级人民政府报告
17. 国务院卫生行政部门对可能造成重大社会影响的突发事件，应当何时向国务院报告

第五章 医疗废物管理条例

【A₁型题】

1. 医疗废物在医疗卫生机构暂时贮存的时间不得超过
   A. 1天
   B. 2天
   C. 3天
   D. 5天
   E. 7天
2. 医疗卫生机构未及时收集医疗废物，应受到的处罚是
   A. 限期改正，给予警告
   B. 通报批评
   C. 吊销医疗机构执业许可证
   D. 暂停执业活动
   E. 罚款

第六章 艾滋病防治条例

【A₁型题】

1. 依据《艾滋病防治条例》的规定，具体从事本行政区域内艾滋病监测的机构是
   A. 政府卫生行政部门
   B. 政府
   C. 医疗机构
   D. 疾病预防控制机构
   E. 艾滋病防治机构
2. 国家建立健全
   A. 艾滋病检测网络
   B. 艾滋病监测网络
   C. 艾滋病防治网络
   D. 艾滋病咨询网络
   E. 艾滋病宣传教育网络
3. 依据《艾滋病防治条例》的规定，为自愿接受艾滋病咨询的人员免费提供咨询服务的机构是
   A. 县级以上地方人民政府卫生行政部门指定的疾病预防控制机构
   B. 省级以上地方人民政府卫生行政部门指定的疾病预防控制机构
   C. 省级以上地方人民政府卫生行政部门指定的医疗卫生机构
   D. 县级以上地方人民政府卫生行政部门指定的医疗卫生机构
   E. 县级以上疾病预防控制机构指定的医疗卫生机构
4. 出入境检验检疫机构负责对出入境人员进行艾滋病
   A. 检测
   B. 宣传教育
   C. 监测
   D. 调查
   E. 咨询
5. 下列关于艾滋病防治工作原则的表述不正确的是
   A. 坚持预防为主、防治结合的方针
   B. 建立政府组织领导、部门各负其责、全社会共同参与的机制
   C. 加强宣传教育
   D. 采取行为干预和关怀救助等措施
   E. 坚持预防为主、治疗为辅的方针
6. 根据国家艾滋病监测规划和方案，制定本行政区域的艾滋病监测计划和工作方案的机构是
   A. 省、自治区、直辖市人民政府
   B. 省、自治区、直辖市人民政府卫生行政部门
   C. 省、自治区、直辖市人民代表大会
   D. 省、自治区、直辖市人大常委会
   E. 省、自治区、直辖市疾病预防控制机构
7. 制定国家艾滋病监测规划和方案的机构是
   A. 国家卫健委
   B. 国务院
   C. 全国人民代表大会
   D. 国务院办公厅
   E. 全国人大常委会
8. 艾滋病检测的对象不包括
   A. 人体血液
   B. 人体体液
   C. 组织器官
   D. 血液衍生物
   E. 以上都不是
9. 《艾滋病防治条例》规定，任何单位和个人不得歧视下列对象，除外
   A. 艾滋病病毒感染者
   B. 艾滋病患者
   C. 艾滋病病毒感染者的家属
   D. 艾滋病患者的家属
   E. 以上都不是
10. 艾滋病防治的行为干预措施不包括
   A. 早期发现感染者和有助于危险行为改变的自愿咨询检测措施
   B. 规范、方便的性病诊疗措施
   C. 未经同意公布艾滋病患者的病情以引起社会对艾滋病的重视和关注
   D. 针对母婴传播艾滋病的抗病毒药物预防和人工代乳

品喂养措施
E. 健康教育措施

11.《艾滋病防治条例》中的不歧视规定的内容不包括
A. 任何单位和个人不得歧视艾滋病病毒感染者及其家属
B. 任何单位和个人不得歧视疑似艾滋病病毒感染者及其家属
C. 艾滋病患者及其家属享有的婚姻、就业、就医、入学等合法权益受法律保护
D. 艾滋病病毒感染者及其家属享有的婚姻、就业、就医、入学等合法权益受法律保护
E. 任何单位和个人不得歧视艾滋病患者及其家属

12. 县级以上地方人民政府卫生行政部门指定的医疗卫生机构，为自愿接受艾滋病咨询、检测的人员提供
A. 有偿的咨询
B. 有偿的初筛检测
C. 免费的咨询和免费的初筛检测
D. 免费的咨询和有偿的初筛检测
E. 有偿的咨询和免费的初筛检测

13.《艾滋病防治条例》正式实施的时间是
A. 2006 年 3 月 1 日
B. 2006 年 6 月 1 日
C. 2007 年 3 月 1 日
D. 2007 年 6 月 1 日
E. 2008 年 3 月 1 日

14. 对确诊的儿童艾滋病病毒感染者，医疗机构的工作人员应当将其感染的事实
A. 告知本人
B. 告知本人和其监护人
C. 告知其监护人
D. 告知本人或其监护人
E. 以上都不是

15. 国家对艾滋病进行一系列行为干预措施，下列属于《艾滋病防治条例》规定的干预措施的是
A. 强制咨询和强制检测制度
B. 强制咨询和自愿检测制度
C. 自愿咨询和强制检测制度
D. 自愿咨询和自愿检测制度
E. 强制检测制度

【A_2 型题】

16. 王某，35 岁。有长期的吸毒史，因为和他人共用同一针头注射而感染了艾滋病。王某住所地的疾病预防控制机构欲以真实姓名公布他的相关病情和有关资料，以引起社会对艾滋病防治工作的关注，此时，应当得到谁的同意
A. 王某本人
B. 王某的父母
C. 王某的配偶
D. 王某的单位
E. 王某所在地的卫生行政部门

17. 张某，在校大学生，经医疗机构确诊为艾滋病病毒感染者，依据《艾滋病防治条例》的规定，医疗机构的工作人员应当将其感染的事实告知
A. 张某的父母
B. 张某本人
C. 医疗机构的负责人
D. 医疗机构所在地的卫生行政部门
E. 张某所在的学校

【A_3/A_4 型题】

（18～19 题共用题干）

赵某因为输血不幸成为一名艾滋病病毒感染者，现在怀孕 3 个月。赵某到其住所地的妇幼保健院进行正常的产前检查，医师钱某接待了她。

18. 医师钱某的下列做法不正确的是
A. 为赵某提供预防艾滋病母婴传播的咨询
B. 为赵某提供产前的指导
C. 为赵某提供治疗服务
D. 为赵某提供检测
E. 向医疗机构负责人请示后决定是否为该孕妇提供服务

19. 假设钱某在听到赵某说她是一名艾滋病病毒感染者后，就拒绝为赵某进行相关的产前检查服务，此时卫生行政部门应当作出的处罚是
A. 对钱某所在的医院通报批评，给予警告
B. 对妇幼保健院罚款 500 元
C. 吊销钱某的执业医师证书
D. 追究钱某的刑事责任
E. 开除钱某

【B_1 型题】

（20～22 题共用备选答案）
A. 由县级以上人民政府卫生行政部门责令限期改正，通报批评，给予警告
B. 对负有责任的主管人员和其他直接责任人员依法给予降级、撤职、开除的处分，并可以依法吊销有关机构或者责任人员的执业许可证
C. 罚款
D. 依法追究刑事责任
E. 依照《中华人民共和国传染病防治法》的规定予以处罚

20. 医疗机构对临时应急采集的血液未进行艾滋病检测，造成患者多人感染艾滋病严重后果的
21. 医疗机构的医师将艾滋病检测阳性的血液用于临床，造成艾滋病传播，构成犯罪的
22. 医疗机构未对艾滋病病毒感染者或者艾滋病患者进行医学随访的

第七章 中华人民共和国献血法

【A₁型题】

1. 根据《中华人民共和国献血法》，医疗机构用于临床的血液应当符合
   A. 行业规定标准
   B. 地方规定标准
   C. 血站规定标准
   D. 国家规定标准
   E. 省级卫生行政部门规定标准
2. 国家鼓励下列人员率先献血
   A. 工人
   B. 农民
   C. 知识分子
   D. 现役军人
   E. 中等学校在校学生
3. 为保障公民临床急救用血的需要，国家提倡并指导择期手术的患者
   A. 率先献血
   B. 互助献血
   C. 自愿献血
   D. 自身储血
   E. 同型输血
4. 献血者两次采血的间隔时间不得少于
   A. 2个月
   B. 3个月
   C. 4个月
   D. 5个月
   E. 6个月
5. 血站对献血者每次采集血液一般量是多少毫升，最多量不得超过
   A. 100毫升，200毫升
   B. 200毫升，300毫升
   C. 200毫升，400毫升
   D. 100毫升，400毫升
   E. 200毫升，500毫升
6. 《中华人民共和国献血法》的施行日期是
   A. 1999年10月1日
   B. 1998年10月1日
   C. 1997年12月29日
   D. 1998年12月29日
   E. 2000年10月1日
7. 医务人员违反《中华人民共和国献血法》规定，将不符合国家规定标准的血液用于患者的可能承担以下法律责任，除了
   A. 由县级以上卫生行政部门责令改正
   B. 由县级以上卫生行政部门处以罚款
   C. 给患者健康造成损害的，应当依法赔偿
   D. 对直接负责的主管人员，依法给予行政处分
   E. 构成犯罪的，依法追究刑事责任

【A₂型题】

8. 某镇卫生院3名医务人员违反《中华人民共和国献血法》规定，将不符合国家规定标准的血液用于患者。由于患者家属及时发现，经治医师采取果断措施，幸好未给受血者健康造成损害。根据《中华人民共和国献血法》规定，当地卫生局应对3名医务人员给予的行政处理是
   A. 责令改正
   B. 警告
   C. 罚款1万元以下
   D. 暂停执业活动6个月以上1年以下
   E. 吊销医师执业证书
9. "献血大王"刘某，在过去的7年间，献血总量已达5600ml。快满50周岁的刘某告诉记者，如果身体一直保持健康状态，他满55周岁以前，还可争取无偿献血
   A. 7次
   B. 8次
   C. 9次
   D. 10次
   E. 11次
10. 某村发生一起民居垮塌事故，重伤者9人，急送乡卫生院抢救。市中心血站根据该院用血要求，急送一批无偿献血的血液到该院。抢救结束后，尚余900ml血液，该院却将它出售给另一医疗机构。根据《中华人民共和国献血法》规定，对于乡卫生院的这一违法行为，县卫生局除了应当没收其违法所得外，还可以对其处以罚款
    A. 10万元以下
    B. 5万元以下
    C. 3万元以下
    D. 1万元以下
    E. 5000元以下
11. 甲医院是某市三级甲等医疗机构，下列是甲医疗机构用血的一些做法，除了哪项外都符合《中华人民共和国献血法》的规定
    A. 甲医疗机构在供血充足的情况下将无偿献血者的血液出售给血液制品生产单位
    B. 甲医疗机构积极推行按血液成分针对医疗实际需要输血
    C. 甲医疗机构对临床用血进行核查，将不符合国家规定标准的血液弃之不用
    D. 甲医疗机构制定临床用血计划，并由市卫生局指定的血站供给
    E. 甲医疗机构临床用血的包

装、储存、运输符合国家规定的卫生标准和要求

【B_1 型题】

（12~14题共用备选答案）

A. 有偿献血制度
B. 无偿义务献血制度
C. 18至55周岁健康公民自愿献血
D. 18至50周岁健康公民自愿献血
E. 国家工作人员、现役军人和高等学校在校学生率先献血

12. 国家实行
13. 国家提倡
14. 国家鼓励

第八章 中华人民共和国医师法

【A_1 型题】

1. 参加执业医师资格考试，需具有高等学校医学专业本科以上学历，并在执业医师指导下，在医疗、预防、保健机构中试用期满
   A. 6个月
   B. 18个月
   C. 1年
   D. 2年
   E. 3年
2. 申请个体行医的，需经执业医师注册后在医疗、预防、保健机构中执业满
   A. 1年
   B. 2年
   C. 3年
   D. 4年
   E. 5年
3. 根据《中华人民共和国医师法》规定，以下可以进行医师执业注册的是
   A. 不具有完全民事行为能力的
   B. 刑事处罚执行完毕三年的
   C. 处于甲类、乙类传染病传染期的
   D. 受吊销医师执业证书一年的
   E. 重新申请注册，经卫生行政部门指定机构考核不合格的
4. 医师注册后应当由卫生行政部门注销注册的情形是
   A. 受罚款行政处罚的
   B. 受警告行政处罚的
   C. 受责令暂停6个月执业活动行政处罚的
   D. 中止医师执业活动满1年的
   E. 受吊销执业证书行政处罚的
5. 医师注册后，以下哪种情形不需要注销注册
   A. 死亡的
   B. 受到警告行政处罚的
   C. 被宣告失踪的
   D. 受吊销医师执业证书行政处罚的
   E. 中止医师执业活动满2年的
6. 管理本行政区域医师工作的机构是
   A. 县级以上人民政府劳动人事部门
   B. 县级以上人民政府工商行政部门
   C. 县级以上人民政府卫生行政部门
   D. 医师协会
   E. 县级以上人民政府
7. 医师考核不合格者，县级以上人民政府卫生行政部门可以责令其暂停执业活动
   A. 1~2个月
   B. 1~3个月
   C. 3~6个月
   D. 6~12个月
   E. 12个月以上
8. 具有中等专业学校医学专业学历，在医疗、预防、保健机构中工作满几年可以参加执业医师资格考试
   A. 1年
   B. 2年
   C. 3年
   D. 4年
   E. 5年
9. 取得执业助理医师资格考试证书后，具有高等学校医学专科学历，在医疗、预防、保健机构中工作满几年可以参加执业医师资格考试
   A. 1年
   B. 2年
   C. 3年
   D. 4年
   E. 5年
10. 医师在执业活动中违反技术操作规范，造成严重后果的，给予警告或者责令暂停执业活动
    A. 3~6个月
    B. 6个月至1年
    C. 6个月至1年半
    D. 1年至1年半
    E. 1~2年
11. 医师在执业活动中发生医疗事故不按规定报告的，应承担的法律责任是
    A. 行政罚款
    B. 暂停1~6个月的执业活动
    C. 暂停6~12个月的执业活动
    D. 吊销执业证书
    E. 以上都不是
12. 获得执业医师资格或执业助理医师资格后，应在几年内注册

A. 半年
B. 1年
C. 2年
D. 3年
E. 5年

13. 受理医师执业注册申请的卫生行政部门对不符合条件不予注册的，书面通知申请人并说明理由，期限是自收到申请之日起
A. 10日内
B. 15日内
C. 30日内
D. 60日内
E. 90日内

14. 以下关于医师资格考试制度的说法错误的是
A. 医师资格考试分为执业医师考试和执业助理医师考试
B. 医师资格考试每年举行一次
C. 考试方式分为实践技能考试和医学综合笔试
D. 实行国家统一考试
E. 考试类别分为临床、中医和公共卫生三类

15. 以下情形中不予医师执业注册的是
A. 受过刑事处罚的
B. 受刑事处罚，自刑罚执行完毕之日起至申请注册之日止不满3年的
C. 不具有完全民事行为能力的
D. 受过吊销医师执业证书行政处罚的
E. 受吊销医师执业证书行政处罚，自处罚之日起至申请注册之日止不满3年的

16. 以下属于医师在执业活动中，依法享有权利的是
A. 宣传普及卫生保健知识
B. 尊重患者隐私权
C. 人格尊严、人身安全不受侵犯
D. 努力钻研业务，及时更新知识
E. 爱岗敬业，努力工作

17. 经国家执业医师资格考试，取得执业医师资格的，可以申请注册，受理机构是
A. 县级以上人民政府卫生行政部门
B. 县级以上人民政府
C. 省（自治区）级以上人民政府卫生行政部门
D. 省（自治区）级以上人民政府
E. 医师协会

18. 医师使用的药品、消毒药剂和医疗器械应当是
A. 所在医疗单位允许使用的
B. 正式生产的
C. 有经营权的单位销售的
D. 经临床证明可以使用的
E. 经国家有关部门批准使用的

19. 受理执业医师注册申请的卫生行政部门，对申请人提交的申请材料进行审核的期限是，自收到注册申请之日起
A. 7日内
B. 10日内
C. 15日内
D. 30日内
E. 60日内

20. 对医师的业务水平、工作成绩和职业道德状况，依法享有定期考核权的单位是
A. 县级以上人民政府
B. 县级以上人民政府卫生行政部门
C. 县级以上人民政府卫生行政部门委托的机构或组织
D. 医师所在地的医学会或者医师学会
E. 医师所在的医疗、预防、保健机构

21. 被注销注册，收回医师执业证书的当事人有异议的，依法申请复议或者起诉的期限是自收到注销注册通知之日起
A. 7日内
B. 10日内
C. 15日内
D. 20日内
E. 30日内

22.《中华人民共和国医师法》适用于
A. 依法取得执业医师资格的人
B. 依法取得执业医师资格或者执业助理医师资格的专业医务人员
C. 依法取得执业医师资格或者执业助理医师资格，在医疗机构中执业的专业医务人员
D. 依法取得执业医师资格或者执业助理医师资格，经注册在医疗机构中执业的专业医务人员
E. 依法取得执业医师资格或者执业助理医师资格，经注册在医疗、预防、保健机构中执业的专业医务人员

【A_2型题】

23. 张某没有上过任何层次的医学专业学校，以下哪种情形下，他不可以参加执业医师资格考试或执业助理医师资格考试
A. 以师承方式学习传统医学满3年，经县级以上卫生行政部门确定的传统医学专业组织考核合格并推荐
B. 以师承方式学习传统医学满3年，经医疗、预防、保健机构考核合格并推荐
C. 在执业医师指导下，在医疗、预防、保健机构中试用期满3年
D. 经多年实践医术确有专长，经县以上卫生行政部门确定的传统医学专业组织考核合格并推荐

E. 经多年实践医术确有专长，经医疗、预防、保健机构考核合格并推荐

24. 某医院未经批准新设医疗美容科，从外地聘请了一位退休外科医师担任主治医师，该院行为的性质属于
A. 非法行医
B. 超范围执业
C. 正常医疗行为
D. 特殊情况
E. 开展新技术

25. 医师甲因犯罪被判处有期徒刑2年，2007年9月20日被捕，2009年9月20日释放，医师甲从哪日起可以重新申请执业注册
A. 1999年9月21日
B. 2000年3月21日
C. 2000年9月21日
D. 2001年3月21日
E. 2011年9月21日

26. 医师甲因病休息1年多，医师乙因医院效益不好也在家闲了不满2年，医师丙出去参与经营未从事医疗活动2年多，医师丁承包医院的第二门诊近3年。上述人员中，属于应当注销注册，收回医师执业证书的是
A. 医师甲
B. 医师乙
C. 医师丙
D. 医师丁
E. 以上都不是

【B_1 型题】

（27～29题共用备选答案）
A. 从事医师执业活动
B. 中止医师执业活动
C. 申请执业医师注册
D. 不予医师执业注册
E. 注销执业医师注册

27. 取得医师资格的可以
28. 受吊销医师执业证书行政处罚，自处罚之日起不满2年的
29. 医师注册后受吊销医师执业证书行政处罚的

（30～32题共用备选答案）
A. 医师可以对所在机构的医疗、预防、保健工作和卫生行政部门的工作提出意见和建议，依法参加所在机构的民主管理
B. 对医学专业技术有重大突破，作出显著贡献的医师，应当给予表彰或者奖励
C. 对急危患者，医师应当采取紧急措施及时进行诊治，不得拒绝急救处置
D. 医师应当关心、爱护、尊重患者，保护患者的隐私
E. 对考核不合格的医师，可以责令其接受培训和继续医学教育

30. 属于医师执业权利的是
31. 属于医师执业义务的是
32. 属于医师执业规则的是

第九章　医疗损害责任

【A_1 型题】

1. 医疗损害责任的赔偿主体，说法正确的是
A. 患者在诊疗活动中受到损害，医务人员有过错的，由医务人员承担赔偿责任
B. 患者在诊疗活动中受到损害，医疗机构无过错的，也应适当承担民事赔偿比例
C. 患者在诊疗活动中受到损害，医务人员无过错的，也应适当承担民事赔偿比例
D. 患者在诊疗活动中受到损害，医疗机构及其医务人员有过错的，由医疗机构和医务人员承担连带赔偿责任
E. 患者在诊疗活动中受到损害，医疗机构及其医务人员有过错的，由医疗机构承担赔偿责任

2. 患者有损害，不是推定医疗机构有过错的法定情形的是
A. 违反法律、行政法规、规章以及其他有关诊疗规范的规定
B. 隐匿与纠纷有关的病历资料
C. 拒绝提供与纠纷有关的病历资料
D. 伪造、篡改、销毁病历资料
E. 医疗事故造成患者死亡的

3. 患者有损害，医疗机构不承担赔偿责任的情形，不是法律明文规定的是
A. 患者不配合医疗机构进行符合诊疗规范的诊疗
B. 患者的近亲属不配合医疗机构进行符合诊疗规范的诊疗
C. 医务人员在抢救生命垂危的患者等紧急情况下已经尽到合理诊疗义务
D. 医务人员无明显医疗过错
E 限于当时的医疗水平难以诊疗

4. 医疗机构承担的义务及赔偿责任的情形，说法不准确的是
A. 医务人员在诊疗活动中应当向患者说明病情和医疗措施。医务人员未尽到说明义务，造成患者损害

的，医疗机构应当承担赔偿责任
B. 医务人员在诊疗活动中未尽到与当时的医疗水平相应的诊疗义务，造成患者损害的医疗机构应当承担赔偿责任
C. 医疗机构及其医务人员应当对患者的隐私保密。泄露患者隐私或者未经患者同意公开其病历资料，应当承担侵权责任
D. 需要实施手术、特殊检查、特殊治疗的，医务人员应当及时向患者说明医疗风险、替代医疗方案等情况，并取得其书面同意
E. 不宜向患者说明的，应当向患者的近亲属说明，并取得其书面同意

5. 紧急情况实施相应医疗措施的条件和程序，说法准确的是
A. 因抢救生命垂危的患者，经医疗机构负责人批准，可以立即实施相应的医疗措施
B. 需要实施手术、特殊检查、特殊治疗的，不能取得患者或者其近亲属意见的，经医疗机构负责人批准，可以立即实施相应的医疗措施
C. 因抢救生命垂危的患者，经医疗机构授权的负责人批准，可以立即实施相应的医疗措施
D. 因紧急情况，经医疗机构负责人或者授权的负责人批准，可以立即实施相应的医疗措施
E. 因抢救生命垂危的患者等紧急情况，不能取得患者或者其近亲属意见的，经医疗机构负责人或者授权的负责人批准，可以立即实施相应的医疗措施

6. 不是侵权责任法规定的关于医疗机构及其医务人员填写与保管病历资料的是
A. 住院志、医嘱单、检验报告
B. 手术及麻醉记录
C. 病理资料、护理记录
D. 医疗费用
E. 会诊意见

第十章　中华人民共和国精神卫生法

【A_1 型题】

1. 精神卫生工作的方针、原则和管理机制说法有误的是
A. 精神卫生工作实行预防为主的方针
B. 坚持预防和治疗相结合的原则
C. 实行政府组织领导、部门各负其责
D. 实行家庭和单位尽力尽责、全社会共同参与
E. 实行综合管理机制

2. 精神障碍患者合法权益保护说法有误的是
A. 精神障碍患者的人格尊严、人身和财产安全不受侵犯
B. 精神障碍患者的教育、劳动、医疗以及从国家和社会获得物质帮助等方面的合法权益受法律保护
C. 有关单位和个人应当对精神障碍患者的姓名、肖像、住址、工作单位、病历资料以及其他可能推断出其身份的信息完全保密，不得泄露
D. 全社会应当尊重、理解、关爱精神障碍患者
E. 精神障碍患者的监护人应当履行监护职责，维护精神障碍患者的合法权益

3. 开展精神障碍诊断、治疗活动应当具备的条件说法有误的是
A. 有与从事的精神障碍诊断、治疗相适应的主任医师
B. 有与从事的精神障碍诊断、治疗相适应的护士
C. 有满足开展精神障碍诊断、治疗需要的设施和设备
D. 有完善的精神障碍诊断、治疗管理制度和质量监控制度
E. 从事精神障碍诊断、治疗的专科医疗机构还应当配备从事心理治疗的人员

4. 精神障碍诊断、治疗的原则说法有误的是
A. 应当遵循维护患者合法权益的原则
B. 应当遵循尊重患者人格尊严的原则
C. 保障患者在现有条件下获得良好的精神卫生服务
D. 精神障碍分类、诊断标准和治疗规范，由国务院卫生行政部门组织制定
E. 精神障碍分类、诊断标准和治疗规范，由省级以上卫生行政部门组织制定

5. 精神障碍的诊断说法有误的是
A. 诊断应当以精神健康状况为依据。除法律另有规定外，不得违背本人意志进行确定其是否患有精神障碍的医学检查

B. 除个人自行到医疗机构进行精神障碍诊断外，疑似精神障碍患者的近亲属可以将其送往医疗机构进行精神障碍诊断。对查找不到近亲属的流浪乞讨疑似精神障碍患者，由当地人民政府按照职责分工，帮助送往医疗机构进行精神障碍诊断
C. 疑似精神障碍患者发生伤害自身、危害他人安全的行为，或者有伤害自身、危害他人安全的危险的，其近亲属、所在单位、当地公安机关应当立即采取措施予以制止，并将其送往医疗机构进行精神障碍诊断
D. 医疗机构接到送诊的疑似精神障碍患者，不得拒绝为其作出诊断
E. 精神障碍的诊断应当由精神科执业医师作出

6. 精神障碍患者的病例资料及保管说法有误的是
A. 医疗机构及其医务人员应当在病历资料中如实记录精神障碍患者的病情、治疗措施、用药情况、实施约束、隔离措施等内容
B. 医疗机构及其医务人员应当如实告知患者或者其监护人
C. 患者及其监护人可以查阅、复制病历资料
D. 患者查阅、复制可能对其治疗产生不利影响的不得查阅复制病历资料
E. 病历资料保存期限不得少于二十年

7. 医疗机构擅自从事精神障碍诊断、治疗的法律责任说法有误的是
A. 不符合本法规定条件的医疗机构擅自从事精神障碍诊断、治疗的，由县级以上人民政府卫生行政部门责令停止相关诊疗活动
B. 不符合本法规定条件的医疗机构擅自从事精神障碍诊断、治疗的，由县级以上人民政府卫生行政部门给予警告，并处五千元以上一万元以下罚款
C. 不符合本法规定条件的医疗机构擅自从事精神障碍诊断、治疗，有违法所得的没收违法所得
D. 对直接负责的主管人员和其他直接责任人员依法给予或者责令给予降低岗位等级或者吊销其执业证书
E. 对有关医务人员，吊销其执业证书

8. 医疗机构及其工作人员实行某些行为，由县级以上人民政府卫生行政部门责令改正，对直接负责的主管人员和其他直接责任人员依法给予或者责令给予降低岗位等级或者撤职的处分；对有关医务人员，暂停六个月以上一年以下执业活动；情节严重的，给予或者责令给予开除的处分，并吊销有关医务人员的执业证书，不属于规定行为的是
A. 违反本法规定实施约束、隔离等保护性医疗措施的
B. 违反本法规定，强迫精神障碍患者劳动的
C. 违反本法规定对精神障碍患者实施外科手术或者实验性临床医疗的
D. 违反本法规定，侵害精神障碍患者的通讯和会见探访者等权利的
E. 违反本法规定，错误诊断精神障碍患者的

第十一章 医疗机构管理条例及其实施细则

【A_1 型题】

1. 床位不满 100 张的医疗机构，其《医疗机构许可证》多长时间校验一次
A. 1 年
B. 2 年
C. 3 年
D. 4 年
E. 5 年

2. 未经医师（士）亲自诊查患者或亲自接产，医疗机构不得出具以下证明文件，除了
A. 疾病诊断书
B. 健康证明书
C. 死产报告书
D. 死亡证明书
E. 医疗纠纷分析证言

3. 关于医师的职业规则，以下说法错误的是
A. 应当使用经国家有关部门批准使用的药品、消毒药剂和医疗器械
B. 发现患者非正常死亡时，应按有关规定向有关部门报告
C. 医师不得进行实验性临床医疗
D. 不得出具与自己执业范围无关的医学证明文件
E. 医师不得隐匿、伪造或销毁医学文书及有关资料

4. 医疗机构的执业登记
A. 医疗机构的执业登记，由批准其设置的省、自治区、直辖市人民政府卫生

行政部门办理
B. 按照国家统一规划的医疗机构设置的医疗机构的执业登记，由所在地的省、自治区、直辖市人民政府卫生行政部门办理
C. 机关、企业和事业单位设置的为内部职工服务的门诊部、诊所、卫生所（室）的执业登记，由所在地的市级人民政府卫生行政部门办理
D. 医疗机构的执业登记，由市级人民政府卫生行政部门办理
E. 国家统一规划的医疗机构设置的医疗机构的执业登记，由批准其设置的人民政府卫生行政部门办理

5. 任何单位或个人开展医疗活动，必须依法取得
A.《设置医疗机构批准书》
B.《设置医疗机构备案回执》
C.《医疗机构执业许可证》
D.《医疗机构校验申请书》
E.《医疗机构申请变更登记注册书》

6. 医疗机构服务宗旨是
A. 救死扶伤，积极完成基本公共卫生服务工作
B. 促进医疗卫生事业的发展，保障公民健康
C. 以人为本，尽职敬业，服务于社会大众
D. 医疗机构以救死扶伤，防病治病，为公民的健康服务为宗旨
E. 提供公共卫生、基本医疗服务、基本医疗保障

7. 未经批准擅自开办医疗机构行医的，承担以下法律责任，除了
A. 警告
B. 没收其违法所得及其药品器械，并处10万元以下罚款
C. 对医师吊销执业证书
D. 给患者造成损害的，承担赔偿责任
E. 构成犯罪的，追究刑事责任

8. 医疗机构应当于校验期满前几个月向登记机关申请办理校验手续
A. 1个月
B. 2个月
C. 3个月
D. 4个月
E. 5个月

9. 不属于卫生行政部门对医疗机构诊疗活动超出登记范围的处罚
A. 没收非法所得
B. 警告
C. 责令其改正
D. 情节严重的，吊销其《医疗机构执业许可证》
E. 可以根据情节处以3000元以下的罚款

10. 床位在100张以上的医疗机构，其《医疗机构许可证》多长时间校验一次
A. 1年
B. 2年
C. 3年
D. 4年
E. 5年

11. 按诊疗同意制度，无法取得患者意见又无家属或者关系人在场，或者遇到其他特殊情况时，处理措施是
A. 可以由经治医师决定施行
B. 可以由经治医师与其他医师商量后决定施行
C. 经治医师提出处置方案后，由无利害关系的人2人以上在场见证情况下施行
D. 经治医师提出处置方案，取得医疗机构负责人批准后施行
E. 经治医师决定，其他医护人员在场见证情况下施行

【B_1型题】

（12~14题共用备选答案）
A. 批准其设置的人民政府卫生行政部门
B. 所在地的省、自治区、直辖市人民政府卫生行政部门
C. 所在地的县级人民政府卫生行政部门
D. 批准其设置的人民政府
E. 所在地的地市级人民政府卫生行政部门

12. 医疗机构执业登记的办理部门
13. 按照国家统一规划的医疗机构设置的医疗机构的执业登记办理部门
14. 机关、企业和事业单位设置的为内部职工服务的门诊部、诊所、卫生所（室）执业登记的办理部门

（15~17题共用备选答案）
A. 可以根据情节处以1万元以下的罚款
B. 可以处以5000元以下的罚款
C. 可以处以3000元以下的罚款
D. 可以处以1000元以下的罚款
E. 可以处以2000元以下的罚款

15. 未取得《医疗机构执业许可证》擅自执业的
16. 出卖、转让、出借《医疗机构执业许可证》的
17. 诊疗活动超出登记范围的

第十二章　医疗纠纷预防和处理条例

【A₁型题】

1. 病历资料封存后医疗纠纷已经解决，或者患者在病历资料封存满多少年未再提出解决医疗纠纷要求的，医疗机构可以自行启封
   A. 2年
   B. 3年
   C. 4年
   D. 5年
   E. 6年
2. 患者死亡，医患双方对死因有异议的，应当在患者死亡后几小时内进行尸检
   A. 12小时
   B. 24小时
   C. 48小时
   D. 60小时
   E. 72小时
3. 发生医疗纠纷，医患双方可以通过下列途径解决，不包括
   A. 双方自愿协商
   B. 申请人民调解
   C. 申请行政调解
   D. 申请卫生部门调解
   E. 法律、法规规定的其他途径调解

第十三章　医疗事故处理条例

【A₁型题】

1. 患者死亡，医患双方当事人不能确定死因的，应当在患者死亡后多长时间内进行尸检
   A. 12小时
   B. 24小时
   C. 48小时
   D. 72小时
   E. 7天
2. 卫生行政部门收到医疗事故争议处理申请进行审查并作出是否受理决定的期限是
   A. 5日
   B. 7日
   C. 10日
   D. 15日
   E. 30日
3. 发生医疗事故争议时，关于病历资料和现场实物的处理，做法不正确的是
   A. 疑似输液引起不良后果的，医患双方应当共同对现场实物进行封存
   B. 封存的病历资料必须是原件
   C. 封存的病历资料和实物由医疗机构保管
   D. 封存的现场实物需要检验的，由医患双方共同指定的依法具有检验资格的检验机构进行检验
   E. 医疗机构应妥善保管病历资料
4. 卫生行政部门收到负责组织医疗事故技术鉴定工作的医学会出具的医疗事故技术鉴定书后的工作不包括
   A. 审核参加鉴定的人员资格
   B. 审核参加鉴定的人员的专业类别
   C. 审核鉴定程序
   D. 对鉴定书进行形式审查
   E. 组织调查，听取医疗事故争议双方当事人的意见
5. 医学会应当自受理医疗事故技术鉴定之日起，几日内通知医疗事故争议双方当事人提交进行医疗事故技术鉴定所需的材料
   A. 1日
   B. 2日
   C. 5日
   D. 7日
   E. 10日
6. 《医疗事故处理条例》规定，医疗机构发生下列重大医疗过失行为，应当在12小时内向所在地卫生行政部门报告，这些重大医疗过失行为不包括
   A. 因医疗过失导致患者死亡的
   B. 可能为二级医疗事故的
   C. 可能为三级医疗事故的
   D. 可能为一级医疗事故的
   E. 因医疗过失导致3人以上人身损害后果的
7. 疑似输血引起的不良后果的，医患双方应当共同对现场实物进行封存，封存的现场实物应由
   A. 患者保管
   B. 医疗机构保管
   C. 患者和医疗机构共同委托的第三人保管
   D. 患者和医疗机构任何一方均可以保管
   E. 医疗机构所在地的卫生行政部门保管
8. 不属于卫生行政部门对重大医疗过失行为报告处理的是
   A. 责令医疗机构及时采取必要的医疗救治措施
   B. 责令医疗机构及时防止损害后果扩大
   C. 卫生行政部门应当组织调查，判定是否属于医疗

事故

D. 卫生行政部门根据医疗事故性质，可交由医学会或人民法院处理

E. 对不能判定是否属于医疗事故的，应当依有关规定交由负责医疗事故技术鉴定工作的医学会组织鉴定

9.《医疗事故处理条例》规定，造成患者中度残疾，器官组织损伤，导致严重功能障碍的，属于几级医疗事故

A. 一级甲等
B. 一级乙等
C. 二级
D. 三级
E. 四级

10. 因为抢救危急患者，未能及时书写病历的，有关医务人员应在抢救结束后几小时内据实补记，并加以注明

A. 2小时
B. 6小时
C. 12小时
D. 24小时
E. 48小时

11. 医务人员在医疗活动中发生医疗事故的，应向哪个单位或部门报告

A. 所在科室负责人
B. 所在地卫生行政部门
C. 所在地检察机关
D. 当地医师协会
E. 所在地医学会

12. 某医疗机构向县卫生局报告，该机构可能发生了二级以上的医疗事故，该卫生局应在多长时间内移送至上级卫生行政部门

A. 1日
B. 5日
C. 7日
D. 15日
E. 30日

13. 医疗事故的技术鉴定应由

A. 医师协会负责
B. 医学会负责
C. 医疗事故技术鉴定专家组负责
D. 卫生行政部门负责
E. 法院负责

14. 关于医疗事故构成要件的说法不准确的是

A. 主体是医疗机构及其医务人员
B. 行为具有违法性
C. 过失行为与损害后果存在因果关系
D. 一定是由于过于自信造成的
E. 发生在医疗活动过程中

15. 对患者死因有异议的，应在48小时内进行尸检，具备冷冻条件的可以延长至

A. 3天
B. 4天
C. 5天
D. 6天
E. 7天

16. 当事人自知道或应当知道其身体健康受到损害之日起，应当在多长时间内向卫生行政部门提出医疗事故争议处理申请

A. 1年
B. 2年
C. 3年
D. 4年
E. 5年

17.《医疗事故处理条例》规定，造成患者轻度残疾，器官组织损伤导致一般功能障碍的，属于几级医疗事故

A. 一级甲等
B. 一级乙等
C. 二级
D. 三级
E. 四级

【A_2型题】

18. 某患者死亡后，家属对其死因有异议，向县卫生健康局提出医疗事故争议处理申请。该卫生健康局应在多长时间内移送至上级卫生行政部门

A. 1日内
B. 3日内
C. 7日内
D. 15日内
E. 30日内

19. 内科医师王某，在春节回家探亲的火车上遇到一位产妇临产，因火车上无其他医务人员，王某遂协助产妇分娩。在分娩过程中，因牵拉过度，导致新生儿左上肢臂丛神经损伤。王某行为的性质

A. 属于违规操作，构成医疗事故
B. 属于非法行医，不属于医疗事故
C. 属于超范围执业，构成医疗事故
D. 属于见义勇为，不构成医疗事故
E. 造成了不良后果，属于医疗事故

20. 青年李某，右下腹疼痛难忍，到医院就诊。经医师检查、检验，当即诊断为急性阑尾炎，遂对其实施阑尾切除术。手术情况正常，但拆线时发现伤口愈合欠佳，有淡黄色液体渗出。手术医师告知，此系缝合切口的羊肠线不为李某人体组织吸收所致，在临床中少见。经过近1个月的继续治疗，李某获得痊愈。依据《医疗事故处理条例》的规定，李某被拖延近1个月后才得以痊愈这一客观后果，应当属于

A. 二级医疗事故
B. 三级医疗事故
C. 四级医疗事故
D. 因患者体质特殊而发生的医疗意外
E. 因不可抗力而造成的不良后果

【B_1 型题】

（21～23 题共用备选答案）

A. 责令暂停 6 个月以上 1 年以下执业活动

B. 吊销执业证书

C. 追究刑事责任

D. 罚款

E. 承担赔偿责任

21. 造成医疗事故，情节严重的

22. 隐匿、伪造或者擅自销毁医学文书及有关资料，构成犯罪的

23. 擅自开办医疗机构行医给患者造成损害的

（24～25 题共用备选答案）

A. 暂停执业活动 3 个月至 6 个月

B. 暂停执业活动 6 个月至 1 年

C. 给予行政处分

D. 吊销医师执业证书

E. 追究刑事责任

24. 未经患者或其家属同意，对患者进行试验性治疗的，由卫生行政部门给予的处理是

25. 不按规定使用麻醉药品、精神药物，情节严重的，由卫生行政部门给予的处理是

第十四章　放射诊疗管理规定

【A_1 型题】

1. 医疗机构未取得放射诊疗许可从事放射诊疗工作的，由县级以上卫生行政部门给予警告、责令限期改正，并可以根据情节处以多少元以下的罚款；情节严重的，吊销其《医疗机构执业许可证》

A. 2000 元

B. 3000 元

C. 5000 元

D. 1 万元

E. 2 万元

2. 放射诊疗工作按照诊疗风险和技术难易程度管理分为四类，不属于的是

A. 放射治疗

B. 医学影像学

C. 核医学

D. 介入放射学

E. X 线影像诊断

3. 以下针对放射诊疗场所防护要求说法错误的是

A. 医疗机构应当定期对放射诊疗工作场所、放射性同位素储存场所和防护设施进行放射防护检测，保证辐射水平符合有关规定或者标准

B. 医疗机构应当定期对放射诊疗工作场所进行放射防护检测，保证辐射水平符合有关规定或者标准

C. 医疗机构应当定期对防护设施进行放射防护检测，保证辐射水平符合有关规定或者标准

D. 放射性同位素如必须与腐蚀性物品同库储存；储存场所应当采取有效的防泄漏分隔等措施，并安装必要的报警装置

E. 放射性同位素储存场所应当有专人负责，有完善的存入、领取、归还登记和检查的制度，做到交接严格，检查及时，账目清楚，账物相符，记录资料完整

4. 医疗机构开展放射治疗的实施要求错误的是

A. 对体外远距离放射治疗，放射诊疗工作人员在进入治疗室前，应首先检查操作控制台的源位显示，确认放射线束或放射源处于关闭位时，方可进入

B. 对近距离放射治疗，放射诊疗工作人员应当佩戴防护手套直接拿取放射源，对接受敷贴治疗的患者采取安全护理，防止放射源被患者带走或丢失

C. 在实施永久性籽粒插植治疗时，放射诊疗工作人员应随时清点所使用的放射性籽粒，防止在操作过程中遗失；放射性籽粒植入后，必须进行医学影像学检查，确认植入部位和放射性籽粒的数量

D. 治疗过程中，治疗现场至少应有 2 名放射诊疗工作人员，并密切注视治疗装置的显示及患者情况，及时解决治疗中出现的问题；严禁其他无关人员进入治疗场所

E. 放射诊疗工作人员应当验证治疗计划的执行情况，发现偏离计划现象时，应当及时采取补救措施并向本科室负责人或者本机构负责医疗质量控制的部门报告

5. 放射诊疗设备和检测仪表，定期进行稳定性检测、校正和维护保养，由省级以上卫生行政部门资质认证的检测机构每年至少进行几次状态检测

A. 1

B. 2

C. 3

D. 4

E. 6

6. 放射诊断检查的原则和实施说法错误的是
   A. 严格执行检查资料的登记、保存、提取和借阅制度，不得因资料管理、受检者转诊等原因使受检者接受不必要的重复照射
   B. 不得将核素显像检查和X线胸部检查列入对婴幼儿及少年儿童体检的常规检查项目
   C. 对育龄妇女腹部或骨盆进行核素显像检查或X线检查前，应问明是否怀孕；非特殊需要，对受孕后7至15周的育龄妇女，不得进行下腹部放射影像检查
   D. 应当尽量以胸部荧光透视检查为主
   E. 实施放射性药物给药和X线照射操作时，应当禁止非受检者进入操作现场；因患者病情需要其他人员陪检时，应当对陪检者采取防护措施
7. 医疗机构使用不具备相应资质的人员从事放射诊疗工作的，由县级以上卫生行政部门责令限期改正，并可以处以多少元以下的罚款；情节严重的，吊销其《医疗机构执业许可证》
   A. 2000元
   B. 3000元
   C. 5000元
   D. 1万元
   E. 2万元
8. 针对放射诊疗工作人员的防护要求是
   A. 放射诊疗工作人员应当按照有关规定穿戴防护服
   B. 放射诊疗工作人员应当按照有关规定按时进行健康检查
   C. 放射诊疗工作人员应当按照有关规定自建健康档案
   D. 放射诊疗工作人员应当按照有关规定购买防护用品
   E. 放射诊疗工作人员应当按照有关规定配戴个人剂量计
9. 不是针对患者和受检者的防护要求的是
   A. 放射诊疗工作人员对患者和受检者进行医疗照射时，应当遵守医疗照射正当化和放射防护最优化的原则
   B. 有明确的医疗目的，严格控制受照剂量
   C. 对邻近照射野的敏感器官和组织进行屏蔽防护
   D. 在实施放射诊断检查前应当对不同检查方法进行利弊分析，在保证诊断效果的前提下，优先采用对人体健康影响较小的诊断技术
   E. 事先告知患者和受检者辐射对健康的影响
10. 医疗机构开展放射诊疗工作，应当具备的条件说法不准确的是
   A. 具有经核准登记的医学影像科诊疗科目
   B. 具有符合国家相关标准和规定的放射诊疗场所和配套设施
   C. 具有质量控制与安全防护专（兼）职管理人员和管理制度，并配备必要的防护用品和监测仪器
   D. 产生放射性废气、废液、固体废物的，具有污染物排放处理能力和应急监测方案
   E. 具有放射事件应急处理预案
11. 医疗机构配备并使用安全防护装置、辐射检测仪器和个人防护用品的要求，说法不准确的是
   A. 放射治疗场所应当按照相应标准设置多重安全联锁系统、剂量监测系统、影像监控、对讲装置和固定式剂量监测报警装置
   B. 放射治疗场所应当按照相应标准设置配备放疗剂量仪、剂量扫描装置和个人剂量报警仪
   C. 开展核医学工作的，设有专门的放射性同位素分装、注射、储存场所，放射性废物屏蔽设备和存放场所
   D. 开展核医学工作的配备活度计、放射性表面污染监测仪
   E. 介入放射学与其他X线影像诊断工作场所可以为工作人员配备防护用品，也可以为受检者配备个人防护用品
12. 医疗机构购置、使用不合格或国家有关部门规定淘汰的放射诊疗设备的，由县级以上卫生行政部门给予警告，责令限期改正；并可处多少元以下的罚款
   A. 2000元
   B. 3000元
   C. 5000元
   D. 1万元
   E. 2万元
13. 放射性同位素和放射性废物设备和场所警示标志的设置，说法错误的是
   A. 装有放射性同位素和放射性废物的设备、容器，设有电离辐射标志
   B. 放射性同位素和放射性废物储存场所，设有电离辐射警告标志及必要的文字说明
   C. 放射诊疗工作场所的入口处，设有电离辐射警告标志

D. 放射诊疗工作场所应当按照有关标准的要求分为控制区、监督区
E. 放射诊疗工作场所在监督区进出口及其他适当位置，设有电离辐射警告标志和工作指示灯

14. 新安装、维修或更换重要部件后的放射诊疗设备和检测仪表，应当经何部门对其进行检测，合格后方可启用
A. 国务院卫生行政部门
B. 省级以上人民政府卫生行政部门
C. 县级以上人民政府卫生行政部门
D. 省级以上卫生行政部门资质认证的检测机构
E. 国务院卫生行政部门资质认证的检测机构

第十五章　处方管理办法

【A_1 型题】

1. 医师处方权的取得一般是经过
A. 医师执业注册
B. 医院考核合格
C. 医师资格考试合格
D. 卫生行政部门授予
E. 医师协会专业培训考核合格

2. 哪个机构负责全国处方的开具、调剂、保管等相关工作
A. 国务院
B. 国务院卫生主管部门
C. 国务院药品监督管理部门
D. 国务院疾病预防控制机构
E. 国务院办公厅

3. 下列符合处方书写规则的是
A. 患者一般情况、临床诊断与病历记载不一致
B. 药品用法中写明“遵医嘱”
C. 西药和中药饮片开具在一张处方上
D. 开具处方后的空白处划一斜线以示处方完毕
E. 处方存在修改现象，在修改处签名但没有注明修改日期

4. 下列不符合处方书写规则的是
A. 西药和中成药开具在一张处方上
B. 中药饮片处方的书写，一般应当按照“君、臣、佐、使”的顺序排列
C. 处方有修改，并且在修改处签名并注明修改日期
D. 患者年龄填写的是虚岁
E. 西药和中药饮片分别开具处方

5. 下列关于药品剂量与数量的说法正确的是
A. 药品剂量与数量用阿拉伯数字书写
B. 中药饮片以袋为单位
C. 片剂以袋为单位
D. 胶囊剂以丸为单位
E. 颗粒剂以粒为单位

6. 下列关于处方权的说法正确的是
A. 试用期人员开具的处方一律无效
B. 进修医师在进修的医疗机构不可能获得处方权
C. 执业助理医师开具的处方一律无效
D. 医师取得麻醉药品处方权后可以为自己开具该类药品处方
E. 经注册的执业医师在执业地点取得处方权

7. 下列关于麻醉药品处方权的说法错误的是
A. 执业医师获得麻醉药品处方权之前必须经过麻醉药品使用知识和规范化管理的培训
B. 执业医师经考核合格后才能取得麻醉药品的处方权
C. 执业医师取得麻醉药品处方权后，方可在本机构开具麻醉药品处方
D. 执业医师取得麻醉药品处方权后，不得为自己开具该类药品处方
E. 执业医师不需考核，只要注册就可以具有麻醉药品的处方权

8.《处方管理办法》规定，医疗机构应当按照经药品监督管理部门批准并公布的药品通用名称购进药品。同一通用名称药品的品种、注射剂型和口服剂型各不得超过
A. 1 种
B. 2 种
C. 3 种
D. 4 种
E. 5 种

9. 处方开具当日有效，特殊情况下需延长有效期的，由开具处方的医师注明有效期限，但有效期最长不得超过
A. 1 天
B. 2 天
C. 3 天
D. 4 天
E. 5 天

10. 处方一般不得超过几日用量
A. 1 日
B. 3 日
C. 5 日
D. 7 日
E. 10 日

11. 急诊处方一般不得超过几日用量

A. 1日
B. 3日
C. 5日
D. 7日
E. 10日

12. 下列符合医师开具处方要求的是
A. 医师利用计算机开具、传递普通处方时，应当同时打印出纸质处方，其格式与手写处方一致
B. 急诊处方一般不超过5日用量
C. 为住院患者开具的麻醉药品处方最长不超过3日
D. 为门（急）诊癌症疼痛患者和中、重度慢性疼痛患者开具的麻醉药品、第一类精神药品注射剂，每张处方不得超过5日常用量
E. 第二类精神药品一般每张处方不得超过15日常用量

13. 医疗机构限制处方权后，对仍连续几次以上出现超常处方且无正当理由的医师，进行的处罚是取消其处方权
A. 1次
B. 2次
C. 3次
D. 4次
E. 5次

【A_2型题】

14. 张某是某市中医院的一名注册执业医师，具有处方权，现在他开具了以下处方，其中符合《处方管理办法》规定的是
A. 在一张处方上开具了两名患者的用药
B. 处方上药品用法上写的是“自用”
C. 将中药饮片和中成药开具在一张处方上
D. 在一张处方上开具了六种中成药
E. 患者年龄填写的是实足年龄

15. 李某2008年毕业于省医科大学，毕业后就职于A市某三级甲等医院，现在正处于试用期，关于李某处方权的说法正确的是
A. 李某在试用期不可能获得处方权
B. 李某开具的处方经所在执业地点执业医师签名或加盖专用签章后方有效
C. 李某开具的处方有效，不需其他条件
D. 李某开具的处方应当经所在医疗机构有处方权的执业医师审核、并签名或加盖专用签章后方有效
E. 李某开具的处方经所在执业地点执业医师签名后方有效

16. 钱某是吉林省某医疗机构的执业医师，其在3个月内出现超常处方4次，经过调查没有正当理由，此时钱某所在的医疗机构对钱某的处罚应当是
A. 罚款
B. 罚款，限制其处方权
C. 警告
D. 警告，限制其处方权
E. 吊销执业医师资格证书

17. 李某是糖尿病患者，甲医疗机构为其开具了治疗糖尿病的药品处方，乙医疗机构是该处方药品的调剂机构，此时处方应由谁妥善保存
A. 甲医疗机构
B. 乙医疗机构
C. 患者本人
D. 患者本人或者其近亲属
E. 甲乙医疗机构共同保管

18. 周某是甲医疗机构的执业医师，不按照《处方管理办法》的规定为患者开具处方药品，结果患者服用后造成肝脏不可逆性损伤的严重后果，此时应当对周某进行的处罚是
A. 给予警告
B. 责令暂停执业活动8个月
C. 罚款
D. 责令暂停执业活动1年
E. 吊销执业证书

【A_3/A_4型题】

（19～21题共用题干）

孙某是一肝癌晚期患者，现到其住所地的某医疗机构门诊就诊，要求长期使用麻醉药品。

19. 此时应当由谁亲自诊查患者并建立相应的病历
A. 主治医师
B. 主任医师
C. 治疗医师
D. 住院医师
E. 首诊医师

20. 假设该医师为其建立了病历资料，该病历资料中关于孙某诊断证明的复印件应当是由哪一级医院开具的
A. 一级以上医院
B. 二级以上医院
C. 三级以上医院
D. 接诊的医院
E. 以上都不是

21. 该医疗机构应当要求孙某多长时间复诊或者随诊一次
A. 1个月
B. 2个月
C. 3个月
D. 4个月
E. 6个月

【B_1型题】

（22～24题共用备选答案）
A. 1日
B. 2日
C. 3日
D. 5日
E. 7日

22. 为门诊中度疼痛患者开具的麻醉药品处方，每张处方不得超过几日常用量

23. 第二类精神药品一般每张处方不得超过几日常用量
24. 为住院患者开具的麻醉药品处方为几日常用量

（25~27 题共用备选答案）

A. 1 年
B. 2 年
C. 3 年
D. 4 年
E. 5 年

25. 依据《处方管理办法》的规定，第一类精神药品处方的保存期限为
26. 依据《处方管理办法》的规定，第二类精神药品处方的保存期限为
27. 依据《处方管理办法》的规定，儿科处方的保存期限为

第十六章　抗菌药物临床应用管理办法

【A_1 型题】

1. 特殊使用级抗菌药物会诊人员由具有高级专业技术职务任职资格的医师、药师或具有高级专业技术职务任职资格的抗菌药物专业临床药师担任。以下不是应用管理规定的科室是
   A. 感染性疾病科
   B. 呼吸科
   C. 重症医学科
   D. 微生物检验科
   E. 泌尿科
2. 不属于抗菌药物临床应用知识和规范化管理培训和考核内容的是
   A.《中华人民共和国药品管理法》《中华人民共和国医师法》《抗菌药物临床应用管理办法》《处方管理办法》《医疗机构药事管理规定》《抗菌药物临床应用指导原则》《国家基本药物处方集》《国家处方集》和《医院处方点评管理规范（试行）》等相关法律、法规、规章和规范性文件
   B. 抗菌药物临床应用及管理制度
   C. 常用抗菌药物的药理学特点与注意事项
   D. 常见细菌的耐药趋势与控制方法
   E. 抗菌药物预防感染的指证
3. 具有何种等级的医师，可授予特殊使用级抗菌药物处方权
   A. 副主任医师
   B. 主任医师
   C. 主治医师
   D. 高级专业技术职务任职资格
   E. 中级以上专业技术职务任职资格
4. 规定医院以外的其他医疗机构中，依法享有处方权的医师、乡村医师和从事处方调剂工作的药师，由什么部门组织相关培训、考核。经考核合格的，授予相应的抗菌药物处方权或者抗菌药物调剂资格
   A. 县级以上地方卫生部门培训中心
   B. 省级以上地方卫生部门培训中心
   C. 省级以上地方卫生行政部门
   D. 市级以上地方卫生行政部门
   E. 县级以上地方卫生行政部门
5. 医疗机构遴选和新引进抗菌药物品种，应当由临床科室提交申请报告，经哪个单位提出意见后，由抗菌药物管理工作组审议
   A. 药剂部门
   B. 临床药学部门
   C. 药品供应部门
   D. 药学部门
   E. 药品调剂部门
6. 抗菌药物管理工作组多少以上成员审议同意，并经药事管理与药物治疗学委员会多少以上委员审核同意后方可列入采购供应目录
   A. 1/3，2/3
   B. 1/2，2/3
   C. 2/3，2/3
   D. 60%，80%
   E. 50%，80%
7. 几级以上医院应当定期对医师和药师进行抗菌药物临床应用知识和规范化管理的培训。医师经本机构培训并考核合格后，方可获得相应的处方权
   A. 一级
   B. 一级乙等
   C. 二级
   D. 二级乙等
   E. 三级乙等
8. 抗菌药物临床应用的分级管理说法错误的是
   A. 非限制使用级抗菌药物是指经长期临床应用证明安全、有效，对细菌耐药性影响较小，价格相对较低的抗菌药物
   B. 特殊使用级抗菌药物是指具有明显或者严重不良反应，不宜随意使用的抗菌药物
   C. 限制使用级抗菌药物是指经长期临床应用证明安全、有效，对细菌耐药性影响较大的抗菌药物
   D. 限制使用级抗菌药物是指经长期临床应用证明安

全、有效，价格相对较高的抗菌药物
E. 抗菌药物分级管理目录由各省级卫生行政部门制定，报国家卫健委审批通过

9. 医疗机构的负责人、药品采购人员、医师等有关人员索取、收受药品生产企业、药品经营企业或者其代理人给予的财物或者通过开具抗菌药物牟取不正当利益的，由何部门依据国家有关法律法规进行处理
A. 地方人民法院
B. 地方人民检察院
C. 县级以上人民政府
D. 县级以上地方卫生行政部门
E. 省级以上地方卫生行政部门

10. 具有何种等级的医师，可授予限制使用级抗菌药物处方权
A. 副主任医师
B. 主任医师
C. 主治医师
D. 高级专业技术职务任职资格
E. 中级以上专业技术职务任职资格

11. 因抢救生命垂危的患者等紧急情况，医师可以越级使用抗菌药物。越级使用抗菌药物应当详细记录用药指证，补办越级使用抗菌药物必要手续的规定时间是
A. 3日
B. 2日
C. 72小时
D. 48小时
E. 24小时

12. 医疗机构应当对抗菌药物临床应用异常情况开展调查并处理，不是规定药物的是
A. 使用量异常增长的抗菌药物
B. 半年内使用量始终居于前列的抗菌药物
C. 经常超适应证、超剂量使用的抗菌药物
D. 企业违规销售的抗菌药物
E. 发生过严重不良事件的抗菌药物

13. 取消医师抗菌药物处方权的情形不包括
A. 开具抗菌药物处方牟取不正当利益的
B. 抗菌药物考核不合格的
C. 限制处方权后，因特殊原因理由出现超常处方
D. 未按照规定开具抗菌药物处方，造成严重后果的
E. 未按照规定使用抗菌药物，造成严重后果的

14. 医疗机构应当对出现抗菌药物超常处方多少次以上且无正当理由的医师提出警告，限制其特殊使用级和限制使用级抗菌药物处方权
A. 1次
B. 2次
C. 3次
D. 5次
E. 10次

15. 抗菌药物品种或者品规存在安全隐患、疗效不确定、耐药率高、性价比差或者违规使用等情况的，临床科室、药学部门、抗菌药物管理工作组可以提出清退或者更换意见。清退意见经抗菌药物管理工作组多少以上成员同意后执行
A. 1/3
B. 2/3
C. 1/2
D. 60%
E. 80%

16. 可授予非限制使用级抗菌药物处方权的医师，不包括
A. 乡村医师
B. 在乡、民族乡、镇的医疗机构独立从事一般执业活动的执业助理医师
C. 在村医疗机构独立从事一般执业活动的执业助理医师
D. 具有初级专业技术职务任职资格的医师
E. 中级以上专业技术职务任职资格

17. 医疗机构抗菌药物管理机构应当定期组织相关专业技术人员对抗菌药物处方、医嘱实施点评，点评结果的作用是
A. 对医务人员合理用药知识培训和教育的依据
B. 是对医院及科室药事管理、处方管理、临床用药管理考查的依据
C. 是科学抽样、制定细则、及时公示、奖惩制度的依据
D. 作为医师定期考核、临床科室和医务人员绩效考核依据
E. 重点抽查外科、内科、儿科、妇产科、急诊科等临床科室专项点评的依据

18. 清退或者更换的抗菌药物品种或者品规原则上多长时间内不得重新进入本机构抗菌药物供应目录
A. 6个月
B. 12个月
C. 2年
D. 3年
E. 5年

19. 抗菌药物临床应用的原则
A. 提高疗效，降低不良反应
B. 安全、有效、经济
C. 分级管理，控制价格
D. 明确治疗目的，规范化治疗
E. 剂型适宜，价格合理，公平获得

【B_1 型题】

（20～23题共用备选答案）
医疗机构应当开展细菌耐药

监测工作，建立细菌耐药预警机制，主要目标细菌耐药率超过多少抗菌药物
A. 30%
B. 40%
C. 50%
D. 60%
E. 75%
20. 应当及时将预警信息通报本机构医务人员
21. 应当慎重经验用药
22. 应当参照药敏试验结果选用
23. 应当暂停针对此目标细菌的临床应用，根据追踪细菌耐药监测结果，再决定是否恢复临床应用

第十七章 医疗机构临床用血管理办法

【A_1 型题】

1. 加强医疗机构临床用血管理的目的
A. 推进临床科学合理用血
B. 保护血液资源
C. 保障临床用血安全和医疗质量
D. 以上都是
E. 以上都不是
2. 医疗机构临床用血管理职责说法错误的是
A. 医疗机构应当加强组织管理，明确岗位职责，健全管理制度
B. 医疗机构临床用血管理委员会为临床用血管理第一责任人
C. 二级以上医院和妇幼保健院应当设立临床用血管理委员会
D. 临床用血管理委员会负责本机构临床合理用血管理工作
E. 临床用血管理委员会主任委员由院长或者分管医疗的副院长担任
3. 临床用血管理委员会或者临床用血管理工作组应当履行职责说法错误的是
A. 认真贯彻临床用血管理相关法律、法规、规章、技术规范和标准，根据省级卫生行政部门核发的临床用血管理的规章制度监督实施
B. 评估确定临床用血的重点科室、关键环节和流程
C. 定期监测、分析和评估临床用血情况，开展临床用血质量评价工作，提高临床合理用血水平
D. 分析临床用血不良事件，提出处理和改进措施
E. 指导并推动开展自体输血等血液保护及输血新技术
4. 不属于临床用血管理办法规定对临床用血管理的医务人员职责的是
A. 认真执行临床输血技术规范
B. 严格掌握临床输血适应证
C. 根据患者病情和实验室检测指标
D. 对输血指证进行综合评估
E. 正确应用成熟的临床输血技术和血液保护技术
5. 临床用血申请说法错误的是
A. 医疗机构应当建立临床用血申请管理制度
B. 同一患者一天申请备血量少于800毫升的，由具有中级以上专业技术职务任职资格的医师提出申请，上级医师核准签发后，方可备血
C. 同一患者一天申请备血量在800毫升至1600毫升的，由具有中级以上专业技术职务任职资格的医师提出申请，经上级医师审核，科室主任核准签发后，方可备血
D. 同一患者一天申请备血量达到或超过1600毫升的，由具有中级以上专业技术职务任职资格的医师提出申请，科室主任核准签发后，报医务部门批准，方可备血
E. 急救用血程序需严格参照执行
6. 医疗机构应当制订应急用血工作预案。为保证应急用血，医疗机构可以临时采集血液，但必须同时相关条件，以下说法错误的是
A. 危及患者生命，急需输血
B. 所在地血站无法及时提供血液，且无法及时从其他医疗机构调剂血液，而其他医疗措施不能替代输血治疗
C. 具备开展交叉配血及乙型肝炎病毒表面抗原、丙型肝炎病毒抗体、艾滋病病毒抗体和梅毒螺旋体抗体的检测能力
D. 遵守采供血相关操作规程和技术标准
E. 医疗机构应当在临时采集血液后7日内将情况报告县级以上人民政府卫生行政部门
7. 医疗机构临床用血医学文书管理，以下说法正确的是
A. 应当建立临床用血医学文书管理制度
B. 确保临床用血信息客观真

实、完整、可追溯
C. 医师应当将患者输血适应证的评估、输血过程和输血后疗效评价情况记入病历
D. 临床输血治疗知情同意书、输血记录单等随病历保存
E. 以上皆正确

【B_1 型题】

（8~10题共用备选答案）
A. 由县级以上人民政府卫生行政部门责令限期改正
B. 逾期不改的，进行通报批评，并予以警告
C. 对负有责任的主管人员和其他直接责任人员依法给予处分
D. 由县级以上地方人民政府卫生行政部门给予警告，并处3万元以下罚款
E. 情节严重或者造成严重后果的，可处3万元以下的罚款
8. 医疗机构未拟定临床用血计划或者一年内未对计划实施情况进行评估和考核的法律责任说法错误的是
9. 医疗机构未设立临床用血管理委员会或者工作组的法律责任说法错误的是
10. 医疗机构使用未经卫生行政部门指定的血站供应的血液的法律责任

第十八章　中华人民共和国药品管理法及其实施条例

【A_1 型题】

1. 下列关于药品含义的表述不正确的是
A. 药品用于预防、治疗、诊断人的疾病
B. 药品有目的地调节人的生理功能
C. 中药材、中药饮片、中成药、化学原料药属于药品
D. 药品包括抗生素、生化药品、放射性药品
E. 血液、疫苗、血液制品和诊断药品属于药品
2. 国家实行特殊管理的药品不包括
A. 麻醉药品
B. 疫苗
C. 精神药品
D. 医疗用毒性药品
E. 放射性药品
3. 下列按照劣药论处的是
A. 国务院药品监督管理部门规定禁止使用的药品
B. 变质的药品
C. 未注明有效期的药品
D. 所标明的功能超出规定范围的药品
E. 被污染的药品
4. 下列按照假药论处的是
A. 超过有效期的药品
B. 所标明的适应证超出规定范围的药品
C. 更改有效期的药品
D. 药品成分的含量不符合国家药品标准的药品
E. 未注明有效期的药品
5. 下列关于假药的说法不正确的是
A. 药品成分的含量不符合国家药品标准的为假药
B. 药品所含成分与国家药品标准规定的成分不符的为假药
C. 以非药品冒充药品的为假药
D. 以他种药品冒充此种药品的为假药
E. 国务院药品监督管理部门规定禁止使用的药品按照假药论处
6. 下列关于劣药的说法不正确的是
A. 药品成分的含量不符合国家药品标准的为劣药
B. 药品所含成分与国家药品标准规定的成分不符的为劣药
C. 不注明生产批号的药品按照劣药论处
D. 更改生产批号的药品按照劣药论处
E. 直接接触药品的包装材料和容器未经批准的药品按照劣药论处
7. 下列关于非处方药的描述，错误的是
A. 需要凭执业医师和执业助理医师处方
B. 由国务院药品监督管理部门公布
C. 不需要凭执业医师和执业助理医师处方
D. 消费者可自行判断、购买和使用
E. 根据其安全性，分为甲类非处方药和乙类非处方药
8. 医疗机构的负责人在药品购销中暗地收受回扣或者其他利益，依法对其给予处分的机关是
A. 卫生行政部门
B. 药品监督管理部门
C. 工商行政管理部门
D. 劳动保障行政部门
E. 中医药管理部门
9. 医疗机构的负责人收受药品经营企业代理人给予的财物或者

其他利益，应承担的法律责任中不包括
A. 卫生行政部门或者本单位给予处分
B. 赔礼道歉
C. 情节严重的，由卫生行政部门吊销医师执业证书
D. 没收违法所得
E. 构成犯罪的，依法追究刑事责任

10. 药品的生产企业给予使用其药品的医疗机构的负责人、医师等有关人员以财物，情节严重的，应当由哪个机构吊销其《药品生产许可证》
A. 卫生行政部门
B. 药品监督管理部门
C. 工商行政管理部门
D. 劳动保障行政部门
E. 药品的生产企业所在地的人民政府

【A_2 型题】

11. 甲市某药品经营企业为了使自己经营的药品顺利进入该市某三级甲等医院，就给予该医疗机构的相关人员人民币 3 万元，后被人举报，此时工商行政管理部门对该药品经营企业的行政处罚措施不能是
A. 罚款 5 万元
B. 罚款 10 万元
C. 罚款 5000 元
D. 没收违法所得
E. 罚款 20 万元

12. M 药厂销售代表在和某医院几名医师达成协议后，医师在开处方时使用 M 药厂生产的产品，并按使用量的多少收受了药厂给予的提成。事情曝光以后，对 M 药厂按《中华人民共和国药品管理法》的有关规定处理；对于医师的错误行为，有权决定给予没收违法所得的部门是
A. 药品监督管理部门
B. 工商行政管理部门
C. 医师协会
D. 消费者权益保护协会
E. 卫生行政部门

【B_1 型题】

（13～16 题共用备选答案）
A. 由工商行政管理部门处 1 万元以上 20 万元以下的罚款
B. 卫生行政部门或单位给予处分
C. 工商行政部门吊销其营业执照
D. 医疗机构依法承担赔偿
E. 工商行政部门吊销其《药品经营许可证》

13. 医疗机构违反法律规定，给药品使用者造成损害的
14. 医疗机构在药品购销中暗地给予、收受回扣或者其他利益的
15. 药品经营企业的代理人给予使用其药品的医疗机构的医师财物且情节严重的，除了对该药品经营企业罚款外，还可以对该药品经营企业
16. 医疗机构的负责人收受药品经营企业代理人的财物，但是不构成犯罪的，对该负责人

第十九章 麻醉药品和精神药品管理条例

【A_1 型题】

1. 精神药品处方的保存期限至少为
A. 1 年
B. 2 年
C. 3 年
D. 4 年
E. 5 年

2. 下列关于精神药品的表述不正确的是
A. 精神药品是指列入精神药品目录的药品
B. 精神药品分为第一类精神药品和第二类精神药品
C. 精神药品也包括列入精神药品目录的其他物质
D. 精神药品分为第一类精神药品、第二类精神药品、第三类精神药品
E. 精神药品的进出口应当按照有关法律规定办理

3. 麻醉药品和精神药品目录由哪个或哪几个机构或部门制定、调整并公布
A. 国务院药品监督管理部门
B. 国务院药品监督管理部门会同国务院公安部门
C. 国务院药品监督管理部门会同国务院卫生主管部门
D. 国务院药品监督管理部门会同国务院公安部门、国务院卫生主管部门
E. 国务院卫生主管部门

4. 药品生产企业需要以第二类精神药品为原料生产普通药品，应当将年度需求计划报哪个部门
A. 所在地省、自治区、直辖市人民政府药品监督管理部门
B. 国务院药品监督管理部门
C. 所在地省、自治区、直辖市人民政府卫生行政部门
D. 所在地省、自治区、直辖市人民政府
E. 国务院

5. 食品、食品添加剂、化妆品、油漆等非药品生产企业需要使用咖啡因作为原料的，应当经哪个部门批准，向定点批发企

业或者定点生产企业购买
A. 所在地省、自治区、直辖市人民政府药品监督管理部门
B. 国务院药品监督管理部门
C. 所在地省、自治区、直辖市人民政府卫生行政部门
D. 所在地省、自治区、直辖市人民政府
E. 国务院

6. 授予执业医师麻醉药品和第一类精神药品处方资格的机构是
A. 执业医师所在的医疗机构
B. 执业医师所在地的县级以上卫生行政部门
C. 执业医师所在地的省、自治区、直辖市人民政府卫生行政部门
D. 执业医师所在地的省、自治区、直辖市人民政府
E. 国务院卫生行政部门

7. 执业医师应当使用专用处方开具麻醉药品和精神药品，单张处方的最大用量应当符合哪个部门的规定
A. 省、自治区、直辖市人民政府药品监督管理部门
B. 国务院药品监督管理部门
C. 省、自治区、直辖市人民政府卫生行政部门
D. 国务院卫生主管部门
E. 国务院

8. 医疗机构应当对麻醉药品处方进行专册登记，加强管理。按照《麻醉药品和精神药品管理条例》的规定，麻醉药品处方至少保存
A. 1 年
B. 2 年
C. 3 年
D. 4 年
E. 5 年

【A_2 型题】

9. 某省甲企业是一知名的药品生产企业，其开发研制出一种普通新药，并且经过了批准获得了生产资格。但是该新药必须以第一类精神药品为原料才能生产，此时甲企业必须经哪个机构批准后才能向定点生产企业购买
A. 国务院
B. 所在地省、自治区、直辖市人民政府
C. 国务院药品监督管理部门
D. 国务院卫生行政部门
E. 所在地省、自治区、直辖市人民政府药品监督管理部门

10. 某省医科大学为了科学研究需要使用麻醉药品的标准品和对照品，现在已经通过所在地省人民政府药品监督管理部门的批准，下一步是购买该麻醉药品的标准品和对照品。按照《中华人民共和国药品管理法》的规定，该医科大学应当向哪个机构批准的单位购买
A. 国务院
B. 所在地省、自治区、直辖市人民政府
C. 国务院药品监督管理部门
D. 国务院卫生行政部门
E. 所在地省、自治区、直辖市人民政府药品监督管理部门

11. 哈尔滨市某医疗机构需要使用第一类精神药品，经哈尔滨市卫生局批准取得第一类精神药品购用印鉴卡，此时，哈尔滨市卫生局应当将取得印鉴卡的医疗机构情况抄送
A. 哈尔滨市药品监督管理部门
B. 黑龙江省人民政府卫生行政部门
C. 国务院药品监督管理部门
D. 国务院卫生行政部门
E. 黑龙江省人民政府药品监督管理部门

第二十章 药品不良反应报告和监测管理办法

【A_1 型题】

1.《药品不良反应报告和监测管理办法》是自什么时间起开始施行的
A. 2011 年 5 月 4 日
B. 2011 年 7 月 1 日
C. 2011 年 7 月 4 日
D. 2012 年 7 月 1 日
E. 2010 年 5 月 4 日

2. 药品经营企业和医疗机构必须经常考察本单位所生产、经营、使用的药品质量、疗效和反应。发现可能与用药有关的严重不良反应，必须及时向
A. 当地省、自治区、直辖市人民政府报告
B. 当地省、自治区、直辖市人民政府药品监督管理部门报告
C. 当地省、自治区、直辖市人民政府卫生行政部门报告
D. 当地省、自治区、直辖市人民政府药品监督管理部门和卫生行政部门报告
E. 当地省、自治区、直辖市人民政府和药品监督管理部门报告

【A_3/A_4 型题】

（3~4 题共用题干）
甲省某医疗机构在临床上确

认多例因使用某种注射液发生严重药品不良反应的病例。

3. 此时有权采取停止生产、销售、使用该注射液的紧急控制措施的机构是
   A. 甲省人民政府
   B. 甲省人民政府卫生行政部门
   C. 甲省人民政府药品监督管理部门
   D. 甲省人民政府药品监督管理部门和卫生行政部门
   E. 甲省人民政府和甲省人民政府药品监督管理部门
4. 对该注射液国务院或者省、自治区、直辖市人民政府的药品监督管理部门应当在几日内组织鉴定
   A. 3 日
   B. 5 日
   C. 7 日
   D. 9 日
   E. 15 日

第四篇　医学人文素养

【A_2型题】

1. 男，65岁。医师确诊为肺癌，但尚未告诉患者和家属，而患者告诉医师自己无儿无女，仅与老伴相依为命，如果是肺癌，不要将病情告诉他的老伴，以免她冠心病发作。如果手术，可以自己签字。医师此时怎样告知病情在医学伦理道德上最佳
   A. 告知患者家属
   B. 告知患者本人
   C. 对患者和家属都告知
   D. 对患者和家属都不告知
   E. 由上级领导决定
2. 某患者，三次腹痛来就诊不能缓解，第四次来门诊就诊，情绪激动，下列不正确的操作是
   A. 需要进一步检查寻找证据
   B. 态度和蔼，耐心解释疾病的诊断要一个过程
   C. 担心处理不好，告其转诊
   D. 告知下一步要做的诊疗措施，让患者心中有数
   E. 使用易于被患者理解的语言解释病情

第二部分
基础医学综合

第五篇　生 物 化 学

第一章　蛋白质的结构与功能

【A_1 型题】

1. 关于蛋白质二级结构的叙述，正确的是
   A. 氨基酸的排列顺序
   B. 每一氨基酸侧链的空间构象
   C. 局部主链的空间构象
   D. 亚基间相对的空间位置
   E. 每一原子的相对空间位置
2. 属于含硫氨基酸的是
   A. Trp
   B. Thr
   C. Phe
   D. Met
   E. Pro
3. 促进 Hb 转变为 HbO_2 的因素是
   A. CO_2 分压增高
   B. 氧分压增高
   C. 血液 H^+ 浓度增高
   D. 温度增高
   E. 血液 pH 下降
4. 具有蛋白质四级结构的蛋白质分子，在一级结构分析时发现
   A. 具有 1 个以上 N 端和 C 端
   B. 只有 1 个 N 端和 C 端
   C. 具有 1 个 N 端和几个 C 端
   D. 具有 1 个 C 端和几个 N 端
   E. 一定有二硫键存在
5. 具有四级结构的蛋白质的特征是
   A. 分子中含有辅基
   B. 胰岛素具有四级结构
   C. 每条多肽链都具有独立的生物学活性
   D. 依赖肽键维系四级结构的稳定性
   E. 由 2 条或 2 条以上具有三级结构的多肽链组成
6. 蛋白质分子一定具有
   A. α-螺旋
   B. β-折叠
   C. 三级结构
   D. 四级结构
   E. 亚基
7. 蛋白质二级结构中，α-螺旋 1 圈相当于氨基酸残基的数目是
   A. 2.5 个
   B. 3 个
   C. 3.6 个
   D. 4 个
   E. 5 个
8. 有关蛋白质变性的叙述，错误的是
   A. 蛋白质变性时其一级结构不受影响
   B. 蛋白质变性时其理化性质发生变化
   C. 蛋白质变性时其生物学活性降低或丧失
   D. 去除变性因素后变性蛋白质都可以复原
   E. 球蛋白变性后其水溶性降低
9. 对蛋白质变性的描述正确的是
   A. 变性蛋白质的溶液黏度下降
   B. 变性的蛋白质不易被消化
   C. 蛋白质沉淀不一定就是变性
   D. 蛋白质变性后容易形成结晶
   E. 蛋白质变性不涉及二硫键破坏
10. 下列有关 Hb 的叙述哪项不正确
   A. Hb 是一条多肽链和一个血红素结合而成，其氧解离曲线是直角曲线
   B. Hb 是 $\alpha_2\beta_2$ 四聚体，所以一分子 Hb 可结合四分子氧
   C. Hb 各亚基携带 O_2 时，具有正协同效应
   D. O_2 是结合在血红素的 Fe^{2+} 上
   E. 大部分亲水基团位于 Hb 分子的表面
11. 关于蛋白质 α-螺旋的叙述，错误的是
   A. 链内氢键稳定其结构
   B. 有些侧链 R 基团不利于 α-螺旋的形成
   C. 是二级结构的形式之一
   D. 一般蛋白质分子结构中都

含有 α-螺旋
E. 链内疏水作用稳定其结构

12. 属于酸性氨基酸的是
A. 半胱氨酸
B. 苏氨酸
C. 苯丙氨酸
D. 谷氨酸
E. 组氨酸

13. 蛋白质分子中不存在的氨基酸是
A. 半胱氨酸
B. 赖氨酸
C. 鸟氨酸
D. 脯氨酸
E. 组氨酸

14. 下列有关蛋白质的叙述哪项不正确
A. 蛋白质分子都具有一级结构
B. 蛋白质的二级结构是指多肽链的局部构象
C. 蛋白质的三级结构是整条肽链的空间结构
D. 蛋白质分子都具有四级结构
E. 蛋白质四级结构中亚基的种类和数量均不固定

15. 关于肽的叙述，错误的是
A. 2 个以上氨基酸借肽键连接而成的化合物
B. 组成肽的氨基酸分子都不完整
C. 多肽与蛋白质分子之间无明确的分界线
D. 肽没有氨基末端和羧基末端
E. 肽分为寡肽和多肽

16. HbA 的 α 亚基与 O_2 结合后产生变构效应，从而
A. 促进 α 亚基与 O_2 结合，抑制 β 亚基与 O_2 结合
B. 抑制 α 亚基与 O_2 结合，促进 β 亚基与 O_2 结合
C. 促进其他亚基与 O_2 结合
D. 促进 α 亚基与 O_2 结合，同时促进 β 亚基与 CO_2 结合
E. 抑制其他亚基与 O_2 结合

17. 下列有关肌红蛋白（Mb）的叙述哪项不正确
A. Mb 由 1 条多肽链和 1 个血红素结合而成
B. Mb 具有 8 段 α-螺旋结构
C. 大部分疏水基团位于 Mb 球状结构的外部
D. 血红素靠近 F8 组氨基酸残基附近
E. O_2 是结合在血红素的 Fe^{2+} 上

18. 多肽链主链骨架的组成是
A. -NCCNNCCNNCCN-
B. -CANOCHNOCHNO-
C. -CONHCONHCONH-
D. -CNOHCNOHCNOH-
E. -CHNOCNHOCNHO-

19. 属于亚氨基酸的是
A. 脯氨酸
B. 组氨酸
C. 甘氨酸
D. 色氨酸
E. 赖氨酸

20. 在下列氨基酸中疏水性氨基酸是
A. 组氨酸
B. 赖氨酸
C. 谷氨酸
D. 半胱氨酸
E. 丙氨酸

21. 维系蛋白质分子中，α-螺旋的化学键是
A. 盐键
B. 疏水键
C. 氢键
D. 肽键
E. 二硫键

22. 维系蛋白质一级结构的主要化学键是
A. 范德华力
B. 二硫键
C. 氢键
D. 离子键
E. 肽键

【B_1 型题】

（23~26 题共用备选答案）
A. β-折叠
B. 氨基酸侧链基团
C. 亚基
D. 氨基酸排列顺序
E. 氢键

23. 蛋白质主链构象之一是
24. 蛋白质一级结构是
25. 蛋白质二级结构是
26. 别构蛋白质常具有

（27~28 题共用备选答案）
A. 一级结构破坏
B. 二级结构破坏
C. 三级结构破坏
D. 四级结构破坏
E. 空间结构破坏

27. 亚基解聚时
28. 蛋白酶水解时

（29~32 题共用备选答案）
A. 构象改变
B. 亚基聚合
C. 肽键断裂
D. 二硫键形成
E. 蛋白质聚集

29. 蛋白质协同效应发生时可出现
30. 蛋白质一级结构被破坏时出现
31. 在一级结构基础上形成蛋白质三级结构时可伴有
32. 蛋白质四级结构形成时出现

（33~35 题共用备选答案）
A. 蛋白质一级结构
B. 蛋白质二级结构
C. 蛋白质三级结构
D. 蛋白质四级结构
E. 单个亚基结构

33. 不属于空间结构的是
34. 整条肽链中全部氨基酸残基的相对空间位置即是
35. 蛋白质变性时，不受影响的结构是

第二章 核酸的结构与功能

【A_1型题】

1. 组成核酸的基本结构单位是
   A. 碱基和核糖
   B. 核糖和磷酸
   C. 核苷酸
   D. 脱氧核苷和碱基
   E. 核苷和碱基
2. DNA 变性时其结构变化表现为
   A. 磷酸二酯键断裂
   B. N-C 糖苷键断裂
   C. 戊糖内 C-C 键断裂
   D. 碱基内 C-C 键断裂
   E. 对应碱基间氢键断裂
3. 核酸中含量相对恒定的元素是
   A. 氧
   B. 氮
   C. 氢
   D. 碳
   E. 磷
4. tRNA 含有
   A. 3′-CCA-OH
   B. 帽子 m^7 Gppp
   C. 密码子
   D. 3′-末端的多聚腺苷酸结构
   E. 大、小两个亚基
5. 下列有关 RNA 的叙述哪项不正确
   A. RNA 分子也有双螺旋结构
   B. tRNA 是分子量最小的 RNA
   C. 胸腺嘧啶是 RNA 的特有碱基
   D. rRNA 参与核蛋白体的组成
   E. mRNA 是生物合成多肽链的直接模板
6. 关于 DNA 碱基组成的叙述，正确的是
   A. DNA 分子中 A 与 T 的含量不同
   B. 同一个体成年期与少儿期碱基组成不同
   C. 同一个体在不同营养状态下碱基组成不同
   D. 同一个体不同组织碱基组成不同
   E. 不同生物来源的 DNA 碱基组成不同
7. 有关 RNA 的叙述，错误的是
   A. tRNA 是氨基酸的载体
   B. hnRNA 主要存在于胞质
   C. rRNA 参与核蛋白体组成
   D. mRNA 具有多聚 A 尾结构
   E. mRNA 分子中含有遗传密码
8. 下列有关遗传密码的叙述哪项不正确
   A. 在 mRNA 信息区，由 5′→3′端每相邻的三个核苷酸组成的三联体称为遗传密码
   B. 在 mRNA 信息区，由 3′→5′端每相邻的三个核苷酸组成的三联体称为遗传密码
   C. 生物体细胞内存在 64 个遗传密码
   D. 起始密码是 AUG 遗传密码
   E. 终止密码为 UAA、UAG 和 UGA
9. 有关 RNA 分类、分布及结构的叙述错误的是
   A. 主要有 mRNA、tRNA 和 rRNA 三类
   B. tRNA 分子量比 mRNA 和 rRNA 小
   C. 胞质中只有 mRNA
   D. rRNA 可与蛋白质结合
   E. RNA 并不全是单链结构
10. RNA 是
   A. 脱氧核糖核苷
   B. 脱氧核糖核酸
   C. 核糖核酸
   D. 脱氧核糖核苷酸
   E. 核糖核苷酸
11. 有关 DNA 双螺旋结构的叙述，错误的是
   A. DNA 双螺旋是核酸二级结构的重要形式
   B. DNA 双螺旋由 2 条以脱氧核糖、磷酸做骨架的双链组成
   C. DNA 双螺旋以右手螺旋的方式围绕同一轴有规律地盘旋
   D. 两股单链从 5′→3′端走向在空间排列相同
   E. 两碱基之间的氢键是维持双螺旋横向稳定的主要化学键
12. 下列哪种脱氧核苷酸不是 DNA 的组分
   A. dTMP
   B. dCMP
   C. dGMP
   D. dUMP
   E. dAMP
13. 自然界游离（或自由）核苷酸中磷酸最常见的是与戊糖（核糖或脱氧核糖）的哪个碳原子形成酯键
   A. C 1′
   B. C 2′
   C. C 3′
   D. C 4′
   E. C 5′
14. 核酸对紫外线的最大吸收峰是
   A. 220nm
   B. 230nm
   C. 240nm
   D. 250nm

E. 260nm

15. 有关 mRNA 结构的叙述，正确的是
A. 5′端有多聚腺苷酸帽子结构
B. 3′端有甲基化鸟嘌呤尾结构
C. 链的二级结构为单链卷曲和单链螺旋
D. 链的局部可形成双链结构
E. 3个相连核苷酸组成1个反密码子

16. 已知某双链 DNA 的1条链中 A=30%，G=24%，其互补链的碱基组成，正确的是
A. T和C 46%
B. A和T 46%
C. A和G 54%
D. T和G 46%
E. T和C 54%

17. 关于 tRNA 的描述哪一项是正确的
A. 5′端是 CCA
B. tRNA 是由 10 个核苷酸组成
C. tRNA 的二级结构是二叶草型
D. tRNA 富有稀有碱基和核苷
E. 在其 DHU 环中有反密码子

18. 下列哪种核苷酸不是 RNA 的组分
A. TMP
B. CMP
C. GMP
D. UMP
E. AMP

19. 真核生物的核糖体中 rRNA 包括
A. 5S、16S 和 23S rRNA
B. 5S、5.8S、18S 和 28S rRNA
C. 5.8S、16S、18S 和 23S rRNA
D. 5S、16S、18S 和 5.8S rRNA
E. 5S、5.8S 和 28S rRNA

20. 在 DNA 和 RNA 分子中
A. 核糖和碱基都相同
B. 核糖和碱基都不同
C. 核糖不同而碱基相同
D. 核糖相同而碱基不相同
E. 核糖和部分碱基不同

21. 在 DNA 双螺旋中，两链间碱基配对形成氢键，其配对关系是
A. T=A C≡G
B. G≡A C≡T
C. U=A C≡G
D. U=T T=A
E. C=U G≡A

【B_1 型题】

（22~26 题共用备选答案）
A. 不同的核酸链经变性处理，它们之间形成局部的双链
B. 一小段核苷酸聚合体的单链，用放射性核素或生物素来标记其末端或全链
C. 运输氨基酸
D. 单股 DNA 恢复成双股 DNA
E. 50% 双链 DNA 变性时的温度

22. tRNA 功能是
23. Tm 值是指
24. DNA 复性是指
25. 核酸杂交是指
26. 核酸探针是指

（27~29 题共用备选答案）
A. 核苷酸在核酸长链上的排列顺序
B. tRNA 的三叶草结构
C. DNA 双螺旋结构
D. DNA 的超螺旋结构
E. DNA 的核小体结构

27. 属于核酸一级结构的描述是
28. 属于核糖核酸二级结构的描述是
29. 属于真核生物染色质结构单位的是

第三章 酶

【A_1 型题】

1. 不属于含有 B 族维生素辅酶的是
A. 磷酸吡哆醛
B. 细胞色素 C
C. 辅酶 A
D. 四氢叶酸
E. 硫胺素焦磷酸

2. 常见酶催化基团有
A. 羧基、羰基、醛基、酮基
B. 羧基、羟基、氨基、巯基
C. 羧基、羰基、酮基、酰基
D. 亚氨基、羧基、巯基、羟基
E. 羟基、羰基、羧基、醛基

3. 有关结合酶概念正确的是
A. 酶蛋白决定反应性质
B. 辅酶与酶蛋白结合才具有酶活性
C. 辅酶决定酶的专一性
D. 酶与辅酶多以共价键结合
E. 体内大多数脂溶性维生素转变为辅酶

4. 辅酶含有维生素 PP 的是
A. FAD
B. $NADP^+$
C. CoQ
D. FMN
E. FH_4

5. 当 K_m 等于 0.5［S］时，反应速度为最大速度的
A. 1/3

B. 1/2
C. 2/3
D. 3/5
E. 3/4

6. 关于同工酶的叙述哪项正确
A. 酶分子的一级结构相同
B. 催化的化学反应相同
C. 各同工酶 K_m 相同
D. 同工酶的生物学功能可有差异
E. 同工酶的理化性质相同

7. 关于关键酶的叙述正确的是
A. 其催化活性在酶体系中最低
B. 常为酶体系中间反应的酶
C. 多催化可逆反应
D. 该酶活性调节不改变整个反应体系的反应速度
E. 反应体系起始物常可调节关键酶

8. 有关变构调节（或变构酶）的叙述，哪项不正确
A. 催化部位与别构部位位于同一亚基
B. 都含有1个以上的亚基
C. 动力学曲线呈S形曲线
D. 变构调节可有效地和及时地适应环境的变化
E. 该调节可调节整个代谢通路

9. 有关酶竞争性抑制剂特点的叙述，错误的是
A. 抑制剂与底物结构相似
B. 抑制剂与底物竞争酶分子中的底物结合位点
C. 当抑制剂存在时，K_m 值变大
D. 抑制剂恒定时，增加底物浓度，能达到最大反应速度
E. 抑制剂与酶分子共价结合

10. 辅酶和辅基的差别在于
A. 辅酶为小分子有机物，辅基常为无机物
B. 辅酶与酶共价结合，辅基则不是
C. 经透析方法可使辅酶与酶蛋白分离，辅基则不能
D. 辅酶参与酶反应，辅基则不参与
E. 辅酶含有维生素成分，辅基则不含

11. 精氨酸酶催化L-精氨酸水解为L-鸟氨酸与尿素，属于
A. 绝对专一性
B. 相对专一性
C. 立体异构专一性
D. 化学键专一性
E. 族类专一性

12. 关于酶的正确叙述是
A. 不能在胞外发挥作用
B. 大多数酶的化学本质是核酸
C. 能改变反应的平衡点
D. 能大大降低反应的活化能
E. 与底物结合都具有绝对特异性

13. 有关酶原激活的概念，正确的是
A. 初分泌的酶原即有酶活性
B. 酶原转变为酶是可逆反应过程
C. 无活性酶原转变为有活性酶
D. 酶原激活无重要生理意义
E. 酶原激活是酶原蛋白质变性

14. 关于共价修饰调节的叙述正确的是
A. 代谢物作用于酶的别位，引起酶构象改变
B. 该酶在细胞内合成或初分泌时，没有酶活性
C. 该酶是在其他酶作用下，某些特殊基团进行可逆共价修饰
D. 调节过程无逐级放大作用
E. 共价修饰消耗ATP多，不是经济有效方式

15. 下列有关 K_m 值的叙述，哪项错误
A. K_m 值是酶的特征性常数
B. K_m 值是达到最大反应速度一半时的底物浓度
C. 它与酶对底物的亲和力有关
D. K_m 值最大的底物是酶的最适底物
E. 同一酶作用于不同底物，则有不同的 K_m 值

16. 下列有关 V_{max} 的叙述中，哪项正确
A. V_{max} 是酶完全被底物饱和时的反应速度
B. 竞争性抑制时 V_{max} 减少
C. 非竞争抑制时 V_{max} 增加
D. 反竞争抑制时 V_{max} 增加
E. V_{max} 与底物浓度无关

【B_1 型题】

（17~18题共用备选答案）
A. K_m 减小，V_{max} 减小
B. K_m 增大，V_{max} 增大
C. K_m 减小，V_{max} 增大
D. K_m 增大，V_{max} 不变
E. K_m 不变，V_{max} 减小

17. 竞争性抑制作用的特点是
18. 非竞争性抑制作用的特点是

（19~22题共用备选答案）
A. 底物浓度
B. 酶浓度
C. 激活剂
D. pH
E. 抑制剂

19. 影响酶与底物解离的是
20. 能使酶活性增加的是
21. 酶被底物饱和时，反应速度与之成正比的是
22. 可与酶的必需基团结合，影响酶活性的是

第四章 糖 代 谢

【A_1 型题】

1. 在酵解过程中催化产生 NADH 和消耗无机磷酸的酶是
   A. 乳酸脱氢酶
   B. 3-磷酸甘油醛脱氢酶
   C. 醛缩酶
   D. 丙酮酸激酶
   E. 烯醇化酶
2. 线粒体中丙酮酸彻底氧化发生
   A. 3 次脱羧，5 次脱氢
   B. 2 次脱羧，5 次脱氢
   C. 4 次脱羧，6 次脱氢
   D. 3 次脱羧，7 次脱氢
   E. 4 次脱羧，6 次脱氢
3. 下述正常人摄取糖类过多时的几种代谢途径中，哪一项是错误的
   A. 糖转变为甘油
   B. 糖转变为蛋白质
   C. 糖转变为脂肪酸
   D. 糖氧化分解成 CO_2 和 H_2O
   E. 糖转变成糖原
4. 乳酸循环所需的 NADH 主要来自
   A. 三羧酸循环过程中产生的 NADH
   B. 脂酸 β 氧化过程中产生的 NADH
   C. 糖酵解过程中 3-磷酸甘油醛脱氢产生的 NADH
   D. 磷酸戊糖途径产生的 NADPH 经转氢生成的 NADH
   E. 谷氨酸脱氢产生的 NADH
5. 位于糖酵解、糖异生、磷酸戊糖途径，糖原合成及分解各代谢途径交汇点上的化合物是
   A. 葡萄糖-6-磷酸
   B. 葡萄糖-1-磷酸
   C. 果糖-1, 6-二磷酸
   D. 果糖-6-磷酸
   E. 3-磷酸甘油醛
6. 不参与三羧酸循环的化合物是
   A. 柠檬酸
   B. 草酰乙酸
   C. 丙二酸
   D. α-酮戊二酸
   E. 琥珀酸
7. 有关乳酸循环的描述，错误的是
   A. 可防止乳酸在体内堆积
   B. 最终从尿中排出乳酸
   C. 使肌肉中的乳酸进入肝脏异生成葡萄糖
   D. 可防止酸中毒
   E. 使能源物质避免损失
8. 关于三羧酸循环的叙述，错误的是
   A. 是糖、脂、蛋白质三大营养素分解的共同途径
   B. 三羧酸循环还有合成功能，提供小分子原料
   C. 生糖氨基酸须经三羧酸循环的环节转变成糖
   D. 氧化 1 分子乙酰 CoA 时，可提供 4 对氢原子
   E. 三羧酸循环也是营养素生成乙酰 CoA 的途径
9. 参与三羧酸循环的酶的正确叙述是
   A. 主要位于线粒体外膜
   B. Ca^{2+}可抑制其活性
   C. 当 $NADH/NAD^+$ 比值增高时活性较高
   D. 氧化磷酸化的速率可调节其活性
   E. 当血糖较低时，活性较低
10. 下述有关糖异生途径关键酶的叙述中，哪项错误
    A. 丙酮酸羧化酶
    B. 丙酮酸激酶
    C. PEP 羧激酶
    D. 果糖二磷酸酶-1
    E. 葡萄糖-6-磷酸酶
11. 一分子葡萄糖彻底氧化分解能生成多少 ATP
    A. 22 或 20
    B. 26 或 24
    C. 32 或 30
    D. 34 或 32
    E. 38 或 36
12. 含有高能磷酸键的糖代谢中间产物是
    A. 果糖-6-磷酸
    B. 磷酸烯醇丙酮酸
    C. 甘油醛-3-磷酸
    D. 磷酸二羟丙酮
    E. 葡萄糖-6-磷酸
13. 磷酸戊糖途径的生理意义是生成
    A. 5-磷酸核糖和 $NADH+H^+$
    B. 果糖-6-磷酸和 $NADPH+H^+$
    C. 3-磷酸甘油醛和 $NADH+H^+$
    D. 5-磷酸核糖和 $NADPH+H^+$
    E. 6-磷酸葡萄糖酸和 $NADH+H^+$
14. 肝糖原合成中葡萄糖载体是
    A. CDP
    B. ADP
    C. UDP
    D. TDP
    E. GDP
15. 能降低血糖水平的激素是
    A. 胰岛素
    B. 胰高血糖素
    C. 糖皮质激素
    D. 肾上腺素
    E. 生长激素
16. 糖原分子中 1 个葡萄糖单位经糖酵解途径分解成乳酸时能产生多少 ATP
    A. 1
    B. 2
    C. 3

D. 4
E. 5

17. 不能作为糖异生原料的是
A. 乳酸
B. 生糖氨基酸
C. 乙酰 CoA
D. α-酮戊二酸
E. 甘油

18. 不能补充血糖的代谢过程是
A. 肌糖原分解
B. 肝糖原分解
C. 糖类食物消化吸收
D. 糖异生作用
E. 肾小管上皮细胞的重吸收作用

19. 短期饥饿时，血糖浓度的维持主要靠
A. 肌糖原分解
B. 肝糖原分解
C. 酮体转变成糖
D. 糖异生
E. 组织中葡萄糖的利用

20. 关于己糖激酶叙述正确的是
A. 己糖激酶又称为葡萄糖激酶
B. 它催化的反应基本上是可逆的
C. 使葡萄糖活化以便参加反应
D. 催化反应生成 6-磷酸果酸
E. 是酵解途径的唯一的关键酶

21. 正常血糖水平时，葡萄糖虽然易透过肝细胞膜，但是葡萄糖主要在肝外各组织中被利用，其原因是
A. 各组织中均含有己糖激酶
B. 因血糖为正常水平
C. 肝中葡萄糖激酶 K_m 比己糖激酶高
D. 己糖激酶受产物的反馈抑制
E. 肝中存在抑制葡萄糖转变或利用的因子

22. 关于糖异生的生理意义的叙述，错误的是
A. 防止乳酸酸中毒
B. 促进氨基酸转变成糖
C. 促进肌肉中糖的消耗
D. 补充血液葡萄糖
E. 促进甘油的代谢

23. 糖酵解的关键酶是
A. 丙酮酸羧化酶
B. 己糖激酶
C. 果糖二磷酸酶-1
D. 葡萄糖-6-磷酸酶
E. 磷酸化酶

24. 下述糖异生的生理意义中哪项错误
A. 维持血糖浓度恒定
B. 补充肝糖原
C. 调节酸碱平衡
D. 防止乳酸酸中毒
E. 蛋白质合成加强

25. 酵解过程中可被别构调节的限速酶是
A. 3-磷酸甘油醛脱氢酶
B. 磷酸果糖激酶-1
C. 乳酸脱氢酶
D. 醛缩酶
E. 磷酸己糖异构酶

26. 下述丙酮酸脱氢酶复合体组成中辅酶，不包括哪种
A. TPP
B. FAD
C. NAD
D. HSCoA
E. NADP

【B_1 型题】

（27～30 题共用备选答案）
A. 磷酸果糖激酶-2
B. 3-磷酸甘油醛脱氢酶
C. 丙酮酸激酶
D. 葡萄糖-6-磷酸脱氢酶
E. 果糖二磷酸酶-1

27. 糖酵解糖异生共同需要
28. 仅糖异生需要的是
29. 仅糖酵解需要的是
30. 仅磷酸戊糖途径需要的

（31～34 题共用备选答案）
A. 葡萄糖-6-磷酸酶
B. 磷酸烯醇丙酮酸羧化激酶
C. 异柠檬酸脱氢酶
D. 苹果酸脱氢酶
E. 己糖激酶

31. 糖酵解中催化不可逆反应的酶有
32. 糖异生途径的限速酶是
33. 调节三羧酸循环的最重要的酶是
34. 肝糖原可以补充血糖的原因是肝脏有

第五章　脂质代谢

【A_1 型题】

1. 脂肪动员的关键酶是
A. 脂蛋白脂肪酶
B. 甘油一酯酶
C. 甘油二酯酶
D. 甘油三酯酶
E. 激素敏感性甘油三酯酶

2. 脂肪酸合成过程中，脂酰基的载体是
A. CoA
B. 肉碱
C. ACP
D. 丙二酰 CoA
E. 草酰乙酸

3. 下述哪种物质是体内合成胆碱的原料
A. 肌醇
B. 苏氨酸
C. 丝氨酸
D. 甘氨酸

E. 核酸

4. 乙酰 CoA 不能转变为下列哪种物质
A. 丙二酰 CoA
B. 胆固醇
C. 乙酰乙酸
D. 丙酮酸
E. 脂肪酸

5. 不参与甘油三酯合成的化合物是
A. 磷脂酸
B. DG
C. 脂酰 CoA
D. α-磷酸甘油
E. CDPDG

6. 导致脂肪肝的主要原因是
A. 肝内脂肪合成过多
B. 肝内脂肪分解过多
C. 肝内脂肪运出障碍
D. 食入脂肪过多
E. 食入糖类过多

7. 食物脂肪消化吸收后进入血液的主要方式是
A. 甘油及 FA
B. DG 及 FA
C. MG 及 FA
D. CM
E. TG

8. 酮体不能在肝中氧化是因为肝中缺乏下列哪种酶
A. HMGCoA 合成酶
B. HMGCoA 还原酶
C. HMGCoA 裂解酶
D. 琥珀酰 CoA 转硫酶
E. 琥珀酸脱氢酶

9. 控制长链脂肪酰基进入线粒体氧化的关键因素是
A. ATP 水平
B. 肉碱脂酰转移酶的活性
C. 脂酰 CoA 合成酶的活性
D. 脂酰 CoA 的水平
E. 脂酰 CoA 脱氢酶的活性

10. 脂肪酸 β 氧化发生部位是
A. 胞液
B. 线粒体
C. 内质网
D. 胞液和线粒体
E. 胞液和内质网

11. 脂肪酸合成的原料乙酰 CoA 从线粒体转移至胞液的途径是
A. 三羧酸循环
B. 乳酸循环
C. 糖醛酸循环
D. 柠檬酸-丙酮酸循环
E. 丙氨酸-葡萄糖循环

12. 胆固醇体内合成的原料是
A. 胆汁酸盐和磷脂酰胆碱
B. 17 羟类固醇和 17 酮类固醇
C. 胆汁酸和维生素 D 等
D. 乙酰 CoA 和 NADPH
E. 胆汁酸

13. 脂酰 CoA 经 β 氧化的酶促反应顺序为
A. 加水、脱氢、再脱氢、硫解
B. 脱氢、加水、再脱氢、硫解
C. 脱氢、硫解、再脱氢、加水
D. 硫解、脱氢、加水、再脱氢
E. 加水、硫解、再脱氢、脱氢

14. 属于必需脂肪酸是
A. 亚油酸、亚麻酸、花生四烯酸
B. 油酸、亚麻酸、花生四烯酸
C. 亚油酸、软脂酸、花生四烯酸
D. 亚麻酸、硬脂酸、亚油酸
E. 亚麻酸、亚油酸、软脂酸

15. 合成 VLDL 的主要场所是
A. 脂肪组织
B. 肾
C. 肝
D. 小肠黏膜
E. 血浆

16. 有关柠檬酸-丙酮酸循环的叙述，哪项不正确
A. 提供 NADH
B. 提供 NADPH
C. 使乙酰 CoA 进入胞液
D. 参与 TAC 的部分反应
E. 消耗 ATP

17. 合成胆固醇的限速酶是
A. HMGCoA 合成酶
B. HMGCoA 裂解酶
C. HMGCoA 还原酶
D. 鲨烯环氧酶
E. 甲羟戊酸激酶

18. 关于脂肪酸 β 氧化的叙述，错误的是
A. 酶系存在于线粒体中
B. 不发生脱水反应
C. 需要 FAD 及 NAD^+ 为受氢体
D. 脂肪酸的活化是必要的步骤
E. 每进行一次 β 氧化产生 2 分子乙酰 CoA

19. 不能利用脂肪酸的组织是
A. 肝脏
B. 肾脏
C. 肌肉
D. 脑组织
E. 心肌

20. 肝脏在脂肪代谢中产生过多酮体主要由于
A. 肝功能不好
B. 肝中脂肪代谢障碍
C. 脂肪转运障碍
D. 脂肪摄食过多
E. 糖的供应不足或利用障碍

21. 胆固醇在体内的主要生理功能是
A. 影响基因表达
B. 合成磷脂的前体
C. 控制胆汁分泌
D. 影响胆汁分泌
E. 控制膜的流动性

22. 某脂肪酰 CoA（20：0）经 β 氧化可分解为 10mol 乙酰 CoA，此时可形成 ATP 的摩尔数为
A. 15
B. 25

C. 36
D. 45
E. 60

23. 体内脂肪酸合成的主要原料是
A. NADPH 和乙酰 CoA
B. NADH 和乙酰 CoA
C. NADPH 和丙二酰 CoA
D. NADPH 和乙酰乙酸
E. NADH 和丙二酰 CoA

24. 下列物质中参加胆固醇酯化成胆固醇酯过程的是
A. LCAT
B. LDL
C. LPL
D. LDH
E. HMGCoA 还原酶

25. 酮体包括
A. 草酰乙酸、β 羟丁酸、丙酮
B. 乙酰乙酸、β 羟丁酸、丙酮酸
C. 乙酰乙酸、γ 羟丁酸、丙酮
D. 乙酰乙酸、β 羟丁酸、丙酮
E. 乙酰丙酸、β 羟丁酸、丙酮

26. 脑组织在正常情况下主要利用葡萄糖供能，只有在下述哪种情况下脑组织主要利用酮体
A. 剧烈运动
B. 空腹
C. 短期饥饿
D. 长期饥饿
E. 轻型糖尿病

27. 关于酮体的描述错误的是
A. 酮体包括乙酰乙酸、β 羟丁酸和丙酮
B. 合成原料是丙酮酸氧化生成的乙酰 CoA
C. 只能在肝的线粒体内生成
D. 酮体只能在肝外组织氧化
E. 酮体是肝输出能量的一种形式

28. 胆固醇合成的主要场所是
A. 肾
B. 肝
C. 小肠
D. 脑
E. 胆

29. 胆固醇不能转化成
A. 胆汁酸
B. 维生素 D_3
C. 睾酮
D. 雌二醇
E. 胆红素

30. 肝中乙酰 CoA 不能来自下列哪些物质
A. 脂肪酸
B. α-磷酸甘油
C. 葡萄糖
D. 甘油
E. 酮体

31. 甘油磷脂合成最活跃的组织是
A. 肺
B. 脑
C. 骨
D. 肝
E. 肌肉

32. 体内脂肪大量动员时，肝内生成的乙酰辅酶 A 可生成
A. 葡萄糖
B. 二氧化碳和水
C. 胆固醇
D. 草酰乙酸
E. 酮体

33. FA 由血液中何种物质运输
A. CM
B. LDL
C. HDL
D. 清蛋白
E. 球蛋白

34. 何种情况下机体由脂肪提供能量
A. 长期饥饿
B. 空腹
C. 进餐后
D. 剧烈运动
E. 安静状态

35. 下列哪种物质不是甘油磷脂的成分
A. 胆碱
B. 乙醇胺
C. 肌醇
D. 丝氨酸
E. 神经鞘氨醇

【B_1 型题】

（36~38 题共用备选答案）
A. HMGCoA 合成酶
B. HMGCoA 还原酶
C. 琥珀酰 CoA 转硫酶
D. 乙酰 CoA 羧化酶
E. 己糖激酶

36. 合成酮体的关键酶是
37. 酮体利用的关键酶是
38. 合成 FA 的关键酶是

（39~43 题共用备选答案）
A. 贮能和供能
B. 磷脂、胆固醇和不饱和脂肪酸
C. 前列腺素、血栓噁烷及白三烯
D. 胆汁酸盐、辅脂酶与胰脂酶
E. 小肠

39. 生物膜组成成分是
40. 脂肪的主要生理作用是
41. 多不饱和脂酸的重要衍生物是
42. 脂肪乳化主要物质是
43. 乳糜微粒生成部位是

（44~46 题共用备选答案）
A. β-羟丁酸
B. β-羟脂酰 CoA
C. HMGCoA
D. 磷酸二羟丙酮
E. 琥珀酰 CoA

44. 胆固醇和酮体合成的中间产物是
45. 酮体氧化和三羧酸循环中共需的物质是
46. 甘油和糖分解代谢的共同中间产物是

（47~51 题共用备选答案）
A. 运送内源性 TG
B. 运送内源性 Ch
C. 运送外源性 TG
D. 蛋白质含量最高

E. 与冠状动脉粥样硬化的发生率呈负相关
47. VLDL
48. CM
49. LDL
50. HDL
51. HDL2

第六章　生物氧化

【A_1型题】

1. 电子传递的递氢体有五种类型，它们按一定顺序进行电子传递，正确的是
   A. 辅酶Ⅰ→黄素蛋白→铁硫蛋白→泛醌→细胞色素
   B. 黄素蛋白→辅酶Ⅰ→铁硫蛋白→泛醌→细胞色素
   C. 辅酶→泛醌→黄素蛋白→铁硫蛋白→细胞色素
   D. 辅酶Ⅰ→泛醌→铁硫蛋白→黄素蛋白→细胞色素
   E. 铁硫蛋白→黄素蛋白→辅酶Ⅰ→泛醌→细胞色素
2. 能使氧化磷酸化减慢的物质是
   A. ATP
   B. ADP
   C. HSCoA
   D. 还原当量
   E. 琥珀酸
3. 线粒体内膜两侧形成质子梯度的能量来源是
   A. 磷酸肌酸水解
   B. ATP 水解
   C. 磷酸烯醇丙酮酸
   D. 电子传递链在传递电子时所释放的能量
   E. 各种三磷酸核苷酸
4. 体内两条电子传递链分别以不同递氢体起始，经呼吸链最后将电子传递给氧，生成水。这两条电子传递链的交叉点是
   A. CytB
   B. FAD
   C. FMN
   D. CytC
   E. CoQ
5. 有关 ATP 合成机制的叙述正确的是
   A. 除α、β亚基外，其他亚基有 ATP 结合部位
   B. 在 ATP 合酶 F1 部分进行
   C. F0 部分仅起固定 F1 部分作用
   D. F1α、β亚基构成质子通道
   E. H^+自由透过线粒体内膜
6. 1克分子琥珀酸脱氢生成延胡索酸时，脱下的一对氢原子经过呼吸链氧化生成水，同时生成多少克分子 ATP
   A. 1.5
   B. 2
   C. 2.5
   D. 3
   E. 5
7. 通常，生物氧化是指生物体内
   A. 脱氢反应
   B. 营养物氧化成 H_2O 和 CO_2 的过程
   C. 加氧反应
   D. 与氧分子结合的反应
   E. 释出电子的反应
8. 苹果酸穿梭作用的生理意义是
   A. 将草酰乙酸带入线粒体彻底氧化
   B. 维持线粒体内外有机酸的平衡
   C. 将胞液中 $NADH^+H^+$的 2H 带入线粒体内
   D. 为三羧酸循环提供足够的草酰乙酸
   E. 进行谷氨酸草酰乙酸转氨基作用
9. 电子传递中生成 ATP 的三个部位是
   A. FMN→CoQ，Cytb→CytC，Cytaa3→O_2
   B. FMN→CoQ，CoQ→Cytb，Cytaa3→O_2
   C. NADH→FMN，CoQ→Cytb，Cytaa3→O_2
   D. FAD→CoQ，Cytb→CytC，Cytaa3→O_2
   E. FAD→CytB，Cytb→CytC，Cytaa3→O_2
10. 体育运动消耗大量 ATP 时
   A. ADP 减少，ATP/ADP 比值增大，呼吸加快
   B. ADP 磷酸化，维持 ATP/ADP 比值不变
   C. ADP 增加，ATP/ADP 比值下降，呼吸加快
   D. ADP 减少，ATP/ADP 比值恢复
   E. 以上都不对
11. 有关还原当量的穿梭叙述错误的是
   A. 2H 经苹果酸穿梭在线粒体内生成 3 分子 ATP
   B. 2H 经α磷酸甘油穿梭在线粒体内生成 2 分子 ATP
   C. 胞液生成的 NADH 只能进线粒体才能氧化成水
   D. 2H 经穿梭作用进入线粒体需消耗 ATP
   E. NADH 不能自由通过线粒体内膜
12. 有关 P/O 比值的叙述正确的是
   A. 是指每消耗 1mol 氧分子所消耗的无机磷的摩尔数
   B. 是指每消耗 1mol 氧分子所消耗的 ATP 的摩尔数
   C. 是指每消耗 1mol 氧原子所消耗的无机磷的摩尔数

D. P/O 比值不能反映物质氧化时生成 ATP 的数目

E. P/O 比值反映物质氧化时所产生的 NAD^+ 数目

13. 细胞色素在呼吸链中传递电子的顺序是

A. a→a3→b→c→c1

B. a3→b→c→c1→a

C. b→c→c1→aa3

D. b→c1→c→aa3

E. c1→c→aa3→b

14. 细胞色素氧化酶（aa3）中除含铁卟啉外还含有

A. Mn

B. Zn

C. Co

D. Mg

E. Cu

15. 体内肌肉能量的储存形式是

A. CTP

B. ATP

C. 磷酸肌酸

D. 磷酸烯醇丙酮酸

E. 所有的三磷酸核苷酸

16. CO 和氰化物中毒致死的原因是

A. 抑制 CytC 中 Fe^{3+}

B. 抑制 Cytaa3 中 Fe^{3+}

C. 抑制 Cytb 中 Fe^{3+}

D. 抑制血红蛋白中 Fe^{3+}

E. 抑制 Cytc1 中 Fe^{3+}

17. 在胞质中进行的和能量代谢有关的代谢是

A. 三羧酸循环

B. 脂肪酸氧化

C. 电子传递

D. 糖酵解

E. 氧化磷酸化

【B_1 型题】

（18～21 题共用备选答案）

A. 线粒体外膜

B. 线粒体内膜

C. 线粒体膜间腔

D. 线粒体基质

E. 线粒体内膜 F1F0 复合体

18. 三羧酸循环的酶位于

19. 呼吸链多数成分位于

20. ATP 合成部位在

21. 脂肪酸的 β 氧化在

（22～23 题共用备选答案）

A. 含有寡霉素敏感蛋白

B. 具有 ATP 合酶活性

C. 结合 GDP 后发生构象改变

D. 存在单加氧酶

E. 存在 H^+ 通道

22. 线粒体内膜复合物 V 的 F1

23. 线粒体内膜复合物 V 的 F0

（24～26 题共用备选答案）

A. 异柠檬酸脱氢酶、α 酮戊二酸脱氢酶

B. 柠檬酸合成酶、琥珀酸脱氢酶

C. 柠檬酸合成酶

D. 琥珀酸合成酶

E. 苹果酸脱氢酶

24. 在三羧酸循环中既是催化不可逆反应的酶，又是调节点的是

25. 在三羧酸环中是催化不可逆反应的酶，但不是调节点的是

26. 催化三羧酸循环第一步反应的酶是

第七章 氨基酸代谢

【A_1 型题】

1. CPS Ⅰ和 CPS Ⅱ均催化氨基甲酰磷酸的合成，而生成的氨基甲酰磷酸可参与尿素和嘧啶核苷酸合成，下述有关其叙述中哪项正确

A. CPS Ⅰ参与嘧啶核苷酸合成

B. CPS Ⅱ参与尿素的合成

C. N 乙酰谷氨酸是 CPS Ⅰ的别构激活剂

D. N 乙酰谷氨酸是 CPS Ⅱ的别构抑制剂

E. CPS Ⅰ可作为细胞增殖的指标，CPS Ⅱ可作为肝细胞分化指标

2. 下述哪种酶缺乏可致白化病

A. 酪氨酸转氨酶

B. 苯丙氨酸转氨酶

C. 苯丙酮酸羟化酶

D. 酪氨酸羟化酶

E. 酪氨酸酶

3. 下述有关糖、脂肪、蛋白质互变的叙述中，哪项错误

A. 蛋白质可转变为糖

B. 脂肪可转变为蛋白质

C. 糖可转变为脂肪

D. 葡萄糖可转变为非必需氨基酸的碳架部分

E. 脂肪中甘油可转变为糖

4. 巨幼红细胞贫血患者，如用维生素 B_{12} 治疗常表现疗效良好，其原因可能是维生素 B_{12} 促进下述哪种 FH_4 的重新利用

A. N_5N_{10}-CH-FH_4

B. N_5N_{10}-CH_2-FH_4

C. N_5-CH_3-FH_4 中的 FH_4

D. N_{10}-CHO-FH_4 中的 FH_4

E. N_5-CHNH-FH_4 中的 FH_4

5. 下列哪种氨基酸是生酮氨基酸

A. 谷氨酸

B. 赖氨酸

C. 亮氨酸

D. 甘氨酸

E. 蛋氨酸

6. 蛋白质腐败作用的主要产物是

A. 氨、胺类

B. 胺类、硫化氢

C. 吲哚、氨

D. 苯酚、胺类

E. 硫化氢

7. 体内 NH_3 的主要来源是

A. 肠道吸收

B. 肾脏产氨
C. 氨基酸脱氨基
D. 胺分解
E. 碱基分解
8. 关于鸟氨酸循环的叙述，正确的是
A. 鸟氨酸循环直接从鸟氨酸与氨结合生成瓜氨酸开始
B. 鸟氨酸循环从氨基甲酰磷酸合成开始
C. 每经历1次鸟氨酸循环消耗1分子氨
D. 每经历1次鸟氨酸循环消耗2分子ATP
E. 鸟氨酸循环主要在肝内进行
9. 体内氨的主要去路是
A. 合成谷氨酰胺
B. 合成尿素
C. 生成铵盐
D. 生成非必需氨基酸
E. 参与嘌呤、嘧啶合成
10. 人体内合成尿素的主要脏器是
A. 脑
B. 肌组织
C. 肾
D. 肝
E. 心
11. 肌酸的合成原料是
A. 精氨酸和瓜氨酸
B. 精氨酸和甘氨酸
C. 精氨酸和鸟氨酸
D. 鸟氨酸和甘氨酸
E. 鸟氨酸和瓜氨酸
12. 蛋白质合成后经化学修饰的氨基酸是
A. 半胱氨酸
B. 羟脯氨酸
C. 甲硫（蛋）氨酸
D. 丝氨酸
E. 酪氨酸
13. 下列氨基酸中不属于必需氨基酸的是
A. 缬氨酸
B. 苏氨酸
C. 赖氨酸
D. 蛋氨酸
E. 谷氨酸
14. 下列哪种氨基酸中能转化生成儿茶酚胺
A. 天冬氨酸
B. 色氨酸
C. 酪氨酸
D. 脯氨酸
E. 蛋氨酸
15. 蛋白质生理价值大小主要取决于
A. 氨基酸种类
B. 氨基酸数量
C. 必需氨基酸数量
D. 必需氨基酸种类
E. 必需氨基酸数量、种类及比例
16. NH_3 生成尿素通过
A. 柠檬酸循环
B. 嘌呤循环
C. 鸟氨酸循环
D. 丙酮酸循环
E. 核苷酸循环
17. 肌肉中最主要的脱氨基方式是
A. 嘌呤核苷酸循环
B. 加水脱氨基作用
C. 氨基移换作用
D. D-氨基酸氧化脱氨基作用
E. L-谷氨酸氧化脱氨基作用

【B_1 型题】

（18~19题共用备选答案）
A. 丙氨酸和谷氨酰胺
B. 谷氨酸和丙氨酸
C. 瓜氨酸和精氨酸
D. 半胱氨酸和瓜氨酸
E. 组氨酸和赖氨酸
18. 氨在血液中主要运输形式是
19. 氨在肝中合成尿素的主要中间物质是
（20~23题共用备选答案）
A. 鸟氨酸
B. 谷氨酸
C. 组氨酸
D. 色氨酸
E. 苏氨酸
20. 组胺的前体是
21. γ-氨基丁酸的前体是
22. 亚精胺、精胺的前体是
23. 5-羟色胺的前体是
（24~27题共用备选答案）
A. 甲硫氨酸循环
B. 嘌呤核苷酸循环
C. γ谷氨酰基循环
D. 鸟氨酸循环
E. 丙氨酸葡萄糖循环
24. SAM生成过程是
25. 氨基酸的吸收通过
26. NH_3由肌肉向肝中运输是通过
27. 骨骼与心肌细胞中的脱氨基方式是

第八章 核苷酸代谢

【A_1 型题】

1. 细胞内含量较多的核苷酸是
A. 5′-ATP
B. 3′-ATP
C. 3′-dATP
D. 5′-UTP
E. 5′-dUTP
2. 氨甲蝶呤可用于治疗白血病的原因是其可以直接
A. 抑制二氢叶酸还原酶
B. 抑制DNA的合成酶系的活性
C. 抑制蛋白质的分解代谢
D. 阻断蛋白质的合成代谢
E. 破坏DNA的分子结构
3. 嘌呤核苷酸从头合成的原料不包括

A. R-5′-P
B. 一碳单位
C. 天冬氨酸、甘氨酸
D. Gln、CO_2
E. S 腺苷蛋氨酸

4. 嘌呤环中的 N7 来源于
A. AlA
B. Asp
C. Gln
D. Glu
E. Gly

5. 嘧啶核苷酸补救途径的主要酶是
A. 尿苷激酶
B. 嘧啶磷酸核糖转移酶
C. 胸苷激酶
D. 胞苷激酶
E. 氨基甲酰磷酸合成酶

6. 当放射性核素^{14}C、^{15}N同时标记的天冬氨酸进入动物体内时，有部分化合物将存在标记原子。下列哪种化合物可能同时存在^{15}N、^{14}C
A. 尿素
B. 肾上腺素
C. AMP
D. UMP
E. 肌酸

7. 6-巯基嘌呤、8-氮杂鸟嘌呤具有抗肿瘤作用的可能机制是
A. 抑制嘌呤的补救合成
B. 抑制 RNA 聚合酶
C. 抑制 DNA 聚合酶
D. 碱基错配
E. 抑制蛋白质合成酶

8. 体内 dTMP 合成的直接前体是
A. dUMP
B. TMP
C. UDP
D. UMP
E. dCMP

9. 胸腺嘧啶在体内合成时甲基来自
A. N_{10}甲酰四氢叶酸
B. 胆碱
C. N_5，N_{10}甲烯四氢叶酸
D. S 腺苷甲硫氨酸
E. 肉碱

10. 痛风症是因为血中某种物质在关节、软组织处沉积，其成分为
A. 尿酸
B. 尿素
C. 胆固醇
D. 黄嘌呤
E. 次黄嘌呤

11. 氮杂丝氨酸能干扰或阻断核苷酸合成是因为其化学结构类似于
A. 丝氨酸
B. 谷氨酸
C. 天冬氨酸
D. 谷氨酰胺
E. 天冬酰胺

12. 动物体内嘧啶代谢的终产物不包括
A. NH_3
B. CO_2
C. 尿酸
D. β-丙氨酸
E. β-氨基异丁酸

13. 嘌呤碱在体内分解的终产物是
A. 次黄嘌呤
B. 黄嘌呤
C. 别嘌呤醇
D. 氨、CO_2 和有机酸
E. 尿酸

14. 嘧啶环中的两个氮原子来自
A. 谷氨酰胺和氮
B. 谷氨酰胺和天冬酰胺
C. 谷氨酰胺和氨甲酰磷酸
D. 天冬酰胺和氨甲酰磷酸
E. 天冬氨酸和氨甲酰磷酸

15. 嘌呤碱基的 C8 来自于
A. N_5-CH-NH-FH_4
B. N_5-CH_3-FH_4
C. N_{10}-CHO-FH_4
D. N_5，N_{10}-CH_2-FH_4
E. N_5，N_{10}-CH-FH_4

16. 体内嘧啶核苷酸合成的原料是
A. 甘氨酸+氨基甲酰磷酸+PRPP
B. 谷氨酸+氨基甲酰磷酸+PRPP
C. 谷氨酰胺+氨基甲酰磷酸+PRPP
D. 天冬氨酸+氨基甲酰磷酸+PRPP
E. 精氨酸+氨基甲酰磷酸+PRPP

17. 嘧啶从头合成途径首先合成的核苷酸为
A. UDP
B. CDP
C. TMP
D. UMP
E. CMP

18. 不属于嘌呤核苷酸从头合成直接原料的是
A. CO_2
B. 甘氨酸
C. 谷氨酸
D. 天冬氨酸
E. 一碳单位

19. 5-FU 是哪种碱基的类似物
A. A
B. U
C. C
D. G
E. T

20. 嘌呤核苷酸从头合成途径首先合成的是
A. XMP
B. IMP
C. GMP
D. AMP
E. CMP

21. 合成 IMP 和 UMP 的共同原料是
A. 天冬酰胺
B. 天冬氨酸
C. 甘氨酸
D. 甲硫氨酸
E. 一碳单位

【A_2 型题】

22. 有患者血中尿酸含量 > 80mg/L，经临床别嘌呤醇治

疗后尿酸降为 50mg/L，患者尿液中可能出现哪种化合物
A. 尿黑酸
B. 别嘌呤核苷酸
C. 牛磺酸
D. 多巴胺
E. 精胺、亚精胺

23. 患者，男性，51 岁。近 3 年来出现关节炎症状和尿路结石，进食肉类食物时，病情加重。该患者发生的疾病涉及的代谢途径是
A. 糖代谢
B. 脂代谢
C. 嘌呤核苷酸代谢
D. 嘧啶核苷酸代谢
E. 氨基酸代谢

【B_1 型题】

（24~27 题共用备选答案）
A. ATP
B. CTP
C. GTP
D. UTP
E. TTP

24. 细胞内合成氨基酰 tRNA 时消耗
25. 合成磷脂时，除消耗 ATP 外，还消耗
26. 糖原合成时形成活化的葡萄糖时消耗
27. 形成 3′，5′-环化鸟苷酸时需要

（28~30 题共用备选答案）
A. 8 氮杂鸟嘌呤
B. 甲氨蝶呤
C. 阿糖胞苷
D. 5-氟尿嘧啶
E. 别嘌呤醇

28. 叶酸类似物抗代谢药物是
29. 抑制 CDP 还原成 dCDP 的药物是
30. 为次黄嘌呤类似物的药物是

（31~33 题共用备选答案）
A. 尿酸
B. 尿囊素
C. 尿囊酸
D. 尿素
E. β 氨基异丁酸

31. 精氨酸可分解产生
32. 黄嘌呤氧化酶的产物为
33. 嘧啶分解可产生

第九章 遗传信息的传递

【A_1 型题】

1. 关于 DNA 聚合酶的叙述，错误的是
A. 需模板 DNA
B. 需引物 RNA
C. 延伸方向为 5′→3′
D. 以 NTP 为原料
E. 具有 3′→5′外切酶活性

2. 引起着色性干皮病的原因是
A. DNA 上 TT 二聚体的切除修复系统有缺陷
B. 细胞膜通透性缺陷引起迅速失水
C. 紫外线照射诱导了有毒性的前病毒
D. 温度敏感性转移酶失活
E. 维生素 B_1 缺乏

3. DNA 以半保留复制方式进行复制，一完全被放射性核素标记的 DNA 分子置于无放射性标记的溶液中复制两代，其放射性状况如何
A. 4 个分子的 DNA 均有放射性
B. 仅 2 个分子的 DNA 有放射性
C. 4 个分子的 DNA 均无放射性
D. 4 个分子的 DNA 双链中仅其一条链有放射性
E. 以上都不是

4. 可引起读码框移位的突变是
A. 转换
B. 颠换
C. 点突变
D. 缺失终止密码子
E. 插入 10 个核苷酸

5. DNA 复制时，以序列 5′-TAGA-3′为模板合成的互补结构是
A. 5′-TCTA-3′
B. 5′-TAGA-3′
C. 5′-ATCT-3′
D. 5′-AUCU-3′
E. 5′-UCUA-3′

6. 关于原核 RNA 聚合酶叙述，正确的是
A. 原核 RNA 聚合酶有 3 种
B. 由 4 个亚基组成的复合物
C. 全酶中包括一个 σ 因子
D. 全酶中包括两个 β 因子
E. 全酶中包括一个 α 因子

7. 识别转录起始点的是
A. ρ 因子
B. 核心酶
C. 聚合酶 α 亚基
D. σ 因子
E. DnaB 蛋白

8. 冈崎片段的生成是由于
A. 真核生物有多个复制起始点
B. 拓扑酶的作用
C. RNA 引物合成不足
D. 随从链的复制与解链方向相反
E. DNA 连接酶缺失

9. 下列关于 RNA 分子中“帽子”的叙述哪一项是正确的

A. 可使 tRNA 进行加工过程
B. 存在于 tRNA 的 3′端
C. 是由聚 A 组成
D. 存在于真核细胞的 mRNA 5′端
E. 用于校正原核细胞 mRNA 翻译中的错误

10. 进行 DNA 复制实验时，保留全部 DNA 复制体系成分，但以 DNA 聚合酶Ⅱ代替 DNA 连接酶，试分析可能会出现什么后果
A. DNA 高度缠绕，无法作为模板
B. DNA 被分解成无数片段
C. 无 RNA 引物，复制无法进行
D. 随从链的复制无法完成
E. 冈崎片段生成过量

11. 证实 DNA 合成是半保留复制的是
A. M.Messelson & F. W. Stahl
B. Watson & CriCk
C. Okazaki & Cech
D. Korn & Temin
E. Watson & Chargaffe

12. DNA 连接酶的作用正确的是
A. 不参与 DNA 复制
B. 能去除引物，填补空缺
C. 合成冈崎片段
D. 不参与 DNA 复制
E. 连接 DNA 双链中单链缺口的两个末端

13. 原核生物参与转录起始的酶是
A. 解链酶
B. 引物酶
C. RNA 聚合酶Ⅲ
D. RNA 聚合酶全酶
E. RNA 聚合酶核心酶

14. 真核生物染色体 DNA 复制特点，错误的是
A. 冈崎片段较短
B. 复制呈半不连续性
C. 只需 DNA 聚合酶 α、β 参与
D. 可有多个复制起始点
E. 为半保留复制

15. 镰状细胞贫血是因为血红蛋白 β 链基因上哪种突变引起的
A. 点突变
B. 插入
C. 缺失
D. 倒位
E. 移码突变

16. 着色性干皮病的分子基础是
A. Na^+泵激活引起细胞失水
B. 温度敏感性转移酶类失活
C. 紫外线照射损伤 DNA 修复
D. 利用维生素 A 的酶被光破坏
E. DNA 损伤修复所需的核酸内切酶缺乏

17. DNA 复制的主要方式是
A. 半保留复制
B. 全保留复制
C. 弥散式复制
D. 不均一复制
E. 以上都不是

18. DNA 上某段碱基顺序为 5′ ATCGTTA 3′，其互补链相对应的 mRNA 碱基顺序是
A. 5′-TAGCAAT-3′
B. 5′-AUGCGUUA-3′
C. 5′-AUCGUUA-3′
D. 3′-UAGCAAU-5′
E. 5′-ATCGTTA-3′

19. 下列哪种疾病与 DNA 修复过程缺陷有关
A. 痛风
B. 黄疸
C. 蚕豆病
D. 着色性干皮病
E. 卟啉病

20. 利用电子显微镜观察原核生物和真核生物 DNA 复制过程，都能看到伸展成叉状的复制现象，其可能的原因是
A. DNA 双链被解链酶解开
B. 拓扑酶发挥作用形成中间体
C. 有多个复制起始点
D. 冈崎片段连接时的中间体
E. 单向复制所致

21. 最可能的致死性突变为缺失或插入一个核苷酸，其机制为
A. 碱基转换
B. 碱基颠换
C. 移码突变
D. 无义突变
E. 自发性转换突变

22. 关于紫外光照射引起 DNA 分子形成的 TT 二聚体，下列叙述哪项正确
A. 并不终止复制
B. 由光修复酶断裂两个胸腺嘧啶形成的二聚体
C. 由胸腺嘧啶二聚体酶所催化
D. 由两股互补核苷酸链上胸腺嘧啶之间形成共价键
E. 框移码突变阅读

23. DNA 上某段碱基顺序为 5′-ATCGGC-3′，其互补链的碱基顺序是
A. 5′-ATCGGC-3′
B. 5′-TAGCCG-3′
C. 5′-GCCGAT-3′
D. 5′-UAGCCG-3′
E. 5′-GCCGAU-3′

24. 哺乳动物细胞中 DNA 紫外线损伤最主要的修复酶是
A. DNA 聚合酶 α
B. DNA 聚合酶 β
C. DNA 聚合酶 γ
D. DNA 聚合酶 δ
E. DNA 聚合酶 ε

25. 在真核生物中，经 RNA 聚合酶Ⅱ催化产生的转录产物是
A. mRNA
B. 18S rRNA
C. 28S rRNA
D. tRNA
E. 全部 RNA

26. 真核生物中 tRNA 和 5S rRNA 的转录由下列哪种酶催化
A. RNA 聚合酶Ⅰ
B. 反转录酶

C. RNA 聚合酶Ⅱ
D. RNA 聚合酶全酶
E. RNA 聚合酶Ⅲ

27. 真核细胞 DNA 前导链合成的主要复制酶是
A. DNA 聚合酶 δ
B. DNA 聚合酶 β
C. DNA 聚合酶 γ
D. DNA 聚合酶 α
E. DNA 聚合酶 ε

28. DNA 连接酶的催化作用在于
A. 解开超螺旋
B. 解开双螺旋
C. 合成引物 RNA
D. 连接 DNA 链 3′ OH 末端与另一 DNA 链的 5′ P 末端
E. 连接 DNA 与 RNA 分子

29. 参与 DNA 复制的物质不包括
A. DNA 聚合酶
B. 解链酶、拓扑酶
C. 模板、引物
D. 光修复酶
E. 单链 DNA 结合蛋白

30. 催化以 RNA 为模板合成 DNA 的酶是
A. 反转录酶
B. 引物酶
C. DNA 聚合酶
D. RNA 聚合酶
E. 拓扑异构酶

第十章 蛋白质生物合成

【A₁ 型题】

1. 蛋白质分子中氨基酸的排列顺序决定因素是
A. 氨基酸的种类
B. tRNA
C. 转肽酶
D. mRNA 分子中单核苷酸的排列顺序
E. 核糖体

2. 下列有关密码的错误叙述是
A. 密码无标点符号
B. 有终止密码和起始密码
C. 密码有简并性
D. 密码有通用性
E. 蛋白质中的氨基酸均有一个相应密码

3. 关于蛋白质合成的错误叙述是
A. 20 种氨基酸都有相应的密码
B. 氨基酸以氨基与 tRNA 共价相连
C. 氨基酸与 tRNA3′端连接
D. 核糖体是蛋白质翻译的场所
E. mRNA 是多肽合成的直接模板

4. 关于白喉毒素，错误的是
A. 对原核生物有剧毒
B. 是一种毒素蛋白
C. 干扰蛋白质生物合成
D. 是一种修饰酶
E. 极低剂量即发生效应

5. 氨基酰 tRNA 合成酶的特点正确的是
A. 存在于细胞核中
B. 催化反应需 GTP
C. 对氨基酸、tRNA 都有专一性
D. 直接生成甲酰蛋氨酰tRNA
E. 只对氨基酸有绝对专一性

6. 一个 tRNA 反密码子为 5′ IGC 3′，它可以识别的密码是
A. 5′GCA 3′
B. 5′GCG 3′
C. 5′CCG 3′
D. 5′ACG 3′
E. 5′UCG 3′

7. 干扰素抑制翻译过程是作用于
A. IF-1
B. eEF-2
C. eIF-2
D. eEF-1
E. IF-3

8. 干扰素诱导生成的寡核苷酸是
A. 2′-5′G
B. 3′-5′G
C. 2′-5′A
D. 3′-5′U
E. 2′-5′C

【B₁ 型题】

（9~10 题共用备选答案）
A. 丝氨酸
B. 羟脯氨酸
C. 胱氨酸
D. 蛋氨酸
E. 苏氨酸

9. 肽链合成后经羟化生成的是
10. 由两个半胱氨酸的 SH 基氧化生成的是

（11~13 题共用备选答案）
A. 摆动性
B. 通用性
C. 连续性
D. 简并性
E. 特异性

11. tRNA 反密码第 1 位上的 I 与 mRNA 密码第 3 位上的 A、C、U 均可配对，属于
12. UGC、UGU 可编码半胱氨酸属于密码的
13. mRNA 碱基插入或缺失可造成框移突变由于密码的

第十一章　基因表达调控

【A_1型题】

1. 下列哪种结构是操纵子所没有的
   A. 启动子
   B. 调控基因
   C. 结构基因
   D. 操纵基因
   E. 5′帽子结构
2. 一个操纵子通常含有
   A. 一个启动序列和一个编码基因
   B. 一个启动序列和数个编码基因
   C. 数个启动序列和一个编码基因
   D. 数个启动序列和数个编码基因
   E. 两个启动序列和数个编码基因
3. 关于启动子的叙述下列哪项正确
   A. 开始被翻译的 DNA 序列
   B. 开始转录生成 mRNA 的 DNA 序列
   C. 开始结合 RNA 聚合酶的 DNA 序列
   D. 阻遏蛋白结合的 DNA 序列
   E. 产生阻遏物的基因
4. 增强子的作用特点是
   A. 只作用于真核细胞中
   B. 有固定的部位，必须在启动子上游
   C. 有严格的专一性
   D. 无须与蛋白质因子结合就能增强转录作用
   E. 作用无方向性
5. 基因表达调控的主要环节是
   A. 基因扩增
   B. 转录起始
   C. 转录后加工
   D. 翻译起始
   E. 翻译后加工
6. 与 DNA 结合并阻止转录进行的蛋白质称为
   A. 正调控蛋白
   B. 反式作用因子
   C. 诱导物
   D. 阻遏物
   E. 分解代谢基因活化蛋白
7. 基因表达调控最重要的环节是
   A. 基因转录
   B. DNA 合成
   C. 转录后加工
   D. 蛋白质合成
   E. 蛋白质合成后加工
8. RNA 聚合酶结合于操纵子的位置是
   A. 结构基因起始区
   B. CAP 结合位点
   C. 调节基因
   D. 启动序列
   E. 操纵序列
9. 增强子的作用是
   A. 促进结构基因转录
   B. 抑制结构基因转录
   C. 抑制阻遏蛋白
   D. 抑制操纵基因表达
   E. 抑制启动子
10. 反式作用因子的确切定义是指
   A. 调控任意基因转录的某一基因编码蛋白质
   B. 调控另一基因转录的某一基因编码蛋白质
   C. 具有转录调节功能的各种蛋白质因子
   D. 具有翻译调节功能的各种蛋白质因子
   E. 具有基因表达调控功能的各种核因子
11. cAMP 对转录起始的调控是
   A. 单独与操纵基因结合，封闭其基因表达
   B. 以 cAMP-CAP 复合物与操纵基因结合，使该基因开放
   C. 与 RNApol Ⅱ结合，促进酶的活性
   D. 与阻遏蛋白结合，去阻遏作用
   E. 与增强子结合，促进转录
12. 启动子是指
   A. DNA 分子中能转录的序列
   B. 与 RNA 聚合酶结合的 DNA 序列
   C. 与阻遏蛋白结合的 DNA 序列
   D. 有转录终止信号的序列
   E. 与顺式作用元件结合的序列
13. RNA 聚合酶Ⅱ（TFⅡ）中能与 TATA 盒直接结合的是
   A. TFⅡA
   B. TFⅡB
   C. TFⅡD
   D. TFⅡE
   E. TFⅡF
14. 关于操纵基因的叙述，下列哪项正确
   A. 与阻遏蛋白结合的部位
   B. 与RNA 聚合酶结合的部位
   C. 属于结构基因的一部分
   D. 具有转录活性
   E. 是结构基因的转录产物
15. 关于乳糖操纵子的叙述，下列哪项正确
   A. 属于可诱导型调控
   B. 属于可阻遏型调控
   C. 结构基因产物抑制分解代谢
   D. 结构基因产物与分解代谢无关
   E. 受代谢终产物抑制
16. 在亮氨酸拉链中，每隔多少个氨基酸出现 1 个亮氨酸
   A. 7 个
   B. 3.6 个

C. 9个
D. 12个
E. 7.2个

17. 基因表达中的诱导现象是指
A. 阻遏物的生成
B. 细菌利用葡萄糖作碳源
C. 细菌不用乳糖作碳源
D. 由底物的存在引起代谢底物的酶的合成
E. 低等生物可以无限制地利用营养物

18. 关于TFⅡD的叙述，下列哪项正确
A. 是唯一能与TATA盒结合的转录因子
B. 能促进RNApolⅡ与启动子结合
C. 具有ATP酶活性
D. 能解开DNA双链
E. 抑制DNA基因转录

【B_1型题】

（19~20题共用备选答案）
A. 顺式作用元件
B. 反式作用元件
C. 顺式作用因子
D. 反式作用因子
E. 顺/反式作用元件

19. 对自身基因转录具有调控作用的DNA序列是
20. 特定基因编码、调控另一基因转录激活的转录因子是

（21~23题共用备选答案）
A. 操纵子
B. 启动子
C. 增强子
D. 沉默子
E. 衰减子

21. 大多数原核生物基因转录调控机制是
22. 激活真核基因组织特异性转录所必需的是
23. 包含有RNA聚合酶识别位点的是

（24~25题共用备选答案）
A. 辅阻遏蛋白
B. TFⅡB
C. CAP
D. 乳糖
E. 抑制基因

24. 可使阻遏蛋白变构并促进其与操纵基因结合的是
25. 参与操纵子正调控的蛋白质因子是

（26~27题共用备选答案）
A. TATA盒
B. 增强子结合蛋白
C. 操纵子
D. 酪氨酸蛋白激酶
E. RNA聚合酶Ⅱ

26. 属于反式作用因子的是
27. 属于顺式元件的是

（28~29题共用备选答案）
A. 乳糖
B. 葡萄糖
C. cAMP
D. 色氨酸
E. 阿拉伯糖

28. 能与阻遏蛋白结合，使操纵基因开放的是
29. 与分解代谢基因活化蛋白（CAP）结合生成复合物的是

第十二章 信号转导

【A_1型题】

1. 神经递质、激素和细胞因子可通过下列哪条共同途径传递信息
A. 形成动作电位
B. 使离子通道开放
C. 与受体结合
D. 通过胞饮进入细胞
E. 使离子通道关闭

2. 哪项不是受体与配体结合的特点
A. 高度专一性
B. 高度亲和力
C. 可饱和性
D. 不可逆性
E. 非共价键结合

3. 不直接被胞内第二信使调节的蛋白激酶是
A. PKA
B. PKC
C. PKG
D. TPK
E. Ca^{2+}-CaM激酶

4. 受体的特异性取决于
A. 活性中心的构象和活性基团
B. 结合域的构象和活性基团
C. 细胞膜的构象和活性基团
D. 信息传导部分的构象和活性基团
E. G蛋白的构象和活性基团

5. cAMP蛋白激酶A途径和DG蛋白激酶C途径的共同特点是
A. 由G蛋白介导
B. Ca^{2+}可激活激酶
C. 磷脂酰丝氨酸可激活激酶
D. 钙泵可拮抗激酶活性
E. cAMP和DG均为小分子，故都可在胞液内自由扩散

6. 与G蛋白偶联的受体是
A. 环状受体
B. 跨膜受体
C. 催化性受体
D. 细胞核内受体
E. 胞质内受体

7. 依赖cAMP的蛋白激酶是
A. 受体型TPK
B. 非受体型TPK
C. PKC
D. PKA
E. PKG

8. IP_3受体位于
A. 质膜

B. 高尔基体
C. 内质网
D. 溶酶体
E. 核糖体

9. 下列哪种物质不属于第二信使
A. cAMP
B. Ca^{2+}
C. cGMP
D. IP_3
E. 乙酰胆碱

10. 下列哪项不符合 G 蛋白的特点
A. 又称鸟苷三磷酸结合蛋白
B. 由α、β、γ三种亚基组成
C. α 亚基能与 GTP、GDP 结合
D. α 亚基具有 GTP 酶活性
E. βγ 结合松弛

11. 激活的 PKC 能磷酸化的氨基酸残基是
A. 酪氨酸/丝氨酸
B. 酪氨酸/苏氨酸
C. 丝氨酸/苏氨酸
D. 丝氨酸/组氨酸
E. 苏氨酸/组氨酸

12. 通过细胞膜受体发挥作用的激素是
A. 雌激素
B. 孕激素
C. 糖皮质激素
D. 甲状腺素
E. 胰岛素

13. 激素的第二信使不包括
A. PIP_2
B. cAMP
C. DG
D. Ca^{2+}
E. IP_3

14. cAMP 可以别构激活的酶是
A. 蛋白酶
B. 蛋白激酶
C. 磷蛋白磷酸酶
D. 还原酶
E. 转肽酶

15. 蛋白激酶的作用是使
A. 蛋白质水解
B. 蛋白质或酶磷酸化
C. 蛋白质或酶脱磷酸
D. 酶降解失活
E. 蛋白质合成

16. 1,4,5-三磷酸肌醇（IP_3）可以
A. 促进甘油二酯生成
B. 使细胞膜钙泵活性增强
C. 促进内质网中 Ca^{2+} 释放至胞液
D. 促进 Ca^{2+} 与 CAM 结合
E. 促进 Ca^{2+} 与蛋白激酶 C 结合

17. 有关类固醇激素作用方式的叙述，正确的是
A. 激素可进入核内，直接促进转录
B. 激素与受体结合后激活 G 蛋白
C. 激素-受体复合物激活热休克蛋白
D. 激素与受体结合后促进受体解聚
E. 其受体具有转录因子功能

【B_1 型题】

（18~19 题共用备选答案）
A. 神经递质
B. 旁分泌的激素
C. 自分泌的激素
D. 细胞因子
E. 谷胱甘肽

18. 胰岛 D 细胞分泌的生长抑素是
19. EGF 是

（20~21 题共用备选答案）
A. 使 α 亚基与效应蛋白解离
B. 具有蛋白激酶 A 活性
C. 具有蛋白激酶 C 活性
D. 具有酪氨酸蛋白激酶活性
E. 可激活腺苷酸环化酶

20. G 蛋白游离的 α 亚基 GTP
21. G 蛋白结合 GDP 后

（22~23 题共用备选答案）
A. 胰高血糖素
B. 胰岛素
C. 盐皮质激素
D. 肾上腺素
E. 促性腺激素

22. 抑制腺苷酸环化酶，激活磷酸二酯酶的激素是
23. 能透过细胞膜并与细胞内受体结合的激素是

（24~26 题共用备选答案）
A. DG
B. Na^+，K^+-ATP 酶
C. 线粒体内膜嵴
D. F1F0 复合体
E. GLUT4

24. ATP 合酶
25. 第二信使
26. 不依赖 Na^+ 的转运葡萄糖载体

（27~28 题共用备选答案）
A. cAMP
B. cGMP
C. 磷脂酰丝氨酸
D. IP_3
E. GSH

27. 激活蛋白激酶 A 需
28. 激活蛋白激酶 C 需

（29~30 题共用备选答案）
A. IRS 1
B. cGMP
C. IP_3
D. DG
E. 神经生长因子

29. Ca^{2+} 钙调蛋白激酶途径可被上述哪种物质激活
30. PKC 可被上述哪种物质激活

第十三章 重组DNA技术

【A_1型题】

1. 限制性内切酶是一种
   A. 核酸特异的内切酶
   B. DNA特异的内切酶
   C. DNA序列特异的内切酶
   D. RNA特异的内切酶
   E. RNA序列特异的内切酶
2. 有关理想质粒载体的特点，正确的是
   A. 为线性单链DNA
   B. 含有多种限制酶的单一切点
   C. 含有同一限制酶的多个切点
   D. 其复制受宿主控制
   E. 不含耐药基因
3. 基因工程的基本过程不包括
   A. 载体和目的基因的分离
   B. 限制性内切酶的切割
   C. DNA重组体的形成及转化
   D. 蛋白质空间结构的测定
   E. 重组体的筛选与鉴定
4. 实验室内常用的连接外源性DNA载体的酶是
   A. Taq酶
   B. T_4DNA连接酶
   C. DNA聚合酶Ⅰ
   D. DNA聚合酶Ⅱ
   E. DNA聚合酶Ⅲ
5. 关于重组DNA技术的叙述，错误的是
   A. 质粒、噬菌体可作为载体
   B. 限制性内切酶是主要工具酶之一
   C. 重组DNA由载体DNA和目标DNA组成
   D. 重组DNA分子经转化或转染可进入宿主细胞
   E. 进入细胞内的重组DNA均可表达目标蛋白
6. 关于质粒的叙述，下列哪项错误
   A. 大小约为数千个碱基对
   B. 是双链的线性分子
   C. 存在于大多数细菌的胞质中
   D. 易从一个细菌转移入另一个细菌
   E. 常带抗药基因
7. 下列哪项不是限制性内切酶识别序列的特点
   A. 特异性很高
   B. 常由4~6个核苷酸组成
   C. 一般具有回文结构
   D. 少数内切酶识别序列中的碱基可以有规律地替换
   E. 限制性内切酶的切口均是黏性末端
8. 基因重组不包括
   A. 转化
   B. 转换
   C. 整合
   D. 转导
   E. 转位
9. 重组DNA的连接方式不包括
   A. 黏性末端连接
   B. 平头末端连接
   C. 黏性末端与平头末端连接
   D. DNA连接子技术
   E. DNA适配子技术

【B_1型题】

（10~12题共用备选答案）
   A. Northern印迹杂交
   B. 亲和层析
   C. Southern印迹杂交
   D. Western印迹杂交
   E. 离子交换层析
10. 用来鉴定蛋白质的技术是
11. 用来鉴定RNA的技术是
12. 用来鉴定DNA的技术是

（13~14题共用备选答案）
   A. 大肠埃希菌DNA聚合酶Ⅰ
   B. 大肠埃希菌DNA聚合酶Ⅱ
   C. 大肠埃希菌DNA聚合酶Ⅰ大片段
   D. 大肠埃希菌DNA聚合酶Ⅲ
   E. 水生菌YT 1菌株的DNA聚合酶
13. KlenowDNA聚合酶是
14. TaqDNA聚合酶是

（15~17题共用备选答案）
   A. 96℃
   B. 85℃
   C. 72℃
   D. 62℃
   E. 55℃
15. PCR变性温度一般为
16. PCR引物退火温度一般为
17. PCR引物延伸温度一般为

第十四章 癌基因与抑癌基因

【A_1型题】

1. 关于病毒癌基因的叙述，正确的是
   A. 主要存在于DNA病毒基因组中
   B. 最初在劳氏（Rous）肉瘤病毒中发现
   C. 不能使培养细胞癌变
   D. 又称原癌基因
   E. 由病毒自身基因突变而来
2. 关于抑癌基因的叙述，下列哪

项正确
A. 发出抗细胞增生信号
B. 与癌基因表达无关
C. 缺失对细胞的增生、分化无影响
D. 不存在于人类正常细胞
E. 肿瘤细胞出现时才进行表达

3. 关于癌基因的叙述，错误的是
A. 是细胞增生的正调节基因
B. 可诱导细胞凋亡
C. 能在体外引起细胞转化
D. 能在体内诱发肿瘤
E. 包括病毒癌基因和细胞癌基因

4. 属于抑癌基因的是
A. Rb
B. ras
C. myc
D. erb-2
E. sis

5. 关于原癌基因的叙述，下列哪项错误
A. 正常细胞无此基因
B. 基因突变可激活原癌基因表达
C. 正常细胞均有原癌基因
D. 病毒感染可使该基因活化表达
E. 多种理化因素可活化此基因表达

6. 生长因子受体不具备下列哪项结构特点
A. 是跨膜糖蛋白
B. 胞外部分构成结合域
C. 跨膜段由 20 多个疏水氨基酸组成
D. 胞内部分有较多可以被磷酸化的酪氨酸残基
E. 酪氨酸残基磷酸化后形成与 G 蛋白的结合位点

7. 下列哪种因素可能使癌基因活化
A. 癌基因发生点突变
B. 正常基因不表达
C. 正常基因表达减弱
D. 抑癌基因表达增强
E. 细胞分化增加

【B_1 型题】

（8~10 题共用备选答案）
A. 出现新的原癌基因产物
B. 病毒基因组 LTR 插入细胞原癌基因
C. 原癌基因内单个碱基的替换
D. 原癌基因拷贝数增加
E. 原癌基因移至强启动子附近

8. 获得启动子和增强子
9. 原癌基因扩增
10. 点突变

第十五章 血液生化

【A_1 型题】

1. 正常人体的血液总量约占体重的
A. 45%
B. 16%
C. 10%
D. 8%
E. 6%

2. 血液内存在的下列物质中，不属于代谢终产物的是
A. 尿素
B. 尿酸
C. 肌酐
D. 二氧化碳
E. 丙酮酸

3. 清蛋白产生的胶体渗透压占血浆胶体总渗透压的
A. 55%~60%
B. 60%~65%
C. 65%~70%
D. 70%~75%
E. 75%~80%

4. 血液非蛋白氮中含量最多的物质是
A. 肌酐
B. 肌酸
C. 蛋白质
D. 尿酸
E. 尿素

5. 长期饥饿状态下，在血浆中含量明显减少的蛋白是
A. α_1 球蛋白
B. α_2 球蛋白
C. β 球蛋白
D. γ 球蛋白
E. 清蛋白

【B_1 型题】

（6~8 题共用备选答案）
A. 水解乙酰胆碱
B. 抑制凝血酶
C. 特异地与球蛋白结合
D. 专与血红素结合
E. 属于抗体

6. 胆碱酯酶
7. 免疫球蛋白
8. 抗凝血酶 Ⅲ

第十六章 肝 生 化

【A_1 型题】

1. 下列哪一种物质的合成过程仅在肝脏中进行
   A. 尿素
   B. 糖原
   C. 血浆蛋白
   D. 脂肪酸
   E. 胆固醇
2. 发生在肝生化转化第二阶段的是
   A. 葡糖醛酸结合反应
   B. 氧化反应
   C. 还原反应
   D. 水解反应
   E. 脂化反应
3. 生物转化过程最重要的方式是
   A. 使毒物的毒性降低
   B. 使药物失效
   C. 使生物活性物质灭活
   D. 使某些药物药效更强或毒性增加
   E. 使非营养物质极性增强，利于排泄
4. 在生物转化中最常见的一种结合物是
   A. 乙酰基
   B. 甲基
   C. 谷胱甘肽
   D. 葡糖醛酸
   E. 硫酸
5. 胆汁酸合成的关键酶是
   A. 3α 羟化酶
   B. 6α 羟化酶
   C. 5α 羟化酶
   D. 4α 羟化酶
   E. 7α 羟化酶
6. 下列哪种胆汁酸是初级胆汁酸
   A. 甘氨石胆酸
   B. 甘氨胆酸
   C. 牛磺脱氧胆酸
   D. 牛磺石胆酸
   E. 甘氨脱氧胆酸
7. 胆汁中含量最多的有机成分是
   A. 胆色素
   B. 胆汁酸
   C. 胆固醇
   D. 磷脂
   E. 黏蛋白
8. 血中哪一种胆红素增加会在尿中出现胆红素
   A. 非结合胆红素
   B. 结合胆红素
   C. 肝前胆红素
   D. 间接反应胆红素
   E. 与白蛋白结合的胆红素
9. 下列化合物哪一个不是胆色素
   A. 血红素
   B. 胆绿素
   C. 胆红素
   D. 胆素原族
   E. 胆素族
10. 下列哪种情况尿中胆素原族排泄量减少
   A. 肝功能轻度损伤
   B. 肠道阻塞
   C. 溶血
   D. 碱中毒
   E. 胆道阻塞

【B_1 型题】

（11~14 题共用备选答案）
A. 硫酸胆红素
B. 胆红素白蛋白
C. 胆红素配体蛋白
D. 胆红素葡糖醛酸酯
E. 胆素原族

11. 胆红素在血内运输形式是
12. 胆红素在肝细胞内存在形式是
13. 胆红素自肝脏排出主要形式是
14. 肠道重吸收的胆色素是

第十七章 维 生 素

【A_1 型题】

1. 维生素 A 存在于自然界黄、红色植物中，最主要的是
   A. α-胡萝卜素
   B. 视黄醇
   C. 视黄酸
   D. β-胡萝卜素
   E. γ-胡萝卜素
2. 维生素 D 的主要生化作用是
   A. 促进 Ca^{2+}、P 的吸收
   B. 促进 K^+、Na^+的排泄
   C. 促进 Ca^{2+}、P 的排泄
   D. 降低血钙、磷浓度
   E. 促进胃对 Ca^{2+}、P 的吸收
3. 维生素 K 缺乏时发生
   A. 贫血
   B. 溶血
   C. 红细胞增多症
   D. 血友病
   E. 凝血因子合成障碍症
4. 维生素 E 中生物活性最强的是
   A. α-生育酚
   B. β-生育酚
   C. γ-生育酚
   D. δ-生育酚
   E. 以上均是
5. 下列中哪种维生素是重要的天然抗氧化剂
   A. 核黄素
   B. 维生素 D
   C. 维生素 E
   D. 硫胺素
   E. 维生素 K
6. 维生素 B_1 缺乏时出现的消化道蠕动慢，消化液分泌少、食欲

缺乏等症状，是因为维生素 B_1 能够
A. 抑制胆碱酯酶的活性
B. 抑制乙酸胆碱的活性
C. 提高胃蛋白酶的活性
D. 提高胰蛋白酶的活性
E. 促进胃蛋白酶原的激活

7. 维生素 B_2 的活性形式是
A. FMN 和 FAD
B. NAD^+
C. 核黄素
D. $NADH+H^+$
E. $FMNH_2$ 和 $FADH_2$

8. 维生素 A 缺乏时可能发生
A. 夜盲症
B. 色盲症
C. 白内障
D. 软骨病
E. 白化病

9. 维生素 D 缺乏时可能发生
A. 佝偻病
B. 呆小病
C. 痛风症
D. 夜盲症
E. 肾结石

10. 维生素 C 缺乏时可患
A. 坏血病
B. 败血症
C. 白血病
D. 痛风
E. 贫血

【B_1 型题】

（11～15 题共用备选答案）
A. 维生素 B_1
B. 维生素 K
C. 维生素 C
D. 维生素 D
E. 维生素 E

11. 有抗不孕作用的是
12. 在体内可促进凝血酶原合成的是
13. 在肝内参与胆固醇转变为胆汁酸的是
14. 谷氨酸残基 γ-羧化酶的辅酶是
15. 类固醇的衍生物是

第十八章　矿　物　质

【A_1 型题】

1. 缺钙会出现下列哪种情况
A. 异食癖
B. 佝偻病
C. 侏儒症
D. 贫血
E. 夜盲症

2. 氟摄入过少时可能会引起下列哪种疾病
A. 龋齿
B. 氟骨症
C. 氟斑牙
D. 牙髓炎
E. 四环素牙

第六篇　医学微生物学

第一章　微生物的基本概念

【A_1型题】

1. 属于真核细胞型微生物的是
   A. 铜绿假单胞菌
   B. 衣原体
   C. 白假丝酵母菌
   D. 立克次体
   E. 肺炎支原体
2. 不属于原核细胞型微生物的是
   A. 细菌
   B. 病毒
   C. 支原体
   D. 立克次体
   E. 衣原体
3. 属于非细胞型微生物的是
   A. 钩端螺旋体
   B. 人类免疫缺陷病毒
   C. 沙眼衣原体
   D. 霍乱弧菌
   E. 白假丝酵母菌

第二章　微生物的形态与结构

【A_1型题】

1. 测量细菌常用的单位是
   A. mm
   B. μm
   C. nm
   D. pm
   E. cm
2. 关于细菌细胞结构叙述错误的是
   A. 细胞壁均有肽聚糖
   B. 有70S核糖体
   C. 核有完整的核膜和核仁
   D. L型细菌无细胞壁
   E. 中介体多见于G^+菌
3. 与细菌耐药性有关的结构是
   A. 性菌毛
   B. 荚膜
   C. 质粒
   D. 鞭毛
   E. 异染颗粒
4. 青霉素抗菌作用的机制是
   A. 干扰细菌细胞壁的合成
   B. 干扰细菌细胞蛋白质的合成
   C. 破坏细菌细胞膜通透性
   D. 破坏细菌细胞核酸的代谢
   E. 干扰细菌胞质颗粒的形成
5. L型细菌缺失哪一种结构
   A. 细胞质
   B. 细胞膜
   C. 细胞核质
   D. 细胞壁
   E. 核糖体
6. 革兰阴性菌的细胞壁肽聚糖缺少的成分是
   A. 聚糖骨架
   B. β-1，4糖苷键
   C. 四肽侧链
   D. 五肽交联桥
   E. N-乙酰葡糖胺和N-乙酰胞壁酸
7. 关于革兰染色，叙述错误的是
   A. 革兰阳性菌染成深紫色
   B. 染色顺序为结晶紫→95%乙醇→碘液→稀释复红
   C. 革兰阴性菌染成红色
   D. 具有鉴别细菌意义
   E. 具有指导选择抗菌药物的意义
8. 革兰阳性细菌不具备的成分是
   A. 肽聚糖
   B. 脂多糖
   C. 磷壁酸
   D. N-乙酰胞壁酸
   E. N-乙酰葡糖胺
9. 细菌细胞壁特有的成分是
   A. 肽聚糖
   B. 外膜
   C. 脂蛋白
   D. 脂多糖
   E. 类脂A

【B_1型题】

（10～17题共用备选答案）
   A. 荚膜
   B. 芽孢
   C. 鞭毛
   D. 菌毛
   E. 异染颗粒

10. 与细菌运动有关的是
11. 白喉棒状杆菌具有
12. 肺炎链球菌可形成
13. 志贺菌具有
14. 评价消毒灭菌是否彻底的指标是破坏
15. 与细菌黏附宿主细胞有关的是
16. 与细菌抵抗吞噬有关的是
17. 对外界抵抗力最强的是

第三章　细菌的生理

【A_1 型题】

1. 下列除哪项外，均为细菌生长繁殖的条件
   A. 营养物质
   B. 酸碱度
   C. 温度
   D. 气体环境
   E. 溶解度
2. 下列哪个是耐盐细菌
   A. 痢疾志贺菌
   B. 破伤风梭菌
   C. 副溶血性弧菌
   D. 白喉棒状杆菌
   E. 结核分枝杆菌
3. 细菌个体的繁殖方式是
   A. 有性繁殖
   B. 菌丝断裂
   C. 细胞出芽
   D. 无性二分裂
   E. 核酸复制
4. 大肠埃希菌分裂一代需要的时间大约是
   A. 18 小时
   B. 20 分钟
   C. 72 小时
   D. 60 分钟
   E. 20 秒
5. 破伤风梭菌属于
   A. 专性需氧菌
   B. 专性厌氧菌
   C. 兼性厌氧菌
   D. 微需氧菌
   E. 微需二氧化碳
6. 不是细菌合成代谢产物的是
   A. 内毒素
   B. 外毒素
   C. 类毒素
   D. 色素
   E. 侵袭性酶类
7. 在细菌生长过程中，细菌生长最快，生物学性状最典型的阶段是
   A. 迟缓期
   B. 对数期
   C. 减数期
   D. 稳定期
   E. 衰退期
8. 细菌内毒素的特征是
   A. 只能由革兰阴性细菌产生
   B. 少数由革兰阳性细菌产生
   C. 细菌在生活状态下释放
   D. 抗原性强
   E. 不耐热

第四章　消毒与灭菌

【A_1 型题】

1. 杀死包括芽孢在内所有微生物的方法称为
   A. 消毒
   B. 无菌
   C. 防腐
   D. 灭菌
   E. 抑菌
2. 关于高压蒸汽灭菌法，不正确的描述是
   A. 灭菌效果最可靠
   B. 适用于耐高温和耐湿物品的灭菌
   C. 可杀灭包括细菌芽孢在内的所有微生物
   D. 通常灭菌压力为 2.05kg/cm²
   E. 通常灭菌温度为 121.3℃
3. 高压蒸汽灭菌法通常在 103.4kPa（1.05kg/cm²）的压力下维持时间为
   A. 1～5 分钟
   B. 6～10 分钟
   C. 15～20 分钟
   D. 30～40 分钟
   E. 55～60 分钟
4. 饮用水及游泳池消毒用
   A. 0.05%～1.00%苯扎溴铵（新洁尔灭）
   B. 75%乙醇
   C. 0.05%～1.00%度米芬
   D. 0.2～0.5μg/L 氯
   E. 0.1%～0.5%过氧乙酸
5. 下列消毒灭菌法哪种是错误的
   A. 牛奶——巴氏消毒
   B. 排泄物——漂白粉
   C. 玻璃器材——流通蒸汽法
   D. 含糖培养基——间歇灭菌法
   E. 人或动物血清——滤过除菌
6. 具有杀菌作用的紫外线波长是
   A. 50～90nm
   B. 100～140nm
   C. 150～190nm
   D. 200～300nm
   E. 400～490nm
7. 滤过除菌常用的滤板孔径是
   A. 0.22～0.45μm
   B. 0.50～0.75μm
   C. 0.80～0.95μm
   D. 1～5μm
   E. 5～10μm
8. 新生儿预防淋病奈瑟球菌所致脓漏眼的常用消毒剂是
   A. 2%～4%甲紫
   B. 0.1%高锰酸钾
   C. 2%红汞
   D. 1%硝酸银
   E. 2%碘伏

【B_1 型题】

（9~13 题共用备选答案）

A. 高压蒸汽灭菌
B. 干烤
C. 滤过除菌
D. 紫外线
E. 煮沸消毒

9. 手术间的消毒宜采用
10. 动物免疫血清的除菌宜采用
11. 手术用金属器械宜采用
12. 玻璃器皿采用
13. 饮水消毒用

第五章 噬 菌 体

【A_1 型题】

1. 噬菌体在分类上属于
   A. 细菌
   B. 病毒
   C. 原虫
   D. 支原体
   E. 真菌
2. 关于噬菌体生物性状叙述错误的是
   A. 能通过细菌滤器
   B. 不具有抗原性
   C. 主要成分是核酸和蛋白质
   D. 必须在活菌内寄生
   E. 具有严格的宿主特异性

【B_1 型题】

（3~6 题共用备选答案）

A. 温和噬菌体
B. 毒性噬菌体
C. 前噬菌体
D. 溶原性细菌
E. L 型细菌

3. 整合在细菌染色体上的噬菌体的核酸是
4. 带有前噬菌体的细菌称为
5. 能产生溶原状态的噬菌体称为
6. 使相应细菌裂解的噬菌体称为

第六章 细菌的遗传与变异

【A_1 型题】

1. 与接合有关的细菌结构是
   A. 微绒毛
   B. 普通菌毛
   C. 性菌毛
   D. 鞭毛
   E. 纤毛
2. 细菌“核质以外的遗传物质”是指
   A. mRNA
   B. 核蛋白体
   C. 质粒
   D. 异染颗粒
   E. 性菌毛
3. 耐药质粒的组成部分是
   A. RTF（耐药传递因子）与 F 因子
   B. RTF 与耐药（γ）决定因子
   C. γ 决定因子与 gAl 基因
   D. γ 决定因子与 Bio 基因
   E. γ 决定因子与 F 因子

【B_1 型题】

（4~8 题共用备选答案）

A. F 质粒
B. R 质粒
C. Vi 质粒
D. Col 质粒
E. γ 决定因子

4. 耐药性质粒是
5. 决定细菌性别的是
6. 产生大肠菌素的质粒是
7. 与细菌毒力有关的质粒是
8. 决定细菌耐药性的基因是

（9~14 题共用备选答案）

A. 转化
B. 转导
C. 溶原性转换
D. 接合
E. 原生质体融合

9. 以温和噬菌体为载体，受体菌获供体菌遗传物质而获得新的性状称为
10. 细菌 DNA 直接进入受体菌，称为
11. 供体菌通过性菌毛将遗传物质转移给受体菌，称为
12. 细菌因其基因组上整合有前噬菌体而获新的性状称为
13. 失去细胞壁的细菌发生融合，获得多种类型重组融合体，称为
14. 不产毒素的白喉棒状杆菌被β-棒状杆菌噬菌体感染时则变成产毒白喉棒状杆菌，是发生

第七章　细菌的感染与免疫

【A_1型题】

1. 哪项不是机会致病菌产生的因素
   A. 寄生部位改变
   B. 全身免疫功能低下
   C. 局部免疫功能低下
   D. 菌群失调
   E. 药物治疗
2. 下列细菌中哪种最常引起医院感染
   A. 伤寒沙门菌
   B. 结核分枝杆菌
   C. 耐药性金黄色葡萄球菌
   D. 乙型溶血性链球菌
   E. 变形杆菌
3. 在感染过程的5种结局中最不常见的表现是
   A. 病原体被清除
   B. 隐性感染
   C. 显性感染
   D. 病原携带状态
   E. 不感染
4. 不能产生肠毒素的细菌是
   A. 白喉棒状杆菌
   B. 霍乱弧菌
   C. 肠产毒性大肠埃希菌
   D. 产气荚膜梭菌
   E. 金黄色葡萄球菌
5. 化脓性细菌侵入血流引起的症状称为
   A. 败血症
   B. 毒血症
   C. 菌血症
   D. 脓毒血症
   E. 病毒血症
6. 不是细菌侵袭性酶的是
   A. 血浆凝固酶
   B. 透明质酸酶
   C. 链激酶（SK）
   D. 链道酶（SD）
   E. 溶菌酶
7. 关于致病菌致病因素的描述，错误的是
   A. 黏附因子与致病有关
   B. 荚膜、微荚膜与致病有关
   C. 细菌的胞外酶可致病
   D. 内、外毒素与致病有关
   E. 细菌侵入数量与致病无密切关系
8. 引起菌群失调症的原因是
   A. 正常菌群的遗传特性明显改变
   B. 正常菌群的耐药性明显改变
   C. 正常菌群的增殖方式明显改变
   D. 正常菌群的组成和数量明显改变
   E. 大量使用生态制剂
9. 关于外毒素的叙述，哪项错误
   A. 化学成分是蛋白质
   B. 毒性作用强，对组织有选择性
   C. 受甲醛处理形成类毒素
   D. 毒性部分是类脂A
   E. 多由革兰阳性菌产生，不耐热
10. 内毒素的主要成分是
   A. 肽聚糖
   B. 蛋白质
   C. 脂蛋白
   D. 核酸
   E. 脂多糖

【B_1型题】

（11～15题共用备选答案）
   A. 内毒素
   B. 肠毒素
   C. 神经毒素
   D. 细胞毒素
   E. 红疹毒素
11. 破伤风梭菌产生
12. 伤寒沙门菌产生
13. 金黄色葡萄球菌产生
14. 白喉棒状杆菌产生
15. 甲型链球菌产生

（16～20题共用备选答案）
   A. 败血症
   B. 毒血症
   C. 内毒素血症
   D. 脓毒血症
   E. 菌血症
16. 病原菌在局部繁殖，毒素入血称为
17. 细菌大量入血并繁殖，称为
18. 化脓菌入血大量繁殖并扩散到其他器官引起新化脓灶，称为
19. 革兰阴性菌入血引起中毒症状，称为
20. 病原菌经局部入血，但未在其中繁殖称为

第八章　细菌感染的检查方法与防治原则

【A_1型题】

1. 诊断下列疾病，采用的血清学诊断方法，下列哪项错误
   A. 伤寒——肥达反应
   B. 风湿热——抗O试验（ASO试验）
   C. 斑疹伤寒——立克次体凝集试验（外斐反应）
   D. 支原体肺炎——冷凝集试验
   E. 结核——结核菌素试验
2. 机体抗外毒素的免疫主要依靠
   A. 激活的巨噬细胞分泌的蛋白酶类

B. IgG、IgM抗体
C. 辅助T细胞
D. 靶细胞表面毒素受体被修饰
E. 细胞毒性T细胞
3. 均可用抗毒素进行紧急预防的疾病是
A. 破伤风与结核病
B. 肠热症与波状热
C. 白喉与痢疾
D. 白喉与破伤风
E. 猩红热与风湿热
4. 不属分离鉴定细菌程序的是
A. 细菌分离培养
B. 直接形态学检查
C. 生化反应
D. 抗原和毒力检测
E. 血清中特异抗体检测
5. 适宜卡介苗（BCG）接种的主要对象是
A. 结核性脑膜炎患者
B. 结核菌素试验阳性者
C. 严重的结核病患者
D. 新生儿以及结核菌素试验阴性的儿童
E. 细胞免疫功能低下者

【B_1型题】

（6~9题共用备选答案）
A. 活疫苗
B. 死疫苗
C. 类毒素
D. 抗毒素
E. 转移因子
6. BCG属于
7. 预防伤寒用
8. 白喉治疗用
9. 预防破伤风用
（10~13题共用备选答案）
A. 隐性或显性感染
B. 通过胎盘获得母体的抗体
C. 接种疫苗
D. 注射抗毒素
E. 注射类毒素
10. 属于自然被动免疫是
11. 属于自然主动免疫是
12. 人工被动免疫是
13. 预防结核用

第九章 病原性球菌

【A_1型题】

1. 不是由甲型链球菌引起的疾病是
A. 亚急性感染性心内膜炎
B. 猩红热
C. 风湿热
D. 急性肾小球肾炎
E. 蜂窝织炎
2. 不是金黄色葡萄球菌引起的疾病是
A. 烫伤样皮肤综合征
B. 假膜性肠炎
C. 食物中毒
D. 毒性休克综合征
E. 大叶性肺炎
3. 肺炎链球菌的主要致病因素是
A. C反应蛋白
B. 自溶酶
C. 荚膜
D. 外毒素
E. 内毒素
4. 不是鉴定金黄色葡萄球菌的依据为
A. 葡萄状排列的革兰阳性球菌
B. 产生金黄色色素
C. 血平板出现透明溶血环
D. 血浆凝固酶阳性
E. 发酵菊糖
5. 链激酶、链道酶、透明质酸酶产自下列哪种细菌
A. 沙门菌
B. 肺炎链球菌
C. 淋病奈瑟球菌
D. 甲型链球菌
E. 金黄色葡萄球菌
6. 鉴别肺炎链球菌与甲型链球菌的试验是
A. 胆汁溶菌试验和菊糖发酵试验
B. 胆汁溶菌试验和甘露醇发酵试验
C. 血浆凝固酶试验和甘露醇发酵试验
D. 血浆凝固酶试验和菊糖发酵试验
E. 乳糖发酵试验和蔗糖发酵试验
7. SPA存在于下列哪种细菌
A. 表皮葡萄球菌
B. 腐生葡萄球菌
C. 金黄色葡萄球菌
D. 乙型溶血性链球菌
E. 甲型链球菌
8. 对淋病奈瑟球菌的叙述，唯一正确的是
A. 主要经呼吸道传播
B. 为革兰阳性球菌
C. 人是该菌的唯一宿主
D. 淋病奈瑟球菌可产生自溶酶
E. 大多无荚膜和菌毛
9. 对淋病奈瑟球菌叙述错误的是
A. 为革兰阴性双球菌
B. 菌毛为主要致病物质
C. 分离培养用巧克力血琼脂平板
D. 可引起淋病和新生儿脓漏眼
E. 抵抗力强
10. 病原菌与其传播途径组合错误的是
A. 淋病奈瑟球菌——性传播
B. 伤寒沙门菌——消化道传播
C. 引起猩红热的甲型链球菌——血行传播

D. 脑膜炎球菌——呼吸道传播
E. 肺炎链球菌——呼吸道传播

11. 肠球菌可引起下列疾病，除外
A. 尿路感染
B. 败血症
C. 心内膜炎
D. 脑膜炎
E. 肾小球肾炎

【A_2 型题】

12. 一青年近3日咳嗽，高热，体温39℃，咳铁锈色痰，白细胞$18.5\times10^9/L$，X线胸片发现右肺中叶有大片阴影，临床诊断为大叶性肺炎，请问致病菌是哪种
A. 嗜肺军团菌
B. 肺炎链球菌
C. 肺炎克雷伯菌
D. 肺炎支原体
E. 肺炎衣原体

13. 某新生儿出生7天被确诊为化脓性脑膜炎，下述哪种是常见的致病菌
A. 脑膜炎球菌
B. 流感杆菌
C. 肺炎链球菌
D. 金黄色葡萄球菌
E. 乙型链球菌

14. 某单位发生了症状以呕吐为主，腹泻为次的食物中毒，防疫站检查食品等未培养出肠道致病菌，而在炊事员手上查出了化脓感染灶，试问致病菌可能是哪种
A. 鼠伤寒沙门菌
B. 产气荚膜梭菌
C. 金黄色葡萄球菌
D. 肠炎杆菌
E. 副溶血弧菌

15. 李某，11岁。因发热、水肿、血尿入院，自幼时常咽喉痛，发热，曾因心脏杂音卧床休息1个月。入院前3周又因咽痛发热而注射青霉素数日，症状消失，但入院前3日又突发高热，血尿，眼睑水肿。入院查体体温39℃，血压稍高，心脏有Ⅱ级以上收缩期杂音。化验结果：尿红细胞满视野，颗粒管型3～5个/高倍镜视野，ASO抗体85单位，可疑疾病是
A. 急性肾小球肾炎
B. 急性肾盂肾炎
C. 急性尿路感染
D. 亚急性感染性心内膜炎
E. 风湿热

16. 20岁某青年摘除扁桃体后，发热，出现心力衰竭。采血培养细菌，血平板有草绿色溶血环的小菌落形成。涂片染色为革兰阳性链状排列球菌，诊断为甲型溶血性链球菌引起的心内膜炎。下列菌中还有哪种菌能形成草绿色溶血环菌落
A. 金黄色葡萄球菌
B. 表皮葡萄球菌
C. 乙型溶血性链球菌
D. 丙型链球菌
E. 肺炎链球菌

17. 一新生儿暴发脓毒血症，脓液标本经涂片革兰染色镜检发现葡萄球菌。为确定该菌是否有致病力，应检查哪一种酶
A. 凝固酶
B. 触酶
C. DNA酶
D. 尿素酶
E. 卵磷脂酶

18. 女性，70岁。因尿路感染于10天前开始服用氨苄西林。现出现腹泻。取便标本，培养出大量革兰阳性葡萄球菌。其腹泻发生的机制是
A. 菌群失调
B. 肠毒素使腺苷酸环化酶活性增加
C. 细菌侵袭肠黏膜所致
D. 内毒素作用于肠黏膜
E. 肠蠕动加快

19. 男性，24岁。有不洁性接触史，因近2日尿急、尿频、排尿刺痛而来院就诊。查体见尿道口有白色脓性分泌物。分泌物涂片染色，镜下见到革兰阴性成双排列的球菌，该患者感染可能由下述哪种细菌引起
A. 肺炎链球菌
B. 淋病奈瑟球菌
C. 葡萄球菌
D. 粪链球菌
E. 脑膜炎球菌

第十章　肠道杆菌

【A_1 型题】

1. 伤寒发病2周，微生物学检查分离培养时常采取的标本是
A. 骨髓
B. 血液
C. 尿
D. 便
E. 十二指肠液

2. 引起急性出血性结肠炎的病原体是
A. 志贺菌
B. 伤寒沙门菌
C. 新型肠道病毒70型
D. 大肠埃希菌O157：H7型
E. 轮状病毒A组

3. 引起出血性结肠炎和溶血性尿毒综合征的病原菌是
A. 肠产毒型大肠埃希菌(ETEC)
B. 肠出血型大肠埃希菌

(EHEC)
C. 肠致病性大肠埃希菌(EPEC)
D. 肠侵袭性大肠埃希菌(EIEC)
E. 肠集聚型大肠埃希菌(EAEC)

4. 能引起食物中毒的细菌是
A. 霍乱弧菌
B. 大肠埃希菌
C. 铜绿假单胞菌
D. 副溶血弧菌
E. 志贺菌

5. 对肠道杆菌的共同特性叙述错误的是
A. 均为革兰阴性杆菌
B. 均为机会致病菌
C. 鉴别依据生化反应
D. 鉴别依据抗原构造
E. 均含有菌体(O)抗原

6. 在鉴别肠道致病菌和非致病菌的单糖发酵试验中，具有鉴别意义的单糖是
A. 葡萄糖
B. 麦芽糖
C. 蔗糖
D. 菊糖
E. 乳糖

【A_2 型题】

7. 患者张某，疑似伤寒入院，2次取血做肥达反应的结果：入院后第4天结果，TH 1∶80，TO 1∶80，TA、TB、TC 1∶40；入院后第12天，TH、TO 1∶320，TA、TB、TC 1∶40，可诊断为
A. 伤寒
B. 甲型副伤寒
C. 乙型副伤寒
D. 沙门菌早期感染
E. 回忆反应

8. 某患者因发热而入院，疑患伤寒。肥达反应结果是TO 1∶160，TH 1∶320，PA 1∶40，PB 1∶40，此患可能是
A. 伤寒潜伏期
B. 伤寒感染期
C. 伤寒恢复期
D. 曾注射伤寒三联疫苗
E. 来自疫区健康者

9. 某患者因近3日腹泻腹痛前来就诊。自述有里急后重感，便内有脓血，疑似痢疾。如进一步确诊进行微生物学检查时，一般不做哪些检查
A. 血清学鉴定
B. 生化反应
C. 直接涂片革兰染色查形态
D. 免疫荧光菌球试验
E. 检测细菌核酸

第十一章　厌氧性细菌

【A_1 型题】

1. 不是产气荚膜梭菌致病物质的是
A. 卵磷脂酶
B. 胶原酶
C. 透明质酸酶
D. 肠毒素
E. 内毒素

2. 不是肉毒杆菌特点的是
A. 芽孢位于菌体次极端，菌体呈网球拍状
B. 严格厌氧
C. 致病物质主要是肉毒毒素
D. 引起疾病主要是化脓性感染
E. 肉毒毒素作用机制是阻止神经组织释放乙酰胆碱

3. 鉴定破伤风梭菌有无致病性最可靠依据是
A. 革兰阳性杆菌
B. 菌体顶端有圆形芽孢
C. 产生痉挛毒素
D. 专性厌氧
E. 有周鞭毛

4. 排除无芽孢厌氧菌的依据是
A. 机体多个部位的脓肿
B. 血性分泌物，恶臭或有气体
C. 分泌物直接涂片可见细菌
D. 在普通肉汤培养基中呈表面生长
E. 在血平板中长出微小菌落

【A_2 型题】

5. 某妇女下腹部疼痛，阴道有大量黄色、无血、无气味的分泌物，1周前曾做过经阴道结扎术。检查时，从阴道后穹隆穿刺，抽出20ml带血、恶臭的脓性物，厌氧培养出革兰阴性杆菌。该化脓感染的病原体可能是
A. 大肠埃希菌
B. 铜绿假单胞菌
C. 变形杆菌
D. 脆弱拟杆菌
E. 肉毒梭菌

6. 王某，48岁，建筑工人。因牙关紧闭、四肢痉挛而入院。8天前，右脚被铁钉扎伤，伤口深，但几日后自愈。5日后，右腿有些麻木和疼痛，咀嚼不便，吞咽困难，最后全身抽搐，四肢痉挛。入院诊断为破伤风，下述哪项是最佳治疗原则
A. 注射青霉素
B. 注射破伤风抗毒素和青霉素
C. 注射破伤风抗毒素和百白破疫苗
D. 注射破伤风抗毒素
E. 注射百白破疫苗和青霉素

第十二章　分枝杆菌

【A_1 型题】

1. 不是分枝杆菌特性的是
   A. 生长慢并有分枝生长的趋势
   B. 抗酸染色阳性
   C. 专性厌氧
   D. 营养要求高
   E. 毒力和耐药性均可发生变异
2. 结核分枝杆菌引起机体的免疫是
   A. 局部免疫
   B. 感染免疫
   C. 体液免疫
   D. 抗毒素免疫
   E. 抗菌免疫
3. 细胞壁中脂类含量最多的细菌是
   A. 白喉棒状杆菌
   B. 淋病奈瑟球菌
   C. 金黄色葡萄球菌
   D. 伤寒沙门菌
   E. 结核分枝杆菌
4. 鸟-胞内分枝杆菌在下列哪种疾病患者中是最多见的机会致病菌
   A. 梅毒
   B. 艾滋病
   C. 类风湿关节炎
   D. 肺结核
   E. 感染性心内膜炎

【A_2 型题】

5. 一名未接种过卡介苗的健康中年人，做结核菌素试验是阳性，下列哪项解释不正确
   A. 需要接种卡介苗
   B. 不需要接种卡介苗
   C. 对结核病有免疫力
   D. 细胞免疫功能正常
   E. 感染过结核分枝杆菌
6. 一男性患者1个月前感到疲劳、食欲缺乏、发热、咳嗽、咳痰带血丝，取痰液进行抗酸染色，镜下见到红色细长弯曲、分枝的杆菌，该细菌最有可能是
   A. 白喉棒状杆菌
   B. 肺炎克雷伯菌
   C. 炭疽芽孢杆菌
   D. 结核分枝杆菌
   E. 流感嗜血杆菌
7. 某女青年因咳嗽、发热就诊。拍胸片发现右肺有片状阴影，结核菌素试验红肿直径大于2.0cm，该患者可能是
   A. 机体对结核无免疫能力
   B. 结核病恢复期
   C. 结核病活动期
   D. 注射过卡介苗
   E. 结核病早期

第十三章　螺杆菌属

【A_1 型题】

1. 关于幽门螺杆菌的叙述，正确的是
   A. 无鞭毛
   B. 革兰染色阳性
   C. 营养要求低
   D. 微需氧
   E. 呈球形

【A_2 型题】

2. 男，40岁。上腹部不适伴食欲减退2个月，既往体健。胃镜检查结果为黏膜相关性淋巴样组织淋巴瘤。与该病发生密切相关的病原体是
   A. 军团菌
   B. 粪肠球菌
   C. 幽门螺杆菌
   D. 产气肠杆菌
   E. 大肠埃希菌

第十四章　动物源性细菌

【A_1 型题】

1. 关于炭疽芽孢杆菌叙述错误的是
   A. 呈竹节状排列的革兰阳性杆菌
   B. 无氧条件下易形成芽孢
   C. 荚膜和外毒素是重要毒力因素
   D. 无鞭毛，无动力
   E. 有毒株产生荚膜
2. 对布鲁菌叙述错误的是
   A. 是波浪热的病原体
   B. 分6个生物种，我国流行羊、牛、猪3种
   C. 为革兰阳性小杆菌
   D. 重要抗原是M抗原和A抗原
   E. 主要通过接触经呼吸道皮肤等途径传播
3. 下述不是鼠疫耶尔森菌特点

的是
A. 两端浓染革兰阴性短杆菌
B. 不能在人工培养基上生长
C. 致病物质主要是鼠疫毒素
D. 以鼠蚤为媒介由鼠传染给人
E. 临床类型分腺鼠疫，败血症鼠疫和肺鼠疫等

第十五章 其他细菌

【A_1 型题】

1. 细菌与所致疾病组合错误的是
A. 铜绿假单胞菌——烧伤感染
B. 幽门螺杆菌——慢性胃炎
C. 军团菌——军团菌病
D. 百日咳鲍特菌——百日咳
E. 流感嗜血杆菌——流感流行
2. 确定白喉棒状杆菌是否产生毒素的依据是
A. 奈瑟染色有异染颗粒
B. 吕氏斜面快速长出灰白菌落
C. 亚碲酸钾平板呈黑色菌落
D. 锡克试验
E. Elek 平板试验
3. 下列哪项不是白喉棒状杆菌的特性
A. 形态特征是有异染颗粒
B. 产生外毒素可引起心肌炎
C. 用抗毒素可以进行紧急预防
D. 常引起口腔白斑
E. 只有携带 β 棒状杆菌噬菌体的白喉棒状杆菌才能产生外毒素

【A_2 型题】

4. 某 1 岁男孩，因抽搐入院。上呼吸道感染 2 天，昨夜发热嗜睡。查体有颈强，体温 40℃，WBC 17×10^9/L，腰穿脑脊液细胞数4000×10^6/L，中性粒细胞占 88%，诊断为细菌性脑膜炎。细菌培养时发现在预加的金葡菌菌落周围生长旺盛，出现卫星现象。G 染色为革兰阴性杆菌。所感染的细菌可能是
A. 肺炎克雷伯菌
B. 乙型链球菌
C. 丁型链球菌
D. 流感嗜血杆菌
E. 铜绿假单胞菌
5. 某幼儿园小朋友，3 岁，以发热、咽痛、呼吸困难入院。查体：体温 38.5℃、咽部及扁桃体有一层灰白色膜。心率 103 次/分。实验室检查：白细胞 23×10^9/L，初诊为白喉，正确治疗原则是
A. 注射白喉抗毒素
B. 注射丙种球蛋白及青霉素
C. 注射白喉抗毒素及抗生素
D. 注射白喉类毒素及抗生素
E. 注射青霉素或红霉素
6. 某幼儿园小班发现一患白喉的小朋友，对同班小朋友应采取什么紧急预防措施
A. 注射白喉类毒素
B. 注射百白破三联疫苗
C. 注射白喉抗毒素
D. 注射丙种球蛋白
E. 注射抗生素

第十六章 放线菌

【A_1 型题】

在放线菌感染的病灶组织及脓样物质中，肉眼可见硫黄样颗粒，其实质是
A. 异染颗粒
B. 在组织中形成的菌落
C. 包涵体
D. 质粒
E. 孢子

第十七章 支原体

【A_1 型题】

1. 关于支原体的性状，哪项错误
A. 呈多形态性，培养形成“油煎蛋样”菌落
B. 是能在无生命培养基中生长繁殖的最小微生物
C. 对青霉素敏感
D. 培养支原体的 pH 不低于 7.0
E. 没有细胞壁
2. 支原体不同于 L 型细菌的是
A. 缺乏细胞壁
B. 具有 DNA 和 RNA 两种核酸
C. 可通过细菌滤器
D. 培养时形成油煎蛋样菌落
E. 形态结构不因有无青霉素

等诱因而改变

3. 引起人类原发性非典型病原体肺炎的病原体是
   A. 肺炎链球菌
   B. 肺炎支原体
   C. 嗜肺军团菌
   D. 冠状病毒
   E. 溶脲脲原体

第十八章　立克次体

【A₁ 型题】

1. 关于立克次体的特点，哪项错误
   A. 有多种形态，二分裂繁殖
   B. 专性细胞内寄生
   C. 以节肢动物为传播媒介
   D. 可引起人畜共患疾病
   E. 对抗生素不敏感
2. 可代替立克次体为抗原进行外斐反应的细菌是
   A. 大肠埃希菌
   B. 痢疾杆菌
   C. 变形杆菌
   D. 铜绿假单胞菌
   E. 百日咳鲍特菌
3. 普氏立克次体主要引起哪种疾病
   A. 肠伤寒
   B. 流行性斑疹伤寒
   C. Q 热
   D. 地方性斑疹伤寒
   E. 恙虫病

【A_2 型题】

4. 某患者有丛林接触史，突然高热，用变形杆菌 OXk 株做抗原与患者血清进行定量凝集试验，抗体效价为 1∶320，该患者可能患何种疾病
   A. Q 热
   B. 伤寒病
   C. 流行性斑疹伤寒
   D. 恙虫病
   E. 地方性斑疹伤寒
5. 某患者有野外操作史，2 周后，突发高热、头痛，出现皮疹，用变形杆菌 OX19 株做抗原与患者血清进行外斐试验，抗体效价为 1∶320，初步诊断地方性斑疹伤寒，该病是通过哪种媒介传播的
   A. 鼠蚤
   B. 虱
   C. 恙螨
   D. 蚊
   E. 蜱
6. 某患者有丛林接触史，突发高热，用变形杆菌 OX19 与患者血清进行外斐试验，抗体效价为 1∶320，该患者可能的印象诊断是
   A. 流行性乙型脑炎
   B. 肠伤寒
   C. 森林脑炎
   D. 恙虫病
   E. 斑疹伤寒

【B_1 型题】

（7~9 题共用备选答案）
   A. 蜱
   B. 虱
   C. 蚊
   D. 蚤
   E. 螨
7. 流行性斑疹伤寒的传播媒介是
8. 地方性斑疹伤寒的传播媒介是
9. Q 热在动物间的传播媒介是

第十九章　衣　原　体

【A_1 型题】

1. 衣原体不同于其他细菌的性状是
   A. 含有两种核酸
   B. 具有胞壁酸
   C. 二分裂方式增殖
   D. 专性细胞内寄生
   E. 对抗生素敏感
2. 衣原体与病毒的不同点是
   A. 可用鸡胚接种进行培养
   B. 可通过细菌滤器
   C. 专性细胞内寄生
   D. 可在感染细胞中形成包涵体
   E. 对抗生素敏感
3. 下述疾病中，哪项不是衣原体引起的
   A. 大叶性肺炎
   B. 非淋菌性泌尿生殖道感染
   C. 沙眼
   D. 性病淋巴肉芽肿
   E. 急性呼吸道感染

【B_1 型题】

（4~6 题共用备选答案）
   A. 始体
   B. 原体
   C. 内氏小体
   D. 革兰阳性圆形体
   E. 革兰阴性圆形体
4. 衣原体细胞外的感染型是
5. 衣原体在细胞内的繁殖型是
6. 革兰染色后镜检衣原体的形态是

第二十章　螺　旋　体

【A_1 型题】

1. 常用于检查血液和组织中的梅毒螺旋体的染色方法是
   A. 革兰染色法
   B. 抗酸染色法
   C. 墨汁染色法
   D. 镀银染色法
   E. 鞭毛染色法

【A_2 型题】

2. 一名耕种水稻的农民，突然出现高热、乏力，伴有腓肠肌疼痛和眼结膜出血，以及淋巴结肿大，进而出现黄疸。该患者可能是哪种微生物感染
   A. 霍乱弧菌
   B. 钩端螺旋体
   C. 梅毒螺旋体
   D. 甲型肝炎病毒
   E. 伯氏疏螺旋体
3. 某患者，突然出现高热、乏力，伴有腓肠肌疼痛，眼结膜出血以及淋巴结肿大。印象诊断是钩体病。该病原体的主要传染源和储存宿主是
   A. 鼠和犬
   B. 猪和犬
   C. 鼠和猪
   D. 牛和马
   E. 羊和牛
4. 患者，男，有不洁性交史，2个月前出现生殖器皮肤的无痛性溃疡，1个月后自然愈合，近日出现全身皮肤红疹，伴有淋巴结肿大，该患者可能患有何病
   A. 猩红热
   B. 麻疹
   C. 性病淋巴肉芽肿
   D. 风疹
   E. 梅毒

第二十一章　真　　菌

【A_1 型题】

1. 培养真菌常用的培养基是
   A. 巧克力培养基
   B. 伊红-亚甲蓝培养基
   C. 亚碲酸钾培养基
   D. 沙保培养基
   E. 疱肉培养基
2. 取皮肤癣症皮屑处理后镜下鉴别真菌主要观察的是
   A. 芽孢
   B. 菌丝与孢子
   C. 假菌丝
   D. 荚膜
   E. 细胞壁结构
3. 真菌不能引起的疾病是
   A. 外源性感染
   B. 内源性感染
   C. 潜伏感染
   D. 变态反应
   E. 毒素中毒
4. 引起鹅口疮的病原体是
   A. 絮状表皮癣菌
   B. 石膏样小孢子菌
   C. 口腔链球菌
   D. 白假丝酵母菌
   E. 口腔螺旋体
5. 关于白假丝酵母菌的特点，哪项错误
   A. 属机会致病菌
   B. 培养呈类酵母型菌落
   C. 可引起皮肤和黏膜感染
   D. 可引起全身脏器感染
   E. 对青霉素、链霉素敏感
6. 关于新型隐球菌的特点，哪项错误
   A. 多数是外源性感染
   B. 主要经消化道传播
   C. 菌体外有肥厚的荚膜
   D. 主要存在土壤和鸽粪中
   E. 最易侵犯中枢神经系统
7. 新型隐球菌引起的主要疾病是
   A. 慢性脑膜炎
   B. 流行性脑脊髓膜炎
   C. 流行性乙型脑炎
   D. 鹅口疮
   E. 原发性非典型病原体肺炎
8. 真菌的繁殖器官是
   A. 芽孢
   B. 菌丝体
   C. 芽管
   D. 菌丝
   E. 孢子
9. 培养真菌最适宜的 pH 是
   A. pH 1~2
   B. pH 3~4
   C. pH 5~6
   D. pH 7~8
   E. pH 9~10
10. 培养真菌的最适宜温度是
    A. 4~9℃
    B. 10~15℃
    C. 16~21℃
    D. 22~28℃
    E. 29~37℃

【A_2 型题】

11. 已婚女性患者，行阴道分泌物检查。标本涂片镜检可见圆形或卵圆形菌体，革兰染色阳性，从菌体上有芽管伸出，但不与菌体脱离，形成假菌丝；将标本接种至玉米粉培养基上，可长出厚膜孢子，此微生物可能是

A. 葡萄球菌
B. 链球菌
C. 白念珠菌
D. 放线菌
E. 毛癣菌

12. 某患者，疑为新型隐球菌性脑膜炎，最有意义的快速诊断方法是，采集脑脊液，离心沉渣后，进行
A. 钩端螺旋体培养
B. 新型隐球菌培养
C. 白假丝酵母菌培养
D. 涂片后革兰染色
E. 涂片后墨汁染色

13. 某患者，放疗数周后出现中枢神经刺激症状，伴发热38℃，颈强，查脑脊液轻度混浊，淋巴细胞增多，蛋白含量增多。若疑脑脊液中可能存在真菌病原体进行分离培养时，最好使用哪种培养基
A. 血液琼脂培养基
B. 巧克力琼脂培养基
C. 沙保培养基
D. 亚碲酸钾培养基
E. 蛋白胨血清培养基

14. 某一艾滋病女性患者，出现严重的肺炎，痰涂片发现有孢子存在，最有可能的病原体是哪种
A. 曲霉菌
B. 新型隐球菌
C. 毛霉菌
D. 卡氏肺孢子菌
E. 小孢子癣菌

第二十二章　病毒的基本性状

【A_1 型题】

1. 测量病毒大小的常用单位是
A. 厘米（cm）
B. 毫米（mm）
C. 微米（μm）
D. 纳米（nm）
E. 皮米（pm）

2. 属于非细胞型微生物的是
A. 柯萨奇病毒
B. 钩端螺旋体
C. 肺炎支原体
D. 白假丝酵母菌
E. 沙眼衣原体

3. 决定病毒传染性的主要结构是
A. 衣壳
B. 核酸
C. 包膜
D. 刺突
E. 子粒

4. 不是病毒衣壳主要功能的是
A. 保护病毒核酸
B. 具有抗原性
C. 决定病毒复制、遗传特性
D. 参与感染过程
E. 无包膜病毒衣壳可与细胞表面受体结合

5. 下列哪种不属病毒结构对称型
A. 螺旋对称型
B. 有包膜20面体立体对称型
C. 无包膜20面体立体对称型
D. 复合对称型
E. 球形对称型

6. 病毒复制周期的步骤不包括
A. 吸附与穿入
B. 脱壳
C. 生物合成
D. 扩散
E. 装配与释放

7. 对病毒生物学性状的描述，不正确的是
A. 描述病毒大小的单位是纳米（nm）
B. 含有DNA和RNA两种核酸
C. 以复制方式增殖
D. 必须寄生于活细胞内
E. 属于非细胞型微生物

【B_1 型题】

（8~10题共用备选答案）
A. 干扰素
B. 乙醚
C. 青霉素
D. −70℃
E. 紫外线

8. 灭活病毒无效的是
9. 最易破坏病毒包膜的是
10. 可长期保存病毒的是

第二十三章　病毒的感染和免疫

【A_1 型题】

1. 不能经虫媒传播感染的病毒是
A. 乙型脑炎病毒
B. 森林脑炎病毒
C. 登革热病毒
D. 狂犬病病毒
E. 黄热病病毒

2. 罕见经输血传播的病毒是
A. 乙型肝炎病毒
B. 人类免疫缺陷病毒
C. 乙型脑炎病毒
D. 丙型肝炎病毒
E. 巨细胞病毒

3. 不发生垂直传播的病毒是
A. 风疹病毒
B. 巨细胞病毒
C. 乙型肝炎病毒

D. 人类免疫缺陷病毒
E. 脊髓灰质炎病毒

4. 常见的可引起先天性婴儿畸形的病毒是
A. 风疹病毒
B. 麻疹病毒
C. 狂犬病毒
D. 脊髓灰质炎病毒
E. EB 病毒

5. 关于病毒与肿瘤发生的关系，哪项组合是错误的
A. EB 病毒——鼻咽癌
B. 汉坦病毒——肺癌
C. 乙型肝炎病毒——原发性肝癌
D. 人乳头瘤病毒——子宫颈癌
E. 人嗜 T 细胞病毒——成人 T 细胞白血病

6. 最易形成潜伏感染的病毒是
A. 麻疹病毒
B. 流感病毒
C. 狂犬病
D. 脊髓灰质炎
E. 水痘-带状疱疹病毒

7. 哪项不是病毒感染对宿主细胞的直接作用
A. 杀细胞感染
B. 细胞融合
C. 病毒与宿主细胞基因组整合
D. 形成包涵体
E. 产生超敏反应

8. 不属于病毒感染类型的是
A. 慢性病毒感染
B. 慢发病毒感染
C. 潜伏性感染
D. 败血症
E. 隐性感染

9. 关于干扰素的特性，哪项错误
A. 具有抗肿瘤、免疫调节作用
B. 具有种属特异性
C. 具有直接杀灭病毒作用
D. 具有广谱抗病毒作用
E. 属于非特异性免疫因素

10. 干扰素（IFN）抗病毒的作用机制是
A. 干扰病毒的吸附
B. 干扰病毒的穿入
C. 直接干扰病毒 mRNA 的转录
D. 诱导邻近细胞产生抗病毒蛋白
E. 干扰病毒的释放

【B_1 型题】

（11～14 题共用备选答案）
A. 人类免疫缺陷病毒（HIV）
B. 乙型肝炎病毒（HBV）
C. 甲型肝炎病毒（HAV）
D. 单纯疱疹病毒（HSV）
E. 人乳头瘤病毒（HPV）

11. 主要经消化道传播的病原体是
12. 最易形成慢发病毒感染的病原体是
13. 最易形成潜伏感染的病原体是
14. 最易形成慢性感染的病原体是

第二十四章　病毒感染的检查方法与防治原则

【A_1 型题】

1. 不适用于培养病毒的方法是
A. 适龄鸡胚接种
B. 传代细胞培养
C. 组织器官培养
D. 易感动物接种
E. 人工合成培基

2. 不能用于检测抗病毒抗体的方法是
A. ELISA
B. 中和试验
C. 红细胞凝集试验
D. 血凝抑制试验
E. 补体结合试验

3. 对病毒性感染进行血清学诊断时，双份血清抗体效价至少增高几倍时，才有诊断意义
A. 2 倍
B. 4 倍
C. 8 倍
D. 16 倍
E. 32 倍

4. 进行病毒微生物学检查时，不是标本采集原则的是
A. 无菌操作
B. 发病早期采集
C. 采集病变部位标本
D. 查抗体时，采早期血清即可
E. 尽快送检，暂保存时放置于-70℃条件下

第二十五章　呼吸道病毒

【A_1 型题】

1. 关于流感病毒的特点，哪项错误
A. 是有包膜病毒
B. 具有神经氨酸酶（NA）刺突
C. 不易发生抗原性变异
D. 具有分节段的 RNA 和核蛋白（NP）
E. 具有血凝素 HA 刺突

2. 区分流感病毒亚型的依据是
A. RNA+NA
B. RNA+HA
C. NA+NP

D. HA+NP
E. HA+NA
3. 进行流感病毒的血清学诊断最常用的方法是
A. 抗体中和试验
B. 补体结合试验
C. 红细胞凝集试验
D. 血凝抑制试验
E. 荧光抗体试验
4. 甲型流感病毒最容易发生变异的成分是
A. 包膜脂类
B. 神经氨酸酶和血凝素
C. 衣壳蛋白
D. 基质蛋白
E. 核蛋白
5. 引起亚急性硬化性全脑炎（SSPE）的病原体是
A. 风疹病毒
B. 麻疹病毒
C. 轮状病毒
D. 腮腺炎病毒
E. 流感病毒
6. 关于腺病毒所致疾病，哪项错误
A. 病毒性肺炎
B. 流行性角结膜炎
C. 咽结合膜热
D. 先天性畸形
E. 婴幼儿胃肠炎

【A_2 型题】

7. 患者，女性，25岁。妊娠24周，昨夜发热，今晨颜面部及周身出现皮疹。查体：皮疹为粟粒大红色丘疹，两侧耳后可触及数个淋巴结，风疹病毒抗体效价为1∶8，最合适的处置方法是
A. 给予抗生素进行治疗
B. 注射免疫球蛋白制剂
C. 给予干扰素进行治疗
D. 立即采取终止妊娠措施
E. 2周后再检查抗体效价
8. 某幼儿园2岁女孩，突然因高热、上呼吸道卡他症状，继而出现全身红色皮疹而入院。印象诊断是麻疹。试问对接触过的幼儿应注射
A. 麻疹疫苗
B. 丙种球蛋白
C. 干扰素
D. 青霉素
E. 类毒素

第二十六章　胃肠道病毒

【A_1 型题】

1. 关于脊髓灰质炎病毒，哪项错误
A. 主要经粪-口途径传播
B. 为无包膜DNA病毒，分为Ⅰ、Ⅱ、Ⅲ型
C. 各型病毒的中和抗体无交叉保护反应
D. 主要感染脊髓前角运动神经细胞
E. 口服减毒活疫苗可进行预防
2. 最易引起病毒性心肌炎的病毒是
A. 脊髓灰质炎病毒
B. 柯萨奇病毒A组
C. 柯萨奇病毒B组
D. 埃可病毒
E. 肠道病毒70型
3. 脊髓灰质炎、甲型肝炎等病毒的结构组成是
A. 核酸和刺突
B. 衣壳和包膜
C. 基质蛋白和衣壳
D. 核酸和包膜
E. 核酸和衣壳

第二十七章　肝炎病毒

【A_1 型题】

1. 不属于甲型肝炎病毒特点的是
A. 属于无包膜小RNA病毒
B. 主要经粪-口传播
C. 预后不良，可诱发肝癌
D. 病后可获持久免疫
E. 可用灭活或减毒活疫苗预防
2. 关于HBV抗原-抗体的检测，哪项错误
A. 用于乙型肝炎的诊断
B. 用于筛选合格的献血员
C. 选择治疗用药的参考
D. 判断乙型肝炎的预后
E. 调查人群的免疫水平
3. 对乙肝病毒抗原叙述错误的是
A. 3种HBV颗粒均含有HBsAg
B. 检出HBeAg表示体内有病毒复制
C. 仅有携带者能检出HBsAg
D. 检出抗HBs表示已获免疫力
E. 抗HBc-IgM阳性表示体内有HBV复制、有传染性
4. 孕妇HBeAg（+），对其新生儿最好应注射
A. 丙种球蛋白
B. HBIg + 乙型肝炎疫苗
C. 干扰素
D. 胎盘球蛋白
E. 乙型肝炎疫苗
5. 引起输血后肝炎的病毒是
A. HAV
B. HIV

C. HCV
D. HDV
E. HEV

6. 属于缺陷病毒的是
A. HAV
B. HBV
C. HCV
D. HDV
E. HEV

7. 关于肝炎病毒与传播途径的组合，哪项错误
A. HAV——消化道传播
B. HBV——输血和注射
C. HCV——输血和注射
D. HDV——输血和注射
E. HEV——输血和注射

【A_2 型题】

8. 患者，男性，20岁。喜食毛蚶，1周前突然发病，有畏寒、发热、全身乏力、食欲缺乏，厌油腻，肝区疼痛，尿色渐加深至浓茶状。实验室检查抗HAV阳性。近日体温降低，巩膜和皮肤出现黄疸，最可能的印象诊断是
A. 甲型肝炎
B. 乙型肝炎
C. 丙型肝炎
D. 丁型肝炎
E. 戊型肝炎

9. 一男性青年，突发高热，黄疸伴肝区痛，厌油腻，实验室检查GPT升高，抗HAV阳性，印象诊断为急性黄疸型肝炎。该病主要的传播方式是
A. 呼吸道传播
B. 消化道传播
C. 泌尿道传播
D. 经虫媒传播
E. 经输血传播

10. 某患者外科手术时输血500ml，近日出现黄疸，并伴肝区痛、食欲缺乏、厌油腻等症状。查抗HCV-IgM（+），最可能的印象诊断是
A. 甲型肝炎
B. 乙型肝炎
C. 丙型肝炎
D. 丁型肝炎
E. 戊型肝炎

11. 某患者，有输血史，近日体检发现血液HCV-RNA（+）和抗HCV-IgM（+），最积极有效的处置方法是
A. 卧床休息
B. 注射抗生素
C. 注射丙种球蛋白
D. 注射干扰素
E. 接种疫苗

12. 一男性手术时曾输血800ml，1个月后出现恶心、呕吐、黄疸等症状，怀疑为输血后肝炎，进行实验室确诊首先应检查的是
A. 抗HAV
B. 抗HCV
C. 抗HDV
D. 抗HEV
E. 抗CMV

13. 某患者，患乙型肝炎多年，近日病情加重，形成急性重型肝炎，试问该患者可能是合并哪种病毒的重叠感染
A. HAV
B. HCV
C. HDV
D. HEV
E. CMV

【B_1 型题】

（14~15题共用备选答案）
A. HAV
B. HBV
C. HCV
D. HDV
E. HEV

14. 属于DNA病毒的是
15. Dane颗粒是哪种病毒的完整颗粒

（16~20题共用备选答案）
见下表。

备选答案	HBsAg	抗 HBs	抗 HBe	抗 HBc	HBeAg
A	+	–	–	–	–
B	–	+	–	–	–
C	+	–	–	+	+
D	+	–	+	+	–
E	–	+	+	–	–

16. 机体对HBV有免疫力的指标是
17. 代表乙型肝炎恢复期的指标是
18. 传染性强的指标（俗称大三阳）是
19. 表示乙型肝炎无症状携带者的指标是
20. 被称为小三阳的指标是

第二十八章 疱疹病毒

【A_2 型题】

1. 患者，女性，48 岁。近日自觉背部沿肋间皮肤灼痛，进而出现红疹、疱疹、串连成带状。幼儿时患过水痘。最可能的印象诊断是
   A. 流行性出血热
   B. 带状疱疹
   C. 流行性斑疹伤寒
   D. 风疹
   E. 输血后单核细胞增多症
2. 某患者，发热 39℃，肝脾大，颈部淋巴结可触及，血液白细胞增多，异型淋巴细胞可检出。印象诊断是传染性单核细胞增多症，引起该病的病原体是
   A. 腺病毒
   B. 丙型肝炎病毒
   C. 风疹病毒
   D. 巨细胞病毒
   E. EB 病毒
3. 下列哪项除外，均属于人疱疹病毒 8 型（HHV-8）的特点是
   A. HHV-8 主要存在于艾滋病卡波西肉瘤组织和艾滋病患者淋巴瘤组织中
   B. 与卡波西肉瘤的发生、血管淋巴细胞增生性疾病及一些增生性皮肤疾病的发病有关
   C. 能通过输入污染的血细胞传播
   D. 可通过性交传播，多见于男性同性恋中
   E. HHV-8 的主要受体是靶细胞表面 CD4 分子

【B_1 型题】

（4~9 题共用备选答案）
   A. HSV-1
   B. HSV-2
   C. VZV
   D. CMV
   E. EBV
4. 引起水痘-带状疱疹的病原体是
5. 与鼻咽癌的发生有关的是
6. 感染可引起巨细胞病毒感染的病原体是
7. 引起口唇疱疹的病原体是
8. 常引起生殖器疱疹的病原体是
9. 常引起角膜结膜炎的病原体是

第二十九章 反转录病毒

【A_1 型题】

1. 关于反转录病毒的性状，哪项错误
   A. 均含有反转录酶
   B. 均侵犯 $CD4^+$细胞
   C. 有包膜 DNA 病毒
   D. 复制时先形成 RNA-DNA 中间体
   E. 基因组易发生变异
2. 关于人类免疫缺陷病毒（HIV）的特点，哪项错误
   A. 传染源是 HIV 携带者和 AIDS 患者
   B. 引起人类艾滋病
   C. 可通过性行为传播
   D. 不能经胎盘传播
   E. 可通过输血传播
3. AIDS 的临床表现不包括
   A. 隐性感染
   B. 原发急性感染
   C. 无症状潜伏感染
   D. AIDS 相关综合征
   E. 典型 AIDS

【A_2 型题】

4. 患者，男性，26 岁。有不洁性交史和吸毒史，近半年来出现体重下降，腹泻，发热，反复出现口腔真菌感染，初诊为 AIDS。确诊时需要参考的主要检测指标是
   A. HIV 相应的抗原
   B. HIV 相应的抗体
   C. AIDS 患者的补体
   D. HIV 相关的 $CD8^+$细胞
   E. HIV 相关的 $CD4^+$细胞
5. 成年男性，体检用 ELISA 试验发现血液中 HIV 抗体阳性。确认实验用
   A. PCR 法查 DNA
   B. 分离培养病毒
   C. 检测病毒抗原
   D. 蛋白印迹（Western blotting）
   E. RT-PCR 查 RNA
6. 某 HIV 感染者，近日出现继发感染、衰竭、免疫缺陷等 AIDS 症状，入院治疗。目前认为最有效的治疗方案是
   A. 蛋白酶抑制剂
   B. 核苷类反转录酶抑制剂
   C. 鸡尾酒疗法（联合用药疗法）
   D. 非核苷类反转录酶抑制剂
   E. 脱氧鸟苷单一用药疗法
7. 成年男性，被确诊为 HIV 感染者，消瘦、衰竭，经常发生肺感染，造成免疫低下机制主要是

A. 神经胶质细胞减少
B. 树突状细胞减少
C. 吞噬细胞被破坏
D. 中和抗体保护作用低
E. $CD4^+T$ 细胞大量被破坏

第三十章 其他病毒

【A_1 型题】

1. 关于狂犬病病毒的特点，哪项错误
   A. 患病动物是传染源
   B. 病毒只有一个血清型
   C. 狂犬咬伤后100%发病
   D. 可发生毒力变异
   E. 可用病毒固定毒株制备疫苗进行预防

2. 引起尖锐湿疣的病原体是
   A. 人类免疫缺陷病毒（HIV）
   B. 人乳头瘤病毒（HPV）
   C. EB病毒（EBV）
   D. 水痘-带状疱疹病毒（VZV）
   E. 巨细胞病毒（CMV）

【B_1 型题】

（3~5题共用备选答案）
   A. 人乳头瘤病毒
   B. 森林脑炎病毒
   C. 巨细胞病毒
   D. 狂犬病病毒
   E. 柯萨奇病毒

3. 与子宫颈癌的发生有关的是
4. 感染神经细胞可形成内氏小体的是
5. 外形为子弹状，有包膜的RNA病毒是

第三十一章 朊 粒

【A_1 型题】

1. 不是朊粒主要特点的是
   A. 引起人和动物中枢神经退化性病变
   B. 不含有RNA
   C. 是蛋白酶抗性蛋白
   D. 仅含DNA
   E. 具有传染性

2. 引起疯牛病和人类克雅病、库鲁病等的病原体是
   A. 病毒
   B. 类病毒
   C. 拟病毒
   D. 朊粒
   E. 衣原体

第七篇　医学免疫学

第一章　绪　　论

【A_1 型题】

1. 免疫是指
   A. 机体识别排除抗原性异物的功能
   B. 机体清除和杀伤自身突变细胞的功能
   C. 机体抗感染的功能
   D. 机体清除自身衰老、死亡细胞的功能
   E. 机体对病原微生物的防御能力
2. 适应性免疫应答的特点不具有
   A. 特异性
   B. 非特异性
   C. 多样性
   D. 记忆性
   E. 耐受性
3. 免疫系统的三大功能为
   A. 免疫防御、免疫应答、免疫记忆
   B. 免疫应答、免疫记忆、免疫监视
   C. 免疫防御、免疫记忆、免疫监视
   D. 免疫应答、免疫监视、免疫自身稳定
   E. 免疫防御、免疫监视、免疫自身稳定
4. 免疫监视功能低下时，易发生
   A. 超敏反应
   B. 肿瘤
   C. 自身免疫病
   D. 移植排斥反应
   E. 免疫缺陷病
5. 介导适应性体液免疫应答的细胞是
   A. 单核细胞
   B. 巨噬细胞
   C. 中性粒细胞
   D. B 淋巴细胞
   E. 自然杀伤细胞
6. 属于固有免疫应答的细胞是
   A. T 淋巴细胞
   B. B 淋巴细胞
   C. NK 细胞
   D. 脂肪细胞
   E. 上皮细胞
7. 提出克隆选择学说的学者是
   A. Ehrlich
   B. Behring
   C. Burnet
   D. Landsteiner
   E. 北里
8. 免疫系统不包括
   A. 免疫组织
   B. 免疫器官
   C. 免疫细胞
   D. 免疫分子
   E. 免疫应答

第二章　抗　　原

【A_1 型题】

1. 完全抗原是指
   A. 只有免疫原性，无抗原性
   B. 只有抗原性，无免疫原性
   C. 既无免疫原性，又无抗原性
   D. 既有免疫原性，又有抗原性
   E. 不能激发细胞免疫应答
2. TD-Ag 哪项是错误的
   A. 大多数为蛋白质
   B. 可诱导体液免疫和细胞免疫
   C. 可刺激产生 IgG 型抗体
   D. 有免疫记忆
   E. 大多数为多糖物质
3. 哪项不是构成抗原的条件
   A. 大分子物质
   B. 异物性
   C. 有一定的化学组成和结构
   D. 非经口进入机体
   E. 必须与载体相结合
4. 抗原的免疫原性是指能够刺激机体的免疫系统发生免疫应答
   A. 产生抗体的能力
   B. 产生致敏淋巴细胞的能力
   C. 产生抗体或致敏淋巴细胞的能力
   D. 与相应抗体特异性结合的能力
   E. 与相应致敏淋巴细胞特异性结合的能力
5. 激活 B 细胞产生抗体过程中依赖 T 细胞的辅助的抗原称为
   A. 完全抗原
   B. 半抗原
   C. TI-Ag
   D. TD-Ag
   E. 共同抗原
6. 存在于抗原分子表面的，决定抗原特异性的特殊的化学基团

称为
A. 表位
B. 异嗜性抗原
C. 抗原结合价
D. 类属抗原
E. Forssman 抗原

7. 有关 T 细胞表位描述错误的是
A. 由 TCR 识别
B. 无须 MHC 分子的提呈
C. 多为线性表位
D. 可存在于抗原分子的任意部位
E. 化学性质多为肽类分子

8. 属于 TI-Ag 的物质有
A. 病原微生物
B. 肺炎链球菌荚膜多糖
C. 血细胞
D. 血清蛋白
E. 外毒素

9. 含有相同或相似抗原表位的不同抗原称为
A. 共同抗原
B. 异嗜性抗原
C. 同种异型抗原
D. 自身抗原
E. 独特型抗原

10. 关于超抗原的性质，哪项错误
A. 无严格的 MHC 限制性
B. 无须 APC 加工可直接刺激 T 细胞
C. 与 MHC Ⅱ 分子的非多态区结合
D. 参与某些病理生理过程
E. 一种超抗原只可活化少数 T 细胞克隆

11. 关于抗原，下列哪项组合是错误的
A. 半抗原——青霉素
B. 自身抗原——HLA 抗原
C. 异种抗原——病原微生物
D. 细胞质抗原——线粒体抗原
E. 异嗜性抗原——Forssman 抗原

【A_2 型题】

12. 20 世纪，Forssman 用豚鼠的肝、脾、肾上腺制备的生理盐水悬液注射家兔，得到抗体，除与相应的抗原反应外，还可使绵羊 RBC 发生凝集，出现这一现象是因为
A. 可能绵羊 RBC 发生了自身凝集
B. 豚鼠与绵羊间有完全相同的血型抗原
C. 豚鼠脏器与绵羊 RBC 间有共同抗原决定簇
D. 豚鼠脏器在制备过程中抗原结构发生了改变
E. 体外实验中，绵羊 RBC 的抗原性发生了改变

13. 注射破伤风抗毒素以后患者出现休克、发热、蛋白尿、血尿、淋巴结肿大等，原因可能是
A. Ⅰ型超敏反应
B. Ⅱ型超敏反应
C. Ⅳ型超敏反应
D. Ⅰ型或Ⅲ型超敏反应
E. Ⅲ型超敏反应

【B_1 型题】

（14~18 题共用备选答案）
A. 异种抗原
B. 同种异型抗原
C. 异嗜性抗原
D. 自身抗原
E. 肿瘤相关抗原

14. AFP 是
15. ABO 血型抗原是
16. 眼晶状体
17. 大肠埃希菌与人结肠黏膜的共同抗原是
18. 异种动物血清是

（19~20 题共用备选答案）
A. 半抗原
B. 变应原
C. 耐受原
D. 超抗原
E. 丝裂原

19. 能诱导超敏反应的抗原称为
20. 可诱导机体产生免疫耐受的抗原称为

第三章 免疫器官

【A_1 型题】

1. 动物新生期切除胸腺的后果是
A. 细胞免疫功能缺陷，体液免疫功能正常
B. 细胞免疫功能正常，体液免疫功能缺陷
C. 细胞和体液免疫功能均不受影响
D. 细胞免疫功能缺陷，体液免疫功能受损
E. 机体造血和免疫功能均有损害

2. 机体受外源抗原刺激后，发生免疫应答的部位是
A. 骨髓
B. 淋巴结
C. 胸腺
D. 腔上囊
E. 外周血

【B_1 型题】

（3~5 题共用备选答案）
A. 骨髓
B. 淋巴结
C. 胸腺
D. 外周免疫器官

E. 脾
3. B 细胞发育成熟的场所是
4. 免疫应答发生的基地是
5. T、B 细胞定居、分化和增生的场所是

第四章　免疫细胞

【A_1 型题】

1. 在 T 细胞活化中发挥重要作用的分子是
   A. CTLA-4
   B. CD28
   C. PD-1
   D. CD2
   E. CD40L
2. CD3 和 CD4 分子存在于
   A. 所有外周淋巴细胞
   B. 所有外周 T 细胞
   C. Th1 和 Th2
   D. Treg 和 Tc
   E. Th1 和 Tc
3. $CD4^+$ T 细胞的主要功能是
   A. 特异性杀伤作用
   B. 吞噬作用
   C. 辅助作用
   D. 抑制作用
   E. 抗原提呈作用
4. 对 B 细胞共受体描述错误的是
   A. 由 CD19、CD21 和 CD81 组成
   B. 可与 C3d 结合
   C. 提高 B 细胞对抗原刺激的敏感性
   D. 与 EB 病毒选择性感染 B 细胞有关
   E. 可减弱 B 细胞活化信号的转导
5. Th2 细胞不分泌
   A. IL-2
   B. IL-5
   C. IL-4
   D. IL-10
   E. IL-13
6. T 细胞不具有的受体是
   A. E 受体
   B. 抗原受体
   C. 丝裂原受体
   D. CKR
   E. IgG Fc 受体
7. TAP
   A. 参与外源性抗原的提呈
   B. 参与内源性抗原的提呈
   C. 位于内体膜上
   D. 为同源二聚体分子
   E. 对多肽进行被动转运
8. 以下哪种分子不存在于 T 细胞表面
   A. CD2
   B. CD3
   C. 膜免疫球蛋白
   D. TCR
   E. CD28
9. 成熟 DC 最重要的功能是
   A. 摄取抗原
   B. 维持和诱导免疫耐受
   C. 免疫调节作用
   D. 抗原提呈与免疫激活作用
   E. 加工抗原
10. NK 细胞表面没有
   A. CD16
   B. CD56
   C. FcrRⅢ
   D. TCR
   E. CKR
11. 不属于识别 HLA Ⅰ类分子的 NK 细胞受体是
   A. KIR2DL
   B. KIR3DL
   C. CD94/NKG2A
   D. CD94/NKG2C
   E. NKG2D
12. B 细胞产生的抗体
   A. 中和细菌外毒素
   B. 具有调理作用
   C. 阻断病原体与靶细胞结合
   D. ADCC 作用
   E. 通过补体的旁路途径发挥溶细胞或溶菌作用
13. 与 B7 结合抑制 T 细胞活化的是
   A. CD2
   B. CD40L
   C. ICOS
   D. CTLA-4
   E. CD28
14. 能够产生抗体的细胞是
   A. T 细胞
   B. 未活化的 B 细胞
   C. 浆细胞
   D. NK 细胞
   E. B 细胞
15. 调节性 T 细胞（Treg）不表达
   A. CD79a
   B. CD3
   C. CD25
   D. TCR
   E. Foxp3
16. 具有特异性杀伤作用的细胞是
   A. B 细胞
   B. 中性粒细胞
   C. NK 细胞
   D. CTL 细胞
   E. LAK 细胞
17. 调节性 T 细胞的表型是
   A. $CD3^+$，$CD4^+$，$Foxp3^-$
   B. $CD3^+$，$CD8^+$，$Foxp3^+$
   C. $CD4^+$，$CD25^+$，$Foxp3^+$
   D. $CD20^+$，$CD40^+$，$Foxp3^-$
   E. $CD56^+$，$CD94^+$，$Foxp3^-$
18. 对 NK 细胞描述错误的是
   A. 活化后表达 Fas
   B. 可直接杀伤某些肿瘤细胞
   C. 可间接杀伤某些病毒感染细胞
   D. 分泌 TNF-α
   E. 具有免疫调节作用

19. 以下受体-协同刺激分子的结合哪项错误
A. CD28 与 CD80
B. CD40L 与 CD40
C. CD2 与 LFA-3
D. CD4-MHC Ⅱ
E. CD8-MHC Ⅱ

20. 巨噬细胞不表达
A. C3b 受体
B. 细胞因子受体
C. IgG Fc 受体
D. MHC Ⅱ类分子
E. 膜免疫球蛋白

21. 在提呈低浓度抗原方面发挥重要作用的 APC 是
A. 巨噬细胞
B. DC
C. B 淋巴细胞
D. 嗜酸性粒细胞
E. 成纤维细胞

22. B 细胞表面最重要的标志为
A. mIg
B. FcγR
C. CD40
D. CD5
E. CD80

23. 在免疫应答过程中，巨噬细胞
A. 产生抗体
B. 表达 TCR
C. 产生细胞因子
D. 表达 CD3 分子
E. 发生基因重排

24. APC 不包括
A. B 细胞
B. 巨噬细胞
C. 树突状细胞
D. 内皮细胞
E. 粒细胞

25. 对 CD1 分子描述错误的是
A. 提呈外源性脂类抗原
B. 是一类 MHC Ⅰ类样分子
C. 不能提呈自身脂类抗原
D. 有 CD1a-e5 个成员
E. 主要将脂类抗原提呈给 NKT 细胞

26. 关于 NK 细胞正确的叙述是
A. 发现具有特异性抗原识别受体
B. 具有 MHC 的限制性
C. 具有 ADCC 效应
D. 分泌 IL-10
E. 具有抗体产生作用

【B_1 型题】

（27~30 题共用备选答案）
A. 巨噬细胞
B. T 细胞
C. B 细胞
D. NK 细胞
E. 嗜碱性粒细胞

27. 直接参与Ⅰ型超敏反应的是
28. 活化为浆细胞产生抗体的是
29. 具有吞噬和抗原提呈作用的是
30. 具有 CD3 分子表面抗原的是

（31~34 题共用备选答案）
A. Tc
B. Treg
C. Th
D. Th1
E. Th2

31. 对体液免疫起辅助作用
32. 起免疫应答负调节作用的是
33. 分泌 IL-2、IFN-γ 的是
34. 具有细胞毒作用的是

第五章　免疫球蛋白

【A_1 型题】

1. 免疫球蛋白的基本结构是
A. 由 4 条相同的重链组成
B. 由 4 条相同的轻链组成
C. 由二硫键相连的 4 条肽链组成
D. 由二硫键相连的 2 条肽链组成
E. 由 J 键连接的 5 条肽链组成

2. 介导 NK 细胞、巨噬细胞、中性粒细胞发挥 ADCC 效应的 Ig 主要是
A. IgA
B. IgM
C. IgD
D. IgG
E. IgE

3. 天然血型抗体是
A. IgA
B. IgM
C. IgG
D. IgE
E. IgD

4. 免疫球蛋白不具有的作用是
A. 中和外毒素
B. 激活补体经典途径
C. 调理作用
D. 介导 ADCC 作用
E. 参与Ⅳ型超敏反应

5. 有关免疫球蛋白和抗体的说法，正确的是
A. 免疫球蛋白就是抗体、二者具有相同的含义
B. 免疫球蛋白均为抗体，抗体不一定都是免疫球蛋白
C. 免疫球蛋白与抗体不同，二者也不相关
D. 抗体均为免疫球蛋白，而免疫球蛋白并不一定都是抗体
E. 抗体和免疫球蛋白只存在于血液和体液中，二者均具有免疫功能

6. IgG 通过胎盘主要决定于哪一部位
A. Fab 段

B. CH_2 区
C. F（ab）2′
D. Fc 段
E. 铰链区
7. IgG 不含的功能区是
A. VH
B. VL
C. CH_1
D. CH_2
E. CH_4
8. 浆细胞主要存在于
A. 胸腺
B. 外周血
C. 脾及淋巴结
D. 黏膜相关的淋巴细胞
E. 骨髓
9. IgG 的生物学作用之一是
A. 与 Ag 结合后激活补体
B. 不能透过胎盘
C. 与 Ag 作用后，体内最先出现
D. 是分泌液中主要的保护性抗体
E. 参与Ⅰ型超敏反应
10. 抗体与抗原结合的部位是
A. VL 和 VH 区
B. CH_1 区
C. CH_3 区
D. CD_4 区
E. 铰链区
11. 免疫球蛋白的超变区在
A. Fab
B. Fc
C. 铰链区
D. CH_1 区
E. CH_2 区
12. 类毒素刺激机体后产生的特异性免疫应答物质是
A. 干扰素
B. 抗毒素
C. 补体
D. 乙型溶素
E. 细胞因子
13. 具有亲细胞作用的抗体是
A. IgM
B. IgD
C. IgE
D. IgG
E. IgA
14. 以下哪种不是单克隆抗体的特点
A. 识别一种抗原表位
B. 制备成本高
C. 纯度高
D. 效价高
E. 特异性强
15. Ig 分成 κ、λ 两个型，其依据是
A. 重链
B. 轻链
C. 可变区
D. 恒定区
E. 铰链区
16. IgE 与 IgG 功能区不同，因为 IgE 有
A. V 区
B. CH_1
C. CH_2
D. CH_3
E. CH_4
17. 五聚体 IgM 一般只有几个结合点可结合抗原
A. 1 个
B. 2 个
C. 4 个
D. 5 个
E. 10 个
18. 具有补体 C1q 结合点的 Ig 是
A. IgE 和 IgD
B. IgA 和 IgG
C. IgM 和 IgA
D. IgG 和 IgM
E. IgM 和 IgE
19. 无铰链区的免疫球蛋白是
A. IgG、IgD
B. IgA、IgG
C. IgG、IgE
D. IgM、IgE
E. IgM、IgD
20. 免疫调理作用最强的 Ig 是
A. IgG
B. IgM
C. IgA
D. IgD
E. IgE
21. 独特型抗原决定簇的氨基酸差异主要在
A. 恒定区
B. 铰链区
C. 可变区
D. 超变区
E. 补体结合区

【B_1 型题】

（22~24 题共用备选答案）
A. IgG
B. IgA
C. IgM
D. IgD
E. IgE
22. 唯一通过胎盘的 Ig 是
23. 参与Ⅰ型超敏反应的 Ig 是
24. 在进化过程中出现最早的Ig 是
（25~27 题共用备选答案）
A. IgG
B. IgA
C. IgM
D. IgD
E. IgE
25. 胚胎时期起重要防御作用的 Ig 是
26. 含量最少的 Ig 是
27. 含量最多的 Ig 是
（28~30 题共用备选答案）
A. 2Fab 段+Fc 段
B. F（ab′）2 +pFC′
C. 铰链区
D. 可变区
E. 稳定区
28. 胃蛋白酶水解的片段是
29. 木瓜酶水解的片段是
30. 蛋白酶作用的部位是
（31~34 题共用备选答案）
A. V 区
B. C 区
C. 铰链区
D. 重链
E. 轻链
31. 决定 Ig 类和亚类的部位

32. 决定 Ig 型和亚型的部位
33. 决定 Ig 独特型的部位
34. 与立体构型改变有关的部位

第六章 补体系统

【A_1 型题】

1. 补体膜攻击复合物是
   A. C3b
   B. C5b
   C. C5b6789
   D. C5b678
   E. C5b67
2. 参与替代途径激活补体的物质是
   A. IgG
   B. IgM
   C. IgD
   D. LPS
   E. MBL
3. 关于补体的正确叙述是
   A. 是一组具有酶促反应活性的脂类物质
   B. 主要由活化的淋巴细胞产生
   C. 参与免疫病理反应
   D. 对热稳定
   E. 血清中 C1 含量最高
4. 血清中含量最高的补体成分是
   A. C1
   B. C2
   C. C3
   D. C4
   E. C5
5. 在经典、替代两个途径中均起作用的补体成分是
   A. C1q
   B. C1s
   C. C1r
   D. C2
   E. C3
6. 补体经典途径反应的次序是
   A. C1→C2→C3……→C9
   B. C1→C3→C2→C4……→C9
   C. C1→C2→C3→C5……→C9
   D. C1→C4→C2→C3→C5……→C9
   E. C3→C5→C6……→C9
7. 关于 MBL 途径正确的是
   A. 是最早被发现的补体激活途径
   B. 活化过程需要 B 因子参与
   C. 需要抗原抗体复合物的参与
   D. 形成的膜攻击复合物同经典途径相同
   E. 不形成经典途径的 C5 转化酶
8. 补体系统在激活后可以
   A. 诱导免疫耐受
   B. 抑制变态反应
   C. 结合细胞毒性 T 细胞
   D. 启动抗体的类别转换
   E. 裂解细菌

【B_1 型题】

(9~13 题共用备选答案)
   A. S 蛋白
   B. IgM 与抗原结合形成的复合物
   C. P 因子
   D. MBL
   E. DAF
9. 稳定旁路途径 C3 转化酶的是
10. 桥连 C1q，启动补体经典途径活化的是
11. 与细菌表面甘露糖残基结合，启动 MBL 途径的是
12. 抑制膜攻击复合物形成的是
13. 抑制经典途径和替代途径 C3 转化酶和 C5 转化酶形成与活性的是

(14~17 题共用备选答案)
   A. C3bB
   B. CR
   C. Ⅰ因子
   D. C4b2a
   E. C5b6789n
14. MBL 途径的 C3 转化酶是
15. 在 D 因子作用下被分解的是
16. 膜攻击复合体是
17. 能够裂解 C4b 的因子是

(18~21 题共用备选答案)
   A. C5a
   B. Clq
   C. C3
   D. Ⅰ因子
   E. H 因子
18. 具有过敏毒素作用的是
19. 具有趋化作用的是
20. 由 C4a2b 活化的成分是
21. 具有和 Ig 的 Fc 段结合位点的是

(22~26 题共用备选答案)
   A. C4b2a
   B. C3bBbP
   C. C5a
   D. C4b
   E. C5b6789n
22. 替代途径的 C3 转化酶是
23. 经典途径的 C3 转化酶是
24. 趋化因子是
25. 膜攻击复合体是
26. CR1 的配体是

第七章 细胞因子及其受体

【A_1 型题】

1. 诱导 IgE 产生的主要细胞因子是
   A. IL-1
   B. IL-2
   C. IL-4
   D. IL-3
   E. IL-6
2. IL-1 的主要产生细胞是
   A. T 细胞
   B. 巨噬细胞
   C. B 细胞
   D. NK 细胞
   E. 中性粒细胞
3. 属于细胞因子的物质是
   A. 植物血凝素
   B. 干扰素
   C. 调理素
   D. 乙型溶素
   E. 胸腺素
4. 产生 IL-2 的细胞是
   A. 巨噬细胞
   B. T 细胞
   C. B 细胞
   D. NK 细胞
   E. 中性粒细胞
5. IL-1 的功能不包括
   A. 促进 T 细胞的增殖
   B. 激活单核-吞噬细胞
   C. 大量 IL-1 进入血流能诱导急性期蛋白
   D. 抑制 NK 细胞
   E. 可作为内源性致热原
6. 属于趋化因子 CXC 亚族的代表成员是
   A. IL-2
   B. IL-4
   C. IL-6
   D. IL-8
   E. IL-12
7. 能杀伤细胞的细胞因子是
   A. IL-2
   B. TNF-α
   C. 干扰素
   D. IL-4
   E. IL-1
8. T 细胞产生的细胞因子不包括
   A. IL-1
   B. IL-2
   C. IL-3
   D. IL-4
   E. IL-6
9. 被 FDA 批准用于治疗乙肝的细胞因子是
   A.IFN-α
   B. G-CSF
   C. IFN-γ
   D. TNF
   E. IL-2

【B_1 型题】

（10~12 题共用备选答案）
A. IL-1
B. IL-2
C. IL-8
D. IL-5
E. IL-6

10. 巨噬细胞产生的能活化 T 细胞的是
11. T 产生的能活化 T、B、巨噬细胞的是
12. 对中性粒细胞有趋化作用的是

（13~14 题共用备选答案）
A. IL-5
B. IL-4
C. IFN-γ
D. TNF-α
E. IL-8

13. 可促进人类 IgE 类抗体转换的是
14. 可抑制 Th0 细胞向 Th2 细胞转化的是

（15~17 题共用备选答案）
A. 细胞因子的多效性
B. 细胞因子的重叠性
C. 细胞因子的拮抗性
D. 细胞因子的协同性
E. 细胞因子的特异性

15. 一种细胞因子作用于多种靶细胞，产生多种生物学效应为
16. 几种不同的细胞因子作用于同一种靶细胞为
17. 一种细胞因子能强化另一种细胞因子的功能

第八章 白细胞分化抗原和黏附分子

【A_1 型题】

1. 以下哪种不是免疫细胞表面的功能分子
   A. TCR
   B. BCR
   C. FcR
   D. GVHR
   E. CR
2. 只有 T 细胞才具有的表面标志为
   A. 识别抗原受体
   B. CR3
   C. 细胞因子受体
   D. CD3 分子
   E. 有丝分裂原受体
3. 参与 B 细胞活化的 CD 分子是
   A. CD3
   B. CD4
   C. CD40
   D. CD8

E. CD28

4. 属于B细胞的表面标志为

A. CD3

B. CD4

C. CD8

D. mIg

E. CD56

5. 以下哪种不是黏附分子家族

A. 整合素家族

B. 选择素家族

C. 免疫球蛋白超家族

D. 钙黏蛋白家族

E. 钙调蛋白家族

6. 下列哪种不是黏附分子的功能

A. 细胞活化增生

B. 肿瘤转移

C. 补体活化

D. 炎症及凝血

E. 淋巴细胞归巢

7. 不属于T细胞-APC识别刺激信号的黏附分子是

A. CD4-MHC Ⅱ类分子

B. CD8-MHC Ⅰ类分子

C. CD19/CD21/CD81复合体-C3d

D. CD28-CD80/CD86

E. LFA1-ICAM1

8. 对B细胞分化成熟和抗体产生起重要作用的协同刺激信号是

A. CD40-CD40L

B. CD80-CD28

C. CD86-CD28

D. ICAM-1-LFA-1

E. B7.1-CTLA-4

【B_1型题】

(9~11题共用备选答案)

A. CD

B. CAM

C. CR1

D. CKR

E. FcR

9. 具有抑制补体活化作用的是

10. 白细胞分化成熟不同阶段的所表达的细胞表面标志是

11. 在细胞间或细胞与基质间起黏附作用的是

第九章 主要组织相容性复合体

【A_1型题】

1. 人类MHC定位于

A. 第7号染色体上

B. 第5号染色体上

C. 第6号染色体上

D. 第13号染色体上

E. 第2号染色体上

2. 关于HLA Ⅱ类分子，正确的是

A. 由α链和β_2m链组成

B. 提呈外源性抗原

C. 分布在所有有核细胞的表面

D. 由HLA-A、B、C等基因编码

E. 可与CD8分子结合

3. HLA复合体不编码

A. HLA Ⅰ类分子的α链

B. HIA Ⅰ类分子的β_2m链

C. HLA Ⅱ类分子的α链

D. HLA Ⅱ类分子的β链

E. B因子

4. HLA Ⅰ类抗原不在下列哪一种细胞表面表达

A. 淋巴细胞

B. 成熟红细胞

C. 巨噬细胞

D. 网织红细胞

E. 粒细胞

5. 下列哪种不是HLA复合体的遗传特征

A. 多基因性

B. 基因常需要重组

C. 共显性遗传

D. 单元型遗传

E. 连锁不平衡

6. 受MHC限制的是

A. CTL杀伤病毒感染细胞

B. NK细胞杀伤肿瘤细胞

C. 巨噬细胞吞噬细菌

D. 抗体结合病毒

E. 树突状细胞摄取抗原

7. HLA-B27阳性相关的疾病是

A. 类风湿关节炎

B. 系统性红斑狼疮

C. 强直性脊柱炎

D. 肾小球性肾炎咯血综合征

E. 胰岛素依赖型糖尿病

第十章 免疫应答

【A_1型题】

1. 未成熟B细胞表达的抗体是

A. IgM

B. IgM、IgD

C. IgG

D. IgA

E. IgE

2. 下列抗原属内源性Ag的是

A. 菌体Ag

B. 细菌的外毒素

C. 病毒感染细胞合成的病毒蛋白

D. 异种动物血清

E. 红细胞的Rh抗原

3. $CD4^+$Th1细胞诱导的炎症中直接造成细胞浸润的主要细胞因子是

A. IFN-γ

B. TNF+IFN-γ+IL-2

C. IL-4

D. IL-12
E. IL-8

4. 下列哪一项不属于细胞免疫效应
A. 抗肿瘤
B. 抗病毒
C. 引起同种移植物的排斥
D. 发生 ADCC
E. 引起 DTH

5. TCR 识别 Ag 后向细胞传递信息的分子是
A. CD2
B. CD3
C. CD4
D. CD8
E. CD28

6. 识别细菌 CpG DNA 的 Toll 样受体是
A. TLR2
B. TLR4
C. TLR5
D. TLR7
E. TLR9

7. 再次应答最主要的特点是
A. 潜伏期长
B. IgG 大量产生
C. IgM 产生量大
D. IgG 与 IgM 的产生量相似
E. IgG 的亲和力没变化

8. B 细胞活化过程中的第一信号是
A. BCR 识别 Ag
B. IL-1 的作用
C. 识别 MHC 分子
D. IL-2 受体的产生
E. 黏附分子受体与配体的相互作用

9. Th1 细胞激活巨噬细胞可通过
A. 诱生 IFN-γ 激活巨噬细胞
B. CD40L 与巨噬细胞表面的 CD40 分子结合向巨噬细胞提供激活信号
C. 与巨噬细胞提呈的特异性抗原结合可诱导巨噬细胞激活
D. 上列 A 和 B 两项
E. 上列 A、B 和 C 三项

10. 肺炎链球菌荚膜多糖免疫家兔出现的情况是
A. 诱导细胞免疫和体液免疫
B. 产生大量的 IgG
C. 产生大量的 IgM
D. 可发生再次应答
E. 发生迟发型超敏反应炎症

11. 内源性 Ag 诱导的免疫应答中，需识别 MHC Ⅰ类分子，这种细胞是
A. Th1
B. Th2
C. 巨噬细胞
D. $CD8^+T$
E. 嗜碱性粒细胞

12. 在 IgA、IgM、IgG、IgE 及 IgD 中 IgE 主要的抗体效应是
A. 中和作用
B. 调理作用
C. 裂解细胞作用
D. ADCC
E. 参与Ⅰ型超敏反应

13. 提呈可溶性 Ag 最有效的 APC 是
A. 巨噬细胞
B. 朗格汉斯细胞
C. 树突状细胞
D. 并指状细胞
E. B 细胞

14. $CD8^+T$ 细胞活化的协同刺激信号是
A. IL-1 受体的表达
B. IL-2 的作用
C. IL-5 的作用
D. TCR 识别 Ag 肽-MHC Ⅱ类分子复合物
E. $CD8^+T$ 细胞与 APC 间黏附分子及协同刺激分子的作用

15. APC 提呈外源性 Ag 的正确描述是
A. 外源性 Ag 可在局部或局部引流至淋巴组织接触 APC
B. 外源性 Ag 首先被 APC 摄取、加工和处理
C. 外源性 Ag 通常被 APC 以抗原肽-MHC Ⅰ类分子复合物形式提呈给 $CD8^+T$ 细胞识别
D. 上列 A 和 B 两项
E. 上列 A、B 和 C 三项

16. $CD4^+$ Th 细胞活化的第一信号是
A. 表达 IL-12，IL-2，IL-4 的受体
B. TCR 识别肽 Ag MHC Ⅱ类分子复合物
C. $CD4^+$Th 与 APC 间黏附分子的作用
D. IL-12 作用
E. IL-1 的作用

17. $CD4^+$Th1 细胞诱导的炎症中最主要的效应细胞是
A. 活化的巨噬细胞
B. T 细胞
C. B 细胞
D. NK 细胞
E. 中性粒细胞

18. $CD8^+T$ 细胞活化的第一信号是
A. TCR识别 Ag 肽-自身 MHC Ⅰ类分子复合物
B. 协同刺激因子在靶细胞表面的表达
C. 表达 IL-2 受体
D. 表达 IFN-γ 受体
E. 受 IL-12 和 IFN-γ 的作用

19. B1 细胞所不具备的抗体应答特点是
A. 识别并结合多糖抗原而被激活
B. 接受抗原刺激后，相应抗体可在 48 小时内产生
C. 产生的抗体以 IgM 为主
D. 产生的抗体以 IgG 为主
E. 不产生免疫记忆

20. 对 Igα/Igβ 描述正确的是
A. 与 mIg 组成 BCR 复合物
B. 胞质区有 ITAM
C. 可传导第一活化信号进入 B 细胞
D. 上列 A 和 B 两项
E. 上列 A、B 和 C 三项

21. CTL 在抗感染中主要抵御的细菌是
   A. 布氏杆菌
   B. 肺炎链球菌
   C. 破伤风梭菌
   D. 乙型链球菌
   E. 金黄色葡萄球菌
22. 初次应答最主要的特点是
   A. IgG 大量产生
   B. IgG 产生的快
   C. IgG 和 IgM 同时产生
   D. IgM 产生的快
   E. IgG 的亲和力强
23. 在 Ab 产生的一般规律中，初次应答产生最早，具有早期诊断价值的 Ig 是
   A. IgG
   B. IgM
   C. SIgA
   D. IgE
   E. IgD
24. T 细胞介导的免疫应答包括的几个阶段是
   A. T 细胞特异性识别抗原阶段
   B. T 细胞活化、增殖和分化阶段
   C. 效应 T 细胞的产生及效应阶段
   D. 上列 A 和 B 两项
   E. 上列 A、B 和 C 三项
25. 淋巴细胞活化过程中需要黏附分子的辅佐，其中协助 Th 活化 B 细胞的是
   A. CD2/LFA3
   B. CD40/CD40L
   C. LFA-1/ICAM-1
   D. CD4/MHCⅡ类分子
   E. CD8/MHCⅠ类分子
26. 向 T 细胞提供第二活化信号的重要共刺激分子是
   A. CD28/B7
   B. CD40/CTLA-4
   C. CD4/MHCⅡ类分子
   D. CD8/MHCⅠ类分子
   E. LFA-1/ICAM-1
27. 固有免疫细胞不具备的应答特点是
   A. 直接识别病原体 PAMP
   B. 识别结合相应配体后，立即产生免疫应答
   C. 经克隆扩增和分化后，迅速产生免疫效应
   D. 没有免疫记忆功能，不能引起再次应答
   E. 免疫应答维持时间较短

【B_1 型题】

（28～31 题共用备选答案）
   A. 对 TI-Ag 应答
   B. ADCC
   C. 对 TD-Ag 应答
   D. 分泌细胞因子的作用
   E. 特异性杀伤作用
28. B1 细胞具有
29. CTL 细胞具有
30. NK 细胞具有
31. T、B 细胞具有

（32～35 题共用备选答案）
   A. Ab 中和作用
   B. 调理作用
   C. 裂解细胞作用
   D. ADCC
   E. 引起Ⅰ型变态反应
32. IgE 具有
33. 中性粒细胞具有
34. 抗病毒感染具有
35. NK 具有

（36～38 题共用备选答案）
   A. Th1
   B. Th2
   C. CTL
   D. NK
   E. 巨噬细胞
36. 产生 IL-2 的是
37. 产生 IL-4 的是
38. 有提呈 Ag 作用的是

（39～43 题共用备选答案）
   A. 中和作用
   B. 免疫调节作用
   C. 传导活化信号作用
   D. 趋化作用
   E. 引起 DTH 作用
39. C5a 是
40. CD3 分子具有
41. Th1 具有
42. IFN-γ 具有
43. 抗毒素具有

第十一章　黏膜免疫

【A_1 型题】

1. 分布于黏膜系统的淋巴组织约占机体淋巴组织的
   A. 90%
   B. 70%
   C. 50%
   D. 40%
   E. 30%
2. 对于 M 细胞描述错误的是
   A. 呈穹隆状
   B. 可摄取肠腔内抗原性异物
   C. 可转运抗原
   D. 是专职 APC 细胞
   E. 包绕着 T 细胞、B 细胞、巨噬细胞和树突状细胞
3. 不属于韦氏环结构的是
   A. 咽扁桃体
   B. 颌下淋巴结
   C. 腭扁桃体
   D. 舌扁桃体
   E. 鼻后部其他淋巴组织
4. 参与再循环的淋巴细胞主要是
   A. 成熟 T 细胞
   B. 成熟 B 细胞
   C. 不成熟 T 细胞
   D. 不成熟 B 细胞

E. 记忆性 B 细胞
5. 不属于黏膜相关淋巴组织的是
A. 扁桃体
B. 支气管相关淋巴组织
C. M 细胞
D. 脾
E. 小肠派氏集合淋巴结
6. 黏膜免疫系统 B 细胞产生的抗体主要是
A. IgG
B. IgM
C. IgD
D. SIgA
E. IgA

【B_1 型题】

（7~9 题共用备选答案）
A. SIgA
B. IgG
C. IgE
D. IgM
E. IgD
7. 在黏膜局部抗感染免疫防御中发挥关键作用的是
8. 在机体抗感染中发挥主要作用的是
9. 经过口服抗原导致全身免疫耐受的是
（10~11 题共用备选答案）
A. CD34
B. L-selectin
C. CD19
D. CD56
E. ICOS
10. 在 HEV 内皮细胞表面的是
11. 在初始 T 细胞表面的是

第十二章　免疫耐受

【A_1 型题】

1. 关于免疫耐受，错误的是
A. 多次注射耐受原可延长免疫耐受状态
B. 静脉注射抗原易诱导免疫耐受
C. 聚合的蛋白抗原易诱导免疫耐受
D. 遗传背景与免疫耐受相关
E. 克隆清除是形成免疫耐受的机制之一
2. 关于免疫耐受的叙述哪项是正确的
A. 产生免疫耐受后对各种抗原均不感受
B. 免疫耐受无记忆性
C. 免疫耐受就是免疫抑制
D. 产生自身耐受是自身免疫病的起因
E. 对病毒感染免疫耐受的机体易发生该病毒的疾病
3. 关于抗原因素对免疫耐受形式哪项是正确的
A. 抗原的持续存在是维持免疫耐受的重要条件
B. 耐受原多为大分子颗粒性物质
C. 抗原有多种不同的决定簇易形成耐受
D. 抗原经皮下或肌内注射易形成耐受
E. TD-Ag 无论多少剂量均不易引起 T 细胞耐受
4. 关于 T、B 细胞免疫耐受的特点正确的叙述是
A. 诱导 T 细胞耐受所需时间长，B 细胞短
B. 诱导 T 细胞耐受维持时间短，B 细胞长
C. 高剂量 TD-Ag 不能使 T、B 细胞产生耐受
D. 低剂量 TD-Ag 仅能使 T 细胞产生耐受，不能使 B 细胞产生耐受
E. 低剂量的 TI-Ag 能使 T、B 细胞均产生耐受
5. 不属于免疫耐受机制的是
A. 克隆消除
B. 胸腺内阴性选择
C. T 细胞克隆无能
D. 免疫抑制
E. B 细胞克隆无能
6. 注射大剂量 Ag 形成免疫耐受是由于
A. Ab 形成速度慢，而代谢速度过快所致
B. Ab 过剩，多余的 Ag 中和了抗体
C. 产生无功能抗体
D. 浆细胞麻痹
E. B 细胞分化增生受到抑制
7. 诱导免疫耐受的方法是
A. 切除成年动物的胸腺
B. 切除成年动物的脾脏
C. 注射佐剂
D. 注射极大量 Ag
E. 注射有丝分裂素和 Ag
8. 最容易诱导免疫耐受的细胞是
A. B 细胞
B. 巨噬细胞
C. 单核细胞
D. T 细胞
E. NK 细胞
9. 形成低带免疫耐受的细胞是
A. B 细胞
B. T 细胞
C. T、B 细胞
D. 单核细胞
E. NK 细胞

【A_2 型题】

10. 一存活多年的同种异体肾移植接受者的体内虽有供体 HLA 人抗原表达却未发生明显的排斥反应，其原因可能是
A. 受者的免疫细胞功能活跃
B. 移植物的免疫细胞功能活跃
C. 移植物已失去了免疫原性

D. 受者对移植物发生了免疫耐受
E. 移植物对受者发生了免疫耐受

【B_1 型题】

（11～14题共用备选答案）
A. 引起T细胞免疫耐受
B. 引起B细胞免疫耐受
C. 引起T、B细胞免疫耐受
D. 不引起免疫耐受
E. 引起免疫抑制

11. 高剂量TD-Ag
12. 低剂量TD-Ag
13. 高剂量TI-Ag
14. 低剂量TI-Ag

（15～18题共用备选答案）
A. 免疫调理
B. 免疫抑制
C. 免疫调节
D. 建立免疫耐受
E. 打破免疫耐受

15. 脱敏治疗是
16. 治疗肿瘤的一个重要方面是
17. 促进巨噬细胞吞噬是
18. 先天免疫缺陷是

第十三章　抗感染免疫

【A_1 型题】

1. 关于抗感染免疫的叙述，下列错误的是
   A. 完整的皮肤与黏膜屏障是抗感染的第一道防线
   B. 吞噬细胞和体液中的杀菌物质是抗感染的第二道防线
   C. 体液免疫主要针对胞外寄生菌的感染
   D. 细胞免疫主要针对胞内寄生菌的感染
   E. 抗体与细菌结合可直接杀死病原菌
2. 与内源性抗原提呈密切相关的分子是
   A. MHC Ⅰ类分子
   B. MHCⅡ类分子
   C. FcγR
   D. mIg
   E. C3 bR
3. 与外源性抗原提呈密切相关的分子是
   A. MHCⅠ类分子
   B. MHCⅡ类分子
   C. FcγR
   D. mIg
   E. C3bR
4. 巨噬细胞主要是通过以下哪种方式摄入和消化细菌的
   A. 胞饮作用
   B. 受体介导的胞吞作用
   C. 膜泡运输的方式
   D. 巨吞饮作用
   E. 吞噬作用
5. 巨噬细胞对外源性抗原加工处理和提呈过程不包括
   A. 吞噬体形成
   B. 吞噬溶酶体形成
   C. 抗原降解成抗原肽
   D. 抗原在内质网中加工修饰
   E. 抗原肽与MHCⅡ类分子结合形成复合物
6. 抗原提呈细胞所不具备的作用是
   A. 促进T细胞表达特异性抗原受体
   B. 降解抗原为小分子肽段
   C. 使MHC分子与抗原肽结合
   D. 将抗原肽：MHC复合物提呈给T细胞
   E. 为T细胞活化提供第二信号
7. 具有非特异性杀伤作用的细胞是
   A. Th细胞
   B. CTL细胞
   C. TCRαβT细胞
   D. NK细胞
   E. Ts细胞
8. 参与特异性抗细胞外病原体感染的主要免疫效应成分是
   A. CTL
   B. Th1
   C. 巨噬细胞
   D. Ig
   E. NK细胞
9. NK细胞通过ADCC作用杀伤靶细胞需要
   A. 补体
   B. 抗体
   C. 细胞因子
   D. MHC分子
   E. TCR
10. 发生迟发型超敏性炎症时，下列哪种细胞因子能活化巨噬细胞
    A. IFN-γ
    B. TNF
    C. TGF-β
    D. LT
    E. IL-10
11. 下列哪项不属于体液免疫的效应作用
    A. 调理作用
    B. ADCC
    C. DTH反应
    D. 中和作用
    E. CDC
12. 关于APC处理提呈抗原，下列哪项错误
    A. 外源性抗原经APC处理。形成多肽-MHC Ⅱ类分子复合物提呈给$CD4^+$ TH细胞
    B. Bm将抗原肽-MHC Ⅱ类分子复合物提呈给TH细胞
    C. 类脂与CD1结合，由APC

提呈
D. TAP 参与外源性和内源性抗原的处理
E. 内源性抗原经 APC 处理，形成多肽-MHC Ⅰ类分子复合物提呈给 $CD8^{+}T$ 细胞

13. 参与特异性抗细胞内病原体感染的主要免疫效应细胞是
A. 巨噬细胞
B. Th2
C. CTL
D. B 细胞
E. NK 细胞

14. 类毒素的性质是
A. 有免疫原性，有毒性
B. 无免疫原性，无毒性
C. 有免疫原性，无毒性
D. 有毒性，无免疫原性
E. 有变应原性，有毒性

15. 交叉反应是由于两种不同的抗原分子中具有
A. 构象决定簇
B. 不同的抗原决定簇
C. 功能性决定簇
D. 共同抗原决定簇
E. 连续性决定簇

16. 下列哪项除外，均是与感染免疫密切相关的常见口腔病变
A. 牙髓炎
B. 牙髓坏死
C. 牙周炎
D. 根尖周炎
E. 天疱疮

【B_1 型题】

（17~21 题共用备选答案）
A. 中性粒细胞
B. 红细胞
C. NK 细胞
D. 巨噬细胞
E. 嗜碱性粒细胞

17. 具有非特异性吞噬杀伤和抗原提呈作用的细胞是
18. 来源于淋巴样前体细胞的细胞是
19. 在急性炎症中起关键作用的细胞是
20. 能够引起急性超敏反应的细胞是
21. 具有清除血循环中免疫复合物功能的细胞是

（22~26 题共用备选答案）
A. 自身抗原
B. 同种异型抗原
C. 超抗原
D. 独特型抗原
E. 异嗜性抗原

22. 在某些情况下，能刺激机体产生免疫应答的自身物质是
23. 只需极低浓度既可激活多克隆 T 细胞的物质是
24. 一类与种属无关的存在人、动物和微生物之间的共同抗原是
25. 存在于 TCR 或 BCR 可变区的抗原决定簇是
26. ABO 血型抗原属于

第十四章 超敏反应

【A_1 型题】

1. 与免疫复合物型超敏反应有关的疾病是
A. 新生儿溶血症
B. 链球菌感染后肾小球肾炎
C. 肺出血-肾炎综合征
D. 血细胞减少症
E. Graves 病

2. Ⅱ型超敏反应
A. 由 IgG 介导
B. 属迟发型超敏反应
C. 与 NK 细胞无关
D. 与巨噬细胞无关
E. 不破坏细胞

3. 参与Ⅰ型超敏反应的主要细胞是
A. 肥大细胞
B. 致敏 T 细胞
C. CTL 细胞
D. NK 细胞
E. 中性粒细胞

4. 可释放组胺引起哮喘反应的白细胞是
A. 单核细胞
B. 嗜酸性粒细胞
C. 中性粒细胞
D. 淋巴细胞
E. 嗜碱性粒细胞

5. 不参与Ⅰ型超敏反应的细胞是
A. 嗜碱性粒细胞
B. 肥大细胞
C. 浆细胞
D. 中性粒细胞
E. 嗜酸性粒细胞

6. 诱导支气管平滑肌强烈而持久地收缩的介质是
A. 白三烯
B. 组胺
C. 激肽类物质
D. PGD_2
E. C3a

7. 属于Ⅱ型超敏反应的疾病是
A. 血小板减少性紫癜
B. 血清病
C. SLE
D. 变应性鼻炎
E. 荨麻疹

8. 关于超敏反应正确的理解是
A. 不出现组织细胞损伤
B. 机体反应性处于低状态
C. 不是特异性的
D. 属于正常免疫应答
E. 属于异常免疫应答

9. 在Ⅰ型超敏反应中起负反馈调节作用的细胞是
A. 肥大细胞
B. 嗜酸性粒细胞
C. Th2 细胞
D. 中性粒细胞

E. 嗜碱性粒细胞

10. 在Ⅰ型超敏反应中，细胞内cAMP水平降低能够
A. 增强嗜碱性粒细胞的膜稳定性
B. 增强肥大细胞的膜稳定性
C. 引起嗜碱性粒细胞脱颗粒
D. 引起T细胞对靶细胞的破坏
E. 阻断肥大细胞脱颗粒

11. 与IgE具有亲和性的细胞是
A. 嗜酸性粒细胞和中性粒细胞
B. 毛细血管基底膜细胞
C. 巨噬细胞
D. 嗜碱性粒细胞及肥大细胞
E. NK细胞

12. 药物过敏性口炎多属于哪类超敏反应
A. Ⅰ型超敏反应
B. Ⅱ型超敏反应
C. Ⅲ型超敏反应
D. Ⅳ型超敏反应
E. Ⅴ型超敏反应

13. Ⅲ型超敏反应的启动因素是
A. 细胞因子
B. 免疫球蛋白
C. 免疫复合物
D. 单核-吞噬细胞
E. 淋巴毒素

14. 补体、中性粒细胞、血小板共同参与的超敏反应类型是
A. Ⅰ型
B. Ⅱ型
C. Ⅲ型
D. Ⅳ型
E. Ⅱ型和Ⅲ型

15. 不是Ⅰ型超敏反应特点的是
A. IgE介导
B. 发生速度快
C. 有明显的个体差异
D. 引起功能紊乱
E. 造成严重组织细胞损伤

16. 参与Ⅰ型超敏反应的最重要的Ig是
A. IgG
B. IgM
C. SIgA
D. IgE
E. IgD

17. 介导Ⅳ型超敏反应的免疫细胞是
A. T细胞
B. B细胞
C. 嗜酸性粒细胞
D. 肥大细胞
E. 中性粒细胞

18. 属于Ⅰ型超敏反应的疾病是
A. 血清病
B. 过敏性休克
C. 免疫复合物性肾小球肾炎
D. 类风湿关节炎
E. 感染性迟发型超敏反应

19. 支气管哮喘中起主要作用的Ig是
A. IgG
B. IgM
C. SIgA
D. IgE
E. IgD

20. 属于Ⅲ型超敏反应性疾病的是
A. 过敏性溶血性贫血
B. SLE
C. 变应性鼻炎
D. 结核
E. 青霉素引起的过敏性休克

21. 有补体参与的超敏反应性疾病是
A. 支气管哮喘
B. 青霉素引起的休克
C. 粒细胞减少症
D. 剥脱性皮炎
E. 荨麻疹

【A_2型题】

22. 某血管活性物质的作用是刺激支气管平滑肌强烈持久性地收缩，也有使毛细血管通透性增强和促进内分泌的作用，该物质应该是
A. 血小板活化因子
B. 组胺
C. 白三烯
D. 前列腺素
E. 激肽

23. 注射青霉素引起过敏性休克，血压下降，是由血管活性物质引起的生物学效应，这种休克的发生是由哪种效应所致
A. 支气管平滑肌收缩
B. 腺体分泌增加
C. 毛细血管扩张
D. 血管通透性增加
E. 以上全部是

24. 一开放性外伤患者，急需注射破伤风抗毒素血清，皮试发现过敏，需采用的主要防治措施是
A. 色甘酸钠阻止肥大细胞脱颗粒
B. 生物活性介质拮抗剂——苯海拉明
C. 肾上腺素
D. 异种免疫血清脱敏疗法
E. 特异性变应原脱敏疗法

25. 患者体内有维生素B_{12}辅助因子的抗体，此抗体可使肠道维生素B_{12}吸收障碍，该种贫血属于
A. ABO血型不符
B. 新生儿溶血症
C. 自身免疫性溶血性贫血
D. 恶性贫血
E. 药物过敏性溶血性贫血

26. 糖尿病患者由于反复注射胰岛素，在注射局部出现红肿，出血，坏死等剧烈的炎症，应是
A. 类风湿关节炎
B. 类Arthus反应
C. 血清病
D. 免疫复合物型肾小球性肾炎
E. SLE

【B_1型题】

（27~31题共用备选答案）
A. 引起Ⅰ型超敏反应

B. 引起Ⅱ型超敏反应
C. 引起Ⅲ型超敏反应
D. 引起Ⅳ型超敏反应
E. 是Ⅰ型超敏反应的介质

27. 花粉
28. ABO 抗原
29. 中等大小可溶性复合物
30. 组胺
31. 结核分枝杆菌

（32~38 题共用备选答案）
A. 属Ⅰ型超敏反应性疾病
B. 属Ⅱ型超敏反应性疾病
C. 属Ⅲ型超敏反应性疾病
D. 属Ⅳ型超敏反应性疾病
E. 不属于超敏反应性疾病

32. 结核病
33. 移植物急性排斥
34. 青霉素过敏性休克
35. 药物过敏性血小板减少症紫癜
36. 血清病
37. 输血反应
38. 类风湿关节炎

第十五章 自身免疫和自身免疫病

【A_1 型题】

1. 自身免疫病最重要的基本特征是
   A. 患者血中可测得高效价的自身抗体和/或针对自身 Ag 的致敏淋巴细胞
   B. 自身抗体或致敏淋巴细胞造成组织损伤或功能障碍
   C. 病情转归与自身免疫反应强度有关
   D. 反复发作或慢性迁延
   E. 有遗传倾向
2. 属于器官特异性自身免疫病的是
   A. SLE
   B. 全身性硬皮病
   C. 多发性肌炎
   D. 干燥综合征（Sjogren syndrom）
   E. 甲状腺功能亢进症（Graves 病）
3. 属于器官非特异性自身免疫性疾病的是
   A. 重症肌无力
   B. 类风湿关节炎
   C. 1 型糖尿病
   D. 甲状腺功能亢进症（Graves 病）
   E. 桥本甲状腺炎（慢性甲状腺炎）
4. Graves 病患者血清中的促甲状腺素受体的抗体主要是
   A. IgG
   B. IgA
   C. IgE
   D. IgM
   E. IgD
5. 下列属于口腔天疱疮的特征有，除外
   A. 是一种口腔黏膜大疱病
   B. 受累组织部位以软腭、颊、龈为主
   C. 张力性水疱位于正常或炎症性口腔黏膜上
   D. 免疫病理学检查在基底膜带有 IgG 和 C3 线状沉积
   E. Ⅰ型超敏反应不可能参与皮损形成
6. 下列属于口腔白塞病的特征是
   A. 属于慢性进行性黏膜病变
   B. 从口腔内分离的菌株中以葡萄球菌为主
   C. 口腔白斑是其主要临床表现之一
   D. 多发生在 20~30 岁的女性
   E. 患者可发生凝血障碍

【B_1 型题】

（7~8 题共用备选答案）
A. 慢性甲状腺炎
B. Graves 病
C. SLE
D. 类风湿关节炎
E. 重症肌无力

7. 属于甲状腺功能低下的疾病
8. 几乎全身多脏器均可受累的疾病

（9~10 题共用备选答案）
A. 抗 Sm 抗体
B. 抗 dsDNA 抗体
C. 抗 SSA 抗体
D. 抗心磷脂抗体
E. 抗核抗体

9. 与系统性红斑狼疮病情活动相关的抗体是
10. 与血栓形成、血小板减少和习惯性流产相关的抗体是

第十六章 免疫缺陷病

【A_1 型题】

1. 下列中不属于免疫缺陷病共同特点的是
   A. 好发恶性肿瘤
   B. 反复感染
   C. 常患心血管病
   D. 多伴有自身免疫病
   E. 多有遗传倾向性
2. 原发性免疫缺陷易出现的主要疾病是
   A. 自身免疫性疾病
   B. 肿瘤
   C. 白血病
   D. 艾滋病

E. 反复感染

3. X连锁无丙种球蛋白血症是属于
A. T细胞缺陷
B. 联合免疫缺陷
C. 吞噬细胞缺陷
D. 补体系统缺陷
E. B细胞缺陷病

4. 关于DiGeorge综合征的叙述，错误的是
A. 患者抗病毒免疫力降低
B. 患者先天性胸腺发育不全
C. 患者结核菌素试验阴性
D. 患者体液免疫功能不受影响
E. 患者细胞免疫功能缺陷

5. HIV造成机体免疫功能损害主要侵犯的细胞是
A. $CD4^{+}$T淋巴细胞
B. $CD8^{+}$T淋巴细胞
C. B淋巴细胞
D. NK细胞
E. 浆细胞

6. HIV与感染细胞膜上CD4分子结合的病毒刺突是
A. gp120
B. gp41
C. P24
D. P17
E. gp160

7. 选择性IgA缺陷症是属于
A. B细胞缺陷病
B. T细胞缺陷病
C. T、B细胞联合免疫缺陷病
D. 吞噬细胞缺陷
E. 补体系统缺陷

8. 确诊原发性免疫缺陷最重要的指标是
A. 白细胞计数和分类
B. 各类Ig的检测
C. T、B细胞及吞噬细胞的功能检测
D. 检测相关基因的缺陷
E. 补体成分的检测

9. 属于继发性免疫缺陷病的是
A. X连锁低丙球蛋白血症
B. DiGeorge综合征
C. 慢性肉芽肿瘤
D. AIDS
E. 白细胞黏附缺陷

10. 慢性肉芽肿发病的原因是
A. T细胞功能缺陷
B. 联合免疫缺陷
C. B细胞功能缺陷
D. 补体系统缺陷
E. 吞噬细胞功能缺陷

11. 临床常用的对抗HIV抗体进行初筛的检查方法是
A. 免疫荧光法
B. 放射免疫测定
C. 免疫PCR
D. 免疫印迹法
E. ELISA法

【A_2型题】

12. 一男孩出生后8个月发病。反复感染，淋巴组织中查不到mIg阳性细胞，无生发中心，扁桃体小，血清中IgG、IgA、IgD含量极低，T细胞功能正常。该疾病是
A. Bruton症（X性连锁无丙种球蛋白血症）
B. X性连锁高IgM综合征
C. Ig重链缺乏
D. 婴儿暂时性低丙种球蛋白血症
E. 选择性IgA缺陷

13. 一患儿患病，本病的特点是：①全身组织发育不良。②易发生反复感染。③易发生GVHR。④易发生自身免疫病或肿瘤。该病是
A. DiGeorge（先天性胸腺发育不全）
B. SCID（重症联合免疫缺陷病）
C. Wiskott Aldrich综合征
D. 共济失调毛细血管扩张症
E. 慢性肉芽肿病

【B_1型题】

（14~16题共用备选答案）
A. 慢性肉芽肿
B. DiGeorge综合征
C. Bruton病
D. SCID
E. 补体系统缺陷

14. 属于吞噬细胞缺陷病
15. 属于T细胞缺陷病
16. 属于B细胞缺陷病

第十七章 肿瘤免疫

【A_1型题】

1. 诱导肿瘤特异性Ag的物质是
A. 人乙肝病毒
B. 甲基胆蒽
C. EB病毒
D. 人乳头瘤病毒
E. 单纯疱疹病毒

2. 特异性杀伤肿瘤的细胞是
A. CTL
B. NK
C. 巨噬细胞
D. LAK
E. 中性粒细胞

3. 关于肿瘤抗原的正确叙述是
A. TAA诱导的免疫应答具有典型的特异性和记忆性
B. TSA不能成为抗体识别和清除恶变细胞的抗原成分
C. TAA被宿主识别的过程具有MHC限制性
D. TSA抗原性较弱，难以刺激机体产生抗肿瘤免疫应答

E. TSA 是肿瘤免疫诊断及治疗的有效靶点

4. 化学因素诱发的肿瘤抗原的特点是
A. 特异性高，抗原性强
B. 特异性高，抗原性弱
C. 特异性低，抗原性强
D. 特异性低，抗原性弱
E. 多具有共同性表达

5. 关于肿瘤免疫的正确描述是
A. 肿瘤抗原只存在于细胞表面
B. 血清中抗甲胎蛋白抗体水平增高有助于原发性肝癌诊断
C. 血清中癌胚抗原水平增高有助于结肠癌诊断
D. 同种类型的肿瘤表达的肿瘤抗原相同
E. HIV 与成人 T 淋巴细胞白血病的发病有关

6. NK 细胞杀伤肿瘤细胞是通过
A. 特异性地识别肿瘤细胞表面的 MHC Ⅰ类分子
B. 将肿瘤细胞内化杀伤
C. 释放穿孔素
D. 释放 TNF-β
E. 释放 IFN-α

7. 正确描述肿瘤免疫逃逸机制的是
A. 肿瘤细胞 MHC Ⅱ类分子表达下降或缺失
B. 肿瘤细胞可产生杀伤性物质
C. 肿瘤细胞表面共刺激分子表达水平降低
D. 肿瘤细胞在遗传上稳定，不易产生变异
E. 肿瘤细胞表达大量 Fas

8. 关于肿瘤免疫反应描述正确的是
A. 体液免疫在抗肿瘤免疫中起主要作用
B. 细胞免疫在抗肿瘤免疫中起主要作用
C. 静止的与活化的巨噬细胞均能杀伤肿瘤细胞
D. 诊断主要依赖于肿瘤的特异性抗原的检测
E. 临床使用细胞因子治疗肿瘤效果显著

9. 属于肿瘤过继免疫疗法的是
A. 注射 BCG
B. 注射 IL-2
C. 注射 TIL
D. 注射病毒性肿瘤疫苗
E. 注射 McAb^{125}I

10. 肿瘤治疗不包括
A. 主动免疫治疗
B. 非特异性免疫治疗
C. 抗肿瘤导向治疗
D. 血浆置换
E. 过继免疫治疗

【B_1 型题】

（11～14 题共用备选答案）
A. 血 CA19-9 升高
B. 血 PSA 升高
C. 血 CEA 升高
D. 血 AFP 升高
E. 血酸性磷酸酶升高

11. 结肠直肠癌患者
12. 胰腺癌患者
13. 原发性肝癌患者
14. 前列腺癌患者

（15～18 题共用备选答案）
A. EBV
B. 人乳头瘤病毒
C. 乙型肝炎病毒
D. HIV
E. 人嗜 T 淋巴细胞病毒-1

15. 与原发性肝癌有关
16. 与 B 淋巴细胞瘤发生有关
17. 与成人 T 淋巴细胞白血病发生有关
18. 与人类子宫颈癌发生有关

第十八章　移植免疫

【A_1 型题】

1. 与急性同种异基因移植物排斥关系最密切的细胞是
A. NK 细胞
B. B 细胞
C. $CD4^+$T 细胞
D. 肥大细胞
E. 嗜酸性粒细胞

2. 引起移植排斥反应最重要的抗原是
A. Rh 血型抗原
B. ABO 血型抗原
C. 异嗜性抗原
D. HLA 抗原
E. 变应原

3. 下列叙述中错误的是
A. 超急排斥一般在移植 24 小时内发生，多由 ABO 血型或 MHCⅠ分子的抗体引起
B. 急性排斥发生在移植后数天或数月，主要由细胞免疫介导
C. 慢性排斥发生在移植后数月或数年
D. HVGR 是骨髓移植的主要障碍
E. GVHR 是移植物中的免疫细胞对宿主成分的免疫应答

4. 成人器官移植中常发生 GVHR 的是
A. 骨髓移植
B. 肾移植
C. 心脏移植
D. 胸腺移植
E. 皮肤移植

【A_2 型题】

5. 一般在移植的数天或数月后发

生，主要由细胞免疫应答引起，移植物的主要病理变化是实质细胞的坏死。这种移植排斥反应的类型是
A. 超急排斥
B. 急性排斥
C. 慢性排斥
D. GVHR
E. 以上都不是
6. 移植排斥反应损伤机制中能激活 CTL、NK 杀伤移植物，使 B 细胞产生抗体的细胞因子是
A. IL-1
B. IL-8
C. IL-2
D. IL-4
E. IL-5

【B_1 型题】

（7～8 题共用备选答案）
A. 移植物供血不足
B. 受者体内有抗供者组织抗原的抗体
C. MHC 不相配
D. 受者免疫功能紊乱
E. 受者体内有自身反应性 T 细胞
7. 无血缘关系的同种器官移植时，发生排斥反应的主要原因是
8. 异种移植时发生超急性排斥反应的机制是

第十九章 免疫学检测技术

【A_1 型题】

1. 抗原抗体反应的特异性主要依赖于
A. 抗原的相对分子质量
B. 抗体的电荷
C. 抗原和抗体的浓度
D. 抗原和抗体的构象
E. 免疫球蛋白的类别
2. 在抗原抗体反应中，下述哪项错误
A. 抗原抗体特异性结合
B. 抗原抗体结合稳定、不可逆
C. 抗原抗体按一定比例结合
D. 反应受酸碱度影响
E. 反应受温度影响
3. 检测 Ig 和补体的含量可采用
A. 双向琼脂扩散
B. 单向琼脂扩散
C. 直接凝集实验
D. 间接凝集实验
E. 协同凝集实验
4. 属于直接凝集反应的是
A. 肥达反应
B. 单向琼脂扩散
C. 双向琼脂扩散
D. 对流免疫电泳
E. 抗“O”试验
5. 检测 IgE 含量常用的简单方法是
A. 凝集反应
B. 单向琼脂扩散
C. ELISA
D. 免疫电泳
E. 免疫荧光法
6. 标记技术中最敏感的方法是
A. 荧光标记法
B. 酶标记法
C. 放射性核素标记法
D. 化学发光测定法
E. 胶体金标记法
7. 用于吞噬细胞吞噬功能测定的实验是
A. ^{3}H-TdR 参入法
B. ELISA
C. 免疫 PCR
D. MTT 法
E. 硝基蓝四氮唑实验
8. 细胞增生程度除用^{3}H-TdR 参入法外，还可应用的检测方法是
A. 乳酸脱氢酶释放法
B. MTT 法
C. ELISA 法
D. 溶血空斑试验
E. ELISOP 法
9. 属于迟发型超敏反应的试验是
A. 库姆试验
B. 抗毒素血清皮试
C. 青霉素皮试
D. OT 试验（结核菌素试验）
E. 普鲁卡因皮试
10. 测定蛋白样品中某种相对分子质量的蛋白选用最佳的方法是
A. 免疫 PCR
B. ELISA 法
C. 蛋白印迹试验（Western blotting）
D. 斑点杂交
E. Southern blotting
11. 用于检测 CTL 杀伤活性的常用实验是
A. 免疫电泳
B. 流式细胞术
C. 乳酸脱氢酶释放法
D. 溶血空斑试验
E. ELISA
12. 常用于外周血 T 细胞亚群检测的方法是
A. 流式细胞术
B. MTT 法
C. 细胞毒试验
D. 凝集反应
E. 沉淀反应

【B_1 型题】

（13～14 题共用备选答案）
A. 皮肤迟发型超敏反应
B. 血清谷丙转氨酶测定
C. 血清免疫球蛋白测定
D. 血清 β 微球蛋白测定
E. 硝基四唑氮蓝还原试验
13. 体液免疫测定是指

14. 细胞免疫测定是指
（15～18 题共用备选答案）
A. 免疫荧光法
B. 免疫胶体金技术
C. 对流免疫电泳
D. ELISA
E. 放射免疫测定法
15. 检查血清中抗核抗体的方法是
16. 检查血清中 Ig 各组分含量的方法是
17. 检查激素、药物等微量物质的方法是
18. 早孕快速检测技术的原理是

第二十章　免疫学防治

【A_1 型题】

1. 以下哪种是人工主动免疫
A. 给机体注射抗毒素
B. 给机体注射类毒素
C. 给机体注射丙种球蛋白
D. 给机体注射细胞因子
E. 给机体注射胎盘球蛋白
2. 以下哪种是人工被动免疫
A. 注射菌苗
B. 口服麻痹糖丸
C. 接种 BCG
D. 注射免疫球蛋白
E. 注射类毒素
3. 下列哪种不是疫苗
A. 亚单位疫苗
B. 基因工程疫苗
C. 合成肽疫苗
D. 人免疫球蛋白制剂
E. DNA 疫苗
4. 下列哪种属于自然被动免疫
A. 注射丙种球蛋白
B. 注射抗毒素血清
C. 经胎盘从母体得到的抗体
D. 接种类毒素产生的抗体
E. 接种疫苗产生的抗体
5. 下列哪种是死疫苗
A. BCG
B. 小儿麻痹糖丸
C. 麻疹疫苗
D. 鼠疫疫苗
E. 伤寒疫苗
6. 下列哪种搭配是正确的
A. 隐性感染——自然被动免疫
B. 接种疫苗——人工主动免疫
C. 接种类毒素——人工被动免疫
D. 注射抗毒素——人工主动免疫
E. 从初乳中获得 SIgA——人工被动免疫
7. 密切接触白喉患者的儿童应给予的免疫措施是
A. 白喉类毒素
B. BCG
C. 白喉抗毒素
D. 丙种球蛋白
E. 胎盘球蛋白
8. 下列哪种是减毒活疫苗
A. 鼠疫菌苗
B. 伤寒菌苗
C. 百日咳菌苗
D. 类毒素
E. 森林脑炎疫苗

【B_1 型题】

（9～13 题共用备选答案）
A. 应用生物应答调节剂进行免疫治疗
B. 应用细胞因子拮抗剂的治疗
C. 应用细胞因子的治疗
D. 过继免疫治疗
E. 应用抗体进行免疫治疗
9. 用自体 LAK、TIL 细胞治疗恶性肿瘤为
10. 用抗 TNF 单抗治疗类风湿关节炎为
11. 用卡介苗辅助治疗膀胱癌为
12. 注射破伤风抗毒素血清治疗破伤风为
13. 用 IFN-α 治疗毛细胞白血病
（14～15 题共用备选答案）
A. 左旋咪唑
B. 环磷酰胺
C. 卡介苗
D. FK-506
E. 胸腺肽
14. 具有免疫增强疗效的化学制剂是
15. 具有免疫抑制疗效的微生物制剂是
（16～18 题共用备选答案）
A. 灭活疫苗
B. 减毒活疫苗
C. 类毒素疫苗
D. 基因工程疫苗
E. DNA 疫苗
16. 卡介苗属于
17. 狂犬疫苗属于
18. 重组乙型肝炎病毒表面抗原属于

第八篇 药 理 学

第一章 药物效应动力学

【A_1型题】

1. 治疗指数是指
   A. 比值越大就越不安全
   B. ED_{50}/LD_{50}
   C. ED_{50}/TD_5
   D. 比值越大，药物毒性越大
   E. LD_{50}/ED_{50}
2. 受体激动剂的特点是
   A. 与受体有亲和力，有内在活性
   B. 与受体有亲和力，无内在活性
   C. 与受体无亲和力，有内在活性
   D. 与受体有亲和力，有弱的内在活性
   E. 与受体有弱亲和力，有强的内在活性
3. 受体阻断药的特点是
   A. 与受体有亲和力，有内在活性
   B. 与受体有亲和力，无内在活性
   C. 与受体无亲和力，有内在活性
   D. 与受体有亲和力，有弱的内在活性
   E. 与受体有弱亲和力，有强的内在活性
4. 半数有效量（ED_{50}）是
   A. 引起50%动物死亡的剂量
   B. 引起50%动物中毒的剂量
   C. 引起50%动物产生阳性反应的剂量
   D. 和50%受体结合的剂量
   E. 达到50%有效血药浓度的剂量
5. 下列哪个参数最能表示药物的安全性
   A. 最小有效量
   B. 极量
   C. 半数致死量
   D. 半数有效量
   E. 治疗指数
6. 药物的副反应是
   A. 药物本身固有的
   B. 较严重的药物不良反应
   C. 剂量过大时产生的不良反应
   D. 药物作用选择性
   E. 与药物治疗目的有关的效应
7. 药物不良反应
   A. 一般都很严重
   B. 发生在大剂量情况下
   C. 产生原因与药物作用的选择性高有关
   D. 可发生在治疗剂量
   E. 是一种过敏反应

【B_1型题】

（8~12题共用备选答案）
A. 在剂量过大或药物在体内蓄积过多时发生的不良反应
B. 停药后血药浓度已降至阈浓度以下时残存的药理效应
C. 突然停药后原有疾病加剧
D. 反应性质与药物原有效应无关，用药理性拮抗药解救无效
E. 一类先天遗传异常所致的反应

8. 停药反应是指
9. 超敏反应是指
10. 毒性反应是指
11. 后遗效应是指
12. 特异质反应是指

第二章 药物代谢动力学

【A_1型题】

1. 药物的生物利用度是指
   A. 药物经胃肠道进入门脉的分量
   B. 药物能吸收进入体循环的分量
   C. 药物吸收后达到作用点的分量
   D. 药物吸收后进入体内的相对速度
   E. 药物吸收进入体循环的相对分量和速度
2. 对生物利用度影响较大的因素是
   A. 给药次数
   B. 给药时间
   C. 给药剂量
   D. 给药途径
   E. 年龄
3. 某弱酸性药物的pKa是3.4，在血浆中的解离百分率约为
   A. 1%
   B. 10%
   C. 90%
   D. 99%
   E. 99.99%

4. 硝酸甘油口服，经门静脉入肝，在进入体循环的药量约 10%，这说明该药
   A. 活性低
   B. 效能低
   C. 首过消除显著
   D. 排泄快
   E. 首过消除不显著，排泄慢
5. 首过消除最显著的给药途径是
   A. 舌下给药
   B. 吸入给药
   C. 静脉给药
   D. 皮下给药
   E. 口服给药
6. 影响药物转运的因素不包括
   A. 药物的脂溶性
   B. 药物的解离度
   C. 体液的 pH
   D. 胎盘屏障
   E. 血脑屏障
7. 用药的间隔时间主要取决于
   A. 药物与血浆蛋白的结合率
   B. 药物的吸收速度
   C. 药物的排泄速度
   D. 药物的消除速度
   E. 药物的分布速度
8. 易透过血脑屏障的药物具有特点为
   A. 与血浆蛋白结合率高
   B. 相对分子质量大
   C. 极性大
   D. 脂溶度高
   E. 脂溶性低
9. 按一级动力学消除的药物的特点是
   A. 药物的半衰期随剂量而改变
   B. 并非为大多数药物的消除方式
   C. 单位时间内实际消除的药量递减
   D. 酶学中的米-曼公式与动力学公式相似
   E. 以固定的间隔给药，体内血药浓度难以达到稳态

【B_1 型题】

（10~12 题共用备选答案）
   A. 半衰期
   B. 清除率
   C. 消除速率常数
   D. 零级动力学消除
   E. 一级动力学消除
10. 单位时间内消除恒定的量是
11. 半衰期恒定的是
12. 单位时间内药物按一定比率消除是

第三章 胆碱受体激动药

【A_1 型题】

1. 毛果芸香碱对眼的作用表现为
   A. 降低眼压、扩瞳、调节痉挛
   B. 降低眼压、缩瞳、调节麻痹
   C. 降低眼压、缩瞳、调节痉挛
   D. 升高眼压、扩瞳、调节痉挛
   E. 升高眼压、缩瞳、调节痉挛
2. 毛果芸香碱临床上主要用于治疗
   A. 重症肌无力
   B. 青光眼
   C. 术后腹胀气
   D. 房室传导阻滞
   E. 有机磷农药中毒
3. 支配虹膜环形肌的是
   A. N 受体
   B. M 受体
   C. α 受体
   D. β 受体
   E. 多巴胺能受体
4. 毛果芸香碱对眼的调节作用是
   A. 睫状肌松弛，悬韧带拉紧，晶状体变扁平
   B. 睫状肌松弛，悬韧带放松，晶状体变凸
   C. 睫状肌收缩，悬韧带拉紧，晶状体变凸
   D. 睫状肌收缩，悬韧带拉紧，晶状体变扁平
   E. 睫状肌收缩，悬韧带放松，晶状体变凸

第四章 抗胆碱酯酶药和胆碱酯酶复活药

【A_1 型题】

1. 新斯的明最强的作用是
   A. 兴奋胃肠道平滑肌
   B. 兴奋膀胱平滑肌
   C. 缩小瞳孔
   D. 兴奋骨骼肌
   E. 增加腺体分泌
2. 新斯的明的药理作用是
   A. 激活胆碱酯酶
   B. 激动 M 受体
   C. 抑制胆碱酯酶
   D. 阻断 M 受体
   E. 激动 N 受体
3. 有机磷农药中毒的机制是
   A. 抑制磷酸二酯酶
   B. 抑制单胺氧化酶
   C. 抑制胆碱酯酶
   D. 抑制腺苷酸环化酶
   E. 直接激动胆碱受体
4. 下列哪个药物属于胆碱酯酶复

活药
A. 新斯的明
B. 碘解磷定
C. 毒扁豆碱
D. 安贝氯铵
E. 阿托品
5. 美曲膦酯口服中毒不能用下列哪种溶液洗胃
A. 高锰酸钾溶液
B. 生理盐水
C. 饮用水
D. 碳酸氢钠溶液
E. 醋酸溶液
6. 有机磷酸酯类急性中毒表现为
A. 腺体分泌减少、胃肠平滑肌兴奋
B. 膀胱逼尿肌松弛、呼吸肌麻痹
C. 支气管平滑肌松弛、唾液腺分泌增加
D. 神经节兴奋、心血管作用复杂
E. 脑内乙酰胆碱水平下降、瞳孔扩大
7. 有机磷酸酯类中毒症状中，不属于M样症状的是
A. 瞳孔缩小
B. 流涎流泪
C. 腹痛腹泻
D. 小便失禁
E. 肌肉震颤
8. 治疗重症肌无力首选
A. 毛果芸香碱
B. 乙酰胆碱
C. 毒扁豆碱
D. 新斯的明
E. 肾上腺素

第五章　M胆碱受体阻断药

【A_1型题】

1. 阿托品对哪种平滑肌的松弛作用最强
A. 胃肠道
B. 胆管
C. 支气管
D. 输尿管
E. 幽门括约肌
2. 阿托品禁用于
A. 胃痉挛
B. 虹膜睫状体炎
C. 青光眼
D. 胆绞痛
E. 缓慢型心律失常
3. 阿托品不能引起
A. 心率加快
B. 眼内压下降
C. 口干
D. 视物模糊
E. 扩瞳
4. 阿托品抗休克的主要机制是
A. 加快心率，增加排出量
B. 扩张支气管，改善缺氧状态
C. 扩张血管，改善微循环
D. 兴奋中枢，改善呼吸
E. 收缩血管，升高血压
5. 阿托品中毒时可用下列何药治疗
A. 毛果芸香碱
B. 酚妥拉明
C. 东莨菪碱
D. 后马托品
E. 山莨菪碱
6. 阿托品用于治疗
A. 心源性休克
B. 过敏性休克
C. 失血性休克
D. 脓毒症休克
E. 神经源性休克

第六章　肾上腺素受体激动药

【A_1型题】

1. 明显舒张肾血管，增加肾血流的药是
A. 肾上腺素
B. 异丙肾上腺素
C. 麻黄碱
D. 多巴胺
E. 去甲肾上腺素
2. 青霉素类引起的过敏性休克首选
A. 去甲肾上腺素
B. 异丙肾上腺素
C. 肾上腺素
D. 多巴胺
E. 麻黄碱
3. 休克和急性肾衰竭最好选用
A. 多巴胺
B. 多巴酚丁胺
C. 肾上腺素
D. 间羟胺
E. 阿托品
4. 治疗心搏骤停宜首选
A. 静脉滴注去甲肾上腺素
B. 舌下含异丙肾上腺素
C. 静脉滴注地高辛
D. 肌注尼可刹米
E. 心内注射肾上腺素
5. 治疗严重房室传导阻滞宜选用
A. 肾上腺素
B. 去甲肾上腺素
C. 异丙肾上腺素
D. 阿托品
E. 氨茶碱
6. 多巴胺药理作用不包括
A. 减少肾血流量，使尿量

减少
B. 对血管平滑肌 β_2 受体作用很弱
C. 直接激动心脏 β_1 受体
D. 激动血管平滑肌多巴胺能受体
E. 间接促进去甲肾上腺素释放

7. 多巴胺舒张肾血管是由于
A. 激动 β 受体
B. 阻断 α 受体
C. 激动 M 胆碱受体
D. 激动多巴胺受体
E. 使组胺释放

8. 急性肾衰竭时，可用何药与利尿药配伍来增加尿量
A. 多巴胺
B. 麻黄碱
C. 去甲肾上腺素
D. 异丙肾上腺素
E. 肾上腺素

9. 为了延长局部麻醉药的局部麻醉作用和减少不良反应，可加用
A. 肾上腺素
B. 异丙肾上腺素
C. 多巴胺
D. 去甲肾上腺素
E. 麻黄碱

10. 下列哪个药物不宜做肌内注射
A. 肾上腺素
B. 去甲肾上腺素
C. 异丙肾上腺素
D. 间羟胺
E. 麻黄碱

【A_2 型题】

11. 患者，女性，25 岁。因心脏手术，麻醉药过量，患者出现呼吸、心搏骤停，此时除进行人工呼吸及心脏按压外，应采取哪项急救措施
A. 静注毛花苷 C
B. 静滴去甲肾上腺素
C. 心内注射阿托品
D. 心内注射肾上腺素
E. 静注异丙肾上腺素

12. 患者，男性，18 岁。因寒战，发热，咽痛来诊。经检查：体温 39℃，双侧扁桃体肿大 Ⅱ 度，诊断为急性扁桃体炎，决定用青霉素。青霉素皮试(-)。但注射青霉素后，患者突感头晕、恶心、呕吐、全身湿冷、面色苍白，血压已测不到，此时该用何药抢救
A. 去甲肾上腺素
B. 多巴胺
C. 肾上腺素
D. 间羟胺
E. 山莨菪碱

13. 患者，男性，37 岁。在心脏手术过程中，患者心电图表明：突然发生三度房室传导阻滞。此时该用何药作紧急处置
A. 静注阿托品
B. 静滴异丙肾上腺素
C. 静注肾上腺素
D. 静滴山莨菪碱
E. 静滴去甲上肾腺素

14. 患者，女性，15 岁。因突发寒战、高热、呕吐入院。经检查：血压 79/45mmHg，脑膜刺激征阳性，WBC 25×10^9/L，中性粒细胞 0.9，脑脊液涂片发现革兰阴性双球菌。患者四肢厥冷、口唇发绀、面色苍白，确诊后，立即给青霉素抗感染治疗，此外还应给哪种药治疗
A. 肾上腺素
B. 多巴胺
C. 去甲肾上腺素
D. 阿托品
E. 东莨菪碱

【B_1 型题】

（15～17 题共用备选答案）
A. α 受体
B. β_1 受体
C. β_2 受体
D. M 受体
E. N_2 受体

15. 激动时引起支气管平滑肌松弛的是
16. 激动时使血管平滑肌收缩的是
17. 激动时使骨骼肌收缩的是

第七章　肾上腺素受体阻断药

【A_1 型题】

1. 外周血管痉挛性疾病可选用
A. 山莨菪碱
B. 异丙肾上腺素
C. 酚妥拉明
D. 普萘洛尔
E. 间羟胺

2. 下列哪个药物能诱发支气管哮喘
A. 酚妥拉明
B. 普萘洛尔
C. 酚苄明
D. 洛贝林
E. 阿托品

3. 能翻转肾上腺素升压作用的药物是
A. M 受体阻断药
B. N 受体阻断药
C. β 受体阻断药
D. α 受体阻断药
E. H_1 受体阻断药

4. β 受体阻断药
A. 可使心率加快、心排出量增加
B. 有时可诱发或加重哮喘发作

C. 促进脂肪分解
D. 促进肾素分泌
E. 升高眼压

5. 下面哪种情况禁用β受体阻断药
A. 心绞痛
B. 快速性心律失常
C. 高血压
D. 房室传导阻滞
E. 甲状腺功能亢进

6. 普萘洛尔没有下列哪种作用
A. 减弱心肌收缩力
B. 松弛支气管平滑肌
C. 收缩血管
D. 降低心肌耗氧量
E. 减少肾素释放

7. 下列β受体阻断药中哪个兼有α受体阻断作用
A. 普萘洛尔
B. 美托洛尔
C. 拉贝洛尔
D. 噻吗洛尔
E. 吲哚洛尔

8. 关于普萘洛尔的叙述，哪项正确
A. 口服难吸收，生物利用度低
B. 选择性阻断β_1受体
C. 有内在拟交感活性
D. 可用于哮喘病患者
E. 对β_1、β_2受体无选择性

9. 下列哪项不是普萘洛尔的作用
A. 内在拟交感活性
B. 抗血小板聚集作用
C. 降低眼内压作用
D. 减少肾素释放
E. 抑制脂肪分解

10. 下列哪项不是β受体阻断药的适应证
A. 高血压
B. 甲状腺功能亢进
C. 窦性心动过速
D. 心绞痛
E. 支气管哮喘

【B_1型题】

（11～13题共用备选答案）
A. 普萘洛尔
B. 拉贝洛尔
C. 阿托品
D. 酚妥拉明
E. 美托洛尔

11. 选择性阻断β_1受体的是
12. 既阻断β_1又阻断β_2受体的是
13. 既阻断β受体又阻断α受体的是

第八章 局部麻醉药

【A_1型题】

1. 局部麻醉药引起局部麻醉作用的电生理学机制是
A. 促进Na^+内流
B. 阻止Na^+内流
C. 促进Ca^{2+}内流
D. 阻止Ca^{2+}内流
E. 阻止K^+外流

2. 丁卡因
A. 可用于浸润麻醉
B. 脂溶性低
C. 穿透力弱
D. 作用较普鲁卡因弱
E. 可用于表面麻醉

3. 毒性最大的局部麻醉药是
A. 普鲁卡因
B. 利多卡因
C. 丁卡因
D. 布比卡因
E. 依替卡因

4. 局部麻醉作用起效快、作用强维持时间长且安全范围大的药物是
A. 普鲁卡因
B. 利多卡因
C. 丁卡因
D. 布比卡因
E. 依替卡因

5. 普鲁卡因不宜用于哪种麻醉
A. 表面麻醉
B. 浸润麻醉
C. 传导麻醉
D. 硬膜外麻醉
E. 蛛网膜下腔麻醉

第九章 镇静催眠药

【A_1型题】

1. 地西泮抗焦虑的主要作用部位是
A. 边缘系统
B. 大脑皮质
C. 黑质纹状体
D. 下丘脑
E. 脑干网状结构

2. 关于地西泮的叙述，哪项错误
A. 肌内注射吸收慢而不规则
B. 口服治疗量对呼吸和循环影响小
C. 较大剂量易引起全身麻醉
D. 可用于治疗癫痫持续状态
E. 其代谢产物也有生物活性

3. 苯二氮䓬类药物的作用机制是
A. 直接和GABA受体结合，增加GABA神经元的功能
B. 与苯二氮䓬受体结合，生成新的抑制性蛋白起作用
C. 不通过受体，直接抑制中枢神经系统的功能
D. 与其受体结合后促进GA-

BA 与相应受体结合，增加 Cl^- 通道开放频率

E. 与其受体结合后促进 GABA 与相应受体结合，增加 Cl^- 通道开放的时间

4. 兼有镇静，催眠，抗惊厥，抗癫痫作用的药物是

A. 苯妥英钠

B. 地西泮

C. 水合氯醛

D. 扑米酮

E. 司可巴比妥

5. 苯二氮䓬类药物作用特点为

A. 对快动眼睡眠时相影响大

B. 没有抗惊厥作用

C. 没有抗焦虑作用

D. 无停药反跳

E. 可缩短睡眠诱导时间

第十章　抗癫痫药和抗惊厥药

【A_1 型题】

1. 关于苯妥英钠，哪项错误

A. 不宜肌内注射

B. 无镇静催眠作用

C. 抗癫痫作用与开放钠通道有关

D. 血药浓度过高则按零级动力学消除

E. 有诱导肝药酶的作用

2. 下列哪种药物属于广谱抗癫痫药物

A. 苯巴比妥

B. 苯妥英钠

C. 丙戊酸钠

D. 硝西泮

E. 乙琥胺

3. 对癫痫小发作疗效最好的药物是

A. 乙琥胺

B. 卡马西平

C. 丙戊酸钠

D. 地西泮

E. 扑米酮

4. 治疗癫痫持续状态的首选药物是

A. 苯妥英钠

B. 苯巴比妥钠

C. 硫喷妥钠

D. 地西泮

E. 水合氯醛

【A_2 型题】

5. 一名癫痫大发作的患者，因服用过量的苯巴比妥而引起昏迷，呼吸微弱，送医院急救。不该采取哪项措施

A. 人工呼吸

B. 静脉滴注呋塞米

C. 静脉滴注碳酸氢钠

D. 静脉滴注氯化铵

E. 静脉滴注贝美格

【B_1 型题】

（6~8 题共用备选答案）

A. 乙琥胺

B. 苯妥英钠

C. 地西泮

D. 丙戊酸钠

E. 硫酸镁

6. 对各型癫痫都有效的药物是

7. 能诱导肝药酶加速自身代谢的药物是

8. 对癫痫小发作最好选用

第十一章　治疗中枢神经系统退行性疾病药

【A_1 型题】

1. 增加左旋多巴疗效，减少不良反应的药物是

A. 卡比多巴

B. 维生素 B_6

C. 利血平

D. 苯海索

E. 苯乙肼

2. 用左旋多巴或 M 受体阻断药治疗帕金森病（震颤麻痹），不能缓解的症状是

A. 肌肉强直

B. 随意运动减少

C. 动作缓慢

D. 面部表情呆板

E. 静止性震颤

3. 苯海索治疗帕金森病的作用机制是

A. 中枢抗胆碱作用

B. 激活多巴胺受体

C. 减少多巴胺降解

D. 抑制多巴胺再摄取

E. 提高脑内多巴胺浓度

4. 左旋多巴抗帕金森病的作用机制是

A. 在外周脱羧变成多巴胺起作用

B. 促进脑内多巴胺能神经释放递质起作用

C. 进入脑后脱羧生成多巴胺起作用

D. 在脑内直接激动多巴胺受体

E. 在脑内抑制多巴胺再摄取

5. 对苯海索的叙述，哪项错误

A. 阻断中枢胆碱受体

B. 对帕金森病疗效不如左旋多巴

C. 对氯丙嗪引起的震颤麻痹无效

D. 对僵直和运动困难疗效差

E. 外周抗胆碱作用比阿托品弱

【A_2型题】

6. 患者，男性，45岁。因患严重精神分裂症，用氯丙嗪治疗，两年来用的氯丙嗪量逐渐增加至600mg/d，才能较满意的控制症状，但近日出现肌肉震颤，动作迟缓，流涎等症状，对此，应选何药纠正
   A. 苯海索
   B. 左旋多巴
   C. 金刚烷胺
   D. 地西泮
   E. 溴隐亭

第十二章 抗精神失常药

【A_1型题】

1. 属于心境稳定剂的药物是
   A. 碳酸锂
   B. 氢氧化铝
   C. 硫酸镁
   D. 苯妥英钠
   E. 氟哌啶醇
2. 关于氯丙嗪的应用，哪项错误
   A. 人工冬眠疗法
   B. 精神分裂症
   C. 药物引起的呕吐
   D. 晕动病引起的呕吐
   E. 躁狂症
3. 对氯丙嗪叙述错误的是
   A. 对刺激前庭引起的呕吐有效
   B. 可使正常人体温下降
   C. 可加强苯二氮䓬类药物的催眠作用
   D. 可阻断脑内多巴胺受体
   E. 可抑制糖皮质激素的分泌
4. 长期应用氯丙嗪的患者停药后可出现
   A. 帕金森综合征
   B. 静坐不能
   C. 迟发性运动障碍
   D. 急性肌张力障碍
   E. 直立性低血压
5. 氯丙嗪引起的血压下降不能用哪种药纠正
   A. 甲氧明
   B. 肾上腺素
   C. 去氧肾上腺素
   D. 去甲肾上腺素
   E. 间羟胺
6. 氯丙嗪抗精神病的作用机制是阻断
   A. 中枢α肾上腺素受体
   B. 中枢β肾上腺素受体
   C. 中脑边缘系和中脑皮质通路D_2受体
   D. 黑质纹状体通路中的5-HT_1受体
   E. 结节漏斗通路的D_2受体
7. 氯丙嗪引起锥体外系反应是由于阻断
   A. 结节漏斗通路中的D_2受体
   B. 黑质纹状体通路中的D_2受体
   C. 中脑边缘系中的D_2受体
   D. 中脑皮质通路中的D_2受体
   E. 中枢M胆碱受体
8. 氯丙嗪引起的低血压状态应选用
   A. 多巴胺
   B. 肾上腺素
   C. 麻黄碱
   D. 异丙肾上腺素
   E. 去甲肾上腺素
9. 碳酸锂中毒的早期症状为
   A. 食欲缺乏、恶心、呕吐等胃肠道反应
   B. 震颤、共济失调
   C. 发热、定向障碍
   D. 癫痫大发作
   E. 下肢水肿、多尿
10. 下列可治疗神经性贪食症的药物是
   A. 氟西汀
   B. 碳酸锂
   C. 丙米嗪
   D. 氯丙嗪
   E. 氟哌啶醇

【B_1型题】

（11~12题共用备选答案）
A. 碳酸锂
B. 丙米嗪
C. 氯丙嗪
D. 奋乃静
E. 五氟利多

11. 躁狂症首选
12. 抑郁症首选

（13~15题共用备选答案）
A. 对心肌有奎尼丁样作用
B. 使突触间隙的NA浓度下降
C. 阻断N胆碱受体
D. 阻断D_2样受体
E. 阻断中枢5-HT受体

13. 氯丙嗪作用机制为
14. 丙米嗪的作用有
15. 碳酸锂作用机制为

第十三章　镇　痛　药

【A_1 型题】

1. 吗啡对中枢神经系统的作用是
   A. 镇痛，镇静，催眠，呼吸抑制，镇吐
   B. 镇痛，镇静，镇咳，缩瞳，致吐
   C. 镇痛，镇静，镇咳，呼吸兴奋
   D. 镇痛，镇静，镇吐，呼吸抑制
   E. 镇痛，镇静，扩瞳，呼吸抑制
2. 吗啡镇痛作用机制是
   A. 阻断脑室，导水管周围灰质的阿片受体
   B. 激动脑室，导水管周围灰质的阿片受体
   C. 抑制前列腺素合成，降低对致痛物质的敏感性
   D. 阻断大脑边缘系统的阿片受体
   E. 激动中脑盖前核的阿片受体
3. 吗啡禁用于
   A. 分娩镇痛
   B. 胃肠绞痛
   C. 肾绞痛
   D. 晚期癌痛
   E. 心肌梗死剧痛
4. 吗啡的适应证为
   A. 颅脑外伤疼痛
   B. 诊断未明急腹症疼痛
   C. 哺乳期妇女镇痛
   D. 分娩镇痛
   E. 急性严重创伤、烧伤所致疼痛
5. 心源性哮喘宜选用
   A. 肾上腺素
   B. 去甲肾上腺素
   C. 异丙肾上腺素
   D. 哌替啶
   E. 多巴胺
6. 哌替啶不能单独治疗胆绞痛的原因是
   A. 对胆道平滑肌无作用
   B. 引起胆道括约肌的痉挛
   C. 易成瘾
   D. 抑制呼吸
   E. 镇痛强度不如吗啡
7. 广泛地应用于治疗海洛因成瘾的药物是
   A. 吗啡
   B. 美沙酮
   C. 哌替啶
   D. 纳曲酮
   E. 曲马多
8. 成瘾性最小的镇痛药是
   A. 吗啡
   B. 芬太尼
   C. 哌替啶
   D. 喷他佐辛
   E. 美沙酮
9. 不属于哌替啶适应证的是
   A. 术后镇痛
   B. 人工冬眠
   C. 支气管哮喘
   D. 麻醉前给药
   E. 心源性哮喘
10. 吗啡禁用于分娩镇痛，是由于
   A. 可致新生儿便秘
   B. 易产生成瘾性
   C. 易在新生儿体内蓄积
   D. 镇痛效果差
   E. 可抑制新生儿呼吸

【A_2 型题】

11. 患者，男性，56 岁。有急性心肌梗死病史，经治疗好转后，停药月余，昨夜突发剧咳而憋醒，不能平卧，咳粉红色泡沫样痰，烦躁不安，心率 130 次/分，血压 160/90mmHg，双肺有小水泡音。诊断为急性左心衰竭，心源性哮喘，用哪种药物治疗最适宜
   A. 阿托品
   B. 吗啡
   C. 去甲肾上腺素
   D. 卡托普利
   E. 纳洛酮

【B_1 型题】

（12～13 题共用备选答案）
A. 喷他佐辛
B. 罗通定
C. 曲马多
D. 芬太尼
E. 纳洛酮

12. 阿片受体阻断药是
13. 镇痛作用最强的是

第十四章　解热镇痛抗炎药

【A_1 型题】

1. 哪一项不是阿司匹林的不良反应
   A. 胃黏膜糜烂及出血
   B. 出血时间延长
   C. 溶血性贫血
   D. 诱发哮喘
   E. 血管神经性水肿
2. 解热镇痛抗炎药的作用机制是
   A. 直接抑制中枢神经系统
   B. 直接抑制 PG 的生物效应
   C. 抑制 PG 的生物合成
   D. 减少 PG 的分解代谢
   E. 减少缓激肽分解代谢

3. 对解热镇痛抗炎药的正确叙述是
   A. 对各种疼痛都有效
   B. 镇痛的作用部位主要在中枢
   C. 对各种炎症都有效
   D. 解热、镇痛和抗炎作用与抑制 PG 合成有关
   E. 抑制缓激肽的生物合成
4. 胃溃疡患者宜选用哪种解热镇痛药
   A. 对乙酰氨基酚
   B. 吲哚美辛
   C. 保泰松
   D. 吡罗昔康
   E. 布洛芬
5. 抑制 PG 合成酶作用最强的药物是
   A. 阿司匹林
   B. 吲哚美辛
   C. 保泰松
   D. 对乙酰氨基酚
   E. 布洛芬
6. 小剂量阿司匹林预防血栓形成的机制是
   A. 抑制磷脂酶
   B. 抑制 TXA_2的合成
   C. 减少 PGI_2的合成
   D. 抑制凝血酶原
   E. 减少花生四烯酸的合成
7. 全球首个选择性 COX-2 抑制剂是
   A. 塞来昔布
   B. 布洛芬
   C. 阿司匹林
   D. 对乙酰氨基酚
   E. 吲哚美辛
8. 不用于治疗风湿性关节炎的药物是
   A. 阿司匹林
   B. 对乙酰氨基酚
   C. 羟基保泰松
   D. 吲哚美辛
   E. 舒林酸
9. 可引起水杨酸反应的药物是
   A. 阿司匹林
   B. 非那西丁
   C. 保泰松
   D. 对乙酰氨基酚
   E. 羟基保泰松
10. 阿司匹林没有哪种作用
   A. 抑制环加氧酶
   B. 抗炎抗风湿
   C. 抑制 PG 合成，易造成胃黏膜损伤
   D. 高剂量时才能抑制血小板聚集
   E. 高剂量时也能抑制 PGI_2的合成

【A_2 型题】

11. 患者，男性，42 岁。有胃溃疡病史。近日发现手指关节肿胀，疼痛，早晨起床后感到指关节明显僵硬，活动后减轻，经化验后确诊为类风湿关节炎，应选用哪种药物治疗
   A. 阿司匹林
   B. 对乙酰氨基酚
   C. 布洛芬
   D. 吗啡
   E. 吡罗昔康
12. 患者，女性，12 岁。3 周前患急性扁桃体炎。突然出现窦性心动过速，心搏微弱，心尖区有收缩期吹风样杂音，实验室检查有链球菌感染，确诊为急性风湿热，除用青霉素控制链球菌感染外，应选哪种药治疗
   A. 阿司匹林
   B. 布洛芬
   C. 对乙酰氨基酚
   D. 保泰松
   E. 吲哚美辛
13. 患者，女性，32 岁。因气候突变，感到头痛，鼻塞，体温 37.2℃，自认为感冒，便服阿司匹林 1 片，30 分钟后突感不适，呼吸困难，大汗。产生这些症状的原因是
   A. 阿司匹林过量
   B. 冷空气对呼吸道的刺激
   C. 阿司匹林增加 TXA_2生成
   D. 阿司匹林抑制 PGI_2的合成
   E. 阿司匹林抑制 PG 合成，使白三烯增多

第十五章 钙通道阻滞药

【A_1 型题】

1. 对心肌收缩力抑制作用最强的钙通道阻滞药是
   A. 尼莫地平
   B. 尼群地平
   C. 硝苯地平
   D. 地尔硫䓬
   E. 维拉帕米
2. 对脑血管具有较强扩张作用的钙通道阻滞药是
   A. 维拉帕米
   B. 硝苯地平
   C. 尼莫地平
   D. 地尔硫䓬
   E. 戈洛帕米
3. 血浆半衰期最长的钙通道阻滞药是
   A. 硝苯地平
   B. 尼卡地平
   C. 氨氯地平
   D. 尼索地平
   E. 尼群地平
4. 维拉帕米对哪种心律失常疗效最好
   A. 房室传导阻滞
   B. 室性心动过速

C. 室性期前收缩
D. 阵发性室上性心动过速
E. 强心苷过量的心律失常

5. 阵发性室上性心动过速首选
A. 维拉帕米
B. 硝苯地平
C. 尼卡地平
D. 尼索地平
E. 地尔硫䓬

6. 降压作用平稳、持久的钙通道阻滞药是
A. 硝苯地平
B. 尼卡地平
C. 尼索地平
D. 尼群地平
E. 拉西地平

7. L 型钙离子通道中的主要功能亚单位是
A. α_1
B. α_2
C. β
D. γ
E. δ

8. 选择性钙通道阻滞药是
A. 氟桂利嗪
B. 普尼拉明
C. 哌克昔林
D. 硝苯地平
E. 桂利嗪

9. 关于硝苯地平，哪项错误
A. 是二氢吡啶类钙通道阻滞药
B. 口服吸收迅速而完全
C. 主要的不良反应是低血压
D. 可用于治疗心律失常
E. 可用于治疗高血压和心绞痛

10. 关于维拉帕米，哪项错误
A. 是治疗阵发性室上性心动过速的首选药
B. 对肥厚型心肌病无效
C. 能改善心室的舒张功能
D. 禁用于严重心衰的患者
E. 能增加缺血心肌的冠脉流量

【A_2 型题】

11. 患者，男性，62 岁。因房颤入院，用地高辛后心室率得到控制，并以 0.5mg/d 地高辛维持。因患者有心绞痛病史，为预防心绞痛而用一种抗心绞痛的药物，用药期间患者出现传导阻滞，最可能是合并应用了哪种药物
A. 硝酸甘油
B. 硝苯地平
C. 维拉帕米
D. 硝酸异山梨酯
E. 美托洛尔

12. 患者，男性，58 岁。因 2 天前突然严重头痛、恶心、呕吐伴颈项强直而入院，穿刺检查证明颅内压增高，除一般治疗外，为防治脑血管痉挛，宜选用
A. 硝苯地平
B. 维拉帕米
C. 地尔硫䓬
D. 尼卡地平
E. 氟桂利嗪

【B_1 型题】

（13～16 题共用备选答案）
A. 氟桂利嗪
B. 硝苯地平
C. 地尔硫䓬
D. 维拉帕米
E. 氨氯地平

13. 选择性舒张脑血管的药物是
14. $t_{1/2}$最长的药物是
15. 易引起反射性交感神经兴奋、心率加快的药物是
16. 非选择性的钙通道阻滞药是

第十六章　抗心律失常药

【A_1 型题】

1. 与胺碘酮延长心室肌 APD 作用机制有关的主要离子通道是
A. 钠通道
B. 钙通道
C. 镁通道
D. 氯通道
E. 钾通道

2. 治疗地高辛引起的室性期前收缩的首选药是
A. 奎尼丁
B. 苯妥英钠
C. 利多卡因
D. 胺碘酮
E. 普鲁卡因胺

3. 关于普萘洛尔抗心律失常的机制，哪项错误
A. 阻断心肌 β 受体
B. 降低窦房结的自律性
C. 降低浦肯野纤维的自律性
D. 治疗量就延长普氏纤维的有效不应期
E. 延长房室结的有效不应期

4. 抗心律失常谱广而 $t_{1/2}$ 长的药物是
A. 奎尼丁
B. 普萘洛尔
C. 胺碘酮
D. 普罗帕酮
E. 普鲁卡因胺

5. 利多卡因对哪种心律失常无效
A. 心室颤动
B. 室性期前收缩
C. 室上性心动过速
D. 强心苷引起的室性心律失常
E. 心肌梗死所致的室性早搏

6. 胺碘酮的药理作用是
A. 延长 APD，阻滞 Na^+内流
B. 缩短 APD，阻滞 Na^+内流
C. 延长 ERP，促进 K^+外流

D. 缩短 APD，阻断 β 受体
E. 缩短 ERP，阻断 α 受体

7. 对地高辛引起的窦性心动过缓和轻度房室传导阻滞最好选用
A. 阿托品
B. 异丙肾上腺素
C. 苯妥英钠
D. 肾上腺素
E. 氯化钾

8. 奎尼丁最严重的不良反应是
A. 金鸡纳反应
B. 药热，血小板减少
C. 奎尼丁晕厥
D. 胃肠道反应
E. 心室率加快

9. 治疗急性心肌梗死引起的室性心动过速的首选药是
A. 奎尼丁
B. 普鲁卡因胺
C. 普萘洛尔
D. 利多卡因
E. 维拉帕米

10. 治疗阵发性室上性心动过速的首选药是
A. 奎尼丁
B. 苯妥英钠
C. 维拉帕米
D. 普萘洛尔
E. 利多卡因

11. 哪种药物对心房颤动无效
A. 奎尼丁
B. 地高辛
C. 普萘洛尔
D. 胺碘酮
E. 利多卡因

【A_2 型题】

12. 患者，女性，54 岁。有甲状腺功能亢进病史，近日因过劳和精神刺激而出现失眠、心悸、胸闷。体检见心率 160 次/分，心电有明显的心肌缺血改变、窦性心律不齐。此时最好选用
A. 胺碘酮
B. 奎尼丁
C. 普鲁卡因胺
D. 普萘洛尔
E. 利多卡因

13. 患者，男性，42 岁。因心悸、胸闷 5 天入院，心电图显示频发性室性期前收缩，宜选用哪种抗心律失常药
A. 胺碘酮
B. 索他洛尔
C. 美西律
D. 奎尼丁
E. 普罗帕酮

14. 患者，女性，45 岁。有心肌缺血病史，经治疗后几年来一直健康。近日突然出现心慌、气短，数分钟后自然缓解，每日发作数次，发作时常伴有心绞痛症状。经心电图检查认为阵发性室上性心动过速，此时最好选用
A. 普鲁卡因胺
B. 硝苯地平
C. 维拉帕米
D. 索他洛尔
E. 普罗帕酮

【B_1 型题】

（15~17 题共用备选答案）
A. 奎尼丁
B. 普鲁卡因胺
C. 利多卡因
D. 胺碘酮
E. 维拉帕米

15. 可影响甲状腺功能的药物是
16. 可引起肺纤维化的药物是
17. 长期用药可引起全身红斑狼疮样综合征的药物是

第十七章 治疗心力衰竭的药物

【A_1 型题】

1. 强心苷对哪种心衰的疗效最好
A. 肺源性心脏病引起
B. 严重二尖瓣狭窄引起的
C. 甲状腺功能亢进引起的
D. 严重贫血引起的
E. 高血压或瓣膜病引起的

2. 地高辛的 $t_{1/2}=33$ 小时，按每日给予治疗量，问血药浓度何时达到稳态
A. 3 天
B. 6 天
C. 9 天
D. 12 天
E. 15 天

3. 关于强心苷，哪项错误
A. 有正性肌力作用
B. 有正性心肌传导功能
C. 有负性频率作用
D. 安全范围小
E. 用于治疗心衰，也可治疗室上性心动过速

4. 对地高辛过量中毒引起的心动过速，哪一项是不应采取的措施
A. 用呋塞米加速排出
B. 停药
C. 给氯化钾
D. 给苯妥英钠
E. 给地高辛的特异性抗体

5. 强心苷心肌毒性的发生机制是
A. 激活心脏细胞膜 Na^+-K^+-ATP 酶
B. 抑制心肌细胞膜 Na^+-K^+-ATP 酶
C. 增加心肌细胞中的 K^+
D. 增加心肌细胞中的 Ca^{2+}
E. 增加心肌细胞中的 Na^+

6. 地高辛治疗心房颤动的主要作用是
A. 缩短心房有效不应期

B. 抑制窦房结
C. 减慢房室传导
D. 降低浦肯野纤维的自律性
E. 直接降低心房的兴奋性

7. 强心苷引起的房室传导阻滞最好选用
A. 异丙肾上腺素
B. 氯化钾
C. 肾上腺素
D. 阿托品
E. 苯妥英钠

8. 能扩张小动脉，小静脉，作用强大而短暂，可用于治疗慢性心功不全急性发作的扩血管药是
A. 硝酸甘油
B. 肼屈嗪
C. 硝普钠
D. 硝苯地平
E. 哌唑嗪

9. 下列哪种药物能增加地高辛的血药浓度
A. 奎尼丁
B. 利多卡因
C. 苯妥英钠
D. 氯化钾
E. 呋塞米

【A_2 型题】

10. 患者，男性，59 岁。约有 10 年高血压病史，经强心、利尿治疗好转，但近日病情加重，出现心悸，气短，下肢水肿加重。诊断为原发性高血压，慢性心功不全，心肌肥大，最好加用哪种药物继续治疗
A. 卡托普利
B. 硝苯地平
C. 肼屈嗪
D. 哌唑嗪
E. 氨茶碱

11. 患者，女性，54 岁。患风湿性二尖瓣关闭不全多年，用地高辛和氢氯噻嗪维持疗效，但近日呼吸困难加重，夜间频繁发作，心悸，双肺满肺野湿啰音，经检查左室舒张期充盈压明显升高。除上述药物外，该加用哪种药物进行治疗
A. 米力农
B. 多巴胺
C. 硝普钠
D. 氨力农
E. 卡托普利

12. 患者，女性，56 岁。因风湿性心脏病给予地高辛 0.5mg/d，连续治疗 1 个月后，病情好转，但患者出现恶心、呕吐、黄视等症状。心电图：PP 间期和 PR 间期延长；地高辛血浓度为 3.2ng/ml。诊断为地高辛中毒。除立即停药外，还应采用什么药治疗
A. 苯妥英钠
B. 利多卡因
C. 普萘洛尔
D. 钾盐
E. 阿托品

【B_1 型题】

（13～15 题共用备选答案）
A. 地高辛
B. 氨茶碱
C. 卡托普利
D. 肼屈嗪
E. 硝普钠

13. 具有抑制磷酸二酯酶，扩张血管和正性肌力作用的药物是
14. 具有血管紧张素转换酶抑制作用，能防止和逆转心室肥厚的药物是
15. 扩张小动脉，小静脉，作用强快短的扩血管药物是

第十八章　抗心绞痛药

【A_1 型题】

1. 不属于硝酸甘油作用机制的是
A. 降低室壁肌张力
B. 降低心肌耗氧量
C. 扩张心外膜血管
D. 降低左心室舒张末压
E. 降低交感神经活性

2. 硝酸甘油舒张血管平滑肌的机制是
A. 激活腺苷酸环化酶，增加 cAMP
B. 直接作用于血管平滑肌
C. 激动 β_2 受体
D. 体内代谢生成 NO
E. 阻断 Ca^{2+} 通道

3. 硝酸甘油为临床常用抗心绞痛药物，常与 β 受体阻断药合用，其重要理由为
A. 二者均可使心率减慢
B. 在心室压力改变方面可相互拮抗
C. 二者均可使心室容积减小
D. 二者均可使心肌收缩减弱
E. 二者均可使心肌耗氧量下降，有协同作用

4. 变异性心绞痛患者首选药物是
A. 胺碘酮
B. 卡托普利
C. 利多卡因
D. 硝苯地平
E. 普萘洛尔

5. 治疗稳定型心绞痛首选
A. 尼莫地平
B. 硝苯地平
C. 氨氯地平

D. 地尔硫䓬
E. 尼群地平

【A_2型题】

6. 患者，男性，58岁。患高血压性心脏病数年，有时因激动或过劳而发生心绞痛，最初经休息后尚可自行缓解，几天之后心绞痛加重并有心律失常，此时合理的治疗方案是
A. 硝酸甘油+硝酸异山梨酯
B. 普萘洛尔+维拉帕米
C. 地尔硫䓬+普萘洛尔
D. 硝酸甘油+普萘洛尔
E. 地尔硫䓬+维拉帕米

【B_1型题】

（7~8题共用备选答案）
A. 硝酸甘油
B. 普萘洛尔
C. 地尔硫䓬
D. 硝苯地平
E. 维拉帕米
7. 连续应用最易产生耐受性的药物是
8. 不宜用于变异型心绞痛的药物是

第十九章 抗高血压药

【A_1型题】

1. 卡托普利常见的不良反应是
A. 直立性低血压
B. 刺激性干咳
C. 多毛
D. 阳痿
E. 反射性心率加快
2. ATⅡ受体抑制剂是
A. 尼群地平
B. 硝苯地平
C. 氨氯地平
D. 尼莫地平
E. 氯沙坦
3. 哌唑嗪的不良反应可表现为
A. 低血钾
B. 消化性溃疡
C. 水钠潴留
D. 粒细胞减少
E. 首剂低血压
4. 患隐性糖尿病的高血压患者，不宜选用
A. 利血平
B. 氢氯噻嗪
C. 硝普钠
D. 卡托普利
E. 硝苯地平
5. 具有抗心律失常、抗高血压及抗心绞痛作用的药物是
A. 可乐定
B. 普萘洛尔
C. 利多卡因
D. 硝酸甘油
E. 氢氯噻嗪
6. 降低肾素活性最明显的药物是
A. 氢氯噻嗪
B. 可乐定
C. 肼屈嗪
D. 普萘洛尔
E. 利血平
7. 关于普萘洛尔，哪项错误
A. 阻断突触前膜β_2受体减少去甲肾上腺素释放
B. 减少肾素的释放
C. 长期用药一旦病情好转应立即停药
D. 生物利用度个体差异大
E. 能诱发支气管哮喘
8. 卡托普利的作用原理是
A. 降低肾素活性
B. 抑制血管紧张素转换酶
C. 减少血管紧张素Ⅰ的生成
D. 抑制β-羟化酶
E. 阻断血管紧张素受体
9. 关于硝普钠，哪项错误
A. 对小动脉和小静脉有同等的舒张作用
B. 适用于治疗高血压危象和高血压脑病
C. 也可用于治疗难治性心衰
D. 连续应用数日后体内可能有SCN^-蓄积
E. 降压作用迅速而持久
10. 糖尿病、高血压伴有肾功能不全者最好选用
A. 氢氯噻嗪
B. 利血平
C. 卡托普利
D. 胍乙啶
E. 哌唑嗪
11. 抗高血压药最合理的联合是
A. 氢氯噻嗪+硝苯地平+普萘洛尔
B. 氢氯噻嗪+拉贝洛尔+普萘洛尔
C. 肼屈嗪+地尔硫䓬+普萘洛尔
D. 肼屈嗪+哌唑嗪+普萘洛尔
E. 硝苯地平+哌唑嗪+可乐定
12. 能防止甚至逆转血管壁增厚和心肌肥大的抗高血压药是
A. 利尿降压药
B. β受体阻断药
C. 钙通道阻滞药
D. 血管紧张素转换酶抑制药
E. α受体阻断药
13. 哪类降压药兼有改善肾功能、心功能，逆转心脏肥大，并能明显降低病死率
A. 可乐定等中枢性降压药
B. 钙通道阻滞药
C. 血管紧张素转换酶抑制药
D. 利尿降压药
E. 神经节阻断药
14. 使用利尿药后期的降压机制是
A. 排Na^+利尿，降低血容量
B. 降低血浆肾素活性
C. 增加血浆肾素活性
D. 减少细胞内Na^+，降低血

管对缩血管物质的反应性
E. 抑制醛固酮的分泌
15. 便秘发生率最高的降压药是
A. 氢氯噻嗪
B. 维拉帕米
C. 氯沙坦
D. 普萘洛尔
E. 卡托普利

【A_2 型题】

16. 患者，男性，60 岁。高血压病史近 20 年，经检查：心室肌肥厚，血压 170/100mmHg。最好选用哪种降压药
A. 氢氯噻嗪
B. 可乐定
C. 卡托普利
D. 维拉帕米
E. 普萘洛尔
17. 患者，男性，65 岁。高血压病史 18 年，近日有时夜间出现胸闷，并有频发的阵发性室上性心动过速，此时宜选用
A. 硝苯地平
B. 普萘洛尔
C. 普罗帕酮
D. 维拉帕米
E. 卡托普利
18. 患者，男性，54 岁。有糖尿病史，近几年因工作紧张患高血压。最好选用哪种降压药
A. 氢氯噻嗪
B. 可乐定
C. 氯沙坦
D. 普萘洛尔
E. 利血平
19. 患者，女性，56 岁。头痛、头晕 2 个月，并有时心悸，经检查：血压 180/110mmHg，并有窦性心动过速，最好选用哪种治疗方案
A. 氢氯噻嗪+普萘洛尔
B. 氢氯噻嗪+可乐定
C. 硝苯地平+肼屈嗪
D. 硝苯地平+哌唑嗪
E. 卡托普利+肼屈嗪

【B_1 型题】

（20~21 题共用备选答案）
A. 利尿药
B. α 受体阻断药
C. β 受体阻断药
D. 二氢吡啶类钙通道阻滞药
E. 血管紧张素转换酶抑制剂
20. 妊娠患者最不宜选用的降压药为
21. 哮喘患者最不宜选用的降压药为

第二十章　利尿药和脱水药

【A_1 型题】

1. 静脉注入甘露醇后尿量增多的原因是
A. 小管液渗透压升高，水和 KCl 的重吸收增加
B. 小管液渗透压升高，水和 NaCl 的重吸收增加
C. 小管液渗透压升高，水和 NaCl 的重吸收减少
D. 小管液渗透压降低，水和 KCl 的重吸收减少
E. 小管液渗透压降低，水和 NaCl 的重吸收增加
2. 下列关于甘露醇的叙述不正确的是
A. 脱水需静脉给药
B. 体内不被代谢
C. 不易通过毛细血管
D. 提高血浆渗透压
E. 易被肾小管重吸收
3. 关于噻嗪类利尿药，哪项是错误的
A. 有降血压作用
B. 利尿作用不受肾小球滤过作用的影响
C. 能升高血糖
D. 能升高血浆尿酸浓度
E. 能抑制碳酸酐酶
4. 伴有糖尿病的水肿患者，不宜选用
A. 氢氯噻嗪
B. 吲达帕胺
C. 氨苯蝶啶
D. 螺内酯
E. 乙酰唑胺
5. 氨苯蝶啶作用的特点是
A. 产生低氯碱血症
B. 具有抗醛固酮作用
C. 产生高血糖反应
D. 产生高钾血症
E. 产生低血钠症
6. 最易引起电解质紊乱的药物是
A. 氢氯噻嗪
B. 螺内酯
C. 呋塞米
D. 氨苯蝶啶
E. 乙酰唑胺
7. 长期应用易使血钾升高的药物
A. 呋塞米
B. 布美他尼
C. 依他尼酸
D. 螺内酯
E. 氢氯噻嗪
8. 可引起男子乳房女性化和妇女多毛症的药物是
A. 甘露醇
B. 螺内酯
C. 呋塞米
D. 糖皮质激素
E. 氢氯噻嗪
9. 最适于治疗肺水肿的药物是
A. 呋塞米
B. 氢氯噻嗪
C. 氨苯蝶啶
D. 螺内酯

E. 乙酰唑胺

【A_2 型题】

10. 患者，男性，34 岁，建筑工人。一次事故严重外伤，大量出血，血压下降少尿，经抢救低血压和血容量已纠正后，尿量仍很少，为避免肾衰竭的进展，应给哪种药物
A. 氢氯噻嗪
B. 呋塞米
C. 螺内酯
D. 氨苯蝶啶
E. 卡托普利

11. 患者，女性，40 岁。因风湿性心脏病出现心衰，心功能Ⅱ级，并有下肢水肿，经地高辛治疗后，心功能有改善，但水肿不见好转，检查发现：血浆醛固酮水平高，此时最好选用
A. 呋塞米
B. 氢氯噻嗪
C. 螺内酯
D. 布美他尼
E. 氨苯蝶啶

【B_1 型题】

（12~14 题共用备选答案）
A. 氢氯噻嗪
B. 呋塞米
C. 氨苯蝶啶
D. 螺内酯
E. 阿米洛利

12. 对抗醛固酮作用的药物是
13. 发挥作用最慢的利尿药是
14. 做基础降压药宜选

第二十一章 调血脂药和抗动脉粥样硬化药

【A_1 型题】

1. 降低总胆固醇和低密度脂蛋白最明显的药物是
A. 烟酸
B. 多烯脂肪酸
C. 普罗布考
D. 乐伐他汀
E. 非诺贝特

2. 下列属于酰基辅酶 A 胆固醇酰基转移酶抑制药的是
A. 甲亚油酰胺
B. 烟酸
C. 考来替泊
D. 辛伐他汀
E. 维生素 E

3. HMG-CoA 还原酶抑制剂的药理作用是
A. 抑制体内胆固醇氧化酶
B. 阻断 HMG-CoA 转化为甲羟戊酸
C. 使肝脏 LDL 受体表达减弱
D. 具有促进细胞分裂作用
E. 具有增强细胞免疫作用

4. 影响胆固醇吸收的药物是
A. 考来烯胺
B. 烟酸
C. 多烯脂肪酸
D. 低分子量肝素
E. 普罗布考

5. 通过抗氧化作用而发挥抗动脉粥样硬化作用的药物是
A. 考来烯胺
B. 洛伐他汀
C. 烟酸
D. 非诺贝特
E. 普罗布考

【B_1 型题】

（6~8 题共用备选答案）
A. 考来烯胺
B. 烟酸
C. 非诺贝特
D. 洛伐他汀
E. 普罗布考

6. HMG-CoA 还原酶抑制剂是
7. 具有抗氧化作用的药物是
8. 抑制胆固醇合成的药物是

第二十二章 作用于血液及造血器官的药物

【A_1 型题】

1. 肝素抗凝作用的主要机制是
A. 直接灭活凝血因子
B. 激活血浆中的 AT-Ⅲ
C. 与血浆中 Ca^{2+} 结合
D. 激活纤溶酶原活性
E. 抑制肝脏合成凝血因子

2. 哪种药物对抗肝素过量的自发性出血最有效
A. 维生素 K
B. 维生素 C
C. 垂体后叶素
D. 鱼精蛋白
E. 右旋糖酐

3. 抗凝血酶 Ⅲ 的作用是
A. 封闭凝血因子活性中心
B. 抑制 PG
C. 抑制血小板聚集
D. 抑制 TXA 形成
E. 增加溶解

4. 关于肝素，哪项错误
A. 肝素过量能引起骨质疏松
B. 肝素不能口服

C. 肝素是通过抗凝血酶Ⅲ起作用

D. 肝素用量越大，其抗凝活性 $t_{1/2}$ 越长

E. 肝素只在体外有抗凝血作用

5. 双香豆素的抗凝血机制是

A. 能对抗凝血因子ⅡA、ⅦA、ⅨA、ⅩA的作用

B. 影响凝血因子Ⅱ、Ⅶ、Ⅸ、Ⅹ的活化

C. 加速ATⅢ对凝血因子的灭活作用

D. 激活纤溶酶

E. 抑制血小板的聚集反应

6. 关于香豆素类抗凝血药，哪项错误

A. 发挥作用慢，维持时间长

B. 维生素K能对抗其抗凝血作用

C. 体内外都有抗凝血作用

D. 口服就有抗凝血作用

E. 华法林的作用比双香豆素出现作用快，维持时间短

7. 为失血性休克扩充血容量宜选用

A. 硫酸亚铁

B. 叶酸

C. 维生素 B_{12}

D. 右旋糖酐

E. 促红细胞生成素

8. 具有体内、外抗凝血作用的药物是

A. 肝素

B. 阿司匹林

C. 香豆素类

D. 链激酶

E. 右旋糖酐

9. 双香豆素过量引起的出血可用

A. 硫酸鱼精蛋白

B. 叶酸

C. 维生素K

D. 尿激酶

E. 维生素 B_{12}

10. 链激酶属于

A. 促凝血药

B. 纤维蛋白溶解药

C. 抗贫血药

D. 抗血小板药

E. 补血药

【B_1 型题】

（11～13题共用备选答案）

A. 氨甲苯酸

B. 链激酶

C. 组织纤溶酶原激活因子

D. 双嘧达莫

E. 华法林

11. 抗纤维蛋白溶解药是

12. 对血栓部位有一定选择性的溶栓药是

13. 使cAMP升高抑制血小板聚集药物是

（14～18题共用备选答案）

A. 铁剂

B. 叶酸

C. 维生素 B_{12}

D. 维生素K

E. 肝素

14. 长期缓慢失血致贫血用

15. 预防新生儿出血用

16. 恶性贫血用

17. 巨幼细胞贫血用

18. 香豆素类过量中毒选用

第二十三章　组胺受体阻断药

【A_1 型题】

1. H_1受体阻断药对哪种病最有效

A. 支气管哮喘

B. 皮肤黏膜过敏症状

C. 血清病高热

D. 过敏性休克

E. 过敏性紫癜

2. 对异丙嗪，哪项错误

A. 是 H_1受体阻断药

B. 有明显的中枢抑制作用

C. 能抑制胃酸分泌

D. 有抗过敏作用

E. 有止吐作用

3. 对苯海拉明，哪项错误

A. 可用于失眠的患者

B. 可用于治疗荨麻疹

C. 是 H_1受体阻断药

D. 可治疗胃和十二指肠溃疡

E. 可治疗变应性鼻炎

4. 对雷尼替丁，哪项错误

A. 可用于治疗皮肤黏膜过敏症

B. 是 H_2受体阻断药

C. 可用于治疗胃和十二指肠溃疡

D. 对反流性胃炎也有效

E. 长期用药不引起性激素失调

5. 关于雷尼替丁，哪项错误

A. 是 H_2受体阻断药

B. 抑制胃酸分泌作用比西咪替丁强

C. 也能中和胃酸，减轻对溃疡面的刺激

D. 肝功不良者 $t_{1/2}$ 明显延长

E. 对基础胃酸和夜间胃酸分泌都抑制

第二十四章　作用于呼吸系统的药物

【A_1 型题】

1. 关于平喘药物的作用，哪项错误
   A. 稳定肥大细胞膜
   B. 激动 β_2受体
   C. 磷酸二酯酶抑制
   D. 阻断 M 受体
   E. 阻断 H_2 受体
2. 对 β_2受体有选择性激动作用的平喘药是
   A. 茶碱
   B. 肾上腺素
   C. 沙丁胺醇
   D. 色甘酸钠
   E. 异丙肾上腺素
3. 关于平喘药的叙述哪项错误
   A. 肾上腺素也能收缩支气管黏膜的血管，有助于平喘
   B. 沙丁胺醇是 β_2受体激动药
   C. 异丙肾上腺素主要缺点是心率加快
   D. 阿托品可用于哮喘发作
   E. 色甘酸钠只能预防哮喘发作
4. 急性哮喘发作首选
   A. 色甘酸钠吸入
   B. 氨茶碱口服
   C. 沙丁胺醇吸入
   D. 麻黄碱口服
   E. 倍氯米松口服
5. 主要用于预防Ⅰ型超敏反应所致哮喘的药物是
   A. 氨茶碱
   B. 肾上腺素
   C. 特布他林
   D. 色甘酸钠
   E. 异丙肾上腺素
6. 色甘酸钠的作用机制是
   A. 能对抗胆碱等过敏介质的作用
   B. 直接松弛支气管平滑肌
   C. 抑制肥大细胞脱颗粒反应
   D. 促进儿茶酚胺释放
   E. 阻断 M 受体
7. 氨茶碱的主要平喘机制为
   A. 直接舒张支气管
   B. 抑制磷酸二酯酶
   C. 激活鸟苷酸环化酶
   D. 抑制腺苷酸环化酶
   E. 促进肾上腺素的释放

第二十五章　作用于消化系统的药物

【A_1 型题】

1. 抑制胃酸分泌作用最强的是
   A. 西咪替丁
   B. 雷尼替丁
   C. 奥美拉唑
   D. 哌仑西平
   E. 丙谷胺
2. 兼具抗幽门螺杆菌作用的抗酸药是
   A. 氢氧化铝
   B. 米索前列醇
   C. 西咪替丁
   D. 哌仑西平
   E. 奥美拉唑
3. 奥美拉唑抑制胃酸分泌的机制是
   A. 阻断 H_2受体
   B. 抑制胃壁细胞 H^+泵的功能
   C. 阻断 M 受体
   D. 阻断促胃液素受体
   E. 直接抑制胃酸分泌
4. 关于奥美拉唑，哪项错误
   A. 是目前抑制胃酸分泌作用最强的
   B. 抑制胃壁细胞 H^+泵作用
   C. 也能使促胃液素分泌增加
   D. 是 H_2受体阻断药
   E. 对消化性溃疡和反流性食管炎效果好
5. 哪项不是奥美拉唑的不良反应
   A. 口干、恶心
   B. 头晕、失眠
   C. 胃黏膜出血
   D. 外周神经炎
   E. 男性乳房女性化

第二十六章　子宫平滑肌兴奋药

【A_1 型题】

1. 麦角胺治疗偏头痛的作用机制是
   A. 阻断血管平滑肌 α 受体
   B. 抑制前列腺素合成
   C. 增加脑血流量
   D. 收缩脑血管
   E. 镇痛作用
2. 关于缩宫素临床应用的叙述，正确的是
   A. 治疗尿崩症
   B. 治疗乳腺分泌
   C. 小剂量用于催产和引产
   D. 小剂量用于产后止血
   E. 治疗痛经和月经不调

第二十七章 肾上腺皮质激素类药物

【A_1 型题】

1. 有关糖皮质激素的叙述正确的是
   A. 小剂量抑制体液免疫，大剂量抑制细胞免疫
   B. 可直接中和细菌内毒素和细菌外毒素
   C. 抑制胃酸分泌，促进胃黏液分泌
   D. 能兴奋中枢，出现欣快，激动等，甚至可诱发精神病
   E. 能明显增加血液中性粒细胞数，增强其游走吞噬功能
2. 长期应用糖皮质激素后，突然停药所产生的反跳现象是由于患者
   A. 对糖皮质激素产生耐药性
   B. 对糖皮质激素产生了依赖或病情未能完全控制
   C. 肾上腺皮质功能亢进
   D. 肾上腺皮质功能减退
   E. ACTH 分泌减少
3. 糖皮质激素不具有哪种药理作用
   A. 快速强大的抗炎作用
   B. 抑制细胞免疫和体液免疫
   C. 提高机体对细菌内毒素的耐受力
   D. 提高机体对细菌外毒素的耐受力
   E. 增加血中白细胞数量，但却抑制其功能
4. 糖皮质激素类药物可用于治疗
   A. 原发性血小板增多症
   B. 急性淋巴细胞白血病
   C. 慢性髓细胞白血病
   D. 真性红细胞增多症
   E. 骨质疏松
5. 关于糖皮质激素的应用，下列哪项错误
   A. 水痘和带状疱疹
   B. 风湿和类风湿关节炎
   C. 血小板减少症和再生障碍性贫血
   D. 过敏性休克和心源性休克
   E. 中毒性肺炎，重症伤寒和急性粟粒性肺结核
6. 严重肝功能不全的患者不宜用
   A. 氢化可的松
   B. 甲泼尼龙
   C. 泼尼松龙
   D. 泼尼松
   E. 地塞米松
7. 长期大量应用糖皮质激素可引起哪种不良反应
   A. 高血钾
   B. 低血压
   C. 低血糖
   D. 高血钙
   E. 水钠潴留
8. 关于糖皮质激素抗炎作用的正确叙述是
   A. 对抗各种原因，如物理、生物等引起的炎症
   B. 能提高机体的防御功能
   C. 促进创口愈合
   D. 抑制病原体生长
   E. 直接杀灭病原体
9. 一般说来，下列哪项不是糖皮质激素的禁忌证
   A. 急性粟粒性肺结核
   B. 糖尿病
   C. 水痘
   D. 活动性消化性溃疡
   E. 孕妇

【A_2 型题】

10. 患者，男性，60 岁。患风湿性关节炎，口服泼尼松和多种非甾体抗炎药 5 个月，近日突发自发性胫骨骨折，其原因可能与哪种药物有关
    A. 阿司匹林
    B. 吲哚美辛
    C. 布洛芬
    D. 泼尼松
    E. 保泰松
11. 患者，女性，25 岁。平素易患咽炎，扁桃体炎，近来不规则低热 3 个月，膝、踝关节红肿、热、痛明显，小腿有散在红斑，心肺（-），WBC 增多，患慢性迁延性肝炎多年，不宜选用的药物是
    A. 氢化可的松
    B. 泼尼松
    C. 泼尼松龙
    D. 阿司匹林
    E. 布洛芬

【B_1 型题】

（12~13 题共用备选答案）
A. 米托坦
B. 地塞米松
C. 可的松
D. 氟轻松
E. 甲泼尼龙

12. 全身用药抗炎作用最强，作用持续时间最长的糖皮质激素是
13. 不能作全身应用，而只能外用的糖皮质激素是

第二十八章　甲状腺激素及抗甲状腺药

【A_1 型题】

1. 甲状腺激素不具哪项药理作用
   A. 维持生长发育
   B. 增强心脏对儿茶酚胺的敏感性
   C. 维持血液系统功能正常
   D. 维持神经系统功能
   E. 促进代谢
2. 治疗黏液性水肿的药物是
   A. 甲硫氧嘧啶
   B. 甲巯咪唑
   C. 碘制剂
   D. 甲状腺素
   E. 卡比马唑
3. 关于 T_3 和 T_4，下列叙述正确的是
   A. T_3 的血浆蛋白结合率高于 T_4
   B. T_3起效快，作用强
   C. T_3起效慢，作用持久
   D. T_3起效快，作用持久
   E. T_3起效慢，作用弱
4. 能抑制甲状腺素合成，又抑制外周组织中 T_4变为 T_3，还抑制免疫球蛋白生成的药物是
   A. 碘化物
   B. 甲巯咪唑
   C. 丙硫氧嘧啶
   D. 卡比马唑
   E. 普萘洛尔
5. 不宜用作甲状腺功能亢进常规治疗的药物是
   A. 碘化物
   B. 甲硫氧嘧啶
   C. 丙硫氧嘧啶
   D. 甲巯咪唑
   E. 卡比马唑
6. 青少年甲状腺功能亢进患者，内科常规治疗药物为
   A. 丙硫氧嘧啶
   B. 普萘洛尔
   C. 甲状腺素
   D. ^{131}I
   E. 碘化钾
7. 能明显缓解甲状腺功能亢进患者交感神经兴奋症状，并能抑制 T_4变为 T_3，但不引起粒细胞缺乏的药物是
   A. 普萘洛尔
   B. 甲硫氧嘧啶
   C. 丙硫氧嘧啶
   D. 甲巯咪唑
   E. 卡比马唑

【A_2 型题】

8. 患者，女性，43 岁。患甲状腺功能亢进 3 年，需行甲状腺部分切除术，正确的术前准备是
   A. 术前 2 周给丙硫氧嘧啶+普萘洛尔
   B. 术前 2 周给丙硫氧嘧啶+小剂量碘剂
   C. 术前 2 周给丙硫氧嘧啶+大剂量碘剂
   D. 术前 2 周给丙硫氧嘧啶
   E. 术前 2 周给卡比马唑

【B_1 型题】

（9～10 题共用备选答案）
   A. 甲硫氧嘧啶
   B. 丙硫氧嘧啶
   C. 甲状腺素
   D. ^{131}I
   E. 甲巯咪唑
9. 单纯性甲状腺肿选用
10. 甲状腺危象选用

（11～12 题共用备选答案）
   A. 诱发心绞痛
   B. 粒细胞缺乏
   C. 甲状腺功能减退
   D. 血管神经性水肿
   E. 肝功能不良
11. 硫脲类的主要不良反应是
12. ^{131}I 的主要不良反应是

第二十九章　胰岛素和其他降血糖药

【A_1 型题】

1. 关于胰岛素的作用下列哪项错误
   A. 促进脂肪合成，抑制脂肪分解
   B. 抑制蛋白质合成，抑制氨基酸进入细胞
   C. 促进葡萄糖利用，抑制糖原分解和产生
   D. 促进钾进入细胞，降低血钾
   E. 促进蛋白质合成及氨基酸转运
2. 下述哪种糖尿病不需首选胰岛素
   A. 幼年重型糖尿病
   B. 合并严重感染的糖尿病
   C. 轻型糖尿病
   D. 需做手术的糖尿病患者
   E. 合并妊娠的糖尿病患者
3. 下述不良反应哪项是胰岛素不具有的
   A. 过敏
   B. 低血糖
   C. 急性耐受性
   D. 慢性耐受性
   E. 肝损伤
4. 有严重肝病的糖尿病患者禁用哪种降血糖药

A. 氯磺丙脲
B. 甲苯磺丁脲
C. 苯乙双胍
D. 胰岛素
E. 二甲双胍

5. 磺酰脲类药物药理作用为
A. 可使电压依赖性钾通道开放
B. 可促进胰岛素释放而降血糖
C. 不改变体内胰高血糖素水平
D. 可使电压依赖性钠通道开放
E. 能抑制抗利尿激素的分泌

6. 有降血糖及抗利尿作用的药物是
A. 甲苯磺丁脲
B. 氯磺丙脲
C. 格列本脲
D. 二甲双胍
E. 苯乙双胍

7. 引起胰岛素抵抗性的诱因，哪项错误
A. 严重创伤
B. 酮症酸中毒
C. 并发感染
D. 手术
E. 暴饮暴食

8. 下列何种降血糖药易引起乳酸血症
A. 正规胰岛素
B. 阿卡波糖
C. 格列本脲
D. 甲苯磺丁脲
E. 苯乙双胍

9. 不促进胰岛素释放，不加重肥胖的降糖药为
A. 二甲双胍
B. 甲苯磺丁脲
C. 格列本脲
D. 格列吡嗪
E. 氯磺丙脲

【A_2 型题】

10. 患者，男性，53 岁。2 型糖尿病，控制饮食无效，体重超重，过度肥胖，选下列哪种降糖药为最佳
A. 格列齐特
B. 格列本脲
C. 甲苯磺丁脲
D. 格列吡嗪
E. 二甲双胍

第三十章　β-内酰胺类抗生素

【A_1 型题】

1. 关于 β-内酰类抗生素抗菌作用机制的描述哪项错误
A. 抑制菌细胞壁黏肽合成酶
B. 触发细菌的自溶酶活性
C. 抑制细菌的自溶酶活性
D. 阻碍菌细胞壁黏肽合成
E. 菌体膨胀变形

2. 哪项不是对 β-内酰胺类抗生素产生耐药的原因
A. 细菌产生 β-内酰胺酶
B. PBPs 与抗生素亲和力降低
C. PBPs 数量减少
D. 菌细胞壁或外膜的通透性发生改变
E. 细菌缺少自溶酶

3. 对青霉素最敏感的病原体是
A. 立克次体
B. 钩端螺旋体
C. 衣原体
D. 支原体
E. 真菌

4. 青霉素最适于治疗
A. 伤寒、副伤寒
B. 肺炎克雷伯菌肺炎
C. 布鲁菌病
D. 溶血性链球菌感染
E. 细菌性痢疾

5. 对幽门螺杆菌有强杀菌作用的是
A. 阿莫西林
B. 青霉素
C. 红霉素
D. 奥美拉唑
E. 氨苄西林

6. 可治疗伤寒的青霉素类药是
A. 青霉素
B. 苯唑西林
C. 羧苄西林
D. 替卡西林
E. 氨苄西林

7. 肾功能不良的患者禁用
A. 青霉素
B. 耐酶青霉素类
C. 广谱青霉素
D. 第一代头孢菌素
E. 第三代头孢菌素

8. 抗铜绿假单胞菌作用最强的头孢菌素是
A. 头孢氨苄
B. 头孢他啶
C. 头孢孟多
D. 头孢噻吩
E. 头孢乙腈

9. 哪种疾病用青霉素治疗可引起赫氏反应
A. 流行性脑脊髓膜炎
B. 甲型溶血性链球菌心内膜炎
C. 大叶性肺炎
D. 气性坏疽
E. 梅毒

10. 第三代头孢菌素的特点是
A. 主要用于轻、中度呼吸道和尿路感染
B. 对革兰阴性菌有较强的作用

C. 对β-内酰胺酶的稳定性较第一、第二代头孢菌素低
D. 对肾脏毒性较第一、第二代头孢菌素大
E. 对组织穿透力弱

第三十一章　大环内酯类、林可霉素类及多肽类抗生素

【A_1 型题】

1. 克林霉素的抗菌谱不包括
A. 立克次体
B. 放线杆菌
C. 脆弱拟杆菌
D. 金黄色葡萄球菌
E. 产气荚膜梭菌
2. 大环内酯类对下述哪类细菌无效
A. G^+菌
B. G^-球菌
C. 大肠埃希菌，变形杆菌
D. 军团菌
E. 衣原体、支原体
3. 可以治疗军团菌、支原体、衣原体的药物是
A. 人工合成类
B. 氨基糖苷类抗生素
C. 四环素类
D. 大环内酯类
E. 头孢类
4. 肺部支原体感染用
A. 阿莫西林
B. 红霉素
C. 头孢曲松
D. 林可霉素
E. 万古霉素
5. 红霉素最主要的临床用途是
A. 耐青霉素的金葡菌感染
B. 脑膜炎双球菌引起的流脑
C. 淋球菌引起的淋病
D. 梅毒螺旋体引起的梅毒
E. 布鲁菌病

【A_2 型题】

6. 患儿，男，2岁。高热、呼吸困难，双肺散在小水泡音，诊断为支气管肺炎，青霉素试验(+)，宜用
A. 氯霉素
B. 四环素
C. 头孢唑林
D. 磺胺嘧啶
E. 红霉素
7. 患儿，女，6岁。高热、惊厥、神志不清，颈项强直，病理反射(+)，脑脊液压力高，脓性，不宜用
A. 青霉素
B. 麦迪霉素
C. 磺胺嘧啶
D. 氯霉素
E. 氨苄西林

第三十二章　氨基糖苷类抗生素

【A_1 型题】

1. 阿莫西林可用于治疗
A. 结核病
B. 真菌感染
C. 肠道寄生虫感染
D. 病毒所致的上呼吸道感染
E. 幽门螺杆菌感染
2. 氨基糖苷类药物在体内分布浓度较高的部位是
A. 细胞内液
B. 血液
C. 耳蜗内淋巴液
D. 脑脊液
E. 结核病灶的空洞中
3. 首选链霉素的疾病是
A. 鼠疫
B. 布鲁菌病
C. 甲型溶血性链球菌性心内膜炎
D. 浸润性肺结核
E. 立克次体病
4. 耳、肾毒性最大的氨基糖苷类抗生素是
A. 卡那霉素
B. 庆大霉素
C. 西索米星
D. 奈替米星
E. 新霉素
5. 耳、肾毒性最低的氨基糖苷类药物是
A. 卡那霉素
B. 庆大霉素
C. 西索米星
D. 奈替米星
E. 新霉素

【A_2 型题】

6. 患者，女性，25岁。不明原因发热2个月入院，贫血貌，杵状指，皮肤黏膜有多处小出血点，入院时，三尖瓣区有Ⅲ级吹风样杂音，近日消失，脾大，有压痛，血液培养为甲型溶血性链球菌，拟用青霉素和下列之一药合用宜选用
A. 链霉素
B. 阿米卡星

C. 奈替米星
D. 红霉素
E. 羧苄西林

7. 患者，男性，32 岁。有免疫缺陷，近期高热，诊断为革兰阴性杆菌败血症，宜选用
A. 红霉素
B. 氨苄西林
C. 阿米卡星+头孢曲松
D. 链霉素
E. 多黏菌素

【B_1 型题】

（8~11 题共用备选答案）
A. 增加肾毒性
B. 增加耳毒性
C. 延缓耐药性产生
D. 增强抗菌范围
E. 增加神经-肌肉接头阻滞

8. 氨基糖苷类抗生素+呋塞米
9. 氨基糖苷类抗生素+骨骼肌松弛药
10. 庆大霉素+多黏菌素
11. 链霉素+异烟肼

第三十三章　四 环 素 类

【A_1 型题】

1. 立克次体感染宜选
A. 链霉素
B. 四环素
C. 磺胺嘧啶
D. 阿奇霉素
E. 多黏菌素

2. 支原体肺炎宜选
A. 青霉素
B. 氯霉素
C. 土霉素
D. 多西环素
E. 万古霉素

【A_2 型题】

3. 患者，男性，40 岁。慢性肾炎合并胆囊炎宜用
A. 四环素
B. 头孢唑林
C. 多西环素
D. 庆大霉素
E. 多黏菌素

4. 患者，男性，70 岁。高热，畏寒，剧烈头痛入院，用青霉素无效，发病第 5 天，除面部外于胸肩等处出现鲜红色斑丘疹，于内衣见有虱虮，发病 10 天，立克次体凝集试验效价：1∶400，诊断为斑疹伤寒，宜选用
A. 庆大霉素
B. 磺胺嘧啶
C. 头孢他啶
D. 链霉素
E. 多西环素

【B_1 型题】

（5~6 题共用备选答案）
A. 氯霉素
B. 多西环素
C. 土霉素
D. 四环素
E. 米诺环素

5. 抗菌活性强，可产生前庭反应的药物是
6. 能引起骨、牙发育障碍的药物是

第三十四章　人工合成的抗菌药物

【A_1 型题】

1. 喹诺酮类抗菌药抑制
A. 细菌二氢叶酸合成酶
B. 细菌二氢叶酸还原酶
C. 细菌 RNA 多聚酶
D. 细胞依赖于 DNA 的 RNA 多聚酶
E. 细菌 DNA 回旋酶

2. 服用磺胺类药物加服 $NaHCO_3$ 的目的是
A. 增强抗菌疗效
B. 加快药物吸收速度
C. 防止过敏反应
D. 防止药物排泄过快而影响疗效
E. 使尿偏碱性，增加药物的溶解度

3. 不属于氟喹诺酮类药物的药理学特性的是
A. 抗菌谱广
B. 口服吸收好
C. 与其他抗菌药物无交叉耐药性
D. 不良反应较多
E. 体内分布较广

4. 甲氧苄啶与磺胺甲噁唑组成复方新诺明的理论基础是
A. 促进吸收
B. 促进分布
C. 减慢排泄
D. 升高血药浓度
E. 两药的药代动力学相似，发挥协同抗菌作用

5. 影响胎儿和婴儿软骨发育，孕妇及哺乳妇女不宜用的药物是
A. 四环素类
B. 喹诺酮类
C. 磺胺类

D. 硝基呋喃类
E. TMP

6. 磺胺药抗菌机制是
A. 抑制DNA螺旋酶
B. 抑制二氢叶酸还原酶
C. 抑制二氢蝶酸合酶
D. 改变膜通透性
E. 抑制分枝菌酸合成

【B_1型题】

（7~10题共用备选答案）
A. 甲氧苄啶
B. 磺胺多辛
C. 呋喃唑酮
D. 磺胺嘧啶
E. 环丙沙星

7. 抗菌增效剂是
8. 口服难吸收，用于肠道感染的药物是
9. 预防流脑首选药物是
10. 对铜绿假单胞菌有良好抗菌活性的药物是

第三十五章 抗真菌药和抗病毒药

【A_1型题】

1. 艾滋病患者隐球菌性脑膜炎首选
A. 灰黄霉素
B. 两性霉素
C. 酮康唑
D. 氟康唑
E. 制霉菌素

2. 不良反应最小，可进入脑脊液的咪唑类抗真菌药是
A. 克霉唑
B. 咪康唑
C. 酮康唑
D. 氟康唑
E. 氟胞嘧啶

3. 毒性大，仅局部应用的抗病毒药是
A. 金刚烷胺
B. 利巴韦林
C. 阿昔洛韦
D. 阿糖胞苷
E. 碘苷

【A_2型题】

4. 患者，男性，60岁。糖尿病合并皮肤感染。长期服用四环素，近来咽部出现白色薄膜，消化不良，腹泻，疑白念珠菌病，宜用
A. 灰黄霉素
B. 制霉菌素
C. 两性霉素B
D. 阿昔洛韦
E. 利巴韦林

第三十六章 抗结核病药

【A_1型题】

1. 各类型的结核病首选药是
A. 链霉素
B. 利福平
C. 异烟肼
D. 乙胺丁醇
E. 吡嗪酰胺

2. 抗结核作用强，且对金黄色葡萄球菌有效的药物是
A. 利福平
B. 对氨基水杨酸
C. 吡嗪酰胺
D. 链霉素
E. 乙胺丁醇

3. 可治疗麻风并具有广谱抗菌作用的是
A. 链霉素
B. 乙胺丁醇
C. 异烟肼
D. 氯喹
E. 利福平

4. 用异烟肼时合用维生素B_6的目的是
A. 增强疗效
B. 延缓耐药性
C. 中枢抑制
D. 降低对神经的毒性
E. 促进吸收

【A_2型题】

5. 某糖尿病患者伴有浸润性肺结核，应用甲苯磺丁脲，利福平，链霉素，用抗结核药两月后，尿糖加重并出现肝功能不良，其原因是
A. 甲苯磺丁脲有肝毒性
B. 患者又患了肝炎
C. 利福平诱导肝药酶且有肝损害
D. 链霉素的肾毒性
E. 以上都不是

6. 结核性腹膜炎患者，在抗结核治疗中出现失眠，神经错乱，可能由以下哪种药引起
A. 利福平
B. PAS
C. 乙胺丁醇
D. 吡嗪酰胺
E. 异烟肼

【B_1型题】

（7~10题共用备选答案）
A. 可引起外周神经炎
B. 可引起视神经炎
C. 有流感样症状
D. 可引起耳鸣，耳聋
E. 可引起关节疼痛
7. 异烟肼
8. 利福平
9. 乙胺丁醇
10. 链霉素

第三十七章　抗　疟　药

【A_1型题】

1. 关于抗疟药，下列哪项叙述正确
   A. 氯喹对阿米巴痢疾有效
   B. 氯喹可根治间日疟
   C. 青蒿素治疗疟疾易复发
   D. 伯氨喹可用作疟疾病因性预防
   E. 乙胺嘧啶能引起急性溶血贫血
2. 进入疟区时，作为病因性预防的常规用药是
   A. 伯氨喹
   B. 氯喹
   C. 乙胺嘧啶
   D. 磺胺多辛
   E. 奎宁
3. 对奎宁的叙述哪项错误
   A. 最早用于治疗疟疾的药物
   B. 对红细胞内期滋养体有杀灭作用
   C. 主要用于耐氯喹或耐多药的恶性疟
   D. 每周服药1次，用于病因性预防
   E. 可出现心肌抑制作用

【A_2型题】

4. 某疟疾病患者突然出现昏迷，给予二盐酸奎宁静滴抢救，抢救过程中，又出现寒战、高热、血红蛋白尿，应改下列哪药继续抢救
   A. 氯喹
   B. 甲氟喹
   C. 伯氨喹
   D. 乙胺嘧啶
   E. 青蒿素

【B_1型题】

（5~8题共用备选答案）
A. 氯喹
B. 奎宁
C. 伯氨喹
D. 乙胺嘧啶
E. 甲氟喹
5. 疗效高，生效快，控制疟疾症状首选
6. 可根治间日疟和控制疟疾的传播药是
7. 可用于治疗阿米巴肝脓肿的药物是
8. 可引起巨幼细胞贫血的药物是

第三十八章　抗恶性肿瘤药

【A_1型题】

1. 甲氨蝶呤的抗肿瘤作用机制主要是抑制
   A. DNA回旋酶
   B. DNA多聚酶
   C. 拓扑异构酶
   D. 二氢叶酸合成酶
   E. 二氢叶酸还原酶
2. 主要作用于M期的抗癌药是
   A. 氟尿嘧啶
   B. 长春新碱
   C. 环磷酰胺
   D. 泼尼松龙
   E. 柔红霉素
3. 环磷酰胺在体内转化为活性最强的代谢物是
   A. 卡莫司汀
   B. 磷酰胺氮芥
   C. 磷酰胺
   D. 丙烯醛
   E. 异环磷酰胺
4. 最容易引起出血性膀胱炎的抗癌药是
   A. 5-氟尿嘧啶
   B. 环磷酰胺
   C. 博来霉素
   D. 多柔比星（阿霉素）
   E. 紫杉醇
5. 5-氟尿嘧啶最常见的不良反应是
   A. 骨髓抑制
   B. 过敏反应
   C. 急性小脑综合征
   D. 消化道反应
   E. 肝肾损害
6. 在体外没有抗癌作用的抗癌药物是
   A. 阿糖胞苷
   B. 多柔比星（阿霉素）
   C. 环磷酰胺
   D. 卡莫司汀
   E. 长春碱
7. 放线菌素抗肿瘤作用机制是
   A. 引起DNA链间交联，妨碍双链拆开
   B. 插入DNA双链，破坏模板作用
   C. 抑制细胞DNA聚合酶活性
   D. 抑制细胞RNA聚合酶

活性

E. 抑制蛋白质生物合成

8. 甲氨蝶呤抗肿瘤的主要机制是

A. 抑制二氢叶酸合成酶

B. 抑制二氢叶酸还原酶

C. 破坏 DNA 结构和功能

D. 嵌入 DNA 干扰转录 RNA

E. 干扰蛋白质合成

9. 羟基脲的抗肿瘤作用机制是

A. 抑制二氢叶酸还原酶

B. 阻止嘧啶核苷酸生成

C. 阻止嘌呤核苷酸生成

D. 抑制核苷酸还原酶

E. 抑制 DNA 多聚酶

【B_1 型题】

（10~11 题共用备选答案）

A. 心脏毒性最大

B. 肾脏毒性最大

C. 对肺脏毒性最大

D. 对骨髓抑制最重

E. 发生腹泻最重

10. 多柔比星（阿霉素）

11. 顺铂

（12~13 题共用备选答案）

A. 卡铂

B. 环磷酰胺

C. 氟尿嘧啶

D. 多柔比星（阿霉素）

E. 长春新碱

12. 属于烷化剂抗癌药物的是

13. 属于抗生素类抗癌药物的是

第三部分

临床医学综合

第九篇　诊　断　学

【A_1 型题】

1. 中等度热的口腔温度是
   A. 37.0~37.2℃
   B. 37.3~38.0℃
   C. 38.1~39.0℃
   D. 39.1~41.0℃
   E. 41℃以上
2. 胸骨后烧灼样痛可见于
   A. 胸膜炎
   B. 心脏官能症
   C. 肺梗死
   D. 自发性气胸
   E. 反流性食管炎
3. 下列可引起混合性呼吸困难的是
   A. 气管异物
   B. 喉痉挛
   C. 气胸
   D. 支气管哮喘
   E. 慢性阻塞性肺疾病
4. 紫癜的皮下出血面积直径为
   A. ≤2mm
   B. 1~3mm
   C. 2~5mm
   D. 5~6mm
   E. >6mm

【A_2 型题】

5. 男，30 岁。体温在 39℃以上，未用任何退热降温措施，24 小时内体温波动达 2℃以上，最低时体温仍高于正常。其发热的热型是
   A. 稽留热
   B. 波状热
   C. 间歇热
   D. 不规则热
   E. 弛张热

第十篇 内 科 学

第一节 慢性支气管炎

【A_1 型题】

1. 慢性支气管炎急性发作期最常见的表现为
   A. 中性粒细胞增多
   B. 嗜酸性粒细胞增多
   C. 咳嗽、咳痰、喘息突然加重
   D. 高热不退
   E. 大咯血
2. 下列哪项不符合慢性支气管炎咳痰特点
   A. 多为白色黏痰
   B. 可为浆液泡沫痰
   C. 偶有痰中带血
   D. 夜间排痰较多
   E. 急性发作期常为黏液脓痰
3. 慢性支气管炎早期最可能发生的肺功能改变是
   A. 第一秒用力呼气量（FEV_1）降低
   B. 总肺活量（TLC）升高
   C. 用力呼气量（PEF）降低
   D. 小气道功能异常
   E. 残气量（RV）升高
4. 慢性支气管炎早期肺部X线表现是
   A. 两肺纹理粗、紊乱，呈网状阴影
   B. 无特殊征象
   C. 肺透明度增加
   D. 膈肌下降
   E. 胸廓扩张，肋间隙增宽
5. 诊断慢性支气管炎的主要依据是
   A. 病史和症状
   B. 阳性体征
   C. 胸部X线检查
   D. 心电图改变
   E. 肺功能检查
6. 慢性支气管炎的诊断标准是
   A. 咳嗽、咳痰或伴喘息反复发作2年以上
   B. 咳嗽、咳痰或伴喘息反复发作，每年至少3个月，并持续2年或以上者，排除其他慢性气道疾病
   C. 咳嗽、咳痰伴喘息3个月以上
   D. 长期有咳嗽、咳痰伴喘息经一般内科治疗不愈者
   E. 以上都不是
7. 慢性支气管炎与支气管扩张的主要鉴别点是
   A. 咯血
   B. 杵状指
   C. 脓性痰
   D. 肺部高分辨CT示支气管呈囊柱状扩张
   E. 固定性湿啰音
8. 慢性支气管炎急性加重期的治疗，最主要的措施是
   A. 镇咳祛痰
   B. 控制感染
   C. 解痉平喘
   D. 菌苗注射
   E. 吸氧补液
9. 慢性支气管炎急性加重期及缓解期的治疗不恰当的为
   A. 应长期连续应用抗生素，以求彻底治愈
   B. 急性感染控制后，及时停用抗生素
   C. 长期应用抗生素易致二重感染和细菌耐药
   D. 缓解期患者应避免有害气体和有害颗粒吸入
   E. 缓解期可试用免疫调节剂

【A_2 型题】

10. 患者，男性，62岁。吸烟3年，咳嗽、咳痰6年余，近1年来出现喘息，时轻时重。查体：双肺散在干、湿啰音及哮鸣音，痰涂片见大量中性粒细胞。其诊断下列哪项可能性最大
    A. 慢性支气管炎
    B. 支气管哮喘
    C. 肺间质纤维化
    D. 支气管扩张症
    E. 支气管肺癌

【A_3/A_4 型题】

（11~12题共用题干）

患者，男性，52岁。吸烟30年，咳嗽、咳痰8年，冬重夏轻。3天来咳嗽加重，咳黄痰伴喘息。查体：双肺干湿啰音，心脏正常。WBC 11×10^9/L，胸部X线片正常。

11. 给该患者下一完整的正确诊断是
    A. 支气管哮喘发作期
    B. 支气管哮喘缓解期
    C. 慢性支气管炎急性加重期
    D. 慢性支气管炎缓解期
    E. 支气管扩张继发感染
12. 此患者早期最可能发生下列哪项肺功能改变
    A. FEV_1降低
    B. RV升高
    C. FVC降低
    D. MMFR降低
    E. TCL升高

第二节 慢性阻塞性肺疾病

【A_1 型题】

1. 对慢性阻塞性肺疾病不正确的描述是
   A. 是一组气流受限为特征的肺部疾病
   B. 呈进行性发展
   C. 不可以预防
   D. 主要累及肺部
   E. 可以引起肺外各器官的损害
2. 慢性阻塞性肺疾病标志性症状是
   A. 慢性咳嗽
   B. 咳痰
   C. 气短或呼吸困难
   D. 喘息和胸闷
   E. 体重下降
3. 下列各项肺功检查结果，哪项与慢性阻塞性肺疾病不符合
   A. 吸入支气管扩张药后第1秒用力呼气容积占预计值百分比（FEV_1占预计值%）<80%
   B. 残气容积与总肺活量的比值（RV/TLC）>40%
   C. 吸入支气管扩张药后第1秒用力呼气量容积与最大肺活量的比值（FEV_1/FVC）<70%
   D. 肺活量（FVC）降低
   E. 流速-容量曲线大致正常
4. 慢性阻塞性肺疾病的临床分期是
   A. 急性加重期、稳定期
   B. 急性加重期、临床缓解期、活动期
   C. 急性加重期、慢性迁延期、临床缓解期
   D. 活动期、稳定期、迁延期
   E. 代偿期、失代偿期、间歇期
5. 慢性阻塞性肺疾病常见的并发症不包括
   A. 慢性肺源性心脏病
   B. 自发性气胸
   C. 右心功能不全
   D. 支气管扩张
   E. 慢性呼吸衰竭
6. 慢性阻塞性肺疾病包括
   A. 慢性支气管炎、肺气肿、囊性肺纤维化
   B. 具有气流受限特征的所有慢性肺疾病
   C. 具有持续气流受限的慢性支气管炎和/或肺气肿
   D. 已知病因并有气流受限的一些疾病，如闭塞性细支气管炎
   E. 所有慢性支气管炎，支气管哮喘和肺气肿
7. 有气流受限的肺气肿是
   A. 代偿性肺气肿
   B. 老年性肺气肿
   C. 先天性肺气肿
   D. 慢性支气管炎并发肺气肿
   E. 旁间隔肺气肿
8. 诊断慢性阻塞性肺疾病的必备条件是
   A. 肺总量（TLC）增高
   B. 功能残气量（FRC）增高
   C. 持续气流受限
   D. 一氧化碳弥散量与肺泡通气量比值（DL_{CO}/VA）下降
   E. 吸入支气管扩张药后第一秒用力呼气量与最大肺活量的比值（FEV_1/FVC）>70%
9. 慢性阻塞性肺疾病的分级不正确的是吸入支气管扩张药后
   A. 0级：FEV_1/FVC > 70%，FEV_1≥80%预计值
   B. 1级：FEV_1/FVC < 70%，FEV_1≥80%预计值
   C. 2级：FEV_1/FVC < 70%，50%≤FEV_1<80%预计值
   D. 3级：FEV_1/FVC < 70%，30%≤FEV_1<50%预计值
   E. 4级：极重度：FEV_1/FVC<70%，FEV_1<30%预计值
10. 在慢性支气管炎导致肺气肿过程中最早出现的是
    A. 闭合容积增大
    B. 残气量增多
    C. 动态肺顺应性增加
    D. 二氧化碳分压增高
    E. 最大通气量降低
11. 慢性阻塞性肺疾病最早出现的变化是
    A. 胸部X线显示肺动脉段略突出
    B. 心电图显示电轴右偏
    C. 心界缩小
    D. 动脉血CO_2分压升高
    E. 第一秒用力呼气容积占预计值百分比（FEV_1占预计值%）降低
12. 慢性阻塞性肺疾病的家庭氧疗指征及方法不正确的是
    A. PaO_2≤55mmHg或SaO_2≤88%，有或没有高碳酸血症
    B. PaO_2 55～60mmHg或SaO_2<89%，并有肺动脉高压、心力衰竭水肿或红细胞增多症
    C. 吸氧时间>15小时/天
    D. 使静息状态下PaO_2≥60mmHg或SaO_2升至90%
    E. 呼吸衰竭无论有无高碳酸血症吸氧浓度均可>35%
13. 下列哪项不是慢性阻塞性肺疾病的X线表现
    A. 早期可无异常

B. 两肺纹理增粗、紊乱
C. 两肺多发性空洞
D. 两肺透明度增加
E. 横膈低平

【A_2 型题】

14. 患者，女性，63岁。经常在冬季和季节转变时咳嗽，咳痰史8年，近3年来活动时气急，近2天因受凉咳嗽，气急加重，咳黄痰。查体：双肺散在干湿啰音，心率100次/分。下列哪项治疗措施是最重要的
A. 持续低流量吸氧
B. 使用氨茶碱等平喘药
C. 选用氨溴索等祛痰药
D. 超声雾化吸入
E. 选用有效抗生素

15. 患者，男性，60岁。慢性咳嗽11年，近5年出现活动后气促。查体：双肺可闻广泛哮鸣音，双肺下野可闻湿啰音，胸片示肺纹理增强。最可能的诊断是
A. 支气管哮喘
B. 支气管肺癌
C. 支气管扩张
D. 慢性阻塞性肺疾病
E. 肺间质纤维化

16. 患者，男性，63岁。吸烟40年。反复咳嗽、咳白色泡沫痰20余年，气促10年，近2天因受寒后出现发热伴咳黄脓痰，气喘不能平卧。查体：双肺语颤减弱，可闻及散在干湿啰音，心界缩小，心率110次/分。肺功能示吸入支气管扩张药后 $FEV_1/FVC<70\%$，$FEV_1<60\%$预计值。该患者最可能的诊断是
A. 慢性支气管炎急性加重期
B. 支气管哮喘
C. 支气管扩张
D. 肺结核
E. 慢性阻塞性肺疾病急性加重期

17. 患者，男性，58岁。慢性咳嗽，咳痰10余年，测VC为预计值的85%，FEV_1/FVC 为52%。此肺功能改变可能是
A. 正常
B. 限制性通气功能障碍
C. 阻塞性通气功能障碍
D. 混合性通气功能障碍
E. V/Q比例失调

18. 患者，男性，50岁。慢性阻塞性肺疾病病史6年，1小时前突然呼吸困难加重，右侧胸痛，大汗，发绀。首先考虑诊断
A. 干性胸膜炎
B. 急性心肌梗死
C. 自发性气胸
D. 细菌性肺炎
E. 急性肺栓塞

19. 患者，男性，68岁。慢性咳嗽12年，活动后气急3年，下列哪项对诊断慢性阻塞性肺疾病最有价值
A. PaO_2降低
B. $FEV_1/FVC<80\%$
C. FEV_1 占预计值百分比<80%
D. $FEV_1/FVC<70\%$
E. 最大呼气中期流速降低

20. 患者，男性，54岁。慢性咳嗽、咳痰10年，气急3年，逐渐加重。X线胸片示肋间隙增宽，两肺透亮度增加，右上圆形透亮区，两下肺纹理增粗、紊乱。诊断应先考虑
A. 支气管哮喘
B. 自发性气胸
C. 支气管扩张
D. 慢性阻塞性肺疾病
E. 慢性支气管炎

21. 患者，男性，60岁。咳嗽5年，呼吸困难加重7天，桶状胸，X线示：肺透过度增强，肋间隙增宽，横膈下降。肺功能：RV/TLC = 40%，FEV_1 占预计值50%，FEV_1/FVC 为55%。该患者最恰当的诊断为
A. 代偿性肺气肿
B. 老年性肺气肿
C. 慢性阻塞性肺疾病
D. 间质性肺气肿
E. 旁间隔性肺气肿

【A_3/A_4 型题】

（22~24题共用题干）

患者，男性，67岁。慢性咳嗽、咳痰20余年，活动后气急4年。查体：双肺散在干湿啰音，心脏正常。血 WBC $9.0\times10^9/L$，胸片双肺中下叶纹理增强。

22. 此患者最可能的诊断是
A. 支气管哮喘
B. 支气管扩张
C. 慢性阻塞性肺疾病
D. 细菌性肺炎
E. 支气管内膜结核

23. 该患者做胸部X线检查目的是
A. 确定诊断
B. 了解病情变化
C. 帮助判定预后
D. 疗效的客观指标
E. 鉴别诊断和确定有无并发症

24. 该患者最主要的治疗措施是
A. 应用支气管扩张药
B. 应用糖皮质激素
C. 低流量吸氧
D. 控制感染
E. 中药治疗

（25~29题共用题干）

患者，女性，60岁。吸烟35年，反复咳嗽、咳痰25年，心悸、气促、下肢间歇水肿3年，病情加重伴畏寒发热1周入院。体检：体温38℃，呼吸急促，口唇发绀，颈静脉充盈，双肺叩诊过清音，中下肺有湿啰音，心率110次/分，心律齐，无杂音，双下肢轻度水肿。

25. 该病例最适当的诊断应为
A. 慢性支气管炎
B. 慢性阻塞性肺疾病
C. 慢性阻塞性肺疾病+慢性肺源性心脏病
D. 慢性阻塞性肺疾病+冠心病
E. 慢性阻塞性肺疾病+心肌病

26. 为明确诊断首选的检查是
A. 肺功能测定
B. 心电图检查
C. 动脉血气分析
D. 痰培养及药敏试验
E. 血胆固醇和甘油三酯测定

27. 主要治疗措施应为
A. 控制感染与改善呼吸功能
B. 祛痰与镇咳
C. 解痉与平喘
D. 低浓度持续吸氧
E. 给予利尿剂和强心剂

28. 假设该病例呼吸困难突然进一步加重，右肺呼吸音明显较前减弱，应立即进行的检查是
A. 胸部X线片
B. 心电图
C. 动脉血气分析
D. 肺功能
E. 胸腔B超

29. 假设病情仍继续恶化，出现昏睡或昏迷，血气分析 PaO_2 50mmHg，$PaCO_2$ 80mmHg，此时首先考虑的并发症为
A. ARDS
B. 脑出血
C. 肺性脑病
D. 感染中毒性脑病
E. 脑栓塞

（30~32题共用题干）

患者，女性，50岁。咳嗽、咳痰史10余年，每年持续3个月以上，活动后气急2年，病情加重3天，呼吸困难。查体：双肺叩诊过清音，听诊双肺干湿啰音。

30. 该患者的诊断应首先考虑
A. 慢性支气管炎急性加重期
B. 慢性阻塞性肺疾病急性加重期
C. 支气管哮喘急性发作期
D. 慢性支气管炎缓解期
E. 慢性阻塞性肺疾病缓解期

31. 为明确诊断应做下列哪项检查
A. 胸部X线片
B. 痰细菌学检查
C. 肺功能测定
D. 血常规检查
E. 血肝、肾功能检查

32. 该患者主要的治疗是
A. 应用抗生素
B. 镇咳祛痰
C. 吸氧
D. 雾化吸入
E. β_2受体激动剂

第三节　慢性肺源性心脏病

【A_1型题】

1. 慢性肺源性心脏病肺心功能代偿期不具有的体征是
A. 肺气肿征
B. 肺动脉瓣区第二心音亢进
C. 颈静脉充盈
D. 剑突下心脏收缩期搏动
E. 右心室奔马律

2. 慢性肺源性心脏病肺心功能代偿期的表现中，下述哪项是错误的
A. 肺动脉第二音亢进提示肺动脉高压
B. 干湿啰音提示支气管内有感染
C. 三尖瓣区听到收缩期杂音提示右心肥厚
D. 剑突下出现心脏收缩期搏动提示左心肥厚
E. 颈静脉充盈提示胸腔内压升高，并非都有心力衰竭

3. 早期慢性肺源性心脏病的诊断依据是
A. 长期肺、支气管疾病史
B. 发绀
C. 双肺干湿啰音
D. 肺动脉高压及右心室增大征象
E. 高碳酸血症

4. 下列哪项超声心动图检查结果不支持肺源性心脏病的诊断
A. 右室流出道内径≥30mm
B. 右室前壁增厚
C. 右心内径≥20mm
D. 左右心室内径的比值>2
E. 右肺动脉内径及右房增大

5. 下列哪项不能作为肺源性心脏病的诊断依据
A. 肺动脉瓣第二心音亢进
B. 剑突下心脏收缩期搏动
C. 肝肋下3cm
D. 肝颈回流征阳性
E. 双下肢水肿

6. 慢性肺源性心脏病呼吸性酸中毒最有效的治疗措施
A. 输碳酸氢钠
B. 应用抗生素
C. 改善呼吸功能
D. 应用强心剂
E. 应用利尿剂

7. 慢性肺源性心脏病急性加重期关键性的治疗是正确应用
A. 平喘药物
B. 利尿剂
C. 祛痰剂
D. 呼吸中枢兴奋剂
E. 抗生素

8. 肺、心功能不全的慢性肺源性心脏病患者，下列治疗措施哪项是错误的
A. 持续低流量吸氧
B. 积极控制呼吸道感染

C. 常规应用强心剂
D. 合理选用呼吸兴奋剂
E. 保持呼吸道通畅

9. 慢性肺源性心脏病急性加重期患者应慎重使用的药物是
A. 抗生素
B. 祛痰药
C. 解痉平喘药
D. 呼吸兴奋剂
E. 镇静剂

10. 肺源性心脏病应用血管扩张剂的指征是
A. 心率>120 次/分
B. 并发肺性脑病者
C. 肺功能有严重衰竭者
D. 顽固性心力衰竭者
E. 吸氧后水肿不消除者

【A_2 型题】

11. 患者，男性，56 岁。肺源性心脏病史 10 年，因有谵语、抽搐，欲使用镇静剂，应选下列哪种药物
A. 苯巴比妥
B. 氯丙嗪
C. 异丙嗪
D. 水合氯醛
E. 哌替啶

12. 患者，男性，67 岁。肺源性心脏病急性加重期患者。血气分析：pH 7.25，$PaCO_2$ 70mmHg，HCO_3^- 3.0mmol/L；对其酸碱失衡的治疗措施应为
A. 静脉滴注 5%碳酸氢钠
B. 静脉滴注盐酸精氨酸
C. 给予利尿剂
D. 补充氯化钾
E. 改善通气功能

13. 慢性肺源性心脏病患者人工通气过程中测血气，pH 7.5，$PaCO_2$ 24mmHg，HCO_3^- 30mmol/L，对此患者正确的治疗是
A. 不需处理
B. 加大吸气压力
C. 补充碱性药物
D. 补充酸性药物
E. 减少潮气量

14. 患者，女性，58 岁。肺源性心脏病史 5 年，急性加重 2 天来院，既往无高血压病史。头痛，恶心，烦躁。血压 160/92mmHg，心率100 次/分，对此患者主要的治疗应是
A. 降压药口服
B. 地西泮静注
C. 改善通气、氧疗
D. 呼吸兴奋剂的使用
E. 甘露醇静脉滴入

15. 某肺源性心脏病患者，经综合治疗一般状况好转，已可在床上活动，今晨出现兴奋躁动，$PaCO_2$ 60mmHg，PaO_2 50mmHg，pH 7.5，BE +20mmol/L，血 K^+ 3.2mmol/L，血 Cl^- 64mmol/L，此患者治疗应采取
A. 补碱性药物
B. 停止吸氧
C. 加大利尿剂剂量
D. 给氯丙嗪
E. 补氯化钾和盐酸精氨酸

16. 患者，女性，52 岁。因肺源性心脏病急性加重住院。查体双瞳孔不等大，对光反射迟钝，患者呈昏迷状态。对此患者除综合治疗外，目前应给与的主要药物是
A. 氢氯噻嗪
B. 螺内酯
C. 氨苯蝶啶
D. 乙酰唑胺
E. 甘露醇

17. 患者，男性，67 岁，吸烟。家属发现患者呼之不应半小时急送医院。有 COPD 病史 30 余年。查体：BP 150/50mmHg，浅昏迷，球结膜水肿。双肺可闻及干湿啰音，$A_2<P_2$。下肢水肿。为明确诊断首选的检查是
A. 动脉血气分析
B. 胸部 X 线片
C. 心脏超声波
D. 动态心电图
E. 肺功能

18. 患者，男性，50 岁。患肺源性心脏病 4 年，住院后 10 天感染已控制，虽持续使用利尿药，右心力衰竭症状无改善，应选择的治疗是
A. 不用强心剂
B. 使用毒毛花苷 K 常规量
C. 使用毛花苷 C 常规量
D. 使用毒毛花苷 K 常规负荷量的 4/5
E. 使用毛花苷 C 常规负荷量的 1/2

19. 患者，男性，68 岁。反复咳嗽、咳痰、气促 41 年，心悸、水肿 5 年，近 1 周来症状加重入院。查体：呼吸急促，双肺可闻及干湿啰音，P_2亢进，三尖瓣区闻及 3/6 级收缩期杂音。肝右肋下 4cm，压痛（+），肝颈回流征阳性，下肢水肿。此时首选的治疗是使用
A. 强心剂
B. 利尿剂
C. 心血管扩张剂
D. 抗生素
E. 祛痰剂

20. 患者，男性，59 岁。咳嗽、咳痰 6 年，心悸、气短 2 年。口唇发绀，颈静脉充盈，桶状胸，双下肢轻肿，肝颈回流征阴性，三尖瓣区收缩期杂音，腹水征阴性。血气分析：$PaCO_2$ 56mmHg，PaO_2 49mmHg，pH 7.56，该患者应诊断为
A. 慢性支气管炎
B. 慢性阻塞性肺疾病
C. 慢性阻塞性肺疾病、慢性肺源性心脏病、呼吸衰竭
D. 慢性阻塞性肺疾病、慢性肺心病、心功能失代偿期
E. 慢性阻塞性肺疾病、慢性肺心病、心、肺功能代偿期

【A_3/A_4 型题】

（21～23 题共用题干）

患者，男性，64 岁。有肺源性心脏病史 5 年，经常头痛头晕，1 周来咳嗽加重，咳黄痰，呼吸困难，头痛加重，昨日起嗜睡，谵语。查体：神志不清，颜面水肿，球结膜水肿，口唇发绀，颈静脉充盈，双肺广泛干湿啰音，肝肋下 4cm，腹水征（+），下肢水肿，膝反射减弱，巴宾斯基征（+）。pH 7.20，$PaCO_2$ 100mmHg，PaO_2 40mmHg，HCO_3^- 3mmol/L，BE- 8mmol/L。

21. 该患者神志不清，最可能是由于发生了
    A. 高血压脑病
    B. 脑梗死
    C. 肺性脑病
    D. 感染中毒性脑病
    E. 以上都不是
22. 患者发生了哪一类型的酸碱平衡失调
    A. 失代偿性呼吸性酸中毒
    B. 代偿性呼吸性酸中毒
    C. 呼吸性酸中毒合并代谢性酸中毒
    D. 代谢性酸中毒
    E. 呼吸性酸中毒合并代谢性碱中毒
23. 该患者立即应采取的治疗措施是
    A. 选用有效抗生素
    B. 改善通气和低流量吸氧
    C. 使用呼吸兴奋剂
    D. 使用降压药
    E. 甘露醇静脉滴注

（24～26 题共用题干）

患者，女性，56 岁。诊断肺源性心脏病 3 年，2 天前受凉后发热，咳嗽、咳痰加重，咳黄痰，呼吸困难不能平卧。查体：明显发绀，颈静脉怒张，双肺广泛散在干湿啰音，心率 110 次/分，三尖瓣区收缩期杂音，肝肋下 3cm，下肢水肿。

24. 该患者病情加重的主要原因
    A. 呼吸道感染
    B. 心动过速
    C. 严重缺氧
    D. 未坚持用洋地黄
    E. 肺功能进行性降低
25. 该患者最可能发生的酸碱平衡失调是
    A. 呼吸性碱中毒
    B. 呼吸性酸中毒
    C. 呼吸性酸中毒合并代酸
    D. 呼吸性酸中毒合并代碱
    E. 代谢性碱中毒
26. 该患者最重要的治疗措施是使用
    A. 利尿剂
    B. 强心剂
    C. 呼吸兴奋剂
    D. 有效抗生素
    E. 血管扩张剂

【B_1 型题】

（27～28 题共用备选答案）

A. 慢性缺氧所致肺血管重建
B. 缺氧性肺血管收缩
C. 支气管肺感染和阻塞
D. 血液黏稠度增加
E. 气道炎症

27. 肺源性心脏病肺动脉高压形成的解剖因素是
28. 肺源性心脏病肺动脉高压形成的功能因素是

（29～32 题共用备选答案）

A. 呼吸衰竭经大量利尿剂治疗后
B. 应用过量安眠镇静剂后
C. CO_2 严重潴留气管切开机械通气后
D. 静脉注射氨茶碱后
E. 并发脓毒症休克后

29. 容易出现代谢性碱中毒
30. 容易出现代谢性酸中毒
31. 容易出现呼吸性碱中毒
32. 容易出现呼吸性酸中毒

第四节 支气管哮喘

【A_1 型题】

1. 关于支气管哮喘症状，下述哪项不正确
    A. 发作性伴有哮鸣音的呼吸困难
    B. 发作性胸闷和咳嗽
    C. 有时咳嗽可为唯一症状
    D. 咳大量黏性脓痰
    E. 在夜间及凌晨发作和加重是其特征之一
2. 关于支气管哮喘体征，下述哪项不正确
    A. 发作时胸部呈过度充气状态
    B. 有广泛的哮鸣音
    C. 吸气音延长
    D. 在轻度哮喘时哮鸣音可不出现
    E. 严重哮喘时可出现奇脉
3. 典型支气管哮喘发作时最主要的临床表现为
    A. 吸气性呼吸困难，双肺哮鸣音
    B. 呼气性呼吸困难，双肺哮鸣音
    C. 端坐呼吸，两肺密布中小水泡音
    D. 呼气性呼吸困难，两肺散在干湿啰音
    E. 进行性呼吸困难，肺部局限性哮鸣音
4. 支气管哮喘发作时肺部典型体

征是
A. 两肺密布湿啰音
B. 两肺密布哮鸣音
C. 干湿啰音同时存在
D. 两肺可听到支气管呼吸音
E. 两肺语颤增强

5. 支气管哮喘急性发作的严重程度分级不包括
A. 轻度
B. 中度
C. 重度
D. 危重度
E. 极危重度

【A_2 型题】

6. 患者，男性，32 岁。发作性咳嗽、喘息 8 年。查体：两肺呼气性哮鸣音为主，伴两肺少量湿啰音，X 线胸片及喉镜检查未见异常。其最可能的诊断是
A. 支气管哮喘
B. 慢性阻塞性肺疾病
C. 急性左心力衰竭
D. 气管内肿物
E. 慢性喉炎

7. 患者，男性，60 岁。2 年来劳累后心悸，气短，并常出现夜间阵发性呼吸困难，不能平卧，咳白色泡沫样痰。查体：心律齐，心率 120 次/分，双肺哮鸣音及肺底湿啰音。诊断应首先考虑为
A. 支气管哮喘
B. 支气管内膜结核
C. 急性左心衰竭
D. 慢性阻塞性肺疾病
E. 自发性气胸

8. 支气管哮喘重症发作，PaO_2 60mmHg，$PaCO_2$ 60mmHg，pH 7.34，病情严重的主要根据是
A. 双肺哮鸣音
B. 端坐呼吸
C. 发绀
D. 低氧血症
E. 二氧化碳潴留

【A_3/A_4 型题】

（9~10 题共用题干）

患者，男性，28 岁。自 12 岁起每年春秋季反复出现喘息发作、咳嗽，用抗生素、异丙肾上腺素吸入有效，五天前感冒后又发生喘息，不能平卧。查体：大汗淋漓，发绀，脉搏细速，P 120 次/分，BP 160/100mmHg，T 37.6℃，双肺闻广泛哮鸣音，血气：$PaCO_2$ 50mmHg，PaO_2 50mmHg，WBC 10.1×10^9/L。

9. 此患者最可能的诊断是
A. 慢性支气管炎急性加重期
B. 支气管哮喘急性发作期
C. 急性左心衰竭
D. 过敏性肺炎
E. 支气管肺癌

10. 判定该患者病情严重的最主要的指标是
A. 双肺哮鸣音
B. 血压升高
C. 体温升高
D. $PaCO_2$升高
E. 白细胞数增多

（11~12 题共用题干）

患者，女性，30 岁。反复发作性呼吸困难、胸闷 2 年，3 天前受寒后咳嗽，咳少量脓痰，接着出现呼吸困难、胸闷，并逐渐加重。体检：无发绀，双肺广泛哮鸣音，肺底部有湿啰音。

11. 最可能的诊断为
A. 支气管内膜结核
B. 支气管哮喘
C. 慢性支气管炎
D. 慢性阻塞性肺疾病
E. 急性左心衰竭

12. 表明气流受限具有可逆性的是
A. 第一秒用力呼气容积（FEV_1）占预计值百分比<60%
B. 最大呼气流量（PEF）<60%
C. 吸入沙丁胺醇后 FEV_1 增加率≥12%
D. 吸入二丙酸倍氯米松后 FEV_1增加率≥12%
E. 支气管激发试验阳性

【B_1 型题】

（13~17 题共用备选答案）
A. 呼气性呼吸困难，双肺普遍哮喘音
B. 端坐呼吸，双肺底水泡音
C. 呼气性呼吸困难，两肺散在干湿啰音
D. 发热，咳嗽，夜间阵发性气急，肺无异常体征
E. 进行性呼吸困难，咳嗽，痰中带血

13. 支气管哮喘
14. 急性左心衰竭
15. 过敏性肺炎
16. 慢性支气管炎急性加重
17. 支气管肺癌

第五节 支气管扩张

【A_1 型题】

1. 反复感染的支气管扩张症患者，在抗感染治疗时应覆盖的病原体是
A. 军团菌
B. 金黄色葡萄球菌
C. 肺炎链球菌
D. 白念珠菌
E. 铜绿假单胞菌

2. 支气管肺组织的感染和阻塞所致的支气管扩张症的最常见原

因是
A. 肺结核
B. 支气管曲菌感染
C. 婴幼儿麻疹、百日咳、支气管肺炎等感染
D. 肿瘤、异物吸入引起的支气管阻塞
E. 有害气体的吸入损害气道

3. 继发于支气管肺组织炎性病变的支气管扩张多见于
A. 右肺下叶
B. 左肺下叶
C. 右肺中叶
D. 左肺上叶
E. 右肺上叶

4. 目前对支气管扩张最有确诊价值的检查是
A. 胸透
B. 胸部正、侧位片
C. 肺动脉造影术
D. 肺部 HRCT
E. MRPA

5. 支气管扩张症的治疗主要是
A. 手术治疗
B. 气功锻炼
C. 保持呼吸道通畅和控制感染
D. 治疗鼻窦炎和上呼吸道感染
E. 预防应用气管炎菌苗

6. 属于支气管扩张手术治疗禁忌证的是
A. 双下肺均存在局限性支气管扩张病变
B. 合并反复感染
C. 窦性心动过缓，阿托品试验（+）
D. 合并大咯血
E. 合并肺心病

7. 支气管扩张症出现咯血时，一般不主张应用
A. 镇咳药
B. 镇静药
C. 抗生素
D. 止血药
E. 中草药

8. 支气管扩张最有意义的体征是
A. 贫血貌
B. 杵状指
C. 发绀
D. 固定吸气性哮鸣音
E. 局限性固定持久湿啰音

【A_2 型题】

9. 患者，女性，40 岁。10 多年来经常咳嗽，有时咳黄痰，3 天前突然咯血约 150ml。查体：心肺无明显阳性体征。胸片：双肺下野纹理略增强。考虑诊断可能是
A. 慢性支气管炎
B. 支气管扩张症
C. 支气管内膜结核
D. 支气管肺癌
E. 支气管囊肿继发感染

10. 患者，女性，20 岁。自幼咳嗽，经常于感冒后加重，咳大量脓痰，无咯血。考虑诊断为
A. 慢性支气管炎
B. 慢性肺脓肿
C. 支气管扩张症
D. 先天性支气管囊肿
E. 肺气肿继发感染

11. 患者，男性，35 岁。反复少量咯血多年，今天突然咯血 400~500ml，查体及胸 X 线片无明显异常。该患最可能的诊断是什么
A. 支气管内膜结核
B. 支气管肺癌
C. 支气管扩张症
D. 急性支气管炎
E. 肺栓塞

12. 患者，男性，60 岁。支气管扩张病史 20 年，突然咯血 2 天，总量 1000ml 左右，胸 CT 右肺中下叶及左肺下叶呈多发成串囊样改变，下列哪种处置不可取
A. 应用垂体后叶素
B. 应用高效广谱抗生素
C. 患侧卧位
D. 纤维支气管镜直视下止血
E. 考虑手术治疗

13. 支气管扩张患者清晨突然咯血 200ml，中午 T 37.4℃，左胸闷，听诊左肺呼吸音减弱，最可能是以下哪种情况
A. 神经过度紧张
B. 肺内继发感染
C. 潜在结核病变播散
D. 血块阻塞气道
E. 心脏方面可能有问题

【A_3/A_4 型题】

（14~16 题共用题干）

患者，男性，42 岁。长期咳嗽、咳脓痰 15 年，经常应用抗生素治疗。发热、咳脓臭痰 1 周来诊。查体：左肺下背部呼吸音弱，可闻湿啰音。

14. 考虑诊断可能是
A. 急性肺脓肿
B. 支气管扩张症，继发感染
C. 慢性支气管炎，继发感染
D. 支气管囊肿，继发感染
E. 左下肺炎

15. 治疗药物应选择下列哪项
A. 青霉素
B. 青霉素+复方甘草片
C. 丁胺卡那
D. 哌拉西林/他唑巴坦+丁胺卡那
E. 丁胺卡那+甲硝唑

16. 确诊首选下列哪项检查
A. 胸 X 线片
B. HRCT
C. 纤维支气管镜
D. 痰细菌培养+药敏
E. 以上都不必做

（17~19 题共用题干）

患者，女性，25 岁。反复少量咯血多年，今日突然咯血约 500ml。查体：心肺未见异常，胸 X 线片双肺下野纹理增粗。

17. 诊断可能是
A. 急性支气管炎
B. 支气管扩张症

C. 支气管内膜结核
D. 支气管肺癌
E. 急性肺梗死

18. 为明确诊断可进一步做下列哪项检查
A. HRCT
B. 肺功能测定
C. 痰细菌培养+药敏
D. 痰抗酸杆菌涂片
E. 纤维支气管镜检查

19. 目前治疗的关键是
A. 保持呼吸道通畅
B. 应用垂体后叶素
C. 高效广谱抗生素
D. 尽快做胸 CT 明确出血部位
E. 纤维支气管镜直视下止血

【B_1 型题】

（20~23 题共用备选答案）
A. 在气候多变的冬、春季节咳嗽、咳痰明显，多为白色黏液痰，听诊双肺可闻及散在干湿啰音
B. 起病急，有高热、咳嗽、大量脓臭痰；X 线检查可见局部浓密炎症阴影，内有空腔液平
C. 常有低热、盗汗、乏力、消瘦症状，干湿啰音多位于上肺局部
D. 有慢性咳嗽、咳痰、活动时呼吸困难，常伴有慢性鼻窦炎，胸片和胸部 CT 显示弥漫分布的小结节影
E. 有反复咳脓痰、咯血的病史，可闻及下胸部、背部固定而持久的局限性粗湿啰音

20. 慢性支气管炎
21. 肺脓肿
22. 支气管扩张症
23. 肺结核

第六节　肺　　炎

【A_1 型题】

1. 对于青霉素高度耐药的肺炎链球菌肺炎，应首选的抗生素是
A. 头孢唑林
B. 阿莫西林
C. 氨苄西林+棒酸
D. 头孢曲松
E. 红霉素

2. 有高危因素的患者医院获得性肺炎中，主要病原体是
A. 真菌
B. 病毒
C. 非典型病原体
D. 金黄色葡萄球菌
E. 铜绿假单胞菌、大肠埃希菌、肺炎克雷伯菌、不动杆菌

3. 社区获得性肺炎中，主要病原体最常见的是
A. 肺炎克雷伯菌
B. 流感嗜血杆菌
C. 金黄色葡萄球菌
D. 肺炎链球菌
E. 支原体

4. 下列哪项对肺炎链球菌肺炎的诊断最有价值
A. 高热、咳铁锈色痰
B. 白细胞增多，核左移，胞质有中毒颗粒
C. 胸片大片均匀致密影呈肺叶或肺段分布
D. 肺部湿啰音
E. 痰培养肺炎链球菌阳性

5. 肺炎链球菌肺炎患者若对青霉素过敏，宜选用的有效抗菌药物是
A. 庆大霉素
B. 阿米卡星
C. 链霉素
D. 左氧氟沙星
E. 阿莫西林

6. 肺炎链球菌肺炎出现呼吸困难的主要原因
A. 气道阻塞
B. $PaCO_2$升高
C. 限制性通气障碍
D. 高热
E. V/Q 比例失调

7. 肺炎链球菌肺炎合并感染性休克，抗生素治疗哪项不正确
A. 早期大剂量、联合用药：青霉素+妥布霉素
B. 静脉点滴给药
C. 疗程要略长
D. 可用头孢曲松、头孢他啶
E. 确定病原菌后应调整用药

8. 下列哪项是肺炎链球菌肺炎有特殊意义的症状
A. 突然寒战、稽留热
B. 咳嗽、胸痛
C. 气急发绀
D. 咳铁锈色痰
E. 恶心、呕吐、腹胀

9. 肺炎链球菌肺炎治疗的首选抗生素是
A. 红霉素
B. 庆大霉素
C. 氧氟沙星
D. 青霉素
E. 林可霉素

【A_2 型题】

10. 患者，女性，30 岁。5 天前淋雨后发冷发热胸痛、咳嗽、气短，既往有结核病史。查体：左肺下部叩浊音，可闻水泡音，痰结核菌集菌阴性，白细胞 $32×10^9/L$，胸片左肺下叶大片状致密阴影。考虑诊断为

A. 浸润型肺结核
B. 阻塞性肺炎
C. 肺脓肿
D. 肺炎链球菌肺炎
E. 病毒性肺炎

11. 患者，女性，30岁。既往有肾炎史，此次于2天前患肺炎链球菌肺炎，WBC 22×10^9/L，中性粒细胞增多，核左移，尿常规：WBC 1～3个/HP，RBC 4～8个/HP，蛋白（++），细颗粒管型0～1个/HP。以下哪项治疗为宜
A. 红霉素+SMZ-TMP
B. 头孢唑林
C. 青霉素+庆大霉素
D. 青霉素+链霉素
E. 青霉素

12. 患者，男性，25岁，学生。近2周来因“备考”较劳累后感觉乏力，今日突发寒战、发热，咳铁锈色痰1日而就诊。查体：T 39℃，右上肺可闻及少许湿啰音。WBC 10.8×10^9/L，N 85%，胸片见右上肺大片状密度均匀增高阴影。最可能的诊断是
A. 右上肺肺炎链球菌肺炎
B. 右上肺干酪性肺炎
C. 右上肺支原体肺炎
D. 右上肺超敏反应性肺炎
E. 右上肺癌

【A_3/A_4 型题】

（13～15题共用题干）

患者，男性，40岁，农民。诊断左肺炎链球菌肺炎，治疗上该患应用青霉素800万单位，每日3次静脉滴注，3天后体温未明显下降，左胸痛加重

13. 考虑可能为哪种情况
A. 肺炎的诊断有误
B. 肺炎并冠心病
C. 出现肺外感染
D. 用药不当
E. 药品质量差

14. 应当立即做下列哪项工作
A. 痰细菌培养+药敏，以确定诊断
B. 急查心电图，确定是否冠心病
C. 换用其他高档广谱抗生素
D. 做胸部B超、心脏B超，确定有否心包积液、胸腔积液
E. 加用抗革兰阴性杆菌的药物

15. 治疗方面下列哪项有误
A. 青霉素可以继续应用
B. 如能由浆膜腔抽出液体应做细菌培养
C. 浆膜腔冲洗
D. 加用头孢菌素类药物
E. 抗生素疗程5～7天

【B_1 型题】

（16～19题共用备选答案）
A. 青霉素
B. 红霉素
C. 阿米卡星
D. 磺胺类药物
E. 两性霉素

16. 治疗肺炎链球菌肺炎
17. 治疗肺炎支原体肺炎
18. 治疗克雷伯菌肺炎
19. 治疗军团菌肺炎

第七节 肺 结 核

【A_1 型题】

1. 浸润性肺结核的好发部位是
A. 上叶尖后段
B. 上叶前段
C. 右中叶
D. 左舌叶
E. 下叶基底段

2. 关于卡介苗接种，下述哪项是错误的
A. 对预防成人肺结核效果显著
B. 对预防结核性脑膜炎有一定作用
C. 对预防血行播散型肺结核有一定作用
D. 对新生儿要进行卡介苗接种
E. 接种方法为皮内接种

3. 控制结核病流行的最根本措施是
A. 治愈痰涂片阳性患者
B. 普查发现新患者
C. 加强宣传力度
D. 接种卡介苗
E. 预防性化疗

4. 肺结核患者低热持续不退，多提示
A. 精神紧张
B. 咯血吸收
C. 病变播散
D. 支气管感染
E. 肺结核并肺癌

5. 关于肺结核患者激素的应用，下列哪项是错误的
A. 不能作为肺结核治疗的常规用药
B. 可以胸腔内给药
C. 可以与抗结核药一道发挥有效的协同制菌作用
D. 结核毒性症状减轻后，激素用量递减，至6周可停药
E. 干酪性肺炎患者，抗结核治疗高热不退时，可用激素

6. 下列类型中，哪一项为最常见的继发型肺结核
A. 原发型肺结核
B. 血行播散型肺结核
C. 浸润型肺结核

D. 纤维空洞性肺结核
E. 结核性胸膜炎

7. 下列哪项中的患者，不需要进行抗结核化疗
A. 发热咳嗽1周，胸片正常，结素试验5单位强阳性
B. 胸片示结核病灶正在好转
C. 继发性患者3年中复查5次胸片无变化，近1月午后发热，乏力
D. 左结核性胸膜炎系统化疗10个月后，胸膜肥厚粘连
E. 女性28岁，咯血20天，胸片正常，痰结核分枝杆菌涂片（+）

8. 肺结核大咯血抢救时需特别注意的是
A. 血压监测
B. 测出血时间，预防DIC
C. 慎用镇咳、镇静剂
D. 保持呼吸道通畅
E. 患侧卧位

9. 胸片可见环形透亮区、肺门上提、肺纹呈垂柳状改变的多为
A. 原发型肺结核
B. 血行播散型肺结核
C. 干酪样肺炎
D. 纤维空洞性肺结核
E. 结核球

10. 因肺结核引起的支气管扩张，湿啰音最常见的部位是
A. 肺底部
B. 肺尖部
C. 腋窝部
D. 肩胛间区
E. 双肺弥漫

11. 急性血行播散型肺结核治疗方案中可选
A. 异烟肼、卡那霉素、吡嗪酰胺
B. 异烟肼、链霉素、卷曲霉素
C. 氨硫脲、乙胺丁醇、对氨水杨酸
D. 利福平、异烟肼、丙硫异烟胺
E. 异烟肼、链霉素、利福平

12. 肺结核患者咳痰带血少量，最恰当的处理是
A. 可待因0.03g
B. 垂体后叶素5~10单位
C. 氨甲苯酸200mg
D. 10%葡萄糖酸钙10ml
E. 安静休息，避免紧张情绪

【A_2型题】

13. 某肺结核患者大咯血而致血压突然下降，首选治疗是
A. 立即血压监测
B. 输血、补液
C. 垂体后叶素5~10单位+25%葡萄糖40ml，缓慢静脉注射
D. 间羟胺10mg+多巴胺20mg+0.85% NaCl 1500ml，静点
E. 氨甲苯酸200mg+25%葡萄糖20ml，静脉注射

14. 患者，男性，30岁。咳嗽3个月，偶有咳痰带血、乏力、体重下降、无发热，查体双侧颈淋巴结蚕豆大，稍硬，无触痛，右上肺少许湿啰音。最可能的诊断是
A. 肺癌
B. 肺结核
C. 肺炎
D. 肺脓肿
E. 支气管扩张

15. 某患者在应用异烟肼、链霉素治疗中出现耳鸣、重听，痰菌阳性，该治疗方案应改为
A. 异烟肼、利福平、乙胺丁醇
B. 异烟肼、利福平、卡那霉素
C. 利福平、乙胺丁醇、链霉素
D. 卷曲霉素、氨硫脲
E. 卷曲霉素、异烟肼

16. 患者，女性，16岁。低热、咳嗽1个月，查体：消瘦，右颈部可触及数个绿豆大小淋巴结，稍硬、活动、无压痛，右肺呼吸音稍减弱，胸片见右上钙化灶，右肺门淋巴结肿大。诊断首先考虑的是
A. 原发型肺结核
B. 继发型肺结核
C. 颈部淋巴结炎
D. 右肺癌淋巴转移
E. 结节病

17. 患者，女性，40岁。确诊为继发型肺结核，最重要的治疗是
A. 卧床休息
B. 加强营养
C. 合理化疗
D. 预防咯血
E. 保护肝脏

【A_3/A_4型题】

（18~20题共用题干）

患者，男性，30岁。既往健康，胸片示右上肺结核，痰菌（+），应用常规量异烟肼、利福平、乙胺丁醇口服，链霉素肌内注射2周后，患者仍有低热盗汗。

18. 你考虑以下哪种情况
A. 诊断无误
B. 肺内可能合并感染
C. 合并肺外结核
D. 同时患有其他发热性疾病
E. 抗结核药量相对不足

19. 该患者需要进行下列哪项处置
A. 加用糖皮质激素
B. 加大抗结核药物剂量
C. 进行其他疾病相关的检查
D. 继续目前治疗不变
E. 安宫牛黄丸每日一次口服

20. 该患者用药20天后，感觉眩晕，你认为应进行下列哪项处置
A. 停用异烟肼
B. 暂停异烟肼、利福平
C. 卧床休息，对症治疗
D. 停链霉素

E. 停乙胺丁醇

（21~23 题共用题干）

患者，男性，50 岁。因喉结核不规则服异烟肼半年，2 周前突发语言不清，右侧肢体肌力下降，胸片两肺弥漫性小结节影，上中部较多，部分有融合，头颅 CT 示脑梗死。

21. 诊断首先考虑
A. 血行播散型肺结核
B. 结节病
C. 细支气管肺泡细胞癌
D. 特发性肺含铁血黄素沉着症
E. 肺内转移性癌

22. 选哪项治疗方案
A. 2HRZE/4HR
B. 4HRE/2HE
C. 2HRE/4HR
D. 顺铂+长春碱酰胺
E. 顺铂+异环磷酰胺

23. 患者治疗后出现口周发麻、头晕，应停用
A. 异烟肼
B. 利福平
C. 链霉素
D. 吡嗪酰胺
E. 顺铂

【B_1 型题】

（24~28 题共用备选答案）

A. 喉、肠结核
B. 脓气胸
C. 肺心病
D. 脑膜结核
E. 支气管扩张症

24. 肺干酪样坏死破溃入胸腔可引起
25. 结核分枝杆菌进入血循环可引起
26. 肺结核纤维组织增生可引起
27. 广泛应用抗结核药物以来，明显减少的并发症是
28. 晚期肺结核可发生

第八节 肺　　癌

【A_1 型题】

1. 早期中心型肺癌的常见症状是
A. 高热、胸痛
B. 声嘶
C. 上肢及颜面部肿胀
D. 咳嗽、血痰
E. 胸闷、呼吸困难

2. 临床上可引起 Horner 综合征的肺癌是
A. 中心型肺癌
B. 周围型肺癌
C. 肺上沟瘤
D. 细支气管-肺泡癌
E. 肺转移癌

3. 下述哪项 X 线征象是周围型肺癌的特征
A. 肺段或肺叶的局限性肺气肿
B. 圆形或类圆形肿块呈分叶状，有脐样切迹或有毛刺
C. 阻塞性肺炎
D. 出现囊状空洞或斑片状浸润
E. 可有“S”形的肺不张和密度较高的片状阴影

4. 下列哪项对肺鳞癌的描述不正确
A. 与吸烟关系密切
B. 常为中心型
C. 生长迅速，病程短
D. 对放疗、化疗较敏感
E. 血行转移发生晚

5. 肺癌的转移方式中，下列何者正确
A. 鳞癌发生血行转移出现早
B. 大细胞癌和转移较小细胞未分化癌早
C. 腺癌早期发生淋巴转移，血行转移较晚
D. 小细胞癌早期出现血行、淋巴转移
E. 淋巴转移只发生在肺癌同侧

6. 左肺上叶边缘性肺癌下列哪项检查意义最小
A. 用蓄痰集检法作细胞学检查
B. CT 检查
C. 气管镜检查
D. 胸部 X 线
E. B 超引导下经胸壁肿块穿刺活检

7. 放射疗法的禁忌证，下列哪项错误
A. 呈现恶病质者
B. 有广泛转移
C. 高度肺气肿
D. 癌性空洞，肿瘤过大
E. 肺门转移切除未彻底

8. 肺癌较常见的类型是
A. 腺癌
B. 未分化癌
C. 肺泡细胞癌
D. 鳞状细胞癌
E. 小细胞肺癌

9. 肺鳞癌首先经
A. 血行转移
B. 淋巴转移
C. 局部浸润
D. 支气管内膜扩散
E. 以上都不正确

10. 早期肺癌，首选的治疗方法是
A. 药物治疗
B. 放射疗法
C. 放疗加化疗
D. 手术切除病肺
E. 免疫疗法

11. 肺鳞状上皮细胞癌引起支气管阻塞的主要原因是
A. 肿瘤向管腔外生长
B. 支气管肿大淋巴结压迫
C. 肿瘤向管腔内生长
D. 支气管内黏稠分泌物积聚
E. 支气管继发感染

12. 对放疗最敏感的肺癌是
A. 小细胞未分化癌
B. 鳞癌
C. 腺癌
D. 肺泡细胞癌
E. 以上均不敏感

13. 右肺上叶鳞癌位于支气管开口处，无淋巴结转移，最佳治疗方法是
A. 右肺上叶切除术
B. 右肺上叶袖状切除术
C. 右全肺切除术
D. 放射治疗
E. 化疗加免疫治疗

【A_2型题】

14. 患者，男性，40岁。20年前患过肺结核外，平素健康，近3个月来有刺激性咳嗽，痰中偶有血丝，有时发热。X线示：右肺上叶前段有2.0cm×2.5cm的块状阴影，边缘不整呈分叶状，痰查脱落细胞3次均阴性，诊断首先考虑
A. 肺结核
B. 肺脓肿
C. 肺囊肿
D. 肺癌
E. 肺良性肿瘤

15. 患者，男性，49岁。刺激性咳嗽5个月，视物不清10天。胸片示左肺上叶尖段边缘直径8cm不规则块状阴影。此病变造成的颈交感神经综合征不包括
A. 面部无汗
B. 瞳孔缩小
C. 眼球内陷
D. 声音嘶哑
E. 上睑下垂

16. 患者，男性，37岁。右上叶肺癌切除术后24小时，肺癌的非转移性全身症状即逐渐消失。此类症状不包括
A. 骨关节痛
B. 重症肌无力
C. 男性乳腺增大
D. Cushing综合征
E. Horner综合征

17. 患者，男性，29岁。刺激性咳嗽1个月，头痛10天。胸片显示左肺门块状阴影；颅脑CT发现颅内占位性病变。考虑肺癌脑转移，肺内原发癌最可能的病理类型是
A. 鳞癌
B. 腺癌
C. 小细胞癌
D. 大细胞癌
E. 细支气管肺泡癌

18. 关于晚期肺癌压迫侵犯邻近器官、组织或发生远处转移时，下列征象不正确的是
A. 侵犯膈神经，引起同侧膈肌麻痹
B. 侵犯喉返神经，引起声带麻痹，声音嘶哑
C. 肥大性肺性骨关节病
D. 侵犯胸膜，引起胸膜腔积液
E. 侵入纵隔，压迫食管，引起吞咽困难

19. 患者，男性，30岁。低热，咳嗽并痰中偶带血丝20天。胸片显示右肺上叶不张。最可能的诊断是
A. 肺癌
B. 肺脓肿
C. 肺结核球
D. 支气管肺炎
E. 纵隔淋巴肉瘤

20. 患者，男性，65岁。低热，咳嗽并痰中带血丝3个月。胸片显示左肺上叶不张，少量胸膜腔积液。为确诊，进一步检查应首选
A. 胸部CT
B. 剖胸探查
C. 胸腔镜检查
D. 支气管镜检查
E. 经胸壁穿刺活组织检查

21. 患者，男性，35岁。刺激性咳嗽并痰中带血丝6个月。胸片示左肺中央型块影，左肺上叶不张，左胸腔中量积液，右纵隔阴影增宽，轮廓呈波浪形。右侧的病变应考虑是肺癌的
A. 交叉转移
B. 直接扩散
C. 细胞脱落种植
D. 经肺循环血行转移
E. 经体循环血行转移

22. 患者，男性，61岁。右颈部疼痛3个月，逐渐加重，呈持续性，且向右臂放射。查体：眼球内陷，余无异常。X线胸片提示右肺尖胸膜增厚。本例最可能的诊断是
A. 肺结核
B. 胸膜增厚粘连
C. 肺上沟瘤
D. 肺结节病
E. 转移性肺肿瘤

23. 患者，女性，42岁。咳嗽、胸闷、气短4个月。胸片示左肺上叶前段反复出现片状阴影，白细胞10×10^9/L，痰结核分枝杆菌涂片3次（-），经用青霉素治疗病情好转，但肺部阴影消散不完全，为确定诊断最重要的检查是
A. 痰化脓菌培养及药物敏感试验
B. 继续查痰结核分枝杆菌
C. 胸部CT检查
D. 纤维支气管镜检查
E. 结核菌素试验

24. 患者，男性，50岁。干咳、痰中带血丝已4月余，最近2周来胸闷、气短，逐渐加

重，右前胸胀痛，无发热。2个月前X线胸片示右肺下叶前基底段密度较高片状阴影，现胸片见右侧胸腔大量积液，红细胞沉降率（血沉）85mm/h，白细胞 7.8×10^9/L，纤维支气管镜可见右下叶支气管呈漏斗样狭窄。考虑诊断为
A. 肺结核并结核性胸腔积液
B. 肺癌并发癌性胸腔积液
C. 心力衰竭引起胸腔积液
D. 肺部化脓性炎症并发脓胸
E. 胸膜间皮瘤伴胸腔积液

【A_3/A_4 型题】

（25~26 题共用题干）

患者，男性，55 岁。刺激性咳嗽，痰中带血 2 周，胸片显示左肺门增大。

25. 最可能的诊断是
A. 肺癌
B. 肺结核
C. 肺良性肿瘤
D. 转移癌
E. 支气管扩张

26. 进一步需做
A. 纵隔镜检查
B. 结核菌素试验
C. 支气管镜检查
D. 晨痰培养加药敏试验
E. 放射核素检查

（27~29 题共用题干）

患者，男性，67 岁。咳嗽、痰中带血丝 2 个月，发热 10 天。胸片显示右肺上叶片状阴影，呈肺炎样征象。

27. 为明确诊断，应首选
A. 胸部 CT
B. 剖胸探查
C. 纵隔镜检查
D. 痰细胞学检查
E. 经胸壁穿刺活组织检查

28. 患者 1 个月后出现右面部无汗，瞳孔缩小，上睑下垂及眼球内陷。复查胸片显示右胸顶部致密块影，诊断最可能是
A. 转移性肺癌
B. 中央型肺癌
C. 粟粒性肺结核
D. 纵隔淋巴肉瘤
E. Pancoast 肿瘤

29. 患者出现的以上症状，是由于肿瘤侵犯或压迫了
A. 膈神经
B. 喉返神经
C. 臂丛神经
D. 上腔静脉
E. 颈交感神经

（30~31 题共用题干）

患者，男性，53 岁。右胸不适，咳嗽、咳痰 1 个月余，近 1 周痰中带血，无发热，吸烟 30 年，每日吸烟 16 支。

30. 为明确诊断需做的检查是
A. 纤维支气管镜检查
B. X 线检查
C. 免疫学检查
D. 胸穿检查
E. B 超检查

31. 经检查诊断为鳞状细胞癌，治疗为
A. 化疗
B. 放疗
C. 右肺肿块切除术
D. 化疗加免疫治疗
E. 放疗加化疗治疗

【B_1 型题】

（32~34 题共用备选答案）
A. 结核菌素试验
B. 痰细胞学检查
C. 支气管镜检查
D. 痰培养加药敏试验
E. 经胸壁穿刺活组织检查

32. 患者，男性，30 岁。低热、乏力、咳嗽，痰中偶带血丝 1 年。胸片显示双肺片状阴影，轮廓模糊。进一步的检查是

33. 患者，男性，30 岁。无吸烟史。高热，胸痛及咳嗽 1 周，咳脓痰 3 天。胸片显示右肺外周圆形肿块，中央薄壁空洞并有液平面。进一步的检查是

34. 患者，男性，50 岁。吸烟史 30 年，刺激性咳嗽，痰中带血丝 3 周，胸片显示右肺门处阴影增大，纵隔增宽，上叶不张。进一步检查是

第九节 肺血栓栓塞症

【A_1 型题】

1. 肺栓塞不包括
A. 肺血栓栓塞症
B. 脂肪栓塞综合征
C. 羊水栓塞
D. 空气栓塞
E. 深部静脉血栓形成

2. 肺血栓栓塞症是
A. 肺栓塞最常见的类型
B. 来自动脉系统或左心的血栓栓塞肺动脉或其分支
C. 以呼吸功能亢进为主要临床表现
D. 有冠状动脉循环功能障碍
E. 可引起心肌梗死

3. 肺血栓栓塞症危险因素
A. 和羊水栓塞有一样的危险因素
B. 包括任何可以导致动脉血液淤滞的因素
C. 包括原发性和继发性两类
D. 原发性危险因素由先天发育不良引起
E. 继发性因素不能单独存在

4. 引起肺血栓栓塞症的血栓几乎不来自

A. 下腔静脉径路
B. 上腔静脉径路
C. 左心腔
D. 右心腔
E. 下肢深静脉

5. 肺动脉栓塞更易发生于
A. 右侧和下肺叶
B. 左侧和下肺叶
C. 右侧和上肺叶
D. 左侧和上肺叶
E. 全肺

6. 以下哪项对肺血栓栓塞症发病过程和预后没有重要影响
A. 栓子大小和数量
B. 是否同时存在其他心肺疾病
C. 个体反应的差异
D. 血栓溶解的快慢
E. 患者的肺活量

7. 以下哪项不是肺血栓栓塞症常见症状
A. 不明原因呼吸困难
B. 晕厥
C. 咳嗽
D. 心绞痛
E. 胸痛

8. 以下哪项不是肺血栓栓塞症的体征
A. 发绀
B. 肺部湿啰音
C. 心动过速
D. 颈静脉充盈或异常搏动
E. 频发期前收缩

9. 疑诊肺血栓栓塞症时不需要进行的检查是
A. X线胸片
B. 心电图
C. 肺活检
D. 血浆D-二聚体
E. 下肢深静脉超声

10. 冠心病导致心梗与肺栓塞的区别为
A. 心电图改变
B. 胸闷
C. 胸痛
D. 心电图心肌缺血样改变
E. 心肌酶水平标志性变化

11. 发生肺血栓栓塞时，应首先考虑溶栓的情况是
A. 合并深静脉血栓形成
B. 剧烈胸痛
C. 严重低氧血症
D. 持续低血压
E. 明显咯血

12. 以下哪项不是肺血栓栓塞症溶栓治疗的禁忌证
A. 活动性内出血
B. 肘窝静脉穿刺
C. 预产期3天内
D. 1周内开颅大手术
E. 近期自发性颅内出血

【A_2 型题】

13. 患者，男性，57岁。咳嗽、咯血2天，突发呼吸困难1小时。血D-二聚体明显升高，心电图见$S_{I}Q_{III}T_{III}$，确诊为急性肺栓塞，经rt-PA 50mg溶栓治疗后症状改善。此时应采取的治疗措施是
A. 维持rt-PA静脉滴注
B. 口服华法林
C. 口服阿司匹林
D. 皮下注射低分子肝素
E. 口服氯吡格雷

第十节 呼吸衰竭

【A_1 型题】

1. 肺性脑病与高血压脑病鉴别的主要依据是
A. 气短
B. 头痛
C. 发绀
D. 高血压
E. 昏迷

2. 引起呼吸衰竭最常见的疾病是
A. 肺结核
B. 肺栓塞
C. 气管异物
D. 膈肌麻痹
E. 慢性阻塞性肺疾病

3. 失代偿性呼酸时，血气分析及血清电解质的改变是
A. $PaCO_2$升高、pH升高、血钾升高
B. $PaCO_2$升高、pH降低、血钾升高
C. $PaCO_2$升高、pH降低、血氯升高
D. $PaCO_2$升高、pH升高、血氯降低
E. $PaCO_2$升高、pH升高、血氯血钾正常

4. 慢性呼吸衰竭时，下列哪项不利于呼吸道通畅
A. 应用糖皮质激素
B. 雾化吸入祛痰剂
C. 大量补液
D. 应用快速利尿剂
E. 帮助患者翻身拍背

5. 下列哪项与呼吸性酸中毒并发代谢性碱中毒无关
A. 使用排钾利尿剂
B. 通气功能改善过快
C. 用碱性药物过量
D. 频繁呕吐
E. 高浓度吸氧

6. 急性呼吸衰竭最主要的临床表现是
A. 呼吸费力伴呼气延长
B. 呼吸频率增快
C. 呼吸困难与发绀
D. 神经精神症状
E. 双肺有大量湿啰音

7. COPD、慢性肺源性心脏病患者发生Ⅱ型呼吸衰竭时，下列治疗措施中不恰当的是

A. 无创通气
B. 持续高浓度吸氧
C. 静脉滴注糖皮质激素
D. 雾化吸入支气管扩张药
E. 静脉滴注祛痰药

8. 肺性脑病狂躁不安的处理是
A. 必要时可用吗啡、哌替啶
B. 可给大量地西泮
C. 不宜用水合氯醛保留灌肠
D. 可用大量的奋乃静肌注
E. 重点改善通气功能

9. Ⅱ型呼吸衰竭最主要的发生机制是
A. 通气/血流>0.8
B. 通气/血流<0.8
C. 弥散功能障碍
D. 肺动-静脉样分流
E. 肺泡通气不足

10. 阻塞性肺疾病呼吸衰竭产生二氧化碳潴留的最主要的机制是
A. 通气不足
B. 通气/血流比例失调
C. 肺动-静脉样分流
D. 弥散障碍
E. 氧耗量增加

11. 肺弥散功能障碍最常出现
A. PaO_2正常，$PaCO_2$上升
B. PaO_2下降，$PaCO_2$上升
C. PaO_2正常，$PaCO_2$上升
D. PaO_2正常，$PaCO_2$下降
E. PaO_2下降，$PaCO_2$正常或下降

12. 呼吸中枢兴奋剂应用于下述哪种疾病
A. 呼吸性碱中毒
B. 胸外伤引起肺通气量减少
C. 严重脊柱畸形引起呼吸衰竭
D. 急性多发性神经根炎引起呼吸衰竭
E. 慢性肺源性心脏病引起呼吸衰竭

13. 呼吸衰竭的动脉血气诊断指标是
A. PaO_2<50mmHg，$PaCO_2$>60mmHg
B. PaO_2<70mmHg，$PaCO_2$>70mmHg
C. PaO_2<60mmHg，$PaCO_2$>50mmHg
D. PaO_2<80mmHg，$PaCO_2$>50mmHg
E. PaO_2<65mmHg，$PaCO_2$>80mmHg

14. 呼吸衰竭可做鼻或口鼻面罩机械通气的患者是
A. 轻中度神志尚清，能配合的患者
B. 病情严重，神志清，不合作的患者
C. 昏迷的患者
D. 呼吸道有大量分泌物的患者
E. 需长期机械通气支持的患者

15. 慢性呼吸衰竭用呼吸兴奋剂时的给氧方法是
A. 不必给氧
B. 给高浓度氧（50%以上）
C. 给低浓度氧（25%~30%）
D. 间断给氧
E. 给氧浓度可稍高（40%）

16. 对Ⅰ型呼吸衰竭患者给予高浓度氧疗仍无效，其原因很可能为
A. 严重肺通气功能障碍
B. 严重肺动-静脉样分流
C. 通气/血流比例增大
D. 肺弥散功能障碍
E. 耗氧量增加

【A_2型题】

17. 患者，男性，50岁。慢性咳嗽20余年，现有呼吸困难、发绀、发热、嗜睡。血气分析：PaO_2 35mmHg，$PaCO_2$ 70mmHg。最合适的诊断是
A. 呼吸衰竭
B. DIC
C. 代谢性酸中毒
D. 肺性脑病
E. 心力衰竭

18. 患者，男性，67岁。反复咳嗽、咳痰、喘息5年，再发加重1周。查体：嗜睡，口唇发绀。两肺可闻及哮鸣音和湿啰音，心率120次/分。动脉血气分析示：pH 7.10，PaO_2 54mmHg，$PaCO_2$ 103mmHg。该患者发生呼吸衰竭最主要的机制是
A. 胸廓扩张受限
B. 无效腔通气减少
C. 肺泡通气量减少
D. 弥散功能障碍
E. 呼吸中枢抑制

19. 患者，女性，59岁。肺源性心脏病，呼吸衰竭，心率154次/分，有多发房性期前收缩。血气分析：PaO_2 55mmHg，$PaCO_2$ 75mmHg，pH 7.19。最重要纠正心律失常的措施是
A. 普萘洛尔
B. 维拉帕米
C. 胺碘酮
D. 毛花苷C
E. 5%碳酸氢钠

20. 某慢性肺源性心脏病患者入院后经抗感染、扩张支气管、静滴呼吸兴奋剂后查血气：pH 7.48，$PaCO_2$ 61mmHg、HCO_3^- 44mmol/L、BE+9mmol/L。此患者应诊断为
A. 代偿性呼吸性酸中毒
B. 呼吸性酸中毒+代谢性碱中毒
C. 呼吸性酸中毒+代谢性酸中毒
D. 失代偿性呼吸性酸中毒
E. 此血气可能有错误

21. 某慢性呼吸衰竭患者血气分析：pH 7.3，PaO_2 60mmHg，$PaCO_2$ 50mmHg，除改善通气功能外还应选择下列哪种治疗
A. 静脉滴注5%碳酸氢钠
B. 静脉滴注乳酸钠
C. 静脉滴注三羟甲基氨基

甲烷
D. 不给碱性药
E. 静脉滴注乳酸钠

22. 有一慢性肺源性心脏病患者，高热数日，发绀昏迷入院，给大量利尿剂、抗生素、激素及吸氧治疗后病情一度好转，后病情突然恶化，谵妄，抽搐。血气变化哪组可能性大

	pH	$PaCO_2$	BE	CO_2-CP	K^+	Cl^-
A	正常	↑	+	↑	正常	↓
B	↓	↑	+	↑	↑	↓
C	↓	↑	-	↑	↓	↓
D	正常	↑	+	↑	↓	↓
E	↑	↑	++	↑	↓	↓

23. 患者，女性，58岁，反复咳嗽、咳痰、喘息32年，加重3天。查体：桶状胸，双肺满布哮鸣音。血气分析：PaO_2 58mmHg，$PaCO_2$ 55mmHg。此时该患者呼吸功能检查结果最可能的是
A. VC正常、FEV_1%正常、RV/TLC<40%
B. VC降低、FEV_1%正常、RV/TLC<40%
C. VC降低、FEV_1%增加、RV/TLC>40%
D. VC正常、FEV_1%降低、RV/TLC<40%
E. VC降低、FEV_1%降低、RV/TLC>40%

24. 某慢性肺源性心脏病患者意识障碍2日入院。血气分析：pH 7.30，PaO_2 40mmHg，BE +6mmol/L，$PaCO_2$ 110mmHg，血尿素氮 6mmol/L，血钠 138mmol/L，血钾 3.8mmol/L，血浆渗透压 280mmol/L，此意识障碍原因为
A. 肾衰竭
B. 低血钠症
C. 低渗血症
D. 低血钾症
E. 肺性脑病

25. 某慢性肺源性心脏病患者，受凉后咳喘加重，咳脓痰，伴发热、烦躁，发绀加重，次日神志模糊，嗜睡，血压110/60 mmHg，无病理反射，最可能的诊断是
A. 肺源性心脏病并感染性休克
B. 肺源性心脏病并肺性脑病
C. 肺源性心脏病并急性脑血管病
D. 肺源性心脏病并DIC
E. 肺源性心脏病并消化道出血

26. 患者，男性，64岁。胆石症术后5天突发呼吸困难1小时，有COPD史20余年。查体：血压110/80mmHg，呼吸35次/分，端坐呼吸，烦躁不安，大汗，口唇发绀，双肺可闻及湿啰音，心率120次/分。该患者呼吸困难最可能的原因是并发
A. 急性呼吸窘迫综合征
B. 急性左心衰竭
C. 继发肺部感染
D. 自发性气胸
E. 右心衰竭

27. 患者，男性，65岁。COPD史30年，近3年来下肢水肿，活动后气短，3天前受凉后加重，神志恍惚，嗜睡。血气分析：pH 7.15，$PaCO_2$ 80mmHg，PaO_2 45mmHg，BE −10mmol/L，HCO_3^- 20mmol/L，此结果符合
A. 呼吸性酸中毒失代偿期
B. 呼吸性酸中毒代偿期
C. 呼吸性酸中毒+代谢性碱中毒
D. 代谢性碱中毒+代谢性酸中毒
E. 呼吸性酸中毒+代谢性酸中毒

28. 慢性肺源性心脏病患者，血气分析结果是：pH 7.43，$PaCO_2$ 73mmHg，BE +21mmol/L，HCO_3^- 46mmol/L，此血气结果应诊断为
A. 呼吸性酸中毒+代谢性碱中毒
B. 呼吸性碱中毒+代谢性碱中毒
C. 呼吸性酸中毒+代谢性酸中毒
D. 呼吸性碱中毒+代谢性酸中毒
E. 失代偿性代谢性碱中毒

【A_3/A_4型题】

（29~31题共用题干）

患者，男性，50岁。慢性咳嗽5年，糖尿病史2年。咳喘加重1个月，发热1周来诊。血气分析：pH 7.25，PaO_2 40mmHg，$PaCO_2$ 85mmHg，BE −10mmol/L。

29. 该患者的诊断是
A. 失代偿性呼吸性酸中毒
B. 呼吸性酸中毒合并代谢性酸中毒
C. 呼吸性酸中毒合并代谢性碱中毒
D. 失代偿性代谢性酸中毒
E. 三重酸碱失衡

30. 该患者吸氧时氧浓度应控制在
A. 20%~25%
B. 25%~30%
C. 30%~40%
D. 40%~50%
E. 50%以上

31. 该患者经抗感染、通畅气道、降血糖、纠酸等综合治疗后，咳喘明显减轻，肺部啰音明显减少，10天后血气恢复至pH 7.38，PaO_2 70mmHg，$PaCO_2$ 48mmHg，但患者仍发热，考虑应首先进行哪项检查
A. 血细菌培养+药敏
B. 痰细菌培养+药敏
C. 胸CT检查

D. 胸 X 线片检查
E. 骨髓穿刺检查

（32~36 题共用题干）

患者，男性，60 岁。COPD 病史 20 年，冠心病史 5 年，呼吸困难加重 2 天，意识障碍 1 小时来诊。查体：浅昏迷，呼吸困难，口唇发绀，球结膜轻度水肿，BP 170/110mmHg，双肺散在干啰音，中下部湿啰音，HR 128 次/分，节律不整，肝略大，下肢水肿（±）。

32. 目前考虑主要诊断有
A. 冠心病，心力衰竭，心律失常
B. 高血压，脑出血
C. 肺源性心脏病并冠心病，呼吸衰竭，肺性脑病
D. 呼吸衰竭，肺性脑病
E. 肺源性心脏病并冠心病，心衰，呼衰，肺性脑病

33. 下列哪项检查对诊断最重要
A. 床头胸片
B. 床头心电监测
C. 血液肾功离子测定
D. 动脉血气分析
E. 头部 CT 检查

34. 该患者抢救中需特别注意的是
A. 通畅呼吸道
B. 大量快速利尿剂
C. 迅速纠正心律失常
D. 强心利尿扩血管综合措施
E. 足量的止血药物及脑保护措施

35. 该患者经抢救治疗后意识一度清醒，随即又出现谵语、躁动，可能是以下什么原因
A. 呼吸性酸中毒合并代谢性碱中毒
B. 颅内出现新的出血灶
C. 心衰加重
D. 肺部炎症
E. 血压波动

36. 进一步采取下列哪项措施
A. 地西泮 10mg 肌内注射
B. 毛花苷 C 0.2mg 静脉注射
C. 复查头颅 CT 或采取快速降颅压措施
D. 急查血离子、肾功能、血气
E. 加用广谱高效抗生素及降血压药

【B_1 型题】

（37~38 题共用备选答案）

A. PaO_2为 70mmHg，$PaCO_2$为 45mmHg
B. PaO_2为 70mmHg，$PaCO_2$为 40mmHg
C. PaO_2为 55mmHg，$PaCO_2$为 55mmHg
D. PaO_2为 50mmHg，$PaCO_2$为 40mmHg
E. PaO_2为 65mmHg，$PaCO_2$为 40mmHg

37. 符合Ⅰ型呼吸衰竭的动脉血气标准是

38. 符合Ⅱ型呼吸衰竭的动脉血气标准是

第十一节　急性呼吸窘迫综合征

【A_1 型题】

1. ARDS 最有效的治疗措施是
A. 呼气末正压通气
B. 持续高浓度吸氧
C. 持续低浓度吸氧
D. 对症支持
E. 早期应用糖皮质激素

2. 以下不是引起急性呼吸窘迫综合征的常见危险因素的是
A. 吸入性肺损伤
B. 肺挫伤
C. 重症肺炎
D. 心源性休克
E. 重度烧伤

3. 急性呼吸窘迫综合征的主要病理改变是
A. 肺呈肉质变
B. 可见全肺萎缩，重量明显减轻
C. 肺广泛性充血水肿和肺泡内透明膜形成
D. 镜下见血管萎缩、肺间质有炎症细胞浸润
E. 晚期，全部肺泡纤维化

4. 急性呼吸窘迫综合征最早出现的症状是
A. 代谢性酸中毒
B. X 线大片状浸润阴影
C. 低氧血症
D. 呼吸加快，并呈进行性加重
E. 粉红色泡沫样痰

5. 急性呼吸窘迫综合征血气分析典型的改变为
A. PaO_2升高，pH 升高
B. PaO_2降低，pH 降低
C. PaO_2降低，pH 升高
D. PaO_2升高，pH 降低
E. 以上均不对

6. 急性呼吸窘迫综合征床边肺功能监测结果以下哪项错误
A. 肺顺应性降低
B. 血管外肺水增加
C. 无呼气流速受阻
D. 出现肺内左向右分流
E. 以上都正确

7. 以下不符合急性呼吸窘迫综合征诊断标准的是
A. 明确诱因下 2 周内出现的急性或进展性呼吸困难
B. 胸部 X 线平片/胸部 CT 显示双肺浸润影，不能完全用胸腔积液、肺叶/全肺不张和结节影解释
C. 呼吸衰竭不能完全用心力衰竭和液体负荷过重解释

D. 低氧血症
E. 以上均符合

8. 以下诊断急性呼吸窘迫综合征时无须特别排除的是
A. 大面积肺不张
B. 心源性肺水肿
C. 高原肺水肿
D. 肺癌
E. 弥漫性肺泡出血

9. 以下不属于急性呼吸窘迫综合征治疗原则的是
A. 心力衰竭治疗
B. 治疗原发病
C. 纠正缺氧
D. 机械通气
E. 液体管理

10. 氧疗指
A. 通过增加吸入氧量纠正患者缺氧
B. 通过增加吸入氧浓度纠正患者缺氧
C. 通过减少吸入氧浓度纠正患者氧中毒
D. 通过减少吸入氧量纠正患者氧中毒
E. 以上均不对

11. 建立人工气道的目的不包括
A. 解除气道梗阻
B. 低碳酸血症时正压通气治疗
C. 及时清除呼吸道内分泌物
D. 防止误吸
E. 严重低氧血症正压通气治疗

第十二节 胸腔积液

【A_1 型题】

1. 下列可判定为进行性血胸的情况是
A. 血平面到第6肋间
B. 血压90/60mmHg，脉搏120次/分以上
C. 胸腔闭式引流，首次出血1000ml以上
D. 闭式引流，每小时血量超过200ml，连续3小时
E. 闭式引流，每小时血量100ml，连续3小时

【B_1 型题】

（2~3题共用备选答案）
A. 抗生素治疗
B. 胸腔闭式引流术
C. 抗生素治疗及排尽脓液，促进肺扩张
D. 消除致病原因，闭合脓腔
E. 胸膜纤维板剥除术

2. 急性脓胸的治疗原则是
3. 慢性脓胸的治疗原则是

第十三节 冠状动脉粥样硬化性心脏病

【A_1 型题】

1. 急性心肌梗死合并急性病态窦房结综合征常见原因是
A. 右冠状动脉病变
B. 左冠状动脉主干病变
C. 左冠状动脉前壁支
D. 左冠状动脉回旋支
E. 以上都不是

2. 缓解急性心肌梗死剧烈疼痛效果最好的是
A. 硝酸甘油
B. 二硝酸异山梨醇
C. 罂粟碱
D. 吗啡
E. 可待因

3. 急性ST段抬高型心肌梗死时不宜溶栓治疗的情况是指同时伴有
A. 血压160/100mmHg
B. 6个月前腔隙性脑梗死
C. 主动脉夹层
D. 2周前曾行桡动脉穿刺
E. 萎缩性胃炎1年

4. 大部分急性ST段抬高型心肌梗死的病因是
A. 冠状动脉内动脉粥样斑块破裂，血栓形成
B. 冠状动脉痉挛，血栓形成
C. 动脉粥样斑块逐渐进展直至完全阻塞冠状动脉管腔
D. 冠状动脉炎，血栓形成
E. 冠状动脉栓塞，继发血栓形成

5. 急性心肌梗死合并休克时禁用
A. 间羟胺
B. 多巴胺
C. 去甲肾上腺素
D. 异丙肾上腺素
E. 硝普钠，多巴胺

6. 急性心肌梗死时，特异性最高的血清标志物是
A. LDH
B. α-HBDH
C. SGOT
D. TnI
E. CPK

7. 急性心肌梗死最常见的并发症是
A. 体循环栓塞
B. 心肌梗死后综合征
C. 肺动脉栓塞
D. 心室膨胀瘤
E. 心脏乳头肌功能失调或断裂

8. 急性ST段抬高型心肌梗死的超急期心电图改变是

A. ST 段明显抬高
B. 异常宽深的 Q 波
C. T 波高耸
D. T 波倒置
E. R 波降低

9. 急性心肌梗死发生后，最早升高的血清心肌酶是
A. 肌酸磷酸激酶
B. 天门冬酸氨基转移酶
C. 乳酸脱氢酶
D. 肌酸磷酸激酶同工酶
E. 肌钙蛋白 I

10. 急性心肌梗死症状中最先出现下列哪一项
A. 发热
B. 疼痛
C. 恶心、呕吐
D. 呼吸困难
E. 昏厥

11. 不能用于判断急性 ST 段抬高型心肌梗死后溶栓成功的临床指标为
A. 胸痛缓解
B. 心电图示 ST 段下降
C. 频发的室性期前收缩
D. CK-MB 峰值前移
E. 窦性心动过速

12. 急性心肌梗死后最晚恢复正常的心肌坏死标志物是
A. 肌红蛋白
B. 肌酸激酶
C. 肌酸磷酸肌酶同工酶
D. 天门冬酸氨基转移酶
E. 肌钙蛋白

13. 诊断冠心病最常用的非创伤性检查方法是
A. 休息时心电图
B. 24 小时动态心电图
C. 心电图运动负荷试验
D. 超声心动图
E. 冠脉 CT 检查

14. 与急性心包炎相鉴别，诊断急性心肌梗死的依据是
A. 心电图 ST 段弓背向下抬高
B. 心电图 ST 段弓背向上抬高
C. 无异常 Q 波
D. 有心包摩擦音
E. 持久的心前区疼痛

15. 急性 ST 段抬高型心肌梗死早期最重要的治疗措施是
A. 抗心绞痛
B. 消除心律失常
C. 补充血量
D. 心肌再灌注
E. 增加心肌营养

16. 下列哪一项不是急性 ST 段抬高型心肌梗死的并发症
A. 心脏破裂
B. 梗死后综合征
C. 二尖瓣脱垂
D. 室壁瘤
E. 主动脉窦瘤破裂

17. 急性心肌梗死后 24 小时内避免使用
A. 洋地黄
B. 罂粟碱
C. 呋塞米
D. 吗啡
E. 哌替啶

18. 急性心肌梗死后心肌坏死组织逐渐纤维化形成瘢痕需要
A. 2~3 周
B. 4~5 周
C. 6~8 周
D. 9~10 周
E. 11~12 周

【A_2 型题】

19. 患者，男性，65 岁。诊断为急性心梗入院，住院第 3 天患者突然呼吸困难，青紫，神志不清，四肢抽搐，听诊心音消失，颈动脉搏动消失。此时首选
A. 立即做心电图，了解是否停搏或室颤
B. 安置心脏起搏器
C. 心内注射肾上腺素
D. 胸外心脏按压及人工呼吸
E. 静注利多卡因

20. 患者，男性，60 岁。突发性心前区疼痛 2 小时。既往有高脂血症和吸烟史，无高血压和出血性疾病史。查体：BP 150/90 mmHg。双肺呼吸音清，心率 89 次/分，律齐。心电图示Ⅱ、Ⅲ和 aVF 导致 ST 段下斜型压低 0.2mV，V_1 ~ V_6 导致 ST 段弓背向上抬高 0.3 ~ 0.5mV。该患者最关键的治疗是
A. 吸氧
B. 口服硝苯地平控释片
C. 再灌注治疗
D. 口服速效救心丸
E. 口服血管紧张素转换酶抑制剂

21. 患者，男性，45 岁。因心前区剧痛 2 小时来急诊，心电图检查结论为后壁心肌梗死。梗死图形应出现在下列哪些导联
A. V_1 ~ V_3
B. V_4 ~ V_6
C. I，AVL
D. V_4+V_6及 I，AVL
E. V_7 ~ V_8

22. 患者，男性，72 岁。因持续性胸痛 6 小时入院。查体：双肺底有少量湿啰音，诊断为急性心肌梗死。该患者心功能分级为
A. NYHA 分级Ⅰ级
B. NYHA 分级Ⅳ级
C. NYHA 分级Ⅱ级
D. Killip 分级Ⅱ级
E. Killip 分级Ⅲ级

23. 急性心梗第 2 周出现发热和心包摩擦音，红细胞沉降率 30mm/h，血白细胞 6.1×10^9/L。中性粒细胞 55%，可能是
A. 急性心梗的反应性心包炎
B. 心脏破裂
C. 急性心梗后综合征
D. 伴发病毒性心包炎
E. 室壁瘤

24. 患者，男性，70 岁。糖尿病

10年，以往无心悸、胸痛史，今日早餐后1小时，突然胸闷明显，面色苍白，烦躁，出汗，恐惧感，2小时未缓解。查体：心率100次/分，血压86/70 mmHg。最可能的诊断为
A. 糖尿病酮症酸中毒
B. 不典型心绞痛
C. 低血糖
D. 变异型心绞痛
E. 急性心肌梗死

25. 患者，男性，65岁。因胸痛10小时来院急诊，心电图证实为急性前壁心梗，下列哪项检查特异性最高
A. 血清CK-MB增高
B. SGOT增高
C. 红细胞沉降率加快
D. 血清CPK增高
E. 血清LDH增高

26. 患者，女性，62岁。既往有高血压病史。突然呼吸困难，查心电图V_1、V_2、导联R>S，V_7、V_8导联有Q波达0.04秒，CPK 200U，最可能诊断为
A. 下壁心肌梗死
B. 前壁心肌梗死
C. 肺梗死
D. 高侧壁心肌梗死
E. 正后壁心肌梗死

27. 患者，男性，64岁。因急剧胸痛8小时入院，含服硝酸甘油效果不佳，血压168/95mmHg，心率110次/分，伴偶发性室性期前收缩，心电图示胸导T波高尖，哪种治疗效果佳
A. 口服卡托普利
B. 口服地尔硫䓬
C. 静注利多卡因
D. 口服美西律
E. 静注美托洛尔，继以口服

28. 患者，男性，55岁。冠心病，发生急性剧烈胸骨后疼痛，血CPK明显升高，颈静脉充盈，肝大，血压下降至80/40mmHg，应诊断为
A. 冠心病心力衰竭型
B. 急性右心肌梗死
C. 冠心病合并急性心脏压塞
D. 急性前壁心肌梗死伴泵衰竭
E. 急性心肌梗死并室间隔破裂

29. 患者，男性，58岁。3小时前急起剧烈胸痛，大汗，尿量减少，脉细弱。PCWP与左室舒张末期压力均明显升高。为早期进行冠脉再灌注，宜首选哪种方法
A. 链激酶溶栓治疗
B. 急诊冠脉旁路移植术
C. 急诊PCI
D. 大量输液补充血容量
E. 主动脉内气囊反搏

【A_3/A_4型题】

（30~34题共用题干）

患者，女性，65岁。因阵发性胸闷8年，持续胸痛8小时收入院。入院时血压为150/90mmHg，诊断急性前壁心肌梗死。

30. 支持诊断的心电图改变为
A. Ⅱ、Ⅲ、AVF导联出现异常Q波，伴ST段弓背向上抬高
B. V_1~V_4导联出现异常Q波伴ST段弓背向上抬高
C. Ⅰ、AVL导联出现肺性P波
D. 频发室性期前收缩
E. 三度房室传导阻滞

31. 此时最具特征性的实验室改变是
A. 血清LDH上升
B. 血清GOT上升
C. 血清GPT上升
D. 血清CK-MB上升
E. 血清肌红蛋白下降

32. 上述患者出现频发室性期前收缩，伴短阵室性心动过速，此时最恰当的处理是
A. 静脉推注毛花苷C
B. 口服美西律
C. 静脉注射利多卡因
D. 口服普鲁卡因胺
E. 口服妥卡尼

33. 住院第2日患者出现胸闷、大汗、面色苍白。查体：心率126次/分，律齐，双肺未闻及干湿啰音，血压90/50 mmHg，考虑合并心源性休克。此时不宜使用
A. 主动脉内气囊反搏术
B. 静注呋塞米
C. 静滴多巴胺
D. 静滴多巴酚丁胺
E. 皮下注射低分子肝素

34. 起病4周后，患者反复低热，左肺底有湿啰音，心前区闻及心包摩擦音，此时应考虑并发
A. 肺结核
B. 尿毒症
C. 感染性心内膜炎
D. 心肌梗死后综合征
E. 肺栓塞

（35~36题共用题干）

患者，男性，75岁。心绞痛发作持续4小时，含硝酸甘油无效。心电图示Ⅱ、Ⅲ、AVF导联呈弓背样抬高0.6mm，V_1~V_3导联ST段水平样压低0.4mm，偶发室性期前收缩1次，诊断为急性心肌梗死。

35. 最合适的处理是
A. 溶栓治疗
B. 心电监护
C. 静注吗啡
D. 静滴利多卡因
E. 静滴极化液

36. 10小时后出现烦躁不安，血压偏低，心率45次/分，心电图示三度房室传导阻滞，频发房性期前收缩，此时治疗应首先
A. 静滴异丙肾上腺素

B. 静滴普罗帕酮
C. 应用升压药
D. 临时心脏起搏
E. 静滴阿托品

第十四节　自体瓣膜感染性心内膜炎

【A_1 型题】

1. 急性感染性心内膜炎最常见的致病菌是
   A. 甲型溶血性链球菌
   B. 金黄色葡萄球菌
   C. 淋病奈瑟球菌
   D. 肺炎链球菌
   E. 肠球菌
2. 亚急性感染性心内膜炎，最常发生于
   A. 先天性心血管病
   B. 风心病
   C. 心脏手术后
   D. 梅毒性心脏病
   E. 正常心脏
3. 下列哪项不是亚急性感染性心内膜炎的临床表现
   A. Roth 点
   B. Janeways 结
   C. Osler 结
   D. 蝶形红斑
   E. 指甲下出血
4. 最易发生亚急性感染性心内膜炎的风心病类型是
   A. 二尖瓣轻至中度关闭不全
   B. 显著二尖瓣狭窄
   C. 肺动脉瓣狭窄
   D. 肺动脉瓣关闭不全
   E. 动脉导管未闭
5. 亚急性感染性心内膜炎具有决定诊断意义的依据是
   A. 血培养
   B. 红细胞沉降率
   C. 血象
   D. 尿常规
   E. 血清免疫学检查
6. 治疗亚急性感染性心内膜炎，首选的抗生素是
   A. 庆大霉素
   B. 青霉素
   C. 红霉素
   D. 链霉素
   E. 阿米卡星
7. 亚急性感染性心内膜炎最常见的死亡原因是
   A. 脑栓塞
   B. 细菌性动脉瘤破裂
   C. 心力衰竭
   D. 肾功能不全
   E. 脾破裂
8. 亚急性感染性心内膜炎的赘生物最常见的附着部位是
   A. 三尖瓣边缘
   B. 二尖瓣和主动脉瓣
   C. 肺动脉瓣边缘
   D. 三尖瓣基底部
   E. 以上都不是
9. 下列哪项不是亚急性感染性心内膜炎的心脏并发症
   A. 冠心病
   B. 心脏破裂
   C. 缩窄性心包炎
   D. 房室传导阻滞
   E. 心肌炎
10. 下列亚急性感染性心内膜炎的抗生素治疗中，错误的是
   A. 早期应用
   B. 小剂量，长程治疗
   C. 加用小剂量氨基糖苷类抗生素，以发挥协同杀菌作用
   D. 急性者应用针对金葡菌、链球菌和革兰阴性杆菌的广谱抗菌治疗
   E. 亚急性者采用针对包括肠球菌在内的链球菌的抗生素
11. 确诊感染性心内膜炎除血培养多次阳性外，还应有
   A. 指甲下裂片状出血
   B. 新出现的心脏病理性杂音
   C. Janeway 损害
   D. Roth 斑
   E. 转移性脓肿
12. 下列哪项支持亚细的诊断
   A. P-R 间期延长，抗“O”效价增高
   B. 面部蝶形红斑，发热，糖皮质激素可缓解
   C. 游走性关节痛，皮肤环形红斑
   D. 心脏有杂音，血培养（+）
   E. 以上均不对
13. 在诊断感染性心内膜炎时，下列哪项概念是错误的
   A. 可以有不发热的病例
   B. 脑栓塞罕见
   C. 可发生于先天性主动脉瓣二叶式畸形
   D. 高度二尖瓣狭窄很少发生本病
   E. 可以出现房室传导阻滞的表现

【A_2 型题】

14. 患者，男性，30 岁。因高热 1 周入院，以往尚健康，1 年来有注射毒品史。体检：眼结合膜有瘀点，心界不大，心率 110 次/分，律齐，各瓣膜区未闻及杂音，两肺听诊阴性，足底可见紫红色结节，有压痛，白细胞计数 12×10^9/L，血红蛋白 80g/L，尿常规蛋白（+），红细胞 8～10 个/HP。最可能的诊断
   A. 获得性免疫缺陷综合征（AIDS）
   B. 斑疹伤寒

C. 急性肾小球肾炎
D. 风湿热
E. 感染性心内膜炎

15. 患者，女性，24岁。患风心病6年，因不明原因发热2周，拟诊合并感染性心内膜炎。关于感染性心内膜炎，下列哪项概念是错误的
A. 多见于瓣膜关闭不全者
B. 可发生于先天性动脉导管未闭者
C. 也可发生于原无器质性心脏病者
D. 可发生于二尖瓣脱垂者
E. 多见于瓣膜狭窄者

16. 患者，男性，30岁。原有风心病史，因持续性发热，乏力，食欲缺乏来诊。经检查拟诊为亚急性感染性心内膜炎，体格检查时下列哪个体征不可能出现
A. 环形红斑
B. 瘀点
C. 心脏杂音无变化
D. 心率40次/分，心电图示三度房室传导阻滞
E. 脾大伴脾区摩擦音

【A_3/A_4 型题】

（17～20题共用题干）

患者，女性，32岁。因不明原因发热2周来院门诊。体检：心脏有杂音。拟诊感染性心内膜炎入院

17. 感染性心内膜炎，最常发生于下列哪种情况
A. 心脏正常的吸毒者
B. 先心病室间隔缺损
C. 先心病房缺
D. 肺源性心脏病
E. 风湿性瓣膜病

18. 哪种心脏瓣膜病变最易发生感染性心内膜炎
A. 主动脉瓣关闭不全伴心衰
B. 重度二尖瓣狭窄
C. 二尖瓣关闭不全
D. 二尖瓣脱垂
E. 二叶式主动脉瓣狭窄

19. 为明确诊断抽血培养的最佳时间是
A. 先用抗生素3天，体温不退时抽取
B. 停用原用的抗生素2天后，抽取3～5次血培养
C. 在抗生素应用前，在24小时中，于畏寒发热时抽3次血培养
D. 原抗生素可继续应用，抽取3次血培养
E. 停用抗生素1～2周后抽取血培养3次

20. 如果患者发生猝死，最常见原因是
A. 心力衰竭
B. 心肌或心包脓肿
C. 感染性动脉瘤
D. 室性心律失常
E. 脏器栓塞

（21～23题共用题干）

患者，女性，32岁。反复发热在37.5～38.0℃左右1个月，伴关节肌肉酸痛就诊，查体：轻度贫血，心界不大，心率90次/分，心尖有收缩期吹风样杂音Ⅲ级，并有收缩中期喀喇音。诊断为风湿性心脏病，二尖瓣关闭不全，发热待查

21. 入院后首先处理是
A. 1～2天内抽取血培养3～4次
B. 尿常规检查有否镜下血尿
C. 抗生素静脉滴注
D. 检查红细胞沉降率、抗“O”除外风湿活动
E. B超检查有否脾大

22. 最有助于诊断感染性心内膜炎的辅助检查是
A. 胸部X线摄片
B. 心电图
C. 超声心动图
D. 心血管造影
E. 心脏CT

23. 本例拟给予心内膜炎诊断性治疗，对抗生素反应良好，5小时后体温逐渐降至正常，此时抗生素应用疗程是
A. 体温正常后3小时可停用抗生素
B. 2周
C. 5个月
D. 4～8周
E. 10个月

【B_1 型题】

（24～25题共用备选答案）
A. 血清GOT增高
B. 脾大
C. 颜面蝶形红斑
D. 病理性Q波
E. 抗“O”升高

24. 亚急性感染性心内膜炎可有
25. 风湿热可以有

第十五节　原发性高血压

【A_1 型题】

1. 诊断高血压依据的血压值的测量方法是
A. 未用降压药的情况下，2次或2次以上非同日血压值的均值
B. 未用降压药的情况下，2次或2次以上同日血压值的均值
C. 用降压药的情况下，2次或2次以上非同日血压值

的均值
D. 用降压药的情况下，2 次或 2 次以上同日血压值的均值
E. 休息 5 分钟后测定的血压值

2. 下列各种高血压，哪种最适合 β 受体阻滞剂治疗
A. 高血压伴心功能不全
B. 高血压伴肾功能不全
C. 高血压伴支气管哮喘
D. 高血压伴心动过缓
E. 高血压伴肥厚梗阻性心肌病

3. 1999 年世界卫生组织和国际高血压学会（WHO/ISH）制定和修改的新的正常人血压标准为
A. BP<120/80mmHg
B. BP<130/85mmHg
C. BP<139/89mmHg
D. BP<140/90mmHg
E. BP<160/100mmHg

4. 高血压危险分层标准最主要的依据是
A. 病程长短
B. 血压增高速度
C. 症状轻重
D. 器官损伤及功能代偿情况
E. 以上都不是

5. 高血压 3 级的临床表现，不包括以下哪项
A. 心绞痛
B. 脑卒中
C. 视网膜出血、渗出
D. 血肌酐 106~177μmol/L
E. 主动脉夹层动脉瘤

6. 高血压合并糖尿病患者，血压应控制在
A. <130/80mmHg
B. <130/85mmHg
C. <135/85mmHg
D. <140/90mmHg
E. <150/90mmHg

7. 高血压患者，心脏 B 超示室间隔与左室后壁之比达 1∶4，下列何种药物最佳
A. 氢氯噻嗪
B. 依那普利
C. 氨酰心胺
D. 维拉帕米
E. 地尔硫䓬

8. 对血压显著增高多年的患者，应用降压药使血压短时间内骤降至正常水平可以
A. 改善症状
B. 改善心脑肾血液供应
C. 诱发肾功能不全
D. 诱发脑出血
E. 需防冠状动脉血栓形成

9. 根据 WHO 诊断标准，高血压定义为
A. ≥130/85mmHg
B. ≥140/90mmHg
C. ≥150/95mmHg
D. ≥160/100mmHg
E. ≥180/110mmHg

【A_2 型题】

10. 患者，男性，40 岁。陈旧性心肌梗死 3 年，高血压病史 4 年，体检：BP 150/95mmHg，心率 90/分。降压治疗宜首选
A. α 受体阻滞剂
B. β 受体阻滞剂
C. 利尿剂
D. 二氢吡啶类钙通道阻滞药
E. 神经节阻断剂

11. 患者，男性，65 岁。测血压经常为 180/120mmHg，同时发现血糖为 8.7mmol/L，血胆固醇 7.2mmol/L。以下何种药物不宜使用
A. 阿替洛尔
B. 卡托普利
C. 哌唑嗪
D. 甲基多巴
E. 尼群地平

12. 患者，男性，60 岁。患高血压多年，1 年来血压经常为 170~180/110~120mmHg。X 线胸片示左室增大，肺淤血。眼底为高血压 3 级改变，尿常规正常。诊断为
A. 高血压 1 级
B. 高血压 2 级
C. 高血压 3 级
D. 急性高血压
E. 高血压危象

【A_3/A_4 型题】

（13~15 题共用题干）

患者，男性，65 岁。高血压病史 10 余年，既往有气喘病史，昨日突然出现神志不清，左侧肢体瘫痪，测血压 200/120mmHg、血糖 11.2mmol/L、血胆固醇 7.8mmol/L

13. 目前患者的主要诊断是
A. 高血压脑病
B. 高血压 1 级
C. 高血压 2 级
D. 高血压 3 级
E. 高血压危象

14. 此时降压治疗应将血压降至下列哪种水平为宜
A. 150/90mmHg
B. 180/105mmHg
C. 130/90mmHg
D. 120/85mmHg
E. 170/105mmHg

15. 为何要将血压降至上述水平
A. 防止患者出现血压降低过速的头晕等临床症状
B. 患者平时服用降压药物亦应控制在此水平
C. 防止重要脏器灌注不足，出现功能障碍
D. 防止出现冠状动脉痉挛
E. 以上都不是

【B_1 型题】

（16~18 题共用备选答案）
A. 高血压 1 级
B. 高血压 2 级
C. 高血压 3 级
D. 急进型高血压
E. 高血压脑病

16. 舒张期血压，持续在 90mmHg

以上，眼底 2 级，心电检查有左心室肥厚心功能代偿
17. 血压持续升高，有脑血栓形成
18. 血压骤然升高，剧烈头痛，抽搐昏迷

（19~21 题共用备选答案）
A. 普萘洛尔
B. 呋塞米
C. 硝普钠
D. 地尔硫䓬
E. 利血平
19. 糖尿病不宜
20. 活动性肝病不宜
21. 溃疡病不宜

第十六节　高血压急症

【A_2 型题】

男，59 岁，长期高血压患者。今日突然出现头痛、呕吐、多汗、面色苍白、视物模糊，测血压 250/120mmHg，经及时治疗抢救，血压有所下降。最可能的诊断为
A. 老年高血压
B. 脑血管意外
C. 高血压急症
D. 高血压亚急症
E. 急性心肌梗死

第十七节　心搏骤停

【A_1 型题】

1. 成人心肺复苏的合理顺序是
A. 胸外按压—人工呼吸—开放气道
B. 开放气道—胸外按压—人工呼吸
C. 开放气道—人工呼吸—胸外按压
D. 人工呼吸—胸外按压—开放气道
E. 胸外按压—开放气道—人工呼吸

【A_2 型题】

2. 男，60 岁。发作性胸痛 1 小时。就诊过程中突然跌倒，对呼唤和推搡无反应。此时应立即采取的措施是
A. 做超声心动图
B. 送往抢救室
C. 触诊大动脉
D. 做心电图
E. 查看瞳孔

第十八节　急慢性胃炎

【A_1 型题】

1. 慢性胃炎的临床表现一般不包括
A. 恶心、呕吐
B. 反酸、胃烧灼
C. 贫血
D. 右季肋部痛
E. 上腹部痛
2. 血清壁细胞抗体阳性多见于
A. 慢性萎缩性胃体胃炎
B. 慢性萎缩性胃窦胃炎
C. 胃溃疡
D. 胃癌
E. 急性糜烂性胃炎

【A_2 型题】

3. 女，51 岁。间断上腹疼痛 2 年，疼痛发作与情绪、饮食有关。查体：上腹部轻压痛。胃镜：胃窦皱襞平坦，黏膜粗糙无光泽，黏膜下血管透见。最可能的诊断是
A. 消化性溃疡
B. 急性胃炎
C. 慢性非萎缩性胃炎
D. 胃癌
E. 慢性萎缩性胃炎

第十九节　消化性溃疡

【A_1 型题】

1. 关于消化性溃疡的临床症状不正确的是
A. 胃溃疡多为餐后痛
B. 十二指肠溃疡多为空腹和夜间痛
C. 消化性溃疡患者均有上腹痛
D. 十二指肠溃疡易发展为穿透性溃疡
E. 球后溃疡易发生大出血
2. 下述哪种情况应考虑消化性溃疡发生后壁慢性穿孔
A. 突然剧烈腹痛

B. 全腹肌紧张呈板状
C. 膈下游离气体
D. 患者处于休克状态
E. 腹痛顽固而持续

3. 关于消化性溃疡下述哪些情况为手术适应证
A. 上消化道出血
B. 反复发作的十二指肠球溃疡
C. 胃溃疡疑癌变
D. 并幽门不全梗阻
E. 复合溃疡

4. 胃溃疡节律性疼痛的特点是
A. 餐后 0.5~1 小时出现疼痛
B. 空腹痛
C. 餐时痛
D. 夜间痛
E. 餐后 3~4 小时出现疼痛

5. 消化性溃疡在病理上组织损害深达哪一层
A. 黏膜层
B. 黏膜下层
C. 黏膜肌层
D. 肌层
E. 浆膜层

6. 胃窦部溃疡的最佳手术方式是
A. 胃大部切除胃十二指肠吻合术
B. 胃大部切除胃空肠吻合术
C. 高选择性迷走神经切断术
D. 胃窦切除、选择性迷走神经切断术
E. 迷走神经干切断术

7. 消化性溃疡的命名是由于
A. 溃疡影响消化功能
B. 溃疡局限于胃和十二指肠
C. 溃疡由消化道功能穿孔引起
D. 溃疡是由胃酸和胃蛋白酶作用形成
E. 溃疡发生在消化道任何部位

8. 在消化性溃疡的发病机制中最重要的因素是
A. 胃蛋白酶
B. 乙醇
C. 胃酸
D. 反流的胆汁
E. 不规则进食

9. 关于消化性溃疡的治疗，正确的说法是
A. 需长期应用黏膜保护剂以降低溃疡复发率
B. 为降低复发率，需长期服用质子泵抑制剂
C. 只要内镜证实溃疡已经愈合，溃疡就不会复发
D. 根除幽门螺杆菌可以降低溃疡复发率
E. 有消化道出血的溃疡患者必须长期维持治疗

10. 胃溃疡最常发生的部位
A. 贲门旁
B. 胃后壁
C. 胃角和胃窦小弯
D. 胃大弯
E. 幽门前壁

11. 治疗消化性溃疡的药物中，抑酸最强、疗效最佳的是
A. 西咪替丁
B. 阿托品
C. 硫糖铝
D. 奥美拉唑
E. 胶体次枸橼酸铋（CBS）

12. 易发生幽门梗阻的溃疡是
A. 胃窦溃疡
B. 幽门管溃疡
C. 胃角溃疡
D. 球后溃疡
E. 胃多发溃疡

13. 胃、十二指肠溃疡急性穿孔，最常见于
A. 胃或十二指肠后壁的穿透性溃疡
B. 幽门附近的胃或十二指肠前壁溃疡
C. 胃小弯前壁或十二指肠球部外侧壁溃疡
D. 胃窦部或十二指肠球部内侧壁溃疡
E. 高位胃溃疡或球后壁溃疡

14. 上消化道大出血最常见的原因是
A. 胃、十二指肠溃疡
B. 门静脉高压症
C. 肝内局限性感染，肝脓肿及外伤
D. 出血性胃炎
E. 胃癌

15. 初次诊断活动期十二指肠溃疡，下列治疗中最适合的是
A. 联合应用两种黏膜保护剂
B. 促动力剂+H_2 受体阻断药
C. 质子泵抑制剂 + 黏膜保护剂
D. 质子泵抑制剂 + 两种抗生素
E. 抗酸剂

16. 十二指肠溃疡并发急性穿孔，下列哪一项适用于非手术治疗
A. 顽固性溃疡穿孔
B. 饮食后穿孔
C. 单纯性小穿孔
D. 伴有幽门梗阻
E. 伴有大出血

17. 治疗消化性溃疡患者上腹部疼痛效果最好的药物是
A. 黏膜保护剂
B. 质子泵抑制剂
C. H_2 受体阻断药
D. 抗酸药
E. 促动力剂

18. 消化性溃疡的发病机制中，所谓损伤因素主要是指
A. 粗糙食物的损害作用
B. 胃酸/胃蛋白酶的消化作用
C. 反流的胆汁/胰酶的侵袭作用
D. 神经/精神因素的长期作用
E. Hp 感染

19. 溃疡病合并瘢痕性幽门梗阻，频繁呕吐，最易出现
A. 代谢性酸中毒
B. 代谢性碱中毒
C. 低镁血症
D. 低钙血症

E. 高渗性脱水

20. 不属于十二指肠球部溃疡并发症的是
A. 急性穿孔
B. 幽门梗阻
C. 癌变
D. 出血
E. 慢性穿孔

21. 胃溃疡的特点是
A. 发病年龄较十二指肠溃疡早
B. 好发于胃大弯
C. 基础胃酸高
D. X线钡餐见位于胃腔轮廓内的龛影
E. X线钡餐见凸出于胃轮廓之外的龛影

22. 溃疡病穿孔后，最早出现的体征是
A. 脉搏增加
B. 高热
C. 血压升高
D. 全腹呈“板状”强直
E. 膈下游离气体

23. 消化性溃疡所引起的疼痛，以何者最具特征性
A. 中上腹疼痛
B. 饥饿性疼痛
C. 反复发作性疼痛
D. 节律性疼痛
E. 长期疼痛

24. 十二指肠溃疡伴有幽门不全梗阻者应选择的治疗方法是
A. 胃管减压，输液疗法
B. 胃大部切除术
C. 高选择性迷走神经切断术
D. 选择性迷走神经切断术加幽门成形
E. 胃空肠吻合术

25. 胃大部切除术后吻合口溃疡好发于
A. 吻合口的空肠侧
B. 吻合口的胃侧
C. 胃小弯
D. 近端空肠
E. 远端空肠

26. 对球后溃疡的正确描述是
A. 多发生在距幽门 2～3cm 以内
B. 指十二指肠球部后壁溃疡
C. 易并发出血
D. 临床症状多不明显
E. 内科治疗效果好

27. 对诊断消化性溃疡穿孔最有价值的临床表现是
A. 突发上腹部剧痛
B. 腹式呼吸消失
C. 上腹部压痛明显
D. 上腹部有反跳痛
E. 肝浊音界消失

【A_2 型题】

28. 患者，女性，47 岁。反复右上腹痛 3 年，向背部放射，3 次上消化道出血。BAO 为 9mmol/L，PAO 30mmol/L。钡透 2 次十二指肠球及胃无异常。最大可能为
A. 十二指肠球后溃疡
B. 胃泌素瘤
C. 慢性胆囊炎
D. 胃癌
E. 慢性胃炎

29. 患者，男性，40 岁。胃溃疡 3 年。突然上腹剧痛，面色苍白，出冷汗。查体：全腹压痛、反跳痛、肌紧张。应急诊作哪项检查
A. 胃镜
B. 钡餐透视
C. 立位腹部平片
D. 胸部透视
E. 腹腔试验性穿刺

30. 患者，男性，52 岁，患胃溃疡已 12 年。近 2 个月又有复发。下列哪项提示有恶变可能
A. 进行性疼痛，消瘦，贫血
B. 食欲缺乏
C. 反酸不明显
D. 嗳气
E. 上腹部压痛

31. 患者，男性，49 岁。胃溃疡病史 25 年，反复发作，给予抑酸对症治疗好转。2 个月来，又有疼痛发作，经内科治疗 8 周不见好转，且逐渐消瘦。最大可能是
A. 消化性溃疡复发
B. 消化性溃疡癌变
C. 产生抗药性
D. 复合溃疡
E. 多发溃疡

32. 患者，女性，42 岁。间断性上腹痛 2 年，疼痛多在餐前，进食后缓解。查体：腹平软，剑下偏右压痛。钡透：十二指肠球部变形。此患者最可能是
A. 十二指肠球炎
B. 慢性胃炎
C. 十二指肠球后溃疡
D. 十二指肠球部溃疡
E. 非溃疡性消化不良

33. 患者，男性，40 岁。间歇性上腹痛 3 年。近日出现呕吐，吐后自觉舒适，吐物有酸臭味。查体：上腹饱满，有振水音。诊断可能为
A. 消化性溃疡并幽门梗阻
B. 十二指肠淤滞症
C. 胃癌
D. 急性胃炎
E. 神经性呕吐

34. 患者，男性，48 岁。1 周来上腹痛、反酸。今日中午疼痛加重，3 小时后呕血约 200ml，呕血后疼痛减轻。可能是哪种疾病
A. 急性胃炎
B. 慢性胃炎
C. 消化性溃疡
D. 应激性溃疡
E. 肝硬化

35. 患者，女性，35 岁。2 个月来每于饭前上腹痛进食缓解、反酸。钡透：十二指肠球变形，局部压痛。考虑可能是什么疾病

A. 胃溃疡
B. 十二指肠球溃疡
C. 十二指肠球后溃疡
D. 复合性溃疡
E. 巨大溃疡

36. 患者，女性，40 岁。3 月来饥饿时感上腹痛，进食缓解，有时反酸。查体：剑下偏右压痛。可能的疾病是
A. 胃溃疡
B. 十二指肠球炎
C. 十二指肠溃疡
D. 浅表性胃炎
E. 应激性溃疡

37. 患者，男性，38 岁。间歇性上腹痛 2 年，受凉后加重，嗳气。近 2 天疼痛加重，突然呕血 500ml，继而排黑粪 200ml，出血后腹痛缓解。其最可能的出血原因是
A. 胃癌
B. 消化性溃疡
C. 慢性胃炎
D. 急性胃黏膜病变
E. 食管静脉曲张破裂

38. 患者，女性，30 岁。反复上腹痛 3 年，近日腹胀伴呕吐，吐物量多，有隔餐食物。抗酸治疗无效。查体：上腹有振水音。最可能的诊断是
A. 胃黏膜脱垂症
B. 十二指肠淤滞症
C. 消化性溃疡并幽门梗阻
D. 胃癌
E. 胃下垂

39. 患者，男性，35 岁。饱食后突发持续性疼痛，扩散至全腹。X 线检查膈下新月形气体。诊断为
A. 急性胰腺炎
B. 绞窄性肠梗阻
C. 胃十二指肠溃疡穿孔
D. 急性阑尾炎穿孔
E. 急性化脓性胆管炎

【A_3/A_4 型题】

（40~41 题共用题干）

患者，男性，36 岁。1 周来上腹痛，反酸，2 小时前疼痛加重，继呕血约 200ml，呕血后疼痛减轻。

40. 考虑是哪种疾病
A. 急性胃炎
B. 消化性溃疡
C. 慢性胃炎
D. 胃癌
E. 应激性溃疡

41. 如为确诊出血原因，应立即做哪项检查
A. 紧急胃镜检查
B. 紧急钡透
C. 胃液分析
D. 急查血常规
E. 急查便隐血试验

（42~44 题共用题干）

患者，男性，32 岁。饱食后突感右上腹部剧痛，迅速转移到右下腹和下腹部，伴恶心，呕吐不能减轻腹痛。发病 6 小时来院急诊。体检：痛苦貌，血压 90/60mmHg，脉搏 120 次/分，全腹肌紧张、压痛、反跳痛，以上腹和右上腹部为著，肠鸣音消失，肝浊音界存在，白细胞 16×10^9/L，中性 0.9。

42. 最可能的诊断是
A. 肠扭转
B. 十二指肠溃疡急性穿孔
C. 急性胆囊炎伴穿孔
D. 急性胰腺炎
E. 阑尾炎穿孔致腹膜炎

43. 为明确诊断首先要进行
A. 血清淀粉酶测定
B. 急诊钡餐造影
C. 急诊静脉胆道造影
D. 腹部立位平片
E. 腹腔穿刺

44. 经检查决定剖腹手术，术前准备中最关键的措施是
A. 禁食
B. 插胃管，胃肠减压
C. 半卧位
D. 应用抗生素
E. 补液，输血

第二十节　肝　硬　化

【A_1 型题】

1. 我国引起肝硬化的最常见的原因是
A. 酒精中毒
B. 营养障碍
C. 病毒性肝炎
D. 胆汁淤积
E. 循环障碍

2. 肝硬化失代偿期突出的临床表现是
A. 食管-胃底静脉曲张
B. 全血细胞减少
C. 腹腔内出现漏出液
D. 皮肤色泽变黑
E. 消瘦、贫血、营养不良

3. 肝硬化肝实质损害的最重要依据是
A. 血清胆红素增加
B. 胆固醇降低
C. 清蛋白减少，凝血酶原时间延长
D. 透明质酸增加
E. 血氨升高

4. 肝硬化早期诊断最可靠的方法是
A. 肝功能检查
B. B 超检查
C. 腹腔镜直视下活检
D. CT

E. 食管钡餐透视
5. 肝硬化患者近日发热，全腹压痛，抽出腹水混浊，为有效合理治疗，应尽快采取的措施为
A. 腹水细菌培养
B. 血细菌培养
C. 腹水涂片染色查细菌
D. 腹部平片
E. 抗生素早期联合应用
6. 肝硬化腹水患者进水量应限制在每天
A. 500ml 左右
B. 750ml 左右
C. 1000ml 左右
D. 1250ml 左右
E. 1500ml 左右
7. 哪项措施用于肝硬化食管静脉破裂出血治疗是错误的
A. 吗啡镇静
B. 输新鲜血
C. 垂体后叶素
D. 内镜下注射硬化剂
E. 普萘洛尔口服或硝酸甘油舌下含服

【A_3/A_4 型题】

（8~10 题共用题干）

患者，男性，48 岁。乙型肝炎病史 10 年，因乏力、低热、腹胀、少尿来院就诊，检查发现巩膜黄染，腹部膨隆，有大量腹水存在。肝略缩小，脾大，超声显像见肝内纤维增殖，肝硬化结节形成，门静脉和脾静脉增宽，诊断为肝炎后肝硬化，门静脉高压症。

8. 下列哪项指标不能提示肝功能严重损害
A. 清蛋白明显降低
B. 转氨酶明显增高
C. 重度黄疸
D. 大量腹水
E. 扑翼样震颤
9. 对该患者不适当的治疗措施为
A. 卧床休息
B. 忌盐饮食
C. 给予复方氨基酸和白蛋白
D. 合并应用留钾和排钾利尿剂
E. 反复多次抽取腹水
10. 如果治疗不当（如上题）可能会出现
A. 上消化道出血
B. 低蛋白血症
C. 肝性脑病
D. 代谢性酸中毒
E. 高钾血症

第二十一节　炎症性肠病

【A_1 型题】

1. Crohn 病最常见的临床表现是
A. 腹痛、腹泻
B. 高热
C. 肠梗阻
D. 腹部肿块
E. 肛门直肠周围病变
2. 依据 WHO 标准可疑诊为 Crohn 病的是
A. 区域性肠道病变，黏膜呈铺路石样改变
B. 非连续性肠道病变，伴纵行溃疡
C. 全层性炎症性肠道病变伴肿块及狭窄
D. 节段性肠道病变，纵行溃疡及全层性炎
E. 非连续性肠道病变，全层性炎及非干酪性肉芽肿
3. 下列哪项不是溃疡性结肠炎的治疗原则
A. 控制急性发作
B. 缓解病情
C. 减少复发
D. 防止并发症
E. 早期手术切除全结肠可根治本病
4. 溃疡型结肠炎最严重的并发症是
A. 结肠假息肉形成
B. 结肠狭窄
C. 瘘管形成
D. 中毒性巨结肠
E. 肛门直肠周围脓肿
5. 溃疡性结肠炎患者容易并发中毒性巨结肠的情况是
A. 重症患者接受激素治疗时
B. 重症患者接受水杨酸柳氮磺吡啶治疗时
C. 重症患者接受胆碱受体拮抗剂时
D. 重症患者接受抗生素治疗时
E. 重症患者接受全胃肠道外营养治疗时
6. 里急后重症状最常见于
A. Crohn 病
B. 溃疡性结肠炎
C. 溃疡型肠结核
D. 增生型肠结核
E. 血吸虫病
7. 对溃疡性结肠炎最有价值的诊断方法是
A. 临床表现
B. 便常规
C. X 线钡剂灌肠
D. 血清 α_2球蛋白测定
E. 结肠镜检查
8. 有关糖皮质激素治疗溃疡性结肠炎的说法，正确的是
A. 柳氮磺吡啶治疗无效时应用激素治疗效果亦差
B. 特别适合于重型活动性溃疡性结肠炎
C. 不可用于灌肠治疗
D. 不可与柳氮磺吡啶联合治疗
E. 可以作为试验性治疗用于

溃疡性结肠炎的鉴别诊断

9. 克罗恩病的主要手术指征是
A. 营养不良、体重减轻
B. 严重腹泻
C. 持续性粪潜血阳性
D. 疑有恶变
E. 合并结肠息肉

10. 溃疡性结肠炎临床表现正确的是
A. 一般无腹痛
B. 腹泻和黏液脓血便
C. 血清 α_2球蛋白增加
D. 不会出现肠外表现
E. 多数伴高热

11. 关于溃疡性结肠炎的病理改变错误的是
A. 病变呈广泛浅小溃疡
B. 病变常侵入肌层易出现穿孔及巨结肠
C. 炎症反复发作可形成炎性息肉
D. 病变反复发作可致结肠变形缩短
E. 溃疡性结肠炎可出现癌变

12. 下列哪项不是溃疡性结肠炎的X线表现
A. 肠壁边缘呈锯齿样
B. 结肠袋消失，肠壁变硬
C. 病变部位呈跳跃征象
D. 肠腔见圆或卵圆形充盈缺损
E. 肠管缩短，肠腔变窄，呈铅管状

13. 重型溃疡性结肠炎首选的药物是
A. 肾上腺糖皮质激素
B. 水杨酸偶氮磺胺吡啶
C. 免疫抑制剂
D. 抗生素
E. 乳酸杆菌制剂

14. 依据世界卫生组织标准，可确诊为Crohn病的是
A. 区域性肠道病变，黏膜呈铺路石样改变
B. 非连续性肠道病变伴纵行溃疡
C. 全层性炎症性肠道疾病伴肿块及狭窄
D. 节段性肠道病变，纵行溃疡
E. 非连续性肠道病变，全层性炎症及非干酪性肉芽肿

15. 下列哪项不是溃疡性结肠炎的手术适应证
A. 中毒性巨结肠
B. 肠穿孔
C. 癌变
D. 暴发型溃疡性结肠炎
E. 脓肿和瘘管形成

16. 对Crohn病最有诊断意义的病理改变是
A. 肠腺隐窝脓肿
B. 炎性息肉
C. 肠瘘形成
D. 肠壁非干酪性上皮样肉芽肿
E. 肠系膜淋巴结肿大

17. 典型溃疡性结肠炎患者粪便的特点是
A. 稀水样便
B. 黏液便
C. 蛋花汤样便
D. 糊状便
E. 黏液脓血便

18. 克罗恩病的最常见并发症是
A. 脓毒症休克
B. 结肠大出血
C. 肠梗阻
D. 急性肠穿孔
E. 癌变

19. 结肠Crohn病的首选治疗药物
A. 甲硝唑
B. 柳氮磺吡啶
C. 阿莫西林
D. 泼尼松
E. 硫唑嘌呤

【A_2型题】

20. 患者，男性，36岁。半年来时有腹泻与便秘，3个月来腹部有隐痛，近两天大量便鲜血。直肠指诊和腹部触诊没有发现异常，X线钡透检查见，距肛门约25cm处肠腔有约4.0cm，充盈缺损，近端肠腔有扩张。诊断应考虑为
A. 直肠壶腹癌
B. 升结肠结核
C. 乙状结肠癌
D. 降结肠结核
E. 溃疡性结肠炎

21. 患者，男性，36岁。1年来反复出现脓血便，抗生素系统治疗无效。结肠镜检查发现病变位于直肠和乙状结肠，黏膜弥漫性充血水肿，颗粒不平、质脆，血管纹理消失。最可能的诊断是
A. 结肠癌
B. 溃疡性结肠炎
C. 细菌性痢疾
D. 克罗恩病
E. 肠结核

22. 患者，男性，30岁。近5年腹泻，多次细菌培养阴性，结肠镜检查见直肠、乙状结肠黏膜血管纹理模糊，黏膜细颗粒状，Hb110g/L。下面哪项治疗是适当的
A. 禁食
B. 静脉高营养
C. 输血
D. 肾上腺糖皮质激素
E. 水杨酸制剂

23. 患者，女性，29岁。反复发作脓血便，伴膝关节疼痛，多次细菌培养阴性。X线钡剂检查示乙状结肠袋消失，管壁平滑变硬，肠管缩短，肠腔狭窄。下列哪种诊断可能性大
A. Crohn病
B. 溃疡性结肠炎
C. 结肠过敏
D. 肠结核
E. 慢性细菌性痢疾

24. 患者，男性，25岁。腹泻5年，2次/日，伴里急后重感，偶有便血，无发热，粪

细菌培养阴性。肠镜检查：乙状结肠血管纹理不清，黏膜颗粒状，轻触易出血。下列可能的诊断是
A. 肠道功能紊乱
B. 溃疡性结肠炎中度
C. 溃疡性结肠炎轻度
D. 溃疡性结肠炎重度
E. Crohn 病

25. 患者，女性，40 岁。腹泻 7 年，7~8 次/日，便血伴低热。血常规 Hb＜100g/L，红细胞沉降率>30mm/h。结肠镜检查见乙状结肠多发性散在分布溃疡，边缘不规则。诊断应为
A. 溃疡性结肠炎轻度
B. 溃疡性结肠炎中度
C. 溃疡性结肠炎重度
D. Crohn 病
E. 肠伤寒

26. 患者，女性，42 岁。腹泻 7 年，4~5 次/日，间断便血，有腹痛—便意—便后缓解的规律。曾在某医院诊断为溃疡性结肠炎，本次结肠镜检查：黏膜光滑，血管纹理清晰。诊断应为
A. 肠道功能紊乱
B. 疑诊溃疡性结肠炎
C. 确诊溃疡性结肠炎轻度
D. 确诊溃疡性结肠炎中度
E. Crohn 病

【B_1 型题】

（27~28 题共用备选答案）
A. 病变多累及回肠末端及邻近结肠
B. 病变多累及直肠及乙状结肠
C. 病变主要累及回盲部
D. 病变主要侵犯横结肠
E. 病变以空肠为主

27. Crohn 病
28. 溃疡结肠炎

（29~30 题共用备选答案）
A. X 线钡剂灌肠示结肠呈铅管样
B. X 线钡餐检查示回肠末端呈线样征
C. X 线钡餐检查示肠黏膜纵行性溃疡，鹅卵石征
D. X 线钡餐透视示盲肠充盈缺损肠腔狭窄
E. X 线钡餐示盲肠运动加速，结肠袋加深，张力增强

29. Crohn 病
30. 溃疡性结肠炎

第二十二节　慢性肾衰竭

【A_1 型题】

1. 慢性肾衰竭患者贫血的主要原因是
A. 失血
B. 促红细胞生成素减少
C. 缺铁
D. 低蛋白血症
E. 恶心、呕吐

2. 慢性肾衰竭恶化的常见诱因，应除外的是
A. 感染、发热
B. 外伤、失血
C. 呕吐伴腹泻
D. 血尿酸或血钙过低
E. 心力衰竭

3. 慢性肾衰竭患者发生纤维性骨炎的主要原因是
A. 尿钙排泄增多
B. 继发性甲状旁腺功能亢进
C. 尿磷排泄减少
D. 营养不良和低蛋白血症
E. 活性维生素

第二十三节　贫血概论

【A_1 型题】

1. 根据国内标准，血红蛋白测定值下列哪项可诊断为贫血
A. 成年男生低于 130g/L
B. 成年女性低于 110g/L
C. 妊娠期低于 105g/L
D. 哺乳期低于 115g/L
E. 初生儿至 3 个月低于 150g/L

2. 根据病因及发病机制贫血可分为
A. 红细胞生成减少、造血功能不良两类
B. 红细胞生成减少、造血功能不良及红细胞破坏过多三类
C. 红细胞生成减少、红细胞破坏过多及失血三类
D. 红细胞生成减少、溶血，失血，再障及缺铁等五类
E. 红细胞生成减少、红细胞过度破坏、失血及造血功能不良四类

3. 按贫血的病因机制下列哪项组合是错误的
A. 红细胞破坏过多-慢性感染性贫血
B. 红细胞生成减少-再生障碍性贫血
C. 红细胞慢性丢失过多-缺铁性贫血
D. 骨髓红细胞生成被干

扰-伴随白血病的贫血
E. 造血原料缺乏-巨幼红细胞贫血
4. 关于贫血的病理生理基础，下列哪项是错误的
A. 红细胞内 2,3-DPG 含量减少
B. 心脏扩大，脉压加大
C. 性功能减退，月经紊乱
D. ST 段压低，T 波倒置
E. 多尿

第二十四节　缺铁性贫血

【A_1 型题】

1. 在下列缺铁性贫血的临床表现中，属于组织缺铁表现的是
A. 头晕
B. 视物模糊
C. 心悸
D. 异食癖
E. 气短
2. 缺铁性贫血的血象特点是
A. RBC 减少比 Hb 减少明显
B. 粒细胞分叶多
C. MCH<32pg
D. 红细胞中央淡染区大
E. 粒细胞左移
3. 体内缺铁初期的最早、最可靠的诊断依据是
A. 典型的小细胞低色素性贫血血象
B. 血清总铁结合力增高
C. 血清铁减低
D. 骨髓贮存铁减少或缺乏
E. 血清转运铁蛋白饱和度下降
4. 早期缺铁性贫血形态学改变为
A. 小细胞正色素性贫血
B. 小细胞低色素性贫血
C. 正细胞正色素性贫血
D. 大细胞性贫血
E. 以上全不是
5. 缺铁性贫血的改变顺序是
A. 低血清铁-骨髓贮存铁减少-贫血
B. 低血清铁-贫血-骨髓贮存铁减少
C. 骨髓贮存铁减少-贫血-低血清铁
D. 贫血-骨髓贮存铁减少-低血清铁
E. 骨髓贮存铁减少-低血清铁-贫血
6. 下列哪项结果诊断缺铁性贫血最有意义
A. 红细胞平均体积降低
B. 红细胞平均血红蛋白浓度降低
C. 红细胞平均直径变小
D. 血清铁降低
E. 骨髓象幼红细胞增生活跃
7. 血清铁减低，总铁结合力增高及转运铁蛋白饱和度减低见于
A. 地中海贫血
B. 感染性贫血
C. 缺铁性贫血
D. 再生障碍性贫血
E. 铁粒幼细胞性贫血

【A_2 型题】

8. 贫血患者血红蛋白 50g/L，血细胞比容 20%，白细胞 $4.8\times10^9/L$，网织红细胞 2%，红细胞平均体积 76fl，红细胞平均血红蛋白浓度（MCHC）0.24，血小板 $120\times10^9/L$。最可能的诊断是
A. 甲状腺功能减退所致贫血
B. 再生障碍性贫血
C. 溶血性贫血
D. 缺铁性贫血
E. 巨幼细胞贫血
9. 患者，女性，24 岁。贫血 1 年，血红蛋白 80g/L，红细胞 $3.0\times10^{12}/L$，网织红细胞 0.027，白细胞、血小板正常，经用铁剂治疗 7 天后，血红蛋白不升，网织红细胞 0.043。最可靠的诊断是
A. 巨幼细胞贫血
B. 缺铁性贫血
C. 铁粒幼细胞性贫血
D. 溶血性贫血
E. 以上都不是
10. 患者，女性，34 岁。妊娠 6 个月，既往月经过多。查：血红蛋白 75g/L，红细胞 $3.3\times10^{12}/L$，网织红细胞 0.02，血清铁 460μg/L，总铁结合力 4600μg/L，血清总胆红素 2.0μmol/L。最大可能诊断是
A. 失血性贫血
B. 妊娠期巨幼红细胞贫血
C. 缺铁性贫血
D. 溶血性贫血
E. 铁粒幼细胞性贫血
11. 患者，女性，18 岁。1 年来逐渐面色苍白，无力。检查：血红蛋白 50g/L，白细胞 $5.0\times10^9/L$，血清铁 400μg/L。最可能的诊断是
A. 感染性贫血
B. 巨幼细胞贫血
C. 缺铁性贫血
D. 再生障碍性贫血
E. 溶血性贫血
12. 患者，男性，35 岁。胃区常隐痛 3 年，与饮食有关，间有黑粪。检查：血红蛋白 75g/L，红细胞 $3.1\times10^{12}/L$，白细胞 $5.9\times10^9/L$，血小板 $130\times10^9/L$。患者贫血最大可能是以下哪种
A. 营养不良性贫血
B. 缺铁性贫血

C. 慢性肝病贫血
D. 巨幼细胞贫血
E. 溶血性贫血

第二十五节 再生障碍性贫血

【A_1型题】

1. 下列哪项血液学改变符合再生障碍性贫血（再障）诊断
   A. 网织红细胞绝对数正常
   B. 凝血酶时间延长
   C. 凝血时间延长
   D. 中性粒细胞碱性磷酸酶计分增加
   E. 骨髓涂片可见幼红细胞，有巨幼红样变
2. 下列关于再障的实验室检查中，哪项正确
   A. 网织红细胞绝对计数慢性再障时增加
   B. 贫血属正细胞，正色素
   C. NAP积分降低
   D. 淋巴细胞百分率，绝对值均增加
   E. 血块退缩功能正常
3. 再障最主要的诊断依据是
   A. 全血细胞减少，有出血或感染表现
   B. 网织红细胞减少
   C. 骨髓增生不良
   D. 肝、脾淋巴结不肿大
   E. 铁剂叶酸治疗无效
4. 再障的病理改变哪项是正确的
   A. 全身红髓容量增多
   B. 呈离心性损害
   C. 组织切片可见造血细胞每平方毫米的数目减少
   D. 全身淋巴组织轻度增生
   E. 超微结构无明显的异常
5. 下列哪项不符合再障
   A. 发热、贫血、出血倾向
   B. 骨髓增生低下
   C. 红系、白系及血小板有两系以上减少
   D. 无淋巴结肿大
   E. 偶见局灶巨核细胞增多
6. 下列实验室检查结果中，支持再生障碍性贫血的是
   A. 外周血出现有核红细胞
   B. 外周血淋巴细胞比例减低
   C. 中性粒细胞碱性磷酸酶积分减低
   D. 骨髓中巨核细胞减低
   E. 骨髓中非造血细胞减低
7. 关于再障下列哪项不正确
   A. 骨髓增生低下
   B. 铁剂、叶酸治疗无效
   C. 浆细胞、单核淋巴细胞等非造血细胞增多
   D. 巨核细胞数量减少
   E. 慢性病例，贫血、感染、出血较轻
8. 再障血象及骨髓象特点是
   A. 呈全血细胞减少，少数呈两系细胞或血小板减少
   B. 细胞大小不等，中心淡染区扩大
   C. 可见巨核细胞增多，血片中血小板计数减少，可见畸形血小板
   D. 粒细胞停滞于早幼粒阶段，胞质中颗粒粗大
   E. 骨髓增生活跃，但巨核细胞减少
9. 慢性再生障碍性贫血患者出现酱油色尿，为与PNH鉴别，最特异的诊断性检查是
   A. 热溶血试验
   B. 蔗糖溶血试验
   C. 酸溶血试验
   D. 荧光斑点试验
   E. 抗人球蛋白试验
10. 慢性再障的治疗首选
    A. 丙酸睾酮肌注
    B. 造血干细胞移植
    C. 维生素B_{12}肌注
    D. 抗胸腺球蛋白
    E. 肾上腺糖皮质激素口服
11. 急性重型再障患者发生感染最多见于
    A. 皮肤、黏膜
    B. 呼吸道
    C. 颅内
    D. 肛周感染
    E. 肠道
12. 用于治疗再生障碍性贫血
    A. 切脾术
    B. 糖皮质激素
    C. 雄激素
    D. 右旋糖酐铁注射
    E. 输血

【A_3/A_4型题】

（13～16题共用题干）

患者，女性，18岁。发热、鼻出血、皮肤紫癜2周，舌尖可见血疱，双下肢可见瘀斑，浅表淋巴结及肝、脾未及，胸骨压痛阴性，血红蛋白52g/L，白细胞2.0×10^9/L，分类中性0.24，淋巴0.75，嗜碱粒0.01，血小板22×10^9/L，网织红细胞0.1%，胸部X线片示右下肺炎。

13. 本例最可能的诊断是
    A. 脾功能亢进
    B. 再生障碍性贫血
    C. 淋巴瘤
    D. 慢性髓细胞白血病
    E. 多发性骨髓瘤
14. 明确诊断应先做哪一项检查
    A. B超
    B. 硫酸亚铁或右旋糖酐铁
    C. 骨髓检查
    D. MRI
    E. 放射性核素骨扫描
15. 治疗应积极考虑使用
    A. 叶酸，维生素B_{12}
    B. 硫酸亚铁或右旋糖酐铁

C. 维生素 C，雄激素
D. 同种异基因造血干细胞移植
E. 促红细胞生成素

16. 关于该患者的预后，哪项描述是正确的
A. 不积极治疗多于 6~12 个月内死亡
B. 较好，生存期长
C. 一般治疗即可缓解症状
D. 骨髓有病态造血者部分可转变为白血病
E. 有染色体异常者预后不良

第二十六节 白 血 病

【A_1 型题】

1. 诊断急性白血病的依据主要是
A. 全血细胞减少
B. 发热、感染、出血、肝脾大
C. 外周血可见幼稚细胞
D. 骨髓增生极度活跃
E. 骨髓中出现大量原始细胞

2. 急性白血病经化疗后何种程度为完全缓解
A. 贫血、出血缓解
B. 血象恢复正常
C. Auer 小体消失
D. 体温恢复正常
E. 白血病症状、体征消失，血象、骨髓象恢复正常

3. 急性淋巴细胞白血病首选治疗方案是
A. DA 或 HA
B. VP
C. HOAP
D. 小剂量阿糖胞苷
E. 门冬酰胺酶

4. 急性白血病发生贫血的最主要因素是
A. 骨髓造血受白血病细胞干扰
B. 脾脏大，破坏红细胞过多
C. 化疗后胃肠功能紊乱，营养缺乏
D. 严重皮肤黏膜及内脏出血
E. 产生抗红细胞抗体

5. 急性白血病出血的主要原因是
A. DIC
B. 血小板减少
C. 纤维蛋白溶解
D. AT-Ⅲ减少
E. 小血管被白血病细胞浸润破坏

6. 易发生 DIC 的白血病是
A. AML-M_1
B. ALL-L_2
C. AML-M_5
D. AML-M_3
E. CML-BC

7. 急性白血病骨髓移植治疗错误的是
A. 应采用 HLA 匹配的同胞异基因骨髓
B. 应在第一次化疗缓解后进行
C. 应及早进行，与年龄性别无关
D. 可选择自体干细胞移植
E. 异基因骨髓移植可能治愈急性白血病

8. 下列哪项符合急性淋巴细胞性白血病
A. 为儿童最多见的急性白血病
B. 中枢神经系统白血病少见
C. 化疗效果差
D. 易发生 DIC 出血严重
E. 与 EB 病毒感染有关

9. 下列哪项符合 AML-M_3的特点
A. 过氧化物酶阴性
B. 无 Auer 小体
C. 非特异酯酶阴性
D. 苏丹黑染色阴性
E. 糖原 PAS 反应（+）或成块或颗粒状

【A_2 型题】

10. 患者，男性，30 岁。病史 2 周，贫血伴周身出血点，浅表淋巴结不增大，胸骨压痛（+），肝脏轻度增大，外周血白细胞 25×10^9/L，可见幼稚细胞，血小板 50×10^9/L，血红蛋白 40g/L。该患者最可能的诊断是
A. 败血症
B. 再生障碍性贫血
C. 过敏性紫癜
D. 急性白血病
E. 恶性淋巴瘤

11. 患者，男性，25 岁。发热、牙龈出血、皮肤瘀斑 5 天，胸骨压痛明显，肝、脾肋下可触及。血红蛋白 70g/L，白细胞 50×10^9/L，血小板 20×10^9/L。骨髓：原始细胞占 90%，POX（-），PAS 阳性呈粗颗粒状，非特异性酯酶阴性，血清溶菌酶正常。诊断为
A. 急性粒细胞白细胞
B. 急性早幼粒细胞白血病
C. 急性单核细胞白血病
D. 急性淋巴细胞白血病
E. 急性红白血病

12. 患者，女性，20 岁。头昏、乏力、鼻出血伴牙龈出血 1 周。Hb 82g/L，WBC 45×10^9/L，血小板 25×10^9/L，骨髓增生极度活跃，原始细胞 50%，早幼粒细胞 21%，POX 强阳性，NAP 阴性，非特异性酯酶部分呈阳性反应，不被 NaF 抑制，确诊急性非淋巴细胞白血病。其 FAB 分型是
A. M_2

B. M_1
C. M_4
D. M_3
E. M_5

13. 患者，男性，30岁。发热、出血、贫血、齿龈增生，全血细胞减少，骨髓增生极度活跃，原始细胞占85%，过氧化物酶（+），非特异性酯酶（+++）。诊断为
A. 急淋L_2型
B. 急粒M_1型
C. 急粒M_5型
D. 急粒M_3型
E. 急粒M_6型

14. 患者，男性，16岁。发热，贫血，出血，肝、脾大，全血细胞减少，骨髓原始细胞占90%，POX（-），非特异性酯酶（-）。诊断为
A. 急淋白血病
B. 慢粒白血病
C. 急粒白血病M3型
D. 慢淋白血病
E. 淋巴瘤

15. 患者，女性，20岁。病史10天，发热，贫血，出血，肝、脾轻度大，颈部淋巴结肿大，伴关节痛。血红蛋白60g/L，白细胞35×10^9/L，血小板80×10^9/L。首先考虑
A. 风湿热
B. 病毒感染
C. 急性白血病
D. 淋巴病
E. SLE

【A_3/A_4型题】

（16～18题共用题干）

患者，男性，36岁。5天前发热、咽痛，应用抗生素治疗无效，颈部浅表淋巴结肿大，咽部充血。扁桃体Ⅱ度肿大，下肢少许瘀斑。白细胞16.6×10^9/L，原始细胞60%，血红蛋白80g/L，血小板34×10^9/L。

16. 最可能的诊断是
A. 特发性血小板减少性紫癜
B. 缺铁性贫血
C. 再生障碍性贫血
D. 溶血性贫血
E. 急性白血病

17. 查体应特别注意的体征是
A. 睑结膜苍白
B. 胸骨压痛
C. 浅表淋巴结肿大
D. 皮肤出血点
E. 心脏杂音

18. 为明确诊断应做的检查是
A. 血小板抗体
B. 血清铁蛋白
C. 骨髓扫描
D. 淋巴结活检
E. 骨髓涂片细胞学检查

【B_1型题】

（19～22题共用备选答案）
A. 可见Auer小体
B. 红细胞大小不等，中心淡染区扩大
C. 细胞中含粗大嗜天青颗粒比例≥30%
D. 骨髓增生低下，造血细胞减少
E. 红细胞中有染色质小体

19. 再生障碍性贫血
20. 缺铁性贫血
21. 急性粒细胞白血病
22. 急性早幼粒细胞白血病

第二十七节 淋巴瘤

【A_1型题】

1. 属于T细胞淋巴瘤的是
A. 边缘区淋巴瘤
B. 滤泡性淋巴瘤
C. 套细胞淋巴瘤
D. 间变大细胞淋巴瘤
E. Brukitt淋巴瘤

2. 对霍奇金淋巴瘤最具诊断意义的细胞是
A. R-S细胞
B. 霍奇金细胞
C. 陷窝细胞
D. 多形性瘤细胞
E. 嗜酸性细胞

3. 非霍奇金淋巴瘤的病理类型中，属于中度恶性的是
A. 滤泡性小裂细胞型
B. 小无裂细胞型
C. 弥漫性小裂细胞型
D. 免疫母细胞型
E. 小淋巴细胞型

4. 淋巴瘤最有诊断意义的临床表现是
A. 肝脾大
B. 长期周期性发热
C. 盗汗、体重减轻
D. 无痛性淋巴结肿大
E. 局限性淋巴结肿大并有粘连

【A_2型题】

5. 患者，男性，40岁。2个月来左颈部淋巴结进行性肿大，无痛，周期性发热，消瘦，近1周上胸部水肿，颈粗，淋巴结活检有R-S细胞，胸片示纵隔有肿块，选择哪种治疗显效最快
A. MOPP
B. 肾上腺皮质激素加长春新碱
C. 放射治疗
D. 苯丁酸氮芥
E. 多柔比星（阿霉素）

6. 患者，男性，56岁。左颈淋巴

结肿大，伴发热。检查：弥漫性混合性细胞淋巴瘤，左腹股沟淋巴结 2cm×2cm 大小，无压痛，脾肋下 2cm。骨髓：淋巴瘤细胞 0.12，诊断属何期

A. Ⅰ

B. Ⅱ

C. ⅢE

D. ⅢS

E. Ⅳ

7. 患者，女性，22 岁。右颈部肿块 1 个月，无发热，病理检查为大细胞性淋巴瘤，骨髓活检未见淋巴瘤细胞，应选择哪种治疗方案

A. CHOP

B. 局部照射

C. 全淋巴结照射

D. 化疗+局部放疗

E. 扩大照射

【A_3/A_4 型题】

（8~11 题共用题干）

患者，男性，35 岁。高热，皮肤瘙痒半月，右颈及锁骨上淋巴结肿大，无压痛，互相粘连，血红蛋白 90g/L，白细胞 10×10^9/L，中性 0.66，淋巴 0.24，骨髓涂片找到 R-S 细胞。

8. 最大可能诊断是

A. 结核性淋巴结炎

B. 慢性淋巴细胞白血病

C. 癌转移

D. 淋巴瘤

E. 风湿性疾病

9. 如需明确诊断首先应做的检查是

A. 肝脾 B 超

B. 腹部或全身 CT

C. 淋巴结活检

D. MRI

E. 中性粒细胞碱性磷酸酶测定

10. 首选的治疗方案是

A. 干扰素

B. 手术治疗

C. 放射治疗

D. 肿瘤坏死因子

E. 放疗+化疗

11. 常用的化疗方案是

A. ABVD

B. VDP

C. 羟基脲

D. 苯丁酸氮芥

E. HA/DA

【B_1 型题】

（12~15 题共用备选答案）

A. CHOP

B. DA

C. 苯丁酸氮芥

D. ABVD

E. 羟基脲

12. 治疗霍奇金淋巴瘤

13. 治疗非霍奇金淋巴瘤

14. 治疗慢性髓细胞白血病

15. 治疗急性非淋巴细胞白血病

（16~17 题共用备选答案）

A. 小无裂细胞型

B. 滤泡性小裂细胞型

C. 弥漫性小裂细胞型

D. 滤泡性大细胞型

E. 弥漫性大细胞型

16. 属于低度恶性淋巴瘤的是

17. 属于高度恶性淋巴瘤的是

第二十八节 多发性骨髓瘤

【A_1 型题】

多发性骨髓瘤患者的临床表现不包括

A. 高钙血症

B. 病理性骨折

C. 高黏滞血症

D. 缺铁性吞咽困难综合征

E. 淀粉样变

第二十九节 原发免疫性血小板减少症（ITP）

【A_1 型题】

1. 原发免疫性血小板减少症（ITP）主要发病机制是

A. 脾脏吞噬血小板增多

B. 骨髓巨核细胞生成减少

C. 骨髓巨核细胞成熟障碍

D. 雌激素抑制血小板生成

E. 有抗血小板抗体

2. ITP 做骨髓检查的主要目的是

A. 证明有无巨核细胞增生

B. 证明有无幼稚巨核细胞

C. 证明有无血小板减少

D. 排除引起血小板减少的其他疾病

E. 上述均不是

3. 原发免疫性血小板减少症较少出现

A. 肌肉血肿

B. 鼻出血

C. 月经过多

D. 口腔黏膜出血

E. 皮肤瘀点

4. 关于 ITP 的概念，描述错误的是

A. 急性型 ITP 与感染因素有关

B. 血小板寿命缩短

C. 骨髓巨核细胞总数减少

D. 临床上是较常见的一种出血性疾病

E. 急性型 ITP 多见于儿童

【A_2 型题】

5. 患儿，女，12岁。鼻出血，躯干及四肢瘀点、瘀斑，发病前2周有感冒史，脾不大，血小板 20×10^9/L，出血时间12分钟，凝血时间正常，束臂试验阳性，PT正常，骨髓象增生，巨核细胞增多，幼稚型巨核细胞40%，产血小板型巨核细胞缺少。诊断为
   A. 再生障碍性贫血
   B. 急性ITP
   C. 急性白血病
   D. 过敏性紫癜
   E. 慢性ITP

【A_3/A_4 型题】

（6~8题共用题干）

患者，女性，26岁。10天来全身皮肤出血点伴牙龈出血来诊。化验：PLT 35×10^9/L，临床诊断为慢性原发免疫性血小板减少症（ITP）。

6. 支持ITP诊断的是
   A. 皮肤有略高出皮面的紫癜
   B. 面部蝶形红斑
   C. 口腔溃疡
   D. 下肢肌肉血肿
   E. 脾不大
7. 支持ITP诊断的实验室检查是
   A. 凝血时间延长
   B. 血块收缩良好
   C. 抗核抗体阳性
   D. 骨髓巨核细胞增多，产板型增多
   E. 骨髓巨核细胞增多，幼稚型增多
8. 该患者的首选治疗是
   A. 糖皮质激素
   B. 脾切除
   C. 血小板输注
   D. 长春新碱
   E. 达那唑

（9~12题共用题干）

患者，女性，26岁。牙龈出血伴月经过多1年。查体：双下肢可见散在出血点及紫癜，肝、脾不大。血红蛋白90g/L，白细胞 5.5×10^9/L，分类正常，血小板 25×10^9/L，尿常规正常。

9. 最可能的诊断为
   A. 急性白血病
   B. 过敏性紫癜
   C. 原发免疫性血小板减少症
   D. 再生障碍性贫血
   E. 缺铁性贫血
10. 明确诊断需做
   A. 骨髓检查
   B. 铁蛋白测定
   C. 出血时间
   D. Coombs试验
   E. 网织红细胞
11. 首选治疗为
   A. 输血小板浓缩液
   B. 抗纤溶药物
   C. 免疫抑制剂
   D. 肾上腺皮质激素
   E. 脾切除
12. 如治疗半年无效，可选用下列治疗，除了
   A. 脾切除
   B. 长春新碱1~2mg/次，每周1次连用4~6周
   C. 大剂量丙种球蛋白0.4g/kg，连用5天
   D. 血浆置换
   E. 骨髓移植

第三十节 血 友 病

【A_1 型题】

1. 凝血酶原时间（PT）正常见于
   A. 维生素K缺乏
   B. 慢性肝病肝功能失代偿
   C. 血友病
   D. 口服双香豆素
   E. 先天性V因子缺乏

【A_2 型题】

2. 患者，男性，16岁。3天来左膝关节肿胀。自幼于外伤后易出血不止。查体：皮肤黏膜未见出血及紫癜，出血时间为2分钟，凝血时间30分钟，凝血酶原时间正常。疾病分类应为
   A. 纤维蛋白生成障碍
   B. 凝血酶生成障碍
   C. 血小板异常
   D. 凝血活酶生成障碍
   E. 血管壁功能异常

【B_1 型题】

（3~6题共用备选答案）

A. 消耗性凝血障碍
B. 某些凝血因子合成减少
C. 血管壁超敏反应
D. 因子Ⅷ缺乏
E. 抗凝物质合成增多

3. 过敏性紫癜
4. 肝病出血倾向
5. DIC
6. 血友病

第三十一节 弥散性血管内凝血（DIC）

【A_1 型题】

1. 能同时启动内源和外源性凝血途径引起 DIC 的是
   A. 羊水栓塞
   B. 急性早幼粒细胞白血病
   C. 广泛创伤
   D. 大型手术
   E. 严重感染
2. 急性型 DIC 高凝期患者的治疗原则，除消除病因、治疗原发病外，应首先考虑
   A. 补充水与电解质
   B. 应用抗血小板药物
   C. 积极抗纤溶治疗
   D. 及早应用肝素
   E. 输注全血或血浆

【A_2 型题】

3. 患者，男性，34 岁。诊断急粒白血病 M_3，化疗时突发 DIC，并迅速发展到消耗性低凝期，下列检查结果，哪项是不符合的
   A. 血小板数明显减少
   B. 凝血酶原时间缩短
   C. 纤维蛋白原浓度降低
   D. 血小板因子 4 水平增高
   E. 抗凝血酶Ⅲ水平减低

【A_3/A_4 型题】

（4~7 题共用题干）

患者，男性，68 岁。发热伴咳嗽 1 周，表情淡漠，气急，近 2 天全身散在出血点及瘀斑，血压 60/40mmHg（8.0/5.3kPa），血红蛋白 120g/L，白细胞 12×10^9/L，血小板 30×10^9/L，血涂片可见少量红细胞碎片，凝血酶原时间 18 秒（对照 13 秒），骨髓穿刺示增生活跃，巨核细胞多。

4. 患者最可能的诊断是
   A. 再生障碍性贫血
   B. 急性白血病
   C. Evans 综合征
   D. DIC
   E. 过敏性紫癜
5. 应进一步做哪项检查
   A. 血小板功能测定
   B. D-二聚体测定或 3P 试验
   C. 造血祖细胞培养
   D. 染色体
   E. 束臂试验
6. 考虑与肝病有关，还需做
   A. 肝脾 B 超
   B. 腹部 CT
   C. FDP
   D. Ⅱ、Ⅶ、Ⅸ、Ⅹ因子测定
   E. 肝功能
7. 最合适的治疗方法是
   A. CTX+VCR
   B. 氨甲苯酚+大量维生素 C
   C. 雄激素+抗生素
   D. 皮质激素
   E. 肝素

第三十二节 甲状腺功能亢进症

【A_1 型题】

1. 妊娠早期合并甲状腺功能亢进（甲亢）最有意义的指标是
   A. 甲状腺肿大
   B. 多食，心率快
   C. TT_3，TT_4升高
   D. 消瘦
   E. FT_3，FT_4升高
2. 甲亢患者突然出现下肢不能动，最可能的是下列哪种疾病
   A. 重症肌无力
   B. 周期性瘫痪
   C. 周围神经炎
   D. 甲亢性肌病
   E. 肌营养不良症
3. 甲亢时最具有诊断意义的体征是
   A. 心率加快，第一心音亢进
   B. 弥漫性甲状腺肿伴血管杂音
   C. 突眼
   D. 脉压增大
   E. 心脏增大
4. 原发性甲亢是指
   A. 甲状腺肿大的同时，出现功能亢进症状
   B. 在甲状腺肿的基础上并发功能亢进症状
   C. 在结节性甲状腺肿的基础上并发功能亢进症状
   D. 自主性甲状腺肿（高功能腺瘤）
   E. 先出现甲状腺肿大，后出现甲亢症状
5. 甲状腺功能亢进诊断主要依靠
   A. 临床表现
   B. 基础代谢率测定
   C. 放射性碘摄取试验
   D. 甲状腺扫描
   E. PBI 测定（血清蛋白结合碘）

第三十三节 甲状腺结节

【A_1型题】

1. 鉴别甲状腺单发结节为良性或恶性时，下述哪项最重要
   A. 详细的病史
   B. 确切的体检
   C. ^{131}I扫描
   D. 同侧扪到肿大淋巴结
   E. 穿刺细胞学检查
2. 手术中发现甲状腺病变为单发实质性结节，最好做
   A. 结节切除术
   B. 腺体大部切除术
   C. 全腺叶切除术
   D. 腺体大部切除加冰冻切片检查
   E. 颈部淋巴结清除术

【A_2型题】

3. 患者，女性，16岁。1个月前出现食量明显增加，不到就餐时间便出现饥饿，近来经常与同学争吵，检查发现右侧甲状腺部有一直径2cm结节，SPECT检查报告为热结节，另一有诊断意义的检查是
   A. 心电图检查
   B. 血糖测定
   C. FT_3，FT_4，TSH测定
   D. 血脂检查
   E. TGA，MCA测定

【A_3/A_4型题】

（4~6题共用题干）

患者，男性，30岁。右侧甲状腺单发结节，质硬，生长迅速，近1周伴声音嘶哑，ECT示右甲状腺冷结节。

4. 为明确诊断下列哪项检查最有意义
   A. 确切的体检
   B. 颈部X线摄片
   C. 穿刺细胞学检查
   D. 甲状腺B超
   E. 甲状腺CT
5. 如未能确诊，拟行手术，应采用何种术式
   A. 结节切除术
   B. 患侧腺体全切
   C. 颈部淋巴结清除术
   D. 患侧腺体大部切除加冰冻切片检查
   E. 患侧全切，峡部切除，对侧大部切除
6. 如病理报告为甲状腺乳头状癌，又无远处转移表现应采用何种术式
   A. 患侧全切加颈淋巴结清除
   B. 患侧全切，峡部切除，对侧大部切除
   C. 双侧甲状腺全部切除
   D. 患侧腺体大部切除，峡部切除
   E. 患侧腺体大部切除加颈淋巴结清除

第三十四节 原发性肾上腺皮质功能减退症

【A_1型题】

1. 原发性肾上腺皮质功能减退症的典型体征是
   A. 皮肤紫纹
   B. 轻度肥胖
   C. 皮肤、黏膜色素沉着
   D. 皮肤多汗及低热
   E. 脉率增快

【B_1型题】

（2~3题共用备选答案）

A. 皮肤色素加深
B. 皮肤色素变淡
C. 皮肤色素无变化
D. 皮肤色素脱失
E. 皮肤紫纹

2. 原发性肾上腺皮质功能减退症
3. 垂体功能减退所致继发性肾上腺皮质功能减退症

第三十五节 糖 尿 病

【A_1型题】

1. 判断糖尿病血糖控制程度的指标是
   A. 空腹血糖
   B. 饭后血糖
   C. 糖化血红蛋白
   D. 空腹血浆胰岛素含量
   E. OGTT
2. 成人糖尿病酮症酸中毒胰岛素治疗采用
   A. 每4小时静脉注射50U胰岛素
   B. 每4小时静脉滴注5~10U RI
   C. 每2小时静脉滴注5~10U PZI
   D. 每小时静脉滴注4~6U RI
   E. 每小时静脉滴注5~10U PZI
3. 糖尿病酮症酸中毒的临床表

现是
A. 原有症状加重或首次出现“三多”伴乏力
B. 食欲减退、恶心、呕吐、极度口渴、尿量增多
C. 有代谢性酸中毒症状
D. 严重脱水伴循环衰竭体征
E. 以上都是
4. 碳酸氢钠处理糖尿病酮症酸中毒的指征为
A. 治疗酸中毒的起初 2 小时
B. 出现血钾过高
C. 出现心律失常
D. 血 pH<7.1
E. 血 pH<7.3
5. 1 型糖尿病的主要特点是
A. 多见于 40 岁以上的成年人
B. 易发生高渗性非酮症性糖尿病昏迷
C. 自身免疫介导的胰岛 β 细胞破坏
D. 早期常不需要胰岛素治疗
E. 大部分有体重超重或肥胖
6. 糖尿病眼底病变中，出现哪一种情况最易引起失明
A. 微血管瘤
B. 新生血管破裂
C. 硬性渗出物
D. 软性渗出物
E. 新生血管出血
7. 升高 2 型糖尿病患者血中胰高血糖素样肽水平的药物是
A. 二甲双胍
B. 西格列汀
C. 格列苯脲
D. 阿卡波糖
E. 吡格列酮
8. 关于糖化血红蛋白正确的是
A. 可以反映 12~16 周的血糖水平
B. 是葡萄糖与血红蛋白发生的可逆的蛋白糖化反应产物
C. 浓度与血糖升高程度呈负相关
D. 可以作为血糖控制程度的指标
E. 控制的目标值是≤7.5%
9. 依据糖尿病诊断标准，确诊糖尿病选用
A. 全血血糖
B. 血浆血糖
C. 糖化血红蛋白
D. 尿糖定性
E. 24 小时尿糖定量
10. 关于糖尿病的胰岛素治疗，正确的是
A. 肥胖的糖尿病患者较适宜用胰岛素治疗
B. 1 型糖尿病患者可不用胰岛素治疗
C. 清晨高血糖而半夜有饥饿感、出冷汗的糖尿病患者应增加胰岛素剂量
D. 因感染发热而厌食的糖尿病患者应将胰岛素剂量加倍
E. 经一段时间的胰岛素治疗后，可能产生胰岛素抗体
11. 不宜使用胰岛素的患者为
A. 糖尿病合并肺结核
B. 糖尿病合并急性心肌梗死
C. 糖尿病患者妊娠或分娩
D. 糖尿病患者过度肥胖
E. 糖尿病患者手术前、后
12. 1 型糖尿病与 2 型糖尿病，最主要的区别在于
A. 症状轻重不同
B. 发生酮症酸中毒的倾向不同
C. 对胰岛素的敏感性不同
D. 病因不同
E. 血糖稳定性不同
13. 若诊断临床糖尿病，应首先选择下述哪项检查
A. 尿糖
B. 空腹血糖
C. 糖化血红蛋白
D. 口服糖耐量试验
E. 空腹胰岛素测定
14. 应用胰岛素治疗糖尿病不恰当的方法是
A. 从小剂量开始以避免 Somogyi 效应
B. 以饮食疗法为基本治疗
C. 1 型糖尿病患者血糖波动大可加用双胍类药物
D. 酮症酸中毒时首选普通胰岛素（RI）
E. 高渗昏迷宜选用鱼精蛋白锌胰岛素（PZI）
15. 糖尿病性血管病变，最具有特征性的是
A. 合并高血压
B. 常伴冠状动脉粥样硬化
C. 微血管病变
D. 周围动脉硬化-下肢坏疽
E. 脑血管病变
16. 糖尿病合并妊娠的治疗正确的是
A. 肥胖患者可使用二甲双胍
B. 为保证胎儿发育完善，需保胎到 40 周分娩
C. 使用胰岛素控制血糖
D. 血糖控制不宜过严以防止低血糖
E. 以上都对
17. 2 型糖尿病最基本的病理生理改变是
A. 极度肥胖
B. 长期大量摄糖
C. 长期使用糖皮质激素
D. 胰岛素分泌绝对或相对不足及靶组织对胰岛素敏感性降低
E. 老年
18. 妊娠糖尿病是指
A. 既往有糖尿病的妇女出现妊娠
B. 妊娠过程中初次发生的任何程度的糖耐量异常
C. 妊娠中发现糖尿病，产后复查仍为糖尿病
D. 妊娠中发现糖尿病，产后复查转为正常
E. 以上都是
19. 糖尿病饮食治疗下列哪种是正

确的
A. 病情轻可以不用饮食治疗
B. 有并发症者不用饮食治疗
C. 用药治疗时，可不用饮食治疗
D. 肥胖者宜给高热量饮食治疗
E. 不论病情轻重都需饮食治疗

20. 糖尿病的诊断是糖尿病症状加上随机血糖
A. ≥7.1mmol/L
B. ≥9.1mmol/L
C. ≥10.1mmol/L
D. ≥11.1mmol/L
E. ≥12.1mmol/L

【A_2型题】

21. 患者，男性，40岁。患糖尿病10余年，尿蛋白阴性，近1个月感下腹部胀，排尿不畅伴尿失禁。B超显示"膀胱扩大，尿潴留"。其原因应考虑
A. 糖尿病自主神经病变
B. 糖尿病合并泌尿系感染
C. 糖尿病合并慢性前列腺炎
D. 糖尿病肾病
E. 糖尿病合并泌尿系结石

22. 患者，男性，26岁。明显的"三多一少"症状10年，经胰岛素治疗，症状时轻时重，有明显的低血糖症状，近2个月眼睑及下肢水肿，乏力，腰痛，BP 160/100mmHg，尿蛋白(++)，颗粒管型少许，尿糖(++)。应诊断为
A. 糖尿病肾病
B. 肾动脉硬化
C. 肾盂肾炎
D. 肾炎
E. 胰岛素副作用

23. 患者，男性，45岁。体胖，平素食欲佳。近1个月饮水量逐渐增多，每日1500ml左右，尿量多，空腹血糖6.7mmol/L (120mg/dl)，尿糖(+)。应做哪些检查来确诊糖尿病
A. 24小时尿糖定量
B. 24小时尿C肽测定
C. 可的松葡萄糖耐量试验
D. 葡萄糖耐量试验
E. 24小时尿糖定量

24. 患者，男性，45岁。身高171cm，体重85kg，口服葡萄糖耐量试验血糖结果：空腹6.7mmoL/L，1h 9.8mmol/L，2h 7.0mmol/L。结果符合
A. 正常曲线
B. 空腹血糖受损
C. 糖耐量减低
D. 1型糖尿病
E. 2型糖尿病

25. 患者，女性，28岁。既往无糖尿病病史。怀孕8个月，"三多"症状2个月。体检：血压120/80mmHg，甲状腺Ⅰ度肿大，HR 82次/分，下肢无水肿。化验：空腹血糖11.7mmol/L，2小时血糖16.3mmol/L，尿糖(+++)，尿蛋白(+++)。其诊断应该是
A. 1型糖尿病合并妊娠
B. 2型糖尿病合并妊娠
C. 妊娠糖尿病
D. 糖尿病肾病
E. 继发性糖尿病

26. 患者，男性，65岁。患糖尿病15年，长期应用苯乙双胍。检查结果：浅昏迷，呼吸深大，中度脱水，膝反射极弱，血压80/65mmHg，血糖15 mmol/L，血钠140mmol/L，血钾5.6 mmol/L，CO_2 CP 12mmol/L，BUN 15mmol/L，尿糖(+++)，尿酮体(+)，尿蛋白(++)。最可能的诊断是
A. 糖尿病酮症酸中毒昏迷
B. 非酮症高渗性糖尿病昏迷
C. 乳酸性酸中毒昏迷
D. 糖尿病肾病尿毒症昏迷
E. 脑血管意外所致昏迷

27. 患者，男性，52岁。确诊2型糖尿病1年，予合理饮食和运动治疗并口服二甲双胍500mg，每日3次。查体：身高173cm，体重78kg，血压130/90mmHg，心、肺和腹部检查未见异常。复查空腹血糖5.2mmol/L，三餐后2小时血糖分别为11.4mmol/L、13.1mmol/L和12.6mmoL/L，HbA1c 7.5%。下一步最合理的治疗是
A. 二甲双胍加大剂量
B. 改用胰岛素
C. 改用磺脲类降血糖药
D. 加用磺脲类降血糖药
E. 加用α葡萄糖苷酶抑制剂

28. 患者，女性，27岁。患糖尿病5年，消瘦，血糖常在16.7mmol/L (300mg/dl)以上，易出现酮症，胰岛素释放试验低平型，目前较好的治疗方案是
A. 运动疗法+饮食疗法+胰岛素
B. 饮食疗法+胰岛素
C. 饮食疗法+胰岛素+格列吡嗪
D. 单纯胰岛素治疗
E. 二甲双胍+饮食疗法，必要时加胰岛素

29. 患者，女性，20岁。有明显糖尿病症状，三餐前普通胰岛素早6U，午6U，晚6U，睡前NPH 18U，夜里出现多汗、心悸、手抖，晨起查血糖10.3mmol/L (186mg/dl)。应给予
A. 增加晚餐胰岛素用量
B. 增加睡前胰岛素剂量
C. 减少晚餐胰岛素用量
D. 减少早饭前胰岛素剂量
E. 减少睡前胰岛素用量

30. 患者，男性，20岁。1型糖尿病，2天来出现恶心、面潮红、呼吸深快，渐发生神志模

糊以至昏迷。最可能的诊断是
A. 乳酸性酸中毒
B. 尿毒症酸中毒
C. 呼吸性酸中毒
D. 糖尿病酮症酸中毒
E. 糖尿病高渗昏迷

31. 患者，男性，59岁。2型糖尿病史16年。二甲双胍0.25g及格列齐特80mg，每日3次，糖尿病控制良好，近2个月感乏力，体重下降4~5kg，血便，肠镜检查发现乙状结肠癌拟行手术治疗。围手术期糖尿病处理
A. 停口服降糖药、减少饮食量
B. 改用长效胰岛素
C. 改用短效及中效胰岛素
D. 胰岛素及胰岛素增敏剂联合治疗
E. 改用葡萄糖苷酶抑制剂

32. 患者，女性，40岁。患糖尿病1年，身高156cm，体重为70kg，无酮症，空腹血糖7.8mmol/L，HbA1c 6.9%。最佳治疗方案是
A. 卧床休息+饮食治疗+二甲双胍
B. 适当运动+饮食治疗
C. 饮食疗法+胰岛素
D. 格列本脲+饮食治疗
E. 二甲双胍+饮食治疗+运动疗法

33. 中年女性，患糖尿病多年，现饮食控制并服用格列本脲治疗中，糖尿病控制良好。近日受凉后出现高热、咳嗽，X线证实为肺内炎症，尿糖（+++），住院治疗。除按照肺炎常规处理处，对糖尿病应如何调整治疗
A. 加强饮食控制，继续服用格列苯脲
B. 加大格列苯脲用量
C. 改用二甲双胍
D. 格列苯脲+二甲双胍
E. 改用胰岛素

34. 患者，女性，24岁。临床诊断1型糖尿病，给予胰岛素治疗后，患者经常于清晨3~4点出现手抖、大汗、饥饿感，空腹血糖11mmol/L，尿糖（++++），尿酮体（++++），夜间尿糖阴性。应采取的措施是
A. 减少晚餐的热量
B. 增加睡前中效胰岛素用量
C. 加用双胍类药物
D. 减少睡前中效胰岛素用量
E. 后夜加餐

35. 患者，男性，45岁。肥胖7年，口渴、多饮2个月，伴经常餐后3~5小时心悸、多汗、饥饿感，进餐后缓解，空腹血糖8.3mmol/L，尿糖（+），最可能的诊断是
A. 胰岛素瘤
B. 胰岛素性低血糖
C. 糖尿病
D. 胰岛细胞增生症
E. 2型糖尿病，反应性低血糖

36. 患者，女性，26岁。1型糖尿病。今日因感冒，食欲减退、少食，餐前按常规注射胰岛素，近午时突然心悸、出汗，继而头晕、视物模糊。急诊处理应采用
A. 胰岛素静脉注射
B. 静滴生理盐水
C. 葡萄糖静注
D. 碳酸氢钠注射
E. 急查血糖待结果后处理

【A_3/A_4型题】

（37~39题共用题干）

患者，女性，45岁。肥胖多年，口渴5个月，尿糖（+），空腹血糖7.9mmol/L，餐后2小时血糖12.1mmol/L。

37. 本患者可诊断为
A. 1型糖尿病
B. 肾性糖尿
C. 食后糖尿
D. 2型糖尿病
E. 类固醇性糖尿病

38. 本患者应首选下列哪种药物或治疗
A. 双胍类降糖药
B. 磺脲类降糖药
C. 胰岛素
D. 饮食治疗+双胍类降糖药
E. 运动疗法

39. 下述哪一组生化指标，达到糖尿病临床“满意”控制空腹血糖（mmol/L），餐后2小时血糖（mmol/L），HbA1c（%）
A. <5.6，<7.2，≤4
B. <6.1，<7.8，≤6.5
C. <7.2，<8.3，≤6
D. <7.8，<8.3，≤8
E. <8.3，<10.0，<10

（40~41题共用题干）

患者，女性，20岁。1型糖尿病病史10年，平时每日4次胰岛素强化治疗。近2日发热、咽痛，食欲不佳，摄食少，自行停用胰岛素。晨起家属发现患者答非所问，急诊就诊。查体：T 38.5℃，精神差，轻度脱水貌。实验室检查：血钾4.8mmol/L，血钠142 mmol/L，血糖18.1 mmol/L，尿酮体（+++），血pH 7.25，尿量40~50ml/h。

40. 目前该患者合理的胰岛素使用方案是
A. 改用2次预混胰岛素皮下注射治疗
B. 恢复4次胰岛素皮下注射治疗
C. 静脉小剂量短效胰岛素治疗
D. 使用基础胰岛素皮下注射治疗
E. 静脉大剂量短效胰岛素治疗

41. 关于纠正电解质及酸碱平衡紊

乱，应立即采取的治疗措施是
A. 补碱、补钾、补钠治疗
B. 补钾、补钠治疗
C. 补碱、补钠治疗
D. 补钠治疗
E. 补碱、补钾治疗

第三十六节 系统性红斑狼疮

【A_1 型题】

1. 下列有关系统性红斑狼疮（SLE）的描述，错误的是
A. 皮肤损害以蝶形红斑和盘状红斑最具特征性
B. 属于系统性自身免疫性疾病
C. 可有心肌受损或冠状动脉受累
D. 不会出现关节痛
E. 可能会出现继发性干燥综合征
2. SLE 的标记性抗体是
A. 抗 Sm 抗体
B. 抗 RNP 抗体
C. 抗 SSA 抗体
D. 抗双链 DNA 抗体
E. 抗核抗体
3. 治疗 SLE 的首选药物是
A. 免疫抑制剂
B. 抗疟药
C. 糖皮质激素
D. 青霉素
E. 阿司匹林

第三十七节 精神障碍

【A_1 型题】

关于精神障碍的病因，下列说法不正确的是
A. 精神障碍与遗传因素有关
B. 精神障碍与个体营养不良有关
C. 精神障碍与理化、生物因素有关
D. 精神障碍与个体文化因素有关
E. 精神障碍与感染因素有关

第三十八节 精神障碍症状学

【A_1 型题】

1. 感觉过敏是指
A. 对光、声、冷等一般强度刺激感受性增高
B. 对光、声、冷等一般强度刺激感受性减低
C. 感觉过敏者容易激怒
D. 多见于精神分裂症
E. 患者表现健谈，说话增多、语速加快
2. 关于“感知觉障碍”的类型，下列描述中不正确的是
A. 感觉障碍
B. 错觉
C. 幻觉
D. 感知综合障碍
E. 躯体障碍
3. “妄想”是一种脱离现实的病理性思维，其类型不包括
A. 被害妄想、关系妄想
B. 夸大妄想、自罪妄想
C. 嫉妒妄想、疑病妄想
D. 被控制感和物理影响妄想
E. 被钟情妄想
4. 下列说法中不属于“情感低落”的临床特点的是
A. 自我评价降低、自信心不足
B. 自责自罪、有自杀企图和行为
C. 内心体验极为贫乏
D. 思维迟缓、愉快感消失
E. 有度日如年之感
5. 思维贫乏常见于
A. 焦虑症
B. 精神分裂症
C. 癔症
D. 抑郁症
E. 痴呆
6. 把与自己本无关系的事情认为有关，这种临床表现最可能出现于
A. 被害妄想
B. 罪恶妄想
C. 夸大妄想
D. 关系妄想
E. 疑病妄想
7. “违拗症”属于哪种精神症状
A. 认知功能失调
B. 人格结构变化
C. 精神运动性兴奋
D. 精神运动性抑制
E. 抑制行为障碍
8. 主要表现为情绪低落、思维迟缓和意志活动减退“三低”症状的为下列哪种精神症状综合征
A. 幻觉妄想综合征
B. 躁狂综合征
C. 抑郁综合征
D. 急性脑综合征
E. 慢性脑综合征

9. 思维形式障碍不包括
   A. 思维散漫
   B. 赘述症
   C. 被洞悉感
   D. 思维中断
   E. 思维化声
10. 突然发生，完全不能用患者当时的处境和心理背景来解释的妄想是
   A. 继发性妄想
   B. 关系妄想
   C. 被害妄想
   D. 原发性妄想
   E. 超价观念

【A_2 型题】

11. 患者，女性，32 岁。表现为紧张恐惧，坐立不安，有大祸临头之感，惶惶不可终日，说不清具体原因。属于
   A. 焦虑
   B. 恐惧
   C. 情感爆发
   D. 易激惹
   E. 情感不稳
12. 患者，女性，25 岁。给丈夫回信：“××：你好，冰天雪地，身体好吗？春暖花开了，你应该努力工作，汽车老在公路上……”此患者的症状是
   A. 思维破裂
   B. 思维黏滞
   C. 思维奔逸
   D. 思维迟缓
   E. 病理性赘述
13. 患者，男性，17 岁。某日上课时听女教师朗诵诗句：“伟大的女性引导我们上升”，突然产生该教师是想引诱他，并很快发现老师的目光和表情都是在诱惑他，下课后感到同学们的表情和举止都在暗示他：老师就是对他“有意思”。此症状是
   A. 错听
   B. 超价观念
   C. 原发性妄想
   D. 思维逻辑障碍
   E. 思维被洞悉感
14. 患者，女性，23 岁。问她“你是哪里人？”患者快速回答说：“我是中国人，祖国在我心中，我三中毕业，到山中去，矿务局山中，我在矿山当会计……人类进入新的历史阶段，新的时代，培养一代新人，我们都是革命接班人……”此症状是
   A. 思维不连贯
   B. 思维松弛
   C. 思维奔逸
   D. 思维破碎
   E. 思维扩散
15. 患者，女性，46 岁。情绪低落，对周围一切感到兴趣索然。自觉工作太吃力，一切懒于料理，不参加外界活动，整日卧床少动。该症状为
   A. 意志缺乏
   B. 意志增强
   C. 意志减退
   D. 作态
   E. 蜡样屈曲
16. 患者，女性，26 岁。半年来无原因认为同事指桑骂槐地议论她，街上行人的举动及电视内容都针对她，为之心情烦躁，不敢上班。该患者的精神症状最可能是
   A. 被害妄想
   B. 情感脆弱
   C. 影响妄想
   D. 关系妄想
   E. 焦虑
17. 患者，男性，28 岁。自述脑子空洞洞的，整天什么事也不想，常沉默不语，交谈时词汇量特别少，如问“谁送你来的？”答“父亲”，问“以前做什么工作”，答“不知道”。该症状是
   A. 思维迟缓
   B. 思维贫乏
   C. 思维中断
   D. 思维松弛
   E. 病理性赘述
18. 一酒精中毒患者刚进诊室，看到地上的电风扇说道：“你这小鬼站在这里干什么，还不快走。”此症状是
   A. 错觉
   B. 幻觉
   C. 定向障碍
   D. 妄想
   E. 感觉障碍
19. 患者，男性，26 岁。生活懒散，面无表情，父母来看他，从不称呼父母更无问候言语，只顾埋头吃零食，视父母兄妹如陌生人。该症状是
   A. 情感平淡
   B. 情感淡漠
   C. 情感迟钝
   D. 情感低落
   E. 情感倒错
20. 医师问患者：“你住在哪里？”答：“我的眼睛不好，有两个问题我不懂，我参加运动会，但手指不好，明天告诉你。”此患者的症状是
   A. 思维中断
   B. 思维涌现
   C. 思维奔逸
   D. 思维破裂
   E. 以上都不是
21. 患者感到脑内有一“智囊团”，该“智囊团”能发声，并经常告诉患者该做什么或不该做什么。这种症状属于
   A. 错觉
   B. 假性幻觉
   C. 思维被插入
   D. 思维被广播
   E. 被控制感
22. 患者，女性，35 岁。医师问患者为什么住院了，患者答道：“我有 2 个孩子，红桃代

表我的心，你放开手，是计算机病毒，保养自己……”。此症状属于
A. 思维奔逸
B. 病理性赘述
C. 刻板言语
D. 持续言语
E. 思维破裂

23. 患者，男性，50岁。15年来，无事实根据的认为单位上下合伙谋害他，反复到各级信访机关及公安局上访告状，劝说无效。该症状为
A. 意志缺乏
B. 意志减退
C. 意志增强
D. 意向倒错
E. 矛盾意向

24. 患者，男性，36岁。患者原先无任何精神异常，某次听广播时突然坚信播音员在说他，而他的生活经历与当时的广播内容并无明显联系。这患者可能的症状为
A. 听幻觉
B. 原发性妄想
C. 继发性妄想
D. 思维散漫
E. 病理性象征性思维

25. 患者，男性，18岁，高三学生。近1年来听课注意力不集中，发呆发愣，对周围的人和事漠不关心，时有自语自笑，动作迟缓，吃一顿饭要1个多小时。5天前开始终日卧床，不吃饭，不知上厕所。精神检查：意识清晰，卧床不动不语，针刺其身体无反应。肌张力增高。令患者张嘴，反把嘴闭得更紧，把患者肢体摆成不舒服的姿势，可以保持很久不变，躯体及神经系统检查未见其他异常体征。患者不具有的症状是
A. 情绪低落
B. 情感淡漠
C. 蜡样屈曲
D. 主动违拗
E. 木僵

26. 患者，男性，56岁。当被问及“上次药吃完了没有?”患者答：“上星期的今天，也就是星期五上午，你给我开了21粒苯巴比妥和21粒苯妥英钠，我早上吃一粒苯巴比妥、一粒苯妥英钠，中午也吃……晚上也吃……到今天正好吃完。”此症状是
A. 思维散漫
B. 思维破裂
C. 思维不连贯
D. 诡辩症
E. 病理性赘述

【B_1型题】

（27~28题共用备选答案）
A. 思维被夺
B. 思维被洞悉
C. 思维贫乏
D. 思维散漫
E. 思维迟缓

27. 患者认真讲了一番话，但周围的医师们都不理解他要说什么问题，该症状为
28. 患者对医师的问题只能在表面上产生反应，缺乏进一步的联想，该症状为

（29~30题共用备选答案）
A. 强制性思维
B. 思维插入
C. 联想散漫
D. 思维奔逸
E. 强迫思维

29. 患者反复出现一些想法，明知不必要或不合理，但无法控制。该症状为
30. 患者体验到脑内概念不断涌现，一个意念接着一个意念。该症状为

（31~35题共用备选答案）
A. 物理影响妄想
B. 强制性思维
C. 痴呆
D. 关系妄想
E. 木僵

31. 在意识清晰情况下出现全面智能减退为
32. 无意识障碍而出现言语、动作、情感的抑制为
33. 感到自己的思想和行为被一种仪器所控制为
34. 脑内突然涌现大量杂乱无章的联想，无法控制为
35. 认为周围环境中的无关事物和自己有关为

（36~38题共用备选答案）
A. 情感淡漠
B. 情绪低落
C. 情感高涨
D. 情感不稳
E. 恐惧

36. 属于抑郁症的是
37. 属于精神分裂症的是
38. 属于躁狂症的是

（39~42题共用备选答案）
A. 联想过程缺乏一定方向，概念间缺乏内在联系
B. 大脑中反复出现的观念，明知不必要，却摆脱不了，感到非常痛苦
C. 以往经验在记忆中大量脱失
D. 持续地重复某一单调的语句
E. 缺乏事实依据，患者却坚信不疑的病理信念

39. 思维破裂
40. 妄想
41. 刻板言语
42. 强迫思维

第三十九节 精神障碍的检查和诊断

【A_1 型题】

1. 下列关于精神检查的一般原则，错误的是
   A. 检查时先问一般性问题，后问特殊性问题
   B. 先提开放式问题，后提封闭式问题
   C. 除了言语性交流外，还要注意如眼神、手势等非言语性交流
   D. 把握好接谈的节奏和主导谈话的要点与中心内容
   E. 在与患者交谈过程中对患者的症状要予以纠正或反驳
2. 精神症状病史采集的注意事项，错误的是
   A. 应尽量做到客观、全面和准确
   B. 应条例清楚，简明扼要
   C. 对一些重要的症状可将患者原话记录
   D. 要多使用医学术语
   E. 对患者资料医护人员应保密，勿做闲谈资料

第四十节 脑 卒 中

【A_1 型题】

1. 脑梗死临床表现中，不应有的症状或体征是
   A. 意识不清
   B. 肢体瘫痪
   C. 头痛
   D. 抽搐
   E. 脑膜刺激征
2. 对急性脑梗死患者，下列哪种情况不适于溶栓治疗
   A. 发病 4、5 小时以内
   B. CT 证实无出血灶
   C. 患者无出血素质
   D. 出凝血时间正常
   E. 头部 CT 出现低密度灶
3. 脑梗死病灶在 CT 上可出现低密度改变一般多在发病后
   A. 3~6 小时
   B. 6~8 小时
   C. 8~12 小时
   D. 12~24 小时
   E. 24~48 小时
4. 脑出血最常见的部位是
   A. 脑室
   B. 内囊外侧部
   C. 脑叶
   D. 脑桥
   E. 小脑
5. 脑出血最常见的病因为
   A. 动静脉畸形
   B. 先天性脑动脉瘤
   C. 脑淀粉样血管病
   D. 高血压
   E. 脑动脉粥样硬化
6. 脑出血的预后与
   A. 部位有关
   B. 出血量有关
   C. 并发症严重程度有关
   D. 出血量、部位有关
   E. 以上都是
7. 脑出血患者 CT 图像为
   A. 起病后即可见低密度异常影
   B. 起病 24~48 小时后可见异常高密度影
   C. 起病后即可见高密度异常影
   D. 可见脑室扩大
   E. 起病后 24 小时内无改变
8. 脑出血患者死亡的最主要原因是
   A. 心律失常
   B. 呼吸道感染
   C. 休克
   D. 心力衰竭
   E. 脑疝

【A_2 型题】

9. 患者，女性，38 岁。洗衣时突发右侧肢体活动不灵。查体：意识清，失语，二尖瓣区可闻双期杂音，心律不齐，右侧偏瘫，上肢重于下肢，偏身痛觉减退。首先考虑的诊断是
   A. 脑血栓形成
   B. 脑栓塞
   C. 脑出血
   D. 蛛网膜下腔出血
   E. 短暂性脑缺血发作
10. 患者，男性，43 岁。心脏病 20 年，房颤 2 年。1 天前突发意识丧失，四肢抽搐 3 分钟左右，10 分钟后清醒，左侧上下肢不能活动。神清，血压正常，心房颤动。右眼无光感，左上、下肢肌力 0 级，左侧半身感觉丧失，左侧病理征阳性。考虑诊断为
    A. 脑血栓形成
    B. 脑出血
    C. 短暂性脑缺血发作
    D. 脑栓塞
    E. 脑膜炎
11. 患者，女性，63 岁。3 小时前生气时突然头痛、呕吐和左侧肢体无力，10 分钟后昏迷。检查：血压 210/120mmHg，中昏迷，右鼻唇沟浅，右侧肢体痛刺激无反应，右 Babinski

征（+），脑CT示右基底节有一直径为5cm左右类圆形的高密度影，入院2小时后，右瞳孔5mm，对光反应消失；左瞳孔2mm，光反应存在。最可能的诊断为
A. 脑出血合并脑疝
B. 脑栓塞合并脑疝
C. 蛛网膜下腔出血
D. 脑血栓形成合并脑疝
E. 脑出血

12. 患者，男性，62岁。6小时前劳动中突然头痛，右侧偏瘫，6分钟后意识不清，血压200/110mmHg。头CT示基底节有一类圆形高密度影。不正确的治疗是
A. 抗炎
B. 抗凝治疗
C. 脱水
D. 降血压
E. 止血

13. 患者，男性，66岁。高血压病史。3小时前生气后突然头痛、呕吐、右侧肢体活动不灵，5分钟后患者意识不清。检查：血压180/120mmHg，中度昏迷，瞳孔2mm，对光反应存在，右侧鼻唇沟浅，右侧上、下肢痛刺激无反应，右侧病理征阳性。急查脑CT见左侧豆状核区有一高密度影，左侧脑室体部有高密度影。来院2小时后，瞳孔左侧5mm，右侧2mm，对光反应左侧消失，右侧存在。最可能的诊断为
A. 基底节出血
B. 基底节出血，继发性脑室出血
C. 基底节出血，继发性脑室出血，颞叶钩回疝形成
D. 脑梗死，脑疝形成
E. 基底节出血，颞叶钩回疝形成

【A_3/A_4型题】

（14~16题共用题干）

患者，女性，70岁。突起右侧肢体麻木、乏力6小时，伴言语不清、流涎、头痛，呕吐一次。既往有高血压史10年，平时坚持服用降压药。查体：嗜睡，右侧鼻唇沟浅，颈软，右侧肢体肌力3级，肌张力低，腱反射减弱，病理反射未引出。

14. 最有助于诊断的检查方法是
A. 头颅CT
B. 空腹血糖
C. 胸部平片
D. 头颅X线片
E. 脑电图

15. 最可能的诊断是
A. 脑栓塞
B. 脑血栓形成
C. 脑出血
D. 蛛网膜下腔出血
E. 腔隙性脑梗死

16. 当明确诊断后，最主要的处理是
A. 降颅压
B. 扩脑血管
C. 降血糖
D. 抗炎治疗
E. 降血脂

（17~19题共用题干）

患者，男性，58岁。高血压病史，演讲时突发头痛、呕吐、右侧偏瘫，行头CT检查示左基底节区高密度影。

17. 最可能的诊断是
A. 脑出血
B. 蛛网膜下腔出血
C. 动脉瘤破裂
D. 短暂性脑缺血发作
E. 脑血栓形成

18. 在急诊室检查时患者昏迷，左侧瞳孔大，光反射消失，诊断最可能为
A. 左颞叶钩回疝
B. 右颞叶钩回疝
C. 小脑扁桃体疝
D. 枕骨大孔疝
E. 小脑幕裂孔上疝

19. 此时应迅速给予
A. 止血治疗
B. 降血压治疗
C. 降颅压治疗
D. 维持生命体征
E. 防治血管痉挛

【B_1型题】

（20~24题共用备选答案）
A. 脑血栓形成
B. 脑出血
C. 蛛网膜下腔出血
D. 脑栓塞
E. 脑膜炎

20. 患者，男性，41岁。2小时前突然出现剧烈头痛，伴呕吐，四肢活动好，体温正常，克氏征阳性

21. 患者，男性，61岁。3天前睡觉醒后发现视野范围缩小。神志清楚，血压正常，心脏正常，右侧同向性偏盲，言语正常，肢体肌力正常，感觉正常

22. 患者，女性，65岁。高血压10年，糖尿病8年，突发右上下肢无力，说话不流利，逐渐加重2天。神志清楚，血压正常，混合性失语，右侧鼻唇沟浅，伸舌右偏，脑CT未见异常，右上、下肢肌力0级，肌张力低，腱反射低下，右下肢病理征阳性

23. 患者，女性，57岁。高血压6年。6小时前因生气突发头痛，呕吐，右侧肢体不能动，20分钟后出现意识不清。血压24/16kPa（180/120mmHg），中度昏迷，双瞳孔2mm，对光反射存在，右侧鼻唇沟浅。右上、下肢肌力2级，右侧膝反射弱，右侧病理征阳性

24. 患者，男性，43岁。心脏病

20年，房颤2年。1天前突发意识丧失，四肢抽搐3分钟左右，10分钟后清醒，左侧上下肢不能活动。神清，血压正常，心房颤动。右眼无光感，左上下肢肌力0级，左侧半身感觉丧失，左侧病理征阳性

第四十一节　三叉神经痛

【A_1型题】

1. 原发性与继发性三叉神经痛的鉴别主要依据是
   A. 疼痛时间的长短
   B. 疼痛发作的频率
   C. 有无面部痛觉障碍，角膜反射有无改变
   D. 有无触发点或扳机点
   E. 疼痛的范围
2. 原发性三叉神经痛的治疗应首选
   A. 苯妥英钠
   B. 卡马西平
   C. 氯硝西泮
   D. 纯酒精注射
   E. 神经切断术
3. 原发性三叉神经痛不应有的表现
   A. 面部发作性剧痛
   B. 患侧面部皮肤粗糙
   C. 面部痛觉减退
   D. 痛性抽搐
   E. 有触发点

【A_2型题】

4. 患者左侧面部痛觉减退，左侧直接角膜反射消失，间接角膜反射存在，张口时下颌左偏，病损部位在
   A. 左侧三叉神经
   B. 右侧三叉神经
   C. 左侧面神经
   D. 右侧面神经
   E. 左侧三叉神经及左侧面神经

【A_3/A_4型题】

（5~6题共用题干）

患者，男性，42岁，近1个月来，在刷牙时常出现右上牙部及右面部疼痛，每次持续5~6秒，神经系统检查无阳性体征。

5. 其首先考虑的诊断就是
   A. 牙痛
   B. 三叉神经痛（第二支）
   C. 三叉神经痛（第三支）
   D. 鼻窦炎
   E. 单纯感觉性发作（癫痫）
6. 应首先做的辅助检查是
   A. 头部X线片
   B. 头部CT
   C. 牙部X线片
   D. 脑电图
   E. 以上都不是

（7~8题共用题干）

患者，女性，85岁。20年来反复发作右面部闪电样疼痛。说话和鼻翼旁触摸诱发疼痛。今年已痛10个月未缓解。诊断为三叉神经痛。

7. 若为原发性三叉神经痛，应具备的条件是
   A. 右角膜反射和右面部痛温觉减退
   B. 右面部分离性感觉障碍
   C. 右角膜反射存在，右面部痛温觉正常
   D. 右角膜反射存在，右侧咀嚼肌无力
   E. 右角膜反射减退，右侧咀嚼肌无力
8. 若患者用药物镇痛无效，又出现肺气肿，不宜全身麻醉，选择最佳治疗方法为
   A. 三叉神经显微血管减压
   B. 射频热凝术
   C. 三叉神经切断
   D. 三叉神经脊髓束切断
   E. 枕下开颅三叉神经减压

第四十二节　偏　头　痛

【A_1型题】

1. 典型偏头痛的特点是
   A. 紧缩性头痛，伴恶心、呕吐、畏光、畏声，活动后加重
   B. 胀痛，伴恶心、呕吐、畏光、畏声，活动后加重
   C. 胀痛，不伴恶心、呕吐、畏光、畏声，活动后加重
   D. 搏动性头痛，伴恶心、呕吐、畏光、畏声，活动后加重
   E. 搏动性头痛，不伴恶心、呕吐、畏光、畏声，活动后加重
2. 最常见的偏头痛为
   A. 有先兆偏头痛
   B. 偏头痛持续状态
   C. 基底型偏头痛
   D. 偏瘫性偏头痛
   E. 无先兆偏头痛
3. 下面哪种表现属于偏头痛并发症
   A. 视网膜性偏头痛
   B. 先偏瘫，麻木、失语数十分钟后发生头痛
   C. 慢性偏头痛
   D. 眼肌麻痹性偏头痛
   E. 发作迅速，持续1~2小时

可完全缓解

4. 偏头痛的防治，下面哪一项不正确
   A. 避免过度疲劳和精神紧张
   B. 不要过饥、过饱
   C. 不饮酒和摄入高脂肪食物
   D. 避免摄入已知激发发作的食物
   E. 发作后可用血管扩张药

【A_2 型题】

5. 患者，女性，25岁。头痛3年多，每次头痛前有烦躁不安，视物模糊，头痛发作以右侧为主，并扩展至整个头部，呈搏动性，持续时间约10小时。神经系统检查未见异常，脑电图正常。诊断应考虑
   A. 偏头痛
   B. 三叉神经痛
   C. 颅内占位性病变
   D. 癔症
   E. 癫痫精神运动性发作
6. 年轻女性，反复发作性头痛3年。每次发作前均有2小时左右烦躁，饥饿感，随之自觉出现一眼异彩，持续约30分钟，缓解后出现头痛，并常以眼症状对侧出现。头痛呈钻痛，搏动性，往往有恶心、呕吐，持续4~5小时后进入睡眠可缓解。考虑为
   A. 头痛型癫痫
   B. 丛集性头痛
   C. 紧张型头痛
   D. 低颅压性头痛
   E. 偏头痛
7. 患者，女性，35岁。发作性头痛4年，部位不定，每次持续数小时至1天，发作前视物有模糊暗影，神经系统检查未见明显异常。脑CT未见异常，其母有类似发作史。头痛发作早期的首选药物是
   A. 卡马西平
   B. 麦角胺
   C. 苯噻啶
   D. 阿司匹林
   E. 苯巴比妥

【B_1 型题】

（8~11题共用备选答案）
   A. 非甾体类抗炎药
   B. 发作早期给麦角胺
   C. 5-羟色胺受体激动剂
   D. 氟桂利嗪
   E. 皮质激素
8. 不常发作也不很强烈的偏头痛应用
9. 不常发作但很强烈的偏头痛应用
10. 偏头痛预防性治疗可用
11. 对麦角胺无效的偏头痛可用

第四十三节　传染病学总论

【A_1 型题】

1. 传染病的诊断依据是
   A. 临床症状、体检及生化检查
   B. 临床资料、流行病学资料、实验室检查
   C. 临床资料、疫苗注射情况、实验室检查
   D. 临床症状、流行病学资料、病原学检查
   E. 流行病学的检查、病原学检查
2. 下列疾病属于甲类传染病的是
   A. 禽流感
   B. 伤寒
   C. 鼠疫
   D. 艾滋病
   E. 炭疽
3. 影响传染病流行过程的因素是
   A. 病原体、人体和环境
   B. 病原体、感菌动物
   C. 传染源、传播途径，易感人群
   D. 社会因素、自然因素
   E. 病原体和环境
4. 可通过母婴传播的传染病是
   A. 甲型病毒性肝炎
   B. 艾滋病
   C. 流行性乙型脑炎
   D. 疟疾
   E. 狂犬病
5. 下列疾病不属于乙类传染病的是
   A. 风疹
   B. 肺炭疽
   C. 严重急性呼吸综合征
   D. 禽流感
   E. 肺结核
6. 传染病流行过程的基本条件是
   A. 病原体、人体和它们所处的环境
   B. 病原体、感菌动物、易感人群
   C. 传染源、传播途径、易感人群
   D. 传染源传播途径
   E. 社会环节、自然环节
7. 感染过程的五种表现在不同传染病中各有侧重，一般最常见的是
   A. 病原体被清除
   B. 隐性感染
   C. 显性感染
   D. 潜伏性感染
   E. 病原携带状态
8. 传染病的防治原则是
   A. 管理传染源，切断传播途径，保护易感人群
   B. 切断社会因素和自然因素
   C. 管理食物、水源、粪便，消灭蚊蝇
   D. 管理水，管理饮食，卫生

管理，灭蝇
E. 环境卫生管理，水源、食物管理，灭蝇

9. 传染病的治疗原则是
A. 一般治疗和特效治疗
B. 治疗、护理和消毒隔离
C. 病原治疗和消毒隔离
D. 对症治疗、康复治疗和中药治疗
E. 病原治疗、康复治疗和中药治疗

10. 病原体侵袭人体后，不出现或仅出现不明显的临床表现，但通过免疫学检查可发现对入侵病原体产生了特异性免疫反应，应称为
A. 健康携带者
B. 潜在性感染
C. 隐性感染
D. 显性感染
E. 不典型病例

11. 潜伏性感染的意义是
A. 病原体侵入人体后，只引起轻微症状
B. 病原体与人体相互作用，保持暂时性平衡，当人体防御功能减弱时，可引起疾病
C. 病原体与人体保持永久平衡，不引起症状
D. 病原体侵入人体发生免疫反应，不出现症状
E. 病原体侵入人体，引起免疫反应，不出现症状

12. 病原体进入人体后，是否引起疾病，主要取决于
A. 病原体的数量
B. 病原体的毒力
C. 病原体的致病能力和机体的免疫功能
D. 病原体的侵袭力
E. 机体的抵抗能力

13. 感染的含义是
A. 病原体侵入人体的过程
B. 又称传染，是病原体对人体的一种寄生过程
C. 病原体侵入人体的一种方式
D. 人对病原体缺乏抵抗力而发病
E. 病原体与人体相互作用的过程

14. 传染病的基本特征为
A. 有传染源、传播途径、免疫性
B. 有传染源、传染性、易感人群
C. 有病原体，有传染性，有流行病学特征，有感染后免疫
D. 有病原体、流行性、易感性
E. 有传染性、流行性、免疫性

15. 急性传染病的潜伏期是
A. 从病原体侵入人体起，至开始出现临床症状为止的时间
B. 从起病至临床症状明显开始为止的时间
C. 从病原体侵入到特异性抗体产生的时间
D. 从起病到特异性抗体产生的时间
E. 从发热到特异性抗体产生的时间

【A_2 型题】

16. 患者，男性，30 岁。结核菌素试验 1∶2000 弱阳性，而无结核症状、体征及 X 线发现。考虑为
A. 病原携带状态
B. 重复感染
C. 潜在性感染
D. 显性感染
E. 既往有过感染

17. 患者，男性，28 岁。持续发热 17 天，伴食欲缺乏，腹泻。查体：脉搏 80 次/分，肝肋下 2cm。血象：白细胞 5×10^9/L，中性粒细胞 0.7。肥达反应 "O" 1∶160，"H" 1∶320，"A" 1∶80，"B" 1∶40，6 个月前有血吸虫疫水接触史。最可能是
A. 败血症
B. 急性血吸虫病
C. 慢性血吸虫病
D. 伤寒合并血吸虫病
E. 副伤寒甲

18. 患者，女性，29 岁。发病 1 周，巩膜重度黄染，肝界缩小，神志不清，躁动不安，血清总胆红素 310μmol/L，GPT 200 单位，凝血酶原活动度为 19%。最可能的诊断是
A. 急性黄疸型肝炎
B. 亚急性重型肝炎
C. 急性重型肝炎
D. 淤胆型肝炎
E. 中毒性肝炎

19. 6 岁患儿，8 月 1 日突然高热，发病 5 小时后反复抽搐，四肢凉，血压下降，项强（±），血白细胞 21×10^9/L。最可能的诊断为
A. 流行性脑脊髓膜炎
B. 恶性疟疾
C. 流行性乙型脑炎
D. 病毒性脑膜炎
E. 中毒性菌痢

20. 患者，男性，16 岁。无任何不良反应，体检时发现血清 HBsAg 阳性，转氨酶等其他肝功能检查均正常
A. 既往感染过
B. 显性感染
C. 潜在性感染
D. 病原体携带
E. 重复感染

【A_3/A_4 型题】

（21～22 题共用题干）

患者，男性，32 岁，农民。11 月份来诊，发热 4 天，头痛、腰痛、恶心、呕吐，皮膜，黏膜可见条状出血，神志清，颜面潮

红，结膜充血。颈软，心、肺未见异常，腹软，肝未及，肾区有叩痛，血压100/70mmHg。

21. 为确定临床诊断，应首先做哪项检查
    A. 血白细胞计数
    B. 胸部X线检查
    C. 尿常规检查、肾功能检查
    D. 出血时间
    E. 肥达反应

22. 最有效的治疗措施是
    A. 控制输液量，早期利尿
    B. 应用平衡盐液，维生素
    C. 抗病毒治疗，应用低分子右旋糖酐
    D. 应用高渗葡萄糖液
    E. 应用高效利尿剂

（23~24题共用题干）

患者，男性，30岁，持续发热20天，伴有周身不适，巩膜轻度黄染，体温39℃，神志清，表情淡漠，肝肋下2.0cm，脾肋下1.0cm，白细胞3.0×10^9/L，中性0.8，淋巴0.2。

23. 为明确诊断，应首先做哪项检查
    A. 血培养
    B. 骨髓培养
    C. 肝功能
    D. 粪便培养
    E. 尿培养

24. 应采取哪项治疗措施最有效
    A. 大剂量解热镇痛药
    B. 保肝疗法
    C. 应用青霉素
    D. 应用喹诺酮类药
    E. 应用红霉素

【B_1型题】

（25~27题共用备选答案）

A. IgA
B. IgE
C. IgG
D. IgM
E. IgD

25. 能通过胎盘，给婴儿提供有效的被动免疫的免疫球蛋白是
26. 在腔道内（呼吸道、消化道、泌尿道）起保护作用的是
27. 主要作用于入侵的原虫和蠕虫

第四十四节　病毒性肝炎

【A_1型题】

1. 对于丙型肝炎下列哪项是不正确的
    A. 急性丙型肝炎症状较轻
    B. 黄疸型患者仅占1/3
    C. 易转为慢性肝炎
    D. HCV感染主要通过输血获得
    E. 肝细胞癌和丙肝病毒感染无关

2. 近年来输血后肝炎主要由哪种病毒引起
    A. 甲型肝炎病毒
    B. 乙型肝炎病毒
    C. 丙型肝炎病毒
    D. 戊型肝炎病毒
    E. 丁型肝炎病毒

3. 对慢性丙型肝炎的治疗，下列哪项不是应用干扰素治疗的目的
    A. 抑制或清除血清和组织中HCV
    B. 使血清GPT恢复正常
    C. 中止或减缓病程，防止肝硬化
    D. 改善肝脏组织学病变
    E. 消除血清中抗HCV

4. 重型病毒性肝炎出血的最主要原因是
    A. 血小板减少
    B. 毛细血管脆性增加
    C. 凝血因子合成减少
    D. 肝素样物质增多
    E. 骨髓造血功能受抑制

5. 乙型肝炎可以采用下列哪种生物制品人工被动免疫
    A. 抗毒素
    B. 丙种球蛋白
    C. 胎盘球蛋白
    D. 特异性高效价免疫球蛋白
    E. 乙型肝炎疫苗

6. 甲型肝炎病毒具有哪项特点
    A. 是脱氧核糖核酸（DNA）病毒
    B. 黑猩猩和狨猴易感，但不能传代
    C. 甲型肝炎病毒感染后易成慢性携带者
    D. 在细胞培养中HAV引起细胞病变
    E. 只有一个血清型和一个抗原抗体系统

7. 被乙型肝炎患者血液污染针头刺破皮肤后主要宜采取
    A. 局部碘酒、酒精消毒
    B. 注射干扰素
    C. 注射乙肝疫苗
    D. 注射丙球蛋白
    E. 注射乙型肝炎免疫球蛋白（HBIG）

8. 血清酶检测对病毒性肝炎的诊断哪项最为敏感和有意义
    A. GOT
    B. GPT
    C. AKP
    D. γ-谷氨酰转肽酶
    E. 乳酸脱氢酶

9. 慢性肝病时血清球蛋白升高的原因是
    A. 白蛋白合成减少
    B. 氨基酸吸收障碍
    C. 肝脏清除来自门脉的抗原能力下降
    D. 体液免疫能力增强

E. 球蛋白破坏减少

10. 甲型肝炎病程中，传染性最强的阶段是
A. 潜伏期
B. 黄疸前期
C. 黄疸期
D. 恢复期
E. 慢性期

11. 对乙肝病毒感染具有保护作用的是
A. 抗-HBe
B. 抗-HBs
C. DNA 聚合酶
D. 抗核抗体
E. 抗-HBc

12. 妊娠期肝炎特点，下列哪项是不正确的
A. 消化道症状明显
B. 产后大出血多见
C. 重型肝炎比例高
D. 病死率高
E. 对胎儿无影响

13. 下列哪种是戊型肝炎病毒的主要传播途径
A. 注射、输血
B. 蚊虫叮咬传播
C. 唾液传播
D. 垂直传播
E. 粪、口传播

14. 关于慢性肝炎，下列哪项说法是错误的
A. 病程超过半年
B. 分为 HBeAg 阳性或阴性慢性乙型肝炎
C. 分为轻、中、重度
D. 肝穿组织可见碎屑状及桥状坏死
E. HBeAg 阴性者不需要抗病毒治疗

15. 测定乙型肝炎病毒表面抗原的亚型有助于
A. 病原学诊断
B. 流行病学调查
C. 评定传染性大小
D. 确定抗病毒治疗措施
E. 判断预后

16. 急性重型肝炎防治肝性脑病措施中，哪项是不正确的
A. 高蛋白饮食
B. 口服乳果糖
C. 给以六合氨基酸
D. 脱水治疗
E. 给予左旋多巴治疗

17. 对病毒性肝炎下列哪项是正确的
A. 重型肝炎不会发展为肝硬化
B. 甲型肝炎无慢性带毒状态
C. 慢性肝炎均由乙型肝炎病毒引起
D. 丙型肝炎不会发展成肝硬化
E. 肝细胞癌与慢性乙型肝炎病毒感染无关

18. 血清中常规检查检测不到的 HBV 标志物是
A. HBsAg
B. HBeAg
C. HBcAg
D. 抗-HBe
E. 抗-HBc

19. 急性戊型肝炎，下列哪项不是其特点
A. 肝内淤胆现象常见
B. 病情较重，尤其重叠感染乙肝病毒
C. 妊娠合并戊型肝炎者死亡率高
D. 易发展成慢性肝炎
E. 经粪-口途径感染

20. 下列检验中对重型肝炎诊断错误的是
A. 血清 GPT 明显升高
B. 血清胆碱酯酶活性明显降低
C. 血清胆固醇明显降低
D. 凝血酶原时间及活动度明显异常
E. 血清胆红素明显升高

21. 急性病毒性肝炎病程一般为
A. <2 个月
B. 2~4 个月
C. <5 个月
D. <半年
E. >半年

【A_2 型题】

22. 12 岁女孩，近 10 天来食欲缺乏，恶心、呕吐、乏力、尿色黄来院就诊，病前 4 周曾注射丙种球蛋白 1 支。查体：巩膜黄染，肝肋下 1cm，触痛（+），脾未及。化验：GPT 1000U/L，胆红素 85.5 mmol/L，抗 HAV-IgM（-），抗 HAV-IgG（+），HBsAg（+），HBeAg（+），抗 HBc-IgM（+）。应诊断为
A. 急性甲型肝炎，乙肝病毒携带者
B. 急性乙型肝炎，既往感染过甲型肝炎
C. 急性甲型肝炎、乙型肝炎
D. 被动获得甲肝抗体，急性甲型肝炎，乙肝病毒携带者
E. 被动获得甲肝抗体，急性乙型肝炎

23. 患者，男性，40 岁。发现乙肝 2 年，出现乏力，腹胀，食欲缺乏，病情不稳定。查体：肝病面容，肝肋下触及 1.0cm，质中等，脾界扩大，血清 GPT 200U/L，清蛋白 34g/L，球蛋白 37g/L。应诊为
A. 慢性乙型肝炎，中度
B. 慢性乙型肝炎，重度
C. 慢性肝衰竭
D. 肝硬化
E. 慢性重症肝炎

24. 患者，男性，40 岁。有慢性乙肝、胆囊炎史，因劳累，近 1 周发热，体温 39℃，右季肋区不适，腹胀，下肢水肿，巩膜、皮肤深度黄染，腹水征（+），凝血酶原活动度 30%。应诊断为

A. 肝硬化失代偿
B. 肝硬化自发腹膜炎
C. 慢加急性肝衰竭
D. 淤胆型肝炎
E. 亚急性重型肝炎

25. 患者，男性，45岁。1个月前因外伤手术输血800ml，近1周出现乏力，食欲缺乏，尿色加深，化验肝功能GPT 500U/L，抗HCV（+），HCV RNA（+），抗-HBc（+）。诊断应考虑
A. 急性丙型肝炎，既往有乙肝病毒感染史
B. 慢性丙型肝炎
C. 乙、丙型肝炎病毒合并感染
D. 急性乙、丙型肝炎
E. 急性乙型肝炎

26. 患者，男性，20岁。发热37.5℃，伴周身乏力，食欲缺乏，尿色加深如深茶样，化验肝功GPT 500U/L，胆红素80μmol/L，抗-HAV IgM（+），HBsAg（+），抗-HBc IgG（+），抗-HBc IgM（-）。应诊断为
A. 急性甲型黄疸型肝炎
B. 慢性乙型黄疸型肝炎
C. 急性乙型黄疸型肝炎
D. 急性乙型肝炎，既往感染甲肝病毒
E. 急性甲型黄疸型肝炎，乙肝病毒携带

27. 患者，男性，15岁。轻度乏力，腹胀，GPT 350U/L，抗-HAV IgM（+），抗-HBs（+），胆红素定量正常。应诊断为
A. 急性乙型肝炎
B. 急性黄疸型肝炎，甲型
C. 急性无黄疸型肝炎，甲型
D. 甲肝病毒携带者
E. 急性无黄疸型肝炎，甲型、乙肝病毒携带者

28. 慢性乙肝患者，发热4天，体温38℃，伴恶心、呕吐，尿色加深，化验，GPT 800U/L，胆红素定量120μmoL/L，抗-HEV IgM（+）。诊断应考虑
A. 慢性乙型肝炎重叠戊型肝炎病毒感染
B. 慢性乙型肝炎重度
C. 慢性乙型肝炎，急性丁型肝炎
D. 慢加急性肝衰竭
E. 亚急性肝衰竭

29. 慢性乙肝患者，化验乙肝五项指标，HBsAg（+），抗-HBc（+），HBeAg（+），GPT 120U/L。其意义
A. 病毒有复制，肝脏有损伤
B. 病毒无复制，无传染性
C. 有传染性
D. 肝脏有损伤，无传染性
E. 病毒有复制，有传染性，肝脏有损害

30. 慢性丙型肝炎，抗-HCV（+），HCV RNA（+），GPT120U/L，肝肋下1.0cm，脾界不大，侧卧未触及。此患者根本治疗是
A. 护肝治疗
B. 应用甘利欣降酶
C. 应用促肝细胞生长因子
D. 免疫调节治疗
E. 应用干扰素抗病毒治疗

【A_3/A_4型题】

（31~33题共用题干）

患者，男性，20岁。发热起病，体温38℃，3天后体温下降伴周身乏力，食欲缺乏、恶心、呕吐，近2天发现尿色深如豆油样，胆红素定量80μmol/L，抗-HBs（+），抗-HAV IgM（+），巩膜及皮肤中度黄染，肝区轻度叩痛，肝肋下1.0cm，质软，脾侧卧未及，胆囊区无压痛。

31. 此患者临床诊断应考虑
A. 急性黄疸型肝炎
B. 急性重型肝炎
C. 亚急性重型肝炎
D. 淤胆型肝炎
E. 胆囊炎伴肝损害

32. 从病原学诊断应考虑
A. 急性乙型肝炎
B. 急性甲型肝炎
C. 急性戊型肝炎
D. 急性甲、乙型肝炎
E. 急性丁型肝炎

33. 此患者目前主要治疗措施
A. 保肝治疗
B. 卧床休息
C. 调节免疫功能治疗
D. 抗病毒治疗
E. 支持治疗

【B_1型题】

（34~40题共用备选答案）
A. 甲型肝炎病毒
B. 乙型肝炎病毒
C. 丙型肝炎病毒
D. 丁型肝炎病毒
E. 戊型肝炎病毒

34. 属DNA病毒的是
35. 哪型肝炎病毒属缺陷病毒
36. 常见输血后肝炎是哪型病毒引起的
37. 我国慢性肝炎患者主要由哪型肝炎病毒引起
38. 最易变异的是哪种肝炎病毒
39. 转为慢性肝炎比例最高的是
40. 哪型肝炎病毒感染后，临床淤胆型肝炎常见

（41~45题共用备选答案）
A. HBsAg
B. 抗-HBs
C. HBeAg
D. 抗-HBe
E. 抗-HBc

41. 乙肝疫苗的主要成分是
42. 保护性抗体是
43. 乙肝病毒复制指标是
44. 表示有传染性指标是
45. 曾经感染乙肝病毒指标是

（46~49题共用备选答案）

A. 消化道传播
B. 蚊虫传播
C. 血液传播
D. 直接接触传播
E. 母婴传播

46. 甲型肝炎的传播途径
47. 我国慢性乙型肝炎的主要传播途径
48. 丙型肝炎的传播途径
49. 戊型肝炎的传播途径

第四十五节　细菌性痢疾

【A_1 型题】

1. 细菌性痢疾的病原体属于
A. 沙门菌属
B. 志贺菌属
C. 弧菌属
D. 螺旋菌属
E. 弯曲菌属

2. 细菌性痢疾的传播途径是
A. 消化道
B. 呼吸道
C. 血液
D. 虫媒传播
E. 接触传播

3. 细菌性痢疾散发流行的主要途径是
A. 井水、池塘或供水系统被污染造成经口感染
B. 集体食堂食物被污染造成经口感染
C. 接触患者的血液经伤口感染
D. 与患者密切接触经呼吸道传染
E. 健康人的手或蔬菜、瓜果等食物被污染造成经口感染

4. 对细菌性痢疾来说哪项是对的
A. 近年来在临床上很少见
B. 潜伏期 1~4 天
C. 粪便中有大量单核细胞
D. 通常结肠与小肠均有炎症
E. 治疗菌痢，首选氯霉素

5. 痢疾杆菌的致病性主要取决于
A. 内毒素
B. 外毒素
C. 对肠黏膜上皮细胞具有侵袭力
D. 能对抗肠黏膜局部免疫力，分泌性 IgA
E. 有对抗肠黏膜正常菌群的能力

6. 中毒型菌痢的发病机制可能是
A. 细菌侵入数量多且毒力强
B. 细菌毒力强
C. 细菌侵入量多
D. 特异性体质对细菌的强烈过敏反应
E. 特异性体质对细菌毒素呈强烈过敏反应

7. 细菌性痢疾的病变部位主要是
A. 乙状结肠、直肠
B. 空肠
C. 十二指肠
D. 回肠
E. 以上都不是

8. 菌痢流行间歇期间的重要传染源是
A. 急性期患者
B. 轻症患者
C. 重症患者
D. 急性恢复期患者
E. 慢性患者和带菌者

9. 慢性菌痢的病程应该超过的时间是
A. 1 个月
B. 2 个月
C. 3 个月
D. 半年
E. 1 年

【A_2 型题】

10. 患儿，女，6 岁。发热 1 天，腹泻 5~6 次，为黏液性脓血便，腹痛伴里急后重，病前进食过夜食物，粪便常规检查：黏液便，红白细胞满视野，诊断为细菌性痢疾。其类型属于
A. 普通型
B. 轻型
C. 重型
D. 中毒型
E. 慢性型

11. 某男生吃水果后出现腹痛腹泻，伴里急后重，体温 38.0℃。血常规：白细胞 $12\times10^9/L$，N 0.9；便常规：红细胞 6 个/HP，白细胞 10 个/HP。最可能诊断
A. 细菌性痢疾
B. 肠伤寒
C. 病毒性肠炎
D. 霍乱
E. 食物中毒

12. 患儿，4 岁。于夏季高热 8 小时，抽搐 2 小时，呕吐 1 次，体温 40℃，血压 46/18mmHg，昏睡状，面色苍白，腮腺不大，四肢紧张，肢冷，腱反射亢进，皮肤花纹状，心肺腹未见异常，周围血象 WBC $18\times10^9/L$，N 0.86，粪便镜检：WBC 2~8 个/HP。应首选考虑
A. 流行性乙型脑炎
B. 腮腺炎脑炎
C. 中毒性菌痢
D. 脑型疟疾
E. 流行性脑脊髓膜炎

13. 患者，男性，20 岁。突发寒战高热，伴腹痛，腹泻，腹泻十余次，粪便质少，为黏液脓血便，便细菌培养痢疾杆菌阳性，便常规：脓液（++），红

细胞 6 个/HP，白细胞满视野。该患者首选治疗
A. 氯霉素
B. 诺氟沙星
C. 头孢霉素
D. 红霉素
E. 利巴韦林

14. 患儿，男，7 岁。突然发热 1 天，同时伴有头痛，腹痛，腹泻，脓血便，里急后重，每日腹泻 10 余次，查便常规：RBC ≥ 15 个/HP，WBC 20~30 个/HP。病原治疗首选
A. 氨苄西林
B. 环丙沙星
C. 呋喃唑酮
D. 小檗碱
E. 庆大霉素

【A_3/A_4 型题】

（15~18 题共用题干）
患者，男性，40 岁。突发寒战，体温 39℃左右，腹泻 10 余次，伴里急后重，起初为稀便，后转为脓血便，便常规：红细胞 5 个/HP，白细胞 10 个/HP，脓液（++）。

15. 该患者最可能的诊断是
A. 细菌性痢疾
B. 阿米巴痢疾
C. 伤寒
D. 肠炎
E. 食物中毒

16. 该患者如确诊，还需何种检查
A. 血细菌培养
B. 血常规
C. 尿常规
D. 粪便细菌培养
E. 腹部平片

17. 该患者治疗首选药物为
A. 头孢菌素
B. 小檗碱
C. 红霉素
D. 氯霉素
E. 氧氟沙星

18. 该患者需与哪一种病相鉴别
A. 肠炎
B. 伤寒
C. 霍乱
D. 肝炎
E. 肠结核

【B_1 型题】

（19~21 题共用备选答案）
A. 志贺痢疾杆菌
B. 舒密次痢疾杆菌
C. 福氏痢疾杆菌
D. 宋内痢疾杆菌
E. 鲍氏痢疾杆菌

19. 我国近年来引起菌痢最常见的病原菌是
20. 所引起菌痢多数症状轻，非典型病例较多者
21. 能产生神经毒素的痢疾杆菌是

第四十六节 艾滋病

【A_1 型题】

1. 艾滋病患者肺部机会性感染最常见的病原体是
A. 白念珠菌
B. 结核分枝杆菌
C. 疱疹病毒
D. 巨细胞病毒
E. 肺孢子菌

【A_2 型题】

2. 男，31 岁。不规则发热，咳嗽半年，间断腹泻，大便无脓血，病后体重由 71kg 降到 65kg，3 年前曾到非洲工作，一年前回国。为确诊，首选的检查是
A. 大便培养
B. 胸部 X 线片
C. 查血疟原虫
D. 检测抗 HIV
E. 取血分离 HIV

第十一篇 外 科 学

第一节 无 菌 术

【A_1 型题】

高压蒸汽灭菌后的物品一般可保留

A. 4天

B. 1周

C. 2周

D. 3周

E. 1个月

第二节 水和钠的代谢紊乱

【A_1 型题】

1. 易引起休克症状的水、钠代谢紊乱类型为

A. 高渗性缺水及低渗性缺水

B. 高渗性缺水及等渗性缺水

C. 低渗性缺水及等渗性缺水

D. 等渗性缺水及水中毒

E. 以上都不对

2. 低容量性低钠血症也称为

A. 高渗性缺水

B. 等渗性缺水

C. 低渗性缺水

D. 水中毒

E. 原发性缺水

3. 昏迷患者最易出现的缺水类型为

A. 高渗性缺水

B. 等渗性缺水

C. 低渗性缺水

D. 等容量性低钠血症

E. 等容量性高钠血症

4. 高热患者容易发生

A. 低渗性脱水

B. 等渗性脱水

C. 高渗性脱水

D. 水中毒

E. 低钠血症

5. 低渗性脱水的特点不包括

A. 缺钠多于缺水

B. 血清 Na^+ 浓度<135mmol/L

C. 尿比重常在1.010以下

D. 尿 Na^+ 和 Cl^- 明显减少

E. 细胞外液处于高渗状态

6. 高渗性缺水的早期主要症状是

A. 幻觉

B. 谵妄

C. 恶心

D. 口渴

E. 心悸

7. 高渗性缺水是指

A. 失水>失钠，细胞外液渗透压>310mOsm/(kg·H_2O)，血清钠>145mmol/L的脱水

B. 失水>失钠，细胞外液渗透压>280mOsm/(kg·H_2O)，血清钠>135mmol/L的脱水

C. 失钠>失水，细胞外液渗透压<310mOsm/(kg·H_2O)，血清钠<135mmol/L的脱水

D. 失钠>失水，细胞外液渗透压<280mOsm/(kg·H_2O)，血清钠，<145mmol/L的脱水

E. 失钠<失水，细胞外液渗透压=280mOsm/(kg·H_2O)，血清钠=135mmol/L的脱水

8. 患者头晕、乏力、恶心、呕吐，血清 Na^+ 130mmol/L、血清 K^+ 4.5mmol/L、尿比重1.010，是哪种电解质失调

A. 高渗性缺水

B. 等渗性缺水

C. 低渗性缺水

D. 低钾血症

E. 高钾血症

9. 患者口渴，尿少，尿中钠高，血清钠>145mmol/L，其水与电解质平衡紊乱的类型是

A. 等渗性脱水

B. 水中毒

C. 高渗性脱水

D. 水肿

E. 低渗性脱水

10. 低渗性缺水时，一般不出现下列哪项改变

A. 口渴明显

B. 恶心、呕吐、肌肉痉挛

C. 尿比重低

D. 尿内 Cl^- 很少

E. 血清 Na^+ 降低

11. 等渗性缺水多发生在

A. 胃肠液急性丧失

B. 吞咽困难

C. 大量出汗

D. 慢性肠梗阻

E. 低位小肠瘘

【A_3/A_4 型题】

（12～14题共用题干）

患者，男性，40岁。体重60kg，因食管癌进食困难1月余。主诉：乏力、极度口渴、尿少而色深。检查：血压、体温均正常，眼窝凹陷、舌干燥、皮肤弹性差。

12. 该患者的水、电解质失衡诊断为
A. 轻度高渗性脱水
B. 中度高渗性脱水
C. 重度高渗性脱水
D. 等渗性脱水
E. 低渗性脱水
13. 该患者当天补充液量约为（不包括当天生理需水量）
A. 500ml
B. 1000ml
C. 3000ml
D. 4000ml
E. 4500ml
14. 补液后口渴减轻，尿量增多，测血清钾浓度为 3.1mmol/L，应在尿量达下列哪项指标时补给钾盐
A. 20ml/h
B. 25ml/h
C. 30ml/h
D. 35ml/h
E. 40ml/h

【B_1 型题】

（15~18 题共用备选答案）
A. 高渗性脱水
B. 低渗性脱水
C. 等渗性脱水
D. 水中毒
E. 水肿
15. 血钠浓度正常而细胞外液减少见于
16. 血钠浓度增高而细胞内液减少见于
17. 血钠浓度降低而细胞外液减少见于
18. 血钠浓度降低而细胞内、外液均增加见于

第三节 低钾血症

【A_1 型题】

1. 下列哪一项不是低钾血症的原因
A. 长期使用呋塞米
B. 代谢性酸中毒
C. 禁食
D. 肾上腺皮质功能亢进
E. 代谢性碱中毒
2. 低钾血症时，心电图表现为
A. T 波低平、Q-T 间期缩短
B. T 波高尖、Q-T 间期缩短
C. S-T 段压低，T 波压低或双相、T 波后出现 U 波
D. T 波高尖、Q-T 间期延长
E. S-T 段压低、T 波高尖
3. 某患者做消化道手术后禁食一周，仅静脉输入葡萄糖盐水，此患者最容易发生的电解质紊乱是
A. 低血钠
B. 低血钙
C. 低血镁
D. 低血磷
E. 低血钾
4. 下列哪项不是引起外科手术后低血钾的原因
A. 术后禁食或食欲缺乏
B. 胃肠引流
C. 术后注射大量葡萄糖液
D. 呕吐
E. 术后肾衰竭，少尿

【B_1 型题】

（5~8 题共用备选答案）
A. 低渗性脱水
B. 高渗性脱水
C. 低钾血症
D. 高钾血症
E. 低镁血症
5. 口服补钾或静脉低浓度、慢速补钾可治疗
6. 补水为主、补钠为辅可治疗
7. 葡萄糖和胰岛素静脉输入可治疗
8. 适量补充盐水以恢复细胞外液渗透压和容量可治疗

第四节 代谢性酸中毒

【A_1 型题】

1. 代谢性酸中毒是
A. 原发性 HCO_3^-减少
B. 继发性 HCO_3^-减少
C. 原发性 H_2CO_3减少
D. 原发性 H_2CO_3增多
E. 继发性 H_2CO_3减少
2. 代谢性酸中毒患者一般不表现为
A. 乏力、恶心和呕吐
B. 心率加快，心律失常
C. 呼吸深而快
D. 尿液呈中性
E. 严重者可表现为嗜睡，甚至昏迷

【B_1 型题】

（3~5 题共用备选答案）
A. 急性肠梗阻
B. 感染性休克
C. 肺炎高热
D. 慢性十二指肠瘘
E. 挤压综合征
3. 低渗性脱水的常见病因是
4. 代谢性酸中毒最易发生于
5. 高钾血症的常见病因是

第五节　休　克

【A_1型题】

1. 判断休克已纠正，除血压正常外，尿量每小时至少应稳定在
   A. 25ml 以上
   B. 30ml 以上
   C. 40ml 以上
   D. 50ml 以上
   E. 60ml 以上
2. 从病理生理角度看，休克的本质是
   A. 低血压
   B. 交感-肾上腺系统兴奋
   C. 氧供给不足和需求增加
   D. 酸中毒
   E. 心血管功能紊乱
3. 休克患者经补液后，血压仍低，中心静脉压不高，5~10 分钟内经静脉注入等渗盐水 250ml，如血压升高，而中心静脉压不变，提示
   A. 心功能不全
   B. 血容量过多
   C. 血容量不足
   D. 血管张力过高
   E. 以上均不是
4. 休克患者治疗过程中中心静脉压为 $20cmH_2O$，血压为 120/80mmHg，处理原则为
   A. 适当补液
   B. 收缩血管
   C. 舒张血管
   D. 补液试验
   E. 充分补液
5. 关于休克患者预防急性肾衰的措施，不正确的是
   A. 及时纠正低血容量性休克，避免肾缺血
   B. 矫治休克时不宜使用易引起肾血管收缩的药物
   C. 对有溶血倾向的患者应保持肾小管通畅、碱化尿液，避免肾小管损害
   D. 休克合并 DIC 时，要及时应用肝素治疗
   E. 患者只要出现尿量减少时，要及时使用利尿剂
6. 诊断休克的主要依据是
   A. 临床表现
   B. 脉率变快
   C. 血压下降
   D. 动脉氧分压<60mmHg
   E. 尿少
7. 关于休克代偿期微循环的变化，下列哪项是错误的
   A. 动静脉短路开放
   B. 直捷通路开放
   C. 微动脉收缩
   D. 微静脉收缩
   E. 毛细血管内血液淤积
8. 循环骤停的临界时间是
   A. 1 分钟
   B. 2 分钟
   C. 4 分钟
   D. 8 分钟
   E. 10 分钟
9. 决定心肌微循环灌注量的主要因素是
   A. 动脉收缩压
   B. 动脉舒张压
   C. 外周血管阻力
   D. 心脏每搏量
   E. 心肌收缩力
10. 休克患者早期尿的变化哪项是错的
   A. 尿量少
   B. 尿比重高
   C. 尿钠高
   D. 尿 pH 下降
   E. 尿钾改变不明显
11. 血容量不足时中心静脉压往往低于多少（cmH_2O）
   A. 14
   B. 12
   C. 10
   D. 8
   E. 5
12. 决定休克患者补液量最可靠的依据是
   A. 血压
   B. 尿量
   C. 中心静脉压
   D. 脉搏
   E. 精神状态
13. 各类型休克的根本变化是
   A. 代谢性酸中毒
   B. 脉搏快
   C. 尿量少
   D. 组织灌注不足
   E. 低血压
14. 休克患者动态监测中心静脉压值为 $25cmH_2O$，表示
   A. 肺梗死
   B. 静脉过度收缩
   C. 肺循环阻力增加
   D. 血容量不足
   E. 充血性心力衰竭
15. 对于休克治疗近年强调氧供应和氧消耗超常值的复苏概念，以下哪项标准是正确的
   A. $DO_2>400ml/(min \cdot m^2)$
   B. $DO_2>500ml/(min \cdot m^2)$
   C. $DO_2>600ml/(min \cdot m^2)$
   D. $VO_2>160ml/(min \cdot m^2)$
   E. 心脏指数 CI > 3.5L/(min·m^2)
16. 成人每 24 小时排尿量不足多少为无尿
   A. 50ml
   B. 100ml
   C. 110ml
   D. 120ml
   E. 10ml

【A_3/A_4型题】

（17~19 题共用题干）

患者，男性，25岁。背部刀伤，伤口流血2小时。查体：神志尚清楚，诉口渴，皮肤苍白，稍冷，脉搏110次/分，血压12/9.33kPa（90/70mmHg），脉压小，表浅静脉塌陷，尿少。

17. 此患者休克达何种程度
    A. 中度
    B. 轻度
    C. 重度
    D. 晚期
    E. 代偿期
18. 估计此患者失血量占全身血容量的多少
    A. <20%
    B. 20%
    C. 20%~40%
    D. 40%左右
    E. 50%左右
19. 应采取何种措施
    A. 门诊观察
    B. 胸部X线摄片
    C. 全血细胞计数
    D. 测中心静脉压
    E. 输血

（20~23题共用题干）

患者，女性，52岁。有胆管结石病史，近2天来右上腹痛，体温37.8℃，2小时前突然畏寒、寒战，体温达40℃，精神紧张兴奋、口渴、面色苍白、脉搏98次/分，有力，血压14.7/12.8kPa（110/96mmHg），尿量每小时26ml。

20. 患者处于何种情况
    A. 急性胆管炎，无休克
    B. 休克代偿期
    C. 中度休克
    D. 重度休克
    E. 高排低阻型休克
21. 下列哪一项不是其微循环变化的特征
    A. 微动脉、微静脉收缩
    B. 动静脉短路开放
    C. 直捷通道开放
    D. 组织灌流减少
    E. 静脉回心血量减少
22. 为排除发生弥散性血管内凝血的可能，做了多项检查，下列哪项监测检查结果是无意义的
    A. 血小板计数低于80×10^9/L
    B. 纤维蛋白原少于1.5g/L或呈进行性降低
    C. 凝血酶原时间较正常延长3秒以上
    D. 3P（血浆鱼精蛋白副凝）试验阳性
    E. 凝血时间明显缩短
23. 下列哪项治疗原则是错误的
    A. 积极补充血容量
    B. 联合应用抗菌药物
    C. 尽早做胆管引流
    D. 纠正酸中毒
    E. 静脉滴注间羟胺

【B_1型题】

（24~26题共用备选答案）
A. 中心静脉压很低，尿量多
B. 中心静脉压偏低，尿量少
C. 中心静脉压偏低，尿量多
D. 中心静脉压偏高，尿量多
E. 中心静脉压很高，尿量少

24. 提示血容量不足
25. 说明液体量已补充足
26. 可能有心功能不全存在

第六节　外科感染总论

【A_1型题】

1. 预防手术后感染的最重要的措施是
    A. 提高机体抵抗力
    B. 术前、术中、术后大量应用抗生素
    C. 避免休克发生
    D. 术后早期离床活动
    E. 严格遵守无菌操作的原则
2. 发生外科感染的必要条件不包括
    A. 外界病菌大量侵入组织
    B. 人体正常菌群变成病菌
    C. 病菌在组织内大量繁殖
    D. 人体抵抗能力有一定缺陷
    E. 组织内的有氧环境
3. 化脓性感染形成脓肿后，外科治疗的基本原则是
    A. 全身加大抗生素剂量
    B. 改用其他抗生素
    C. 加用肾上腺皮质激素
    D. 配合局部物理疗法
    E. 立即切开引流
4. 不能引起特异性感染的是
    A. 破伤风梭菌
    B. 结核分枝杆菌
    C. 乙型溶血性链球菌
    D. 真菌
    E. 梭状芽孢杆菌
5. 下列哪项不是外科感染的特点
    A. 多由几种细菌引起的混合感染
    B. 常有明显的局部症状
    C. 病变往往集中在某个局部，而后化脓，坏死
    D. 不会引起严重的全身感染
    E. 一般指需要手术治疗的感染性疾病
6. 预防无菌切口感染的主要措施为
    A. 皮下止血不用电烙
    B. 血管结扎要用丝线
    C. 严格无菌操作
    D. 手术完毕用等渗盐水冲洗伤口
    E. 切口放置引流物
7. 脓肿已有波动反应时，应采用的治疗方法是
    A. 大量抗生素治疗
    B. 外敷药物等待穿破

C. 切开引流
D. 穿刺抽脓液、腔内注射抗生素
E. 等待自然吸收或破溃

【A_3/A_4 型题】

(8~10 题共用题干)

患儿，男，8岁。额部多发性疖肿，未治，红肿扩大，弛张性高热，4天后臀部皮下又发现一肿块，疼痛，压痛明显，且有波动感。

8. 进一步确诊的方法是
A. 头部X线摄片
B. 臀部肿块B超检查
C. 臀部X线摄片
D. 查血常规
E. 臀部肿块穿刺抽脓

9. 诊断应考虑
A. 菌血症
B. 败血症
C. 毒血症
D. 寒性脓肿
E. 脓毒血症

10. 治疗方案为
A. 醇浴退热
B. 额部疖肿换药
C. 臀部脓肿切开引流及抗生素治疗
D. 加强营养，增强抵抗力
E. 综合应用多种抗生素

第七节　浅部组织细菌性感染

【A_1 型题】

1. 诊断丹毒最有意义的临床表现是
A. 头痛、畏寒、高热
B. 好发部位
C. 色鲜红界限清楚
D. 局部发生水疱
E. 所属淋巴结肿大

2. 丹毒的致病菌是
A. 梭状芽孢杆菌
B. 乙型血性链球菌
C. 金黄色葡萄球菌
D. 白念珠菌
E. 表皮葡萄球菌

3. 关于痈的治疗正确的是
A. 初期只有红肿时，热敷治疗
B. 当表面紫褐色已破溃流脓时，不必切开
C. 切开引流时做“+”形切口
D. 切口应达病变边缘皮肤
E. 切口应深达深筋膜深面

第八节　脓　毒　症

【A_1 型题】

1. 不能引起败血症的细菌是
A. 葡萄球菌
B. 链球菌
C. 大肠埃希菌
D. 破伤风梭菌
E. 铜绿假单胞菌

【A_3/A_4 型题】

(2~4 题共用题干)

患者，女性，30岁。背部肿块，红、肿、疼痛3天，寒战、发热39℃，查体：背部肿物3cm×5cm，触之有波动感。

2. 当病灶做局部引流和全身应用抗生素后，仍有寒战、高热，最合适的治疗措施是
A. 联合应用抗生素，并加大剂量
B. 尽快明确细菌种类和药敏试验
C. 寻找有无其他感染病灶
D. 使用抗真菌药物治疗
E. 加用肾上腺皮质激素

3. 为了提高患者血培养的阳性率，最好的抽血时间是
A. 发热开始时
B. 寒战开始时
C. 发热最高峰时
D. 寒战结束时
E. 寒战、发热时

4. 根据临床表现，该患者有脓血症征象，其主要特点是
A. 寒战后，高热呈稽留热
B. 白细胞计数 $30\times10^9/L$
C. 休克出现早
D. 肝、肾功能损害
E. 转移性脓肿

第九节　骨与关节化脓性感染

【A_1 型题】

1. 下列关于急性化脓性骨髓炎的描述，错误的是
A. 一般为血源性感染
B. 病原菌以白色葡萄球菌为最多
C. 好发于胫骨上段和股骨下段
D. 儿童可有烦躁不安、食欲缺乏、呕吐与惊厥
E. 严重时可发生病理性骨折

2. 关于急性化脓性骨髓炎的治疗叙述，正确的是
A. 患肢制动以减轻疼痛和防止病理骨折
B. 加强营养，纠正水电解质紊乱，多量输血
C. 凡确诊后立即静脉推入少量多种有效抗生素
D. 骨膜下抽到脓液，但无全身症状时不必切开排脓
E. 根据药敏试验选用最佳抗生素，直至全身症状消失即可停药

第十节 特殊性感染

【A_1 型题】

1. 关于破伤风，正确的描述是
A. 颈部肌肉强烈收缩最早出现
B. 光线不能诱发全身肌肉抽搐
C. 严重者神志不清
D. 可出现尿潴留
E. 不会发生骨折

2. 破伤风最初出现典型的肌肉强烈收缩是
A. 咬肌
B. 面肌
C. 颈项肌
D. 背腹肌
E. 四肢肌

3. 下列关于气性坏疽不正确的是
A. 一经诊断，应急诊清创
B. 首选氨基糖苷类抗生素
C. 伤口用3%过氧化氢或1：1000高锰酸钾冲洗
D. 高压氧治疗
E. 营养支持治疗

4. 气性坏疽的局部表现中，下列不正确的是
A. 早期感伤肢沉重，以后出现胀裂样剧痛，用镇痛药无效
B. 皮肤水肿，苍白，紧张和发亮，可出现大理石样斑纹
C. 有大量恶臭味的浆液性或血性渗出物，并出现气泡
D. 触诊肢体有捻发音
E. 肌肉一般无坏死

第十一节 创伤和战伤

【A_1 型题】

1. 关于创伤的急救和转运，下列哪项是错误的
A. 对昏迷伤员，为防止呕吐物引起的窒息，最可靠的方法是在口腔内放一通气管
B. 开放性伤口用无菌纱布覆盖，缠上绷带
C. 四肢动脉大出血时要上止血带
D. 脊柱骨折的伤员必须卧板床
E. 已判明无颅脑及腹部内脏损伤而剧痛的伤员可注射止痛剂

2. 关于挤压伤，下列哪项描述是错误的
A. 乃重物挤压人体某一肌肉丰富部位所致
B. 伤处有较广泛的组织破坏
C. 常有局部明显肿胀，甚至静脉回流受阻
D. 有大量红细胞和肌细胞破坏
E. 可并发休克和急性肾衰竭

3. 关于清创术，下列哪项是错误的
A. 清创术最好在伤后6~8小时内施行
B. 污染较轻的伤口，伤后12小时一般仍可一期缝合
C. 超过12小时的伤口，清创后一般不予缝合
D. 面颈部、关节附近、神经血管暴露的伤口，即使超过24小时，仍应缝合
E. 战地伤口早期，可作一期缝合

4. 感染伤口的处理原则应为
A. 清创后一期缝合
B. 清创后延期缝合
C. 清创后不予缝合
D. 加强换药
E. 使用大量抗菌药物

5. 污染伤口指
A. 损伤后时间较长，伤口已化脓
B. 伤口被刀等锐器割伤
C. 伤口有致病菌存在，但尚未发生感染
D. 伤口有致病菌存在，已发生感染
E. 伤口分泌物较多，而炎症不明显

6. 面颊部开放性损伤，受伤后12小时来就诊，局部处理应
A. 做感染伤口处理、换药、不清创
B. 清创后不予缝合
C. 清创后延期缝合
D. 清创后一期缝合
E. 以上均不是

7. 下列哪种损伤最易引起肾衰竭
A. 肝破裂

B. 大面积烧伤
C. 多发性骨折
D. 肾损伤
E. 挤压伤

8. 遇下列情况，首先应抢救
A. 肝破裂
B. 昏迷
C. 脾破裂
D. 开放性气胸
E. 开放性骨折

9. 对污染较重的伤口清创后暂不缝合，观察2~3天后如无明显感染，再缝合，这种缝合为
A. 一期缝合
B. 二期缝合
C. 延期缝合
D. 减张缝合
E. 以上都不是

10. 下肢远端严重活动性出血，止血带用在哪个部位最恰当
A. 小腿中1/3
B. 大腿上1/3
C. 小腿上1/3
D. 大腿中1/3
E. 大腿下1/3

11. 四肢开放性损伤合并大血管损伤用止血带时，连续阻断血流时间不得超过
A. 30分钟
B. 60分钟
C. 90分钟
D. 120分钟
E. 15分钟

12. 创伤后离体肢体（指或趾等），转运前应采用哪种保存方法最好
A. 生理盐水浸泡保存
B. 乙醇浸泡保存
C. 福尔马林浸泡保存
D. 冰冻保存
E. 洁净敷料包扎保存

【A_2 型题】

13. 患者，男性，28岁。半小时前躯干被压伤。主诉胸痛、胸闷、气急，烦躁不安，此时体格检查应特别注意的是
A. 胸部呼吸运动是否对称
B. 胸部挤压试验阳性伴骨摩擦音
C. 胸腹部开放性损伤
D. 腹式呼吸消失
E. 血压、脉搏、呼吸数据变化

14. 患者，男性，34岁。因房屋倒塌压在上半身30分钟，呼吸困难，体格检查见患者神志清，血压130/100mmHg，脉搏100次/分，呼吸30次/分钟，两眼结膜充血，颈静脉怒张，前胸皮肤瘀斑，腹软，无压痛，尿常规正常。最可能的诊断是
A. 早期创伤性休克
B. 创伤性窒息
C. 挤压综合征
D. 皮肤损伤
E. 眼外伤

15. 一工人劳动时踏铁钉刺伤足底半日，出血已止，伤口创缘稍肿胀，伤口污染较明显，来院急诊。下列哪项处理是错误的
A. 清创后不予缝合
B. 清创后一期缝合
C. 注射破伤风抗毒素
D. 给予抗菌药物
E. 限制活动，抬高患肢

【A_3/A_4 型题】

（16~18题共用题干）

患者，男性，19岁。车祸致伤，即来院急诊，神志不清、咯血，口鼻均有泥沙夹血外溢，呼吸困难、烦躁不安。左侧胸部严重擦伤、肿胀，心率98次/分，血压120/90mmHg（16/12kPa），四肢活动尚可，左大腿中下段中度肿胀，有瘀斑和严重擦伤。

16. 此时最紧迫的抢救措施是
A. 请胸外科医师会诊处理
B. 清除上呼吸道异物，保持呼吸道通畅
C. 输血
D. 吸氧
E. 左下肢夹板固定

17. 下列哪项诊断可不予考虑
A. 颅脑创伤
B. 鼻骨骨折
C. 肋骨骨折
D. 左股骨骨折
E. 血气胸

18. 下列处理中不必紧急做的是
A. 吸氧
B. 颅脑与胸部、左股骨X线摄片
C. 多科会诊处理
D. 左下肢包扎固定
E. 输血

（19~20题共用题干）

一民工左腰及下肢被倒塌之砖墙压伤1小时，送抵医院。诉口渴，尿少，呈暗红色。检查：脉搏120次/分，血压88/70mmHg（11.7/9.3kPa），左下肢明显肿胀，皮肤有散在瘀斑及水疱，足背动脉搏动较健侧弱，趾端凉，无骨折征。

19. 拟诊
A. 创伤性休克
B. 肾挫伤
C. 左下肢挫伤
D. 左下肢血栓形成
E. 挤压综合征

20. 静脉输液应首选
A. 全血
B. 血浆
C. 右旋糖酐
D. 等渗盐水加入1.25%碳酸氢钠溶液
E. 5%葡萄糖溶液

（21~23题共用题干）

患者，女性，37岁。2天前右下肢挤伤。现右下肢及右臂明显肿胀、疼痛，活动受限，X线检查未见骨折，血压83/68mmHg，脉搏100次/分，呼吸24次/分，尿量每小时20ml。

21. 该患者的诊断为

A. 软组织挫伤
B. 挤压伤综合征
C. 血管损伤
D. 软组织感染
E. 深部静脉血栓形成

22. 如果上述诊断成立，患者最可能出现
A. 心力衰竭
B. 肾衰竭
C. 呼吸窘迫综合征
D. 昏迷
E. 下肢坏死

23. 该患者损伤的体液代谢改变的调节主要是通过
A. 增加氢离子的排出量
B. 增加钾的排出量
C. 减少钠的绝对排出量
D. 增加 CO_2 排出量
E. 减少尿的排出量

【B_1 型题】

（24～26 题共用备选答案）
A. 切口分类及愈合记录为“Ⅰ/甲”
B. 切口分类及愈合记录为“Ⅲ/丙”
C. 切口分类及愈合记录为“Ⅱ/甲”
D. 切口分类及愈合记录为“Ⅱ/乙”
E. 切口分类及愈合记录为“Ⅲ/甲”

24. 腹股沟疝修补术，切口愈合良好
25. 右胫腓骨开放骨折，清创内固定后切口愈合良好
26. 腰椎结核伴椎旁冷脓肿病灶清除术，切口愈合良好

（27～28 题共用备选答案）
A. 代谢性酸中毒
B. 代谢性碱中毒
C. 混合性酸中毒
D. 混合性碱中毒
E. 呼吸性碱中毒

27. 损伤后早期，患者呼吸急促可发生
28. 损伤后休克酸碱失衡继续发展可以发生

（29～31 题共用备选答案）
A. 清创及一期缝合
B. 清创及延期缝合
C. 清创后不予缝合
D. 清创及植皮
E. 按感染伤口处理

29. 大面积皮肤剥脱伤需
30. 受伤 6～8 小时内的战地伤口应
31. 污染严重的面、颈部伤口需

第十二节 火器伤

【A_1 型题】

1. 初期处理火器伤清创后伤口应做一期缝合的是
A. 臀部
B. 腰部
C. 膝关节腔
D. 上臂
E. 手掌

2. 二期处理火器伤延期缝合应在清创处理后的
A. 12 小时至 1 天
B. 2～3 天
C. 4～7 天
D. 8～14 天
E. 14 天以后

第十三节 热力烧伤

【A_1 型题】

1. 判断烧伤创面深度的主要依据是
A. 创面的肿胀程度
B. 创面有无水疱
C. 创面疼痛情况
D. 创面渗出情况
E. 创面残存上皮的有无和多少

2. 大面积烧伤早期发生的休克，多为
A. 神经源性休克
B. 心源性休克
C. 低血容量性休克
D. 变应性休克
E. 感染性休克

3. 下列哪项不是深Ⅱ度烧伤的特点
A. 创面可有或无水疱
B. 创面痛觉迟钝
C. 有时可见树枝状栓塞血管
D. 如无感染，3～4 周可愈合
E. 愈合后多留有增生性瘢痕

4. 关于Ⅲ度烧伤，下列哪项是错误的
A. 痛觉丧失
B. 无水疱
C. 有网状栓塞血管
D. 焦痂约 3 周后开始分离
E. 留有瘢痕

5. 大面积烧伤休克期患者出现烦躁，多由于

A. 疼痛
B. 精神紧张
C. 早期毒血症
D. 中枢神经系统异常
E. 血容量不足

6. 大面积烧伤休克期输液治疗的起算时间应为
A. 受伤时间
B. 入院时间
C. 静脉输液开始时间
D. 清创开始时间
E. 入病房时间

7. 严重烧伤引起的第一位死因是
A. 休克
B. 急性呼吸衰竭
C. 急性肾衰竭
D. 败血症
E. 水、电解质、酸碱平衡紊乱

8. 深Ⅱ度烧伤局部损伤的深度应达
A. 真皮浅层，部分生发层健在
B. 表皮层，生发层健在
C. 真皮深层，有皮肤附件残留
D. 脂肪层
E. 脂肪下层

9. 轻度烧伤指
A. 成人Ⅱ度烧伤，面积10%以下
B. 成人Ⅱ度烧伤，面积10%~15%
C. 成人Ⅱ度烧伤，面积16%~20%
D. 成人Ⅲ度烧伤，面积10%左右
E. Ⅱ度5%以上伴头面颈部烧伤

10. 大面积烧伤患者休克期口渴时，应给予
A. 大量冷开水
B. 少量多次盐开水
C. 大量橘子汁
D. 大量糖水
E. 大量喝茶

11. 大面积烧伤患者休克期调节补液量的最可靠的临床指标为
A. 血压
B. 每小时尿量
C. 脉率
D. 口渴烦躁等临床表现
E. 中心静脉压

【A_2 型题】

12. 大面积烧伤患者，口渴、尿少，尿比重1.030，脉搏140次/分，神志淡漠，肢体冷，首要的处理应是
A. 清创
B. 给予吗啡镇痛
C. 给予强心剂
D. 创面涂抗菌药物
E. 静脉快速补液

13. 患者，女性，40岁，农民。烧伤总面积70%，1小时后送入当地卫生院并准备转上级医院治疗，当地卫生院在做医疗处理时应首先考虑
A. 清创后包扎创面转送
B. 准备饮料路上服用
C. 联系运输工具，尽快转院
D. 建立可靠输液途径，准备输液
E. 肌内注射镇痛药

14. 患者，男性，45岁。面部烫伤浅。肿胀明显2天，入院后最主要应观察
A. 神志
B. 呼吸
C. 脉搏
D. 尿量
E. 饮食状况

【A_3/A_4 型题】

（15~18题共用题干）

患者，男性，29岁。烧伤3小时，烧伤总面积80%，其中深Ⅱ度30%，Ⅲ度50%，伤后无尿，心率150次/分，呼吸35次/分，伤后头8小时输液4500ml（其中胶体液800ml）后仍无尿。

15. 针对无尿首先应
A. 加快补液速度
B. 用利尿剂
C. 查血电解质、尿素氮及肌酐
D. 进一步询问病史，了解伤前情况
E. 检查膀胱区及导尿管

16. 还应选择下列哪项措施以利诊断及治疗
A. 肝肾功能的有关检查
B. 血气分析
C. 补充询问患者伤前及伤时病史
D. 氧合血红蛋白测定
E. 催吐或洗胃

17. 伤后第8天，体温39.8℃，心率148次/分，呼吸36次/分，创面潮湿，焦痂下积脓，感染向邻近健康组织侵袭，血培养阴性。最可能的原因是
A. 由于大剂量抗生素使用出现假阴性
B. 烧伤创面脓毒症
C. 培养条件不宜细菌生长
D. 烧伤败血症合并脓毒症
E. 脓毒血症

18. 最佳处理是
A. 重点加强全身抗感染治疗，同时处理创面
B. 强有力抗生素使用和支持治疗
C. 积极处理烧伤创面
D. 重点创面处理，加用或改用抗生素
E. 保护脏器功能

（19~23题共用题干）

患者，男性，60岁，体重50kg，双下肢烫伤。

19. 估计烫伤总面积是
A. 20%
B. 30%
C. 40%
D. 50%
E. 55%

20. 按照国内常用公式计算，该患者第一个24小时输液总量（包括2000ml水分在内）是
   A. 3500ml
   B. 4000ml
   C. 5000ml
   D. 5750ml
   E. 6125ml
21. 如果在第一天休克复苏过程中，患者烦躁、口渴，尿量20 ml/h，脉搏增加至150次/分，进一步处理是
   A. 口服饮料解渴
   B. 肌内注射镇静药或冬眠疗法
   C. 加快输液速率
   D. 吸氧
   E. 加用广谱抗生素
22. 患者第二个24小时的输液总量是
   A. 第一个24小时计算胶、晶体总量的1/2（另加2000ml葡萄糖溶液）
   B. 第一个24小时实际输入胶、晶体总量的1/2（另加2000ml葡萄糖溶液）
   C. 第一个24小时计算胶、晶体总量的1/2，其中胶、晶体之比为1∶1（另加2000ml葡萄糖氯化钠溶液）
   D. 第一个24小时计算胶、晶体总量的1/2，其中胶、晶体之比为1∶1（另加葡萄糖溶液2000ml）
   E. 第一个24小时计算胶、晶体总量的1/2（另加3000ml葡萄糖氯化钠溶液）
23. 该患者在休克复苏中，尿少时，首先应作以下哪项检查
   A. 尿常规，有无血红蛋白和肌红蛋白
   B. 测血常规和血细胞比容
   C. 测血/尿肌酐
   D. 测血/尿钠
   E. 检查导尿管位置是否适当，有无过深、扭曲、过浅等情况

【B_1型题】

（24~25题共用备选答案）
   A. 败血症
   B. 菌血症
   C. 创面脓毒症
   D. 脓毒血症
   E. 真菌败血症
24. 患者，男性，32岁。Ⅲ度烧伤40%，伤后10天，体温40℃，心率140次/分，呼吸36次/分，创面湿，灶性积脓，创周炎症明显，血白细胞计数20×10^9/L，血培养无菌生长
25. 患儿，女，6岁。烧伤50%，Ⅲ度20%，体温37℃，心率136次/分，呼吸36次/分，创面可见坏死斑，血培养为阴沟杆菌

（26~28题共用备选答案）
   A. 气管切开
   B. 气管插管
   C. 鼻饲给氧
   D. 静脉切开或静脉穿刺插管
   E. 静脉穿刺

下列病例，首选治疗方案是上述哪项
26. 患者，男性，30岁。火焰烧伤全身3小时，烧伤总面积95%，其中Ⅲ度80%，伤后无尿，未行其他任何处理。
27. 患者，男性，27岁。烧伤6小时，烧伤总面积60%，面颈及双上肢为深Ⅱ度至Ⅲ度烧伤，鼻毛烧焦，声嘶，近1小时来患者出现进行性呼吸困难，目前患者神志不清，心率120次/分，呼吸4~8次/分，呈叹息样。
28. 患者，男性，30岁。火焰烧伤面颈部及双手3小时，面颈部为Ⅲ度烧伤，体温37℃，心率96次/分，呼吸36次/分，声嘶，咽部红肿。

（29~31题共用备选答案）
   A. 可全部用葡萄糖液
   B. 可全部用平衡液
   C. 以全血为主
   D. 以血浆为主
   E. 以右旋糖酐为主
29. Ⅱ度烧伤面积为30%，补液时宜
30. Ⅱ度烧伤面积为60%，补胶体液时宜
31. Ⅲ度烧伤面积为50%，补胶体液时宜

（32~37题共用备选答案）
   A. 每小时尿量10ml左右
   B. 每小时尿量20ml左右
   C. 每小时尿量30ml左右
   D. 每小时尿量40ml左右
   E. 每小时尿量50ml左右
32. 大面积烧伤后，成人补液量应维持
33. 大面积烧伤后，儿童补液量应维持
34. 大面积烧伤后，婴儿补液量应维持
35. 大面积烧伤后，老年人补液量应维持
36. 呼吸道烧伤患者补液量应维持
37. 合并颅脑伤患者补液量应维持

第十四节 气 胸

【A_1 型题】

1. 开放性气胸的紧急处理原则是
   A. 立即清创胸壁伤口缝合
   B. 立即作胸腔穿刺抽气
   C. 用无菌纱布覆盖包扎伤口
   D. 立即行气管内插管辅助呼吸
   E. 立即作胸腔闭式引流
2. 下列哪种疾病可导致纵隔扑动
   A. 张力性气胸
   B. 闭合性气胸
   C. 多根多处肋骨骨折
   D. 进行性血胸
   E. 肺爆震伤
3. 在张力性气胸的病理生理改变中，下列哪项是错误的
   A. 较大较深的肺裂伤，裂口形成活瓣
   B. 纵隔左右摆动
   C. 严重呼吸循环障碍
   D. 严重皮下气肿形成
   E. 伤侧和健侧肺均被严重挤压
4. 张力性气胸，患者呼吸困难，最重要的治疗措施为
   A. 吸氧
   B. 呼吸机辅助
   C. 立即安放闭式引流管
   D. 开胸手术
   E. 胸腔穿刺抽气

【A_2 型题】

5. 患者，男性，56 岁。咳嗽、胸闷、憋气 2 天，持续不缓解。查体：左侧呼吸运动减低，叩诊呈鼓音，听诊呼吸音消失。胸部 X 线检查示左侧肺萎陷，胸膜腔有大量积气。对该患者的紧急处理措施是
   A. 呼吸机辅助呼吸
   B. 低流量吸氧
   C. 胸腔闭式引流
   D. 胸腔穿刺排气
   E. 解痉平喘

【B_1 型题】

（6~7 题共用备选答案）
A. 严重闭合性气胸
B. 开放性气胸
C. 进行性血胸
D. 非进行性血胸
E. 闭合性多根处肋骨骨折

6. 应及时开胸探查的是
7. 可出现反常呼吸的是

第十五节 急性胆囊炎

【A_1 型题】

1. 急性胆囊炎最严重的并发症是
   A. 细菌性肝脓肿
   B. 胆囊积脓
   C. 胆囊坏疽穿孔致胆汁性腹膜炎
   D. 急性胰腺炎
   E. 胆囊十二指肠内瘘

【A_2 型题】

2. 患者，女性，60 岁。诊断为急性胆囊炎，经非手术治疗已 5 天。目前仍疼痛加剧，伴高热。右上腹广泛压痛、反跳痛、腹肌紧张，肠音减弱。体温 39℃，白细胞计数 18×10^9/L。应做
   A. 胆囊切除术
   B. 胆囊切除及胆总管引流
   C. 胆囊造瘘及腹腔引流术
   D. 胆囊切除及腹腔引流术
   E. 胆总管十二指肠引流术

第十六节 急性阑尾炎

【A_1 型题】

1. 急性阑尾炎的体征中最有诊断意义的是
   A. 右腹肌紧张
   B. 转移性腹痛和右下腹部压痛
   C. 右腹 Murphy 征阳性
   D. 腰大肌试验阳性
   E. 闭孔内肌试验阳性
2. 急性阑尾炎最常见的并发症是
   A. 阑尾穿孔腹膜炎
   B. 门静脉炎
   C. 膈下脓肿
   D. 盆腔脓肿
   E. 肠间脓肿
3. 急性阑尾炎穿孔最易形成弥漫性腹膜炎者为
   A. 老年人
   B. 儿童
   C. 孕妇
   D. 慢性阑尾炎急性发作
   E. 全身抵抗力低下者
4. 关于小儿急性阑尾炎，叙述错误的是
   A. 病情发展快且重
   B. 右下腹体征明显

C. 穿孔率达30%
D. 并发症及死亡率较高
E. 宜早期手术

5. 患者，女性，45岁。脐周痛12小时伴恶心、呕吐，吐物为胃内容，量少，2小时前扩散至全腹痛。右下腹部压痛、反跳痛，腹肌紧张，以右下腹为著，结肠充气试验（+），白细胞数26×10^9/L。应考虑
A. 急性胰腺炎
B. 急性胆囊炎
C. 右输尿管结石
D. 右输卵管妊娠破裂
E. 急性阑尾炎穿孔

【A_3/A_4型题】

（6~9题共用题干）

患者，男性，30岁。转移性右下腹痛10小时，伴恶心、呕吐，吐物为胃内容，量少。发热，体温约38.2℃，脉搏98次/分，右下腹压痛、反跳痛、肌紧张。WBC为12×10^9/L，中性0.9；尿常规WBC 8～10个/HP，RBC 2～3个/HP。

6. 该患者最可能诊断是
A. 急性胆囊炎
B. 消化性溃疡穿孔
C. 急性化脓性阑尾炎
D. 急性胰腺炎
E. 急性肠梗阻

7. 该患者最佳治疗方法为
A. 观察
B. 急诊行手术治疗
C. 抗炎补液
D. 中药治疗
E. 对症治疗

8. 该患者可能出现的最严重并发症为
A. 门静脉炎
B. 肠梗阻
C. 化脓性腹膜炎
D. 腹腔脓肿
E. 水、电解质紊乱

9. 该患者手术后最常出现的并发症为
A. 肠粘连梗阻
B. 肠瘘
C. 腹腔残余脓肿
D. 腹腔出血
E. 切口感染

第十七节 腹外伤

【A_1型题】

1. 腹部外伤合并失血性休克，主要处理原则为
A. 快速补充液体
B. 给予大量止血药物
C. 输血以补足血容量
D. 应用大量抗生素控制感染
E. 在积极治疗休克的同时手术探查止血

2. 在诊断闭合性腹部外伤合并内出血中以下哪项最重要
A. 左季肋部挫伤合并肋骨骨折
B. 血红蛋白80g/L，红细胞2.5×10^{12}/L
C. 左上腹明显压痛及肌紧张
D. 腹腔穿刺抽出不凝固血液
E. 血压80/60mmHg，脉搏110次/分

3. 腹部外伤伴有内出血休克，最重要的处理原则是
A. 补充液体
B. 给予镇静药
C. 使用血管活性物质
D. 控制感染
E. 及时手术探查

4. 诊断外伤性脾破裂下列哪项最重要
A. 左上腹有外伤史
B. 有早期休克表现
C. 腹部有压痛而且逐渐扩大
D. 有进行性贫血
E. 诊断性腹腔穿刺，有不凝固血液

5. 外伤性脾下极小裂伤，其最佳手术方式是
A. 脾修补术
B. 脾切除术
C. 脾部分切除术
D. 脾动脉结扎术
E. 明胶海绵堵塞

【A_2型题】

6. 一患者上腹部汽车撞伤4小时，患者面色苍白，四肢厥冷，脉搏140次/分，血压60/40mmHg，全腹轻度压痛、肌紧张及反跳痛。首先应考虑为
A. 胃破裂
B. 十二指肠破裂
C. 肝脾破裂
D. 严重的腹壁软组织损伤
E. 腹膜后血肿

7. 患者，男性，40岁。胸腹部摔伤，呼吸困难，腹痛，呕吐。查体：血压90/70mmHg，右肺呼吸音弱，右上腹压痛，腹肌紧张、反跳痛明显，腹部无明显移动性浊音，肠鸣音弱。X线检查，右侧膈肌升高，活动受限，右7、8、9肋骨骨折。诊断
A. 胃破裂
B. 肠破裂
C. 脾破裂
D. 肝破裂
E. 损伤性气胸

第十八节 颅内肿瘤

【A_1型题】

1. 颅内动脉瘤的最好发部位是
   A. 大脑中动脉
   B. 大脑前动脉
   C. 椎-基底动脉
   D. 海绵窦
   E. 颈内动脉系统的分叉部
2. 神经胶质瘤占全部颅内肿瘤的
   A. 10%~15%
   B. 20%~30%
   C. 40%~50%
   D. 60%~70%
   E. 70%~80%
3. 感觉障碍常见于
   A. 额叶肿瘤
   B. 颞叶肿瘤
   C. 顶叶肿瘤
   D. 枕叶肿瘤
   E. 小脑肿瘤
4. 精神症状常见于
   A. 额叶肿瘤
   B. 颞叶肿瘤
   C. 顶叶肿瘤
   D. 枕叶肿瘤
   E. 小脑肿瘤
5. 视野缺损常见于
   A. 额叶肿瘤
   B. 颞叶浅部肿瘤
   C. 顶叶肿瘤
   D. 枕叶肿瘤
   E. 小脑肿瘤
6. 大脑半球肿瘤的病理学性质主要为
   A. 胶质瘤
   B. 脑膜瘤
   C. 转移瘤
   D. 神经鞘瘤
   E. 垂体腺瘤
7. 不是大脑半球肿瘤常见的临床表现为
   A. 精神症状
   B. 癫痫，运动感觉障碍
   C. 失语症
   D. 视野缺损
   E. 闭经泌乳
8. 枕叶肿瘤最常引起的视野损害为
   A. 对侧同向性偏盲
   B. 同侧同向性偏盲
   C. 中央视野缺损
   D. 同侧异向性偏盲
   E. 同侧同象限性视野缺损

第十九节 颅底骨折

【A_1型题】

1. 颅前窝骨折造成的熊猫眼征是
   A. 双侧视盘水肿
   B. 眶周广泛性淤血斑
   C. 乳突部皮下淤血斑
   D. 双眼视网膜出血
   E. 双额部皮肤表面淤血

【A_2型题】

2. 女，20岁。颅底骨折后有血性脑脊液自鼻腔溢出，应采取的处置是
   A. 鼻腔填塞压迫止血
   B. 鼻腔冲洗
   C. 给予抗生素治疗
   D. 腰椎穿刺放血性脑脊液
   E. 头低位以利引流

第十二篇 妇产科学

第一节 女性生殖系统生理

【A_1型题】

1. 关于性腺轴的描述下列哪项是错误的
   A. FSH在整个周期中都产生，但在排卵前1~2日有峰值
   B. FSH，LH在下丘脑产生的激素控制
   C. 卵巢周期性变化，直接受到下丘脑和垂体控制
   D. 孕激素在月经周期中出现2个峰值，后面峰值较高
   E. 雌激素在月经周期中表现为排卵后的峰值比前面平坦
2. 性激素的周期性变化中下述何项是正确的
   A. 孕激素在排卵前有一个低峰，排卵后才有高峰
   B. 雌激素有两个峰值，排卵后的峰值较平坦
   C. 雌、孕激素的峰值在排卵后第10天形成
   D. 黄体分泌雌激素和孕激素，如不受精20天后退化
   E. 在月经周期中均有较大量的雌孕激素
3. 关于子宫内膜在月经周期中的变化，下述哪项是错误的
   A. 子宫内膜有功能层和基底层
   B. 功能层受卵巢激素影响而呈周期性变化
   C. 基底层是孕卵种植的部分
   D. 雌激素使子宫内膜呈增生期变化
   E. 孕激素使增生期子宫内膜转化为分泌期内膜
4. 老年期妇女卵巢主要分泌
   A. 雌激素
   B. 孕激素
   C. 雄激素
   D. 催乳素
   E. 肾上腺皮质激素
5. 促进排卵和黄体生成的激素为
   A. FSH
   B. PRL
   C. LH
   D. PG
   E. GnRH
6. 月经周期的长短取决于下列哪项因素
   A. 增生期的长短
   B. 分泌期的长短
   C. 经期的长短
   D. 黄体的寿命
   E. 黄体退化成白体的时间
7. 关于性激素的作用机制，下述哪项是错误的
   A. 雌二醇是雌激素中生物活性最高的一种
   B. 雌激素的大部分与血浆蛋白结合，小部分为游离状态并产生生物活性，二者处于动态平衡
   C. 雌激素与胞质受体结合后才能发挥生理作用
   D. 雌激素使孕激素受体含量升高
   E. 孕激素使雌激素受体含量升高
8. 关于月经周期中宫颈黏液的变化下列哪项是错误的
   A. 雌激素使宫颈黏液分泌量增多，稀薄而透明
   B. 孕激素使宫颈黏液分泌量减少，但伸展性增强
   C. 雌激素使宫颈黏液拉丝度在10cm以上
   D. 孕激素使宫颈黏液中结晶逐渐模糊
   E. 排卵期雌激素对宫颈分泌物的影响达高峰
9. 雌激素的生理作用，下列哪项是正确的
   A. 使宫颈口松弛，黏液分泌增加，稀薄，拉丝度增长
   B. 使子宫肌纤维对缩宫素的敏感性下降
   C. 使阴道上皮细胞脱落
   D. 对下丘脑只有负反馈作用
   E. 可升高胆固醇，不利于冠心病预防
10. 围绝经期的特点中下述哪项是正确的
    A. 围绝经期就是绝经期
    B. 围绝经期卵巢中卵泡已耗尽
    C. 围绝经期是无排卵功血的好发时期
    D. 围绝经期一般是在55岁以上
    E. 围绝经期是恶性肿瘤的好发时期
11. 不发生周期性变化的组织是
    A. 阴道黏膜上皮
    B. 卵巢表面上皮
    C. 子宫内膜
    D. 宫颈黏膜
    E. 输卵管黏膜
12. 性激素的合成与分泌，下述哪项是正确的
    A. 孕激素是雌激素和雄激素的前身
    B. 雌酮是雌二醇的前身
    C. 雄激素主要来源于卵巢门
    D. 排卵后的黄体只分泌孕激素

E. 排卵前卵泡内膜细胞分泌雌激素和少量孕激素

13. 关于月经的特点下述哪项是正确的
A. 有排卵才有月经
B. 排卵发生在两次月经之间
C. 月经期基础体温是上升的
D. 排卵发生在下次月经来潮前 14 天
E. 排卵发生在月经来潮后第 14 天

14. 宫颈黏液最丰富、伸展性最大、羊齿状结晶最多出现在正常月经周期中的哪一期
A. 增生早期
B. 增生中期
C. 排卵期
D. 分泌早期
E. 分泌中期

15. 下述描述哪项是错误的
A. 月经是子宫内膜周期性变化的临床表现
B. 子宫内膜的周期性变化受卵巢激素的影响
C. 卵巢周期性变化直接受垂体、下丘脑的控制
D. 孕激素对下丘脑产生正、负反馈的作用
E. 雌激素对下丘脑产生正、负反馈调节

16. 关于雄激素，下述哪项是错误的
A. 肾上腺皮质是产生女性雄激素的主要来源
B. 雄激素是合成雌激素的前体
C. 雄激素不是维持女性生殖功能的激素
D. 雄激素在维持女性阴毛、腋毛中起一定的作用
E. 雄激素在青春期的体格发育过程中有一定影响

17. 月经周期中期能够起正反馈作用的下丘脑-垂体激素为
A. 孕激素
B. 雄激素
C. 雌激素
D. 甲状腺素
E. 促性腺激素

18. 关于激素的代谢下述哪项是正确的
A. 卵巢主要合成雌二醇和雌酮这两种雌激素
B. 雌酮是雌二醇的降解产物
C. 雌三醇由雌酮降解而来
D. 卵巢分泌的孕激素主要是孕二醇
E. 孕二醇的降解产物是孕酮

19. 孕激素的生理作用下述哪项是正确的
A. 使子宫肌纤维对缩宫素的敏感性增强
B. 使阴道上皮角化，糖原增加
C. 单独使子宫内膜呈分泌期变化
D. 使宫颈口闭合，黏液减少变稠，拉丝度减少
E. 促进骨中钙的沉积

20. 关于卵巢的功能，下述哪项是错误的
A. 卵巢分泌雌孕激素和雄激素
B. 新生儿的卵巢内含有 300 多万个原始卵泡
C. 妇女一生中有 400 个左右卵泡发育成熟而被排出
D. 卵巢每月有数个卵泡发育，但只有一个卵泡发育成熟被排出
E. 青春期有排卵并有月经来潮

【A_2 型题】

21. 患者，女性，27 岁。结婚 2 年未孕（不分居，未避孕），作为了解卵巢功能的一个方法，决定做阴道组织学涂片检查，医师在考虑采样和分析结果时，下列哪项考虑不对
A. 阴道黏膜受雌激素、孕激素的变化而改变
B. 阴道黏膜的变化在阴道中 1/3 处最明显
C. 排卵前上皮细胞在雌激素作用下增生、角化
D. 排卵前阴道细胞富含糖原，并被阴道杆菌分解而呈酸性
E. 排卵后在孕激素作用下上皮细胞大量脱落

22. 患者，女性，26 岁。结婚 3 年未孕，月经周期正常，做宫颈黏液涂片检查，见大量椭圆体结晶，判断此时应为月经周期的第几天
A. 第 3~5 天
B. 第 10~12 天
C. 第 14~15 天
D. 第 18~20 天
E. 第 22~27 天

23. 患者，女性，50 岁。月经周期紊乱 2 年，现停经 40 天，基础体温单相，宫颈黏液“羊齿”状结晶明显，此时下列哪项为相应的子宫内膜表现
A. 增生期图像
B. 分泌期图像
C. 萎缩图像
D. 分泌早期图像
E. 增生过长图像

【A_3/A_4 型题】

（24~26 题共用题干）

患者，女性，45 岁。既往月经正常，近 1 年来经期延长 10~15 天，量多，此次停经 50 天后阴道流血 20 天。血红蛋白 80g/L，盆腔检查（-），基础体温单相。

24. 为排除子宫内膜癌应该进行下列哪项辅助检查
A. CA125 测定
B. 腹腔镜检查并做活检
C. 分段诊刮并送病理
D. 超声检查
E. 子宫输卵管造影

25. 如通过检查排除子宫内膜癌后，应考虑为
A. 子宫黏膜下肌瘤
B. 子宫内膜炎
C. 子宫内膜息肉
D. 无排卵性功血
E. 排卵性功血

26. 对该患者最佳治疗原则是
A. 雌激素周期疗法，以调整周期
B. 雌-孕激素联合周期治疗
C. 促排卵药以调整周期
D. 促进卵巢功能恢复
E. 止血、调整月经、减少经量

【B_1 型题】

（27～29 题共用备选答案）
A. 使阴道上皮细胞增生、角化
B. 使阴道上皮细胞脱落加快
C. 促进阴毛与腋毛的生长
D. 直接控制卵巢的周期性变化
E. 刺激泌乳

27. 雄激素
28. 孕激素
29. 雌激素

第二节 妊娠生理与妊娠诊断

【A_1 型题】

1. 绒毛膜促性腺激素的分泌量达高峰的时间是
A. 停经 11～15 天
B. 妊娠 8～10 周
C. 妊娠 16 周
D. 妊娠 32～34 周
E. 临产时

2. 胎盘附着部位的子宫内膜完全修复需到产后
A. 3 周
B. 4 周
C. 5 周
D. 6 周
E. 8 周

3. 胎盘合成的激素中，哪一种含有特异性 β 亚基
A. 胎盘激素
B. 绒毛膜促性腺激素
C. 雌激素
D. 孕激素
E. 绒毛膜促甲状腺素

4. 垂体分泌的激素在妊娠期增加的有
A. 促性腺激素
B. 垂体催乳素
C. 促甲状腺素
D. 生长素
E. 促肾上腺皮质激素

5. 妊娠早期卵巢变化的特征是
A. 卵巢不断增大，黄体持续发育
B. 卵巢滤泡囊肿持续存在
C. 双侧卵巢黄体囊肿存在
D. 双侧卵巢妊娠黄体形成
E. 妊娠黄体功能在孕 10 周后由胎盘取代

6. 关于胎儿脐带血管氧含量，下列哪项是错误的
A. 脐静脉含氧量较高
B. 胎儿下腔静脉血为混合血
C. 脐动脉含氧量最高
D. 胎儿主动脉氧含量较少
E. 胎儿肺静脉氧含量较少

7. 下述哪项产生绒毛膜促性腺激素
A. 蜕膜
B. 羊膜
C. 合体滋养细胞
D. 细胞滋养细胞
E. 以上均不是

8. 下列哪项不是妊娠期子宫变化
A. 妊娠之初，子宫增大以前后径增加为最明显表现
B. 早期妊娠，子宫峡部变软最显著
C. 妊娠后期，子宫大多有不同程度右旋
D. 妊娠中期，子宫肌壁逐渐增厚直至足月
E. 足月妊娠时子宫下段可伸长至 7～10cm

9. 正常妊娠期间肾功能应有下列哪项变化（较非孕时）
A. 肾血流量增加，肾小球滤过率增加
B. 肾血流量增加，肾小球滤过率不变
C. 肾血流量不变，肾小球滤过率增加
D. 肾血流量不变，肾小球滤过率略降低
E. 肾血流量减少，肾小球滤过率增加

10. 下列哪项不是受精卵着床的必备条件
A. 透明带消失
B. 合体滋养细胞形成
C. 子宫内膜蜕膜变
D. 囊胚和子宫内膜的发育同步
E. 有足量的孕酮支持

11. 妊娠期母体循环血容量达高峰的时期是在妊娠
A. 28～30 周
B. 32～34 周
C. 36～38 周
D. 20～22 周
E. 24～26 周

12. 胎盘的组成为
A. 羊膜、叶状绒毛膜和底蜕膜
B. 羊膜、平滑绒毛膜和包蜕膜
C. 羊膜、叶状绒毛膜和包

蜕膜
D. 羊膜、平滑绒毛膜和底蜕膜
E. 羊膜、平滑绒毛膜和真蜕膜

13. 关于妊娠期内分泌系统的变化，下列哪项是错误的
A. 脑垂体增加
B. 大量雌激素促使卵泡发育，但无成熟排卵
C. 垂体催乳素随妊娠进展而增加，到分娩前达到高峰
D. 胎盘分泌大量雌激素、孕激素对丘脑下部及脑垂体产生负反馈作用，促性腺激素分泌减少
E. 由于胎盘的功能和胎儿肝脏以及肾上腺的作用使雌三醇大量合成

14. 女性胎儿卵巢开始分化发育是在妊娠
A. 15~16 周
B. 17~18 周
C. 9~10 周
D. 11~12 周
E. 13~14 周

15. 妊娠后半期羊水的重要来源是
A. 羊膜的透析
B. 胎儿皮肤的透析
C. 胎儿呼吸道黏膜的透析
D. 胎儿尿液
E. 脐带表面的透析

16. 关于妊娠期血液系统的变化，下列哪项是错误的
A. 妊娠期血液处于高凝状态
B. 妊娠期出现血液稀释
C. 孕妇红细胞沉降率减慢
D. 妊娠期纤溶活性降低
E. 妊娠期血容量增加，于第32~34 孕周达高峰

17. 妊娠期乳腺的生理变化，下列哪项正确
A. 胎盘分泌雌激素刺激腺泡发育
B. 胎盘分泌孕激素刺激腺管发育
C. 乳腺发育只需泌乳素的作用
D. 妊娠期直至胎儿娩出前，挤压乳房不应有乳汁溢出
E. 妊娠晚期无乳汁分泌与母体雌激素、孕激素水平高有关

18. 乳汁形成与分泌的机制，下列哪项是错误的
A. 雌激素促进乳腺管发育，孕激素刺激乳腺泡发育
B. 大量雌激素抑制乳汁生成
C. 催乳素是产后促使乳汁排出的主要激素
D. 大量孕激素抑制乳汁生成
E. 缩宫素是产后促使乳汁排出的主要激素

19. 关于妊娠子宫血液供应，下列哪项是错误的
A. 随着妊娠进展，子宫动脉及子宫胎盘血管床阻力越来越低
B. 妊娠晚期左侧卧位子宫胎盘血流供应最好
C. 子宫收缩时子宫血流量减少
D. 妊娠期间子宫动脉血流在舒张末期亦不断地向前流
E. 剖宫术前麻醉情况下，由于子宫呈松弛状态，因而子宫血流量并不减少

【A_2 型题】

20. 一年轻妇女正常阴道分娩刚结束，检查胎盘和脐带时，应注意符合下列哪种情况才是正常的
A. 1 条动脉，1 条静脉
B. 1 条动脉，2 条静脉
C. 2 条动脉，1 条静脉
D. 2 条动脉，2 条静脉
E. 以上都不是

21. 患者，女性，26 岁。月经规则，周期为 28 天，末次月经为 4 月 1 日，下列哪项是错误的
A. 排卵期约在 4 月 15 日
B. 若受孕，孕卵着床时间约在 4 月 18 日
C. B 超下可能发现妊娠环的最早日期约在 5 月 5 日后
D. B 超开始能观察到原始胎心搏动的时间在 5 月 20 日后
E. 预产期应在 1 月 8 日

22. 女性，停经 35 天，疑为早孕，下列哪项与之不符
A. 胃脘部略胀，乏力
B. 乳房胀感
C. 检查发现子宫偏软略大
D. B 超发现子宫增大，以横径增加为主
E. 阴道分泌物增多

【B_1 型题】

（23~24 题共用备选答案）
A. 黑加征
B. 蜕膜斑
C. Montgomery 结节
D. Braxton Hicks 收缩
E. 仰卧位低血压综合征

23. 乳头、乳晕着色，乳晕上皮脂腺肥大形成一个个小隆起
24. 孕 12~14 周起，子宫出现不规则的无痛性收缩

第三节 自然流产

【A_1型题】

1. 复发性晚期流产最常见于
   A. 先天性卵巢发育异常
   B. 妊娠合并卵巢囊肿
   C. 子宫解剖异常
   D. 孕卵发育异常
   E. 黄体发育不健全
2. 关于稽留流产的处理，下述何项是错误的
   A. 刮宫前先做凝血功能检查，防术时因凝血障碍而大出血
   B. 刮宫前必须先用雌激素以提高子宫肌肉对缩宫素的敏感性
   C. 刮宫前做好备血、输液准备
   D. 力争做到一次刮净，以防因不全而出血
   E. 过期流产胎盘机化，术中谨防穿孔
3. 关于流产的治疗原则，下列哪项是错误的
   A. 难免流产应行刮宫术
   B. 不全流产应行刮宫术
   C. 患者自述阴道有组织物从阴道内排出，但阴道流血未见减少，应行刮宫术
   D. 流产合并感染出血不多，应抗感染及刮宫同时进行
   E. 子宫颈内口松弛者，应在妊娠14~18周时行宫颈环扎术
4. 停经10周的宫颈妊娠，其最佳处理是
   A. 刮宫术后，注射缩宫素
   B. 刮宫术后，宫颈塞纱条
   C. 必要时输血
   D. 术前给予MTX治疗，再予刮宫处理
   E. 子宫全切除术
5. 关于流产合并感染的处理，下列何项是错误的
   A. 立即刮宫以清除宫腔内容物，同时给予广谱抗生素
   B. 原则上先给予抗生素控制感染，再行刮宫
   C. 出血多者在静脉应用抗生素同时取出宫内大块残留，以减少出血，感染控制后再行清宫术
   D. 患者出现感染性休克，应积极抗休克
   E. 如出现盆腔脓肿应作切开引流术
6. 妊娠早期流产的主要原因是
   A. 生殖器官异常
   B. 母体全身疾病
   C. 遗传基因缺陷
   D. 外界不良因素
   E. 免疫因素
7. 关于难免流产哪项是错误的
   A. 阴道流血增加
   B. 下腹痛加剧
   C. 有部分胎盘嵌顿于宫颈口，部分胎盘排出
   D. 宫口开
   E. 子宫体与孕周相符或略小于孕周
8. 关于流产，下列哪项是正确的
   A. 完全流产，有腹痛，宫口松
   B. 先兆流产，出血量少，宫口闭
   C. 不全流产，宫口闭，出血少
   D. 难免流产，宫口闭，出血少
   E. 稽留流产，胚胎死亡达4周以上未自然排出
9. 关于自然流产的症状，下列哪项是错误的
   A. 妊娠12周后，先阴道流血后腹痛
   B. 晚期流产一般出血不多
   C. 妊娠8~12周，阴道流血较多
   D. 妊娠8周前出血不多
   E. 妊娠8周后，不完全流产较多
10. 先兆流产与难免流产的主要鉴别要点是
   A. 出血时间长短
   B. 下腹痛的程度
   C. 早孕反应是否存在
   D. 宫口开大与否
   E. 妊娠试验结果
11. 关于复发性流产，下列哪项是错误的
   A. 每次流产往往发生在相同妊娠月份
   B. 临床过程和一般流产相同
   C. 自然流产连续发生2次或以上者
   D. 病因之一与染色体异常有关
   E. 晚期习惯性流产常因宫口松弛引起
12. 关于流产的定义，下列哪项是正确的
   A. 妊娠<28周，胎儿体重<1000g
   B. 妊娠<20周，胎儿体重<500g
   C. 妊娠20~27周，胎儿体重<500g
   D. 妊娠20~27周，胎儿体重<1000g
   E. 妊娠12~20周，胎儿体重<500g
13. 下列哪项不是稽留流产严重出血的原因
   A. 妊娠子宫血运丰富特易出血
   B. 胎盘机化，粘连宫壁，易

致残留
C. 稽留日久，易发生凝血功能障碍
D. 雌激素不足，子宫对缩宫素不敏感，易宫缩不良
E. 胚胎组织粘连宫壁，刮宫易子宫穿孔

14. 妊娠 12 周，阴道流血 7 天，体温 38℃，白细胞 $12×10^9$/L，首先处理方法是
A. 立即刮宫后再给抗生素
B. 立即给抗生素后再刮宫
C. 观察阴道流血时再刮宫
D. 立即给麦角注射
E. 保胎治疗

15. 子宫小于孕 3 个月的稽留流产，其处理原则应是
A. 先给予抗生素，后行钳刮术
B. 立即行宫颈扩张及钳刮术
C. 先给予缩宫素，后行钳刮术
D. 先给予雌激素，后行钳刮术
E. 药物引产

【A_2 型题】

16. 患者，女性，29 岁。下腹部阵发性疼痛及阴道流血 2 天，停经 48 天。妇科检查：子宫稍大，宫口开大 2cm，胎囊堵塞于宫颈口内。本例最可能的诊断是
A. 难免流产
B. 不全流产
C. 稽留流产
D. 复发流产
E. 先兆流产

17. 患者，女性，25 岁。停经 48 天，1 个月前曾不正规服用过探亲避孕片。现阴道少量出血 5 天，伴腹痛，B 超示宫内早孕。下列哪项为最佳处理方案
A. 注射孕酮
B. 注射绒毛膜促性腺激素
C. 吸宫术终止妊娠
D. 中药安胎
E. 注射缩宫素

18. 患者，女性，24 岁。妊娠 19 周无胎动，下腹膨隆不明显。检查：宫颈口闭，无血染，子宫 2 个月妊娠大小。B 超示胎心消失，入院后应最重视下列哪项化验
A. 凝血功能检查
B. 肝功能
C. 肌酐
D. 尿蛋白
E. 血红蛋白

19. 患者，女性，25 岁。婚后 2 年，漏服避孕药 3 天后停经 50 天，妊娠试验阳性，阴道流血 1 周，略少于月经量，时伴有腹痛。她希望有 1 个健康的孩子，应选择哪项措施最佳
A. 注射孕酮保胎
B. 口服大量甲羟孕酮
C. 卧床休息，服用苯巴比妥
D. 行刮宫术
E. 复查妊娠试验

20. 患者，女性，30 岁。停经 16 周，1 个多月来有少量阴道流血，检查腹部无明显压痛、反跳痛，子宫颈口未开，子宫增大如孕 8 周。最可能的诊断为
A. 先兆流产
B. 难免流产
C. 不全流产
D. 完全流产
E. 稽留流产

21. 患者，女性，25 岁。停经 10 周，阴道少量流血 1 周，大量流血 3 天，伴下腹胀痛，昨日起有畏寒、发热。查血压 80/60mmHg，脉搏 120 次/分，面色苍白，神清，阴道有活动性流血，子宫如妊娠 50 天大、软，宫口松，可容 1 指，宫口外仍有组织堵塞，子宫压痛明显，双侧穹隆未触及肿块，但有压痛。血红蛋白 80g/L，白细胞 $18×10^9$/L，中性 0.85，除立即抗休克抗炎治疗外，应做何恰当处理
A. 立即钳夹出残留之胚胎组织
B. 3 天后再行刮宫术
C. 立即行刮宫术
D. 立即静滴缩宫素
E. 静点止血药

22. 初孕妇，25 岁。停经 50 天，阵发性腹痛伴阴道流血 3 天。妇查：宫口开大 1cm，有羊膜囊堵塞子宫口，子宫孕 50 天大小。最可能的诊断是
A. 过期流产
B. 先兆流产
C. 难免流产
D. 完全流产
E. 复发性流产

23. 患者，女性，23 岁。停经 10 周前来就诊，诊断为“难免流产”。下列病史及查体哪项与诊断不符
A. 宫口闭，阴道流血少于经量
B. 宫颈口可见羊膜囊
C. 阴道大量流血伴腹痛
D. 多由先兆流产发展而来
E. 宫口扩张，宫体如孕 9 周大小

【A_3/A_4 型题】

（24～25 题共用题干）

患者，女性，34 岁。有连续 3 次晚期自然流产史，现妊娠 28^{+6}周，阴道少量出血、下坠感。检查：阴道少量出血，宫颈口开约 2cm，宫体前倾 28^{+6}周妊娠大小，无宫缩，附件（-）。

24. 孕妇最可能的诊断是
A. 不全流产
B. 过期流产
C. 早期流产

D. 复发性（习惯性）流产
E. 完全流产

25. 下列处理哪项最为重要
A. 镇静剂
B. 禁止性生活
C. 孕酮注射
D. 维生素 E
E. 宫颈内口环扎术

（26~28 题共用题干）

孕 2 个月孕妇，平时体健，昨晚始下腹痛伴出血，量多，今日出血仍多并感头晕、视物模糊，来医院途中昏倒，急救入院。检查：外阴有大量血迹，阴道内积血块，宫颈口开，内可触及软性胚胎组织，宫体 2 月妊娠大小，面色苍白，血压 9.3/7.3kPa（70/50 mmHg），脉搏 120 次/分。

26. 估计出血量
A. 100ml
B. 200ml
C. 300ml
D. 400ml
E. >500ml

27. 最可能诊断
A. 难免流产伴休克
B. 不全流产伴休克
C. 前置胎盘伴休克
D. 输卵管妊娠伴休克
E. 胎盘早剥伴休克

28. 此时最合适处理是纠正休克的同时给
A. 清宫
B. 缩宫素静脉滴注
C. 维生素 K
D. 前列腺素
E. 升压药

（29~31 题共用题干）

患者，女性，28 岁。诉妊娠 4+个月，昨搬重物后，腰酸、下坠感，今上午下腹始有阵痛，持续加重。半小时前阴道有流液，量较多，湿透内裤，急诊来院

29. 最可能的诊断是
A. 先兆流产
B. 难免流产
C. 不全流产
D. 完全流产
E. 复发性流产

30. 最有助于该诊断的检查是
A. 测宫缩
B. 听胎心
C. 测阴道液体 pH
D. 尿 HCG 定性
E. 血常规

31. 如确诊胎膜已破，此患者最适当处理是
A. 安胎
B. 刮宫
C. 用宫缩药物尽早使胚胎，胎盘组织排出
D. 抗炎
E. 输血

（32~34 题共用题干）

患者，女性，28 岁。因停经 52 天，阴道流血 1 周，诊断先兆流产，入院安胎。次日腹痛伴阴道流血增多，蹲厕时见有组织物排出，阴道流血仍不止，腹痛减轻。

32. 最可能的诊断是
A. 难免流产
B. 不全流产
C. 完全流产
D. 稽留流产
E. 复发性流产

33. 最有助于诊断的检查是
A. B 型超声检查
B. 阴道检查子宫大小和宫口扩张情况
C. 血 β-HCG 定量测定
D. 后穹隆穿刺有不凝血液
E. 阴道检查宫颈举痛

34. 此时最恰当的处理是
A. 清宫
B. B 超检查宫腔有无残留胚胎，然后决定处理方案
C. 缩宫素静脉滴注
D. 抗炎+观察
E. 宫腔镜检查

【B_1 型题】

（35~37 题共用备选答案）
A. 流产感染
B. 稽留流产
C. 先兆流产
D. 难免流产
E. 不全流产

35. 停经 3 个月余，子宫如妊娠 40 天大小
36. 停经 11 周，少量阴道流血 3 天，子宫符合孕月，宫口未开
37. 停经 3 个月，下腹胀痛，伴中等量阴道流血 1 天，子宫大小如 50 天，宫口松，容 1 指，宫内似有组织可触及

（38~39 题共用备选答案）
A. 易引起 DIC
B. 易引起失血性休克
C. 易引起颈管粘连
D. 易引起迷走神经综合征
E. 最易致肠管损伤

38. 稽留流产
39. 不全流产

第四节 异位妊娠

【A_1 型题】

1. 输卵管壶腹部妊娠，其多见的结果为
A. 输卵管妊娠流产
B. 输卵管妊娠破裂
C. 胚胎可发育至 3 个月以上
D. 输卵管妊娠中最危险的一种

E. 胚胎死亡吸收

2. 有关异位妊娠，下述哪项是正确的
   A. 以间质部妊娠最常见
   B. 一般子宫增大情况与停经天数相符
   C. 子宫内膜也发生蜕膜变化
   D. 阴道流血多，易致失血性休克
   E. 后穹隆穿刺阴性可否定异位妊娠

3. 关于早期异位妊娠的诊断下述哪项最重要
   A. 病史
   B. 腹部检查及阴道检查
   C. 后穹隆穿刺
   D. HCG 测定
   E. 诊刮

4. 输卵管妊娠应立即手术治疗的是
   A. 阴道持续出血
   B. 休克
   C. 后穹隆穿刺抽出血液
   D. 妊娠试验阳性
   E. 一侧附件扪及包块

5. 输卵管妊娠胚胎死亡的可靠依据是
   A. 阴道少量流血
   B. 排出蜕膜管型
   C. 尿妊娠试验阴性
   D. 早孕反应消失
   E. 腹痛减轻

6. 异位妊娠是指
   A. 受精卵着床于子宫以外
   B. 受精卵着床于子宫+附件以外
   C. 受精卵着床于子宫体腔以外
   D. 受精卵着床于腹腔以外
   E. 受精卵着床于宫颈管以外

7. 输卵管妊娠最常见的部位是
   A. 输卵管部
   B. 输卵管峡部
   C. 输卵管间质部
   D. 输卵管间质部与峡部之间
   E. 输卵管壶腹部

8. 输卵管妊娠的特征下列哪项是错误的
   A. 输卵管峡部妊娠发生破裂的时间较早
   B. 输卵管间质部妊娠破裂时，出血最多，后果最严重
   C. 输卵管妊娠中以壶腹部妊娠最多见
   D. 妊娠试验常阳性
   E. 后穹隆穿刺常可抽得正常可凝血液

9. 关于输卵管妊娠的诊断哪项是错误的
   A. 有时没有停经史诊断仍可成立
   B. 后穹隆穿刺抽不出血液可排除异位妊娠
   C. 阴道有蜕膜管型排出有助诊断
   D. 输卵管妊娠破裂常有晕厥与休克
   E. 盆腔检查时宫颈可有举痛

10. 急性输卵管妊娠破裂或流产手术应遵循哪项原则
   A. 尽快钳夹出血处，切除或保留患侧输卵管
   B. 切除子宫
   C. 进行对侧输卵管整形术
   D. 切除患侧附件
   E. 尽量吸出腹腔血液做自体输血

【A_2 型题】

11. 26 岁，初孕妇。停经 48 日后出现阴道少量流血伴右下腹隐痛。今晨起床时突然右下腹剧痛来院。检查：血压 90/60mmHg，面色苍白，下腹稍膨隆，右下腹压痛明显，肌紧张不明显，叩诊移动性浊音（±）。妇科检查：子宫稍大稍软，右附件区触及有压痛包块。正确诊断应是
   A. 输卵管妊娠流产
   B. 输卵管间质部妊娠破裂
   C. 急性阑尾炎
   D. 急性输卵管炎
   E. 右侧卵巢肿瘤蒂扭转

12. 停经 5 周，子宫稍大、软，附件可触及包块，妊娠试验阳性，宫腔吸出物约 5g，下沉于水中。当晚突然下腹撕裂样痛，肛门坠胀感，血压下降，诊断是
   A. 子宫内膜炎
   B. 子宫穿孔
   C. 血液流入腹腔
   D. 子宫颈管裂伤
   E. 输卵管妊娠破裂

13. 患者，女性，30 岁。停经 46 天后，下腹部隐痛半月余，然后阴道持续少量出血 3 天多，右侧附件触及鸡蛋大韧性包块，考虑为
   A. 子宫肌瘤
   B. 卵巢囊肿
   C. 子宫内膜异位症
   D. 陈旧性异位妊娠
   E. 妊娠黄体

【A_3/A_4 型题】

（14~16 题共用题干）

患者，女性，30 岁。已婚。平时月经规律。停经 40 天，右下腹剧痛 4 小时伴头晕及肛门坠胀感。查体：BP 80/56mmHg，面色苍白，痛苦貌。下腹部压痛及反跳痛（+），尤以右侧为著，肌紧张不明显，移动性浊音（+）。妇科检查：宫颈举痛，宫体稍大，右附件区触及不规则包块，大小约 4cm×3cm×3cm，压痛（+）。血红蛋白 100g/L。

14. 该患者最可能的诊断是
   A. 卵巢滤泡囊肿破裂
   B. 卵巢黄体囊肿破裂
   C. 卵巢囊肿蒂扭转
   D. 输卵管妊娠破裂
   E. 卵巢子宫内膜异位囊肿破裂

15. 该患者简单可靠的辅助检查是

A. 腹部X线检查
B. 宫腔镜检查
C. 腹部CT检查
D. 腹腔镜检查
E. 阴道后穹隆穿刺

16. 该患者正确的处理措施是
A. 手术治疗
B. 中药活血化瘀
C. 局部注射甲氨蝶呤
D. 对症处理，严密观察
E. 肌内注射甲氨蝶呤

（17~18题共用题干）

患者，女性，32岁，停经56天，3天前开始有少量断续阴道流血，昨日始右下腹轻痛，今晨加重，呕吐2次。妇检：子宫口闭，宫颈举痛（+），子宫前倾前屈，较正常稍大、软，子宫右侧可触及拇指大小较软之块物，尿HCG（±），后穹隆穿刺吸出10ml不凝血液。血象：白细胞10×10^9/L，中性粒细胞0.8，血红蛋白75g/L，体温37.5℃，血压10/6kPa（75/45mmHg）。

17. 最可能的诊断是
A. 不完全流产
B. 右卵巢黄体破裂
C. 右输卵管妊娠
D. 急性附件炎
E. 卵巢囊肿蒂扭转

18. 处理方法下列哪项是正确的
A. 抗休克同时立即手术
B. 白细胞计数较高先用抗生素
C. 次日复验HCG定量
D. 为排除流产可能先刮宫
E. 药物止血

（19~20题共用题干）

患者，女性，36岁，停经106天，尿妊娠试验阳性。妇科检查见阴道有不完全横隔，子宫左前方有15孕周大的圆形肿块，与子宫相连但可分离，B超宫腔内无胚胎，而宫旁肿块内有胚胎图像，手术所见妊娠肿块居于圆韧带附着处的外侧。

19. 最可能诊断是
A. 输卵管间质妊娠
B. 卵巢妊娠
C. 子宫残角妊娠
D. 腹腔妊娠
E. 宫颈妊娠

20. 最合适的处理是
A. 全子宫切除术
B. 切除残角子宫
C. 全子宫切除+双附件切除
D. 残角子宫切除+圆韧带复位
E. 缩宫素静滴

第五节 前置胎盘

【A_1型题】

1. 阴道大流血、休克，疑为前置胎盘，以下哪一项检查最合适
A. 肛诊
B. 阴道检查
C. 窥器检查
D. 超声波胎盘定位
E. 以上均不恰当

2. 中央性前置胎盘大出血的治疗方法哪项是正确的
A. 如为臀位，行足牵引
B. 缩宫素引产
C. 胎头吸引助产
D. 剖宫产
E. 人工破膜，头皮钳牵引压迫止血

3. 前置胎盘病例，仅适用于阴道分娩的是
A. 部分性前置胎盘而胎儿为头位
B. 边缘性前置胎盘而胎儿为头位
C. 部分性前置胎盘而胎儿为臀位
D. 低置胎盘而胎儿为臀位
E. 以上都不是

4. 前置胎盘的正确处理是
A. 有阴道流血，即终止妊娠
B. 分娩方式，宫口开，剖宫产
C. 胎儿死亡，均以阴道分娩
D. 疑有前置胎盘，肛诊时宜轻柔
E. 大出血时，可不经阴道检查，做剖宫产

5. 完全性前置胎盘不可能发生在下述何种情况
A. 胎位LST，单臀，先露未入盆
B. 胎位RSCP
C. 胎位LOP，胎头未入盆
D. 胎位ROA，先露已衔接
E. 胎位LOT，先露高浮

6. 下列哪项不符合中央性（完全性）前置胎盘的常见临床表现
A. 胎位不正的发生率高
B. 先露高浮
C. 第一次出血多在孕36周以后
D. 易发生失血性休克
E. 较其他类型前置胎盘易发生胎儿窘迫

7. 下列哪项不符合前置胎盘的表现
A. 先露下降受阻
B. 无痛性阴道流血
C. 子宫下段闻及胎盘血流音
D. 子宫张力较高，胎心音不易闻及
E. 宫底高度与孕周相符

【A_2型题】

8. 初孕妇，确诊为部分性前置胎盘，流血多，BP 90/60mmHg，宫口开大4.0cm，胎头棘下

2.0cm，胎心尚好，应在输血的同时行

A. 人工破膜
B. 头皮钳
C. 胎头吸引
D. 剖宫产
E. 臀位时，牵引胎足压迫止血

9. 25岁，初孕妇。孕36周，B超诊断为前置胎盘，阴道流血多，血压80/60 mmHg，宫口开大4.0cm，先露头棘上2.0cm，胎心尚好，最恰当的处理是

A. 人工破膜
B. 剖宫产
C. 头皮钳
D. 产钳
E. 胎头吸引

10. 经产妇，妊娠37周，无原因出现无痛性阴道流血，经卧床休息，给予镇静剂未见明显好转，阴道仍有活动性出血，初步诊断为前置胎盘，为了决定分娩方式，拟确定前置胎盘类型，应进行

A. 输液配血行肛门检查
B. 输液配血行阴道检查
C. 超声胎盘定位检查
D. X线软组织检查
E. 放射性核素扫描法

11. 初孕妇，27岁。妊娠39周，枕右前，无明显诱因出现无痛性阴道流血已3天，流血量达400ml，胎心良好，140次/分，无明显宫缩，诊断为前置胎盘。本病例恰当的处理应是

A. 绝对卧床，给镇静药物观察病情变化
B. 立即行人工破膜
C. 静脉滴注缩宫素引产
D. 行剖宫产术
E. 以上都不是

12. 初孕妇，妊娠33周，无痛性阴道少量出血，无贫血外观，血压120/80mmHg，臀位，先露浮，胎心率132次/分，B超确认为前置胎盘，其处理是

A. 立即剖宫产
B. 输血
C. 人工破膜引产
D. 人工破膜静脉滴注缩宫素
E. 期待疗法

13. 27岁，G1P0，孕32周，头位。阴道流血3天、量少，无腹痛，胎心正常，无明显宫缩，诊断为前置胎盘，恰当处理是

A. 绝对卧床，给予镇静剂，观察病情变化
B. 立即行人工破膜
C. 立即行缩宫素引产，宫口开大后行碎胎术
D. 立即行剖宫产术
E. 立即人工破膜及点滴缩宫素

14. 24岁，G2P1，孕30周，阴道流血3天，增多2小时，急诊入院，查血压12.0/8.0kPa（90/60mmHg），脉搏112次/分，宫底剑突下三横指，臀先露，LSA，胎心：136次/分，有规则宫缩。为进一步确诊，首选下列哪项检查

A. 肛查
B. 阴道检查
C. B型超声检查
D. 颈管内指诊
E. 腹部平片

15. 妊娠37周患者，早晨醒来时发现躺在血泊中，急诊送入院。查：血压12.0/8.0kPa（90/60mmHg），脉搏120次/分，神清，宫高37cm，臀先露，高浮，胎心音160次/分，骨盆正常，阴道少量活动性流血。选哪项处理最恰当

A. 人工破膜
B. 期待疗法
C. 在输血输液同时行剖宫产
D. 臀位牵引术
E. 缩宫素滴注引产

【A_3/A_4型题】

（16~18题共用题干）

29岁孕妇，妊娠32周，3周内阴道少 量流血2次，今凌晨突然阴道流血多于月经量，无腹痛，血压100/80mmHg，脉率96次/分，宫高30cm，腹围85cm，臀先露，未入盆，胎心音清楚，144次/分。

16. 应最先考虑的疾病是

A. 早产
B. 前置胎盘
C. 胎盘早期剥离
D. 宫颈息肉
E. 妊娠合并宫颈癌

17. 以下辅助检查中应首选哪一项对确定诊断意义最大

A. 血常规
B. 血小板测定
C. B超
D. X线摄片
E. 阴道检查

18. 下述何项处理是错误的

A. 住院观察
B. 绝对卧床休息
C. 配血备用
D. 口服镇静药片
E. 肛指检查

（19~21题共用题干）

初产妇，孕37周，清晨骤醒发现躺在血中，急诊入院。查：血压12/8kPa（90/60 mmHg），脉搏120次/分，神清，胎心率160次/分，阴道少量活动性流血。

19. 其胎方位下述哪种可能性最小

A. LOT，胎头高浮
B. ROA，先露已衔接
C. 臀位
D. 横位
E. ROP，先露未入盆

20. 此时所需的检查不应包括哪一项

A. 血红蛋白+出凝血时间
B. 配血
C. OCT（缩宫素激惹试验）

D. B超
E. 普鲁卡因皮试
21. 你认为最恰当的处理是
A. 止血、输液，等待足月终止妊娠
B. 争取破膜后头皮钳牵引压迫止血
C. 输血补液，待血压、心率稳定，胎心正常后行剖宫产术
D. 立即备血，急诊剖宫产术
E. 备血或输血情况下根据胎方位及胎产式决定分娩方式

第六节 子痫前期-子痫

【A_1 型题】

1. 硫酸镁治疗妊娠期高血压疾病剂量过大时，最先出现的毒性反应是
A. 头晕，血压过低
B. 呼吸减慢
C. 心率减慢
D. 膝反射减退或消失
E. 尿量过少
2. 妊娠期高血压疾病的诊断方面，下述哪项是正确的
A. 妊娠后期血压有一次在130/90mmHg（17.3/12kPa）以上
B. 高血压、水肿、蛋白尿三者具备，为重度子痫前期
C. 重度子痫前期血压必须在180/110mmHg（24/14kPa）以上
D. 子痫一般有前驱症状
E. 妊娠期高血压疾病大多有后遗症
3. 妊娠期高血压疾病时24小时尿蛋白定量达到或超过下述何项列为重度子痫前期
A. ≥1.0g/24h
B. 3.0g/24h
C. 5.0g/24h
D. ≥10g/24h
E. ≥15g/24h
4. 妊娠期高血压疾病的产科处理，下述哪项是错误的
A. 孕<36周，经治疗病情好转而稳定，可继续妊娠
B. 孕28~34周，积极治疗24~48小时病情仍加重，促胎肺成熟后，应考虑终止妊娠
C. 孕37周，经积极治疗24~48小时病情继续恶化，应继续积极治疗至病情稳定后终止妊娠
D. 子痫患者应积极治疗，控制抽搐2小时终止妊娠
E. 引产失败应行剖宫术
5. 妊娠期高血压疾病中，下列哪项不表明需要扩容治疗
A. 血细胞比容0.39
B. 中心静脉压降低
C. 尿比重1.025，尿量偏少
D. 血浆纤维蛋白原增多
E. 低蛋白性水肿

【A_2 型题】

6. 妊娠期高血压患者，正常分娩胎盘自然娩出时失血不多，产后突然发生面色苍白，血压下降，脉搏细弱，其发病原因不考虑下列哪一项
A. 患者对失血的耐受性降低
B. 孕期长期限盐，引起低钠血症
C. 产后腹压突降，内脏血管扩张，回心血量减少
D. 并发子宫破裂，内出血
E. 产前有血容量偏低，未很好纠正

第七节 子宫肌瘤

【A_1 型题】

1. 子宫壁间肌瘤最主要的症状为
A. 月经不调
B. 绝经后出血
C. 经量增多及经期延长
D. 接触性出血
E. 不规则阴道流血
2. 浆膜下子宫肌瘤最常见的症状是
A. 月经量过多
B. 血性白带
C. 痛经
D. 继发性贫血
E. 下腹包块
3. 关于黏膜下肌瘤的临床表现下列哪项是错误的
A. 不规则阴道流血
B. 不孕
C. 易发生蒂扭转
D. 白带增多
E. 子宫呈均匀增大
4. 子宫肌瘤最常见的并发症是
A. 红色变性
B. 继发性贫血
C. 浆膜下肌瘤蒂扭转
D. 肌瘤压迫输尿管引起肾盂积水
E. 肌瘤恶变
5. 关于子宫肌瘤，下述哪项是错误的
A. 黏膜下肌瘤较常发生月经量过多与不规则出血

B. 浆膜下肌瘤较少出现月经过多
C. 膀胱充盈时，较大肌瘤可升至腹部，患者因此就医
D. 较大浆膜下肌瘤可发生蒂扭转
E. 浆膜下肌瘤最易引起不孕

6. 子宫肌瘤合并妊娠易发生下述哪种变性
A. 玻璃样变
B. 囊性变
C. 坏死感染
D. 红色变
E. 肉瘤变

7. 子宫肌瘤短期内迅速增大或伴有阴道流血应考虑
A. 感染
B. 囊性变
C. 红色变性
D. 脂肪样变
E. 肉瘤变

【A_2 型题】

8. 患者，女性，32 岁。不规则阴道流血半年。妇查：阴道内可扪及自宫颈口脱出的 4cm×5cm 肿物。最适宜的处理是
A. 推至宫腔内后，立即开腹切除子宫
B. 经阴道摘除送病理检查
C. 抗感染，待其自然还纳
D. 行开腹探查术
E. 行分段诊刮送病理检查

9. 患者，女性，32 岁。孕 3 产 0，自然流产 3 次。B 超：子宫前壁可探及 9cm×12cm×10cm 大小的强回声光团，附件正常。最适宜的治疗方法
A. 药物保守治疗
B. 肌瘤切除术
C. 子宫全切术
D. 子宫次全切除术
E. 诊断性刮宫

10. 患者，女性，30 岁。孕 1 产 0，宫内妊娠 20 周，合并子宫壁间肌瘤，主诉：下腹痛 7 天，合并低热，无阴道流血。WBC 9×10^9/L。最可能的诊断是
A. 子宫肌瘤合并感染
B. 子宫肌瘤红色变性
C. 子宫肌瘤囊性变
D. 子宫肌瘤蒂扭转
E. 妊娠合并阑尾炎

【A_3/A_4 型题】

（11～12 题共用题干）

患者，女性，40 岁。月经量增多 5 年，月经周期正常，经量多时如小便样外流。妇查：子宫如孕 3 个月妊娠大小，表面凹凸不平，子宫左侧可扪及鸭卵大小包块，质硬与子宫分不开，无压痛，血红蛋白 60g/L。

11. 该妇女患有何种疾病
A. 子宫内膜异位症
B. 卵巢实质性肿瘤
C. 多发性子宫肌瘤
D. 盆腔炎性包块
E. 巧克力囊肿

12. 该妇女应进行的治疗为
A. 药物保守治疗
B. 肌瘤挖除术
C. 单附件切除术
D. 子宫全切术
E. 广泛根治术

【B_1 型题】

（13～16 题共用备选答案）
A. 观察
B. 阴式肌瘤剜除术
C. 肌瘤剜除术
D. 子宫全切术
E. 子宫全切+双附件切除术

13. 肌瘤小，无明显症状
14. 肌瘤>3 个月妊娠大小，无生育要求
15. 肌瘤有肉瘤变
16. 单个浆膜下肌瘤，要求生育者

第八节 排卵障碍性子宫出血

【A_1 型题】

1. 黄体萎缩不全所致的异常子宫出血，哪项是错误的
A. 生育年龄妇女居多
B. 月经周期正常而经期延长
C. 阴道脱落细胞检查有助诊断
D. 基础体温双相，但不典型，体温下降延迟
E. 于月经第 5 天刮宫，见有分泌反应

2. 功能性月经失调促进排卵的最好方法有
A. 人工周期疗法
B. 雌激素周期治疗
C. 氯米芬治疗
D. 黄体生成素释放激素
E. 刮宫

3. 诊断黄体萎缩不全异常子宫出血的可靠依据是
A. 孕激素分泌量少
B. 月经第 5 天内膜有分泌反应
C. 雌激素分泌过多
D. 宫颈黏液呈椭圆体型
E. 基础体温呈双相

4. 关于排卵障碍性子宫出血，下述哪项正确
A. 多见于青春期、更年期
B. 基础体温呈单相
C. 周期短，规律，经量多少不定
D. 月经中期缺 LH 高峰
E. 月经前刮宫，内膜无分泌反应

【A_2 型题】

5. 月经不调患者基础体温双相，但高温相持续时间为10天。应给治疗是
   A. 雌-孕激素序贯疗法
   B. 低温相时给予雌激素
   C. 低温相时给予HCG
   D. 月经第5天给克罗米酚
   E. 月经后期给孕酮肌注
6. 30岁，月经4~5/24~25天，习惯性流产3次，基础体温呈双相，高温相持续8~10天。应诊断为
   A. 黄体功能不足
   B. 子宫内膜不规则脱落
   C. 无排卵型功血
   D. 有排卵功血，月经过少
   E. 正常月经
7. 28岁，产后8个月，月经周期延长，基础体温呈双相，但高温相下降迟缓。诊断为
   A. 妊娠
   B. 无排卵性异常子宫出血
   C. 黄体功能不足
   D. 子宫内膜不规则脱落
   E. 稽留流产
8. 30岁，月经周期为8~10/28天，基础体温呈双相，但高温相下降迟缓，月经第5天刮宫病理应为
   A. 变性坏死的子宫内膜
   B. 晚期分泌期子宫内膜
   C. 增生早期及具有分泌反应的腺体
   D. 增生期子宫内膜
   E. 蜕膜样组织

【B_1 型题】

(9~10题共用备选答案)
   A. 经前诊刮子宫内膜分泌不足
   B. 经期第5天子宫内膜为混合型
   C. 经前诊刮子宫内膜呈增殖期
   D. 经前诊刮子宫内膜为分泌期
   E. 子宫内膜为蜕膜
9. 子宫内膜不规则脱落
10. 黄体功能不足

第九节　激素避孕

【A_1 型题】

1. 关于节育原理，下述哪项是错误的
   A. 工具避孕——阻止精卵相遇
   B. 宫内节育器——阻止受精卵着床
   C. 口服避孕药——抑制排卵，改变宫颈黏液性状
   D. 输卵管结扎——阻断精卵相遇
   E. 探亲避孕药——防止受精

【A_2 型题】

2. 患者，女性，28岁。已婚，生育1子，两地分居，丈夫最近将回家探亲，拟服用探亲片(甲地孕酮)。正确的服药方法是
   A. 月经来潮第5天服1片，12天后再服1片
   B. 月经周期第5天开始，每晚1片，连服22天
   C. 性交前8小时服1片，当晚再服1片，以后每晚1片，每月不少于12片
   D. 性交后即服1片，次日晨加服1片
   E. 探亲当日中午含服1片，以后每次性交后服1片
3. 30岁，孕5产3，月经3~4/24~34天，量中等，阴道前后壁膨出，宫口松，子宫后位正常大，附件正常，要求避孕。何法最好
   A. 阴道隔膜
   B. 宫内节育器
   C. 口服避孕药
   D. 输卵管结扎
   E. 安全期避孕

第十节　子宫颈癌

【A_1 型题】

1. 宫颈锥切标本显微镜下见低分化鳞状细胞癌，间质浸润深度2mm，宽度6mm，正确的分期为
   A. ⅠA2期
   B. ⅠB1期
   C. ⅠB2期
   D. ⅡA期
   E. ⅠA1期
2. 宫颈癌与下列哪一因素无关
   A. 慢性宫颈炎
   B. HPV感染
   C. 性生活过早

D. 性传播疾病
E. 多产

3. 宫颈癌的病因主要为
A. 初次性生活小于16岁、早年分娩、多产
B. 与高危男子（阴茎癌或性伴侣患宫颈癌）性接触
C. 高危型人类乳头状瘤病毒感染
D. 吸烟
E. 以上多种因素的协同作用

4. 子宫颈癌的好发部位是
A. 子宫颈管内
B. 宫颈阴道部
C. 子宫颈阴道上部
D. 鳞-柱状交接部
E. 柱状上皮处

5. 宫颈癌主要转移途径是
A. 血行转移
B. 腹膜播散
C. 直接蔓延和淋巴转移
D. 跳跃转移
E. 以上都是

6. 子宫颈癌的临床分期是根据
A. 有无淋巴结转移
B. 手术后所见修订分期
C. 病理分级
D. 病灶侵犯范围
E. 临床症状的严重程度

7. 发现宫颈癌的最可靠方法是
A. 阴道镜检查
B. 碘试验
C. 宫颈刮片细胞学检查
D. 宫颈和宫颈管活体组织检查
E. 宫颈锥形切除

8. 子宫颈癌的预后主要与哪项因素有关
A. 及时放疗
B. 临床期别、病理类型、有无淋巴结转移
C. 一般状态
D. 是否贫血，能否耐受化疗
E. 以上均不是

9. 下述哪项是早期宫颈癌的症状
A. 阴道大量排液
B. 反复阴道流血
C. 接触性阴道流血
D. 大腿及腰骶部疼痛
E. 恶病质

10. 宫颈癌直接蔓延最常见的方式有
A. 向下至阴道黏膜
B. 向上至子宫内膜
C. 向前侵犯膀胱
D. 向后侵犯直肠
E. 向左右至主韧带

11. 确诊宫颈癌最可靠的方法是
A. 宫颈刮片细胞学检查
B. 阴道镜检查
C. 碘试验
D. 宫颈及颈管活体组织检查
E. 分段诊刮

12. 宫颈癌淋巴转移一级组不包括
A. 宫颈旁淋巴
B. 腹主动脉旁淋巴结
C. 闭孔淋巴
D. 髂内淋巴
E. 髂外淋巴

【A_2 型题】

13. 患者，女性，40岁。孕5产1，阴道不规则出血达8个月。妇查：宫颈肥大，可见凹陷样溃疡，边缘硬。左侧宫颈旁组织厚而硬，双穹（-），宫颈活检为鳞状上皮癌。其分期
A. 宫颈癌ⅡA期
B. 宫颈癌ⅡB期
C. 宫颈癌ⅢA期
D. 宫颈癌ⅢB期
E. 宫颈癌ⅣA期

14. 患者，女性，42岁。阴道不规则出血1年，白带有味。妇查：宫颈可见乳头样增生，触及出血，表面多量白色分泌物呈黄绿色，宫旁结节状增厚，未达盆壁，阴道穹隆部硬，可见小溃疡。宫颈活检为鳞状上皮癌。其治疗原则为
A. 全子宫及双附件切除术
B. 子宫根治术+盆腔淋巴结清扫术
C. 放疗+手术治疗
D. 放射治疗
E. 化疗

15. 患者，女性，64岁。宫颈癌患者，肥胖，患有高血压、心脏病，不能平卧。查宫颈肥大，结节状，硬，阴道无浸润，子宫正常大小，双附件正常。最佳治疗方案是
A. 广泛性子宫切除+盆腔淋巴结清扫术
B. 次广泛性子宫切除
C. 全子宫切除
D. 放疗
E. 化疗

16. 患者，女性，48岁。孕3产2，接触性出血3个月，既往有慢性支气管炎病史。妇检：较硬，碘试验不着色，阴道穹隆部变硬，子宫正常大小，双附件（-），X线胸片显示肺动脉段明显突出，心电图显示电轴右偏，室上性心动过速。宫颈活检：宫颈鳞状上皮癌。妇科治疗首选
A. 放疗
B. 子宫根治术
C. 化疗
D. 宫颈锥切
E. 激素治疗

【A_3/A_4 型题】

（17~18题共用题干）

患者，女性，49岁。少许接触性出血3个月。妇查：宫颈重度糜烂外观，宫体前位，大小正常，宫旁浸润达盆壁，活检报告为鳞癌。

17. 其临床分期为
A. ⅡA期
B. ⅡB期
C. ⅢA期
D. ⅢB期
E. Ⅳ期

18. 最恰当的治疗是

A. 子宫全切术
B. 扩大性子宫全切术
C. 广泛子宫全切术+盆腔淋巴结清扫术
D. 放射治疗
E. 扩大性子宫切除术+盆腔淋巴结清扫术

（19~20 题共用题干）

患者，女性，32 岁。孕 3 产 2，阴道排液及接触性出血 3 月。一般状态良好。妇查：宫颈轻糜外观，宫体前位，大小正常，活动好，双附件（-），宫颈活检为，宫颈鳞癌细胞呈泪滴状向间质浸润，深度<3mm，无病灶融合及脉管侵犯。

19. 其诊断应为
A. Ⅳ期
B. ⅠA
C. ⅠB
D. ⅡA
E. ⅢA

20. 应采用何种治疗方法
A. 宫颈锥形切除术
B. 经腹子宫切除术
C. 放射治疗
D. 广泛性子宫切除术+盆腔淋巴结清扫术
E. 子宫切除术

（21~23 题共用题干）

患者，女性，45 岁。接触性出血 1 个月，月经规律。妇查：宫颈重度糜烂外观，宫体后倾，大小正常，活动好，双附件（-），宫颈细胞学涂片高度可疑，阴道镜下活检报告为癌细胞突破基底膜 3~5 mm。

21. 该患者诊断应该是
A. 宫颈原位癌
B. 宫颈癌ⅠA 期
C. 宫颈癌ⅠB 期
D. ⅡA 期
E. ⅢA 期

22. 最佳处理是
A. 宫颈锥形切除病灶
B. 子宫全切
C. 扩大子宫全切术
D. 改良根治性子宫切除术+盆腔淋巴结清除术
E. 激光治疗

23. 若要清扫淋巴结，下列哪组不是清扫范围
A. 髂外
B. 腹股沟浅
C. 髂总
D. 髂内
E. 闭孔

【B_1 型题】

（24~28 题共用备选答案）
A. ⅠA 期
B. ⅡA 期
C. ⅡB 期
D. ⅢA 期
E. ⅣA 期

宫颈癌临床分期

24. 宫颈癌临床分析有明显宫旁浸润，未达盆壁
25. 镜下早期浸润癌
26. 侵犯阴道上 2/3，无宫旁浸润
27. 侵犯阴道下 1/3 宫旁浸润未达盆壁
28. 侵犯膀胱

（29~30 题共用备选答案）
A. 分段诊断性刮宫
B. 诊断性刮宫
C. 阴道镜取材活检
D. 宫颈刮片细胞学检查
E. B 型超声显像法

29. 诊断子宫颈癌哪种方法最合适
30. 诊断子宫内膜癌哪种方法最合适

（31~32 题共用备选答案）
A. CINⅠ
B. CINⅢ
C. 镜下早浸癌
D. 浸润癌ⅠB 期
E. 浸润癌ⅠA2 期

31. 根治性子宫切除术+盆腔淋巴结清扫术
32. 改良根治性子宫切除术+盆腔淋巴结清扫术

（33~36 题共用备选答案）
A. 宫颈癌
B. 子宫内膜癌
C. 外阴癌
D. 绒毛膜癌
E. 卵巢癌

33. 发病率最高
34. 最难早期发现
35. 化疗效果好
36. 预防措施较得力

第十三篇 儿科学

第一节 小儿年龄分期

【A_1型题】

1. 新生儿期指的是
   A. 从孕期28周至生后28天内
   B. 从孕期28周至生后1个月内
   C. 从出生后脐带结扎时起至生后28天之前
   D. 从出生后脐带结扎时起至生后30足天
   E. 从出生后脐带结扎时起至生后1个月内
2. 婴儿期指的是
   A. 从出生到1周岁之前
   B. 从出生后28天到满1周岁之前
   C. 从出生1个月到1周岁之前
   D. 从1周岁到2周岁之前
   E. 从1周岁到3周岁之前
3. 幼儿期指的是
   A. 生后28天到满2周岁之前
   B. 生后1个月到满2周岁之前
   C. 生后1周岁到满2周岁之前
   D. 生后1周岁到满3周岁之前
   E. 生后2周岁到满3周岁之前

第二节 小儿生长发育规律

【A_1型题】

小儿生长发育的一般规律，不正确的是
A. 由下到上
B. 由近到远
C. 由粗到细
D. 由低级到高级
E. 由简单到复杂

第三节 体格生长常用指标

【A_1型题】

1. 小儿体重在2岁至青春前期每年增长约
   A. 1kg
   B. 2kg
   C. 3kg
   D. 4kg
   E. 5kg
2. 1~2岁幼儿1年中身高增长
   A. 5~7cm
   B. 7~10cm
   C. 10~12cm
   D. 12~14cm
   E. 13~15cm
3. 1~12岁小儿体重（kg）计算公式是
   A. 年龄（岁）×2+9
   B. 年龄（岁）×3+8
   C. 年龄（岁）×1+8
   D. 年龄（岁）×1+9
   E. 年龄（岁）×2+8

【A_2型题】

4. 1岁小儿体格发育正常，体重9kg，头围46cm，身高75cm。其胸围最可能是
   A. 32cm
   B. 34cm
   C. 46cm
   D. 48cm
   E. 50cm
5. 9岁男孩，营养发育正常，体重26kg，身长133cm，头围53cm。胸围最可能是
   A. 53cm
   B. 57cm
   C. 61cm
   D. 63cm
   E. 65cm
6. 女孩，5岁。营养发育正常，其标准体重、身长最可能为
   A. 16kg，100cm
   B. 16kg，105cm
   C. 18kg，105cm
   D. 18kg，110cm
   E. 20kg，110cm
7. 4岁小儿，体重16kg，身高105cm，上臂围13cm，出牙20个。考虑为
   A. 体重、身高略低
   B. 营养不良
   C. 肥胖
   D. 身材高大
   E. 正常范围

【A_3/A_4型题】

（8~9题共用题干）

婴儿出生体重3.5kg，生后吃奶好，现体重仍为3.5kg。

8. 最可能的年龄是
   A. 生后1周
   B. 生后2周
   C. 生后3周
   D. 生后4周
   E. 生后5周
9. 生理性体重下降的范围是
   A. 1%~6%
   B. 2%~8%
   C. 3%~9%
   D. 5%~10%
   E. 6%~12%

第四节 骨骼发育

【A_1型题】

1. 小儿前囟闭合的时间在
   A. 3~4个月
   B. 4~6个月
   C. 6~12个月
   D. 1~1.5岁
   E. 2岁
2. 小儿腕部骨化中心出全的年龄是
   A. 5岁
   B. 6岁
   C. 8岁
   D. 10岁
   E. 12岁
3. 小儿前囟闭合延迟见于
   A. 脱水
   B. 营养不良
   C. 头小畸形
   D. 甲状腺功能减退
   E. 颅压增高

【A_3/A_4型题】

（4~5题共用题干）

一小儿体重20kg，身长110cm，身长之中点位于脐与耻骨联合之间，腕部骨化中心出现7个，已出现第一磨牙，未开始换牙

4. 最可能的年龄是
   A. 3岁
   B. 4岁
   C. 5岁
   D. 6岁
   E. 7岁
5. 10岁小儿腕部骨化中心共有
   A. 8个
   B. 9个
   C. 10个
   D. 11个
   E. 12个

第五节 运动和语言发育

【A_1型题】

1. 小儿语言发育3个阶段的顺序是
   A. 发音、理解、表达
   B. 理解、表达、发音
   C. 表达、理解、发音
   D. 听觉、发音、理解
   E. 模仿、表达、理解

【A_2型题】

2. 一个健康儿前囟2.0cm×2.0cm，体重7kg，能独坐一会、用手摇玩具，能认识熟人和陌生人，其月龄为
   A. 3个月
   B. 6个月
   C. 8个月
   D. 10个月
   E. 12个月
3. 一个健康儿体重7.5kg，身长62cm，会翻身，能独坐很久，不会爬，能无意识发出“爸爸”“妈妈”等复音，能听懂自己的名字，其月龄最可能为
   A. 3~4个月
   B. 5个月
   C. 6个月
   D. 7个月
   E. 8个月
4. 一健康儿前囟约0.5cm×0.5cm，出牙8个，体重10kg，开始能独走，能叫出物品名字，指出自己的手、眼，其月龄大约为
   A. 6个月
   B. 8个月
   C. 12个月
   D. 16个月
   E. 20个月

第六节 儿童保健原则

【A_1 型题】

1. 6个月小儿需要接种的疫苗为
   A. 卡介苗、乙肝疫苗、麻疹疫苗、百白破三联针
   B. 乙肝疫苗
   C. 乙肝疫苗、麻疹疫苗、脊髓灰质炎糖丸、乙脑疫苗
   D. 脊髓灰质炎糖丸、百白破三联针、麻疹疫苗、乙脑疫苗
   E. 卡介苗、乙肝疫苗、乙脑疫苗、脊髓灰质炎糖丸
2. 下列何者为卡介苗的初种年龄
   A. 出生时
   B. 1个月
   C. 2个月
   D. 3个月
   E. 4个月
3. 脊髓灰质炎疫苗初种的年龄是
   A. 2个月
   B. 3个月
   C. 4个月
   D. 5个月
   E. 6个月
4. 百白破疫苗的初种年龄是
   A. 2个月
   B. 3个月
   C. 4个月
   D. 5个月
   E. 6个月
5. 卡介苗接种后所致结核菌素阳性反应是指硬结直径
   A. <5mm
   B. 5~9mm，3~5天后反应消失
   C. 10~15mm，1周后留有色素沉着
   D. 15~20mm
   E. >20mm

第七节 儿童营养基础

【A_1 型题】

1. 2岁儿童按供热能计算，三种营养素产能蛋白质、脂肪和糖类之间正确的比例是
   A. 蛋白质占20%，脂肪占30%，糖类占50%
   B. 蛋白质占25%，脂肪占30%，糖类占45%
   C. 蛋白质占20%，脂肪占35%，糖类占45%
   D. 蛋白质占25%，脂肪占35%，糖类占40%
   E. 蛋白质占10%~15%，脂肪占25%~30%，糖类占50%~60%
2. 学龄前儿童的脂肪供能比为
   A. 45%~50%
   B. 35%~40%
   C. 30%~35%
   D. 25%~30%
   E. 20%~25%
3. 下列有关儿童能量的消耗，说法不正确的是
   A. 能量供给不足，可导致生长发育迟缓
   B. 每增加1g体重约需能量5kcal
   C. 在婴儿期基础代谢率所需占总能量的60%
   D. 婴儿期食物特殊动力作用的能量消耗大约占总热量的8%
   E. 婴幼儿排泄丢失约占总能量的10%

【A_2 型题】

4. 3个月婴儿，每日供给的热量为0.42kJ/kg（100kcal/kg），需要蛋白质、脂肪、碳水化合物分别占总热量为
   A. 蛋白质35%，脂肪15%，碳水化合物50%
   B. 蛋白质15%，脂肪50%，碳水化合物35%
   C. 蛋白质10%~15%，脂肪25%~30%，碳水化合物50%~60%
   D. 蛋白质50%，脂肪15%，碳水化合物35%
   E. 蛋白质35%，脂肪50%，碳水化合物15%

【B_1 型题】

（5~8题共用备选答案）
A. 150ml/kg
B. 125ml/kg
C. 100ml/kg
D. 75ml/kg
E. 40ml/kg

每日所需水分
5. 婴儿
6. 成人
7. 学龄儿童
8. 学龄前儿童

第八节 婴儿喂养方法

【A_1型题】

1. 母乳喂养优于牛乳在于
   A. 含蛋白质总量高
   B. 含饱和脂肪酸的脂肪较多
   C. 含铁量多
   D. 含乳糖量多
   E. 含钙、磷高

【A_2型题】

2. 3个月婴儿，体重5kg，需人工喂养，每日喂8%糖牛奶量应为
   A. 400ml
   B. 450ml
   C. 500ml
   D. 650ml
   E. 700ml
3. 5个月婴儿，体重6kg，每日需喂8%糖牛奶量及额外供给温水量为
   A. 牛奶量为440ml，除牛奶外尚需给水160ml
   B. 牛奶量为550ml，水为200ml
   C. 牛奶量为600ml，水为300ml
   D. 牛奶量为770ml，水为280ml
   E. 牛奶量为880ml，水为320ml
4. 1岁男婴，母乳少，长期以米汤、稀饭喂养，不规律添加辅食，食欲差，精神差，皮下脂肪厚度为0.5cm，诊断为：Ⅰ度营养不良。下面表现哪个最先出现
   A. 皮肤干燥
   B. 肌张力不低于，肌肉松弛
   C. 身高低于正常
   D. 皮下脂肪减少
   E. 体重不增或减轻

【B_1型题】

（5~8题共用备选答案）
   A. 1000ml
   B. 700ml
   C. 660ml
   D. 500ml
   E. 300ml

婴儿每日所需8%的糖牛乳量为
5. 3个月婴儿
6. 5个月婴儿
7. 1个月新生儿
8. 7个月婴儿

第九节 维生素D缺乏性佝偻病

【A_1型题】

1. 初期佝偻病的主要表现
   A. 骨骼系统改变
   B. 运动系统改变
   C. 语言发育落后
   D. 非特异性神经精神症状
   E. 反复感染
2. 婴儿佝偻病颅骨软化多发生于
   A. 1~3个月
   B. 6月龄内
   C. 6~9个月
   D. 6~12个月
   E. 12个月以上
3. 佝偻病活动早期的治疗，每日给维生素D剂量为
   A. 0.5万~1.0万U
   B. 0.2万~0.4万U
   C. 1万~2万U
   D. 3万~4万U
   E. 5万~6万U
4. 佝偻病激期X线所见为
   A. 骨质密度正常
   B. 骨骺软骨变窄
   C. 临时骨钙化带模糊、消失
   D. 骨骺与干骺端的距离多无变化
   E. 骨膜增生
5. 治疗佝偻病激期维生素D肌注法剂量是
   A. 20万~30万U1次
   B. 10万~20万U1次
   C. 30万~40万U1次
   D. 40万~50万U1次
   E. 50万1次
6. 人体维生素D主要来源于
   A. 皮肤合成的内源性D_3
   B. 蛋黄中的维生素D
   C. 猪肝中的维生素D
   D. 人乳中的维生素D
   E. 牛奶中的维生素D
7. 佝偻病枕秃是由于
   A. 多汗，摇头，擦枕
   B. 哭闹
   C. 结核
   D. 血钙降低
   E. 颅骨软化
8. 维生素D缺乏可靠的早期诊断指标是
   A. 血钙降低
   B. 血磷降低
   C. 血镁降低
   D. 血25-（OH）D_3降低
   E. 血碱性磷酸酶增高
9. 治疗佝偻病活动早期给予维生素D口服给药时间
   A. 半月后改预防量
   B. 1月后改预防量
   C. 2月后改预防量
   D. 3月后改预防量

E. 4月后改预防量

10. 佝偻病恢复期长骨X线片改善的特点是
A. 骨临时钙化带重新出现
B. 临时钙化带消失
C. 干骺端增宽
D. 骨质稀疏，密度减低
E. 干骺端呈毛刷状

【A_2 型题】

11. 小儿10个月，方颅，多汗，胸骨肋膈沟，血钙正常，血磷低，X线可见骨骺软骨增宽，干骺端临时钙化带模糊，并呈毛刷状改变。诊断为
A. 佝偻病初期
B. 佝偻病激期
C. 佝偻病恢复期
D. 佝偻病后遗症期
E. 先天性佝偻病

12. 小儿1岁，可见肋骨串珠，膈肋沟，手镯及脚镯，前囟为1.5cm × 1.5cm，血钙为2.25mmol/L，血磷1.0mmol/L，X线可见干骺端呈杯口改变，临时钙化带消失。该小儿应诊断为
A. 甲状腺功能减退
B. 软骨营养不良
C. 低血磷抗D佝偻病
D. 维生素D缺乏性佝偻病
E. 维生素D依赖性佝偻病

13. 一男婴冬季出生，足月顺产，现已4个月，体重5.8kg，只母乳喂养，未添加辅食，近日来，婴儿多烦躁，易激惹，夜惊，多汗，血钙、血磷、碱性磷酸酶正常。最可能的诊断是
A. 惊吓
B. 营养不良
C. 佝偻病活动期
D. 佝偻病早期
E. 先天性佝偻病

14. 患儿，8个月。诊断为佝偻病活动期，正在治疗时，患儿出现发热、咳嗽，且肺部听诊闻及中小水泡音。此时选择哪种方法治疗佝偻病更好
A. 暂不治疗佝偻病，先治疗肺炎
B. 口服大剂量维生素D，每日2万U，1个月后改预防量口服
C. 肌注维生素D360万U，肌注1次，同时补钙
D. 肌注维生素D330万U，肌注1次，3个月后改为预防量
E. 肌注维生素D380万U，2次肌注

15. 10个月患儿，已在当地医院诊断为佝偻病活动期，给予治疗，效果不好，为进一步判定诊断是否正确，不需要做下列哪些检查
A. 腕部X线摄片
B. 测血清钙、磷
C. 血常规
D. 体格检查
E. 骨密度

【A_3/A_4 型题】

（16~18题共用题干）

10个月男婴，经常出现夜惊不宁，近1周加重，多汗，易激惹，该患儿生后一直母乳不足，混合喂养，尚未添加辅食，此患儿到门诊就诊时。

16. 体格检查最易发现的阳性体征为
A. 皮肤弹性差
B. 皮下脂肪明显减少
C. 查体正常
D. 方颅，前囟大，乳牙未萌出
E. 双下肢瘀点、瘀斑

17. 该患儿最可能的诊断
A. 佝偻病
B. 营养不良
C. 正常儿
D. 上呼吸道感染
E. 消化不良

18. 本病发生的病因，哪些不正确
A. 日光照射不足
B. 维生素D摄入不足
C. 维生素D需要量增加
D. 食物中钙磷含量过低或比例不当
E. 甲状旁腺功能不足

第十节 川崎病

【A_1 型题】

1. 川崎病时皮肤黏膜表现中最具特征性的改变是
A. 皮疹
B. 指（趾）端变化
C. 眼球结膜充血
D. 杨梅舌
E. 唇红干燥、皲裂

2. 治疗川崎病首选的药物是
A. 丙种球蛋白
B. 阿司匹林
C. 青霉素
D. 肾上腺皮质激素
E. 环磷酰胺

第十一节　急性上呼吸道感染

【A_1型题】

1. 引起急性上呼吸道感染的主要病原体为
   A. 细菌
   B. 病毒
   C. 真菌
   D. 原虫
   E. 螺旋体

【A_2型题】

2. 6个月女婴，流涕、咳嗽3天，近半天高热，体温39.4℃，抽搐1次约3分钟自行缓解。查体：精神萎靡，前囟平，咽充血，双肺未闻及中、小水泡音，脑膜刺激征阴性，血常规示白细胞5×10^9/L。该患儿诊断最可能是
   A. 肺炎，高热惊厥
   B. 上呼吸道感染，高热惊厥
   C. 中毒性脑病
   D. 手足搐搦症
   E. 脑炎

第十二节　肺　炎

【A_1型题】

1. 支气管肺炎合并心力衰竭的诊断依据不包括
   A. 呼吸、心率突然加快
   B. 极度烦躁不安
   C. 心音分裂
   D. 颈静脉回流征阳性
   E. 迅速肝大

【A_2型题】

2. 男孩，5个月。体温38℃，咳嗽、喘憋明显。查体：呼吸急促，鼻翼扇动，三凹征明显，双肺听诊满布哮鸣音，偶可闻及中、小水泡音。胸部X线检查：双侧肺纹理增强，可见小片状阴影，肺气肿改变明显。最可能的诊断是
   A. 呼吸道合胞病毒肺炎
   B. 肺炎支原体肺炎
   C. 腺病毒肺炎
   D. 金黄色葡萄球菌肺炎
   E. 衣原体肺炎

第十三节　幼儿急疹

【A_1型题】

1. 下列不符合幼儿急疹特点的是
   A. 高热时可有惊厥
   B. 红色斑丘疹在颈及躯干多见
   C. 可有耳后淋巴结肿大
   D. 出疹期热度更高
   E. 高热3~5天

【A_3/A_4型题】

（2~3题共用题干）

男孩，7个月。发热3天，体温39~40℃，流涕，轻咳。查体：一般情况好，除咽部充血外，未见其他异常，家长一直服用中药治疗。今日热退，因皮肤出现红色斑丘疹而就诊。

2. 首先考虑的诊断是
   A. 猩红热
   B. 水痘
   C. 麻疹
   D. 风疹
   E. 幼儿急疹

3. 本病可能的病原菌是
   A. 腺病毒
   B. 水痘病毒
   C. 麻疹病毒
   D. 柯萨奇病毒
   E. 人类疱疹病毒6型

第四部分

预防医学综合

第十四篇　预防医学

第一章　绪　　论

【A_1 型题】

1. 预防医学研究的主要内容是
   A. 人群的健康状况
   B. 环境因素的生物学效应
   C. 改善生活、生产环境，增进人群健康
   D. 人类疾病的预防措施
   E. 人群中疾病发生发展的规律和影响健康的各种因素
2. 健康生态模型是
   A. 环境-人类
   B. 环境-人群-健康
   C. 环境-生物
   D. 环境-生物-健康
   E. 环境-健康
3. 预防医学研究的对象是
   A. 个体
   B. 群体
   C. 个体和确定的群体
   D. 健康人
   E. 患者
4. WHO 给健康下的定义是
   A. 无病就是健康
   B. 身体各器官结构完好，功能正常
   C. 没有疾病，身体又不虚弱
   D. 身体、心理和社会适应的完好状态，而不仅仅是没有疾病和虚弱
   E. 身体强壮，精神饱满
5. 在疾病三级预防中，做好早期发现、早期诊断、早期治疗的“三早”预防工作为
   A. 第一级预防
   B. 第二级预防
   C. 第三级预防
   D. 第一级预防和第二级预防
   E. 第二级预防和第三级预防

第二章　医学统计学方法

【A_1 型题】

1. 假设检验是为了
   A. 研究总体指标的变化
   B. 研究样本指标的变化
   C. 排除主观因素对抽样的影响
   D. 排除抽样误差的影响
   E. 排除系统误差的影响
2. 分析胎儿不同出生体重和围产儿死亡率之间是否有关，可以选用的统计方法是
   A. t 检验
   B. F 检验
   C. χ^2 检验
   D. 相关分析
   E. 秩和检验
3. 两组呈正态分布的数值变量资料，但均数相差悬殊，若比较离散趋势，最好选用的指标为
   A. 全距
   B. 四分位数间距
   C. 方差
   D. 标准差
   E. 变异系数
4. 统计学数据具有的特性是
   A. 稳定性
   B. 可加性
   C. 主观性
   D. 变异性
   E. 可靠性
5. 正态分布的数值变量，两组资料的比较，检验统计量的计算用
   A. $(\bar{X}-\mu)/\sigma$
   B. $(\bar{X}-\mu)/\sigma_{\bar{X}}$
   C. $(\bar{X}-\mu)/S_{\bar{X}}$
   D. $(D-\mu)/S_D$
   E. $(\bar{X}_1-\bar{X}_2)/S_{\bar{X}_1-\bar{X}_2}$
6. 已知 $Y\sim N(\mu,\sigma^2)$，则 Y 在区间 $[\mu-1.96\sigma,\mu+1.96\sigma]$ 的概率为
   A. 0.95
   B. 0.05
   C. 0.01
   D. 0.99
   E. 0.90
7. 用某种新疗法治疗某病患者

41人，治疗结果如下表。

治疗结果	治愈	显效	好转	恶化	死亡
治疗人数	8	23	6	3	1

该资料的类型是
A. 等级资料
B. 圆形资料
C. 计数资料
D. 计量资料
E. 数据资料

8. 统计工作的步骤不包括
A. 统计设计
B. 搜集资料
C. 分析资料
D. 整理资料
E. 题目的制定

9. 相对数的使用注意事项中，以下错误的是
A. 不要混淆构成比和率
B. 分母不宜过小
C. 关于率的比较均需做标准化
D. 注意资料的可比性
E. 需考虑抽样误差

10. 测量某医学指标，得到500个性质相同且近似服从正态分布的实验数据可求得算术平均数（$\bar{X}$），标准差（S）和标准误（$S_{\bar{X}}$）。区间［$\bar{X}-1.96S$，$\bar{X}+1.96S$］所代表的含义为
A. 是样本均数（$\bar{X}$）的95%可信区间
B. 是总体均数（μ）的95%可信区间
C. 是该医学指标的95%正常值范围
D. 是该医学指标的99%正常值范围
E. 是总体均数（μ）的99%可信区间

11. 来自同一总体的两样本，下列哪个指标小的样本均数估计总体均数时更可靠
A. $S_{\bar{X}}$
B. CV
C. S
D. $t_{0.05}$
E. X

12. 两个正态双变量资料，自变量记为X，因变量记为Y，进行回归分析，回归系数为0.2，经统计学检验，$P<0.05$，则
A. X增大一个单位，Y增大0.2个单位
B. X增大一个单位，Y减少0.05个单位
C. X增大一个单位，Y增大0.05个单位
D. X增大一个单位，Y减少0.2个单位
E. X增大一个单位，Y减少或增大0.2个单位都有可能

13. 下列有关概率与频率，说法正确的是
A. 概率常用符号M表示
B. 频率常用符号P表示
C. 概率是描述某随机事件发生可能性大小的指标
D. 概率就是频率
E. 概率的取值范围介于-1和+1之间

14. 经过统计得到$\chi^2>\chi^2_{(0.05)}$结果，正确的结论是
A. $P=0.05$，拒绝H_0，差异有统计学意义
B. $P>0.05$，接受H_0的可能性较大
C. $P=0.05$，接受H_0，差异无统计学意义
D. $P<0.05$，拒绝H_0，差异有统计学意义
E. $P>0.05$，接受H_0，差异无统计学意义

15. 在实际工作，样本率的抽样误差的大小用
A. $\sigma_P=\sqrt{\dfrac{\pi(\pi-1)}{n}}$
B. $S_P=\sqrt{\dfrac{p(1-p)}{n}}$
C. $S_{\bar{x}}=\dfrac{S}{\sqrt{n}}$
D. $\sigma_{\bar{X}}=\dfrac{\sigma}{\sqrt{n}}$
E. $\chi^2=\sum\dfrac{(A-T)^2}{T}$

16. 若不知总体标准差，反映均数抽样误差大小的指标，用
A. S
B. $S_{\bar{X}}$
C. S_p
D. σ_p
E. σ_π

17. 同一批资料对回归系数β和相关系数r作假设检验，其结论是
A. 是相同的
B. 是不同的
C. 不一定相同
D. 肯定不同
E. r为负，β为正

18. 从一个呈正态分布的总体中随机抽样，$X\neq\mu$该差别被称为
A. 系统误差
B. 个体差异
C. 过失误差
D. 抽样误差
E. 测量误差

19. Ⅰ类错误的大小可以用哪种指标表示
A. β
B. 检验水准α
C. 概率值P
D. $1-\alpha$
E. $1-\beta$

20. 可以全面描述正态分布资料特征的两个指标是
A. 均数和中位数
B. 均数和标准差
C. 均数和极差
D. 中位数和方差
E. 几何均数和标准差

【A_2型题】

21. 某市流行性乙型脑炎逐年病死率（从1949年到1995年）为：48.9‰、43.1‰、27.3‰、21.5‰、20.0‰、18.2‰、12.7‰，

据此资料画图，应选用

A. 直条图
B. 构成图
C. 直方图
D. 半对数线图
E. 普通线图

22. 有8个某种传染患者，他们的潜伏期分别为：12、11、21、8、12、5、4、13，其中位数是

A. 12
B. 11.5
C. 10
D. 8
E. 9.5

23. 某市8岁正常男孩体重有95%的人在18.39~29.45kg，其标准差是

A. 2.14kg
B. 5.14kg
C. 2.82kg
D. 0.95kg
E. 无法计算

24. 8名高血压患者用药治疗后舒张压下降数为（mmHg）：8、20、-4、16、12、20、10、10，经 t 检验结论为（$t_{(0.05,7)}=1.895$）

A. $t=5.15$, $P<0.05$
B. $t=4.19$, $P<0.05$
C. $t=0.92$, $P>0.05$
D. $t=1.67$, $P>0.05$
E. $t=3.62$, $P<0.05$

25. 某地两种疗法的治愈率的情况

病情	甲疗法			乙疗法		
	病例数	治愈数	治愈率/%	病例数	治愈数	治愈率/%
轻型	40	36	90.0	60	54	90.0
重型	60	42	70.0	40	28	70.0
合计	100	78	78.0	100	82	82.0

据此资料可得出的结论是

A. 甲疗法治愈率为78%，乙为82%，故乙好
B. 甲疗法治愈的例数少，所以甲不如乙
C. 甲疗法治愈的重病人多，故甲好
D. 乙疗法治疗的轻型患者，故乙不如甲
E. 甲、乙两种疗法治愈率相同

26. 为比较工人、干部中高血压患者所占比例是否不同，进行了 χ^2 检验，算得 χ^2 值为9.56，查表得 $\chi_{(0.05,1)}^2=3.84$，应得出的结论是

A. 接受 $\pi_1=\pi_2$
B. 拒绝 $\pi_1=\pi_2$
C. 接受 $\pi_1>\pi_2$
D. 拒绝 $\pi_1>\pi_2$
E. 拒绝 $\mu_1=\mu_2$

27. 某医院用国产雷尼替丁治疗十二指肠球部溃疡，用西咪替丁为对照，观察6周有如下结论：雷尼替丁治疗62人，治愈44人，西咪替丁治疗78人，治愈38人。用什么样方法得出两种药物疗效相同或不同的结论

A. 计算两药物的治愈率直接比较
B. 进行率的标准化处理
C. 用四格表的 χ^2 检验
D. 用四格表的校正 χ^2 检验
E. 用配对资料的检验

28. 某医师比较两种不同手术治疗某病的疗效，共收治患者71例，结果如下表

分组	治愈数	未愈数	合计
甲手术	25	7	32
乙手术	37	2	39
合计	62	9	71

经统计处理得出的结论是

A. $\chi^2=4.45$ $P<0.05$，两种手术不同
B. $\chi^2=3.06$ $P>0.05$，两种手术相同
C. $\chi^2=20.45$ $P<0.05$，两种手术不同
D. $\chi^2=5.28$ $P<0.05$，两种手术不同
E. $\chi^2=1.36$ $P>0.05$，两种手术相同

29. 通过对10名20岁男青年身高（cm）与前臂与（cm）研究：求出离均差平方和 $\sum(x-\bar{x})^2=962.5$；$\sum(y-\bar{y})^2=78.4$；离均差积和 $\sum(x-\bar{x})(y-\bar{y})=226$。相关系数的值为

A. $r=0.8227$
B. $r=0.8127$
C. $r=0.9562$
D. $r=0.7489$
E. $r=0.8331$

【A_3/A_4 型题】

（30~31题共用题干）

在科研工作过程中，从统计学角度

30. 不属于搜集资料过程的是

A. 数据录入
B. 实验
C. 专题调查
D. 统计报表
E. 医师的工作记录

31. 分析资料包括

A. 可比性，可靠性
B. 设计、分析
C. 随机、均衡
D. 讨论
E. 数据整理和分析

（32~33题共用题干）

为研究45岁以上男性体重指数（BMI）>25者糖尿病患病率是否高于体重指数<25的人群，某医师将资料汇总如下表

体重指数	检测人数	糖尿病患者患病率（%）
BMI>25	2110	226（10.71）
BMI<25	7440	310（4.17）

32. 统计学检验的检验假设（无

效假设）和选择假设分别是

A. $H_0: P_1=P_2, H_1: P_1 \neq P_2$

B. $H_0: P_1=P_2, H_1: P_1<P_2$

C. $H_0: \pi_1=\pi_2, H_1: \pi_1 \neq \pi_2$

D. $H_0: \pi_1=\pi_2, H_1: \pi_1<\pi_2$

E. $H_0: \pi_1=\pi_2, H_1: \pi_1>\pi_2$

33. 经 u 检验，若 u 值等于 2.95，则 P

A. >0.05

B. >0.03

C. >0.02

D. >0.01

E. <0.01

（34~35 题共用题干）

某医师比较甲、乙两疗法对某病的效果，结果如下表

疗法	治疗人数	痊愈人数
甲	33	26
乙	38	36
合计	71	62

34. 应选择的指标是

A. 率

B. 构成比

C. 等级指标

D. 定性指标

E. 定量指标

35. 选择的假设检验是

A. F 检验

B. 配对 χ^2 检验

C. t 检验

D. 四格表 χ^2 检验

E. 行×列表 χ^2 检验

【B_1 型题】

（36~38 题共用备选答案）

A. 获得原始资料

B. 统计设计

C. 统计归纳，进行分组和汇总

D. 撰写文章

E. 计算统计指标，选择合适的检验方法并作出恰当的结论

36. 收集资料是

37. 整理资料是

38. 分析资料是

（39~41 题共用备选答案）

A. 算术均数表示其平均水平

B. 中位数表示其平均水平

C. 几何均数表示其平均水平

D. 众数表示其平均水平

E. 百分位数表示其平均水平

39. 血清抗体效价资料最常以

40. 血红蛋白含量最常以

41. 食物中毒的潜伏期最常以

（42~44 题共用备选答案）

A. $t=\dfrac{|X-\mu|}{\dfrac{S}{\sqrt{n}}}$

B. $t=\dfrac{|\bar{d}|}{S_{\bar{d}}}$

C. $t=\dfrac{|\bar{X}_1-\bar{X}_2|}{\sqrt{S_c^2\left(\dfrac{n_1+n_2}{n_1 n_2}\right)}}$

D. $u=\dfrac{|\bar{X}_1-\bar{X}_2|}{\sqrt{\dfrac{S_1^2}{n_1}+\dfrac{S_2^2}{n_2}}}$

E. $t'=\dfrac{|\bar{X}_1-\bar{X}_2|}{\sqrt{\dfrac{S_1^2}{n_1}+\dfrac{S_2^2}{n_2}}}$

42. 作两个小样本均数的假设检验用

43. 作两个大样本均数的比较用

44. 配对计量资料的假设检验用

（45~47 题共用备选答案）

A. 表示某病发生严重程度

B. 反映两个指标的相对关系

C. 反映某病在各疾病中所占的位次

D. 反映同种病不同时间动态变化情况

E. 反映同种病不同地区的严重情况

45. 发病率

46. 构成比

47. 相对比

（48~50 题共用备选答案）

A. $\chi^2=\dfrac{(ad-bc)^2 n}{(a+b)(c+d)(a+c)(b+d)}$

B. $\chi^2=\dfrac{\left(|ad-bc|-\dfrac{n}{2}\right)^2 n}{(a+b)(c+d)(a+c)(b+d)}$

C. $\chi^2=\dfrac{(b-c)^2}{(b+c)}$

D. $\chi^2=n\left(\sum \dfrac{A^2}{n_{行} n_{列}}-1\right)$

E. $P=\dfrac{(a+b)(b+d)(a+c)(c+d)}{abcd}$

48. 在四格表的 χ^2 检验中，若 $1 \leq T<5$ 且 $n \geq 40$ 时应选用

49. 在四格表的 χ^2 检验中，若 $T<1$ 或 $n<40$ 时应选用

50. 行×列表的 χ^2 检验应选用

第三章 流行病学原理和方法

【A_1 型题】

1. 制定医学参考值不必备下列哪项

A. 选用适当的计算方法

B. 选定适当的百分界值

C. 确定样本足够量的正常人

D. 确定指标的单侧或双侧界值

E. 算出抽样误差

2. 在进行乳腺癌病因的病例对照研究时，最理想的病例是

A. 一个地区肿瘤发病监测系统登记的所有乳腺癌患者

B. 一个地区多所医院新诊断的乳腺癌患者

C. 一所肿瘤专科医院收治的所有乳腺癌患者

D. 一个地区肿瘤死亡监测系统登记的所有乳腺癌患者
E. 一个地区多所医院诊断的所有乳腺癌患者

3. 反映疾病疗效的指标不包括
A. 治愈率
B. 发病率
C. 生存率
D. 有效率
E. 诊断符合率

4. 实验效果的主要评价指标不包括
A. 有效率
B. 符合率
C. 生存率
D. 保护率
E. 治愈率

5. 用样本均数估计总体均数的可靠性大小时所用指标是
A. σ
B. S
C. R
D. CV
E. $S_{\bar{x}}$

6. 现代病因的概念是
A. 使人们患病概率增加的因素
B. 使人们死亡概率增加的因素
C. 使人们发病概率增加的因素
D. 使人们伤残概率增加的因素
E. 使人们病死概率增加的因素

7. 为尽量发现患者，在制订筛选方法标准过程中，常采用
A. 提高方法的灵敏度
B. 提高方法的特异度
C. 降低假阳性率
D. 提高假阴性率
E. 使假阴性率与假阳性率接近

8. 不属于病例对照研究特点的是
A. 属于观察性研究
B. 设立对照组
C. 可计算发病率
D. 观察方向是“因”到“果”
E. 难以验证因果关系

9. 某医师欲采用横断面调查研究的方法，调查高血压在人群中的分布情况，选择最合适的指标为
A. 病死率
B. 发病率
C. 死亡率
D. 患病率
E. 二代发病率

10. 实际有病，用该诊断标准正确判定为阳性的能力称
A. 特异度
B. 阳性结果的预测值
C. 变异度
D. 阴性结果的预测值
E. 灵敏度

11. 衡量人群中在短时间内新发病例的频率，采用的指标为
A. 罹患率
B. 发病率
C. 患病率
D. 感染率
E. 发病比

12. 推论病因与疾病因果关联的标准，错误的是
A. 关联的强度
B. 关联的时间性
C. 关联的特异性
D. 关联的可重复性
E. 关联的地区性

13. 适于用中位数与四分位数间距描述的资料是
A. 偏态分布资料
B. 对称分布资料
C. 负偏态分布资料
D. 正态分布资料
E. 正偏态分布资料

14. 试验研究中对照组与实验组发病率之比，为
A. 有效率
B. 治愈率
C. 生存率
D. 保护率
E. 效果指数

15. 适合做大规模筛检的疾病是
A. 原位子宫颈癌
B. 艾滋病
C. 麻疹
D. 流行性感冒
E. 全民检查 HBsAg

16. 反映疾病严重程度的指标是
A. 发病率
B. 死亡率
C. 感染率
D. 病死率
E. 生存率

17. 临床试验的双盲法是指
A. 研究组与对照组均不知分组情况和接受的治疗措施
B. 研究组和对照组互不熟悉
C. 观察者与被观察者均不知分组情况和接受的治疗措施
D. 观察者与被观察者均不知道安慰剂的性质
E. 观察者与被观察者均不知道研究药物的性质

18. 不属于临床试验的设计原则
A. 对照原则
B. 随机原则
C. 重复原则
D. 编码原则
E. 盲法原则

19. 诊断试验主要用于，除了
A. 疾病诊断
B. 疾病随访
C. 防残延寿
D. 疗效考核
E. 药物毒副作用监测

20. 不属于筛检评价指标的是
A. 可靠性
B. 正常值
C. 收获量和筛检费用
D. 真实性
E. 预测值

21. 筛检试验的特异度是指
A. 筛检试验阴性者患病的可能性

B. 实际有病，筛检试验被确定为有病的百分比
C. 实际有病，筛检试验被确定为无病的百分比
D. 实际无病，根据筛检试验被确定为无病的百分比
E. 实际无病，根据筛检试验被确定为有病的百分比

22. 不属于变异指标的是
A. 中位数
B. 标准差
C. 全距
D. 四分位间距
E. 变异系数

23. 计算多个率的平均率时，应
A. 按求中位数的方法求平均值
B. 以总的实际数值为依据求平均值
C. 将各个率直接相加求平均值
D. 先标化，再计算
E. 以上都不是

24. 某地区某种疾病的发病率明显超过历年的散发发病率水平，则认为该病
A. 大流行
B. 散发
C. 有季节性
D. 暴发
E. 流行

【A_2型题】

25. 为研究老年人的糖尿病患病率，拟进行抽样调查，下列哪项不是抽样调查中决定样本含量的因素
A. 预期现患率
B. 调查者的数量
C. 个体间的变异程度
D. 精确度
E. 把握度

26. 某医师整理资料时有以下指标：年龄、身高、体重、胸围等，上述指标属于
A. 定量指标
B. 半定量指标
C. 分类指标
D. 定性指标
E. 等级指标

27. 对某地25~30岁妇女进行一项研究发现：在服用口服避孕药者中，宫颈癌年发病率为6/10万，而未服用者为3/10万。据此认为服用口服避孕药是引起宫颈癌的危险因素，此结论
A. 不正确，因为没有做显著性检验
B. 不正确，因为没有进行年龄标化
C. 正确
D. 不正确，因为此研究无法确定暴露与发病的时间关系
E. 不正确，因为没有区分新病例与现患病例

【A_3/A_4型题】

（28~29题共用题干）

某医师开展一项科研工作，按统计工作步骤进行。

28. 不属于搜集资料的内容是
A. 录入计算机
B. 实验
C. 专题调查
D. 统计报表
E. 医疗卫生工作记录

29. 分析资料包括
A. 对照、重复
B. 描述、推断
C. 随机、均衡
D. 计算、讨论
E. 归纳、整理

（30~32题共用题干）

某小学有大批的学生发生不明原因的腹泻，为了寻找病因及流行的线索。

30. 首先应进行的研究是
A. 病例对照研究
B. 队列研究
C. 临床试验研究
D. 理论流行病学研究
E. 现况调查研究

31. 通过第一步的研究，结果提示大批学生的腹泻可能与饮用了某厂生产的饮料有关，下一步最好采取
A. 病例对照研究
B. 临床试验研究
C. 现况调查研究
D. 理论流行病学研究
E. 队列研究

32. 若证实导致这次腹泻的病因，应进行
A. 临床试验
B. 实验室检查
C. 病例调查
D. 队列研究
E. 理论流行病学研究

（33~35题共用题干）

假设2018年共发生200例某病患者，在2018年年初已知有800例患者，年内因该病死亡40例，年中人口数1000万，如果该病的发生和因该病死亡的事件均匀分布在全年中，则

33. 2018年该病的发病率（1/10万）是
A. 2.0
B. 8.0
C. 10.0
D. 1.6
E. 0.4

34. 2018年期间，该病的患病率（1/10万）是
A. 0.4
B. 8.0
C. 1.6
D. 10.0
E. 2.0

35. 2018年期间，该病的死亡率（1/10万）是
A. 2.0
B. 8.0
C. 10.0
D. 1.6
E. 0.4

（36～38 题共用题干）

用尿糖定性试验检查糖尿病患者和正常成年人各 500 名，结果糖尿病患者中有 300 例阳性，200 例阴性，正常成年人有 50 例阳性，450 例阴性。

36. 尿糖定性试验筛检糖尿病的灵敏度为
   A. 200/500×100/100＝40%
   B. 300/500×100/100＝60%
   C. 50/500×100/100＝10%
   D. 450/500×100/100＝90%
   E. 100/500×100/100＝20%

37. 如果某人尿糖定性试验阳性，其患有糖尿病的可能性为
   A. 300/350×100/100＝85.71%
   B. 200/450×100/100＝44.44%
   C. 450/500×100/100＝90%
   D. 200/500×100/100＝40%
   E. 300/500×100/100＝60%

38. 如果某人尿糖定性试验阴性，你认为排除其患有糖尿病的把握为
   A. 50/450×100/100＝11.11%
   B. 200/450×100/100＝44.44%
   C. 450/500×100/100＝90%
   D. 400/550×100/100＝81.82%
   E. 450/650×100/100＝53.85%

【B_1 型题】

（39～41 题共用备选答案）
   A. 尿蛋白
   B. 白细胞数
   C. 就诊人数
   D. 住院天数
   E. 血压

某研究人员将统计资料按研究指标的类型整理实验数据

39. 属计量资料的是
40. 属计数资料的是
41. 属半定量资料的是

（42～43 题共用备选答案）
   A. 病死数合计/患者合计×100/100
   B. 各科病死数/各科患者数×100/100
   C. 各科病死数/总人口数×100/100
   D. 各科患者数/患者总数×100/100
   E. 各科病死数/病死总数×100/100

现有某医院各科患者与死亡资料，如下表

科别	外科	内科	传染科	合计
患者数	1500	500	400	2400
病死数	180	20	24	224

42. 各科患者构成比为
43. 各科病死率为

（44～45 题共用备选答案）
   A. 生存率
   B. 婴儿死亡率
   C. 发病率
   D. 治愈率
   E. 患病率

44. 评价远期疗效常用的指标是
45. 某时点内受检人群中流行某种疾病的频率是

（46～48 题共用备选答案）
   A. 诊断试验
   B. 队列研究
   C. 筛检
   D. 病例对照研究
   E. 现况研究

46. 由果追因的研究属于
47. 由因到果的研究属于
48. 确定小学生身高、体重正常值属于

（49～51 题共用备选答案）
   A. 实际有病，试验阴性
   B. 实际无病，试验阳性
   C. 实际有病，试验阳性
   D. 实际无病，试验阴性
   E. 试验阳性，实际有病的可能

49. 漏诊率是指
50. 灵敏度是指
51. 阳性预测值是指

第四章　临床预防服务

【A_1 型题】

1. 下列哪一种食物优质蛋白含量最高
   A. 大米
   B. 小米
   C. 大豆
   D. 肉类
   E. 玉米

2. 戒烟干预最有效的措施是
   A. 常规行为疗法
   B. 尼古丁替代疗法
   C. 药物疗法
   D. 心理支持疗法
   E. 综合性干预

3. 若以控制体重为目的，从事静坐职业者每天至少需要进行的体力活动分钟数为
   A. 20
   B. 30
   C. 40
   D. 50
   E. 60

4. 5A 戒烟法中第一步是
   A. 评估
   B. 计划
   C. 建议
   D. 帮助
   E. 询问

5. 烟草依赖被世界卫生组织明确

界定为
A. 呼吸系统疾病
B. 慢性流行病
C. 神经精神疾病
D. 精神神经疾病
E. 成瘾性疾病

6. 属于静坐生活方式的是在休闲时间内经常
A. 跳舞
B. 快速走
C. 骑自行车
D. 看足球电视
E. 慢跑

7. 烟草中主要的致癌物质是
A. 尼古丁
B. 烟焦油
C. 重金属
D. 醛酸类
E. 吲哚吡啶

8. 健康促进的基本内涵包括了
A. 知识传播与发展个人技能
B. 行为改变和社会环境改变
C. 健康教育与环境支持改变
D. 健康教育与经济环境改变
E. 发挥健康潜能与政策改变

9. 健康教育实质是一种
A. 技能干预
B. 环境干预
C. 行为选择
D. 行为干预
E. 政策干预

10. 我国规定轻体力活动成年男子蛋白质推荐摄入量为
A. 50g/d
B. 55g/d
C. 60g/d
D. 65g/d
E. 70g/d

11. 烟草中能导致成瘾的物质是
A. 尼古丁
B. 烟焦油
C. 重金属
D. 醛酸类
E. 吲哚吡啶

12. 吸烟是当今世界上最可预防的
A. 行为
B. 习惯
C. 早亡
D. 定型
E. 成瘾

13. "世界无烟日"是每年的
A. 4月7日
B. 5月31日
C. 9月30日
D. 6月26日
E. 10月31日

14. 属于体力活动的是
A. 上网
B. 看电影
C. 骑自行车
D. 看足球电视
E. 织毛衣

15. 5A戒烟法的第四步重点放在
A. 识别戒烟愿望
B. 建议戒烟者戒烟
C. 帮助制订戒烟计划
D. 劝阻吸烟者戒烟
E. 准备戒烟方案

16. 临床预防服务的对象是
A. 遗传患者
B. 病房患者
C. 健康人和无症状"患者"
D. 传染病患者
E. 慢性病患者

17. 静坐生活方式的最直接后果是引起
A. 肥胖
B. 胆固醇升高
C. 血压升高
D. 血糖升高
E. 体重增加

18. 健康相关行为是指任何与
A. 疾病和康复有关的行为
B. 增进健康和疾病预防有关的行为
C. 预防和控制有关的行为
D. 促进健康有关的行为
E. 危害健康有关的行为

19. 健康教育是
A. 注重知识传播和信息扩散
B. 重点在态度和信念的转变
C. 针对"知-信-行"改变的一系列活动
D. 注重社会动员、倡导和协调工作
E. 注重提供政策和环境支持

20. 健康教育的目标是
A. 改变不健康的观念
B. 增强健康意识
C. 传播健康知识
D. 建立健康行为
E. 促进健康

21. 健康教育的核心问题促使个体或群体改变
A. 不健康的观念
B. 不健康的行为
C. 危害健康意识
D. 不良习惯
E. 促进健康的行为

22. 体力活动标准是指成人在一周的每一天或绝大部分天内都应累计中等强度的体力活动达
A. 20分钟
B. 30分钟
C. 40分钟
D. 50分钟
E. 60分钟

23. 健康咨询的成功与否很大程度上取决于
A. 咨询者对咨询对象施加影响
B. 咨询者发挥主体作用
C. 咨询者的交流技巧
D. 咨询对象可以有意见
E. 咨询者遵守职业道德

24. 合理营养就是
A. 平衡而全面的营养
B. 合理烹调加工，减少营养素的损失
C. 合理烹调加工，提高食物的消化率
D. 食品多样化，感观性状良好，促进食欲
E. 摄取食物的种类越多越好

25. 烟草烟雾中主要有毒有害物质有一氧化碳、尼古丁和
A. 芳香烃
B. 烟焦油

C. 黄曲霉毒素
D. 氮氧化物
E. 酚类化合物

26. 根据我国居民膳食习惯能量的主要来源是
A. 蛋类
B. 肉类
C. 粮食
D. 肉类和粮食
E. 肉类和蛋类

27. 政府出资在社区安装各种运动器材属于健康促进活动领域的
A. 发展个人技能
B. 创造健康支持环境
C. 开发社区资源
D. 增强社区能力
E. 社区健康干预

28. 针对不愿意戒烟者的快速干预策略可归纳为
A. 5C
B. 5P
C. 5R
D. 5E
E. 5D

29. 咨询者既要注意咨询对象的名誉，也要保护其隐私权说的是
A. 如实信赖原则
B. 整体性原则
C. 发展性原则
D. 保密性原则
E. 预防性原则

30. 健康咨询的5A模式的第一步是
A. 咨询者对咨询对象的诊断
B. 咨询对象倾诉自己的感受
C. 咨询者评估咨询对象的问题
D. 咨询者明确咨询目标
E. 咨询者制订咨询方案

【B_1 型题】

（31～33题共用备选答案）
A. 社会动员
B. 健康促进
C. 卫生宣传
D. 爱国卫生运动
E. 健康教育

31. 注重行为改变的是
32. 注重环境改变的是
33. 包含环境支持的是

（34～36题共用备选答案）
A. 饮酒
B. 定期体检
C. 静坐生活方式
D. 跑步
E. 吃甜食

34. 属于健康行为的是
35. 属于不健康的行为是
36. 被称为健康行为的是

（37～39题共用备选答案）
A. 减少被动吸烟的策略与措施
B. 减少新吸烟者的策略与措施
C. 适合社区吸烟的策略与措施
D. 适合于卫生保健系统水平上开展戒烟的系统策略及措施
E. 临床场所医师日常诊疗时的戒烟策略及措施

37. 提高烟草制品的价格属于
38. 制定公共场所禁烟的规定属于
39. 医院应把识别烟草使用情况纳入常规诊疗属于

第五章 社区公共卫生

【A_1 型题】

1. 沙门菌属食物中毒致病性较强的病原菌是
A. 肠炎、猪霍乱、鸭沙门菌
B. 猪伤寒、鼠伤寒、肠炎沙门菌
C. 猪伤寒、火鸡、鸭沙门菌
D. 牛伤寒、肠炎沙门菌、鼠伤寒沙门菌
E. 猪霍乱、鼠伤寒、肠炎沙门菌

2. 不属于环境污染引起的疾病是
A. 地方病
B. 传染病
C. 食物中毒
D. 职业病
E. 以上都不是

3. 在孕期或分娩期，病原体从母体传给子代称为
A. 血源性传播
B. 遗传性传播
C. 交叉传播
D. 水平传播
E. 垂直传播

4. 下列哪条不符合经空气传播的特点
A. 易感人群的多少是决定流行强度的重要因素之一
B. 在未经免疫的人群中，发病呈周期性升高
C. 在交通不便的山区发病呈典型的周期性现象
D. 在未经免疫预防的城市人群中，常在儿童期被感染
E. 具有冬春季节升高的现象

5. 不属于毒蕈中毒类型的是
A. 胃肠炎型
B. 溶血型
C. 神经精神型
D. 类伤寒型
E. 脏器损害型

6. 现行我国计划免疫工作（儿童基础免疫）规定接种的疫苗是
A. 卡介苗、百白破、麻疹疫苗、脊髓灰质炎疫苗、乙肝疫苗
B. 麻疹疫苗、卡介苗、百白破、乙肝疫苗、流行性乙型脑炎疫苗、流行性腮腺炎疫苗

C. 乙肝疫苗、卡介苗、麻疹疫苗、流行性乙型脑炎疫苗
D. 卡介苗、麻疹疫苗、脊髓灰质炎疫苗、百日咳疫苗、流行性脑脊髓膜炎疫苗
E. 卡介苗、百白破、乙肝疫苗、脊髓灰质炎疫苗、流行性腮腺炎疫苗

7. 最常见的食物中毒是
A. 真菌性食物中毒
B. 化学性食物中毒
C. 有毒动植物食物中毒
D. 细菌性食物中毒
E. 原因不明的食物中毒

8. 引起介水传染病的污染是
A. 物理性污染
B. 化学性污染
C. 放射性污染
D. 生物性污染
E. 热污染

9. 不属于突发公共卫生事件主要特征的是
A. 时间分布各异
B. 地点分布各异
C. 有后期效应
D. 突发公共卫生事件的发生一般是难以预测的
E. 具有绝对性

10. 慢性轻度铅中毒患者的处理原则是
A. 驱铅治疗，调离铅作业
B. 驱铅治疗后一般不必调离铅作业
C. 积极治疗，必须调离
D. 密切观察
E. 对症处理

11. 下列属于二次污染物的是
A. SO_2
B. 酸雨
C. CO
D. 汞
E. NOx

12. 慢性铅中毒主要引起
A. 正常细胞性贫血
B. 小细胞低色素性贫血
C. 大细胞性贫血
D. 再生障碍性贫血
E. 巨幼细胞贫血

13. 食物中毒具有以下特征除了
A. 突然暴发，易集体发病
B. 临床表现相似，多以胃肠道症状为主
C. 人与人之间具有传染性
D. 人与人之间无传染性
E. 发病者与某种食物有确切的关系

14. 铅引起机体的主要早期变化之一是
A. 小血管痉挛
B. 卟啉代谢障碍
C. 对神经鞘细胞作用
D. 大脑神经细胞变性
E. δ-氨基-γ-酮戊酸的分解增加

15. 国务院于什么时间公布施行《突发公共卫生事件应急条例》
A. 2003年5月
B. 2005年9月
C. 2002年12月
D. 1981年2月
E. 1997年8月

16. 镉在体内主要的蓄积部位是
A. 骨髓、肾脏
B. 神经组织和消化道
C. 肺部和肝脏
D. 肝脏和肾脏
E. 脑和肾脏

17. 河豚毒素的主要毒作用是
A. 引起血压下降
B. 引起脑神经损伤
C. 引起体温下降
D. 抑制咳嗽反射
E. 阻断神经肌肉间的传导引起随意肌进行性麻痹

18. 慢性汞中毒的三大主要临床症状为
A. 脑衰弱综合征、口腔-牙龈炎、腐蚀性胃肠炎
B. 震颤、口腔-牙龈炎、脑衰弱综合征
C. 口腔-牙龈炎、间质性肺炎、皮炎
D. 间质性肺炎、肾炎、皮炎
E. 震颤、肾炎、口腔-牙龈炎

19. 接触砷可引起
A. 皮肤癌、膀胱癌
B. 皮肤癌、肺癌
C. 肝癌、肺癌
D. 胃癌、膀胱癌
E. 肺癌、胃癌

20. 河豚毒素主要存在于河豚鱼的
A. 肌肉
B. 脊髓
C. 肝、卵巢
D. 血液
E. 皮肤

21. 传染源是指
A. 体内有病原体的人
B. 体内有病原体的人和动物
C. 体内有病原体繁殖的人和动物
D. 体内有病原体繁殖并能排出病原体的人和动物
E. 能排出病原体的人和动物

22. 传播途径是指
A. 传染病在群体或个体间的传播
B. 病原体更换宿主在外界环境下所经历的过程
C. 病原体侵入机体，与机体相互作用相互斗争的过程
D. 传染病在人群中发生的过程
E. 病原体由母亲到后代间的传播

23. 构成传染过程必须具备的因素是
A. 病原体、易感机体
B. 传染源、传播途径、易感人群
C. 患者、污染物、易感者
D. 寄生虫、中间宿主、终末宿主
E. 病原体微生物、媒介、

宿主

24. 食物中毒的概念是指
    A. 暴饮暴食造成的胃肠功能紊乱
    B. 食物被有毒物质污染，食用后引起的中毒
    C. 食用被细菌病毒污染的食品而引起的急性中毒
    D. 吃了某种食物引起的超敏反应疾病
    E. 摄入了含有生物性、化学性有毒有害食品，或将有毒有害的物质当作食品摄入后所出现的非传染性的急性、亚急性疾病

【A_2 型题】

25. 某生产氯气的工厂，由于管道溢漏，致使当地主导风向下风侧居民出现头痛、头昏、恶心、呕吐等症状，此种现象应判断为
    A. 排放事故
    B. 大气污染事件
    C. 急性中毒
    D. 职业病
    E. 中毒危害
26. 某地某年8月发生了一起由食用蛋、奶糖制作雪糕而引起的食物中毒，症状为腹痛，腹泻，大便如水样黄绿色便，少数患者有脓血便，部分患者体温为38~39℃，多数人潜伏期为12~24小时，你认为最可能是哪种食物中毒
    A. 葡萄球菌肠毒素中毒
    B. 副溶血性弧菌食物中毒
    C. 变形杆菌食物中毒
    D. 沙门菌属食物中毒
    E. 肉毒毒素中毒
27. 蓄电池制造工，男性，41岁，从事工作以来出现头痛、头晕、肌肉关节酸痛，继而发展到四肢末端呈手套和袜套样的感觉减退，其原因可能是
    A. 汞中毒
    B. 急性铅中毒
    C. 慢性铅中毒
    D. 镉中毒
    E. 铬中毒
28. 7个月婴儿，在医院出生，根据其免疫特点和传染病发生的情况，完成计划免疫和预防接种应不包括
    A. 卡介苗
    B. 乙型肝炎疫苗
    C. 百白破三联针
    D. 脊髓灰质炎糖丸
    E. 麻疹减毒活疫苗

第六章　卫生服务体系与卫生管理

【A_1 型题】

1. 以下不是WHO归纳的卫生系统功能的是
    A. 创建资源
    B. 筹措资金
    C. 提供服务
    D. 满足人群的所有卫生期望
    E. 监督管理
2. 卫生服务组织不包括
    A. 医疗机构
    B. 群众性卫生组织
    C. 疾病预防控制中心
    D. 医疗保险公司
    E. 预防保健机构
3. 只针对医疗费用进行补偿的保险是
    A. 健康保险
    B. 基本医疗保险
    C. 广义的医疗保险
    D. 狭义的医疗保险
    E. 补充医疗保险
4. 以下不是社会医疗保险基本性质的是
    A. 福利性
    B. 强制性
    C. 经济性
    D. 公益性
    E. 营利性
5. 以下不是社会医疗保险特征的是
    A. 对象的普遍性
    B. 涉及面的广泛性和复杂性
    C. 赔付的长期性
    D. 补偿形式的特殊性
    E. 费用测算的复杂性
6. 我国目前的医疗保险模式属于
    A. 商业医疗保险
    B. 社会医疗保险
    C. 国家医疗保险
    D. 储蓄医疗保险
    E. 企业医疗保险
7. 以下不属于预付制支付方式的是
    A. 按项目付费
    B. 按床日付费
    C. 按服务人次付费
    D. 按人头付费
    E. 按病种付费
8. 以下不是社会医疗保险需方费用支付方式的是
    A. 起付线方式
    B. 共同付费方式
    C. 最高限额方式
    D. 混合支付方式
    E. 按床日付费方式

【B_1 型题】

（9~12题共用备选答案）
    A. 国家医疗保险
    B. 社会医疗保险
    C. 商业医疗保险
    D. 储蓄医疗保险
    E. 企业医疗保险
9. 医疗保险基金由国家财政支出，纳入国家预算的保险模式是
10. 通过市场机制来筹集费用和提

供服务的保险模式是

11. 通过立法强制劳方或劳资双方缴费，以雇员的名义建立保健储蓄账户的保险模式是

12. 通过国家立法形式强制实施，主要由雇主和雇员缴纳保费的保险模式是

（13～17题共用备选答案）

A. 按病种付费

B. 按床日付费

C. 按服务人次付费

D. 按人头付费

E. 总额付费

13. 制定每一门诊人次或者每一住院人次的费用支付标准的付费方式是

14. 预先确定每一住院床日的费用支付标准的付费方式是

15. 按疾病诊断分类及轻重程度预先确定费用支付标准的付费方式是

16. 预先确定医院服务的参保对象和每个人的支付标准的付费方式是

17. 预先确定每个医院由医疗保险机构支付医疗费用的年度总预算额的付费方式是

第五部分

口腔医学综合

第十五篇　口腔组织病理学

第一章　牙体组织

第一节　牙　釉　质

【A_1 型题】

1. 釉质牙本质界是
   A. 一条直线
   B. 一条曲线，形状不规则
   C. 一条弧线，凹面向着牙本质
   D. 许多小弧线相连，凹面向着牙本质
   E. 许多小弧线相连，凹面向着牙釉质
2. 关于牙釉质的生长线，下列说法不正确的是
   A. 又称芮氏线
   B. 牙釉质的横断面呈同心圆
   C. 代表牙釉质周期性生长速率
   D. 代表牙釉质每天形成的厚度
   E. 代表牙釉质 5~10 天形成的厚度
3. 牙釉质的基本结构是釉柱，釉柱自釉质牙本质界至牙表面的行程并不是完全呈直线，较直的部分是
   A. 近表面 1/2
   B. 近表面 1/3
   C. 内 1/2
   D. 内 1/3
   E. 内 2/3
4. 由上皮细胞分泌矿化而不含细胞成分的组织是
   A. 骨组织
   B. 牙釉质
   C. 牙本质
   D. 牙骨质
   E. 固有牙槽骨
5. 牙釉质在龋病发生中的薄弱环节主要是
   A. 釉丛
   B. 釉梭
   C. 釉板
   D. 釉质生长线
   E. 釉柱横纹
6. 牙釉质中无机物的重量占总重量的百分比为
   A. 86%
   B. 12%
   C. 2%
   D. 96%~97%
   E. 70%
7. 具有增强牙釉质抗剪切强度的结构是
   A. 釉柱
   B. 直釉
   C. 绞釉
   D. 釉丛
   E. 釉梭
8. 无釉柱的牙釉质存在于
   A. 牙釉质的最内层
   B. 牙釉质的表面
   C. 牙本质的最外层
   D. 牙本质的最内层
   E. 近釉质牙本质界和牙表面的釉质中

【B_1 型题】

（9~13 题共用备选答案）
A. 釉丛
B. 釉梭
C. 釉板
D. 釉质牙本质界
E. 釉质的生长线

9. 牙釉质中近釉质牙本质界呈草丛状的结构是
10. 由釉质牙本质界伸向釉质的纺锤状结构是
11. 垂直于牙面的裂隙状结构是
12. 代表牙釉质周期性生长速率的是
13. 呈连续贝壳状的结构是

第二节 牙本质

【A_1型题】

1. 四环素色素在牙体内沉着的方式是
   A. 在牙本质内弥散分布
   B. 沿牙本质生长线沉积于牙本质内
   C. 在牙釉质内弥散分布
   D. 沿牙釉质生长线沉积于牙釉质内
   E. 沿釉柱沉积于牙釉质内
2. 以下矿化程度微低的牙本质为
   A. 管周牙本质
   B. 管间牙本质
   C. 球间牙本质
   D. 修复性牙本质
   E. 继发性牙本质
3. 牙本质小管中含有
   A. 成釉细胞突起
   B. 成釉细胞
   C. 成牙骨质细胞突起
   D. 成牙本质细胞
   E. 成牙本质细胞突起
4. 构成牙齿主体的硬组织是
   A. 牙釉质
   B. 牙本质
   C. 牙骨质
   D. 牙槽骨
   E. 以上都是
5. 牙本质中由于钙化不良而形成的结构是
   A. 管周牙本质
   B. 管间牙本质
   C. 球间牙本质
   D. 罩牙本质
   E. 透明层
6. 关于修复性牙本质正确的描述是
   A. 存在于所有牙中
   B. 存在于受刺激相应的髓腔端
   C. 其牙本质小管数目与原发性牙本质相同
   D. 存在于死髓牙中
   E. 矿化程度高
7. 对托姆斯颗粒层的描述不正确的是
   A. 位于牙冠部
   B. 位于牙根部
   C. 属于矿化不全
   D. 位于透明层的内侧
   E. 不同的牙齿厚薄不一
8. 牙本质钙化过程中，钙化团之间遗留的钙化区是
   A. 原发性牙本质
   B. 罩牙本质
   C. 前期牙本质
   D. 硬化牙本质
   E. 球间牙本质

【B_1型题】

（9～12题共用备选答案）
A. 管间牙本质
B. 球间牙本质
C. 前期牙本质
D. 透明牙本质
E. 管周牙本质

9. 位于管周牙本质之间的牙本质是
10. 位于牙本质小管周围的牙本质是
11. 新形成未矿化的牙本质是
12. 牙本质钙质小球之间遗留的未矿化的间质是

（13～17题共用备选答案）
A. 继发性牙本质
B. 骨样牙本质
C. 原发性牙本质
D. 透明牙本质
E. 修复性牙本质

13. 牙根发育完成之后形成的牙本质是
14. 牙齿发育过程所形成的牙本质是
15. 像骨组织样的修复性牙本质是
16. 成牙本质细胞突起变性而矿化形成的牙本质是
17. 牙本质受刺激后，相应的髓腔端形成的牙本质是

第三节 牙髓

【A_1型题】

1. 下列关于牙髓的描述正确的是
   A. 属于致密结缔组织
   B. 没有营养功能
   C. 没有防御和修复功能
   D. 可以形成牙本质
   E. 可以形成牙骨质
2. 牙髓的组织学分层由内向外依次为
   A. 成牙本质细胞层、多细胞层、无细胞层和中央区
   B. 成牙本质细胞层、无细胞层、多细胞层和中央区
   C. 中央区、多细胞层、无细胞层和成牙本质细胞层
   D. 中央区、无细胞层、多细胞层和成牙本质细胞层
   E. 成牙本质细胞层、中央区、无细胞层、多细胞层

【B_1型题】

（3～6题共用备选答案）
A. 成纤维细胞
B. 成牙本质细胞
C. 巨噬细胞
D. 未分化间充质细胞

E. 淋巴细胞

3. 紧接前期牙本质排列成一层的细胞是

4. 牙髓细胞是

5. 有高度增殖和多向分化潜能的细胞是

6. 具有吞噬功能的细胞是

第四节 牙骨质

【A_1 型题】

1. 关于牙骨质的描述正确的是
   A. 有哈弗斯系统
   B. 有血管
   C. 有神经
   D. 有细胞
   E. 无穿通纤维

2. 牙骨质龋细菌入侵的主要通道是
   A. 牙骨质层板
   B. 穿通纤维
   C. 生长线
   D. 成牙骨质细胞突起
   E. 牙骨质细胞陷窝

第二章 牙周组织

第一节 牙龈

【A_1 型题】

1. 牙龈的组织学特征是
   A. 没有角化层
   B. 血管丰富
   C. 无黏膜下层
   D. 缺乏颗粒层
   E. 固有层为疏松结缔组织

2. 牙龈结合上皮来源于
   A. 牙板
   B. 牙囊
   C. 牙周上皮剩余
   D. 上皮根鞘
   E. 缩余釉上皮

【B_1 型题】

（3~7 题共用备选答案）
A. 龈牙组
B. 牙槽龈组
C. 环行组
D. 牙骨膜组
E. 越隔组

3. 横跨牙槽中隔，连接相邻两牙的纤维是

4. 自牙槽嵴向牙冠方向止于牙龈固有层的纤维是

5. 自牙颈部牙骨质向牙冠方向止于牙龈固有层的纤维是

6. 位于牙颈部呈环状排列的纤维是

7. 自牙颈部牙骨质越过牙槽突外侧骨膜进入牙槽突的纤维是

第二节 牙周膜

【A_1 型题】

1. 牙周膜中来源于上皮的细胞成分是
   A. 成纤维细胞
   B. 牙周上皮剩余
   C. 成骨细胞
   D. 成牙骨质细胞
   E. 间充质细胞

2. 牙周膜中的神经
   A. 较丰富
   B. 大部分是自主神经
   C. 无定位觉
   D. 只有痛觉
   E. 对压力刺激反应迟钝

3. 牙周膜的功能是
   A. 支持功能
   B. 营养功能
   C. 感觉功能
   D. 形成功能
   E. 以上都是

【B_1 型题】

（4~8 题共用备选答案）
A. 牙槽嵴组
B. 水平组
C. 斜行组
D. 根间组
E. 根尖组

4. 数目最多、力量最强的一组纤维是

5. 呈放射状，具有固定根尖作用的纤维是

6. 位于多根牙的根分叉处的纤维是

7. 起自牙颈部牙骨质向外下方，止于牙槽嵴顶的纤维是

8. 呈水平方向，维持牙齿直立的主要纤维是

第三节 牙 槽 骨

【A_1型题】

1. 关于牙槽骨生物学特性的叙述，不正确的是
   A. 可由于不断新生而影响牙齿发育
   B. 受到外界的压力，可表现为吸收
   C. 具有高度的可塑性
   D. 随牙齿的萌出而不断改建
   E. 较牙骨质更容易吸收
2. 关于固有牙槽骨的描述不正确的为
   A. 衬于牙槽窝的内壁
   B. 是一层多孔的骨板，称为筛状板
   C. 近牙周膜侧称为束骨
   D. X线表现称为硬骨板
   E. 不含哈弗斯系统

第四节 种植体周围组织

【A_1型题】

种植体周围软组织在外观和结构上与正常的牙龈相似，但与天然牙不同的是
   A. 厚度约0.2mm
   B. 种植体周围牙龈沟的外表面被覆连续的沟上皮
   C. 种植体的长结合上皮不向根方移动
   D. 种植体的牙龈上皮总是角化性上皮
   E. 电镜下长结合上皮与种植体之间基板和半桥粒不连接

第三章 口腔黏膜

第一节 组织结构

【A_1型题】

1. 复层鳞状上皮由内向外的排列顺序为
   A. 颗粒层、角化层、棘层和基底层
   B. 角化层、颗粒层、棘层和基底层
   C. 颗粒层、棘层、角化层和基底层
   D. 基底层、棘层、颗粒层和角化层
   E. 基底层、角化层、棘层和颗粒层
2. 与固有层相邻具有增殖能力的细胞是
   A. 角化层
   B. 颗粒层
   C. 棘层
   D. 基底层
   E. 黑色素细胞
3. 固有层的基本细胞成分不包括
   A. 成纤维细胞
   B. 基底细胞
   C. 巨噬细胞
   D. 肥大细胞
   E. 炎症细胞

第二节 分类及结构特点

【A_1型题】

1. 下列关于口腔黏膜的说法错误的是
   A. 咀嚼黏膜的上皮较厚，可角化
   B. 唇红的上皮有角化
   C. 颊黏膜可发生异位增生的皮脂腺
   D. 舌腹黏膜属于特殊黏膜
   E. 唇黏膜下层较厚，内含混合性腺体
2. 下列部位除哪项外，口腔黏膜上皮均有角化
   A. 唇红
   B. 硬腭
   C. 牙龈
   D. 舌腹
   E. 舌背
3. 特殊黏膜是
   A. 舌腹黏膜
   B. 舌背黏膜
   C. 软腭黏膜
   D. 牙龈黏膜

E. 硬腭黏膜

【B_1 型题】

（4~8题共用备选答案）

A. 丝状乳头
B. 菌状乳头
C. 轮廓乳头
D. 叶状乳头
E. 味蕾

4. 体积较小、数目最多的是
5. 位于舌侧缘后部平行排列的皱襞是
6. 体积最大，排列在界沟前方的是
7. 位于丝状乳头之间的是
8. 味觉感受器是

（9~10题共用备选答案）

A. 颊黏膜
B. 舌背
C. 硬腭
D. 舌腹
E. 唇红

9. 味蕾最多的是
10. 属于咀嚼黏膜的是

第三节　口腔黏膜的功能和增龄变化

【A_1 型题】

某牙龈有白色病变的患者行活检，镜下见牙龈上皮中有带突起的细胞，表现为抗原提呈细胞的免疫细胞化学特点。此细胞最可能为

A. 基底细胞
B. 黑色素细胞
C. 朗格汉斯细胞
D. 颗粒细胞
E. 梅克尔细胞

第四章　唾　液　腺

第一节　一般组织学结构

【A_1 型题】

1. 半月板位于以下哪种结构中
A. 浆液腺泡
B. 黏液腺泡
C. 混合性腺泡
D. 闰管
E. 分泌管

2. 唾液腺的篮细胞是
A. 浆液细胞
B. 黏液细胞
C. 闰管细胞
D. 分泌管细胞
E. 肌上皮细胞

3. 与腺泡相邻的导管是
A. 闰管
B. 分泌管
C. 小叶内导管
D. 小叶间导管
E. 排泄管

【B_1 型题】

（4~8题共用备选答案）

A. 浆液细胞
B. 黏液细胞
C. 闰管细胞
D. 分泌管细胞
E. 肌上皮细胞

4. 电镜下充满电子透明分泌颗粒的细胞是
5. 电镜下含有酶原颗粒的细胞是
6. 连接着腺泡的导管细胞是
7. 位于腺泡和小导管外多突起的细胞是
8. 基底部有垂直纵纹的细胞是

第二节　分布及组织学特点

【A_1 型题】

1. 腮腺组织中不含有哪种细胞
A. 浆液细胞
B. 黏液细胞
C. 闰管细胞
D. 分泌管细胞
E. 肌上皮细胞

2. 能调节唾液的量及渗透压的结构是
A. 浆液性腺泡
B. 黏液性腺泡
C. 闰管
D. 分泌管
E. 排泄管

【B_1 型题】

（3~6题共用备选答案）

A. 腮腺
B. 下颌下腺
C. 舌下腺
D. 唇腺
E. 腭腺

3. 大唾液腺，纯浆液性腺是
4. 大唾液腺，混合性腺以浆液性腺泡为主的是
5. 大唾液腺，混合性腺以黏液性

腺泡为主的是

6. 小唾液腺，混合性腺以黏液性腺泡为主的是

第五章 口腔颌面部发育

第一节 神经嵴、鳃弓和咽囊

【A_1型题】

1. 鳃弓是在第几周开始形成的
A. 胚胎第2周
B. 胚胎第3周
C. 胚胎第4周
D. 胚胎第5周
E. 胚胎第6周

2. 参与舌发育的突起来源于
A. 第一鳃弓
B. 第二鳃弓
C. 第三鳃弓
D. 第四鳃弓
E. 以上都包括

第二节 面部的发育

【A_1型题】

1. 面部的发育来自
A. 上颌突和球状突
B. 侧腭突和球状突
C. 侧腭突和侧鼻突
D. 额鼻突和下颌突
E. 侧腭突和上颌突

2. 口腔颌面部的发育时间起于胚胎
A. 第1周
B. 第3周
C. 第16周
D. 第2个月
E. 第3个月

3. 因致畸因子影响，面部突起联合失败而导致面部畸形的时间是胚胎
A. 第6周和第7周
B. 第8周和第9周
C. 第10周和第11周
D. 第12周和第13周
E. 第14周和第15周

【B_1型题】

（4~8题共用备选答案）
A. 单侧唇裂
B. 斜面裂
C. 横面裂
D. 腭裂
E. 颌裂

4. 球状突与上颌突未联合或联合不全形成
5. 两个侧腭突未融合或融合不全形成
6. 上颌突与下颌突未联合或联合不全形成
7. 前腭突与上颌突未联合或联合不全形成
8. 上颌突与侧鼻突未联合或联合不全形成

第三节 腭的发育

【A_1型题】

1. 前腭突来源于
A. 上颌突
B. 下颌突
C. 侧鼻突
D. 球状突
E. 额鼻突

2. 侧腭突来源于
A. 上颌突
B. 下颌突
C. 侧鼻突
D. 球状突
E. 中鼻突

第四节 舌的发育

【A_1型题】

1. 生长速度快并与颈部组织融合形成颈窦的鳃弓是
A. 第一鳃弓
B. 第二鳃弓
C. 第三鳃弓
D. 第四鳃弓
E. 第五鳃弓

2. 形成舌体的突起来源于
A. 上颌突
B. 下颌突

C. 侧鼻突
D. 球状突
E. 中鼻突

第五节　唾液腺和口腔黏膜的发育

【A_1 型题】

1. 唾液腺发育起始于
   A. 胚胎第 4 周
   B. 胚胎第 5 周
   C. 胚胎第 6 周
   D. 胚胎第 7 周
   E. 胚胎第 8 周
2. 最先发育的唾液腺是
   A. 腮腺
   B. 颌下腺
   C. 舌下腺
   D. 唇腺
   E. 舌腺

第六节　颌骨的发育

【A_1 型题】

1. 下颌骨的发育来源于
   A. 第一鳃弓
   B. 第二鳃弓
   C. 第三鳃弓
   D. 第四鳃弓
   E. 第五鳃弓
2. 颌骨的发育起始于
   A. 胚胎第 4 周
   B. 胚胎第 5 周
   C. 胚胎第 6 周
   D. 胚胎第 7 周
   E. 胚胎第 8 周

第六章　牙的发育

第一节　牙胚的发生及分化

【A_1 型题】

1. 乳牙是从何时开始发生的
   A. 胚胎第 4 周
   B. 胚胎第 5 周
   C. 胚胎第 6 周
   D. 胚胎第 7 周
   E. 胚胎第 8 周
2. 钟状期晚期成釉器外釉上皮的形态特点是
   A. 直线排列的矮柱状细胞
   B. 直线排列的假复层柱状上皮
   C. 与牙囊组织无明显关系
   D. 皱褶样排列的矮立方状细胞
   E. 皱褶样排列的高柱状细胞

【B_1 型题】

（3~7 题共用备选答案）
A. 原发性上皮带
B. 牙胚
C. 成釉器
D. 牙乳头
E. 牙囊
3. 形成牙体、牙周组织的是
4. 在未来的牙槽突区形成的马蹄形上皮带称为
5. 包绕成釉器和牙乳头外周的是
6. 形成牙骨质、牙周膜和固有牙槽骨的是
7. 形成牙髓、牙本质的是

第二节　牙体、牙周组织的形成

【A_1 型题】

1. 形或牙周膜的结构是
   A. 成釉器
   B. 牙乳头
   C. 牙囊
   D. 牙板
   E. 前庭板
2. 形成缩余釉上皮的细胞是
   A. 外釉上皮
   B. 内釉上皮
   C. 星网状层
   D. 中间层
   E. 以上都包括
3. 牙根的多少是由以下哪种结构决定的
   A. 颈环
   B. 内釉上皮
   C. 外釉上皮
   D. 上皮根鞘
   E. 上皮隔

4. 牙体硬组织是在哪一期开始形成的
   A. 蕾状期
   B. 帽状期
   C. 钟状期早期
   D. 钟状期晚期
   E. 萌出期

【B_1 型题】

（5~12 题共用备选答案）

A. 成釉器
B. 牙乳头
C. 牙囊
D. Serres 上皮剩余
E. 牙周上皮剩余

5. 形成牙釉质的是
6. 形成牙本质的是
7. 形成牙骨质的是
8. 形成牙髓的是
9. 形成牙周膜的是
10. 形成固有牙槽骨的是
11. 上皮根鞘的残余上皮是
12. 存在于牙龈中的上皮岛或上皮珠是

第三节 牙的萌出和替换

【A_1 型题】

1. 牙萌出特点中错误的是
   A. 左右对称同期萌出
   B. 下颌牙比上颌同名牙萌出早
   C. 女性萌出早于男性
   D. 最早萌出的乳牙是上颌乳中切牙
   E. 最早萌出的恒牙是下颌第一磨牙
2. 乳牙萌出的顺序为
   A. ABCDE
   B. ABCED
   C. ABDCE
   D. ABEDC
   E. ABDEC

第七章 牙的发育异常

第一节 牙结构异常

【A_1 型题】

1. 下列哪种是牙釉质形成缺陷症的遗传类型
   A. 常染色体显性遗传
   B. 常染色体隐性遗传
   C. X 性连锁显性遗传
   D. X 性连锁隐性遗传
   E. 以上都是
2. 氟斑牙是由于氟影响下列哪一种细胞造成的
   A. 成牙本质细胞
   B. 成牙骨质细胞
   C. 成釉细胞
   D. 成纤维细胞
   E. 成骨细胞
3. 下列不属于牙釉质结构异常的是
   A. 特纳（Turner）牙
   B. 先天性梅毒牙
   C. 四环素牙
   D. 氟牙症
   E. 牙釉质混浊症

第二节 牙 变 色

【A_1 型题】

四环素色素在牙体内沉着的方式是
   A. 在牙本质内弥散分布
   B. 沿牙本质生长线沉积于牙本质内
   C. 在牙釉质内弥散分布
   D. 沿牙釉质生长线沉积于牙釉质内
   E. 沿釉柱沉积于牙釉质内

第八章　龋　病

第一节　牙釉质龋

【A₁型题】

1. 牙釉质龋中脱矿最严重的区域是
   A. 透明层
   B. 暗层
   C. 病损体部
   D. 表层
   E. 脱矿层
2. 牙釉质平滑面龋的形态是
   A. 烧瓶状
   B. 潜行状
   C. 浅碟状
   D. 三角形，顶向釉质牙本质界
   E. 三角形，顶向牙釉质表面
3. 牙釉质平滑面龋中暗层的成因是
   A. 小孔数量增加
   B. 小孔数量减少
   C. 微孔数量减少
   D. 微孔数量增加
   E. 小孔与微孔均有

第二节　牙本质龋

【A₁型题】

1. 牙本质龋最早出现的病理变化是
   A. 透明层
   B. 脱矿层
   C. 再矿化层
   D. 细菌侵入层
   E. 坏死崩解层
2. 因色素沉着而呈淡黄色的改变见于牙本质龋的
   A. 再矿化层
   B. 透明层
   C. 脱矿层
   D. 细菌侵入层
   E. 坏死崩解层

第三节　牙骨质龋

【A₁型题】

牙骨质龋细菌入侵的主要通道是
   A. 牙骨质层板
   B. 穿通纤维
   C. 生长线
   D. 成牙骨质细胞突起
   E. 牙骨质细胞陷窝

第九章　牙髓病

第一节　牙髓炎

【A₁型题】

1. 急性牙髓炎的主要病理变化是
   A. 淋巴细胞浸润
   B. 浆细胞浸润
   C. 肉芽组织形成
   D. 巨噬细胞浸润
   E. 中性粒细胞浸润
2. 炎性肉芽组织形成主要见于
   A. 釉质龋
   B. 牙本质龋
   C. 牙髓变性
   D. 慢性牙髓炎
   E. 急性牙髓炎

【A₂型题】

3. 患儿，女，13岁。左下牙进食轻微疼痛半年，最近1周发现有红色组织从牙洞中长出。检查见残冠，龋洞内可见一团红色肉芽组织，触之不敏感。应考虑为
   A. 闭锁性牙髓炎
   B. 溃疡性牙髓炎
   C. 牙髓变性
   D. 慢性增生性牙髓炎
   E. 急性牙髓炎

第二节 牙髓变性和坏死

【A_1型题】

1. 下列哪项不符合牙髓变性的病理改变
   A. 钙盐沉积，形成钙化团块
   B. 牙髓细胞退变，中性粒细胞聚集
   C. 成牙本质细胞间液体聚集
   D. 牙髓细胞减少，纤维成分增多
   E. 牙髓细胞减少，出现空泡状间隙

【B_1型题】

（2~6题共用备选答案）
A. 中性粒细胞
B. 牙源性上皮
C. 髓石
D. 透明小体
E. 牙周袋

2. 与牙髓变性相关的是
3. 与牙周病相关的是
4. 与含牙囊肿相关的是
5. 与牙髓脓肿相关的是
6. 与根尖周囊肿相关的是

第十章 根尖周炎

【A_1型题】

1. 急性根尖周炎的病理变化不包括
   A. 根尖牙周膜血管扩张充血
   B. 根尖牙周膜形成脓肿
   C. 根尖牙槽骨死骨形成
   D. 根尖牙槽脓肿
   E. 根尖牙周膜坏死
2. 慢性根尖周脓肿中的脓细胞为
   A. 变性坏死的嗜酸性粒细胞
   B. 变性坏死的中性粒细胞
   C. 变性坏死的淋巴细胞
   D. 变性坏死的巨噬细胞
   E. 变性坏死的浆细胞
3. 诊断慢性根尖周炎的主要依据是
   A. 反复肿痛史
   B. 根尖周X线透射区
   C. 咀嚼不适感
   D. 牙髓无活力
   E. 叩诊异样感

第十一章 牙周组织疾病

第一节 牙龈病

【A_1型题】

1. 慢性龈炎的病理变化主要有
   A. 牙龈上皮出血
   B. 牙龈上皮增生
   C. 牙龈上皮脓肿
   D. 龈沟壁处有炎症细胞浸润
   E. 沟内上皮向根方增殖
2. 牙龈增生的病理变化主要是
   A. 牙龈上皮增生
   B. 牙龈纤维结缔组织增生
   C. 牙龈血管增生
   D. 牙龈纤维水肿
   E. 牙龈纤维瘢痕化
3. 牙龈瘤的病变性质多属于
   A. 良性肿瘤
   B. 恶性肿瘤
   C. 局限性慢性炎性增生
   D. 发育畸形
   E. 自身免疫病

第二节 牙周炎

【A_1型题】

1. 活动期牙周炎的病理变化不包括
   A. 沟内上皮糜烂或溃疡
   B. 牙周袋形成
   C. 牙槽骨吸收
   D. 牙周袋内有大量炎性渗出物
   E. 牙周膜间隙变窄
2. 牙周袋形成的机制主要是
   A. 牙槽骨吸收
   B. 牙周膜破坏
   C. 牙骨质暴露
   D. 结合上皮向根方增生

E. 胶原纤维增生
3. 骨上袋的病理变化主要是
A. 假性牙周袋
B. 牙槽骨无吸收
C. 牙槽骨高度降低
D. 固有牙槽骨吸收
E. 牙周膜破坏明显

【A_2 型题】

4. 患者，女性，45 岁。2 年来下前牙牙龈肿胀，时有脓血溢出，自觉牙齿活动。检查见牙龈红肿，下中切牙及侧切牙Ⅱ度松动，根面有较多牙石，探诊牙周袋深度为 5mm，袋内有少量脓液。应首先考虑
A. 慢性牙龈炎
B. 牙周炎
C. 牙龈增生
D. 牙周萎缩
E. 牙周创伤

第十二章 口腔黏膜病

第一节 基本病理变化

【A_1 型题】

1. 棘层细胞松解主要见于
A. 白斑
B. 红斑
C. 扁平苔藓
D. 天疱疮
E. 类天疱疮
2. 错角化常见于下列哪种疾病
A. 天疱疮
B. 白斑
C. 良性黏膜类天疱疮
D. 慢性盘状红斑狼疮
E. 念珠菌病
3. 下列哪种疾病可以发生基底细胞液化变性
A. 黏膜扁平苔藓
B. 黏膜白斑
C. 黏膜红斑
D. 口腔黏膜下纤维化
E. 黏膜天疱疮
4. 糜烂的定义为
A. 上皮表层坏死或脱落
B. 上皮浅层坏死或脱落
C. 上皮及上皮下坏死或脱落
D. 上皮下坏死或脱落
E. 以上都不是
5. 上皮异常增生的病理变化不包括
A. 上皮层次紊乱
B. 上皮基底细胞极性消失
C. 上皮基底细胞栅栏状排列
D. 细胞多形性
E. 病理性核分裂象易见
6. 上皮错角化的定义是
A. 上皮表层出现较多角化
B. 上皮细胞异型性明显
C. 上皮细胞角化层核残留
D. 上皮棘层内出现角化
E. 上皮角化层出现角化珠
7. 属于原位癌的病变是
A. 上皮轻度异常增生
B. 上皮中度异常增生
C. 上皮重度异常增生
D. 上皮单纯增生
E. 以上都不是

【B_1 型题】

（8~12 题共用备选答案）
A. 棘层松解
B. 棘层增生
C. 基层下疱
D. 基底细胞液化
E. 早期浸润癌
8. 与良性黏膜类天疱疮相关的是
9. 与白斑相关的是
10. 与红斑相关的是
11. 与扁平苔藓相关的是
12. 与天疱疮相关的是

第二节 常见口腔黏膜病

【A_1 型题】

1. 口腔黏膜下纤维化的主要病理变化为
A. 细胞水肿
B. 纤维变性
C. 上皮内疱
D. 基底细胞液化
E. 角质栓塞
2. 红斑的病理变化不包括
A. 上皮萎缩
B. 原位癌
C. 早期浸润癌
D. 上皮异常增生
E. 基底细胞液化
3. 以下癌变风险最高的口腔黏膜病是
A. 白色海绵状斑痣
B. 白色水肿
C. 慢性盘状红斑狼疮
D. 白斑
E. 天疱疮
4. 慢性盘状红斑狼疮的病理变化是
A. 上皮表面角化，可见角质栓塞
B. 上皮基底细胞液化
C. 上皮下血管扩张，可见玻

璃样血栓
D. 上皮下血管周围有类纤维蛋白沉积
E. 以上都是
5. 下列哪项不是疣状白斑的病理变化
A. 上皮表面呈乳头状增生
B. 上皮棘层增生
C. 上皮钉突增生延长
D. 上皮不典型增生
E. 上皮基膜清晰
6. 念珠菌病的病理诊断要点是
A. 微小脓肿
B. 上皮可见真菌菌丝
C. 上皮水肿
D. 淀粉样物质
E. 基底细胞液化变性

【B_1型题】

（7~11题共用备选答案）
A. 双层导管结构
B. 牙源性上皮岛
C. 角化珠
D. 角质栓塞
E. 胶样小体
7. 黏膜扁平苔藓出现
8. 唾液腺多形性腺瘤出现
9. 牙源性角化囊性瘤出现
10. 慢性盘状红斑狼疮出现
11. 黏膜鳞状细胞癌出现

第三节　艾滋病的口腔表现

【A_1型题】

1. 在艾滋病相关牙周病中起重要作用的微生物是
A. 白念珠菌
B. 链球菌
C. 病毒
D. 支原体
E. 衣原体
2. 下列哪项不是口腔毛状白斑的病理变化
A. 上皮钉突伸长
B. 棘层增生
C. 气球样细胞
D. 上皮表面呈绒毛状
E. 上皮可见真菌菌丝

第十三章　颌骨疾病

第一节　颌骨骨髓炎

【A_1型题】

1. 下列病变中可形成死骨的是
A. 慢性骨髓炎伴增生性骨膜炎
B. 慢性局灶性硬化性骨髓炎
C. 放射性骨髓炎
D. 纤维结构不良
E. 致密性骨炎
2. 下列哪项不是急性化脓性颌骨骨髓炎的病理特征
A. 中性粒细胞浸润
B. 死骨形成
C. 骨吸收
D. 脓肿形成
E. 新骨形成
3. 慢性化脓性骨髓炎的主要病理特征是
A. 新骨形成
B. 骨吸收和死骨形成
C. 结核性肉芽组织
D. 骨小梁增粗致密
E. 以上都不是
4. 下列哪项不是结核性骨髓炎的病理特征
A. 结核性肉芽组织
B. 干酪样坏死
C. 死骨形成
D. 冷脓肿形成
E. 新骨形成

第二节　颌骨的非肿瘤性疾病

【A_1型题】

1. 下列哪项不是纤维结构不良的病理特点
A. 骨小梁形态类似英文字母
B. 骨小梁彼此缺乏连接
C. 骨小梁周围有成骨细胞排列
D. 骨小梁周围没有成骨细胞排列
E. 骨小梁周围有大量纤维组织
2. 电镜下朗格汉斯细胞胞质中含有
A. 伯贝克（Birbeck）颗粒
B. 糖原颗粒
C. 酶原颗粒
D. 菱形晶体颗粒
E. 黏原颗粒
3. 巨细胞肉芽肿区别于结核性肉芽肿的要点是
A. 有多核巨细胞
B. 多核巨细胞的细胞核呈马

蹄状
C. 多核巨细胞的细胞核呈花环状
D. 无干酪样坏死
E. 以上都是

【A_2 型题】

4. 患者，女性，23 岁。下颌骨区疼痛 1 年余。检查可见右下颌骨膨隆。X 线片可见境界明显的密度降低区。病理可见骨质膨隆，有点状出血。镜下可见病变区域大量的纤维结缔组织，含有多核巨细胞。多核巨细胞较小。则患者所患疾病为
A. 朗格汉斯细胞组织细胞增生症
B. 巨细胞肉芽肿
C. 骨纤维结构不良
D. 颌骨骨髓炎
E. 颌骨创伤

第十四章　唾液腺疾病

第一节　唾液腺非肿瘤性疾病

【A_1 型题】

1. 唾液腺结核最常发生于哪个腺体
A. 腮腺
B. 下颌下腺
C. 唇腺
D. 舌下腺
E. 腭腺
2. 舍格伦综合征的病理特征是
A. 结核结节
B. 上皮肌上皮岛
C. 巨细胞病毒
D. 淋巴滤泡
E. 硫黄颗粒

第二节　唾液腺肿瘤

【A_1 型题】

1. 唾液腺腺样囊性癌筛孔状结构形成的机制是
A. 肿瘤细胞坏死脱落
B. 肿瘤细胞退行性变
C. 肿瘤细胞凋亡形成
D. 腺上皮细胞分泌产生
E. 肌上皮细胞分泌产生
2. 舍格伦综合征的病理表现不包括
A. 淋巴细胞浸润
B. 小叶轮廓仍保留
C. 形成肌上皮岛
D. 病变常从小叶周边开始
E. 导管增生扩张
3. 唾液腺多形性腺瘤的病理变化不包括
A. 双层导管结构
B. 成片增生的肌上皮细胞
C. 鳞状化生
D. 黏液软骨样区域
E. 筛孔状结构
4. 常发生神经浸润的唾液腺肿瘤是
A. 腺样囊性癌
B. 腺泡细胞癌
C. 黏液表皮样癌
D. 囊腺癌
E. 上皮-肌上皮癌
5. 唾液腺嗜酸性腺瘤的主要病理特征是
A. 胞质内含糖原颗粒
B. 胞质内含嗜伊红颗粒
C. 胞质内含 Birbeck 颗粒
D. 胞质内含酶原颗粒
E. 胞质内含黏原颗粒
6. 下列哪个选项不是唾液腺造影的适应证
A. 涎瘘
B. 唾液腺慢性炎症
C. 唾液腺急性炎症
D. 舍格伦综合征
E. 唾液腺导管阴性结石
7. 对唾液腺基底细胞腺瘤中肿瘤细胞的排列方式不正确的说法是
A. 筛状型
B. 膜性型
C. 管状型
D. 小梁型
E. 实性型
8. 唾液腺恶性多形性腺瘤区别于其他癌与肉瘤的病理要点是
A. 具有黏液样成分
B. 具有软骨样成分
C. 具有癌的成分
D. 具有肉瘤成分
E. 具有唾液腺多形性腺瘤成分
9. 标志肿瘤性肌上皮细胞的抗体不包括
A. 肌动蛋白
B. 肌球蛋白
C. S-100 蛋白
D. 淀粉酶
E. 钙结合蛋白
10. 唾液腺沃辛（Warthin）瘤主要的病理特征是

A. 由上皮和筛孔状结构构成
B. 由上皮和淋巴样组织构成
C. 由上皮和黏液软骨样组织构成
D. 由上皮和玫瑰花样结构构成
E. 由上皮和小梁状结构构成

11. 唾液腺黏液表皮样癌的细胞成分为
A. 黏液细胞、表皮样细胞和未分化细胞
B. 表皮样细胞、中间细胞和未分化细胞
C. 黏液细胞和表皮样细胞
D. 黏液细胞、表皮样细胞和中间细胞
E. 表皮样细胞和中间细胞

12. 唾液腺腺泡细胞癌的病理诊断要点为
A. 肿瘤细胞胞质中含空泡
B. 肿瘤细胞胞质中含糖原
C. 肿瘤细胞胞质中含嗜碱性酶原颗粒
D. 肿瘤细胞胞质中含嗜酸性小体
E. 肿瘤细胞胞质中含黏液

13. 唾液腺腺样囊性癌最具侵袭性的成分是
A. 筛孔状结构
B. 小导管结构
C. 小条索结构
D. 实性型结构
E. 以上都不是

14. 含中间细胞的腺肿瘤是
A. 黏液表皮样癌
B. 腺样囊性癌
C. 多形性低度恶性腺癌
D. 腺泡细胞癌
E. 腺癌

15. 唾液腺恶性多形性腺瘤包括
A. 癌肉瘤
B. 转移性多形性腺瘤
C. 原位癌
D. 浸润癌
E. 以上都可以

【A_2 型题】

16. 患者，男性，50岁。左腮腺区无痛性肿块数年。镜下见肿瘤由上皮和淋巴样组织组成，上皮成分形成不规则囊腔，细胞排列成假复层，间质中淋巴细胞密集，并形成淋巴滤泡。病理诊断为
A. 多形性腺瘤
B. 肌上皮瘤
C. 基底细胞腺瘤
D. 嗜酸性腺瘤
E. 腺淋巴瘤

【A_3/A_4 型题】

（17~18题共用题干）

患者，女性，45岁。腮腺肿物5年，无痛性生长。检查见右耳下一结节状肿物，活动，肉眼观察肿物有厚薄不一的包膜，不完整，切面大部分实性、黄白色，局部可见针尖大小囊腔，偶见半透明状区域。镜下见肿瘤细胞呈导管状结构及上皮细胞块，并见黏液软骨样区。

17. 应考虑为
A. 腺淋巴瘤
B. 腺泡细胞癌
C. 肌上皮瘤
D. 多形性腺瘤
E. 嗜酸性腺瘤

18. 其组织来源为
A. 闰管或闰管储备细胞
B. 腺泡
C. 排泄管
D. 纹管
E. 口腔黏膜基底细胞

【B_1 型题】

（19~23题共用备选答案）
A. 嗜碱性颗粒
B. 牙样小体
C. 软骨样区域
D. 筛状结构
E. 影细胞

19. 牙瘤
20. 牙源性钙化囊性瘤
21. 唾液腺腺泡细胞癌
22. 唾液腺多形性腺瘤
23. 唾液腺腺样囊性癌

第十五章　口腔颌面部囊肿

第一节　牙源性囊肿

【A_1 型题】

1. 多数情况下，无上皮衬里的囊肿是
A. 含牙囊肿
B. 鼻唇囊肿
C. 甲状舌管囊肿
D. 外渗性黏液囊肿
E. 鳃裂囊肿

2. 下列哪项不属于牙源性囊肿
A. 根尖囊肿
B. 含牙囊肿
C. 萌出囊肿
D. 成人龈囊肿
E. 鼻腭管囊肿

3. 萌出囊肿的囊壁中含有
A. 缩余釉上皮
B. 柱状上皮
C. 较大的神经和血管
D. 皮肤附属器
E. 甲状腺滤泡

第二节 非牙源性囊肿

【A_1 型题】

1. 鳃裂囊肿的病理特征是
   A. 纤维囊壁中含有甲状腺样组织
   B. 纤维囊壁中含有皮肤附属器
   C. 纤维囊壁中不含有皮肤附属器
   D. 纤维囊壁中含有淋巴样组织
   E. 纤维囊壁中含有较大的神经和血管
2. 鼻腭管囊肿的主要病理特征是
   A. 含有淋巴样组织
   B. 含有较大的血管和神经
   C. 含有皮肤附属器
   D. 含有甲状腺滤泡
   E. 含有大量黏液
3. 黏液囊肿的病变中含有
   A. 黏液细胞
   B. 泡沫细胞
   C. 颗粒细胞
   D. 表皮样细胞
   E. 影细胞

【A_2 型题】

4. 患者，男性，29 岁。腭前部肿胀 3 个月，X 线见腭中线前部一圆形透射区。镜下见衬里上皮为复层鳞状上皮和假复层纤毛柱状上皮。最可能的病理诊断是
   A. 鼻腭管囊肿
   B. 鼻唇囊肿
   C. 球状上颌囊肿
   D. 根尖囊肿
   E. 牙源性角化囊肿

【B_1 型题】

（5~9 题共用备选答案）
A. 甲状腺滤泡
B. 透明小体
C. 泡沫细胞
D. 巨细胞
E. 皮肤附属器

5. 根尖周囊肿
6. 甲状舌管囊肿
7. 黏液囊肿
8. 皮样囊肿
9. 牙龈瘤

第十六章 牙源性肿瘤

第一节 良性牙源性肿瘤

【A_1 型题】

1. 下列不属于牙源性纤维瘤的广义概念范畴的是
   A. 牙源性颗粒细胞瘤
   B. 周边性牙源性纤维瘤
   C. 牙源性龈上皮错构瘤
   D. 非肿瘤性牙滤泡增生
   E. 先天性颗粒细胞瘤
2. 牙源性角化囊性瘤的病理特征不包括
   A. 上皮表面不全角化
   B. 上皮角化层呈波浪状
   C. 上皮基底细胞极性倒置
   D. 纤维囊壁中含有子囊
   E. 上皮层增厚
3. 牙源性黏液瘤的病理特征是
   A. 梭形或星形细胞
   B. 影细胞
   C. 天疱疮细胞
   D. 嗜酸性粒细胞
   E. 朗格汉斯细胞
4. 牙源性腺样瘤的病理变化不包括
   A. 玫瑰花样结构
   B. 梁状结构
   C. 筛状结构
   D. 牙本质
   E. 影细胞
5. 不常侵犯骨组织的成釉细胞瘤是
   A. 基底细胞型
   B. 颗粒细胞型
   C. 促结缔组织增生型
   D. 周边型
   E. 单囊型
6. 下列哪种说法不支持牙源性钙化囊性瘤是一种牙源性肿瘤
   A. 基底细胞极性倒置
   B. 星网状层细胞
   C. 肌上皮细胞
   D. 牙本质
   E. 以上都不是
7. 痣样基底细胞癌综合征不包括
   A. 多发性皮肤基底细胞癌
   B. 多发性牙源性角化囊性瘤
   C. 骨骼异常
   D. 额部及颞顶部凹陷
   E. 钙、磷代谢异常
8. 牙源性角化囊性瘤复发的原因不包括
   A. 肿瘤沿骨小梁之间生长
   B. 上皮衬里增生明显
   C. 纤维囊壁中含有微小子囊
   D. 纤维囊壁中含有上皮团块
   E. 手术难以完整摘除
9. 牙源性腺样瘤的好发部位为

A. 上颌切牙区
B. 下颌切牙区
C. 上颌尖牙区
D. 下颌尖牙区
E. 磨牙区

10. 牙源性钙化上皮瘤的病理特征是
A. 影细胞
B. 淀粉样物质
C. 牙骨质
D. 玫瑰花样结构
E. 腺管状结构

11. 成釉细胞瘤的病理变化不包括
A. 上皮团块中出现纤维化
B. 上皮团块中出现囊性变
C. 上皮团块中出现颗粒性变
D. 上皮团块中出现鳞状化生
E. 上皮团块中出现角化珠

【B_1 型题】

（12~16 题共用备选答案）
A. 星网状层结构
B. 癌成分
C. 结节状实性细胞巢
D. 淀粉样物质
E. 双层导管结构

12. 牙源性钙化上皮瘤
13. 牙源性腺样瘤
14. 成釉细胞瘤
15. 唾液腺多形性腺瘤
16. 恶性多形性腺瘤

第二节　恶性牙源性肿瘤

【A_1 型题】

成釉细胞癌的病理特征不包括
A. 成釉细胞瘤异型性分化
B. 成釉细胞瘤异型性转移
C. 成釉细胞瘤中含有癌的成分
D. 成釉细胞瘤复发
E. 成釉细胞瘤出现肿瘤性坏死

第三节　纤维——骨性病损

【A_1 型题】

骨化纤维瘤的病理特征不包括
A. 骨小梁周围有成骨细胞排列
B. 骨小梁周围没有成骨细胞排列
C. 骨小梁周围有大量纤维组织
D. 骨小梁彼此连接
E. 牙骨质

第十七章　口腔黏膜上皮肿瘤和瘤样病变

第一节　良性病变

【A_1 型题】

1. 关于寻常疣特点的叙述，错误的是
A. 病变为外生性
B. 中心为血管结缔组织
C. 增生的复层鳞状上皮呈指状突起
D. 上皮表层通常有不全角化或正角化
E. 有溃疡

2. 疣状癌最常发生于
A. 下唇
B. 颊
C. 舌背
D. 牙槽黏膜
E. 牙龈

第二节　恶性肿瘤

【A_1 型题】

1. 口腔鳞状细胞癌最少发生转移的是
A. 舌癌
B. 颊癌
C. 牙龈癌
D. 唇癌
E. 口底癌

2. 下列哪项不符合鳞状细胞癌的病理特征
   A. 细胞间桥
   B. 角化珠形成
   C. 巢状排列
   D. 腺管状排列
   E. 病理性核分裂象
3. 原位癌区别早期浸润癌的病理判断标准是
   A. 上皮层轮廓完整
   B. 上皮层表面有角化
   C. 上皮棘层细胞完好
   D. 上皮基底细胞完好
   E. 上皮基膜完好
4. 鳞状细胞癌癌前病变的病理表现为
   A. 上皮增生
   B. 上皮萎缩
   C. 上皮脱落
   D. 上皮不典型增生
   E. 上皮内疱
5. 高分化鳞状上皮呈局部破坏性推进生长的是
   A. 鳞状细胞癌
   B. 基底细胞癌
   C. 梭形细胞癌
   D. 未分化癌
   E. 疣状癌
6. 恶性黑色素瘤远处转移最常见的部位是
   A. 肺
   B. 肝
   C. 脑
   D. 骨
   E. 腹膜后

【A_2 型题】

7. 患者，男性，55 岁。左舌缘红白色斑块半年不消失，擦不掉。活检见异常增生的上皮细胞突破基底膜向间质浸润性生长，病变细胞具有形成细胞间桥和不同程度角化的特点，应诊断为
   A. 腺癌
   B. 原位癌
   C. 鳞状细胞癌
   D. 基底细胞癌
   E. 中度上皮异常增生

第十八章　口腔软组织和淋巴造血系统肿瘤与瘤样病变

第一节　良 性 病 变

【A_1 型题】

1. 下列哪项不是牙龈瘤的病理变化
   A. 牙龈内血管增生
   B. 牙龈内淋巴管增生
   C. 牙龈内巨细胞增生
   D. 牙龈内纤维结缔组织增生
   E. 牙龈上皮增生
2. 毛细血管瘤的病理变化是
   A. 血管增多
   B. 血管扩张
   C. 内皮细胞肿胀
   D. 内皮细胞增生
   E. 以上都不是
3. 海绵状血管瘤的病理变化不包括
   A. 含有动脉
   B. 形成静脉石
   C. 血管内皮细胞增生
   D. 含有血窦
   E. 出现血栓

第二节　恶 性 肿 瘤

【A_1 型题】

下列哪项除外，均是弥漫性大 B 细胞淋巴瘤的特征
   A. 是一种结外淋巴瘤
   B. 该型肿瘤占成人非霍奇金淋巴瘤的 30%～40%，甚至更高
   C. 可发生在结外的任何部位
   D. 淋巴结结构大部分或全部被均质鱼肉状的瘤组织取代
   E. 肿瘤细胞表达广泛的 B 细胞抗原标志物

第十六篇 口腔解剖生理学

第一章 牙体解剖生理

第一节 牙的演化

【A_1型题】

牙的演化特点中不包括
A. 由同形牙到异形牙
B. 牙数由少到多
C. 替换次数由多到少
D. 牙根从无到有
E. 牙的分布从广泛到集中

第二节 牙体解剖的一般概念

【A_1型题】

1. “临床牙冠”是指
A. 被牙龈覆盖的牙体部分
B. 暴露于口腔的牙体部分
C. 发挥咀嚼功能的牙体部分
D. 被牙本质覆盖的牙体部分
E. 被牙釉质覆盖的牙体部分
2. 部位记录法中D区代表患者的
A. 右下区
B. 左上区
C. 右上区
D. 左下区
E. 前牙区
3. 下颌第一前磨牙的特征是
A. 颊尖略大于舌尖
B. 颊尖约等于舌尖
C. 舌侧可出现2个牙尖
D. 颊尖偏向牙长轴的舌侧
E. 颊尖偏向牙长轴的颊侧
4. 外形高点位于中1/3处的是
A. 切牙唇侧
B. 尖牙舌侧
C. 切牙舌侧
D. 磨牙舌侧
E. 尖牙颊侧
5. 牙尖是指
A. 牙釉质三角形隆起
B. 牙釉质过分钙化所形成的小突起
C. 牙冠上近似锥体形的显著隆起
D. 两个斜面相交而成
E. 两个轴面相交而成
6. 上颌第一磨牙有3个牙根，即
A. 近中根、远中根、舌根
B. 颊根、近中舌根、远中舌根
C. 近中根、远中颊根、远中舌根
D. 近中颊根、近中舌根、远中根
E. 近中颊根、远中颊根、舌根
7. 下颌第一前磨牙的特征是
A. 颊尖略大于舌尖
B. 颊尖约等于舌尖
C. 舌侧可出现两个牙尖
D. 颊尖偏向牙长轴的舌侧
E. 颊尖偏向牙长轴的颊侧
8. 乳牙萌出顺序是
A. Ⅰ Ⅱ Ⅲ Ⅳ Ⅴ
B. Ⅰ Ⅲ Ⅱ Ⅳ Ⅴ
C. Ⅰ Ⅱ Ⅳ Ⅲ Ⅴ
D. Ⅰ Ⅱ Ⅳ Ⅴ Ⅲ
E. Ⅱ Ⅰ Ⅳ Ⅲ Ⅴ
9. 牙体长轴是指
A. 通过牙体髓腔中心的一条假想轴
B. 通过牙冠中心的一条假想轴
C. 沿冠根方向通过牙体中心的一条假想轴
D. 沿冠根方向通过牙根中心的一条假想轴
E. 沿冠根方向通过牙体中心的一条轴线
10. 𬌗面点隙是指
A. 2条或2条以上发育沟相交所形成的点状凹陷
B. 2条或2条以上牙尖嵴相交所形成的点状凹陷
C. 3条或3条以上发育沟相交所形成的点状凹陷
D. 3条或3条以上牙尖嵴相交所形成的点状凹陷
E. 3条或3条以上牙裂隙相交所形成的点状凹陷
11. 3条或3条以上的发育沟相交所形成的凹陷称为
A. 窝
B. 点隙
C. 外展隙
D. 楔状隙
E. 邻间隙
12. 关于嵴的描述，不正确的是
A. 牙冠表面细长形的釉质隆起
B. 轴嵴是轴面上从牙尖顶伸向牙颈部的纵行隆起

C. 切嵴位于切牙的舌侧颈部
D. 横嵴位于下颌第一前磨牙咬合面
E. 尖牙唇面的轴嵴称为唇轴嵴
13. 上颌第一磨牙𬌗面发育沟包括
A. 近中舌沟、远中舌沟、近中邻沟、中央沟
B. 颊沟、舌沟、近中沟、远中沟
C. 颊沟、远中舌沟、近中沟
D. 远中舌沟、近中舌沟、中央沟、远中沟
E. 颊沟、舌沟、远中舌沟、中央沟
14. 舌面隆突的位置在
A. 切牙的舌面
B. 上颌第一磨牙的舌面
C. 位于前牙舌面颈1/3处
D. 切牙和尖牙颈部的隆起
E. 牙釉质的长形隆起
15. 牙的功能不包括
A. 切割食物
B. 捣碎和磨细食物
C. 发音和言语功能
D. 保持面部的协调美观
E. 保持口腔清洁

第三节　牙体外形及生理意义

【A_1型题】

1. 畸形中央尖属于
A. 牙齿数目异常
B. 牙齿结构异常
C. 牙齿形态异常
D. 牙齿萌出异常
E. 牙齿结构形态均异常
2. 上颌尖牙唇面的外形高点位于
A. 切1/3处
B. 唇面轴嵴处
C. 颈1/3与中1/3交界处
D. 颈1/3处
E. 颈缘处
3. 上颌第一磨牙斜嵴由哪两颗牙尖三角嵴组成
A. 近中颊尖三角嵴+近中舌尖三角嵴
B. 近中颊尖三角嵴+远中舌尖三角嵴
C. 近中颊尖三角嵴+远中颊尖三角嵴
D. 远中颊尖三角嵴+近中舌尖三角嵴
E. 远中颊尖三角嵴+远中舌尖三角嵴
4. 以下叙述中正确的是
A. 上尖牙有支撑口角的作用
B. 下颌第二前磨牙是前磨牙组中最小的牙
C. 下颌前磨牙的牙冠较直立
D. 上颌第二前磨牙多为双根
E. 下颌第一前磨牙颊舌侧高度相近
5. 下颌第二前磨牙牙冠的形态为
A. 正方形
B. 斜方形
C. 长方形
D. 方圆形
E. 圆形
6. 下颌第一乳磨牙牙冠解剖形态中哪一点是错误的
A. 颊面好似一个以近中缘为底的三角形
B. 形态不似任何恒磨牙
C. 远中舌尖长而尖，近中舌尖短而小
D. 𬌗面近中边缘嵴特别短
E. 牙根分为近中根、远中根
7. 牙冠形态的生理意义不包括
A. 邻面突度可起到扩展龈缘的作用
B. 中央窝具有容纳食物的作用
C. 良好的邻接关系可防止食物嵌塞
D. 颊舌侧突度正常有利于牙龈健康
E. 发育沟利于食物的排溢
8. 下颌第一磨牙牙尖三角嵴最短的是
A. 近中颊尖三角嵴
B. 远中舌尖三角嵴
C. 近中舌尖三角嵴
D. 远中尖三角嵴
E. 远中颊尖三角嵴
9. 乳牙𬌗期是
A. 2岁半至6岁
B. 6个月至2岁半
C. 1~2岁
D. 2~8岁
E. 6~12岁
10. 下列哪一项不是上颌中切牙牙冠的特点
A. 唇面四边形
B. 切颈径小于近远中径
C. 近中切角似直角
D. 远中切角圆钝
E. 切1/3有两条发育沟
11. 下列上颌侧切牙形态中哪一点是错误的
A. 唇面较窄小、圆突
B. 舌窝窄而深
C. 切缘向远中舌侧的倾斜度较中切牙大
D. 近中切角似锐角
E. 根长与冠长相近
12. 上颌中切牙牙根特点不包括
A. 根尖向唇侧弯曲
B. 牙根粗壮较直
C. 根尖略偏远中
D. 冠根长度相近
E. 颈部横切面呈圆三角形
13. 乳牙在口内最长可存留
A. 6年
B. 8年
C. 10年
D. 12年
E. 15年

14. 下颌第二磨牙的重要形态特点是
A. 体积大于下颌第一磨牙
B. 牙冠呈斜方形
C. 颊尖较锐
D. 咬合面发育沟呈“十”字形分布
E. 一般为双根，分叉度大
15. 下颌侧切牙形态特点不包括
A. 唇面较平
B. 边缘嵴不明显
C. 舌窝深
D. 扁根
E. 远中切角圆钝
16. 上下颌前磨牙区别中不包括
A. 上颌前磨牙的牙冠靠近牙体长轴
B. 下颌前磨牙的牙冠略偏牙体长轴颊侧
C. 下颌前磨牙的牙冠方圆
D. 上颌前磨牙的牙冠较窄长
E. 下颌前磨牙多为扁圆单根
17. 上颌磨牙牙根名称中哪一组是正确的
A. 近中颊根、远中根、近中舌根
B. 远中颊根、近中根、远中舌根
C. 近中根、远中根
D. 近中颊根、舌根、远中颊根
E. 近中舌根、颊根、远中舌根
18. 第三磨牙的形态特点不包括
A. 牙的形态、大小、位置变异很多
B. 其标准形态一般与第一、二磨牙相似
C. 𬌗面副沟多
D. 根多合并成一锥形根
E. 牙尖和边缘嵴明显
19. 哪一颗牙可作为寻找腭大孔的标志
A. 上颌第一磨牙
B. 上颌第二磨牙
C. 下颌第二磨牙
D. 上颌第三磨牙
E. 下颌第一磨牙
20. 符合下颌第一乳磨牙特点的是
A. 𬌗面似以近中缘为底的三角形
B. 颊面远中缘长于近中缘
C. 近中颊颈嵴特别突出
D. 颊面似以远中缘为底的三角形
E. 牙根细长，分叉度小
21. 易沉积牙结石的部位是
A. 上颌切牙舌侧
B. 上颌切牙唇侧
C. 下颌切牙唇侧
D. 下颌切牙舌侧
E. 上颌尖牙舌侧
22. 腮腺导管口与哪一颗牙冠颊面对应
A. 上颌第二磨牙
B. 上颌第一磨牙
C. 下颌第二磨牙
D. 上颌第三磨牙
E. 下颌第一磨牙
23. 下列哪一项不是上颌第一前磨牙形态特点
A. 可见近中面沟
B. 颊面五边形
C. 颊尖偏近中
D. 颊侧宽于舌侧
E. 咬合面六边形
24. 上颌第一磨牙卡式尖位于
A. 近中颊尖舌侧
B. 近中舌尖舌侧
C. 远中舌尖舌侧
D. 远中颊尖颊侧
E. 远中尖颊侧
25. 楔状隙是指
A. 两牙接触区周围向四周展开的空隙
B. 两牙接触区向颊侧展开的空隙
C. 两牙接触区向咬合面展开的空隙
D. 两牙接触区向舌侧展开的空隙
E. 两牙接触区龈方的空隙
26. 下列哪一项是乳牙、恒牙重要的鉴别点
A. 乳牙钙化程度高
B. 上颌乳中切牙牙体窄长
C. 乳牙颈嵴突出，冠根分明
D. 乳牙结构清晰，尖窝明显
E. 乳磨牙牙根分叉度较小
27. 上颌第二乳磨牙脱落后替代其位置的恒牙是
A. 上颌第一前磨牙
B. 上颌第二前磨牙
C. 上颌第一磨牙
D. 上颌第二磨牙
E. 上颌尖牙
28. 下颌尖牙外形特点不包括
A. 近远中斜缘长度之比约为2∶1
B. 近远中斜缘交角大于90°
C. 舌轴嵴不如上尖牙明显
D. 牙体窄长
E. 牙根为扁圆细长的单根

【B_1型题】

（29~34题共用备选答案）
A. 上颌中切牙
B. 上颌尖牙
C. 上颌第一前磨牙
D. 上颌第一磨牙
E. 第三磨牙
29. 哪颗牙冠根长度相近
30. 哪颗牙缺失后对发音影响较大
31. 哪颗牙易发生畸形
32. 哪颗牙具有支撑口角的作用
33. 哪颗牙是全口牙中最长者
34. 哪颗牙颊尖略偏远中
（35~40题共用备选答案）
A. 下颌第一前磨牙
B. 下颌第二前磨牙
C. 上颌第一磨牙
D. 下颌第一磨牙
E. 下颌第二磨牙
35. 横嵴位于哪颗牙的咬合面
36. 哪颗牙的咬合面发育沟呈“十”字形
37. 颊舌侧宽度高度相近的牙是
38. 哪颗牙沟窝点隙最多

39. 哪颗牙的咬合面发育沟有“H”“Y”“U”3种形态
40. 斜嵴为哪颗牙的重要解剖特征

（41~46题共用备选答案）

A. 前牙
B. 尖牙
C. 前磨牙
D. 上颌磨牙
E. 下颌磨牙

41. 哪组牙外伤概率较高
42. 正畸拔牙多选择哪组牙
43. 哪组牙根尖与下颌管邻近
44. 哪组牙牙冠呈斜方形
45. 哪组牙的功能是捣碎食物
46. 哪组牙在口内存留时间最长

第四节 髓腔形态及应用解剖

【A_1 型题】

1. 根管最狭窄的地方是
   A. 约距根尖孔 1mm 处
   B. 约距根尖 2mm 处
   C. 约在根中 1/3 与根尖 1/3交界处
   D. 约在根尖孔处
   E. 约在根管口处
2. 根疗操作中哪颗牙容易发生髓室侧穿
   A. 下颌第一磨牙
   B. 上颌第一磨牙
   C. 下颌第一前磨牙
   D. 上颌第一前磨牙
   E. 上颌第二磨牙
3. 根管口是指
   A. 根管末端的开口处
   B. 髓室和根管的交界处
   C. 髓腔的开口处
   D. 髓室的开口处
   E. 根管的开口处
4. 髓腔形态的生理和病理变化中哪一点是错误的
   A. 髓腔的大小随着年龄的增长而不断缩小
   B. 乳牙髓腔比恒牙大
   C. 青少年的恒牙髓腔比老年人大
   D. 髓室顶、髓角随着牙的不断磨耗而降低
   E. 外伤、龋病对牙体的侵袭使髓腔缩小
5. 下列髓腔解剖特点对牙髓炎的意义中哪一点是错误的
   A. 牙髓炎时由于根尖孔狭小不易引起根尖炎
   B. 由于牙髓组织松软，感染容易扩散到全牙髓
   C. 牙髓炎时血管扩张，渗出液聚集，压迫神经产生剧烈疼痛
   D. 牙髓炎时开髓减压可以缓解剧痛
   E. 为了顺利而成功地进行牙髓炎治疗，必须熟悉每颗牙的髓腔形态
6. 下列哪项不是乳牙牙髓腔的特点
   A. 髓腔大
   B. 髓角高
   C. 根管细
   D. 根尖孔大
   E. 髓壁薄
7. 上前牙的髓腔最大的地方在哪里
   A. 牙冠处
   B. 切嵴部分
   C. 颈缘附近
   D. 牙根的中央处
   E. 根管口的下方

【B_1 型题】

（8~9题共用备选答案）

A. 发自根管的细小分支，常与根管垂直通向牙周膜
B. 根管在根尖分出的细小分支
C. 发自髓室底至根分叉处的管道
D. 根管在根尖分散成两个以上的细小分支
E. 发自相邻根管间的交通支

8. 根管侧支是指
9. 副根管是指

第二章 殆与颌位

第一节 牙　列

【A_1 型题】

1. 按照形态特征分型，牙列分为
   A. 恒牙列、乳牙列、混合牙列
   B. 方圆型、尖圆型、椭圆型
   C. 正常牙列、异常牙列
   D. 正常恒牙列、异常恒牙列
   E. 以上都不是
2. Terra 牙列指数是指
   A. 上颌牙列的长度
   B. 上下牙列宽度的比值
   C. 牙列的宽度与长度的比值
   D. 上下牙列长度的比值
   E. 下牙列长度与宽度的比值
3. 人群中最多见的咀嚼类型是
   A. 双侧同时咀嚼
   B. 双侧交替咀嚼

C. 右侧咀嚼
D. 左侧咀嚼
E. 后牙咀嚼

4. 下列不属于Spee曲线特点的是
A. 自尖牙起向后逐渐降低，到第二磨牙远中颊尖处最低
B. 形成一条凹向上的曲线
C. 连接下颌切牙切缘、尖牙牙尖及前磨牙、磨牙的颊尖
D. 在切牙段较平
E. 为下颌牙列的纵𬌗曲线

5. 横𬌗曲线为
A. 左右两侧同名磨牙舌尖的连线
B. 左右两侧同名双尖牙的颊舌尖的连线
C. 左右两侧同名磨牙颊舌尖的连线
D. 左右两侧同名磨牙颊尖的连线
E. 左右两侧双尖牙舌尖的连线

6. 鼻翼耳屏线与眶耳平面的交角是
A. 20°
B. 25°
C. 10°
D. 15°
E. 30°

第二节 𬌗

【A_1型题】

1. 中性𬌗是指
A. 上颌第一磨牙近中颊尖对着下颌第一磨牙的颊面沟
B. 上颌第一磨牙远中颊尖对着下颌第一磨牙的颊面沟
C. 下颌第一磨牙近中舌尖对着上颌第一磨牙的舌沟
D. 上颌第二磨牙近中颊尖与下颌同名牙的颊沟对位
E. 上颌第一磨牙近中颊尖对着下颌第一磨牙的远颊沟

2. 正常自然牙列咬合关系为
A. 牙尖交错𬌗时上下牙列接触最广泛、紧密
B. 侧向运动时，工作侧、非工作侧均有咬合接触
C. 前伸咬合时，前牙不接触，后牙有接触
D. 侧向咬合和前伸咬合时都应该有𬌗平衡接触
E. 牙尖交错𬌗时上下前牙间有一间隙

3. 覆盖的定义是
A. 牙尖交错𬌗时，上下前牙发生重叠关系
B. 牙尖交错𬌗时，上颌牙盖过下颌牙唇颊面间的水平距离
C. 牙尖交错𬌗时，上颌牙盖过下颌牙唇颊面间的垂直距离
D. 牙尖交错𬌗时，上颌牙盖过下颌牙舌面间的水平距离
E. 前伸运动时，下前牙切缘超过上前牙切缘的水平距离

4. 下列哪项不是覆𬌗、覆盖的生理意义
A. 扩大咀嚼面积
B. 减少侧方运动时的咬合干扰
C. 有利于提高咀嚼效率
D. 保护唇颊侧软组织
E. 保护舌的功能

5. 正常覆盖时，上颌切牙切缘到下颌切牙唇面的距离是
A. 2~4mm
B. 4mm左右
C. 5mm左右
D. 6mm左右
E. 7mm以上

6. 下列哪一项不是牙尖交错𬌗正常的标志
A. 上下牙列中线一致
B. 正常覆𬌗、覆盖关系
C. 上下颌第一磨牙关系为中性关系
D. 每颗牙都与对𬌗同名牙对应接触
E. 上尖牙牙尖顶正对下尖牙远中缘

7. 乳牙期间𬌗特征不包括
A. 无明显倾斜
B. 𬌗曲线不明显
C. 平齐末端
D. 牙列拥挤
E. 覆𬌗深

8. 下列哪项不是替牙期间的𬌗特征
A. 左右中切牙之间有一间隙
B. 侧切牙向远中倾斜
C. 前牙拥挤
D. 磨牙关系偏近中
E. 暂时性的深覆𬌗

第三节 颌 位

【A_1型题】

1. 3种可重复的基本颌位是
A. 牙尖交错位，正中关系，肌位
B. 牙尖交错位，正中关系，后退接触位
C. 牙尖交错位，牙位，肌位
D. 牙尖交错位，后退接触

位，下颌姿势位
E. 后退接触位，牙位，肌位
2. 牙尖交错位与后退接触位属于
A. 侧向关系
B. 垂直关系
C. 前后向关系
D. 水平向关系
E. 以上都不是

【A_2 型题】

3. 患者，男性，60岁。因“口内多数牙缺失，要求修复”来就诊。患者平躺在治疗椅上，在检查中发现患者口腔在不说话、不咀嚼、不吞咽时，上下颌牙列脱离接触，此时患者下颌所处的位置是
A. 下颌姿势位
B. 肌位
C. 牙尖交错位
D. 下颌后退接触位
E. 下颌前伸位

【B_1 型题】

（4~11题共用备选答案）
A. 牙尖交错位
B. 后退接触位
C. 下颌姿势位
D. 前伸颌位
E. 侧方颌位
4. 无咬合接触的颌位是
5. 下颌的主要功能位是
6. 下颌为非对称运动的颌位是
7. 息止𬌗间隙出现在
8. 在哪个颌位，髁突位于下颌窝中的最后位置
9. 牙位是指
10. 牙列缺失后即无明确的
11. 下颌的生理性最后位是指

第三章　口腔颌面颈部解剖

第一节　颌面部骨

【A_1 型题】

1. 以下哪个解剖结构位于下颌骨体部外侧面
A. 下颌舌骨线
B. 二腹肌窝
C. 下颌孔
D. 颏孔
E. 咬肌粗隆
2. 上颌窦下壁距上颌哪颗牙的根尖最近
A. 上颌第一磨牙近中颊根
B. 上颌第一磨牙远中颊根
C. 上颌第一磨牙腭根
D. 上颌第二磨牙颊根
E. 上颌第二磨牙腭根
3. 关于上颌骨支柱及支架结构的叙述中正确的是
A. 均下起上颌骨的牙槽突，上达颅底
B. 上颌骨骨质较薄，不利于将咀嚼压力传导至颅底
C. 尖牙支柱主要传导尖牙区的咀嚼压力，由尖牙区牙槽突至蝶骨翼突至颅底
D. 颧突支柱主要传导前磨牙区的咀嚼压力
E. 翼突支柱又称鼻额支柱
4. 下颌骨的薄弱部位不包括
A. 正中联合
B. 乙状切迹
C. 下颌角
D. 颏孔区
E. 髁突颈部
5. 上颌骨的四突不包括
A. 牙槽突
B. 颧突
C. 喙突
D. 腭突
E. 额突
6. 在下颌骨外侧面可见
A. 下颌切迹
B. 下颌小舌
C. 下颌孔
D. 下颌隆突
E. 下颌舌骨线
7. 关于下颌孔周围结构的叙述，不正确的是
A. 下颌孔的前方有下颌小舌
B. 下颌孔的后上方有下颌神经沟
C. 下颌孔的前上方有下颌隆突
D. 下颌孔的下方有下颌舌骨沟
E. 下颌孔的后下方有喙突
8. 成人颏孔多朝向
A. 后、下、内方
B. 后、上、内方
C. 后、上、外方
D. 前、下、内方
E. 后、下、外方
9. 关于腭大孔的叙述，哪项是正确的
A. 位于腭侧牙槽嵴顶至腭正中缝弓形连线的中点
B. 有鼻腭神经和血管通过
C. 距硬腭后缘约1.5cm
D. 由上颌骨牙槽突与蝶骨体部共同构成
E. 是翼腭管的下口
10. 不属于下颌骨内侧面的解剖结构是
A. 下颌小舌
B. 颏结节
C. 颏棘
D. 下颌下腺窝
E. 舌下腺窝

11. 关于蝶骨，正确的是
A. 分为一体和四突
B. 蝶骨前接额骨和筛骨，后接上颌骨和颧骨
C. 蝶骨小翼两根之间为视神经孔，有眼神经通过
D. 蝶骨大翼分为大脑面，颞面，颞下面，眶面
E. 在蝶骨大翼颞下面可见圆孔，卵圆孔，棘孔
12. 关于颞骨的叙述，错误的是
A. 左右成对
B. 分为颞鳞、乳突、岩部和鼓板四部分
C. 乳突切迹位于颞骨岩部，为二腹肌后腹的起点
D. 在岩部尖端有三叉神经压迹，其上有三叉神经节
E. 茎乳孔位于颞骨上，有面神经通过
13. 关于腭骨，正确的是
A. 为一对U形骨板
B. 水平部构成鼻腔底的后部，硬腭的前2/3
C. 垂直部上缘有蝶突和眶突
D. 两突之间的凹陷称为鼻腭切迹
E. 参与切牙管的构成
14. 关于腭骨，叙述错误的是
A. 左右成对，L形骨板
B. 位于鼻腔的后部
C. 参与鼻腔底及侧壁的构成
D. 参与翼腭窝、翼突窝的构成
E. 参与切牙管的构成
15. 眶上裂
A. 为蝶骨大翼与小翼之间的裂隙
B. 为蝶骨大翼与翼突之间的裂隙
C. 为蝶骨小翼两根之间的裂隙
D. 为蝶骨小翼与蝶骨体之间的裂隙
E. 为蝶骨体与额骨之间的裂隙
16. 位于上颌骨内面的结构是
A. 眶下孔
B. 翼腭沟
C. 上颌结节
D. 尖牙窝
E. 牙槽孔
17. 以下关于上颌骨后面的解剖结构叙述不正确的是
A. 上颌骨后面参与颞下窝的构成
B. 颧牙槽嵴位于上颌体后面与前面在外侧的移行处
C. 后面下部较粗糙的结构称为上颌结节
D. 后面的中部有一个或数个小骨孔，称为牙槽孔
E. 上颌骨的后面有翼外肌的附着
18. 以下关于眶下孔的叙述中哪项是正确的
A. 眶下孔位于眶下缘中点下方约1.5cm处
B. 行眶下神经阻滞麻醉时进针方向应为前内下
C. 眶下孔向后外上方通入眶下管
D. 眶下孔的下方骨面上有翼突窝
E. 眶下孔内有眼神经、血管通过
19. 位于上颌骨的是
A. 眶下窝
B. 关节窝
C. 翼腭窝
D. 翼肌窝
E. 尖牙窝
20. 下列哪项叙述是正确的
A. 下颏棘为颏舌肌的附着处
B. 翼肌粗隆为翼内肌附着处
C. 下颌小舌为茎突下颌韧带附着处
D. 颞下颌韧带附着于下颌角处
E. 关节翼肌窝为翼内肌附着处

【B_1型题】

（21~25题共用备选答案）
A. 切牙孔
B. 上颌窦裂孔
C. 牙槽孔
D. 眶下孔
E. 腭大孔
21. 在上颌骨前面、眶下缘中点下方椭圆形的孔称为
22. 在上颌骨后面中部有数个小孔，上牙槽后神经和血管经此孔通过称为
23. 在上颌骨内面有一个三角形的孔称为
24. 在上颌骨牙槽突与腭骨水平部共同围成的孔称为
25. 在上颌骨腭突下面于上颌中切牙之腭侧、腭中缝与两侧尖牙的连线交点上的孔称为
（26~30题共用备选答案）
A. 牙槽骨
B. 牙槽窝
C. 牙槽嵴
D. 牙槽间隔
E. 牙根间隔
26. 上下颌骨包绕牙根周围的突起部分是
27. 牙槽窝的游离缘是
28. 多根牙各牙根之间的牙槽骨是
29. 两牙之间的牙槽骨是
30. 牙槽骨容纳牙根的部位是
（31~34题共用备选答案）
A. 上颌中切牙
B. 上颌侧切牙
C. 上颌尖牙
D. 上颌前磨牙
E. 上颌第一磨牙
31. 切牙乳头位于哪颗牙的腭侧
32. 牙槽窝最深的牙是
33. 尖牙窝一般位于哪颗牙根尖的上方
34. 通常哪颗牙距上颌窦下壁最近
（35~39题共用备选答案）
A. 颞窝
B. 颞下窝

C. 翼腭窝
D. 翼突窝
E. 尖牙窝
35. 位于上颌骨前面，眶下孔下方骨面的窝称为
36. 颞肌的起始处称为
37. 翼内肌的起始处称为
38. 上颌神经自圆孔出颅进入
39. 下颌神经自卵圆孔出颅进入
（40~44 题共用备选答案）
A. 腭大孔
B. 切牙孔
C. 眶下孔
D. 颏孔
E. 牙槽孔
40. 鼻腭神经穿出的结构是
41. 眶下神经穿出的结构是
42. 腭前神经穿出的结构是
43. 颏神经穿出的结构是
44. 上牙槽后神经穿入的结构是

第二节　颞下颌关节

【A_1 型题】

1. 颞下颌关节的组成不包括
A. 髁突
B. 喙突
C. 关节盘
D. 关节囊
E. 颞骨关节面
2. 颞下颌关节的功能面是
A. 关节结节前斜面和髁状突前斜面
B. 关节结节后斜面和髁状突后斜面
C. 关节结节后斜面和髁状突前斜面
D. 关节结节前斜面和髁状突后斜面
E. 关节结节顶面和髁状突前后斜面
3. 颞下颌关节盘内不含神经、血管的部分为
A. 前带和后带
B. 中间带
C. 后带
D. 以上均含
E. 以上均不含
4. 关于颞下颌关节盘的结构特点叙述正确的是
A. 关节盘为厚薄均匀的富有弹性的结构
B. 翼内肌参与关节盘前伸部的组成
C. 关节盘内不含神经、血管
D. 关节盘中间带最薄，是关节盘穿孔的好发部位
E. 关节盘的位置固定，不随下颌运动发生改变
5. 下列关于颞下颌关节的解剖生理特点错误的是
A. 颞下颌关节为人体唯一与牙齿有关者
B. 颞下颌关节为左右联动关节
C. 颞下颌关节运动为单转动形式
D. 颞下颌关节是一个多运动轴心的关节
E. 颞下颌关节的运动与翼外肌关系密切
6. 关于颞下颌关节运动特点的叙述不正确的是
A. 从后退接触位做小开口运动，两侧髁突仅做转动，运动轴心在髁突
B. 从后退接触位做小开口运动，活动发生在关节上腔
C. 最大开口运动时，髁突在关节结节下方转动，活动发生在关节下腔
D. 大开口运动是髁突转动与滑动运动相结合的运动，具有两个运动轴心
E. 大开口运动过程中具有两个运动轴心
7. 颞下颌关节韧带不包括
A. 颞下颌韧带
B. 蝶下颌韧带
C. 茎突下颌韧带
D. 翼下颌韧带
E. 以上都不是
8. 主要分布于颞下颌关节的神经有
A. 耳颞神经和面神经
B. 颞深神经和面神经
C. 颞深神经和耳颞神经
D. 咬肌神经和翼外肌神经
E. 以上都不是
9. 对于颞下颌关节的血供，准确的说法是
A. 颞浅动脉及上颌动脉
B. 颞深动脉和面动脉
C. 面动脉和上颌动脉
D. 颞浅动脉和面动脉
E. 以上都不是

【B_1 型题】

（10~12 题共用备选答案）
A. 双侧滑动-双侧转动-双侧滑动
B. 双侧转动-双侧滑动-双侧转动
C. 单侧滑动-另一侧转动
D. 双侧转动-双侧滑动
E. 双侧滑动-双侧转动
10. 下颌做最大开颌运动时髁状突的运动为
11. 下颌侧方运动时髁状突的运动为
12. 下颌向前运动时髁状突的运动为

第三节 口颌面颈部肌

【A_1型题】

1. 舌骨上肌群不包括
   A. 下颌舌骨肌
   B. 颏舌骨肌
   C. 茎突舌骨肌
   D. 舌骨舌肌
   E. 二腹肌
2. 侧拉或下降口角的肌是
   A. 颈阔肌、颏肌、颊肌、颧小肌
   B. 颈阔肌、颊肌、降口角肌、降下唇肌
   C. 颧大肌、降口角肌、颧小肌、降下唇肌
   D. 颈阔肌、降口角肌、颧小肌、降下唇肌
   E. 颈阔肌、颏肌、颊肌、降下唇肌
3. 下列关于翼外肌的叙述，哪项不正确
   A. 翼外肌位于翼腭窝
   B. 翼外肌分为上下两头，下头起自翼外板的外面
   C. 翼外肌的肌纤维止于关节翼肌窝
   D. 当左侧翼外肌出现病变，则向右偏颌时患者自觉疼痛剧烈
   E. 由于翼外肌肌纤维的方向，当髁状突颈部骨折时，常牵拉髁状突向前内方移位
4. 不属于舌内肌的是
   A. 舌上纵肌
   B. 舌下纵肌
   C. 舌横肌
   D. 舌垂直肌
   E. 舌骨舌肌
5. 下列对口颌系统肌链描述不正确的是
   A. 包括水平肌链、环形肌链和姿态肌链
   B. 水平肌链是由口轮匝肌、颊肌、咽上缩肌组成
   C. 垂直肌链由软腭肌组成
   D. 姿态肌链是由项部肌肉通过帽状腱膜连接颞肌、咬肌和舌骨上下肌群组成
   E. 以上均不正确
6. 下列有关口轮匝肌的描述错误的是
   A. 是位于口唇内的环形肌
   B. 口轮匝肌的主要作用是开唇，并参与咀嚼、发音等
   C. 由围绕口裂数层肌纤维组成，浅层是它的固有纤维
   D. 深层由颊肌唇部的部分纤维组成
   E. 口轮匝肌由面神经颊支支配
7. 下列关于舌肌叙述正确的是
   A. 舌肌为横纹肌
   B. 分为舌内肌、舌外肌和舌垂直肌
   C. 舌内肌起点在舌外，止点在舌内
   D. 舌内肌收缩时改变舌的位置
   E. 舌外肌收缩时改变舌的形态
8. 翼内肌附着的骨不包括
   A. 上颌骨
   B. 下颌骨
   C. 腭骨
   D. 颞骨
   E. 蝶骨
9. 下列不属于软腭肌的是
   A. 腭降肌
   B. 腭帆张肌
   C. 腭咽肌
   D. 腭帆提肌
   E. 腭舌肌
10. 下颌开颌运动中，不参与收缩的肌肉是
    A. 二腹肌
    B. 下颌舌骨肌
    C. 颏舌骨肌
    D. 翼内肌
    E. 翼外肌
11. 基本无表情作用的表情肌为
    A. 口周围肌群
    B. 眼周围肌群
    C. 鼻部肌群
    D. 耳部肌群
    E. 以上都是
12. 下列哪块肌肉具有提下颌的功能
    A. 二腹肌
    B. 下颌舌骨肌
    C. 颏舌骨肌
    D. 翼内肌
    E. 颈阔肌
13. 内斜线又称为
    A. 二腹肌线
    B. 下颌舌骨肌线
    C. 颏舌骨肌线
    D. 颏舌肌线
    E. 茎突舌骨肌线
14. 翼外肌在下颌骨的附着处为
    A. 下颌隆突
    B. 下颌切迹
    C. 关节翼肌窝
    D. 喙突
    E. 髁突外侧的粗糙面
15. 翼内肌的附着不包括
    A. 腭骨锥突
    B. 上颌结节
    C. 翼外板外面
    D. 翼外板内面
    E. 翼肌粗隆
16. 关于翼外肌起点的描述正确的是
    A. 上头起自蝶骨大翼的颌下面和颞下嵴
    B. 下头起自翼外板的内侧面

和腭骨锥突
C. 上头起自翼外板的内侧和腭骨锥突
D. 上头起自蝶骨大翼的颞下面和颞下嵴
E. 上头起自腭骨锥突和上颌结节

17. 不属于咀嚼肌范畴的是
A. 嚼肌
B. 颞肌
C. 翼内肌
D. 翼外肌
E. 茎突舌肌

18. 咬肌的起始部位为
A. 颞窝和颞深筋膜的深面
B. 翼外板内侧
C. 腭骨锥突和上颌结节
D. 蝶骨大翼颞下面及颞下嵴
E. 上颌骨颧突及颧弓下缘的前 2/3 和颧弓深面

【B_1 型题】

（19~21 题共用备选答案）
A. 上颌骨颧突及颧弓下缘的前 2/3 及颧弓深面
B. 颞窝及颞深筋膜深面
C. 翼外板内面，腭骨锥突及上颌结节
D. 蝶骨大翼的颞下面，颞下嵴及翼外板的外侧面
E. 上颌骨的眶下缘及额突

19. 翼外肌的起始部位为
20. 翼内肌的起始部位为
21. 颞肌的起始部位为

（22~23 题共用备选答案）
A. 腭帆张肌
B. 腭帆提肌
C. 腭舌肌
D. 腭咽肌
E. 腭垂肌

22. 参与腭咽闭合的主要肌肉是
23. 腭裂修复术时，需凿断翼钩，使在翼钩上滑行的哪块肌肉肌腱失去紧张软腭的作用

（24~26 题共用备选答案）
A. 水平肌链
B. 垂直肌链
C. 姿态肌链
D. 环形肌链
E. 以上均不是

24. 前端为口轮匝肌，两侧为颊肌，构成特点可充当口周括约肌
25. 由腭帆张肌、腭帆提肌、腭舌肌、腭咽肌、腭垂肌组成
26. 由连接头颈部的多组肌群构成，该肌链对头颈位置起支持和稳定作用

（27~29 题共用备选答案）
A. 咬肌
B. 颞肌
C. 翼内肌
D. 翼外肌
E. 舌骨上肌群

27. 参与颞下颌关节盘前伸部组成的肌肉是
28. 不参与下颌侧方运动的肌肉是
29. 狭义的咀嚼肌不包括

第四节　唾　液　腺

【A_1 型题】

正常人腮腺及下颌下腺分泌量占总唾液分泌量的
A. 75%
B. 80%
C. 85%
D. 90%
E. 95%

第五节　血　　管

【A_1 型题】

1. 汇合形成面后静脉的是
A. 面前静脉，颞浅静脉
B. 颞浅静脉，颌内静脉
C. 翼静脉丛，颌内静脉
D. 面前静脉，耳后静脉
E. 翼静脉丛，耳后静脉

2. 下面哪支动脉不是颈外动脉的分支
A. 甲状腺上动脉
B. 舌动脉
C. 面动脉
D. 颞浅动脉
E. 眼动脉

3. 面动脉又称为
A. 眶下动脉
B. 上颌动脉
C. 颌外动脉
D. 颌内动脉
E. 眼动脉

4. 上颌动脉又称为
A. 颞浅动脉
B. 面动脉
C. 颌外动脉
D. 颌内动脉
E. 眼动脉

5. 关于舌动脉，正确的叙述是
A. 平舌骨大角尖处，自颈外动脉后壁发出
B. 甲状软骨上缘可作为寻找舌动脉起始位置的标志
C. 舌动脉在舌骨舌肌前缘处分为舌下动脉、舌深动脉两终支
D. 舌动脉在行程中以下颌舌骨肌为界分为三段
E. 舌深动脉是舌动脉的最大分支

6. 关于颈外动脉和颈内动脉的鉴别，不正确的是
   A. 颈内动脉初在颈外动脉的后外侧，继而转至其后内侧
   B. 颈内动脉在颈部无分支
   C. 颈内动脉比颈外动脉粗
   D. 颈外动脉在颈部发出一系列分支
   E. 暂时阻断颈外动脉同时触摸颞浅动脉无搏动
7. 面动脉的主要分支不包括
   A. 上唇动脉
   B. 下唇动脉
   C. 内眦动脉
   D. 腭升动脉
   E. 咽升动脉
8. 上颌动脉翼腭段的分支不包括
   A. 上牙槽后动脉
   B. 眶下动脉
   C. 腭降动脉
   D. 蝶腭动脉
   E. 脑膜中动脉
9. 上牙槽后动脉分布于
   A. 上颌磨牙
   B. 上颌前牙
   C. 下颌磨牙
   D. 下颌前磨牙
   E. 下颌前牙
10. 颞浅动脉在耳屏前约为
   A. 1.0cm 上行
   B. 1.5cm 上行
   C. 2.0cm 上行
   D. 0.5cm 上行
   E. 2.5cm 上行
11. 髁突颈部骨折时，最可能伤及
   A. 翼静脉丛
   B. 上颌动脉
   C. 面动脉
   D. 颞浅动脉
   E. 颈内动脉
12. 翼静脉丛位于
   A. 尖牙窝
   B. 翼腭窝
   C. 颞下窝
   D. 翼肌窝
   E. 颞窝
13. 下述关于翼静脉丛的叙述中哪项是错误的
   A. 分布于颞肌及翼内、外肌之间
   B. 凡与上颌动脉分支伴行的静脉均参与此丛的构成
   C. 其血液主要汇入面深静脉
   D. 该丛与颅内、外静脉有广泛的交通
   E. 施行上牙槽后神经阻滞麻醉时应注意避免刺破翼静脉丛
14. 关于翼静脉丛交通描述哪项是正确的
   A. 向后外经上颌静脉汇入下颌后静脉
   B. 向前经面深静脉汇入面静脉
   C. 向上经卵圆孔网和破裂孔导血管等与海绵窦交通
   D. 收集口腔颌面及眼的静脉血
   E. 以上均正确
15. 有关颅内、外静脉的交通描述错误的是
   A. 导血管是颅内、外通过颅骨直接相连的短静脉
   B. 板障静脉穿行于颅顶骨内、外板之间的板障之中，在颅骨薄的部位可缺少板障
   C. 眼上静脉向前与内眦静脉相交通，向后经眶上裂与海绵窦相交通
   D. 眼下静脉一支经眶上裂注入眼上静脉，另一支经眶下裂与翼静脉丛相交通
   E. 枕骨大孔周围的静脉网与椎管内静脉丛不相通

【A_2 型题】

16. 患者行面部吸脂术，在抽吸颧弓下方脂肪时发生出血，其原因为
   A. 颊动脉损伤
   B. 面动脉损伤
   C. 颞浅动脉损伤
   D. 颞深动脉损伤
   E. 面横动脉损伤

【B_1 型题】

（17~21 题共用备选答案）
A. 上颌动脉
B. 面动脉
C. 舌动脉
D. 下牙槽动脉
E. 甲状腺上动脉
17. 属于上颌动脉分支的是
18. 面部软组织血供主要来自
19. 下颌骨血供主要来自
20. 在平舌骨大角稍下方发自颈外动脉的是
21. 在平舌骨大角尖处发自颈外动脉的是

（22~26 题共用备选答案）
A. 面静脉
B. 海绵窦
C. 下颌后静脉
D. 颞下窝
E. 翼腭窝
22. 翼静脉丛位于
23. 翼静脉丛可经面深静脉通入
24. 翼静脉丛可经破裂孔导血管与哪个结构交通
25. 翼静脉丛可经卵圆孔网和哪个结构交通
26. 翼静脉丛的血液主要经上颌静脉汇入

（27~31 题共用备选答案）
A. 圆孔
B. 卵圆孔
C. 棘孔
D. 眶下孔
E. 茎乳孔
27. 眶下神经经哪一骨孔至面部
28. 上颌神经出颅的位置是
29. 下颌神经出颅的位置是
30. 面神经出颅的位置是
31. 脑膜中动脉入颅的位置是

（32~33 题共用备选答案）
A. 舌动脉

B. 下唇动脉
C. 面动脉
D. 颞浅动脉
E. 上颌动脉

32. 上颌牙齿的血供来自
33. 下颌牙齿的血供来自

第六节　头颈部淋巴结和淋巴管

【A_1 型题】

1. 舌后 1/3 淋巴回流的淋巴结是
   A. 下颌下淋巴结
   B. 颈二腹肌淋巴结
   C. 颈肩胛舌骨肌淋巴结
   D. 颈深上淋巴结
   E. 以上均不对
2. 腭部淋巴主要引流至
   A. 下颌下淋巴结
   B. 耳前淋巴结
   C. 锁骨上淋巴结
   D. 颈深上淋巴结
   E. 以上都不对

第七节　神　　经

【A_1 型题】

1. 含有 3 种以上纤维成分的混合性神经是
   A. 三叉神经
   B. 面神经
   C. 副神经
   D. 舌下神经
   E. 上颌神经
2. 临床上下颌下区切口多选择平行于下颌下缘以下 15mm，其原因是
   A. 为了保护面动脉
   B. 为了保护面神经下颌缘支
   C. 为了保护舌下神经
   D. 为了保护面神经颈支
   E. 为了手术进路方便
3. 以下哪一组神经属纯感觉神经
   A. 眼神经、颊神经、下牙槽神经
   B. 耳颞神经、舌神经、鼓索
   C. 上颌神经、迷走神经、舌咽神经
   D. 上牙槽后神经、耳颞神经、舌神经
   E. 鼻腭神经、面神经、腭前神经
4. 下述关于面神经的叙述中哪项是错误的
   A. 面神经有 2 根，其中运动根较大
   B. 其副交感纤维支配泪腺、舌下腺和下颌下腺
   C. 其味觉纤维司舌前 2/3 味觉
   D. 其运动纤维支配面部表情肌及全部咀嚼肌
   E. 以茎乳孔为界，可将面神经分为面神经管段和颅外段
5. 上颌神经依其行程可分为 4 段，其中不包括
   A. 颅中窝段
   B. 翼腭窝段
   C. 眶下管段
   D. 面段
   E. 翼肌段
6. 拔除上颌尖时需麻醉
   A. 上牙槽中神经、腭前神经
   B. 上牙槽后神经、腭前神经
   C. 上牙槽中神经、上牙槽后神经
   D. 上牙槽前神经、腭前神经、鼻腭神经
   E. 上牙槽中神经、鼻腭神经、腭前神经
7. 面神经主干直径约
   A. 0.5mm
   B. 1.0mm
   C. 1.5mm
   D. 2.0mm
   E. 2.5mm
8. 下列关于面神经走向的描述哪项是错误的
   A. 穿内耳道底入面神经管
   B. 在面神经管内无分支
   C. 经茎乳孔出颅
   D. 以茎乳孔为界，分为面神经管段和颅外段
   E. 穿腮腺后内侧面，终支分布于面部表情肌
9. 分布于下颌牙齿、牙龈的神经不包括
   A. 下牙槽神经
   B. 颏神经
   C. 舌神经
   D. 颞深神经
   E. 颊神经
10. 不属于下颌神经分支的是
    A. 颊神经
    B. 舌神经
    C. 蝶腭神经
    D. 耳颞神经
    E. 咬肌神经
11. 面神经属于
    A. 运动神经
    B. 感觉神经
    C. 混合性神经
    D. 交感神经
    E. 副交感神经
12. 下列哪项不属于面神经
    A. 鼓索
    B. 岩大神经
    C. 耳颞神经
    D. 颧支
    E. 颊支

13. 面神经主干是指面神经出茎乳孔至面神经分叉处的一段，长度约为
A. 1cm
B. 1.5cm
C. 2cm
D. 2.5cm
E. 3cm
14. 下列哪条神经不是上颌神经的分支
A. 鼻腭神经
B. 上牙槽后神经
C. 蝶腭神经
D. 腭前神经
E. 颞深神经
15. 下颌神经前干中感觉神经是
A. 咬肌神经
B. 颊神经
C. 颞深神经
D. 翼外肌神经
E. 翼外肌神经
16. 选用2%利多卡因拔除下颌第一前磨牙时采用
A. 局部浸润麻醉+下牙槽神经阻滞麻醉
B. 下牙槽神经+舌神经阻滞麻醉
C. 颊神经+舌神经阻滞麻醉
D. 颊神经+下牙槽神经阻滞麻醉
E. 颊神经+舌神经阻滞麻醉+局部浸润麻醉
17. 若上颌神经在圆孔处受损，可能出现的症状是
A. 咀嚼肌麻痹
B. 下唇麻木
C. 额部感觉丧失
D. 口角歪斜
E. 上唇麻木
18. 面神经出茎乳孔后分成5支，分别是
A. 颞支、颧支、颊支、下颌缘支、颈支
B. 颞支、颧支、下颌缘支、颊支、舌下支
C. 眼神经、上颌神经、下颌神经、颊神经、颈神经
D. 眼神经、耳颞神经、下颌神经、颊神经、颈神经
E. 眼神经、上颌支、下颌支、下颌缘支、颈支
19. 下列关于颊神经的描述中哪项是错误的
A. 是下颌神经的分支
B. 分布于颊黏膜及皮肤
C. 分布于下颌前磨牙和磨牙颊侧牙龈
D. 分布于颊肌，支配颊肌的运动
E. 属于感觉神经
20. 上颌神经属于
A. 运动神经
B. 交感神经
C. 感觉神经
D. 副交感神经
E. 混合性神经
21. 支配面部表情肌的神经是
A. 面神经
B. 三叉神经
C. 舌下神经
D. 三叉神经和面神经
E. 面神经和舌下神经
22. 三叉神经的分支中属于混合性成分的是
A. 眼神经
B. 上颌神经
C. 下颌神经
D. 眼神经和下颌神经
E. 上颌神经和下颌神经

【A_2型题】

23. 某患者因右侧下颌第三磨牙水平阻生，翻瓣凿骨拔除，术后右侧下唇麻木，下颌尖牙处口内黏膜创伤性溃疡。损伤的神经是
A. 下牙槽神经
B. 舌神经
C. 下牙槽神经的下颌舌骨肌支
D. 颏神经
E. 颊神经

【B_1型题】

（24~28题共用备选答案）
A. 分布于双侧上颌123的腭侧黏骨膜及牙龈
B. 分布于双侧下颌5678的颊侧牙龈、颊部的皮肤和黏膜
C. 分布于双侧下颌12345678的舌侧牙龈，口底及舌前2/3的黏膜和舌下腺
D. 分布于双侧上颌78及6的腭根及远中颊根髓、牙周膜、牙槽骨、颊侧牙龈
E. 分布于双侧上颌123的牙髓及其牙周膜、牙槽骨、唇侧牙龈
24. 上牙槽后神经
25. 鼻腭神经
26. 舌神经
27. 颊神经
28. 上牙槽前神经
（29~32题共用备选答案）
A. 患侧口角下垂，流涎
B. 同侧面肌麻痹，同侧舌前2/3味觉丧失，唾液分泌障碍
C. 鼻唇沟变浅或消失、上唇运动力减弱或偏斜以及食物积存于颊部等症状
D. 眼睑不能闭合
E. 同侧额纹消失
29. 面神经颞支损伤，临床上可出现的症状是
30. 面神经颧支损伤，临床上可出现的症状是
31. 面神经颊支损伤，临床上可出现的症状是
32. 面神经下颌缘支损伤，临床上可出现的症状是
（33~36题共用备选答案）
A. 三叉神经
B. 面神经
C. 舌咽神经

D. 舌下神经
E. 迷走神经

33. 属于纯运动纤维成分的是
34. 主要支配面部运动的神经是
35. 主要支配面部感觉的神经是
36. 分布于舌后1/3味蕾的神经是

（37~38题共用备选答案）
A. 牙槽孔
B. 腭大孔
C. 腭小孔
D. 眶下孔
E. 切牙孔

37. 鼻腭神经出自
38. 腭前神经出自

第八节　口腔局部解剖

【A_1型题】

1. 颊垫尖是下牙槽神经阻滞麻醉的重要标志。在大张口时，此尖相当于
A. 乙状切迹平面
B. 髁突颈部平面
C. 喙突平面
D. 下颌孔平面
E. 下颌神经分出颊神经的平面

2. 舌下区的内容不包括
A. 舌下腺及下颌下腺深部
B. 舌系带
C. 下颌下腺导管及舌神经
D. 舌下神经
E. 舌下动脉

3. 颊系带为
A. 唇颊黏膜移行于牙槽黏膜的皱襞
B. 口腔前庭沟上相当于上下尖牙或前磨牙区的扁形黏膜皱襞
C. 口腔前庭沟上相当于磨牙区的扁形黏膜皱襞
D. 上颌结节后内方与磨牙后垫后方间的黏膜皱襞
E. 前庭沟中线上的黏膜皱襞

4. 以下哪块肌肉不参与软腭的构成
A. 腭帆提肌
B. 咽上缩肌
C. 腭帆张肌
D. 腭舌肌
E. 腭垂肌

5. 下述关于切牙乳头的叙述中哪项是错误的
A. 也称腭乳头
B. 位于腭部后端，上颌第三磨牙的腭侧
C. 其深面为切牙孔，鼻腭神经、血管经此孔穿出
D. 组织致密，神经丰富
E. 阻滞麻醉时应从其侧缘刺入黏膜

6. 构成硬腭的骨性支架
A. 上颌骨牙槽突
B. 上颌骨腭突和腭骨垂直板
C. 腭骨水平板和垂直板
D. 上颌骨牙槽突和腭骨水平板
E. 上颌骨腭突和腭骨水平板

7. 关于舌的描述中正确的是
A. 菌状乳头位于舌前2/3，数量最多，司味觉
B. 丝状乳头位于舌侧缘，司味觉
C. 叶状乳头位于舌背，司味觉
D. 轮廓乳头排列于界沟前方，司味觉
E. 舌扁桃体为结节状淋巴组织，位于舌体部

8. 下列关于软腭的叙述中哪项是错误的
A. 黏膜下层中含黏液腺
B. 腭腱膜位于软腭前1/3，构成软腭的支架
C. 腭肌位于软腭的后2/3，肌肉细小
D. 腭腱膜近硬腭部分坚厚，向后则变薄弱
E. 腭裂者软腭部无肌肉

9. 下列关于唇的解剖层次描述哪一项是错误的
A. 最外层为皮肤，富于毛囊、皮脂腺和汗腺
B. 皮肤下为浅筋膜，较疏松
C. 中间为肌层，主要是口轮匝肌
D. 上、下唇动脉位于皮下层内
E. 黏膜上有黏液腺开口

10. 在口底黏膜的深面，从两侧向中线排列有下列重要的解剖结构，位于最远中线的是
A. 舌下神经
B. 舌下动脉
C. 下颌下腺导管
D. 舌神经
E. 下颌下腺深部

11. 下述关于翼下颌皱襞的叙述中哪项是错误的
A. 延伸于上颌结节后内方与磨牙后垫后方之间
B. 为黏膜皱襞
C. 其深面为下颌下腺导管
D. 是下牙槽神经阻滞麻醉的重要标志
E. 是翼下颌间隙和咽旁间隙口内切口的有关标志

12. 下述关于固有口腔境界的描述哪一项是错误的
A. 前界为上、下牙列，牙龈及牙槽黏膜
B. 两侧为颊
C. 下界为舌下区
D. 上界为腭
E. 后界为咽后壁

13. 口腔唾液腺中最大的是
A. 腮腺

B. 舌下腺
C. 下颌下腺
D. 腭腺
E. 颊腺

14. 下唇的主要感觉神经来自
A. 舌下神经
B. 面神经
C. 上颌神经
D. 下颌神经
E. 舌神经

15. 关于舌淋巴引流的特点，叙述正确的是
A. 舌的淋巴引流丰富，最先汇入颈深下淋巴结
B. 近舌尖起的淋巴管，注入颈深上淋巴结的部位越高
C. 近舌根起的淋巴管，注入颈深上淋巴结的部位越高
D. 近舌根起的淋巴管，注入颈深上淋巴结的部位越低
E. 以上叙述均不正确

16. 下述关于硬腭软组织特点的叙述中哪项是错误的
A. 硬腭前部黏膜下层无腺体，含有少量脂肪
B. 腭腺肿瘤多发生在硬腭前部
C. 黏骨膜在腭中线处较薄，而在近牙槽骨部较厚
D. 在做腭两侧松弛切口时，应尽量靠近牙龈切，以免损伤腭部主要神经、血管
E. 黏骨膜易于从骨面分离

17. 口角的正常位置约相当于
A. 尖牙
B. 尖牙和第一前磨牙之间
C. 第一前磨牙
D. 第一前磨牙和第二前磨牙之间
E. 第二前磨牙

18. 下列有关舌盲孔的描述中哪项是错误的
A. 位于舌背
B. 位于界沟尖端
C. 位于舌腹面
D. 位于舌体与舌根的交界处
E. 是胚胎甲状舌管咽端的遗迹

19. 下列关于口腔前庭沟的叙述中哪项是错误的
A. 又称唇颊龈沟
B. 前庭沟黏膜下组织致密
C. 为口腔前庭的上、下界
D. 为唇、颊黏膜移行于牙槽黏膜的沟槽
E. 是口腔局部麻醉常用的穿刺及手术切口的部位

20. 关于口腔境界叙述中错误的是
A. 前界为唇
B. 后界为咽后壁
C. 两界为颊
D. 上界为腭
E. 下界为舌下区

21. 不含味蕾的舌乳头是
A. 丝状乳头
B. 菌状乳头
C. 轮廓乳头
D. 叶状乳头
E. 以上均含味蕾

22. 以下除哪项外均为口腔前庭的表面解剖标志
A. 口腔前庭沟
B. 上、下唇及颊系带
C. 翼下颌韧带
D. 腮腺导管口
E. 磨牙后区

【B1 型题】

（23～24 题共用备选答案）
A. 颏下区
B. 面侧深区
C. 下颌下区
D. 腮腺咬肌区
E. 舌下区

23. 舌下腺位于哪个分区
24. 下颌下腺导管位于哪个分区

第九节　面部局部解剖

【A1 型题】

1. 排列于腮腺浅叶前缘的解剖结构不包括
A. 面横动脉
B. 面神经
C. 腮腺导管
D. 副腮腺
E. 下颌后静脉前支

2. 下列关于“腮腺鞘”的叙述中哪项是错误的
A. “腮腺鞘”来自颈浅筋膜层
B. “腮腺鞘”与腮腺紧密结合，并发出间隔伸入腺体
C. 鞘的浅层致密，深层薄弱
D. 鞘的上部与外耳道紧密相连，并有纤维束伸入外耳道
E. 在茎突和下颌角之间增厚成茎突下颌韧带

3. 下列关于腮腺咬肌区的描述，不正确的是
A. 前界为咬肌前缘
B. 后界为下颌骨后缘
C. 上为颧弓及外耳道
D. 下为下颌骨下缘
E. 内容包括腮腺及咬肌

4. 腮腺导管开口于
A. 平对上颌第一双尖牙牙冠的颊黏膜上
B. 平对上颌第二双尖牙牙冠的颊黏膜上
C. 平对上颌第一磨牙牙冠的颊黏膜上
D. 平对上颌第二磨牙牙冠的颊黏膜上
E. 平对上颌第三磨牙牙冠的颊黏膜上

5. 与颞肌深面不相毗邻的结构是
   A. 翼静脉丛
   B. 颊神经
   C. 咬肌
   D. 翼外肌
   E. 以上都不对
6. 下列对面部表面标志的描述，错误的是
   A. 睑裂为上下眼睑之间的裂隙
   B. 睑内侧联合为上下眼睑在内侧的结合处
   C. 内眦为睑内侧联合的最内侧点
   D. 鼻根为外鼻上端连于额部的位置
   E. 鼻面沟与唇面沟合称鼻唇沟
7. 眶下孔的体表投影为
   A. 鼻尖至眼内角连线的中点
   B. 鼻翼至耳屏连线的中点
   C. 鼻尖至眼外角连线的中点
   D. 鼻尖至耳屏连线的中点
   E. 眶下缘中点下方 1cm
8. 腮腺导管的体表投影为
   A. 外耳孔至鼻翼与口角之间中点连线的中 1/3 段
   B. 耳屏至鼻翼与口角之间中点连线的中 1/3 段
   C. 鼻翼与口角连线的中点至耳垂连线的中 1/3 段
   D. 外耳孔至鼻翼连线的中 1/3 段
   E. 耳垂至鼻翼连线的中 1/3 段
9. 关于“腮腺床”正确的是
   A. 寰椎横突位于乳头尖端与下颌角连线的中、下 1/3 处
   B. 颈内动、静脉位于寰椎横突的后方
   C. 第Ⅸ～Ⅻ对脑神经位于茎突的深面
   D. 颈内动脉和颈外动脉位于茎突的浅面
   E. 舌下神经在下颌角下方，向前穿过颈内外动脉之间
10. 关于面侧深区，错误的是
   A. 位于腮腺咬肌区前部的深面
   B. 前为上颌骨的后面
   C. 后界为腮腺深叶
   D. 内为翼内板
   E. 外以下颌支为界
11. 面侧深区内神经、血管走行复杂，下列叙述错误的是
   A. 当下颌支去除后首先看到的是翼静脉丛
   B. 下颌神经位于翼外肌的深面
   C. 颞深前后神经和咬肌神经自翼外肌两头之间穿出
   D. 颊神经自翼外肌两头之间穿出
   E. 舌神经和下牙槽神经自翼外肌下缘穿出
12. “腮腺床”不包括
   A. 颈外动脉
   B. 颈内动脉
   C. 颈内静脉
   D. 迷走神经
   E. 舌下神经
13. 下列关于颌面部软组织的特点的叙述中哪项是正确的
   A. 皮肤薄而柔软，但不易伸展移动
   B. 皮脂腺、毛囊和汗腺较少
   C. 血运不丰富，出血较少
   D. 有皮肤皱纹，走向有一定规律
   E. 皮下组织中不含重要结构
14. 在“腮腺床”内，越过颈内静脉上段浅面的是
   A. 副神经
   B. 迷走神经
   C. 颈内动脉
   D. 舌下神经
   E. 舌咽神经

【B_1 型题】

（15～19 题共用备选答案）
   A. 唇红
   B. 人中
   C. 唇弓
   D. 唇峰
   E. 唇珠
15. 唇弓两侧的最高点
16. 上唇皮肤正中，由鼻小柱向下至唇红缘的纵行浅沟
17. 上下唇的游离缘，即皮肤和黏膜的移行区
18. 上唇正中唇红呈珠状向前下方突起
19. 上唇的整个唇红缘，呈弓背状

（20～22 题共用备选答案）
   A. 咬肌间隙
   B. 颞间隙
   C. 颞下间隙
   D. 翼腭间隙
   E. 翼下颌间隙
20. 位于眶尖下方，颞下窝内侧的三角形间隙
21. 间隙内主要有翼静脉丛、上颌动脉、上下颌神经及分支的间隙
22. 翼内肌和下颌升支之间的间隙

第十节　颈部局部解剖

【A_1 型题】

1. 关于颈部的分区，错误的是
   A. 颈部上界有下颌下缘、乳突尖、上颞线、枕外隆突
   B. 颈部以斜方肌为界，将颈部分为前后两部分及斜方肌覆盖的区域
   C. 颈前区包括颏下三角、下

颌下三角、颈动脉三角、肌三角
D. 颈侧区包括颈前和颈后三角
E. 颈后三角包括枕三角和锁骨上三角

2. 关于颈部体表标志，下列叙述正确的是
A. 舌骨高度相当于第1颈椎平面，舌骨大角是寻找或结扎舌动脉的重要标志
B. 颈总动脉分叉处约平甲状软骨下缘
C. 环状软骨位置相当于第6颈椎平面
D. 颈总动脉位于胸锁乳突肌浅面
E. 气管颈段不能在颈部触及

3. 腮腺咬肌筋膜来自于
A. 颈浅筋膜
B. 颈深筋膜浅层
C. 颈深筋膜中层
D. 颈深筋膜深层
E. 颈脏器筋膜

4. 下列关于颈筋膜5层的描述哪项是错误的
A. 颈浅筋膜为全身浅筋膜的一部分，包绕颈部，颈阔肌在此层内
B. 颈深筋膜浅层形成完整的封套包绕颈部
C. 颈深筋膜中层为一梯形筋膜屏障
D. 颈脏器筋膜包被颈部脏器，如喉、气管、甲状腺、咽及食管等
E. 椎前筋膜位于椎前肌和斜方肌的表面

5. 颈深筋膜浅层又称为
A. 颈浅筋膜
B. 颈深筋膜封套层
C. 颈深筋膜中层
D. 颈鞘
E. 颈脏器筋膜

6. 颈动脉鞘内不含有
A. 颈总动脉
B. 颈内动脉
C. 颈内静脉
D. 迷走神经
E. 舌咽神经

7. 下列关于下颌下三角的境界，叙述正确的是
A. 位于胸锁乳突肌、二腹肌后腹及肩胛舌骨肌上腹之间
B. 位于两侧二腹肌前腹与舌骨之间
C. 位于胸锁乳突肌、肩胛舌骨肌上腹及颈前正中线之间
D. 位于二腹肌前、后腹与下颌骨下缘之间
E. 位于两侧胸锁乳突肌及下颌骨下缘之间

8. 下列哪个结构不属于下颌下三角的内容
A. 下颌下腺
B. 舌下腺
C. 面静脉
D. 面动脉
E. 舌神经

9. 关于下颌下淋巴结，以下叙述哪项是错误的
A. 主要位于下颌下腺鞘内，下颌下腺与下颌下缘之间
B. 其中有一淋巴结位于下颌下腺腺体前极
C. 有两个淋巴结分居面动脉的前后
D. 在下颌下腺腺体内或腺鞘的浅面没有淋巴结
E. 临床上口腔颌面部恶性肿瘤转移时，常将下颌下淋巴结连同下颌下腺一并摘除

10. 下颌下区舌骨舌肌浅面，自上而下依次排列
A. 下颌下腺导管、舌神经和舌下神经
B. 舌神经、下颌下腺导管和舌下神经
C. 舌神经、舌下神经和下颌下腺导管
D. 下颌下腺导管、舌下神经和舌神经
E. 舌下神经，舌神经和下颌下腺导管

11. 根据气管颈段特点，临床上行气管切开术时错误的是
A. 采取头正中后仰位，以免伤及颈总动脉并使气管位置变浅
B. 多在第2~3气管软骨环的范围内切开
C. 切开时勿切开环状软骨
D. 不应低于第5气管软骨环
E. 不宜过深，以免刺伤气管后壁

12. 甲状腺峡部在气管颈段前方横过
A. 第2~4气管软骨环
B. 第4~6气管软骨环
C. 第6~8气管软骨环
D. 第1~2气管软骨环
E. 第5~7气管软骨环

13. 下列关于颈动脉三角特点的描述错误的是
A. 有颈内静脉、颈总动脉、舌下神经、迷走神经、副神经以及部分颈深淋巴结等
B. 颈内静脉位于颈总动脉外侧，大部为胸锁乳突肌所掩盖
C. 颈总动脉位于颈内静脉内侧，平甲状软骨上缘处分为颈内动脉和颈外动脉
D. 颈内动脉自颈外动脉的后外方行至其后方，经二腹肌后腹深面至下颌后窝
E. 颈外动脉平甲状软骨上缘起自颈总动脉，位于颈内动脉前内方垂直下行

【B_1型题】

（14~17题共用备选答案）
A. 颈浅筋膜
B. 颈深筋膜浅层
C. 颈深筋膜中层

D. 颈脏器筋膜
E. 颈深筋膜深层

14. 颈阔肌位于哪层
15. 形成舌骨下肌群肌鞘的是
16. 哪一层形成颈鞘
17. 椎前筋膜又称

第四章　口腔功能

第一节　下颌运动

【A_1 型题】

1. Bennett 运动是指
   A. 下颌的侧方运动
   B. 下颌的前伸运动
   C. 下颌的边缘运动
   D. 下颌的开闭运动
   E. 下颌的功能运动
2. 边缘运动是指
   A. 下颌的最大侧方运动
   B. 下颌的最大前伸运动
   C. 下颌向各个方向所能做的最大范围运动
   D. 下颌的最大开闭运动
   E. 下颌的功能运动
3. 下列哪项不是下颌运动的制约因素
   A. 右侧颞下颌关节
   B. 左侧颞下颌关节
   C. 𬌗
   D. 神经、肌肉
   E. 牙周膜
4. 正常前伸运动的距离为
   A. 8~10mm
   B. 10~12mm
   C. 12~14mm
   D. 5~7mm
   E. 7~9mm

【B_1 型题】

（5~7 题共用备选答案）
A. 开闭口运动
B. 前后运动
C. 侧方运动
D. 边缘运动
E. 咀嚼运动

5. 属于功能运动的是
6. 髁道斜度与哪种运动有关
7. 哪种运动属于下颌的非对称性运动

第二节　咀　嚼

【A_1 型题】

1. 咀嚼肌收缩所发挥的最大力是
   A. 咀嚼压力
   B. 咀嚼肌力
   C. 最大𬌗力
   D. 𬌗力
   E. 牙周潜力
2. 下牙咬合时，牙周组织所承受的实际咀嚼力量称为
   A. 𬌗力
   B. 咀嚼效率
   C. 咀嚼肌力
   D. 咀嚼周期
   E. 牙周潜力
3. 提高咀嚼效率的主要因素是
   A. 牙的数目多
   B. 牙的体积大
   C. 牙排列整齐
   D. 牙形态正常
   E. 牙接触面积大
4. 下列哪项不是影响咬合力的因素
   A. 性别、年龄
   B. 釉质钙化的程度
   C. 咀嚼习惯
   D. 𬌗力线的方向
   E. 开口距离
5. 以下叙述不正确的是
   A. 咀嚼效率是机体在一定时间内，对定量食物嚼细的程度
   B. 称重法是测定咀嚼效率的方法之一
   C. 咀嚼效率是咀嚼作用的实际效果
   D. 咀嚼效率并不随牙齿的缺失而降低
   E. 咀嚼效率代表了咀嚼功能的大小
6. 下列哪项不是咀嚼效率的影响因素
   A. 牙周组织的健康状况
   B. 颞下颌关节疾病
   C. 年龄
   D. 全身健康状况
   E. 性别
7. 哪一类杠机械效能低，但利于牙周组织健康
   A. Ⅰ类
   B. Ⅱ类
   C. Ⅲ类
   D. A+B
   E. 以上都不是
8. 磨耗的生理意义不包括
   A. 消除早接触点
   B. 减少牙周组织所受的侧向力
   C. 降低临床牙冠长度
   D. 避免前牙因后牙推动而

拥挤

E. 减小深覆盖程度

【B_1 型题】

(9~13题共用备选答案)

A. 咀嚼肌力

B. 殆力

C. 最大殆力

D. 牙周潜力

E. 咀嚼用力

9. 哪种力与肌肉横断面积有关

10. 哪种力是指牙周组织所能耐受的最大力

11. 哪种力是义齿修复的基础

12. 哪种力是指提颌肌收缩时所能发挥的最大力

13. 哪种力又称为牙周储备力

第三节 吞咽、呼吸及言语

【A_1 型题】

关于呼吸与咀嚼、吞咽的关系，不正确的是

A. 吞咽时需要中断呼吸

B. 老年人咳嗽反射强度降低，时间延长

C. 吞咽时，喉升高前移，会厌遮盖喉，前庭襞和声带闭合

D. 咳嗽可以避免食物进入肺泡

E. 咀嚼时，呼吸不中断

第四节 唾液的分泌和功能

【A_1 型题】

唾液的功能不包括

A. 消化作用

B. 吸收作用

C. 溶酶作用

D. 冲洗作用

E. 排泄作用

第五节 口腔感觉

【A_1 型题】

1. 痛觉感受器密度从高到低的部位是

A. 前牙、前磨牙、磨牙

B. 前磨牙、磨牙、前牙

C. 磨牙、前磨牙、前牙

D. 前磨牙、前牙、磨牙

E. 磨牙、前磨牙、前牙

2. 牙周本体觉最主要的感受器是

A. 游离神经末梢

B. 梭形末梢

C. 鲁菲尼小体

D. 环状末梢

E. Meckel 环形小体

3. 口腔一般感觉的敏感性依次为

A. 痛觉>压觉>冷觉>温觉

B. 压觉>冷觉>温觉>痛觉

C. 冷觉>温觉>痛觉>压觉

D. 温觉>痛觉>压觉>冷觉

E. 痛觉>温觉>冷觉>压觉

第十七篇　牙体牙髓病学

第一章　龋　病

第一节　概　述

【A_1 型题】

1. 龋齿的发病特点是牙体硬组织呈
   A. 急性间歇性破坏
   B. 急性进行性破坏
   C. 慢性间歇性破坏
   D. 慢性进行性破坏
   E. 持续性脱钙
2. 静止龋出现的条件是
   A. 机体抵抗力增加
   B. 龋损处致龋的环境消失
   C. 口腔内致龋菌数量减少
   D. 口腔唾液流量增加
   E. 摄糖总量减少
3. 下列不属于龋病病因范畴的是
   A. 细菌和牙菌斑
   B. 创伤
   C. 宿主
   D. 时间
   E. 食物
4. 具有抗龋作用的微量元素是
   A. 镁
   B. 铂
   C. 氟
   D. 硒
   E. 铅
5. 龋损形成的过程如下，除外
   A. 硬组织脱矿、崩解
   B. 色素沉着
   C. 牙釉质再矿化
   D. 修复性牙本质形成
   E. 腐坏牙本质再矿化
6. 菌斑细菌致龋的基础是
   A. 糖代谢
   B. 蛋白质代谢
   C. 脂肪代谢
   D. 无机盐代谢
   E. 以上都是

【B_1 型题】

（7~10 题共用备选答案）
   A. 血链球菌
   B. 轻链球菌
   C. 变形链球菌
   D. 乳杆菌
   E. 放线菌
7. 最早定居到获得性膜上的细菌是
8. 深龋洞中能大量分离到的细菌是
9. 龈下菌群和根面龋中最常发现的细菌是
10. 目前认为致龋性最强的细菌是

第二节　临床表现及诊断

【A_1 型题】

1. 急性龋的临床表现为
   A. 多见于中、老年人
   B. 病变进展较平稳
   C. 龋洞内腐质湿软
   D. 龋坏牙本质着色深
   E. 进展与全身情况无关
2. 浅龋与轻度釉质发育不全的鉴别要点，除外
   A. 好发牙位不同
   B. 好发部位不同
   C. 患区质地不同
   D. 患区光滑度不同
   E. 患牙牙体形态不同
3. 检查继发龋的最佳方法是
   A. 探诊
   B. 叩诊
   C. 咬诊
   D. 拍牙片
   E. 去除充填物
4. 静止龋出现的条件是
   A. 机体抵抗力增加
   B. 龋损处致龋的环境消失
   C. 口腔内致龋菌数量减少
   D. 口腔唾液流量增加
   E. 机体摄糖总量减少
5. 深龋时患牙对牙髓温度测试的反应是
   A. 同对照牙，冷刺激入洞时可有一过性敏感
   B. 冷刺激一过性敏感
   C. 冷刺激持续性敏感
   D. 冷刺激延迟性敏感
   E. 无反应
6. 继发性龋形成的原因如下，除外
   A. 充填物边缘破裂
   B. 窝洞周围牙体组织破裂
   C. 治疗中未将病变组织除净
   D. 修复材料与牙体组织不密合
   E. 使用树脂类材料充填时未进行酸蚀
7. 龋损的好发牙面居首位的是

A. 殆面
B. 近中邻面
C. 前牙唇面
D. 远中邻面
E. 颊面
8. 临床上Ⅵ类洞指的是
A. 所有牙面发育点裂隙沟的龋损所备成的窝洞
B. 发生于后牙邻面的龋损所备成的窝洞
C. 前牙邻面未累及切角的龋损所备成的窝洞
D. 发生在前牙切嵴和后牙牙尖等自洁区的龋损所备成的窝洞
E. 以上都是
9. 制备倒凹是为了
A. 获得良好的抗力形
B. 便于垫底
C. 便于充填
D. 获得良好的固位形
E. 便于放置盖髓剂
10. 龋病常用的诊断方法除外
A. 视诊
B. 菌斑染色
C. 探诊
D. 温度试验
E. X线检查
11. 按龋坏程度可将龋病分为
A. 急性龋、慢性龋、静止性龋
B. 浅龋、中龋、深龋
C. 窝沟龋、平滑面龋
D. 牙釉质龋、牙本质龋和牙骨质龋
E. 干性龋、湿性龋

【A_2 型题】

12. 患者，男性，35岁。左上后牙有洞，对酸、甜食物敏感，对冷水敏感，要求治疗。检查：26 殆面龋洞，内有食物残渣，去腐后至牙本质深层。医师最可能的诊断
A. 浅龋
B. 中龋
C. 深龋
D. 急性龋
E. 慢性龋

第三节 治 疗

【A_1 型题】

1. 龋病牙体缺损的治疗方法为
A. 自行修复
B. 脱敏治疗
C. 药物治疗
D. 充填治疗
E. 再矿化法
2. 窝洞制备时，抗力形的要求，下列不正确的是
A. 洞的深度达到釉质牙本质界下 0.2~0.5mm
B. 盒状洞形：底平、壁直
C. 复面洞阶梯的龈壁为向颈方的斜面
D. 去除薄壁、弱尖
E. 洞缘曲线圆钝
3. 龋病导致的牙体硬组织缺损，可由以下哪种方法治疗
A. 药物治疗
B. 自行修复
C. 充填治疗
D. 再矿化疗法
E. 以上方法均可以
4. 复合树脂充填时，不宜用氧化锌丁香油糊剂垫底是因为
A. 影响树脂与牙黏结
B. 影响树脂聚合
C. 可知树脂性质改变
D. 抗压强度不足
E. 使树脂色泽改变
5. 下列哪一项描述是玻璃离子黏固剂修复术窝洞预备的特点
A. 玻璃离子黏固剂与牙体组织有化学黏结，对固位形的要求可放宽
B. 需要做倒凹、鸠尾等固位形
C. 去除龋坏牙本质，必须做预防性扩展
D. 窝洞要求底平、壁直
E. 洞缘釉质需做斜面
6. 窝洞充填造成的牙龈炎和牙周炎是由于
A. 诊断错误
B. 备洞时产热过多
C. 龈壁位于龈上 1mm
D. 充填形成悬突
E. 充填材料的化学刺激
7. 下列哪项是复合树脂充填洞形制备特点
A. 制备典型盒状洞形，设计良好固位形
B. 去净无基釉，洞缘角成直角
C. 无须去净无基釉，但要有良好的抗力形
D. 底平、壁直，洞形达一定深度
E. 点线角圆滑，洞缘角应制备短斜面
8. 龋病药物治疗的常用药物不包括
A. 8%氟化亚锡溶液
B. 碘伏
C. 含氟凝胶
D. 75%氟化钠甘油糊剂
E. 硝酸银
9. 36 颊殆面洞是 G. V Black 分类的
A. 第Ⅰ类洞
B. 第Ⅱ类洞
C. 第Ⅲ类洞
D. 第Ⅳ类洞

E. 第Ⅴ类洞

10. 牙体黏结修复术洞形制备的特点是
  A. 前牙切角缺损不必磨除正常釉质
  B. 洞缘的釉质壁不必做短斜面
  C. 可不做预防性扩展
  D. 不承受殆力处，可形成盒状洞形
  E. 垫底时可过多覆盖牙本质

11. 银汞合金充填洞形时需要垫底的原因是充填材料
  A. 有牙髓刺激性
  B. 为温度的良导体
  C. 具有收缩性
  D. 具有微渗漏
  E. 其中的汞有一定的毒性

12. 洞形深度超过多少毫米时，充填光固化复合树脂必须分层光照
  A. 0.5
  B. 1.0
  C. 1.5
  D. 2.0
  E. 3.0

13. 下列操作可减少备洞时器械对牙髓的刺激，除外
  A. 冷却水降温
  B. 选用锐利的车针
  C. 不向洞壁施加压力
  D. 连续磨除
  E. 间断磨除

【A_2 型题】

14. 患者，女性，30 岁。右下后牙进食嵌塞痛 2 周，偶有喝冷水疼痛。无自发痛。检查发现右下第一磨牙殆面深龋洞，冷测反应正常，冷刺激入洞出现一过性敏感，叩痛（-），去净腐质后洞底无穿髓孔，该患牙应做的治疗是
  A. 双层垫底后充填
  B. 安抚治疗以消除症状
  C. 活髓切断
  D. 直接盖髓
  E. 根管治疗

第四节　综合型题

【A_3/A_4 型题】

（1~3 题共用题干）

患者，女性，16 岁。2 周来右上后牙遇冷、热敏感。检查：右上 7 龋坏，洞深，未探及穿髓孔，病变组织颜色较浅，可用挖匙剔除。

1. 这种龋坏称为
  A. 急性龋
  B. 慢性龋
  C. 静止龋
  D. 继发龋
  E. 干性龋

2. 若腐质未去净露髓，穿髓孔较小（d<0.5mm），最好的处理方法是
  A. 局部麻醉下开髓，封失活剂
  B. 氢氧化钙直接盖髓，氧化锌丁香油黏固粉安抚
  C. 氧化锌丁香油黏固粉安抚
  D. 双层垫底，永久充填
  E. 聚羧酸锌黏固粉垫底永久充填

3. 诊断时应与之鉴别的主要疾病是
  A. 慢性闭锁性牙髓炎
  B. 慢性溃疡性牙髓炎
  C. 牙本质过敏
  D. 急性牙髓炎
  E. 牙隐裂

（4~6 题共用题干）

患者，男性，45 岁。主诉右下后牙自发性胀痛、咬合痛 1 周。检查：46 与 47 间有嵌塞食物，牙龈触痛，46 远中面龋深达牙本质浅层，冷诊（+），叩诊（+）牙周检查（-）。

4. 可能的主诉诊断为
  A. 急性牙髓炎
  B. 中龋
  C. 慢性牙髓炎
  D. 慢性根尖炎
  E. 龈乳头炎

5. 非主诉诊断为
  A. 急性牙髓炎
  B. 中龋
  C. 慢性牙髓炎
  D. 慢性根尖炎
  E. 龈乳头炎

6. 其治疗方法为
  A. 去除嵌塞食物冲洗上药
  B. 充填龋洞
  C. 调磨牙尖
  D. 去除嵌塞食物冲洗上药后充填窝洞
  E. 牙髓治疗

第二章　牙发育异常

第一节　牙釉质发育不全

【A_1型题】

1. 下列因素可引起牙釉质发育不全，错误的是
   A. 基因突变
   B. 维生素A的缺乏
   C. 甲状旁腺功能低下
   D. 严重消化不良
   E. 不恰当的刷牙方法
2. 中度牙釉质发育不全的临床表现有
   A. 色泽为白垩或黄褐色
   B. 牙釉面出现实质性陷窝状或带状缺损
   C. 表面上可有少量的浅沟、小凹点或细横纹
   D. 牙釉质大面积缺失
   E. 形状不规则，呈灰褐色着色

第二节　氟　牙　症

【A_1型题】

1. 氟牙症的临床表现特点是
   A. 在阳光照射下呈现明亮的黄色荧光
   B. 多发生于乳牙且乳牙着色比恒牙明显
   C. 对摩擦的耐受性强，对酸蚀的抵抗力弱
   D. 可发生在单个牙或一组牙
   E. 同一时期萌出的牙，釉质上有白垩色到褐色的斑块
2. 关于氟牙症发病情况的描述，不正确的是
   A. 氟主要损害釉质发育期牙胚的造釉细胞
   B. 4岁后才迁入高氟区者不出现氟牙症
   C. 饮水氟含量过高是主要病因
   D. 胎盘对氟有一定的屏障作用
   E. 多见于恒牙
3. 氟牙症牙齿特点是
   A. 多见于乳牙，恒牙亦可发生
   B. 耐酸不耐磨
   C. 耐磨不耐酸
   D. 对摩擦和酸蚀均有较好的抵抗、耐受
   E. 多发生在单个牙或一组牙

【A_2型题】

4. 患者，男性，24岁。上大学前一直在河北沧州居住，因上前牙有黄黑斑块要求治疗。检查：11、12、21、22唇面有黄褐色斑块，无缺损，表面光滑，质硬，叩（-），冷（-），乡亲中亦有相似情况。医师最可能的诊断是
   A. 浅龋
   B. 氟斑牙
   C. 四环素牙
   D. 牙釉质发育不全
   E. 静止龋

第三节　四环素牙

【A_1型题】

1. 为防止四环素牙的发生，哪些人不宜使用四环素类药物
   A. 妊娠期和哺乳期妇女
   B. 3岁以下儿童
   C. 妊娠期、哺乳期妇女和8岁以下儿童
   D. 8岁以上儿童
   E. 所有人
2. 四环素牙的临床表现如下，除外
   A. 前牙着色比后牙明显
   B. 四环素的疗程数与着色程度成正比
   C. 乳牙着色比恒牙明显
   D. 牙釉质着色较牙本质深
   E. 在牙着色的同时，还有骨组织的着色

第四节　遗传性乳光牙本质

【A_1 型题】

下列关于遗传性乳光牙本质说法错误的是
A. 釉质牙本质界呈直线
B. 釉质牙本质界呈波浪状
C. 釉质剥脱
D. 牙本质小管排列紊乱
E. 牙本质小管数量减少

第五节　畸形中央尖

【A_1 型题】

1. 畸形中央尖最常发生的牙位是
A. 上颌第二侧切牙
B. 上颌第一前磨牙
C. 上颌第二前磨牙
D. 下颌第一前磨牙
E. 下颌第二前磨牙

【A_2 型题】

2. 患者，男性，29 岁。左下后牙，牙龈小泡 8 月余，要求治疗。查：左下第一前磨牙无龋，𬌗面磨损可见牙本质暴露，牙髓无活力，叩诊（+），X 线片示根尖呈喇叭形。该牙的可能病因为
A. 磨损
B. 畸形中央尖
C. 𬌗创伤
D. 釉质发育不全
E. 深龋

第六节　牙　内　陷

【A_1 型题】

1. 牙中牙是指
A. 融合牙
B. 双生牙
C. 牙内陷
D. 额外牙
E. 畸形中央尖
2. 各型牙内陷中最严重的是
A. 畸形根面沟
B. 畸形舌侧窝
C. 畸形舌侧尖
D. 牙中牙
E. 釉珠

第七节　先天性梅毒牙

【A_1 型题】

先天性梅毒牙的特点是
A. 残冠
B. 残根
C. 弯曲牙
D. 桑葚牙
E. 牙中牙

第八节　综 合 型 题

【B_1 型题】

（1~3 题共用备选答案）
A. 12、22
B. 11、16、21、26、31、32、36、41、42、46
C. 34、35、44、45
D. 11、13、16、21、23、26、31、32、33、36、41、42、43、46
E. 14、15、17、24、25、27、34、35、37、44、45、47
1. 牙釉质发育不全致病因素在 1 岁以内发病的牙位是
2. 梅毒牙好发牙位是
3. 畸形中央尖好发牙位是
（4~6 题共用备选答案）
A. 牙发育和结构异常
B. 牙形态异常
C. 牙数目异常
D. 牙萌出异常
E. 着色牙
4. 双生牙属于
5. 四环素牙属于
6. 遗传性乳光牙本质属于

第三章　牙急性损伤

第一节　牙　震　荡

【A_1型题】

牙震荡是指
A. 牙周膜轻度损伤，不伴有牙体缺损
B. 牙周膜轻度损伤，伴有牙体缺损
C. 牙周膜重度损伤，不伴有牙体缺损
D. 牙周膜重度损伤，伴有牙体缺损
E. 仅有根尖周膜的损伤

第二节　牙　　折

【A_1型题】

1. 根折牙临床表现的描述，不正确的是
A. 外伤性纵折很多见
B. 最常见的根折为根尖1/3折断
C. 多见于牙根完全形成的成人牙齿
D. 根折恒牙的牙髓坏死率为20%~24%
E. 部分根折患牙的牙髓出现“休克”现象

【A_2型题】

2. 患儿，男，8岁。2天前意外致上中切牙碰伤，现有咬物痛。检查：11牙冠完整，牙龈无红肿，叩痛（-），电活力测试（-），松动度Ⅰ度，扪诊（-），X线片示根折线在根尖1/3处。处理应是
A. 调殆、固定、观察
B. 根管治疗
C. 拔除患牙
D. 摘除牙髓
E. 活髓切断

第三节　牙脱位和牙脱臼

【A_1型题】

1. 嵌入性牙脱位多见于
A. 错位牙
B. 松动牙
C. 牙周病患牙
D. 乳牙和年轻恒牙
E. 牙冠较短的恒牙
2. 全脱位的外伤牙进行再植，效果好的是在脱臼后
A. 90分钟以内
B. 100分钟以内
C. 2小时以内
D. 3小时以内
E. 4小时以内

第四章　牙慢性损伤

第一节　楔 状 缺 损

【A_1型题】

1. 前磨牙楔状缺损应选用的最佳充填材料是
A. 树脂改性的玻璃离子黏固粉
B. 化学固化复合树脂
C. 磷酸锌黏固粉
D. 银汞合金
E. 聚羧酸锌黏固粉
2. 在临床上，发生楔状缺损的常见频率顺序是
A. 中切牙、侧切牙、尖牙、前磨牙、磨牙
B. 前磨牙、尖牙、磨牙、侧切牙、中切牙
C. 尖牙、中切牙、侧切牙、前磨牙、磨牙
D. 尖牙、前磨牙、磨牙、中切牙、侧切牙
E. 侧切牙、中切牙、尖牙、

前磨牙、磨牙

【A_2 型题】

3. 患者，男性，45岁，教师。因进食时牙酸痛就诊。检查：14、24牙龈萎缩，无龋，牙颈部楔状缺损，牙清洁，每日刷牙2次。造成楔状缺损的原因，不必考虑
   A. 刷牙方法不正确
   B. 牙刷毛太硬
   C. 刷牙用力过大
   D. 喜嚼硬食
   E. 牙膏中摩擦剂粗糙

第二节　磨　　损

【A_1 型题】

1. 下列哪项与牙体缺损的成因无关
   A. 楔状缺损
   B. 重度磨耗
   C. 牙周病
   D. 牙外伤
   E. 龋病
2. 牙齿磨耗程度取决于
   A. 食物种类
   B. 牙齿硬度
   C. 咀嚼习惯
   D. 患者年龄
   E. 以上均有

【A_2 型题】

3. 患者，女性，62岁。右侧后牙咀嚼酸痛3个月余。检查：右下第一磨牙𬌗面近中釉质磨损明显，探诊酸痛，叩诊（-）。该牙最佳治疗是
   A. 调𬌗
   B. 牙髓治疗
   C. 全冠修复
   D. 脱敏治疗
   E. 充填治疗

第三节　酸　蚀　症

【A_1 型题】

1. 下列哪项除外，均可导致酸蚀症
   A. 频繁饮用酸性饮料
   B. 某些工厂空气中的酸雾或酸酐浓度超过规定标准
   C. 长期服用口嚼型维生素C
   D. 胃病长期反酸
   E. 细菌感染
2. 3度酸蚀症的表现为
   A. 仅牙釉质受累
   B. 仅牙釉质丧失
   C. 牙釉质和牙本质丧失，牙本质丧失面积小于牙表面积的1/2
   D. 牙釉质和牙本质丧失，牙本质丧失面积大于牙表面积的1/2
   E. 牙釉质大部分丧失，牙本质丧失至继发牙本质暴露或牙髓暴露，牙髓受累

第四节　牙　隐　裂

【A_1 型题】

1. 牙隐裂后会出现
   A. 牙髓充血的症状
   B. 急性牙髓炎的症状
   C. 急性根尖周炎的症状
   D. 慢性牙髓炎的症状
   E. 上述任一症状
2. 牙隐裂好发于
   A. 下颌第一磨牙
   B. 上颌第一磨牙
   C. 下颌第二磨牙
   D. 上颌第二磨牙
   E. 上颌前磨牙
3. 牙隐裂隐裂线不明显时常采用的检查方法是
   A. 探诊
   B. 电活力检测
   C. 碘酊染色
   D. 咬诊
   E. 冷热诊

第五节　牙根纵裂

【A_1 型题】

1. 诊断牙根纵裂的主要依据是
   A. 磨牙有长期咬合痛
   B. 磨牙磨损严重，咬合面形态变化
   C. 特有的X线表现
   D. 探诊有深及根尖的细窄牙周袋

E. 牙髓活力测定结果不一
2. 下列牙根纵裂的临床表现错误的是
A. 原发性牙根纵裂多发生于中老年人
B. 多发生于磨牙
C. 纵裂多发生于近中根或近中颊根
D. 可单发于一侧，也可双侧对称发生
E. 以上颌第一磨牙最常见

第六节 创伤性牙根横折

【A_1 型题】

关于根折牙的临床表现，描述不正确的是
A. 创伤性纵折很多见
B. 最常见的根折为根尖1/3折断
C. 多见于牙根完全形成的成人牙
D. 根折恒牙的牙髓坏死率为20%~24%
E. 部分根折患牙的牙髓出现“休克”现象

第五章 牙本质敏感症

牙本质敏感症

【A_1 型题】

1. 对牙本质过敏者患牙最敏感的刺激是
A. 冷
B. 热
C. 酸
D. 机械
E. 甜
2. 临床上检查牙本质敏感症常用的方法为
A. 热诊
B. 冷诊
C. 探诊
D. 叩诊
E. 酸甜试验
3. 关于牙本质敏感症的治疗，下列哪种说法正确
A. 牙本质敏感症必须用充填的方法治疗
B. 牙本质敏感症必须用药物脱敏
C. 牙本质敏感症有自行性脱敏
D. 牙本质敏感症必须做牙髓摘除术
E. 牙本质敏感症必须做全冠修复
4. 对牙本质过敏者患牙，最敏感刺激是
A. 冷
B. 热
C. 酸
D. 机械
E. 甜
5. 龈上洁治术后牙本质过敏的脱敏应选用的药物是
A. 碘化银
B. 75%氟化钠糊剂
C. 晶体麝香草酚
D. 氨硝酸银
E. 凝胶
6. 牙本质敏感症最可靠的诊断方法是
A. 咬诊
B. 温度诊
C. 探诊
D. 叩诊
E. 化学诊

【A_2 型题】

7. 患者，男性，70岁。左上后牙咀嚼时敏感症状。检查：26 殆面磨耗明显，叩诊（-），探诊敏感，冷诊（-），无松动。应诊断为
A. 浅龋
B. 中龋
C. 牙本质敏感症
D. 逆行性牙髓炎
E. 可复性牙髓炎

第六章　牙　髓　病

第一节　概　　述

【A_1 型题】

1. 引起牙髓感染的途径为
   A. 暴露的牙本质小管
   B. 牙髓暴露
   C. 牙周袋途径
   D. 血源感染
   E. 以上都是
2. 对牙髓疾病临床上热诊可用的方法是
   A. 热牙胶
   B. 热水
   C. 加热的金属器械
   D. 橡皮轮打磨生热法
   E. 以上都是
3. 用温度测验牙髓活力时，应利用
   A. 低于 10℃ 或高于 30℃ 的温度
   B. 低于 10℃ 或高于 40℃ 的温度
   C. 低于 10℃ 或高于 60℃ 的温度
   D. 低于 20℃ 或高于 40℃ 的温度
   E. 低于 30℃ 或高于 60℃ 的温度
4. 牙髓温度测验的注意事项如下，除外
   A. 先测对侧同名牙
   B. 隔离唾液
   C. 冷测可用小冰棒
   D. 热测可用热牙胶
   E. 置于牙齿咬合面上或切端
5. 引起牙髓活力电测验假阴性的原因不包括
   A. 测试前使用过麻醉剂
   B. 根尖尚未形成的牙齿
   C. 刚受过外伤的牙齿
   D. 干髓治疗的牙齿
   E. 根管内过度钙化的牙齿
6. 判断牙髓活力最可靠的检查方法为
   A. 冷、热诊
   B. 叩诊
   C. 牙髓电活力测验
   D. 探诊
   E. 备洞试验
7. 下列哪种疾病可以通过 X 线片来诊断
   A. 急性牙髓炎
   B. 急性根尖周炎
   C. 牙隐裂
   D. 慢性根尖周炎
   E. 牙本质过敏症
8. 临床上牙髓活力测试的冷诊法常用刺激物为
   A. 用水枪冲
   B. 冰棒
   C. 用气枪吹
   D. 患者冷水漱口
   E. 以上均可
9. 临床上做牙髓温度测试的冷诊法或热诊法时刺激物应放的位置为
   A. 牙齿的咬合面
   B. 牙齿的唇（颊）或舌（腭）侧中 1/3
   C. 牙齿的唇（颊）或舌（腭）侧颈 1/3
   D. 牙齿的唇（颊）或舌（腭）侧切 1/3
   E. 窝洞中

第二节　可复性牙髓炎

【A_1 型题】

1. 温度刺激出现疼痛，但刺激去除后疼痛即可消失，可能为
   A. 牙髓正常
   B. 牙髓坏死
   C. 可复性牙髓炎
   D. 牙髓钙化
   E. 慢性牙髓炎
2. 可复性牙髓炎的诊断要点为
   A. 主诉对温度刺激一过性敏感
   B. 无自发痛史
   C. 对牙髓电活力测试反应阈值低
   D. 有引起牙髓病的牙体病损或牙周组织损坏
   E. 以上都是
3. 可复性牙髓炎对下列哪项刺激最敏感
   A. 温度测试
   B. 探诊
   C. 咬诊
   D. 叩诊
   E. 酸甜刺激
4. 可复性牙髓炎和深龋对冷水刺激都可引起疼痛，其区别为
   A. 可复性牙髓炎和深龋在冷水刺激各个牙面都可引起疼痛
   B. 可复性牙髓炎在冷水流到龋洞中才起疼痛，而深龋冷刺激各牙面均可引起

疼痛

C. 深龋在冷水流到龋洞中才引起疼痛，而可复性牙髓炎冷刺激各牙面均可引起疼痛

D. 冷刺激可复性牙髓炎时可引起持续性疼痛，而深龋呈一过性疼痛

E. 冷刺激深龋窝洞时可引起持续性疼痛，而可复性牙髓炎呈一过性疼痛

【A_2 型题】

5. 患者，男性，20 岁。右上后牙遇冷水痛 2 周，否认自发痛。检查：右上第一磨牙咬合面深龋洞达牙本质深层，叩诊（-），冷诊（++），冷水去除后疼痛可缓解。该患牙可能的诊断为

A. 深龋

B. 可复性牙髓炎

C. 慢性牙髓炎

D. 牙本质过敏症

E. 中龋

【A_3/A_4 型题】

（6~8 题共用题干）

患者，男性，18 岁。右上后牙刷牙时冷水刺激疼痛，刺激去除后症状数秒即可缓解。检查：右上第 6 咬合面龋，探诊（++），冷诊（+），叩诊（-），牙周检查（-）。

6. 最可能的诊断为

A. 牙本质过敏症

B. 可复性牙髓炎

C. 深龋

D. 急性牙髓炎

E. 慢性溃疡性牙髓炎

7. 最佳的治疗方法是

A. 直接盖髓

B. 间接盖髓

C. 干髓术

D. 活髓切断术

E. 根管治疗

8. 若最佳治疗方法为盖髓，最佳的盖髓剂应为

A. 氧化锌丁香油糊剂

B. 碘仿糊剂

C. 聚羧酸锌黏固剂

D. 氢氧化钙制剂

E. 玻璃离子

第三节 急性牙髓炎

【A_1 型题】

1. 以下哪项不是急性牙髓炎的疼痛特点

A. 自发性、阵发性疼痛

B. 夜间痛

C. 温度刺激使疼痛加剧

D. 疼痛不能定位

E. 咬合痛

2. 以下哪项不是急性化脓性牙髓炎可出现的症状

A. 叩诊不适

B. 冷刺激使疼痛加剧

C. 热刺激使疼痛加剧

D. 热刺激痛，冷水可缓解

E. 可有搏动性跳痛

3. 急性牙髓炎临床诊断的主要步骤为

A. 先问诊，后做温度测验

B. 先麻醉镇痛，再问诊检查

C. 先问诊，再检查，后做温度测试

D. 先做温度测试，后检查、问诊

E. 先检查牙齿，再问诊，后做温度测验

4. 急性牙髓炎的疼痛性质中，最具诊断特点的是

A. 自发性痛，阵发性加重

B. 冷刺激引起疼痛

C. 热刺激引起疼痛

D. 疼痛向颌面部放射

E. 持续性胀痛

5. 以下哪项不是急性牙髓炎的临床诊断要点

A. 温度测验敏感

B. 典型的疼痛症状

C. 可查到引起牙髓炎的病因

D. 牙髓活力测验值低

E. 明显叩痛

6. 急性牙髓炎疼痛不能定位，临床上常用的定位检查的方法为

A. 探诊

B. 叩诊

C. 冷热诊

D. 电活力测试

E. X 线检查

7. 急性牙髓炎应和下列哪种疾病相鉴别

A. 龋病

B. 可复性牙髓炎

C. 慢性牙髓炎

D. 三叉神经痛

E. 干槽症

【A_2 型题】

8. 某患者因进食时咬到砂石后，右上第一磨牙近中舌尖劈裂缺损，牙本质外露未露髓，从而金属烤瓷全冠修复。半年后患牙出现自发性疼痛，冷热刺激可使疼痛加重。最可能的诊断为

A. 急性牙髓炎

B. 慢性牙髓炎

C. 慢性根尖周炎

D. 咬合创伤

E. 牙本质过敏

9. 患者，男性，50 岁。主诉右下后牙自发性、持续性疼痛，咬合时疼痛，冷刺激敏感。检查：46 与 47 间牙龈发红、触痛，

并有少量食物嵌塞，叩诊46及47均有轻度疼痛，冷诊47有不适。可能的诊断是
A. 急性牙髓炎
B. 慢性牙髓炎
C. 龈乳头炎
D. 慢性牙髓炎
E. 上颌窦炎

【A_3/A_4 型题】

（10~12题共用题干）

患者，男性，40岁。2周来右侧后牙咬物不适，冷水引起疼痛，近2日来夜间疼痛，影响睡眠，并引起半侧头痛，疼痛不能定位。检查：右侧上、下磨牙咬合面均有深的龋洞

10. 根据患者疼痛的性质，患牙最可能的诊断为
A. 急性牙髓炎
B. 急性冠周炎
C. 三叉神经痛
D. 急性上颌窦炎
E. 急性中耳炎

11. 为确定患牙进行的检查是
A. 探诊
B. 叩诊
C. 温度测验
D. X线检查
E. 松动度检查

12. 对患牙的应急处理为
A. 拔除
B. 开髓引流
C. 抗感染、镇痛
D. 安抚治疗
E. 间接盖髓充填

（13~15题共用题干）

患者，男性，35岁。2周来右侧后牙喝冷、热水引起疼痛。近3日来，夜间痛影响睡眠，并引起半侧耳后部痛，服止痛药效果不明显。检查：右侧上、下后牙多个充填体。

13. 应进一步做的主要检查是
A. 叩诊
B. 探诊
C. 扪诊
D. 温度测验
E. X线检查

14. 应考虑的诊断最可能是
A. 急性牙髓炎
B. 急性根尖炎
C. 慢性牙髓炎
D. 慢性根尖炎急性发作
E. 成人牙周炎

15. 对主诉牙的首诊处置应是
A. 局麻下开髓引流
B. 局部封闭、观察
C. 服抗感染、镇痛药
D. 针灸并服中草药
E. 拔除患牙

第四节　慢性牙髓炎

【A_1 型题】

1. 慢性增生性牙髓炎又称为牙髓
A. 坏死
B. 变性
C. 脓肿
D. 息肉
E. 钙化

2. 慢性增生性牙髓炎的特征不包括
A. 多为青少年发病
B. 临床症状不明显
C. 根尖孔粗大
D. 穿髓孔小
E. 牙髓组织增生呈息肉状

3. 慢性增生性牙髓炎常见于
A. 青少年
B. 中年人
C. 老年人
D. 中年男性
E. 中年女性

4. 温度刺激出现迟缓且不严重的疼痛，表明
A. 牙髓正常
B. 牙髓坏死
C. 可复性牙髓炎
D. 急性牙髓炎
E. 慢性牙髓炎

5. 慢性闭锁性牙髓炎对温度测验的反应为
A. 立即引起剧烈疼痛
B. 无疼痛
C. 立刻引起轻微的钝痛
D. 出现迟缓性反应或反应迟钝
E. 无反应

6. 以下哪项对慢性溃疡性牙髓炎特点的描述不正确
A. 多有自发性疼痛
B. 食物嵌入患牙洞内出现剧烈的疼痛
C. 冷刺激患牙产生剧痛
D. 热刺激患牙出现剧痛
E. 患牙见大量软垢牙石堆积

7. 慢性溃疡性牙髓炎的临床特点为
A. 多有自发性疼痛
B. 冷、热刺激可引起剧烈疼痛
C. 探诊不引起疼痛
D. 疼痛不能定位
E. 常有夜间疼痛

8. 牙髓息肉和牙周膜息肉在临床有时难以鉴别，其常用的鉴别检查方法为
A. 叩诊
B. 冷、热诊
C. 检查患牙松动度
D. 探诊
E. 探诊并借助X线检查

9. 以下哪项不是慢性闭锁性牙髓炎的临床表现
A. 不定时的自发痛

B. 热测引起迟缓性疼痛
C. 洞内探及穿髓孔
D. 可有自发性疼痛史
E. 叩诊多有不适感

【A_2 型题】

10. 患者，女性，30岁。发现上前牙变色2年，无疼痛。检查：右上中切牙色暗黄，无光泽，无缺损，叩诊（-），电活力测试（-），X线片显示根尖周有低密度影像。患牙曾有外伤史。右上中切牙可能的诊断为
A. 牙髓钙化
B. 牙内吸收
C. 牙髓坏死
D. 慢性根尖周炎
E. 氟斑牙

11. 患者，男性，40岁。右上后牙自发性钝痛、头痛1周。检查：右上牙未见任何牙体疾病，但右上4、5、6均有叩痛，冷热诊正常，右侧面颊相应处压痛。应考虑的诊断为
A. 急性牙髓炎
B. 慢性牙髓炎
C. 急性中耳炎
D. 急性根尖炎
E. 急性上颌窦炎

12. 患牙咬合面有深的龋洞，平时没有疼痛，有食物嵌入后剧烈疼痛，探诊可探及穿髓孔引起剧烈的疼痛，叩诊患牙有不适感，表明患牙牙髓为
A. 牙髓正常
B. 慢性闭锁性牙髓炎
C. 可复性牙髓炎
D. 慢性溃疡性牙髓炎
E. 慢性增生性牙髓炎

第五节 残髓炎

【A_1 型题】

1. 残髓炎最有价值的诊断指征为
A. X线检查
B. 电测试
C. 温度测试
D. 病史
E. 去除原充填物检查患牙根部深处有无疼痛

【A_2 型题】

2. 一患者下磨牙干髓治疗已3年。近3周咬物不适，喝热水有时痛，睡前自发钝痛。最应考虑的诊断为
A. 继发龋
B. 残髓炎
C. 急性牙髓炎
D. 急性根尖周炎
E. 慢性根尖周炎

第六节 逆行性牙髓炎

【A_1 型题】

1. 逆行性牙髓炎不同于其他牙髓炎的临床表现特点是
A. 冷测缓解疼痛
B. 有阵发性自发病
C. 热测引起迟缓痛
D. 深及根尖的牙周袋
E. Ⅱ度松动，叩痛（++）

2. 引起逆行性牙髓炎的原因为
A. 严重牙龈炎症
B. 严重牙外伤
C. 患牙有深牙周袋
D. 深龋
E. 楔状缺损

【A_2 型题】

3. 患者，女性，38岁。右侧牙齿自发性剧烈疼痛3天，疼痛呈放射性，为夜间痛。检查：右侧牙齿未见牙体病损，但右上第一磨牙颊侧近中探及深达根尖部的牙周袋，冷诊（++），松动Ⅰ度，叩诊（+）。可能的诊断为
A. 急性牙髓炎
B. 急性牙龈炎
C. 逆行性牙髓炎
D. 急性根尖周炎
E. 残髓炎

4. 患者，男性，55岁。右侧牙齿自发性、间断性疼痛5天，为夜间痛，疼痛时伴面部疼痛。检查：46牙龈稍红肿，未发现龋，颊侧牙周袋深7mm，冷诊（++），叩诊（+），无松动。可能的疾病为
A. 急性牙髓炎
B. 慢性牙髓炎急性发作
C. 急性根尖周炎
D. 慢性根尖周炎
E. 逆行性牙髓炎

第七节　牙髓坏死

【A_1 型题】

1. 牙髓坏死的临床表现是
   A. 牙齿颜色正常
   B. 患牙叩诊剧痛
   C. 牙冠变粉红色
   D. 电活力测试无反应
   E. 牙髓冷热测试正常
2. 牙髓坏死的原因为
   A. 各型牙髓炎发展而成
   B. 外伤撞击
   C. 修复治疗时牙体组织过度预备产热
   D. 充填时某些充填材料的刺激
   E. 以上都是

【A_2 型题】

3. 患者，女性，30岁。发现上前牙变色2年，无疼痛。检查：右上中切牙色暗黄，无光泽，无缺损，叩诊（-），电活力测试（-），X线片上根尖周未见异常。患牙有外伤史。右上中切牙可能的诊断为
   A. 牙髓钙化
   B. 牙内吸收
   C. 牙髓坏死
   D. 慢性根尖周炎
   E. 氟斑牙

第八节　牙髓钙化

【A_1 型题】

1. 以X线检查结果作为重要诊断依据的牙髓病是
   A. 可复性牙髓炎
   B. 急性牙髓炎
   C. 慢性牙髓炎
   D. 牙髓钙化
   E. 牙髓坏死
2. 在X线片上，髓室及根管影像完全消失，不能分辨出髓腔界线表示有
   A. 牙髓充血
   B. 牙髓炎
   C. 弥散性牙髓钙化
   D. 牙髓坏死
   E. 牙内吸收

【A_2 型题】

3. 患者，女性，33岁。因左侧上下后牙有自发性疼痛放射至头面部2天来诊。检查：左上第一磨牙牙体未见明显异常，疼痛与温度测试无关，牙髓活力测验表现为迟钝，X线片示髓腔内有阻射的钙化物，对该牙进行局部麻醉可缓解疼痛，该牙最可能的诊断为
   A. 三叉神经痛
   B. 牙髓钙化
   C. 牙髓坏死
   D. 残髓炎
   E. 上颌窦炎

第九节　综合型题

【B_1 型题】

（1~4题共用备选答案）
A. 电诊法
B. X线检查
C. 染色法
D. 麻醉疗法
E. 嗅诊

下列疾病必须应用的检查方法是
1. 慢性根尖周炎
2. 鉴别急性牙髓炎上、下牙位
3. 牙隐裂
4. 牙髓坏死

（5~7题共用备选答案）
A. 叩诊
B. 探诊
C. 温度测验
D. X线检查
E. 电活力测验

5. 急性牙髓炎患牙的定位，临床用
6. 对死髓牙的检查可用
7. 检查牙本质过敏临床常用

（8~11题共用备选答案）
A. 急性牙髓炎
B. 可复性牙髓炎
C. 深龋
D. 慢性闭锁性牙髓炎
E. 牙本质敏感症

下列疼痛症状是哪种疾病的表现
8. 冷、热刺激可引起疼痛，但刺激去除后疼痛立即消失或仅持续几秒钟
9. 冷刺激牙面无疼痛，但冷水进入龋洞后可引起疼痛
10. 冷、热刺激可引起剧烈疼痛，刺激去除后仍持续疼痛
11. 冷、热刺激患牙可引起迟缓性疼痛

第七章 根尖周病

第一节 概 述

【A₁型题】

1. 根尖周病治疗原则应是
   A. 无痛操作，控制感染
   B. 无痛操作，封闭根管
   C. 无菌操作，消灭死腔
   D. 控制感染，杜绝再感染
   E. 彻底清除根管内感染原
2. 感染根管内的主要细菌是
   A. 真细菌类
   B. 兼性厌氧菌
   C. 专性厌氧菌
   D. 链球菌类
   E. 放线菌类
3. 根尖周炎最常见的致病因素是
   A. 物理因素
   B. 化学因素
   C. 细菌因素
   D. 免疫因素
   E. 原因不明

第二节 急性根尖周炎

【A₁型题】

1. 急性根尖周炎最重要的应急处理措施为
   A. 调整咬合
   B. 开髓引流
   C. 牙髓失活
   D. 根管冲洗
   E. 根管封药
2. 急性根尖周炎脓肿切开的主要临床依据是
   A. 扪诊有波动感
   B. 剧烈疼痛
   C. 根尖区牙龈肿大压痛
   D. 体温38℃以上
   E. 患牙叩痛明显
3. 以下哪项不是急性化脓性根尖周炎的临床表现
   A. 持续性跳痛
   B. 咬紧牙时疼痛缓解
   C. 叩诊痛
   D. 患牙有伸长感
   E. 根尖区红肿
4. 以下哪项不是急性根尖周炎骨膜下脓肿阶段的临床表现
   A. 患牙Ⅲ度松动，叩痛(+++)
   B. 体温38℃以上
   C. 白细胞增加
   D. 根尖区黏膜下肿胀局限，呈半球形隆起
   E. 可出现颌面部蜂窝织炎
5. 急性牙槽脓肿发展过程经历的3个临床阶段为
   A. 浆液期、化脓期、引流期
   B. 根尖周脓肿，骨膜下脓肿，黏膜下脓肿
   C. 根尖周脓肿、根尖肉芽肿、根尖周囊肿
   D. 根尖周脓肿、骨膜下脓肿、面部间隙感染
   E. 急性根尖炎，慢性根尖炎、慢性牙槽脓肿

【A₂型题】

6. 患者，男性，28岁。右上后牙近几日咬合痛，并有患牙发麻浮出感觉，咬紧患牙，疼痛可缓解，检查发现型近中邻𬌗面龋坏，叩(++)，冷热诊(-)，探诊(-)，可能的诊断是
   A. 急性浆液性根尖周炎
   B. 慢性根尖周炎
   C. 慢性闭锁性牙髓炎
   D. 急性化脓性根尖周炎
   E. 不可复性牙髓炎

第三节 慢性根尖周炎

【A₁型题】

1. 根尖肉芽肿的上皮主要来源于
   A. 缩余釉上皮
   B. 牙周上皮剩余
   C. 牙龈上皮
   D. 牙板上皮
   E. 腺上皮
2. X线片上三类慢性根尖周炎的区别主要是X线
   A. 透射区的大小
   B. 阻射区的大小
   C. 透射区的形状
   D. 透射区致密度
   E. 透射区边界情况
3. 慢性根尖周炎主要的诊断依据是
   A. 咀嚼不适感
   B. 患牙反复疼痛史
   C. 叩诊异样感
   D. 牙髓无活力

E. 根尖周X线透射区

4. 慢性根尖周炎主要的病变类型为
   A. 根尖周脓肿
   B. 根尖周肉芽肿
   C. 致密性骨炎
   D. 根尖周囊肿
   E. 有瘘型根尖周脓肿
5. 临床上最常见的根尖周炎是
   A. 急性根尖周炎浆液期
   B. 急性根尖周炎化脓期
   C. 慢性根尖周炎
   D. 急性根尖周炎
   E. 根尖周脓肿
6. 根尖周囊肿的诊断要点如下，除外
   A. X线片根尖周透射区周边白线围绕
   B. 牙髓活力正常，无松动
   C. 根管内溢出浅黄色透明液体
   D. 镜下见胆固醇结晶
   E. 可见邻牙被压迫移位和根吸收
7. 无瘘型慢性根尖周脓肿诊断的主要依据是
   A. 牙冠变色
   B. 龋洞已穿髓
   C. 牙髓无活力
   D. 叩诊轻度不适
   E. X线片示根尖周透射区边缘模糊

【A_2型题】

8. 患者，男性，30岁。半年前因左下第一磨牙咀嚼痛到某医院充填过，但一直咀嚼不适，两周前又发生明显咀嚼痛，根尖处牙龈红肿压痛，叩诊（++），X片示充填体已进入髓室内，根尖周有豌豆大小之透射区，该患牙最准确的诊断是
   A. 急性牙髓炎
   B. 急性根尖周炎
   C. 慢性根尖周炎
   D. 慢性牙髓炎急性发作
   E. 慢性根尖周炎急性发作

【B_1型题】

（9~12题共用备选答案）
A. 根尖周多囊性透射区
B. 根尖周局限的高密度阻射影像
C. 根尖周弥散性透射区、边缘不整洁
D. 牙槽骨破坏、硬骨板消失、牙周间隙增宽
E. 根尖周有近圆形的边界清楚的透射区

9. 慢性根尖周肉芽肿的X线片表现为
10. 慢性牙槽脓肿X线片常显示
11. 慢性根尖周致密性骨炎X线片表现为
12. 慢性牙周炎的X线片可表现为

第八章 牙 吸 收

【A_1型题】

1. 牙内吸收的原因尚不明了，但多发生于
   A. 受过外伤的牙
   B. 再植牙
   C. 活髓切断术后的牙
   D. 盖髓术后的牙
   E. 以上都是
2. 牙内吸收患牙的牙髓为
   A. 部分坏死
   B. 炎症组织
   C. 弥漫钙变
   D. 肉芽组织
   E. 网状萎缩

第九章 牙髓根尖周病的治疗

第一节 总 论

【A_1型题】

年轻恒牙活髓切断术的主要目的是
A. 保护牙髓活力，使牙根继续发育
B. 维持牙列完整并行使其功能
C. 不刺激根尖周组织
D. 牙髓活力正常，有利于颌骨及颅面的发育
E. 减少患者就诊次数

第二节　成人恒牙活髓保存治疗要点

【A₁型题】

1. 可复性牙髓炎临床上常用的盖髓剂是
   A. 氢氧化钙
   B. 抗生素+激素
   C. 玻璃离子黏固粉
   D. 聚羧酸锌黏固剂
   E. 氧化锌丁香油糊剂
2. 对牙髓组织刺激小的垫底材料为
   A. 丁香油氧化锌黏固剂
   B. 磷酸锌黏固剂
   C. 聚羧酸黏固剂
   D. 氢氧化钙
   E. 玻璃离子
3. 直接盖髓术最重要的注意事项是
   A. 无痛术
   B. 动作轻巧
   C. 去净腐质
   D. 无菌操作
   E. 充分止血

第三节　急症处理

【A₁型题】

1. 急性牙髓炎最有效的应急处理是
   A. 局部麻醉
   B. 开髓引流
   C. 服用镇痛药
   D. 消炎镇痛药
   E. 针灸镇痛
2. 急性根尖周炎最有效的应急处理是
   A. 局部麻醉镇痛
   B. 安抚镇痛
   C. 患牙调殆镇痛
   D. 开髓、根管引流
   E. 服用消炎镇痛药
3. 急性根尖周炎脓肿切开的主要临床依据是
   A. 根尖肿大压痛
   B. 剧烈疼痛
   C. 扪诊有波动感
   D. 体温38℃以上
   E. 患牙叩痛明显

【A₂型题】

4. 某患者深龋引起急性根尖周炎，在外院开髓治疗后，仍有剧烈疼痛，伴面部肿胀。分析原因如下，应除外
   A. 开髓孔过小
   B. 根管不通畅
   C. 根尖孔不通畅
   D. 抗感染力弱
   E. 开髓后反应
5. 某患者诊断为急性根尖周炎，要行根管治疗，开始1周症状明显缓解，后因工作忙未及时就诊，3个月期间换了3次甲醛甲酚，封药后症状加重。分析其原因，考虑主要是
   A. 感染没有控制
   B. 药效丧失
   C. 药物半抗原作用
   D. 机体抵抗力降低
   E. 化学性根尖周炎

第四节　根管治疗术与根管治疗后牙体缺损的修复原则

【A₁型题】

1. 根管治疗中引起最严重后果的意外是
   A. 器械折断
   B. 根管壁侧穿
   C. 急性根尖周炎
   D. 皮下气肿
   E. 器械误吞、误吸
2. 不适合做塑化治疗的是
   A. 根管内器械折断
   B. 根管过度弯曲
   C. 根管细窄
   D. 根尖孔尚未形成
   E. 根尖区有残留根髓
3. 根管充填的时机应除外
   A. 牙无自觉症状
   B. 根管内无渗出
   C. 无叩痛
   D. 棉捻无臭味
   E. 根尖病变明显缩小
4. 不可以用作根管充填的糊剂是
   A. 氢氧化钙糊剂
   B. 碘仿糊剂
   C. 氧化锌丁香油糊剂
   D. 氟化钠甘油糊剂
   E. 钙维他糊剂
5. 不适用于根管冲洗的溶液有
   A. 3%过氧化氢
   B. 30%过氧化氢
   C. 2%氯亚明
   D. 5.25%次氯酸钠
   E. 生理盐水
6. 后牙的根管工作长度是指
   A. 牙实际长度
   B. 牙根管长度
   C. X线片上的牙齿长度
   D. 洞缘某点到根尖端长度
   E. 洞缘某点到根尖狭窄部

长度

7. 临床常用的根管消毒方法是
   A. 电解消毒
   B. 药物消毒
   C. 微波消毒
   D. 超声消毒
   E. 激光消毒
8. 常规根管治疗术的步骤为
   A. 根管预备和充填
   B. 根管消毒和充填
   C. 根管冲洗、预备和充填
   D. 根管预备、消毒和充填
   E. 根管冲洗、消毒和充填
9. 根管治疗的适应证，除外
   A. 不可复性牙髓炎
   B. 牙髓-牙周联合征
   C. 根管闭锁的根尖周炎
   D. 乳牙根尖周炎
   E. 各型根尖周炎
10. 牙髓塑化治疗时，拔髓的要求为
   A. 尽量去净根髓
   B. 不拔除根髓
   C. 保留根尖 1/2 根髓
   D. 保留根尖 1/3 根髓
   E. 要穿透根尖孔
11. 根尖部预备时主尖锉应比初尖锉
   A. 至少大 1 个号
   B. 至少大 2 个号
   C. 至少大 3 个号
   D. 至少大 4 个号
   E. 至少大 5 个号
12. 根管预备的目的，应除外
   A. 清除根管内感染物质
   B. 预备根管形态，以利充填
   C. 扩大根管利于根管消毒
   D. 减少根管弯曲度
   E. 扩大根尖孔，以利引流
13. 前牙的根管工作长度是指
   A. 牙根管长度
   B. 牙实际长度
   C. 开髓口到根尖端的长度
   D. 切端到根尖狭窄部的长度
   E. X 线片上的牙齿长度
14. 桩冠修复的患牙应选用下列哪种根充材料
   A. 氢氧化钙糊剂
   B. 牙胶尖+根管封闭剂
   C. 塑化液
   D. 银尖+糊剂
   E. 氧化锌糊剂
15. 以下哪项不是根管充填剂应具备的性能
   A. 根充后有持续的消毒作用
   B. 充填后有一定的体积收缩
   C. 能与根管壁密合
   D. 能促进根尖周病变的愈合
   E. X 线阻射
16. 关于侧压根管充填法不正确的是
   A. 放入主尖前要先导入根充糊剂
   B. 主尖尖端应位于根管狭窄处
   C. 副尖可不必到达根尖
   D. 副尖可根据情况放入不同的根数
   E. 主尖应充满根管并与根尖平齐
17. 根管充填时根充剂应距根尖
   A. 0.1~0.2mm
   B. 0.1~0.4mm
   C. 0.2~0.3mm
   D. 0.5~2.0mm
   E. 2.5~3.0mm
18. 根管再治疗的适应证，除外
   A. X线检查患牙根管充填不良
   B. 冠部修复体出现破损和裂隙
   C. 根管欠填的患牙
   D. 塑化治疗失败
   E. 牙髓疾病
19. 根管再治疗的步骤为
   A. 开髓、髓室准备、疏通根管、根管再预备及消毒、根管再充填
   B. 髓室准备、开髓、疏通根管、根管再预备及消毒、根管再充填
   C. 开髓、髓室准备、根管再预备及消毒、疏通根管、根管再充填
   D. 开髓、根管再预备及消毒、髓室准备、疏通根管、根管再充填
   E. 髓室准备、开髓、根管再预备及消毒、疏通根管、根管再充填
20. 根管再治疗的患牙，在根管充填前进行诊间封药的临床常用药物有
   A. 氢氧化钠
   B. 2%氯己定
   C. 2%氟化钠
   D. 碘仿糊剂
   E. 氧化锌糊剂

【B_1 型题】

（21~25 题共用备选答案）
   A. 氢氧化钙
   B. 三氧化物聚合体（MTA）
   C. 乙二胺四乙酸（EDTA）
   D. 3%过氧化氢+ 0.9%氢氧化钠
   E. 0.50% ~ 5.25% 次氯酸钠+3%过氧化氢

以下情况首选制剂为
21. 根管消毒
22. 根管上段侧穿孔修补
23. 预防根管预备时器械分离
24. 根管冲洗
25. 牙周袋冲洗

（26~28 题共用备选答案）
   A. 氢氧化钙
   B. 樟脑酚合剂
   C. 75%酒精
   D. 甲醛甲酚
   E. 氯己定

与以下所描述性质相符的药物是
26. 有较好的镇痛作用，但消毒力弱
27. 有消毒作用和强碱性
28. 有较强的消毒作用，但有明显刺激性

第五节 根尖手术

【A_1型题】

根尖切除术的适应证是
A. 根管充填不完善，根尖周病变久治不愈
B. 器械折断于根管内，堵塞不通
C. 慢性根尖周脓肿
D. 根尖周肉芽肿
E. 牙周病变涉及根尖周组织

第六节 综合型题

【A_3/A_4型题】

（1~3题共用题干）

患者，女性，40岁。右下后牙自发性疼痛2天，冷、热刺激可使疼痛加剧。检查：右下第三磨牙近中斜位阻生，冠周稍红肿，右下第二磨牙远中颈部探及龋洞，探诊（++），叩诊（+），冷诊（++）。

1. 引起疼痛的原因为
A. 急性冠周炎
B. 慢性牙髓炎急性发作
C. 急性根尖周炎
D. 可复性牙髓炎
E. 慢性牙髓炎

2. 对此患者最合适的应急处理为
A. 3%过氧化氢冲洗冠周上药
B. 服消炎镇痛药
C. 右下第二磨牙开髓引流
D. 拔除右下第三磨牙
E. 针刺镇痛

3. 疼痛缓解后，应做
A. 右下第二磨牙干髓术，右下第三磨牙拔除术
B. 右下第二磨牙干髓术后充填，保留右下第三磨牙
C. 右下第三磨牙拔除，右下第二磨牙直接盖髓术
D. 右下第三磨牙拔除
E. 右下第二磨牙根管治疗，右下第三磨牙拔除

（4~5题共用题干）

患者，女性，43岁。左下后牙肿痛3天。检查：左下第一磨牙远中颈部龋，龋深及牙髓，无探痛，松动度Ⅲ度，叩痛（+++），颊侧根尖部龈红肿，有扪诊疼痛及波动感。左面下部轻度肿胀，体温38℃。

4. 诊断最可能是
A. 急性化脓性牙髓炎
B. 急性化脓性根尖周炎
C. 急性颌骨骨髓炎
D. 急性牙周脓肿
E. 急性蜂窝织炎

5. 处理应为
A. 开髓开放、消炎镇痛
B. 开髓开放、切开引流
C. 切开引流、消炎镇痛
D. 开髓开放、切开引流、消炎镇痛
E. 拔牙、消炎镇痛

（6~8题共用题干）

患者，男性，50岁。2周前发现右下后牙龈有小包。平时无明显不适，无治疗史。检查：44咬合面深龋，有穿髓孔，探诊无感觉，叩诊异常感，46近中根尖部龈瘘管。X线片见44根尖X线透射区不规则，边界模糊，右下第三磨牙前倾阻生，余未见异常。

6. 主诉牙应是
A. 右下第一前磨牙
B. 左下第一前磨牙
C. 右下第一磨牙
D. 左下第一磨牙
E. 右下第三磨牙

7. 主诉牙应诊断为
A. 根尖周囊肿
B. 慢性牙髓炎
C. 慢性牙周炎
D. 根尖肉芽肿
E. 慢性牙槽脓肿

8. 主诉牙治疗设计应为
A. 保髓治疗
B. 干髓治疗
C. 根管治疗
D. 塑化治疗
E. 根管再治疗

【B_1型题】

（9~12题共用备选答案）
A. 药物性根尖周炎
B. 咬合创伤
C. 残髓炎
D. 药物性牙周组织坏死
E. 慢性根尖周炎

9. 充填物过高，咬合时出现早接触可引起
10. 牙髓失活时，把亚砷酸失活剂放于邻面，由于封闭不严，药物渗漏可引起
11. 失活剂封药时间过长可引起
12. 根髓失活不全，干髓术后数周至数年后又出现牙髓炎症状，称为

第十八篇 牙周病学

第一章 概 述

第一节 牙周疾病的流行状况和分类演变

【A_1 型题】

关于牙周疾病的说法，错误的是
A. 广义是指包括所有牙周组织疾病在内的各类患者，患病率高达90%以上。
B. 狭义是指累及深部牙周组织结构破坏、临床类型较重的牙周炎
C. 是牙齿丧失的首要元凶
D. 患病率较低
E. 可以说是口腔的第一位疾病

第二节 牙周疾病的病因学

【A_1 型题】

1. 牙周病的局部促进因素应除外
A. 牙石
B. 食物嵌塞
C. 创伤性殆力
D. 细菌
E. 不良修复体
2. 关于牙菌斑致病学说以下不正确的是
A. 是菌斑内总体微生物联合效应的结果
B. 口腔微生物中绝大多数为正常菌群，少数具有毒力能损害防御功能的致病菌起关键作用
C. 牙周炎是一种机会性感染
D. 牙周炎的实质是菌群失调
E. 牙周炎是某些致病菌引起的特异性感染
3. 菌斑微生物是牙周病始动因素的证据之一，以下描述正确的是
A. 牙周病必须用抗生素治疗
B. 刷牙后牙面会形成菌斑
C. 牙周炎与全身疾病相关
D. 局部机械治疗无效
E. 实验性龈炎
4. 对牙周组织损伤最大的是
A. 牵引力
B. 斜向力
C. 垂直压力
D. 水平压力
E. 扭力和旋转力
5. 下列是引起牙齿松动的原因，除外
A. 殆创伤
B. 牙周袋深部刮治
C. 牙周膜急性炎症
D. 牙周翻瓣术后
E. 牙槽骨吸收达1/2以上
6. 牙周病预防重点集中在
A. 牙石的控制
B. 消除菌斑
C. 控制致病菌
D. 控制唾液菌量
E. 控制菌斑
7. 慢性牙周炎的主要优势菌是
A. 牙龈卟啉单胞菌
B. 伴放线聚集杆菌
C. 中间普氏菌
D. 具核梭杆菌
E. 变形链球菌
8. 造成水平食物嵌塞的原因是
A. 充填悬突
B. 充填式牙尖
C. 边缘嵴不协调
D. 牙周萎缩
E. 邻面接触点丧失
9. 以下哪项不是牙菌斑作为牙周病始动因素的依据
A. 终止刷牙可引起实验性龈炎
B. 吸烟与牙周病有关
C. 氯己定漱口液对牙龈炎治疗有效
D. 侵袭性牙周炎患者血清中的抗Aa抗体效价增加
E. 根面平整对牙周炎治疗有效
10. 龈下菌斑主要由下列哪种细菌引起
A. 需氧或兼性厌氧菌
B. 革兰阳性丝状菌
C. 革兰阴性兼性厌氧菌及专性厌氧菌
D. 变性链球菌
E. 唾液链球菌
11. 由牙周引起牙髓感染的最主要途径是通过
A. 根尖孔

B. 副根尖孔
C. 侧支根管
D. 牙本质小管
E. 发育缺陷的结构

12. 中性多形核白细胞（PMN）与牙周病的关系不正确的是
A. PMN是牙周组织重要的防御细胞
B. PMN不引起牙周组织的破坏
C. PMN可穿越袋上皮进入龈沟
D. PMN的数量与功能不足与牙周病有关
E. 局部和全身因素可通过影响PMN的功能影响牙周病的发生

13. 有关正畸治疗与牙周病的关系不正确的描述是
A. 矫治器的佩戴能增加菌斑滞留
B. 正畸治疗前，应常规对患者进行牙周检查
C. 正畸治疗的患者应加强口腔卫生宣教
D. 未经治疗的牙龈炎或牙周炎的患牙可行正畸治疗
E. 正畸治疗不当可引起牙周病

【A_2型题】

14. 患者，女性，22岁。因牙龈出血半年就诊。检查：牙面大量牙石，牙龈红肿，探诊出血。诊断牙龈炎。其直接原因是
A. 口腔卫生不良
B. 深龋
C. 牙颈部菌斑
D. 牙石
E. 食物嵌塞

15. 某患者主诉左下后牙食物嵌塞。检查：左下7、8间食物嵌塞，左下8正位且无对殆牙。引起食物嵌塞最可能的原因是
A. 上颌牙下垂
B. 对殆牙尖过于高陡
C. 两牙边缘嵴高度不一致
D. 外溢道消失
E. 牙间乳头退缩

16. 患者，男性，45岁。既往体健，每日吸烟1包。患慢性牙周炎，经牙周系统治疗及配合袋内局部药物治疗效果仍不理想，口腔卫生保持良好。影响其疗效的最主要因素应是
A. 殆关系
B. 营养因素
C. 吸烟
D. 工作紧张
E. 选择局部药物不当

【B_1型题】

（17~19题共用备选答案）
A. 黏放线菌
B. 牙龈卟啉单胞菌
C. 具核梭杆菌
D. 伴放线聚集杆菌
E. 中间普氏菌

17. 妊娠期龈炎
18. 慢性牙周炎
19. 局限型侵袭性牙周炎

第三节 牙周疾病的检查

【A_1型题】

1. 牙周探诊的最佳力量是
A. 10~20g
B. 15~20g
C. 20~25g
D. 20g以下
E. 20g以上

2. 附着丧失可以表示
A. 牙周炎炎症程度
B. 牙龈炎炎症程度
C. 牙槽骨吸收程度
D. 牙周组织破坏程度
E. 牙周炎的诊断指标

3. 牙周炎骨吸收的最初表现是
A. 牙槽骨高度降低
B. 牙槽骨密度减低
C. 牙槽骨呈角形吸收
D. 牙周膜增宽
E. 牙槽嵴顶的骨硬板消失或牙槽嵴顶模糊呈虫蚀样

4. 牙周感染对全身疾病的影响可能通过
A. 细菌进入血液循环扩散
B. 细菌引起机体免疫反应
C. 直接感染
D. 细菌产物引起机体免疫反应
E. 以上都是

5. 关于龈下牙石不正确的是
A. 位于牙周袋内根面或袋内壁
B. 体积较小
C. 易沉积于邻面
D. 质地坚硬、致密
E. 色浅或呈深褐色、黑色

6. 关于牙槽骨吸收的方式和程度，X线片不能显示的是
A. 牙齿近远中的骨质破坏
B. 牙槽骨的水平吸收
C. 牙槽骨的垂直或角形吸收
D. 牙齿颊舌侧骨板的吸收情况
E. 牙槽骨的早期骨质破坏

7. 下列哪项不会造成真性牙周袋的形成
A. 牙龈炎症
B. 单纯性牙龈增生
C. 牙龈结缔组织的破坏
D. 牙槽骨的吸收
E. 结合上皮向根方增殖

8. 暴露于牙周袋内的根面壁可有以下变化，除了
A. 牙骨质表面脱矿
B. 根面龋
C. 沉积牙石
D. 渗入细菌及其毒素
E. 有新附着形成
9. 假性牙周袋与真性牙周袋的区别是
A. 牙周袋的深度
B. 牙周袋的形状
C. 牙周袋底的位置
D. 牙龈有无增生或肿胀
E. 牙龈有无炎症
10. 下列哪项不是凹坑状骨吸收的特点
A. 常见于牙邻面间隙
B. 与龈谷区牙龈组织结构薄弱有关
C. 与龈谷区菌斑容易滞留有关
D. 食物嵌塞或不良修复体是引起凹坑状骨吸收的常见原因
E. X线片可显示
11. 如果一个修复体造成了牙龈炎症和牙周破坏，说明这个修复体可能存在的问题是
A. 邻面出现悬突
B. 龈缘的位置不佳，密合程度差
C. 表面粗糙，光洁度差
D. 凸度过大，接触不良或未恢复接触点
E. 以上均可能是其问题
12. 以下哪项不是殆检查的方法
A. 模型分析
B. 咬殆纸法
C. 牙线法
D. 蜡片法
E. 叩诊法
13. 牙周组织愈合中只有下列哪种细胞首先附着于根面，才有可能在牙周治疗后实现牙周组织的新生及新附着的形成
A. 牙骨质细胞
B. 成骨细胞
C. 破骨细胞
D. 牙周膜细胞
E. 牙龈结缔组织细胞
14. X线片能反映的牙槽骨吸收方式和程度，除了
A. 垂直或角形吸收
B. 凹坑状吸收
C. 水平型吸收
D. 牙槽骨高度降低
E. 牙槽骨密度减低
15. 用光滑尖探针应检查的项目如下，除外
A. 有无牙石
B. 根面有无龋坏
C. 有无釉珠
D. 袋深
E. 根分歧是否暴露
16. 对牙周组织损伤最大的力是
A. 扭力和旋转力
B. 垂直压力
C. 水平压力
D. 牵引力
E. 斜向力
17. 复杂袋是指
A. 骨上袋
B. 骨下袋
C. 旋形牙周袋
D. 复合袋
E. 真性牙周袋
18. 牙龈炎症程度的敏感指标是
A. 牙龈发红
B. 牙龈自发出血
C. 牙龈溢脓
D. 龈沟液量增加
E. 牙龈肿胀

【A_2 型题】

19. 某患者，刷牙时牙龈出血半年。检查：牙面菌斑量多，牙龈色红，探诊出血，初步印象为慢性龈缘炎。为与早期牙周炎鉴别，最重要的临床检查是
A. 探诊深度
B. 龈沟液量
C. 拍全口曲面断层X线片
D. 牙动度
E. 有无附着丧失

第二章　牙龈疾病

第一节　慢性龈炎

【A_1 型题】

1. 慢性龈炎又称为
A. 牙周创伤
B. 慢性牙周炎
C. 慢性龈缘炎
D. 青春期龈炎
E. 龈乳头炎
2. 慢性龈炎有下列特点，除了
A. 严重者可累及附着龈
B. 龈袋加深，可超过3mm
C. 部分患者可发展成牙周炎
D. 龈红肿、松软，碰触易出血
E. 有附着丧失
3. 非附着菌斑中优势细菌为
A. 变形链球菌
B. 伴放线聚集杆菌
C. 革兰阳性菌
D. 革兰阴性能动菌
E. 金黄色葡萄球菌

4. 慢性龈炎的鉴别诊断不包括
   A. 早期牙周炎
   B. 侵袭性牙周炎
   C. 急性坏死性溃疡性龈炎
   D. HIV 相关性龈炎
   E. 血液病引起的牙龈出血
5. 慢性龈炎的治疗原则包括
   A. 洁治术
   B. 局部药物治疗
   C. 教会患者控制菌斑
   D. 定期进行复查
   E. 以上都是
6. 氯己定和氟化亚锡联合用于控制菌斑时，正确的使用方法是
   A. 应用氯己定后 15~20 分钟再用氟化亚锡
   B. 应用氯己定后 90 分钟再用氟化亚锡
   C. 应用氯己定后 5 分钟再用氟化亚锡
   D. 应用氯己定后 6~10 分钟再用氟化亚锡
   E. 应用氯己定后 30~60 分钟再用氟化亚锡

【A_2 型题】

7. 患者，男性，29 岁。近 1 年来咬食物时牙龈经常出血。检查：全口牙石（+），龈缘及龈乳头红肿，探诊深度≤3mm，未及釉质牙骨质界。X 线片未见牙槽嵴顶吸收。此患者最可能的诊断是
   A. 龈乳头炎
   B. 慢性牙周炎
   C. 慢性龈炎
   D. 急性坏死性溃疡性龈炎
   E. 侵袭性牙周炎

第二节　青春期龈炎

【A_1 型题】

1. 青春期龈炎的病因不包括
   A. 菌斑
   B. 牙齿排列不齐
   C. 口呼吸
   D. 内分泌的改变
   E. 长期服药
2. 青春期龈炎的临床表现不包括
   A. 龈缘和龈乳头颜色暗红或鲜红
   B. 唇侧牙龈肿胀明显
   C. 舌侧牙龈肿胀明显
   D. 龈乳头呈球形突起
   E. 牙龈探诊出血明显
3. 关于青春期龈炎的治疗及预后不正确的是
   A. 局部药物治疗
   B. 预后好，不易复发
   C. 洁治术
   D. 病程长牙龈增生者可手术切除
   E. 青春期过后，牙龈炎症可部分消退

【A_2 型题】

4. 患者，女性，16 岁。既往体健。前牙牙龈红肿肥大 1 年余，以唇侧明显，易出血，有口呼吸的习惯。最可能的诊断是
   A. 慢性龈炎
   B. 牙龈纤维瘤病
   C. 侵袭性牙周炎
   D. 青春期龈炎
   E. 药物性牙龈肥大

第三节　妊娠期龈炎

【A_1 型题】

1. 妊娠期龈炎的最直接病因是
   A. 妊娠
   B. 创伤
   C. 食物嵌塞
   D. 菌斑微生物
   E. 不良修复体
2. 下列关于妊娠期龈炎临床表现的描述不正确的是
   A. 妊娠第 2 个月迅速增大
   B. 妊娠前存在不同程度的龈缘炎
   C. 龈乳头扁圆形肥大，鲜红，易出血
   D. 炎症在妊娠第 6 个月达高峰
   E. 在分娩后，妊娠瘤可自行缩小
3. 与妊娠期龈炎关系最密切的龈下优势菌为
   A. 中间普氏菌
   B. 伴放线聚集杆菌
   C. 牙龈卟啉单胞菌
   D. 螺旋体
   E. 梭形杆菌
4. 妊娠瘤体积大，影响进食的治疗应为
   A. 妊娠第 1~3 个月切除
   B. 妊娠第 7~9 个月切除
   C. 妊娠第 4~6 个月切除
   D. 局部应用药物含漱
   E. 全身应用抗生素
5. 最需与妊娠期龈炎鉴别的疾病是
   A. 化脓性肉芽肿
   B. 青春期龈炎
   C. 药物性牙龈肥大
   D. 急性坏死性溃疡性龈炎

E. 龈乳头炎

【A_2 型题】

6. 患者，女性，27 岁。近半年来牙龈逐渐肿大，刷牙易出血，有自动出血史，且下牙龈发现瘤体 2 个月，并慢慢长大，影响进食。检查：多数龈缘及龈乳头颜色鲜红，松软发亮，下切牙唇侧有一瘤状增生物。确诊前，最应询问的病史为
A. 刷牙史
B. 妊娠史
C. 牙签剔牙史
D. 服消炎药史
E. 食物嵌塞史

7. 患者，女性，30 岁。近半年来牙龈逐渐肿大，刷牙易出血，有自动出血史。若诊断为妊娠期龈炎，临床检查最可能的发现是
A. 牙龈出血，有恶臭味
B. 牙龈出血及牙齿松动
C. 牙龈乳头出现溃疡
D. 牙龈化脓，疼痛和恶臭味
E. 牙龈鲜红色，表面可呈分叶状

【A_3/A_4 型题】

（8~10 题共用题干）

患者，女性，26 岁。近半年来全口牙龈逐渐肿大，刷牙易出血，偶有自动出血史。

8. 为鉴别诊断，对此患者采集病史时，应注意询问以下各项，除了
A. 长期服用药物史
B. 家族史
C. 吸烟史
D. 近来全身状况
E. 妊娠史

9. 确诊前应重点做如下检查，除了
A. 牙龈色、形、质
B. 是否有不良修复体
C. 血常规+分类
D. X 线片
E. 牙周探诊检查

10. 若诊断为妊娠期龈炎，检查最可能的有
A. 龈缘和龈乳头鲜红色，松软发亮，肿胀突出
B. 牙龈疼痛，出血
C. 牙龈出血及牙齿松动
D. 龈缘化脓，恶臭味和牙龈疼痛
E. 牙龈缘及龈乳头出现溃疡

第四节　白血病的龈病损

【A_1 型题】

1. 白血病患者的牙龈病损常表现为
A. 牙龈肿大，颜色暗红发绀或苍白
B. 龈缘处组织坏死、溃疡
C. 牙龈有明显出血倾向
D. 牙龈松软脆弱
E. 以上均是

2. 对白血病的牙龈病损治疗，不正确的是
A. 3%过氧化氢溶液冲洗
B. 马上洁治
C. 切忌手术
D. 0.12%～2%氯己定溶液含漱
E. 口腔卫生指导

【A_3/A_4 型题】

（3~4 题共用题干）

患者，女性，21 岁。近 2 个月来发现全口牙龈普遍增生。检查：全口牙龈增生肥大，覆盖牙面的 1/2 左右，质地中等，颜色呈暗灰色，探诊易出血，少量牙石。

3. 采集病史时，应最重点询问下列各项，除了
A. 服药史
B. 癫痫发作史
C. 肝炎活动期
D. 近来全身状况
E. 妊娠史

4. 若患者否认长期服药史，最可能的诊断是
A. 急性白血病
B. 药物性牙龈肥大
C. 牙龈纤维瘤病
D. 急性坏死性溃疡性龈炎
E. 慢性龈炎引起的牙龈增生

第五节　药物性牙龈肥大

【A_1 型题】

1. 药物性牙龈肥大的临床表现不包括
A. 龈乳头可呈球状、结节状
B. 肥大的牙龈基底与正常牙龈可有明显界限
C. 牙龈肥大严重者可覆盖大部或全部牙冠
D. 真性牙周袋
E. 牙龈质地坚韧，略有弹性

2. 与药物性牙龈肥大有关的药物是
A. 环孢素 A
B. 螺旋霉素
C. 多西环素
D. 阿莫西林
E. 甲硝唑

3. 需要与药物性牙龈肥大做鉴别

诊断的是
A. 遗传性牙龈纤维瘤病
B. 急性坏死性溃疡性龈炎
C. 急性龈乳头炎
D. 慢性牙周炎
E. 侵袭性牙周炎

【A_3/A_4 型题】

（4~6题共用题干）

患者，男性，61岁。高血压病史10年，服药史9年。检查：龈缘肥厚，龈乳头呈球状、结节状，牙龈增生覆盖牙冠的1/3~1/2，探诊深度：4~7mm，前牙出现松动移位。

4. 最有可能的诊断是
A. 牙龈纤维瘤病
B. 糖尿病性牙周炎
C. 慢性龈炎
D. 药物性牙龈肥大
E. 维生素C缺乏症

5. 引起此患者牙龈肥大最可能的药物是
A. 环孢素
B. 苯妥英钠
C. 异山梨酯
D. 利血平
E. 硝苯地平

6. 该患者的治疗方案，不正确的是
A. 停止使用或更换引起牙龈肥大的药物
B. 控制血糖
C. 牙周洁、刮治，口腔卫生宣教
D. 定期复查
E. 必要时可做牙周手术

第六节　牙龈纤维瘤病

【A_1 型题】

1. 关于牙龈纤维瘤病的病因正确的是
A. 局部刺激
B. 口呼吸
C. 遗传因素
D. 内分泌改变
E. 血常规异常

2. 牙龈纤维瘤病的临床表现不正确的是
A. 增生牙龈覆盖牙冠
B. 牙龈色泽正常或发白
C. 牙龈质地坚韧，有弹性
D. 牙齿移位
E. 易出血

3. 牙龈纤维瘤病的主要鉴别疾病是
A. 慢性牙周炎
B. 白血病的牙龈病损
C. 药物性牙龈肥大
D. 青春期龈炎
E. 急性坏死性溃疡性龈炎

【A_2 型题】

4. 患儿，男，6岁。全口牙龈增生3年余，一侧已妨碍咀嚼。诊断为牙龈纤维瘤病，患者不会出现下列哪项体征
A. 牙齿可发生移位
B. 增生范围可达膜龈联合
C. 牙龈可盖住部分或全部牙冠
D. 增生牙龈呈结节性
E. 不影响萌牙

第七节　坏死性溃疡性龈炎

【A_1 型题】

1. 选用治疗急性坏死溃疡性牙龈炎最敏感的抑菌药物是
A. 四环素
B. 金霉素
C. 磺胺类
D. 甲硝唑
E. 青霉素

2. 诊断急性坏死性溃疡性龈炎时除临床特征外，常用的辅助诊断方法是
A. 活检
B. 细菌培养
C. 坏死物及牙龈组织培养
D. 病变区细菌学涂片
E. 脱落细胞检查

3. 急性坏死性溃疡性龈炎病变区细菌学涂片增加最多的厌氧微生物是
A. 伴放线聚集杆菌与梭形杆菌
B. 梭形杆菌与中间普氏菌
C. 牙龈卟啉单胞菌与螺旋体
D. 梭形杆菌与螺旋体
E. 以上都不是

4. 急性坏死性溃疡性龈炎的鉴别诊断不包括
A. 慢性龈炎
B. 疱疹性龈（口）炎
C. 急性白血病
D. 艾滋病患者机会性感染合并本病
E. 妊娠期龈炎

【A_3/A_4 型题】

（5~7题共用题干）

患者，男性，36岁，体健。牙龈自动出血伴牙龈疼痛、腐败性口臭5天。长期大量吸烟史，且近期工作压力过大。

5. 最可能的诊断是
A. 牙间乳头炎
B. 疱疹性龈口炎
C. 边缘性龈炎

D. 急性坏死性溃疡性龈炎
E. 侵袭性牙周炎

6. 若确诊为急性坏死性溃疡性龈炎，最有价值的辅助检查是
A. 免疫组化
B. X 线片
C. 革兰染色涂片
D. 碱性磷酸酶检查
E. 查血

7. 此患者最佳首次治疗措施是
A. 去除大块牙石及坏死物，3%过氧化氢冲洗
B. 口服抗生素及维生素 C
C. 去除坏死组织并初步刮除大块牙石，3%过氧化氢冲洗
D. 保守治疗，需查血确诊
E. 1%~2%过氧化氢含漱1 周

第八节 急性龈乳头炎

【A_1 型题】

1. 急性龈乳头炎的一些临床表现易与牙髓炎混淆，除了
A. 明显的自发痛
B. 中等度的冷、热刺激痛
C. 龈乳头红肿，探触痛明显，易出血
D. 跳痛
E. 可有轻度叩痛

【A_2 型题】

2. 患者，男性，31 岁。左下后牙自发性肿痛，吸吮时易出血，自诉5 天前曾用牙签剔牙。检查：牙间乳头红肿，有明显探触痛，易出血，牙体无龋坏和非龋性疾病。叩诊（+），无松动，未探及牙周袋。可能的诊断是
A. 急性牙髓炎
B. 慢性牙髓炎急性发作
C. 急性根尖炎
D. 急性牙龈乳头炎
E. 三叉神经痛

3. 患者，女性，43 岁。右上后牙突然自发痛 1 天。检查：局部牙龈乳头红肿、触痛。如果诊断为急性龈乳头炎，其最佳治疗措施是
A. 牙髓治疗
B. 牙周-牙髓联合治疗
C. 去除刺激物+3%过氧化氢冲洗
D. 调殆
E. 含漱剂+抗生素

第九节 牙 龈 瘤

【A_1 型题】

牙龈瘤的病变性质多属于
A. 良性肿瘤
B. 恶性肿瘤
C. 局限性慢性炎症增生
D. 发育畸形
E. 自身免疫病

第十节 综 合 型 题

【B_1 型题】

（1~4 题共用备选答案）
A. 前牙唇面牙龈肿胀明显，龈乳头呈球状突起
B. 牙龈增生，龈乳头呈球状、结节状，牙龈表面可呈桑葚状或分叶状
C. 牙龈鲜红肿大，松软而脆弱，表面呈结节状或分叶状，上皮菲薄呈半透明
D. 牙龈增生广泛可覆盖部分或整个牙冠，以上颌磨牙腭侧最重
E. 牙龈肿大可覆盖部分牙面，颜色暗红发绀或苍白，组织松软脆弱，可伴有牙齿松动

下列疾病的牙龈表现是
1. 牙龈纤维瘤病
2. 药物性牙龈增生
3. 白血病的牙龈表现
4. 青春期牙龈炎

（5~7 题共用备选答案）
A. 青春期少年
B. 老年
C. 青少年
D. 青壮年
E. 幼儿

下列疾病的好发年龄是
5. 急性坏死性溃疡性龈炎
6. 青春期龈炎
7. 遗传性牙龈纤维瘤病

第三章 牙周炎

第一节 慢性牙周炎

【A_1型题】

1. 慢性牙周炎早期的特点为
   A. 牙齿松动
   B. 牙齿移位
   C. 牙槽骨嵴顶吸收
   D. 伴发根分叉病变
   E. 可发生牙周脓肿
2. 慢性牙周炎患者的主诉症状通常为
   A. 牙齿松动
   B. 咀嚼无力
   C. 咀嚼疼痛
   D. 急性牙周脓肿
   E. 以上均可能
3. 慢性牙周炎的主要临床表现不包括
   A. 牙龈炎症，可鲜红或暗红
   B. 附着丧失，能探到釉质牙骨质界
   C. 牙周袋形成，探诊深度超过3mm
   D. 牙槽骨有水平或垂直骨吸收
   E. 龈袋加深，探诊深度可超过3mm
4. 慢性牙周炎的检查结果不包括
   A. 牙龈鲜红或暗红
   B. 牙周袋形成，且能探到釉质牙骨质界
   C. 龈袋形成
   D. X线片上可见牙槽嵴顶高度降低
   E. 牙松动
5. 慢性牙周炎的主要特征应除外
   A. 牙龈炎症
   B. 牙龈退缩
   C. 附着丧失
   D. 牙槽骨吸收
   E. 牙周袋的形成
6. 慢性牙周炎根据牙周袋深度和附着丧失、骨吸收程度分为轻、中、重度，正确的是
   A. 轻度：牙龈有炎症，牙周袋≥4mm，附着丧失1~2 mm
   B. 轻度：牙龈有炎症，牙周袋≤4mm，附着丧失1~2 mm
   C. 中度：牙周袋>6mm，附着丧失3~4 mm
   D. 重度：牙周袋≤6mm，附着丧失≥5mm
   E. 中度：牙周袋≥4mm，附着丧失1~2 mm
7. 慢性牙周炎的局部治疗如下，除了
   A. 彻底清除牙石，平整根面
   B. 牙周袋及根面需做药物处理
   C. 牙周手术
   D. 根管治疗
   E. 建立平衡㗦
8. 慢性牙周炎的全身治疗包括
   A. 全身给予抗菌药物
   B. 控制糖尿病
   C. 控制重度心血管疾病
   D. 劝患者戒烟
   E. 以上均是
9. 牙周翻瓣术中颊舌侧龈缘高度差别很大，应采用的缝合方式为
   A. 冠向复位缝合
   B. 锚式缝合
   C. 水平褥式缝合
   D. 悬吊缝合
   E. 牙间间断缝合

【A_2型题】

10. 患者，女性，35岁。牙龈出血约10年，近4年来自觉下前牙变长。检查：牙周袋探诊普遍3~4mm，下前牙舌侧牙龈退缩1~2mm。此患者最可能的诊断是
    A. 慢性龈炎
    B. 急性坏死性溃疡性龈炎
    C. 妊娠期龈炎
    D. 侵袭性牙周炎
    E. 慢性牙周炎
11. 患者，女性，25岁。近1年来刷牙牙龈偶有出血。检查：普遍牙周袋深度3~4mm，下前牙舌侧牙龈退缩1~2mm。此患者最可能的诊断是
    A. 慢性龈炎
    B. 药物性牙龈肥大
    C. 妊娠期龈炎
    D. 侵袭性牙周炎
    E. 慢性牙周炎
12. 患者，男性，45岁。近1~2年来自觉全口牙齿松动，咀嚼力减弱。前牙出现移位。最可能的初步印象是
    A. 慢性牙周炎
    B. 慢性龈炎
    C. 多发性牙周脓肿
    D. 急性坏死性牙周炎
    E. 侵袭性牙周炎

第二节　侵袭性牙周炎

【A_1 型题】

1. 侵袭性牙周炎的病因是
   A. 伴放线聚集杆菌感染和机体防御能力缺陷
   B. 牙石刺激
   C. 精神紧张
   D. 机体抵抗力低下
   E. 内分泌因素
2. 局限型侵袭性牙周炎的主要优势致病菌为
   A. 中间普氏菌
   B. 牙龈卟啉单胞菌
   C. 伴放线聚集杆菌
   D. 梭形杆菌
   E. 产黑色素类杆菌
3. 局限型侵袭性牙周炎的临床特点是
   A. 好发于青春期前后，女性多于男性
   B. 早期即出现牙齿松动和移位
   C. 好发于第一磨牙和上下切牙
   D. 家族聚集性
   E. 以上都有
4. 侵袭性牙周炎的诊断依据是
   A. 年轻患者少数牙松动、移位或邻面深袋
   B. 局部刺激因素与病变程度不一致
   C. 病程进展快
   D. X线片见切牙及第一磨牙牙槽骨吸收重
   E. 以上均是
5. 侵袭性牙周炎的治疗原则是
   A. 早期治疗，防止复发
   B. 应用抗菌药物
   C. 调整机体防御功能
   D. 牙移位的矫正治疗
   E. 以上都有
6. 侵袭性牙周炎的治疗方法不正确的是
   A. 洁治、刮治
   B. 翻瓣手术
   C. 只需局部或全身用药
   D. 辅助局部或全身用药
   E. 中医调理机体防御功能

【A_2 型题】

7. 患者，女性，20岁。因双侧后牙咀嚼无力而就诊。检查：双侧上颌第一磨牙松动Ⅱ度，下切牙松动Ⅰ度，口腔卫生尚好。初步印象为局限型侵袭性牙周炎。可采取下列治疗方案，除外
   A. 牙周的基础治疗
   B. 定期复治
   C. 全身抗生素疗法，甲硝唑为首选药
   D. 拍X线片，决定第一磨牙的治疗方案
   E. 可定期做龈下菌斑细菌学检查
8. 患者，女性，21岁。X线片示双侧下颌第一磨牙牙槽骨呈弧形吸收至根长的1/2，双侧上颌第一磨牙及下切牙的牙槽骨吸收为根长的1/3，余牙牙槽骨吸收不明显。此患者最可能的诊断是
   A. 慢性牙周炎
   B. 侵袭性牙周炎
   C. 急性坏死性牙周炎
   D. 青春期龈炎
   E. 慢性龈炎
9. 一名20岁侵袭性牙周炎的女性患者，如果应用抗生素治疗，最佳选择是
   A. 四环素
   B. 甲硝唑
   C. 红霉素
   D. 非甾体类抗炎药
   E. 青霉素

第四章　反映全身疾病的牙周炎

第一节　掌跖角化-牙周破坏综合征

【A_1 型题】

以下哪项不是掌跖角化-牙周破坏综合征的临床表现
   A. 皮损及牙周病变常在4岁前共同出现
   B. 患儿智力及身体发育异常
   C. 乳牙萌出后即有深牙周袋
   D. 恒牙萌出后按序发生牙周破坏
   E. 手掌、足底、膝部及肘部局限性的过度角化

第二节 Down综合征

【A₁型题】

1. 牙周组织重度破坏且智力低下的患者，应首先考虑的全身疾病是
   A. 艾滋病
   B. 掌跖角化－牙周破坏综合征
   C. 梅毒
   D. 糖尿病
   E. Down综合征
2. Down综合征的特点不包括
   A. 发育迟缓、智力低下
   B. 常有上颌发育不全
   C. 家族性
   D. 菌斑、牙石等局部刺激的量与牙周破坏成正比
   E. 严重的牙周炎

第三节 艾滋病

【A₁型题】

1. 患者出现线性龈红斑时，应重点考虑的全身疾病是
   A. 艾滋病
   B. 掌跖角化－牙周破坏综合征
   C. 梅毒
   D. 糖尿病
   E. 粒细胞缺乏症
2. 艾滋病牙周病损的治疗不包括
   A. 牙髓治疗
   B. 洁治
   C. 全身应用抗菌药物
   D. 0.12%～2%的氯己定含漱液
   E. 刮治

第五章 牙周炎的伴发病变

第一节 根分叉病变

【A₁型题】

1. 根分叉病变最易发生的牙齿是
   A. 下颌第二磨牙
   B. 下颌第一磨牙
   C. 上颌第二磨牙
   D. 上颌第一磨牙
   E. 下颌前磨牙
2. 下列关于根分叉病变的描述哪项不正确
   A. Ⅰ度：可探及分叉外形，X线片上分叉区骨无异常表现
   B. Ⅱ度：一侧或双侧均可探入分叉区，但不能贯通，X线片上分叉区骨密度略降低
   C. Ⅲ度：一侧或双侧均可探入分叉区，但不能贯通，X线片上分叉区骨密度略降低
   D. Ⅲ度：探针能通过分叉区，但有牙龈覆盖，X线片上分叉区骨密度降低
   E. Ⅳ度：探针能通过分叉区，无牙龈覆盖，X线片上分叉区骨密度降低
3. Ⅲ度根分叉病变，最不需做下列哪项治疗
   A. 袋壁切除术
   B. 牙龈切除术
   C. 刮治术
   D. 截根术
   E. 牙周翻瓣术

第二节 牙周脓肿

【A₁型题】

1. 牙周脓肿不同于牙槽脓肿的主要鉴别点在于感染来自
   A. 牙髓病
   B. 根尖周病变
   C. 牙周袋
   D. 血源性感染
   E. 外伤性感染
2. 牙周脓肿形成后处理原则是
   A. 龈袋上药
   B. 切开引流
   C. 龈下洁治
   D. 龈瓣切除
   E. 全身支持疗法
3. 牙周脓肿的临床特点中不包括
   A. 有牙周炎病史
   B. 有深牙周袋

C. 牙龈呈椭圆形隆起，波动感
D. 伴明显的牙齿松动
E. 脓肿局限于龈乳头及龈缘

【A_2 型题】

4. 患者，女性，39岁。左下后牙颊侧牙龈肿胀、疼痛3天。检查：左下第一、二磨牙间颊侧牙龈膨隆约1.0cm×1.0cm大小，有波动感，诊断是急性牙周脓肿。以下哪项不是其与牙槽脓肿的鉴别要点
A. 牙髓活力
B. 牙周袋的存在
C. X线片
D. 是否有龈下牙石
E. 叩痛程度

【A_3/A_4 型题】

（5~6题共用题干）

某患者，右上第二磨牙腭侧牙龈肿胀、疼痛2天。检查：右上第二磨牙腭侧牙龈呈卵圆形红肿，波动感（+），诊断是急性牙周脓肿。

5. 确诊前需做如下检查，除外
A. 牙周袋深度
B. 脓肿的部位
C. 牙齿松动度
D. 殆力的测定
E. 牙髓活力测定

6. 此患者首诊应选择的治疗措施应除外
A. 无望保留的牙应拔除以达彻底引流
B. 切开引流
C. 局部牙周袋内上药
D. 调磨明显的早接触点
E. 0.12%氯已定含漱液含漱3天

（7~8题共用题干）

患者，男性，45岁。左下6、7间牙龈反复肿胀半年。

7. 在以下病史中，哪一项最应想到
A. 饮食习惯
B. 是否嵌塞食物
C. 是否做过牙体治疗
D. 进食时是否加重
E. 是否偏侧咀嚼

8. 应做的进一步检查应除外
A. 充填体或不良修复体
B. 左下6、7接触关系
C. 左下6、7牙冠外形
D. 对殆牙齿情况
E. 咬合力量的测定

（9~12题共用题干）

患者，女性，58岁。牙龈反复肿痛3个月。检查：多数牙的牙龈肥大增生、牙周溢脓，牙齿松动、移位。既往高血压、心脏病、神经衰弱病史。

9. 下列哪一种疾病最可能引起牙周病患者的牙龈反复肿胀
A. 高血压
B. 心脏病
C. 糖尿病
D. 神经衰弱
E. 胃炎

10. 如果怀疑此患者患有糖尿病，为确诊，该患者最应该做哪一项检查
A. 血、尿糖的水平
B. 胃镜
C. 心电图
D. 骨髓象检查
E. 活检

11. 若患者已排除糖尿病，其牙龈增生肥大的原因与哪一项最相关
A. 长期服用异山梨酯
B. 长期服用硝基吡啶
C. 长期服用吲哚美辛
D. 长期服用苯妥英钠
E. 长期服用环孢素

12. 选择最佳的治疗方案是
A. 牙周基础治疗
B. 口腔卫生宣教
C. 含漱剂控制菌斑
D. 最好更换降压药
E. 上述都对

第三节 牙周-牙髓联合病变

【A_1 型题】

1. 牙周-牙髓联合病变的感染途径有
A. 侧支根管
B. 根尖孔
C. 副根管
D. 牙本质小管
E. 以上均是

2. 若诊断逆行性牙髓炎，探诊检查最重要的发现是
A. 牙龈肿胀、出血
B. 龈下牙石
C. 溢脓
D. 深牙周袋
E. 釉突

【A_2 型题】

3. 患者，女性，42岁。左下牙床肿胀、牙松动半年。检查：左下4牙龈肿胀，溢脓，探近中袋深，松动Ⅱ度，叩痛（+），龋深，牙髓无活力。X线片示根端骨吸收区与近中侧牙槽骨吸收相通，远中侧牙槽骨无吸收。该病应诊断为
A. 慢性牙周炎
B. 根分叉区病变
C. 牙周脓肿
D. 牙槽脓肿
E. 牙周-牙髓联合病变

4. 患者，男性，38岁。右下后牙冷热痛2周，自发痛2天。检

查：右下第一磨牙牙根暴露约6mm，颊侧牙周袋约5mm。X线片：右下第一磨牙根分叉处可见一骨密度降低区，未探见龋及根尖病变。最可能的诊断是

A. 根分叉病变
B. 急性根尖炎
C. 牙周脓肿
D. 牙周-牙髓联合病变
E. 殆创伤

【A_3/A_4 型题】

（5~8 题共用题干）

患者，男性，45 岁。左下后牙冷热痛 3 周，自发痛 3 天。检查：左下后牙未见龋及根尖病变。左下第一磨牙颊侧根分叉病变Ⅱ度，颊侧中央有一深达 10mm 的牙周袋，牙髓活力无反应。X 线片：左下第一磨牙根分叉处可见一近根尖骨密度降低区。

5. 最可能的诊断是
A. 根分叉病变
B. 急性根尖炎
C. 牙周-牙髓联合病变
D. 慢性根尖炎
E. 殆创伤

6. 可能的感染途径是
A. 牙周袋内毒素刺激
B. 根尖孔
C. 根分叉处副根管
D. 根尖 1/3 处的侧支根管
E. 以上均可能

7. 牙髓治疗最应选择
A. 干髓术
B. 根管治疗
C. 塑化治疗
D. 空管治疗
E. 以上均可以

8. 下面的治疗方案中不正确的一项是
A. 牙髓治疗后立即牙周手术
B. 调殆
C. 牙周基础治疗
D. 局部用药
E. 同时治疗牙髓、牙周

第六章 种植体周围组织及其疾病

【A_1 型题】

1. 关于种植体周围组织病变的治疗，下列哪项是错误
A. 可用 0.12%~0.20% 氯己定含漱
B. 如负载过重，应去除过重咬合负荷
C. 在应用抗生素之前，应先进行机械治疗和应用氯己定
D. 有些患者可进行手术治疗
E. 可使用传统的金属刮治器去除菌斑、牙石

2. 关于种植体周围组织病变的描述错误的是
A. 种植体周围组织病变的始动因子是菌斑微生物
B. 咬合负载过重是重要促进因素
C. 吸烟是影响种植体周围骨丧失的重要因素
D. 手术技术和术后处理不当易引起种植体周围组织病变
E. 两段式种植体容易感染牙周致病菌

3. 种植体周袋部位用氯己定冲洗的浓度是
A. 0.4%~0.8%
B. 0.80%~0.12%
C. 0.12%~0.20%
D. 0.16%~0.20%
E. 0.2%~0.5%

4. 以下哪一项是种植体周围炎发病的重要促进因素
A. 菌斑微生物
B. 生物力学负载过重
C. 吸烟
D. 酗酒
E. 患者的全身健康状况

5. 治疗种植体周围组织病变的基本原则是
A. 彻底去除菌斑
B. 控制感染
C. 消除种植体周袋
D. 制止骨丧失
E. 以上均是

第七章 牙周医学

【A_1 型题】

1. 冠心病及其急性发作的一个独立的危险因素是
A. 牙周炎
B. 牙髓炎
C. 根尖周炎
D. 牙震荡
E. 牙根纵裂

2. 牙周病患者接受牙周洁治、刮治前需进行抗生素预备，除外
A. 有感染性心内膜炎病史者
B. 风湿性心瓣膜炎患者
C. 安装有人工心瓣膜的患者
D. 植入心脏起搏器者
E. 最近 2 年内曾接受人工膝关节植入的患者

第八章　牙周健康与修复治疗的关系

【A_1 型题】

1. 设计修复体龈缘的位置时不必考虑
   A. 患牙的形态
   B. 修复体的固位
   C. 患牙的牙周组织
   D. 患者的口腔卫生状况
   E. 咬合力的大小
2. 牙冠延长术术后修复时机宜为
   A. 术后即刻
   B. 手术拆线后
   C. 术后 5 天
   D. 术后 2 周
   E. 术后 6 周

第十九篇 儿童口腔医学

第一章 龋 病

第一节 乳 牙 龋

【A_1型题】

1. 乳磨牙的大面积龋坏，不但会使牙弓长度减小，还会影响颌间高度，为确保恢复乳牙正常宽度和高度，对于多个牙面龋坏的牙齿，应该使用
   A. 玻璃离子充填
   B. 复合体充填
   C. 复合树脂充填
   D. 不锈钢全冠修复牙体
   E. 舌弓保持器
2. 意外穿髓的乳牙可行
   A. 间接盖髓
   B. 活髓切断
   C. 干髓治疗
   D. 垫底后充填
   E. 根管治疗
3. 乳牙龋病充填治疗中不能用的垫底材料是
   A. 聚羧酸锌黏固粉
   B. 磷酸锌水门汀
   C. 玻璃离子水门汀
   D. 丁香油黏固粉
   E. 硬性氢氧化钙
4. 乳牙龋病充填治疗，常用的充填材料是
   A. GIC
   B. 复合树脂
   C. 银汞合金
   D. 复合体
   E. 以上都是
5. 低龄儿童龋是指小于几岁的儿童患龋
   A. 2岁
   B. 3岁
   C. 4岁
   D. 5岁
   E. 6岁
6. 奶瓶龋最常见于
   A. 上颌乳切牙
   B. 下颌乳切牙
   C. 上颌乳磨牙
   D. 下颌乳磨牙
   E. 全部乳牙
7. 乳牙列中患龋的好发牙位是
   A. 下颌乳磨牙
   B. 上颌乳磨牙
   C. 乳尖牙
   D. 乳中切牙
   E. 乳侧切牙
8. 乳牙龋药物治疗时，具有腐蚀性的药物是
   A. 2%氟化钠
   B. 8%氟化钠
   C. 10%酸性氟磷酸
   D. 38%氟化氨银
   E. 8%氟化亚锡溶液
9. 乳牙患龋达高峰的年龄为
   A. 3~4岁
   B. 5~6岁
   C. 7~8岁
   D. 9~10岁
   E. 11~12岁
10. 乳牙龋的常见类型是
    A. 急性龋、干性龋、环状龋
    B. 湿性龋、环状龋、慢性龋
    C. 急性龋、环状龋、奶瓶龋
    D. 奶瓶龋、干性龋、环状龋
    E. 慢性龋、静止性龋、奶瓶龋
11. 临床上对乳牙近髓深龋的治疗最好采用
    A. 直接盖髓
    B. 间接盖髓
    C. 冠髓切除术
    D. 干髓术
    E. 根管治疗
12. 乳牙大面积表浅龋坏采用药物治疗时，对于不配合的儿童，一般不选择的药物是
    A. 2%氟化钠
    B. 8%氟化亚锡
    C. 38%氟化氨银
    D. 1.23%酸性氟磷酸钠溶液
    E. 10%氟化钼酸铵
13. 下列对乳牙修复治疗的描述哪一项是错误的
    A. 广泛龋也可以树脂修复
    B. 必须去净腐质
    C. 必须采用双层垫底
    D. 玻璃离子是较为理想的充填材料
    E. 前牙后牙均可以采用复合树脂充填
14. 对乳磨牙实施窝沟封闭的最适宜年龄为
    A. 2~3岁
    B. 3~4岁
    C. 5~6岁
    D. 7~8岁
    E. 9~10岁
15. 局部用药治疗乳牙龋病的常见适应证是
    A. 小而浅的乳牙龋
    B. 大而浅的乳牙龋
    C. 大而深的乳牙龋
    D. 乳前牙邻面龋
    E. 乳磨牙邻面龋

【A_2型题】

16. 患儿，2岁。上前牙唇面广泛

性龋坏，牛奶喂养，未刷过牙。应诊断为
A. 静止龋
B. 湿性龋
C. 慢性龋
D. 奶瓶龋
E. 猖獗性龋

【B_1 型题】

（17~20 题共用备选答案）
A. 唇面、近中面
B. 近中面、远中面
C. 近中面、颌面
D. 唇面、远中面
E. 远中面、颌面
17. 第一乳磨牙易患龋牙面是
18. 上颌乳尖牙易患龋牙面是
19. 上颌乳中切牙易患龋牙面是
20. 第二乳磨牙易患龋牙面是

（21~25 题共用备选答案）
A. 丁香油黏固粉
B. 氢氧化钙
C. 复合体
D. 纳米树脂
E. 聚羧酸锌黏固粉
21. 乳磨牙常用的充填材料是
22. 年轻恒牙常用的垫底材料是
23. 常用的前牙充填材料是
24. 常用的盖髓剂是
25. 常用的安抚治疗充填材料是

第二节　年轻恒牙龋

【A_1 型题】

1. 年轻恒牙的龋蚀特点中，错误的是
A. 病变组织分界不清
B. 牙髓易受细菌影响
C. 病变组织较软
D. 龋蚀组织染色淡
E. 多为慢性龋
2. 年轻恒牙一般在萌出后多久牙根完全形成
A. 萌出后即形成
B. 萌出后半年
C. 萌出后 1 年
D. 萌出后 2~3 年
E. 萌出后 4~5 年
3. 混合牙列的恒牙充填修复治疗的目的是
A. 恢复牙表面接触点
B. 恢复牙冠解剖外形
C. 恢复牙齿高度
D. A+B
E. A+B+C

【A_2 型题】

4. 患儿，男，10 岁。右下后牙进食痛，冷热敏感。检查：右下第一前磨牙远中龋，探腐质软，疼痛敏感，叩诊（-），无松动。拟采取的治疗措施是
A. 局部麻醉下开髓做活髓切断术
B. 局麻下开髓做牙髓治疗
C. 去净腐质，做间接盖髓术
D. 去净腐质，做直接盖髓术
E. 去大部分腐质，安抚治疗

第二章　牙髓病和根尖周病

第一节　乳　　牙

【A_1 型题】

1. 乳牙根尖周病的治疗方法为
A. 直接盖髓
B. 活髓切断术
C. 变异干髓术
D. 根管治疗术
E. 以上都对
2. 外伤冠折穿髓的乳牙可行
A. 间接盖髓
B. 活髓切断术
C. 干髓治疗
D. 垫底后充填
E. 根管治疗
3. 乳牙根管治疗术与恒牙根管治疗术最根本的区别是
A. 洞型制备不同
B. 消毒药物不同
C. 垫底材料不同
D. 根充材料不同
E. 充填材料不同
4. 不能用于乳牙活髓切断术的药物为
A. 戊二醛
B. 氢氧化钙
C. 甲醛甲酚
D. 金属砷
E. Vitapex 糊剂
5. 乳牙根尖周炎常出现瘘管的原因是
A. 儿童患龋率高，症状不明显
B. 患儿不易合作，治疗不彻底
C. 病变进展快和牙槽骨疏松
D. 乳牙根分歧大，髓腔大
E. 患儿身体抵抗力差
6. 乳牙牙髓病常见的临床症状不包括

A. 自发痛
B. 冷热痛
C. 夜间痛
D. 肿胀
E. 咬合痛

7. 乳牙牙髓感染临床上多为
A. 急性牙髓炎
B. 慢性牙髓炎
C. 逆行性牙髓炎
D. 可复性牙髓炎
E. 化脓性牙髓炎

8. 乳牙牙髓病及根尖周病治疗中，不宜使用的药物是
A. 5%次氯酸钠液
B. 三氧化二砷
C. 3%过氧化氢
D. 木榴油
E. 樟脑酚

【A_2 型题】

9. 患儿，6 岁。左下后牙有洞，进食时疼痛 4 天，昨晚加重，不能入睡。最可能的诊断是
A. 深龋嵌塞食物
B. 急性牙髓炎
C. 慢性牙髓炎急性发作
D. 急性根尖周炎
E. 慢性根尖周炎急性发作

第二节 年轻恒牙

【A_1 型题】

1. 青少年根尖周炎最好选用哪种治疗方法
A. 干髓术
B. 根管治疗
C. 塑化治疗
D. 空管治疗
E. 安抚治疗

2. 年轻恒牙露髓应尽量采用
A. 根充术
B. 干髓治疗
C. 根尖诱导成形术
D. 保髓治疗
E. 变异干髓术

3. 年轻恒牙牙髓治疗原则为
A. 去除牙髓感染，修复牙齿外形
B. 保留牙齿，维持间隙
C. 恢复咀嚼功能，促进颌骨发育
D. 尽可能保护活髓和牙乳头
E. 保留牙齿，恢复咀嚼功能

4. 年轻恒牙牙髓病不能采用的治疗方法有
A. 根管治疗术
B. 活髓切断术
C. 干髓术
D. 直接盖髓术
E. 根尖诱导成形术

5. 发生于年轻恒牙的可复性牙髓炎，去净腐质未露髓者，首选治疗方法为
A. 局部麻醉下安抚引流
B. 安抚治疗
C. 间接盖髓
D. 活髓切断
E. 局部麻醉下拔髓

【A_3/A_4 型题】

（6~8 题共用题干）

患儿，男，9 岁。右上颌中切牙外伤冠折、切角缺损，即刻来院就诊。检查：穿髓孔大，探痛明显，可疑叩痛。

6. 治疗首选
A. 直接盖髓术
B. 活髓切断术
C. 拔髓术
D. 根管治疗术
E. 塑化疗法

7. 进行这种治疗成功的关键是
A. 保持患者无痛
B. 保持操作无菌
C. 止血彻底
D. 盖髓剂的选择
E. 拔髓完全

8. 若治疗成功，家长要求修复缺损的牙冠应
A. 局部麻醉下备牙，全冠修复
B. 桩冠修复
C. 打固位钉，复合树脂充填
D. 切角嵌体
E. 解释病情，待患者成年后再做修复

（9~11 题共用题干）

患儿，女，10 岁。右下后牙痛 4 天，夜间加重 1 天。检查：牙龈红肿，无龋洞。

9. 对患牙应做何种检查
A. 叩诊
B. 牙髓温度测试
C. 探诊
D. X 线检查
E. 以上都应做

10. 最可能的诊断是
A. 急性牙髓炎
B. 急性根尖周炎
C. 慢性牙髓炎急性发作
D. 慢性根尖周炎
E. 慢性增生性牙髓炎

11. 最可能的病因是
A. 龋齿
B. 牙隐裂
C. 楔状缺损
D. 畸形中央尖折断
E. 逆行性牙髓炎

第三章 咬合发育问题

【A_1 型题】

1. 乳牙早失最常见的原因为
   A. 乳牙外伤
   B. 乳牙龋病及其并发症所致过早脱落或拔除
   C. 先天缺失
   D. 恒牙异位萌出，乳牙根过早吸收脱落
   E. 牙周疾病
2. 以下关于乳牙早失后可能发生的变化叙述错误的是
   A. 间隙变小或丧失
   B. 对殆牙伸长
   C. 邻牙倾斜
   D. 继承恒牙早萌
   E. 继承恒牙釉质发育不全
3. 乳牙早失后是否需做功能性间隙保持器主要应考虑
   A. 患儿年龄和牙列拥挤情况
   B. 牙齿萌出的先后顺序
   C. 继承恒牙的发育情况
   D. 继承恒牙胚是否先天缺失
   E. 乳磨牙缺失的数目和部位

【A_2 型题】

4. 患儿，男，7岁。因严重根尖周病拔除55后8天，16萌出完全。X线片显示15根发育1/2。应做何处理
   A. 4周后复查，观察间隙变化后再决定是否保持间隙
   B. 制作丝圈式缺隙保持器
   C. 制作远中导板式保持器
   D. 可不做处理
   E. 可做固定义齿修复，以恢复功能

【A_3/A_4 型题】

（5~7题共用题干）

患儿，男，4岁。2小时前外伤致51、61脱位，牙龈撕裂，脱位牙完整并带到医院，神清。

5. 该患儿的处理方案应为
   A. 即刻再植并固定
   B. 即刻再植不需固定
   C. 局部麻醉下局部清创，缝合撕裂牙龈，不用再植
   D. 应拍X线片，视恒牙胚发育情况决定是否再植
   E. 局部麻醉下局部清创，搔刮牙槽窝，缝合撕裂牙龈，不用再植
6. 如果当时未予再植，在局部伤口愈合后应
   A. 定期复查，看继承恒牙发育情况
   B. 不需再复查
   C. 制作活动义齿保持间隙
   D. 制作固定义齿恢复功能并保持间隙
   E. 视患儿合作程度确定是否保持间隙
7. 对于患儿因龋丧失的64应做何处理
   A. 定期复查，看继承恒牙发育情况
   B. 不需处理
   C. 制作丝圈保持器保持间隙
   D. 制作固定义齿恢复功能并保持间隙
   E. 视患儿合作程度确定是否保持间隙

【B_1 型题】

（8~11题共用备选答案）
A. 丝圈式间隙保持器
B. 可摘式功能性间隙保持器
C. 舌弓式间隙保持器
D. 远中导板式间隙保持器
E. Nance弓间隙保持器

8. 第二乳磨牙早失，第一恒磨牙尚未萌出应戴
9. 单侧第一乳磨牙早失，应制作
10. 下颌第一恒磨牙萌出，多个乳磨牙早失，使用活动式间隙保持器患儿不合作佩戴者，应制作
11. 上颌乳磨牙全部缺失，第一恒磨牙尚未萌出完全

第四章 牙发育异常

【A_1 型题】

1. 乳牙的重要作用是
   A. 有利于儿童的生长发育
   B. 辅助发音
   C. 利于美观
   D. 引导恒牙的萌出及恒牙列的形成
   E. 以上都对
2. 融合牙的特点是
   A. 只在乳牙列出现
   B. 只在恒牙列出现
   C. 两个牙冠根完全融合
   D. 乳牙融合牙不影响恒牙替换
   E. 在乳牙列、恒牙列都可见
3. 混合牙列期指的是
   A. 6岁左右
   B. 6~8岁
   C. 6~ 12岁
   D. 8~10岁
   E. 13岁以后
4. 下列关于第二乳磨牙和第一恒磨牙的鉴别，错误的是

A. 第二乳磨牙牙冠较小，色乳白
B. 第一恒磨牙牙冠较大，色较黄
C. 第二乳磨牙颈部缩窄明显
D. 第二乳磨牙近远径大，颊舌径小
E. 乳磨牙根较长，牙根多聚拢

5. 关于乳牙应用解剖，错误的是
A. 完整的乳牙列对促进儿童的健康成长有重要意义
B. 缺乏咀嚼功能刺激，可能导致颌骨发育不良，成为牙颌畸形病因之一
C. 乳牙位置正常，可以引导恒牙正常萌出
D. 6~7岁至12~13岁，乳牙逐渐脱落，为恒牙所代替
E. 乳前牙牙根唇颊侧有恒前牙牙胚，治疗乳牙时应予注意

6. 下列关于乳牙牙根吸收特点的描述中正确的是
A. 乳牙牙根吸收是从根尖1/3的唇侧面开始的
B. 乳磨牙从根分歧内侧面开始吸收
C. 牙根吸收是在牙根形成后1~2年开始的
D. 恒牙先天性缺失时乳牙不脱落
E. 乳牙根吸收开始时不能做牙髓治疗

7. 乳牙完全萌出的平均年龄是
A. 3岁
B. 2岁
C. 2.5岁
D. 1.5岁
E. 3.5岁

8. 乳牙牙釉质相比恒牙牙釉质
A. 比恒牙薄、硬度高
B. 比恒牙厚、硬度低
C. 比恒牙薄、硬度低
D. 比恒牙厚、硬度高
E. 两者无可比性

9. 婴儿出生时牙龈上有白色点状物萌出，临床上称之为
A. 多生牙
B. 早萌牙
C. 畸形牙
D. 马牙子
E. 以上都不对

10. 下列关于乳牙外形特点的描述中错误的是
A. 乳牙体积小，牙冠短宽，乳白色
B. 乳牙颈部缩窄，唇、颊颈嵴突出
C. 上颌乳中切牙扁根，根尖弯向腭侧
D. 下颌第二乳磨牙三个颊尖相差不大
E. 上颌乳尖牙近中牙尖嵴长于远中牙尖嵴

11. 乳牙牙冠发育钙化主要发生在
A. 出生前
B. 出生后半年
C. 出生后1年
D. 出生后1年半
E. 出生后2年

12. 正常情况下，替牙一般是什么时期
A. 6岁左右替换完成
B. 6~9岁
C. 6~7岁至12~13岁
D. 12~13岁
E. 在第二恒磨牙萌出前都是替牙期

13. 乳牙萌出的常见顺序为
A. A-B-D-C-E
B. A-C-B-D-E
C. A-B-C-D-E
D. B-A-C-D-E
E. B-A-D-C-E

14. 婴儿出生时就有牙形态的牙萌出，临床上称之为
A. 多生牙
B. 早萌牙
C. 畸形牙
D. 马牙子
E. 以上都不对

15. 乳下切牙内侧又萌新牙，形态呈锯齿状，临床诊断为
A. 乳牙滞留
B. 多生牙
C. 畸形牙
D. 以上都对
E. 以上都不对

16. 替牙期乳牙根吸收属于
A. 生理性吸收
B. 病理性吸收
C. 生理性破坏
D. 病理性破坏
E. 以上都不对

17. 年轻恒牙一般在牙根形成多少时萌出
A. 1/2
B. 2/3
C. 4/5
D. 3/4
E. 完全

【A_2型题】

18. 患儿，7岁。上乳前牙松，两上中切牙间有牙部分萌出，头尖，呈圆锥形，色微黄有光泽。最可能的诊断为
A. 乳牙滞留，恒牙萌出
B. 多生牙萌出
C. 畸形恒前牙萌出
D. 正常恒前牙萌出
E. 以上都不对

19. 患儿，10岁。上前牙未萌，乳上前牙4年前因龋脱落。上前牙区牙龈发白。最可能的诊断为
A. 上前牙先天缺失
B. 上前牙迟萌
C. 上前牙因龋脱落
D. 上前牙外伤脱落
E. 以上都不对

第五章 牙 外 伤

第一节 乳牙外伤

【A_1 型题】

1. 对于乳牙严重挫入，且牙冠向唇侧，牙根向腭侧移位，X线检查乳牙根与恒牙胚大量重叠，应采取
   A. 牙髓摘除术
   B. 手法复位并固定
   C. 可观察其自动再萌出，并观察牙髓转归
   D. 及时拔除乳牙
   E. 避免使用患牙咬合2周，不做其他处理
2. 对于外伤全脱位的乳牙，下列说法不正确的是
   A. 对于2岁半以下的年轻乳牙应尽量再植
   B. 对幼年时发生的乳牙全脱出的患儿应在5岁左右拍摄X线片，检查继承恒牙胚发育状况
   C. 对继承恒牙发育不良者，应考虑萌出后进行再矿化治疗或修复
   D. 严重的牙槽窝骨折可能会影响恒牙胚的发育
   E. 一般不考虑再植
3. 乳牙外伤最不可能造成的结果为
   A. 恒牙发育不全
   B. 继承恒牙畸形
   C. 恒牙萌出异常
   D. 继承恒牙牙髓坏死
   E. 受伤乳牙牙髓坏死
4. 乳牙外伤总的治疗原则是
   A. 尽量保存外伤乳牙的牙髓活性
   B. 尽量减少患儿的痛苦
   C. 尽量恢复外伤乳牙的功能
   D. 应使乳牙外伤对继承恒牙的影响降到最低
   E. 应使外伤乳牙尽量保存到自然脱落

【A_2 型题】

5. 男孩，4岁。因外伤左上乳中切牙内陷移位，牙龈无明显撕裂伤，牙槽突无折断，X线片显示：恒牙胚未受波及。正确的处理是
   A. 立即复位固定
   B. 立即拔除
   C. 定期复诊观察
   D. 牵引复位
   E. 不做处理

【A_3/A_4 型题】

（6~8题共用题干）

患儿，男，5岁。半小时前外伤致51、61脱位，牙龈撕裂，脱位牙完整并带到医院。52、62牙体未见缺损，无咬合早接触，均有叩痛，无松动，牙龈无渗血，神清能合作。

6. 该患儿脱位牙处理方案应为
   A. 即刻再植并固定
   B. 即刻再植不需固定
   C. 局麻下局部清创，缝合撕裂牙龈，不用再植
   D. 应拍摄X线片视恒牙胚发育情况决定是否再植
   E. 局部麻醉下局部清创，搔刮牙槽窝，缝合撕裂牙龈，不用再植
7. X线片见52、62根周膜稍增宽，无根折影像，12、22硬骨板完整。52、62诊断应为
   A. 亚脱位
   B. 牙齿震荡
   C. 釉质裂纹
   D. 牙齿脱出
   E. 牙齿挫入
8. 2个月后复查，发现62牙齿变色，叩痛（+）。该牙首选的治疗为
   A. 根管治疗术
   B. 根管塑化术
   C. 干髓术
   D. 活髓切断术
   E. 拔除

【B_1 型题】

（9~11题共用备选答案）

A. 直接盖髓术
B. 活髓切断术
C. 牙髓摘除术
D. 根管治疗术
E. 根尖诱导成形术

9. 患儿，7岁。25龋深，腐质未去净时露髓。应选用
10. 患儿，8岁。半小时前11外伤冠折1/3，露髓孔小而敏感，X线片示11根尖孔未形成。应选用
11. 患儿，4岁。半年前门牙外伤，未予治疗，近日发现左侧门牙发黑，检查：61色灰暗，无叩痛，无瘘管。X线片示61根尖周无明显低密度改变。应进行的治疗为

第二节 年轻恒牙外伤

【A_1 型题】

1. 年轻恒牙外伤多发生于哪个年龄段的儿童
   A. 6~7岁
   B. 12~13岁
   C. 5~6岁
   D. 7~9岁
   E. 9~11岁
2. 以下哪个诊断不属于冠折
   A. 牙齿挫入
   B. 釉质-牙本质折断
   C. 复杂冠折
   D. 冠折露髓
   E. 釉质折断
3. 年轻恒牙外伤即刻X线检查应主要观察的项目中不包括
   A. 牙根是否折断
   B. 牙根发育情况
   C. 是否存在陈旧性外伤
   D. 牙周间隙是否改变
   E. 继承恒牙胚情况

【A_2 型题】

4. 患儿，男，9岁。1天前体育课传球时碰到门牙，患者自觉牙齿松动，上下牙咬合时不适。检查：11无松动，无牙体缺损，叩诊（+），牙（-），无早接触。X线片显示根周膜连续但稍增宽，电活力测试无反应。该牙最可能的诊断为
   A. 亚脱位
   B. 牙齿震荡
   C. 釉质裂纹
   D. 牙髓坏死
   E. 牙齿挫入

【A_3/A_4 型题】

（5~7题共用题干）

患儿，女，8岁。2个月前体育课时门牙碰到双杠上，当时牙龈少量出血，无头晕、头痛、恶心等，因牙齿未缺损未予治疗。后来偶有进食冷饮和刷牙时疼痛，现因家长发现牙齿变色就诊。

5. 根据病史，最可能的诊断为
   A. 釉质隐裂
   B. 牙髓坏死
   C. 牙震荡
   D. 根折
   E. 牙齿挫入
6. 检查发现11无牙冠缺损，色灰暗，叩痛不明显，应进一步检查
   A. 牙髓活力测试
   B. 冷热诊
   C. X线片
   D. 咬合
   E. 对颌牙损伤
7. 若确定牙髓已坏死，最可能的治疗为
   A. 活髓切断
   B. 根管治疗后桩冠修复
   C. 可牙髓摘除术后做贴面
   D. 解释病情，待患儿成年后再做修复
   E. 根尖诱导成形术，视发育状况再考虑后续治疗

（8~12题共用题干）

10岁男童，1小时前从大型玩具跌落导致11、21脱落，家长把脱落门牙放入矿泉水瓶中保存就诊。检查：患儿神清合作，面部口周有软组织挫伤，无头痛、头晕。局部牙槽窝完整，内有血凝块，离体牙完整无明显污物，牙根发育近完成。

8. 首先应对患儿采取哪种治疗
   A. 注射破伤风抗毒素
   B. 牙齿再植术
   C. 拍摄X线片检查是否有牙槽骨折
   D. 摘除离体牙牙髓
   E. 静脉给予抗生素
9. 再植前对离体牙的处理应为
   A. 用生理盐水冲洗清洁表面
   B. 刮除牙周膜
   C. 抗生素冲洗浸泡
   D. 3%过氧化氢冲洗
   E. 摘除离体牙牙髓
10. 对牙槽窝的准备应为
   A. 局部麻醉下清理血凝块并搔刮牙槽窝，使其有新鲜血液充满
   B. 用镊子小心清理血凝块，并使用Hanks平衡盐溶液冲洗
   C. 用镊子小心清理血凝块并生理盐水冲洗
   D. 局部麻醉下清理血凝块并大量抗生素冲洗
   E. 用镊子小心清理血凝块后用3%过氧化氢冲洗
11. 对于再植后的固定应选择
   A. 刚性固定2~3个月
   B. 刚性固定1~2周
   C. 弹性固定2~3个月
   D. 弹性固定1~2周
   E. 应根据X线检查视牙周愈合情况决定固定时间的长短
12. 2周复查时出现牙体变暗，应采取何种治疗
   A. 拔除患牙
   B. 摘除牙髓，牙胶尖糊剂严密充填
   C. 摘除牙髓，氢氧化钙制剂充填根管
   D. 继续观察，如有根尖阴影出现须进行根管治疗
   E. 活髓切断术

第二十篇　口腔黏膜病学

第一章　口腔黏膜感染性疾病

第一节　口腔单纯疱疹

【A_1 型题】

1. 以口腔黏膜继发性溃疡为特征表现的疾病是
   A. 慢性唇炎
   B. 维生素 A 缺乏
   C. 口角炎
   D. 单纯疱疹
   E. 地图舌
2. 下列哪种疾病是由单纯疱疹病毒（HSV）引起的
   A. 单纯疱疹
   B. 带状疱疹
   C. 手足口病
   D. 球菌性口炎
   E. 艾滋病
3. 下列关于口腔单纯疱疹病毒的传播途径的描述哪项是错误的
   A. 唾液
   B. 飞沫
   C. 胎儿经产道感染
   D. 疱疹液
   E. 输血
4. 机体在对抗单纯疱疹病毒感染过程中，最具作用的是
   A. 唾液溶菌酶
   B. 唾液黏蛋白
   C. 细胞免疫
   D. 上皮角蛋白
   E. 体液免疫
5. 下面关于口腔单纯疱疹发病机制描述正确的是
   A. 口腔单纯疱疹的传染源是感染口腔单纯疱疹病毒的患者。
   B. 口腔单纯疱疹是由Ⅰ型单纯疱疹病毒引起的，Ⅱ型单纯疱疹病毒引起腰以下皮肤和生殖器感染，其和口腔单纯疱疹发病无关
   C. 单纯疱疹病毒只引起口腔单纯疱疹的发生，不能引发生殖器疱疹
   D. 单纯疱疹病毒在人体内可以产生永久性免疫力，故该病很少复发
   E. 单纯疱疹病毒在人体内不能产生永久性免疫力
6. 原发性疱疹性口炎好发人群是
   A. 6 岁以下儿童，尤其是 6 个月至 2 岁更多见
   B. 老年人
   C. 青少年
   D. 更年期妇女
   E. 40 岁左右的中年人
7. 原发性疱疹性口炎的发病过程在临床上可分为
   A. 前驱期、水疱期、糜烂期、静止期
   B. 前驱期、水疱期、糜烂期、愈合期
   C. 充血期、水疱期、糜烂期、愈合期
   D. 前驱期、水疱期、静止期、愈合期
   E. 前驱期、充血水肿期、糜烂期、愈合期
8. 下列口腔黏膜疾病，临床表现和原发性疱疹性口炎临床表现最接近的是
   A. 白色网纹样病变
   B. 较严重的龈口炎
   C. 红色增殖样变
   D. 白色角化
   E. 口腔深大溃疡
9. 复发性疱疹性口炎复发时易感染的部位是
   A. 舌腹面
   B. 舌背
   C. 口唇或接近口唇处
   D. 软腭
   E. 颊部
10. 下列哪项不是急性疱疹性龈口炎与疱疹型复发性口腔溃疡的区别点
    A. 好发年龄不同
    B. 两种疾病发病患者性别存在差异性
    C. 前者为急性发作、全身反应较重；后者为反复发作、全身反应较轻
    D. 前者病损表现为成簇小水疱，疱破后可形成大片浅溃疡；后者病损表现为散在小溃疡，无发疱期
    E. 前者病损可伴皮肤损害；后者病损无皮肤损害
11. 下列药物中，不适用于口腔单纯性疱疹治疗的药物是
    A. 聚肌胞
    B. 利巴韦林
    C. 干扰素
    D. 咪康唑
    E. 阿昔洛韦

【A_2 型题】

12. 患者，男性，49 岁。5 天前患感冒后，上唇及口周皮肤出现多个成簇的针头大小水疱，随后破裂，形成糜烂、结痂，患者自述病变部位灼痒、疼痛。

下列诊断正确的是
A. 天疱疮
B. 带状疱疹
C. 复发性唇疱疹
D. 药物过敏性口炎
E. 复发性口腔溃疡

【A_3/A_4 型题】

（13~15 题共用题干）

女婴，11 个月。近日哭闹、拒食、流涎。检查：邻近磨牙的上腭和龈缘处见大面积浅表溃疡，上覆黄色假膜，偶见个别针头大小水疱。

13. 该患儿可能患有的疾病是
A. 复发性口腔溃疡
B. 急性疱疹性龈口炎
C. 球菌性口炎
D. 带状疱疹
E. 天疱疮

14. 对于该病，正确的治疗方法是
A. 泼尼松片，每日60mg，分3次口服，控制病情后减量
B. 口服各种维生素及微量元素
C. 局部使用氯己定含漱剂清洗患儿口腔，口服利巴韦林或口炎宁冲剂
D. 局部使用2%碳酸氢钠清洗患儿口腔，口服酮康唑
E. 每日注射链霉素 0.5g；或异烟肼每日 0.1g 局部封闭，每日或隔日 1 次

15. 下列哪项关于该病的描述是正确的
A. 该病预后差，需住院进行全面治疗
B. 由于引发该病的病原微生物可经口-呼吸道传播，故该患儿应避免接触其他儿童与幼儿
C. 该病是超敏反应性疾病，无传染性，患儿不需隔离
D. 该病成人多发，在儿童很少见
E. 该病病理表现为非特异性溃疡，后期可见肉芽组织增生

第二节 带状疱疹

【A_1 型题】

1. 下列哪项描述是带状疱疹的主要临床表现
A. 单侧性皮肤-黏膜疱疹，沿神经支分布及剧烈的疼痛
B. 成簇小水疱，疱破后形成大片浅表溃疡
C. 散在小溃疡，无发疱期
D. 口腔黏膜突然发生广泛的糜烂
E. 口腔黏膜充血，局部形成糜烂或溃疡

2. 带状疱疹的致病病原微生物是
A. 支原体
B. 衣原体
C. 真菌
D. 病毒
E. 细菌

3. 治疗带状疱疹可采用
A. 注射干扰素或转移因子，口服镇痛药物
B. 口服磺胺类药物
C. 每日注射链霉素 0.5g；或异烟肼每日 0.1g 局部封闭，每日或隔日 1 次
D. 酮康唑：成人剂量为每日 1 次口服 200mg，2~4 周一疗程
E. 口服各种维生素及微量元素

第三节 手-足-口病

【A_1 型题】

1. 下列关于手足口病的流行病学特征的描述哪项是错误的
A. 全年均可发病
B. 3 岁以下幼儿是主要罹患者
C. 有明显的地区性发病特征
D. 暴发流行后散在发生
E. 流行期间，托幼机构易发生集体感染

2. 导致手足口病发病的病毒有哪些
A. 柯萨奇病毒 A16 型
B. 柯萨奇病毒 A4 型
C. 埃可病毒 EV71 型
D. 肠道病毒 71 型
E. 以上都是

3. 下列关于手足口病的临床表现描述哪项是错误的
A. 咳嗽、流涕等上呼吸道感染症状
B. 口腔黏膜、手、足和臀部出现斑丘疹、疱疹
C. 疱疹处痒、痛，有结痂
D. 可伴有食欲缺乏、恶心、呕吐、头痛等症状
E. 发热，体温可达 38℃以上

第四节 球菌性口炎

【A_1 型题】

1. 球菌性口炎的主要致病菌是
   A. 金黄色葡萄球菌、甲型溶血性链球菌、肺炎链球菌、乳酸链球菌
   B. 金黄色葡萄球菌、甲型溶血性链球菌、肺炎链球菌、乙型溶血性链球菌
   C. 脑膜炎球菌、甲型溶血性链球菌、肺炎链球菌、乙型溶血性链球菌
   D. 金黄色葡萄球菌、甲型溶血性链球菌、肺炎链球菌、淋球菌
   E. 乙型溶血性链球菌、甲型溶血性链球菌、肺炎链球菌、淋球菌
2. 下列哪项描述不是球菌性口炎的临床表现
   A. 口腔黏膜充血，局部形成糜烂或溃疡
   B. 溃疡或糜烂的表面上覆盖假膜
   C. 口腔黏膜出现白色网纹样病变
   D. 患者唾液增多，疼痛明显
   E. 区域淋巴结肿大、压痛
3. 下列哪项是球菌性口炎的治疗方法
   A. 口服酮康唑：成人剂量为每日 1 次，每次 200mg，2~4 周为一疗程
   B. 注射干扰素或转移因子，口服镇痛药物
   C. 注射链霉素每日 0.5g；或异烟肼每日 0.1g 局部封闭，每日或隔日1次
   D. 使用抗生素和磺胺类药物；局部可用氯己定漱口剂
   E. 全身使用肾上腺皮质激素

【A_3/A_4 型题】

（4~5 题共用题干）

患者，女性，76 岁。近日发现口腔溃烂，影响进食。检查：下唇、两颊黏膜充血，局部形成糜烂，糜烂面上覆有一层灰白色假膜，假膜较厚微突出黏膜表面，致密光滑。擦去假膜，可见溢血的糜烂面。患者进食疼痛。淋巴结肿大、压痛，白细胞计数增加，患者体温升高。

4. 该患者可能患有的疾病是
   A. 口腔念珠菌病
   B. 天疱疮
   C. 带状疱疹
   D. 急性疱疹性龈口炎
   E. 球菌性口炎
5. 治疗该病可选用的药物是
   A. 泼尼松
   B. 多抗甲素
   C. 干扰素或转移因子
   D. 酮康唑
   E. 抗生素或磺胺类药物

第五节 口腔念珠菌病

【A_1 型题】

1. 鹅口疮的病因是
   A. 细菌
   B. 病毒
   C. 真菌
   D. 衣原体
   E. 立克次体
2. 更易患口腔念珠菌病的人群为
   A. 嗜烟者
   B. 嗜酒者
   C. 更年期妇女
   D. 患有胆道疾病者
   E. 长期大量应用抗生素者
3. 口腔念珠菌病病损区涂片直接镜检可见
   A. 菌丝和孢子
   B. 梭状杆菌和螺旋体
   C. 病毒水疱和包涵体
   D. 大量细菌及白细胞
   E. 分枝杆菌
4. 念珠菌性口炎临床上可分为以下四型
   A. 急性假膜型、急性红斑型、慢性红斑型、慢性增殖性
   B. 慢性肥厚型、慢性增殖性、急性红斑型、溃疡型
   C. 急性假膜型、急性红斑型、充血型、慢性增殖性
   D. 急性假膜型、急性红斑型、坏死型、慢性增殖性
   E. 急性假膜型、急性红斑型、慢性增殖性、慢性肥厚型
5. 急性假膜型念珠菌口炎多发于
   A. 老年人
   B. 新生婴儿
   C. 青少年
   D. 更年期妇女
   E. 40 岁左右的中年人
6. 最接近急性红斑型念珠菌型口炎的临床表现的描述是
   A. 病损区黏膜充血，有散在的色白如雪的柔软小斑点
   B. 病损区黏膜表现为结节状或颗粒状增生，或为固着紧密的白色角质斑块

C. 病损区黏膜充血糜烂，舌背乳头成团块萎缩，周围舌苔增厚
D. 病损区出现外形弥散的红斑，以舌黏膜多见，严重时舌背黏膜呈鲜红色
E. 病损区黏膜出现珠光白色网纹伴充血

7. 下列药物中，不能用于口腔念珠菌病局部治疗的是
A. 2%~4%碳酸氢钠
B. 西地碘
C. 制霉菌素、咪康唑
D. 氟轻松软膏
E. 甲紫水溶液

【A_2 型题】

8. 男婴，出生 7 天，啼哭、哺乳困难。检查：患儿两颊黏膜、软腭充血，上有散在的色白如雪的柔软小斑点，针帽大小，斑点稍用力可擦掉。该患儿可能患有的疾病是
A. 急性假膜型念珠菌口炎
B. 扁平苔藓
C. 疱疹样口疮
D. 复发性口腔溃疡
E. 天疱疮

9. 患者，男性，46 岁。近日自觉口腔干燥、味觉异常。检查：口腔黏膜充血糜烂及舌背乳头成团块状萎缩，周围舌苔增厚。半个月前刚结束肿瘤化疗。下列诊断正确的是
A. 药物过敏性口炎
B. 疱疹样口疮
C. 口腔单纯疱疹
D. 天疱疮
E. 念珠菌性口炎

第二章 口腔黏膜超敏反应性疾病

第一节 血管神经性水肿

【A_1 型题】

1. 血管神经性水肿属于
A. 自身免疫性疾病
B. 超敏反应性疾病
C. 遗传性疾病
D. 传染性疾病
E. 创伤性疾病

2. 下列关于血管神经性水肿治疗描述正确的是
A. 使用抗真菌药物治疗
B. 隔离变应原，抗过敏治疗
C. 使用抗生素药物治疗
D. 心理治疗
E. 使用抗病毒药物治疗

第二节 药物过敏性口炎

【A_1 型题】

1. 易引发药物过敏性口炎的药物是
A. 解热镇痛药、安眠镇静药、磺胺类药、维生素
B. 解热镇痛药、安眠镇静药、维生素、抗生素类药
C. 解热镇痛药、安眠镇静药、磺胺类药、无机盐类药
D. 解热镇痛药、抗生素类药、安眠镇静药、磺胺类
E. 解热镇痛药、安眠镇静药、磺胺类药、复方氨基酸制剂

2. 药物过敏性口炎临床诊断依据是
A. 发病前的用药史，口腔黏膜明显充血、水肿，可出现红斑水疱
B. 发病前的用药史，病损区黏膜出现朱光白色网纹伴充血
C. 发病前的用药史，口腔黏膜病损为突然发生的急性炎症，停用可疑致敏药物后，病损很快消退
D. 起病急，口腔黏膜出现红斑、水疱
E. 起病急，口腔黏膜明显充血、水肿，可出现糜烂和溃疡

3. 药物过敏性口炎时机体产生的抗体是
A. IgA
B. IgG
C. IgM
D. IgD
E. IgE

第三章　口腔黏膜溃疡类疾病

第一节　复发性口腔溃疡

【A_1 型题】

1. 复发性口腔溃疡是最常见的口腔黏膜病，其患病率高达多少左右
   A. 10%
   B. 20%
   C. 30%
   D. 40%
   E. 50%
2. 下面对于复发性口腔溃疡临床特点描述不正确的是
   A. 溃疡表现为孤立的、圆形或椭圆形的浅表性溃疡
   B. 先出现密集分布的针头大小的小水疱，后破溃形成溃疡
   C. 呈周期性复发且有自限性
   D. 好发于中青年
   E. 病程一般为7～14天
3. 复发性口腔溃疡发作时，溃疡的一般表现特征是
   A. 黄、红、凹、痛
   B. 深、大、黄、痛
   C. 浅、小、黄、痛
   D. 深、大、凹、痛
   E. 浅、红、凹、痛
4. 轻型复发性口腔溃疡好发部位是
   A. 舌背
   B. 口角
   C. 牙龈
   D. 唇颊黏膜
   E. 硬腭
5. 对于复发性口腔溃疡患者常用的药物治疗中，局部用药目的是消炎、镇痛促进愈合防止继发感染。下列哪种药物不具备此种功能
   A. 溃疡膜
   B. 利多卡因凝胶
   C. 3%复方硼砂溶液
   D. 泼尼松龙软膏
   E. 酮康唑
6. 对于重型口腔溃疡患者，可用下列哪种药物做局部治疗
   A. 青霉素
   B. 曲安奈德混悬液，加入等量2%利多卡因
   C. 庆大霉素注射液
   D. 2%四环素
   E. 0.25%金霉素液
7. 正确使用糖皮质激素药物治疗复发性口腔溃疡的方法是
   A. 泼尼松片，每片5mg，每日60mg，分3次口服，控制病情后减量
   B. 泼尼松片，每片5mg，每日80～100mg，分3次口服，控制病情后减量
   C. 泼尼松片，每片5mg，每日100～120mg，分3次口服，控制病情后减量
   D. 泼尼松片，每片5mg，每日10～30mg，分3次口服，溃疡控制后逐渐减量
   E. 泼尼松片，每片5mg，每日60～80mg，分3次口服，控制病情后减量

【A_2 型题】

8. 患者，女性，33岁。近日口角区出现一深大溃疡，直径25mm，深及肌层，溃疡周边红肿隆起，扪之基底较硬，边缘整齐。自觉疼痛症状明显，进食困难。该患者可能患有
   A. 癌性溃疡
   B. 结核性溃疡
   C. 创伤性溃疡
   D. 重型口腔溃疡
   E. 坏死性唾液腺化生

【A_3/A_4 型题】

（9～10题共用题干）

患者，男性，29岁。口腔反复溃烂半年。检查：左颊黏膜有5个直径2～4mm小溃疡，圆形，周界清晰，散在。溃疡中央凹陷，基底不硬，周围有充血的红晕带，上覆浅黄色假膜。患者进食疼痛。

9. 该患者可能患有的疾病是
   A. 创伤性溃疡
   B. 天疱疮
   C. 疱疹性龈口炎
   D. 球菌性口炎
   E. 疱疹型复发性口腔溃疡
10. 对于该病的病因描述正确的是
   A. 由于机体免疫因素造成
   B. 病因复杂，存在明显个体差异，目前尚不清楚
   C. 由于精神紧张造成
   D. 由于细菌、病毒感染而致
   E. 因营养不良造成

第二节 创伤性溃疡

【A₁型题】

1. 婴儿吮吸拇指或过硬的橡皮奶头引起双侧翼钩处黏膜表面溃疡的是
   A. 自伤性溃疡
   B. 压疮性溃疡
   C. Bednar 溃疡
   D. Riga-Fede 溃疡
   E. 复发性口腔溃疡
2. 临床上诊断创伤性溃疡的关键在于
   A. 溃疡表现为孤立的圆形或椭圆形的浅表性溃疡
   B. 有创伤史，溃疡形态往往与机械性刺激因子相吻合
   C. 溃疡深大，底部有菜花状细小颗粒突起，边缘隆起翻卷，扪诊有基底硬结
   D. 溃疡深凹，边缘呈鼠啮状，基底不平，有粟粒样小结节，有红色肉芽组织
   E. 溃疡深大呈“弹坑”状
3. 创伤性溃疡和复发性溃疡的鉴别诊断中一般不考虑
   A. 有无疼痛及疼痛程度
   B. 复发史
   C. 自限性
   D. 全身因素
   E. 好发部位

【A₂型题】

4. 患者，女性，65 岁。口腔溃疡疼痛 3 周年，检查：下颌义齿基托边缘锐利，右下后牙前庭沟处可见一大溃疡，形态与义齿边缘吻合，边缘隆起，质地韧。最可能的诊断是
   A. 压疮性溃疡
   B. 结核性溃疡
   C. 癌性溃疡
   D. Bednar 溃疡
   E. 腺周口疮

第三节 综合型题

【B₁型题】

（1~3 题共用备选答案）
A. 细菌感染
B. 真菌感染
C. 自身免疫功能缺陷
D. 变态反应
E. 病毒感染

1. 义齿性口炎的病因是
2. 带状疱疹的病因是
3. 球菌性口炎的病因是

（4~7 题共用备选答案）
A. 单侧带状群集分布的水疱和神经痛
B. 突然发生的急性炎症，发病前有用药史
C. 有创伤史，溃疡形态往往与机械性刺激因子相吻合
D. 早期患儿损害区黏膜充血，散在色白如雪的小斑点，不久可融合成白色斑片。可继续扩大蔓延
E. 溃疡小而多，散在分布于黏膜任何部位，直径小于 2mm，相近溃疡可融合成片

4. 符合急性假膜型念珠菌性口炎的临床表现的是
5. 疱疹样溃疡的临床表现为
6. 带状疱疹的临床特征是
7. 创伤性溃疡的诊断依据是

（8~11 题共用备选答案）
A. 链霉素或异烟肼
B. 氯苯那敏和泼尼松
C. 阿昔洛韦及干扰素或转移因子
D. 酮康唑和氯己定
E. 抗生素或磺胺类药物

8. 治疗抗生素口炎可选用的药物是
9. 治疗药物过敏性口炎可选用的药物是
10. 治疗球菌性口炎可选用的药物是
11. 治疗复发性疱疹性口炎可选用的药物是

第四章 口腔黏膜大疱类疾病

天疱疮

【A₁型题】

1. 天疱疮常用的临床分型不包括
   A. 寻常型
   B. 增殖型
   C. 落叶型
   D. 红斑型
   E. 结节型
2. 良性黏膜类天疱疮的临床特

点是
A. 疱壁薄而松弛
B. 牙龈易受累
C. 愈后不发生组织瘢痕粘连
D. 发病急
E. 尼氏征阳性
3. 皮肤尼氏征反应阳性的是
A. 血管神经性水肿
B. 盘状红斑狼疮
C. 疱疹样口炎
D. 天疱疮
E. 类天疱疮
4. 天疱疮的激素治疗特点是
A. 用量大，疗程短
B. 用药过程分为起始、控制、巩固、维持等阶段
C. 口腔局部含化即可奏效
D. 可以完全被中药代替
E. 所有患者均可做到停药后病情不复发
5. 长期应用激素可能造成以下不良反应，除了
A. 血糖升高
B. 消化道溃疡
C. 念珠菌感染
D. 血钾降低
E. 血压降低
6. 关于类天疱疮的治疗，下列哪项说法是错误的
A. 可用泼尼松口服
B. 局部消炎、镇痛
C. 避免日光照射
D. 可做局部封闭
E. 防止眼结膜纤维性粘连
7. 天疱疮发病机制的核心在于
A. 超敏反应
B. 棘层松解
C. 异常增生
D. 感染因素
E. 创伤因素
8. 天疱疮的病理表现不包括
A. 棘细胞层松解
B. 上皮内疱
C. 上皮下疱
D. 可见松解的单个棘细胞
E. 固有层有炎症细胞浸润
9. 在天疱疮的鉴别诊断中不包括下列哪种疾病
A. 多形性红斑
B. 剥脱性龈炎
C. 类天疱疮
D. 大疱性表皮松解症
E. 口腔念珠菌病
10. 天疱疮可发生于下列部位，除外
A. 皮肤
B. 口腔
C. 鼻腔
D. 外生殖器
E. 指甲

【A_2 型题】

11. 患者，女性，52 岁。因口腔黏膜反复起疱 9 个月余就诊，疱破后形成溃疡，伴有疼痛。检查：口腔黏膜有多处鲜红糜烂面，红糜烂面边缘有疱壁残留，探针可无痛性探入糜烂面边缘的下方。本病治疗首选药物的常用起始量为
A. 120~140mg/d
B. 60~100mg/d
C. 40~60mg/d
D. 30~50mg
E. 10~30mg
12. 患者，女性，60 岁。口腔黏膜反复起疱半年，疱破后出现疼痛。可显示棘细胞间的抗细胞黏结物质的抗体的方法是
A. 间接免疫荧光检查
B. 直接免疫荧光检查
C. 血清免疫球蛋白检查
D. 脱落细胞培养
E. 组织病理学检查

第五章　口腔黏膜斑纹类疾病

第一节　口腔白斑病

【A_1 型题】

1. 关于疣状白斑下列哪项说法是错误的
A. 表面有毛刺状突起
B. 常有粗糙感
C. 与烟酒刺激无关
D. 有明显的局部刺激因素
E. 损害呈灰白色
2. 关于颗粒型白斑下列哪项说法是正确的
A. 属于均质型白斑
B. 属于非均质型白斑
C. 一般不伴溃疡
D. 多发生在舌部
E. 很少伴白念珠菌感染
3. 白斑的确诊
A. 可根据临床检查做出
B. 可根据血液化验获得
C. 可根据家族病史确认
D. 必须由病理检查证实
E. 必须由间接免疫荧光检查证实
4. 以下那项措施不宜用于白斑的治疗
A. 口服维生素 A
B. 硝酸银烧灼
C. 戒烟
D. 手术切除
E. 局部涂鱼肝油
5. 下列哪种疾病属于癌前期病变
A. 白色水肿
B. 白色角化症

C. 白皱病
D. 结核性溃疡
E. 均质型白斑

6. 白斑最好发的部位是
A. 口底黏膜
B. 舌腹黏膜
C. 颊黏膜咬合线区域
D. 软、硬腭黏膜
E. 唇红及唇黏膜

7. 颗粒状白斑多见于
A. 舌背黏膜
B. 软腭黏膜
C. 颊黏膜和口角区黏膜
D. 口底黏膜
E. 牙龈

8. 下列哪项不是白斑的分型
A. 斑块状
B. 颗粒状
C. 萎缩状
D. 疣状
E. 溃疡状

9. 口腔白斑的病理表现不包括
A. 上皮过度角化
B. 棘层增厚
C. 粒层明显
D. 基底细胞液化明显
E. 固有层炎细胞浸润

10. 发生在舌背上的白斑最需与下列哪种疾病鉴别
A. 念珠菌性口炎
B. 迷脂症
C. 多形性红斑
D. 口腔扁平苔藓
E. 盘状红斑狼疮

11. 口腔白斑早期预防应注意的因素有
A. 卫生宣教
B. 戒烟、酒
C. 少食酸、辣、烫食物
D. 去除残根、残冠、不良修复体
E. 以上均包括

【A_2 型题】

12. 患者，男性，40 岁。主诉颊黏膜白色斑块约1年，检查见左侧颊黏膜约 1.0cm×1.5cm 的白色斑块，界限清楚，微高出黏膜，表面有小结节状突起。此病的诊断可能是
A. 红白斑，上皮单纯增生
B. 白斑，上皮单纯增生
C. 白斑，伴上皮异常增生
D. 慢性盘状红斑狼疮，伴上皮异常增生
E. 扁平苔藓，伴上皮异常增生

第二节　口腔扁平苔藓

【A_1 型题】

1. 口腔扁平苔藓属于
A. 急性感染性疾病
B. 免疫缺陷性疾病
C. 过敏性疾病
D. 自身免疫性疾病
E. 慢性炎症性疾病

2. 可促使扁平苔藓病损加剧的药物是
A. 青霉素
B. 异烟肼
C. 雷公藤
D. 维生素
E. 泼尼松

3. 下列哪项不是扁平苔藓的发病部位
A. 鼻黏膜
B. 生殖器黏膜
C. 指甲
D. 颊黏膜
E. 牙龈

4. 与扁平苔藓发病无关的因素为
A. 神经精神因素
B. 病毒感染
C. 过度吸烟、饮酒
D. 免疫学因素
E. 可能的遗传因素

5. 下列哪项不是扁平苔藓的发病特点
A. 女性多发
B. 男性多发
C. 皮损有 Wickham 纹
D. 口腔病损具对称性
E. 口腔病损多部位发生

6. 下列哪项不是扁平苔藓的组织病理表现
A. 错角化或不典型增生
B. 上皮过角化
C. 不全角化
D. 基底细胞液化变性
E. 固有层结缔组织中有密集的淋巴细胞浸润带

7. 不属于斑纹类疾病的是
A. 多形性红斑
B. 口腔白斑
C. 口腔红斑
D. 扁平苔藓
E. 口腔黏膜下纤维化

8. 非糜烂性扁平苔藓的主要自觉症状是
A. 轻度刺激痛
B. 剧烈自发痛
C. 咬合痛
D. 持续性钝痛
E. 放射痛

9. 与口腔扁平苔藓鉴别诊断无关的疾病是
A. 盘状红斑狼疮
B. 白斑
C. 类天疱疮
D. 剥脱性龈炎
E. 以上都不是

10. 对急性大面积或多灶性糜烂性扁平苔藓的肾上腺皮质激素治疗应采用
A. 大剂量，短疗程
B. 大剂量，长疗程
C. 小剂量，短疗程

D. 小剂量，长疗程
E. 以上均不是

【A_2 型题】

11. 患者，男性，58 岁。舌部出现白色病损 3 年，加重半年。检查：舌背两侧各有一块约 1.0cm×1.2cm 白色斑块，双颊白色斑块存在。临床诊断应与下列哪种疾病鉴别
A. 口腔扁平苔藓
B. 白念珠菌病
C. 盘状红斑狼疮
D. 单纯疱疹
E. 以上均不是

【A_3/A_4 型题】

（12～15 题共用题干）

患者，女性，49 岁。自觉双颊黏膜粗糙 2 个月。检查：双颊黏膜有白色条纹，呈树枝状。

12. 其可能的诊断是
A. 口腔白斑病
B. 口腔扁平苔藓
C. 盘状红斑狼疮
D. 白色角化病
E. 白色水肿
13. 下列哪项可作为本病诊断的依据
A. 眼结膜充血
B. 鼻黏膜充血
C. 生殖器溃疡史
D. 皮损有 Wickham 纹
E. 月经紊乱
14. 下列哪项检查对诊断最为重要
A. 间接免疫荧光检查
B. 病损组织细胞培养
C. 脱落细胞学检查
D. 组织病理学检查
E. 甲苯胺蓝染色检查
15. 下列哪项不是该发病特点
A. 女性多发
B. 男性多发
C. 口腔病损多部位发生
D. 口腔病损具对称性
E. 皮损有 Wickham 纹

第六章　唇、舌疾病

第一节　慢性非特异性唇炎

【A_1 型题】

1. 慢性唇炎的病因是
A. 舔唇不良习惯
B. 病灶感染
C. 感冒
D. 消化不良
E. 寄生虫感染
2. 非特异性唇炎的临床表现为
A. 皲裂
B. 脱屑
C. 结痂
D. 水肿
E. 以上都是
3. 应与慢性糜烂性唇炎相鉴别的疾病有
A. 多形性红斑
B. 天疱疮
C. 类天疱疮
D. 口腔白斑病
E. 口腔单纯疱疹
4. 慢性糜烂性唇炎的主要治疗手段是
A. 局部涂布抗生素软膏
B. 局部涂布激素软膏
C. 唇部湿敷
D. 局部激光照射
E. 中药治疗
5. 治疗慢性非特异性唇炎尚需避免的刺激因素有
A. 咬唇
B. 戒除烟、酒
C. 忌食辣食
D. 避免寒冷刺激
E. 以上都是

第二节　口　角　炎

【A_1 型题】

1. 与口角炎发病无关的因素有
A. B 族维生素缺乏致营养不良
B. 感染因素
C. 遗传因素
D. 创伤因素
E. 变态反应
2. 下列哪项不是口角炎的常见临床表现
A. 皮肤、黏膜充血
B. 黏膜丘疹
C. 口角湿白
D. 口角皲裂
E. 口角糜烂
3. 治疗接触性口角炎的首要措施是

A. 补充维生素
B. 治疗全身疾病
C. 局部应用抗生素软膏
D. 去除变应原
E. 局部应用抗病毒软膏

【A_2 型题】

4. 患者，73 岁。双侧口角糜烂 1 个月。检查：全口义齿重度磨耗，双口角区皮肤黏膜湿白、皲裂。若确定该病病因，不用进行下列哪项检查
A. 甲苯胺蓝染色
B. 细菌培养
C. 真菌培养
D. 口角涂片
E. 血清维生素水平测定

5. 患者，男性，78 岁。口角糜烂 2 个月。检查：双侧口角区湿白糜烂有皲裂线，全口义齿重度磨耗。此患者应属于哪一类口角炎
A. 营养不良性口角炎
B. 感染性口角炎
C. 接触性口角炎
D. 创伤性口角炎
E. 以上均不是

第三节 地 图 舌

【A_1 型题】

1. 关于地图舌下列哪种说法是正确的
A. 好发于舌腹部
B. 病损区中间表现为丝状乳头萎缩
C. 患者常有自发痛
D. 又称为萎缩性舌炎
E. 发病与口腔环境不佳有关

2. 地图舌需与以下哪种疾病相鉴别
A. 口腔白斑病
B. 口腔红斑病
C. 萎缩性念珠菌感染
D. 天疱疮
E. 慢性盘状红斑狼疮

3. 地图舌的治疗应采用
A. 清除牙菌斑
B. 手术切除花纹
C. 去除残根、残冠
D. 无症状者一般不需治疗
E. 服用抗生素

第四节 沟 纹 舌

【A_1 型题】

1. 梅-罗综合征的临床表现为
A. 裂舌、口角炎、腺性唇炎
B. 裂舌、面瘫、面部肿胀
C. 地图舌、口角炎、贫血
D. 地图舌、面瘫、贫血
E. 舌乳头炎、面瘫、肉芽肿性唇炎

2. 沟纹舌的治疗应采用
A. 清除牙菌斑
B. 无症状者一般不需治疗
C. 去除残根、残冠
D. 需切除沟纹
E. 服用抗生素

3. 下列对沟纹舌的描述正确的是
A. 病因明确
B. 沟底黏膜不完整
C. 沟底丝状乳头缺如
D. 患者疼痛明显
E. 需手术后缝合

第五节 舌 乳 头 炎

【A_1 型题】

1. 舌乳头炎包括
A. 菌状乳头炎
B. 叶状乳头炎
C. 轮廓乳头炎
D. 丝状乳头炎
E. 以上均是

2. 下列哪项不是舌乳头炎常见的病因
A. 贫血
B. 遗传因素
C. 滥用抗生素
D. 内分泌失调
E. 维生素缺乏

3. 下列哪项不是叶状乳头炎的临床表现
A. 位于舌缘后部
B. 乳头红肿
C. 基底有浸润
D. 常有明显的刺激痛
E. 患者有恐癌心理

第七章　艾滋病、性传播疾病的口腔表征

第一节　艾　滋　病

【A_1 型题】

1. 艾滋病的病原体是
   A. 巨细胞病毒
   B. EB 病毒
   C. 人乳头瘤病毒
   D. 人类免疫缺陷病毒
   E. 单纯疱疹病毒
2. 毛状白斑好发生在
   A. 颊黏膜
   B. 舌尖
   C. 舌缘
   D. 唇红
   E. 口底
3. 以下是艾滋病患者常有的表现，除了
   A. 多形性红斑
   B. 口腔疱疹
   C. 急性坏死性龈口炎
   D. 卡波西肉瘤
   E. 毛状白斑
4. 下列哪项不是毛状白斑的临床表现
   A. 多为双侧发生
   B. 主要发生在舌缘、舌腹
   C. 表面呈毛绒状
   D. 可以擦掉
   E. 一般无自觉症状
5. 艾滋病的预防包括
   A. 控制传染源
   B. 切断传播途径
   C. 保护易感人群
   D. 加强入境检疫
   E. 以上均包括
6. 艾滋病相关性牙周病不包括
   A. 牙龈线性红斑
   B. 牙龈瘤
   C. 艾滋病相关性牙周炎
   D. 急性坏死性溃疡性牙龈炎
   E. 坏死性牙周炎

第二节　梅　　毒

【A_1 型题】

1. 梅毒的病原体为
   A. 苍白螺旋体
   B. 梭状杆菌和螺旋体
   C. 白念珠菌
   D. 单纯疱疹病毒
   E. 人类免疫类缺陷病毒
2. 根据传染途径的不同，梅毒可分为
   A. 一期、二期和三期梅毒
   B. 梅毒硬下疳、梅毒黏膜斑和梅毒白斑
   C. 先天梅毒和后天梅毒
   D. 早期梅毒和晚期梅毒
   E. 以上都不是
3. 治疗梅毒的首选药物是
   A. 红霉素类药物
   B. 氯霉素类药物
   C. 金霉素类药物
   D. 青霉素类药物
   E. 链霉素类药物
4. 以下对梅毒黏膜斑的描述不正确的是
   A. 是二期梅毒的表现
   B. 损害呈灰白色
   C. 圆形或椭圆形
   D. 边界清楚
   E. 常为单个发生

【A_2 型题】

5. 患者，男性，42 岁。出现口腔溃疡 1 周，经检查舌背有一钱币大小的孤立溃疡，表面有棕色薄痂，触之有软骨样感觉。患者承认与另一梅毒患者有性接触史。该患者的病损属于
   A. 二期梅毒损害
   B. 一期梅毒损害
   C. 先天梅毒损害
   D. 后天梅毒损害
   E. 三期梅毒损害

第二十一篇　口腔颌面外科学

第一章　口腔颌面外科基本知识及基本技术

第一节　口腔颌面外科病史记录

【A_1 型题】

1. 上颌侧切牙牙冠缺损 1/3 的患者，在修复初诊时不需问诊的内容为
   A. 就诊的主要原因
   B. 下颌运动是否正常
   C. 缺损的原因
   D. 已接受过的检查和治疗
   E. 缺损时间的长短
2. 入院记录、再次或多次入院记录应于患者入院后多长时间内完成
   A. 8 小时
   B. 48 小时
   C. 6 小时
   D. 12 小时
   E. 24 小时
3. 关于门、急诊病史撰写要求以下说法正确的是
   A. 客观、真实、准确、及时、完整、重点突出、文字清晰、药名拼写无误
   B. 书写错误时应当用双线画在错别字上，不得用刮、涂、粘掩盖原来字迹
   C. 就诊时间应具体到分钟
   D. 抢救危重患者时，应书写抢救记录
   E. 以上都对

【B_1 型题】

（4~9 题共用备选答案）

A. 主诉
B. 现病史
C. 个人史
D. 既往史
E. 家族史

4. 全身健康状况，如有无高血压、肺结核等情况记入
5. 生活起居、生活条件和生活水平记入
6. 主诉疾病发生的诱因和发病情况记入
7. 直系亲属中有无同样病史记入
8. 出现的症状、时间及部位记入
9. 药物不良反应及过敏史记入

第二节　临床检查

【A_1 型题】

1. 正常成人自然开口度平均值约为
   A. 1.7cm
   B. 2.7cm
   C. 3.7cm
   D. 4.7cm
   E. 5.7cm
2. 对于腮腺区肿物不宜进行的检查是
   A. 细针吸取细胞学检查
   B. CT 或 MRI
   C. 唾液腺造影
   D. 切取活检术
   E. B 超
3. 对颞下区深部包块的早期诊断，最佳的检查手段是
   A. 切取活检
   B. 穿刺活检
   C. CT
   D. B 超
   E. 放射性核素检查
4. 为了更准确地了解唇、舌部位的病变范围和性质，临床检查时一般用
   A. 口镜和敷料镊
   B. 口镜和一手的拇指
   C. 分别用双手的拇指和示指
   D. 敷料镊和一手的示指
   E. 双指合诊法
5. 唇、舌病变使用双合诊检查时应该
   A. 双手置于病变上下或两侧
   B. 双手示指置于病变上下或两侧
   C. 一手的示指和另一手拇指置于病变上下或两侧
   D. 一手的示指和中指置于病变上下或两侧
   E. 一手的示指和拇指置于病变上下或两侧
6. 以下关于穿刺说法正确的是
   A. 脓肿穿刺选用 8 号或 9 号粗针
   B. 血管瘤穿刺选用 7 号针
   C. 唾液腺肿瘤用 6 号针头穿刺行细胞学检查

D. 某些深部肿瘤也可用 6 号针头穿刺行细胞学检查
E. 以上都对

7. 颈部淋巴结触诊时患者采取的体位是
A. 坐位，头略仰起
B. 坐位，两眼平视
C. 平卧位，头偏健侧
D. 自由体位，肌肉放松
E. 坐位，头稍低略偏向受检侧

8. 以下关于切取活组织检查说法正确的是
A. 适用于表浅或有溃疡的肿瘤
B. 不宜采用浸润麻醉
C. 在肿瘤边缘与正常组织交界处切取一块 0.5~1.0cm 楔状组织
D. 不宜使用染料类消毒剂
E. 以上都对

9. 穿刺检查时关于抽出物描述正确的是
A. 血管瘤或血管畸形可以抽出血液
B. 舌下腺囊肿可以抽出蛋清样黏液
C. 牙源性角化囊性瘤抽出液中可含皮脂样物质或镜下可见胆固醇结晶
D. 脓肿可以抽出脓液
E. 以上都对

第三节 辅助检查

【A₁ 型题】

1. 唾液腺造影可用于
A. 鉴别唾液腺肿瘤与咽旁肿瘤
B. 定量检测唾液腺功能
C. 判断涎瘘部位和种类
D. 检查唾液腺肿瘤与血管的关系
E. 检查导管阳性结石

【A₂ 型题】

2. 患者，男性，30 岁。右下颌下区肿物 2 个月。检查：触诊为极柔软的囊性肿物，大小 4cm×3cm，透光试验阴性，无压痛。应进行的辅助检查是
A. 末梢血常规
B. 肿物穿刺，必要时行穿刺物涂片
C. B 超
D. X 线
E. CT

【A₃/A₄ 型题】

（3~6 题共用题干）

一双侧完全性唇腭裂的患儿，否认家族中有类似病史，临床表现提示可能患有某种全身发育畸形综合征。

3. 眼检查应注意
A. 眼睑水肿及巩膜黄染
B. 眼球的位置及运动情况
C. 视力情况及有无复视
D. 瞳孔大小及对光反应
E. 眼睑动度、睑裂的大小

4. 鼻的检查应注意
A. 各鼻窦区有无压痛
B. 鼻腔有无血性分泌物
C. 鼻翼、鼻尖有无缺损
D. 有无嗅觉异常
E. 有无鼻腔阻塞

5. 耳检查应注意
A. 邻近部位的畸形
B. 乳突压痛
C. 耳郭缺损及听力情况
D. 邻近部位的炎症
E. 外耳道分泌物

6. 由于存在心脏Ⅱ级收缩期杂音，故在体检时又进行了更为全面的检查，下面哪一项是不必要的
A. 超声心动图
B. 肾功能及泌尿系统影像学
C. 全消化道造影
D. 染色体核型
E. 智商、神经系统发育

（7~8 题共用题干）

患者，女性，43 岁。双侧腮腺区反复肿胀伴口干、眼干，咽干燥、异物感。检查：双侧腮腺肿大，质软，无压痛，口腔黏膜干燥，发红。腮腺导管口无红肿，挤压腮腺可见少量清亮液体自导管口流出。

7. 为了鉴别诊断，询问病史时，不包括
A. 婚育史
B. 用药史
C. 糖尿病史
D. 头颈部放疗史
E. 全身关节疾病史

8. 为明确诊断，需进一步检查，其中对诊断帮助不大的是
A. 腮腺平片
B. 腮腺造影
C. 空腹血糖
D. 唇腺活检
E. 施墨试验

【B₁ 型题】

（9~12 题共用备选答案）
A. 下颌升支外侧
B. 下颌升支前缘向上
C. 下颌磨牙舌侧后下方和下颌支内侧面
D. 乙状切迹中点与颧弓中点之间
E. 上颌结节后上方

9. 颞肌前部触诊位置在
10. 翼内肌下部触诊位置在
11. 翼外肌上头触诊位置在
12. 翼外肌下头触诊位置在

（13~15题共用备选答案）
A. 耳前淋巴结
B. 下颌下淋巴结
C. 颌上淋巴结
D. 颏下淋巴结
E. 耳后淋巴结
13. 头皮炎症主要引流至
14. 口腔及咽部炎症主要引流至
15. 前牙及口底炎症主要引流至

第四节 消毒与灭菌

【A_1型题】

1. 对于手术器械、敷料的灭菌、消毒，以下哪种方法最不常用
   A. 化学消毒法
   B. 煮沸消毒法
   C. 高压蒸汽灭菌法
   D. 紫外线法
   E. 干热灭菌法
2. 用煮沸法杀菌，为提高沸点可加入
   A. 1%~2%碳酸氢钠
   B. 1%~2%氯化镁
   C. 1%~2%氯化钠
   D. 1%~2%硫酸镁
   E. 1%~2%氯化钾
3. 电钻直机头和电动骨钻机头可采用以下哪种消毒方法
   A. 甲醛蒸气消毒，40%甲醛持续20分钟
   B. 甲醛蒸气消毒，40%甲醛持续40分钟
   C. 甲醛蒸气消毒，20%甲醛持续20分钟
   D. 甲醛蒸气消毒，20%甲醛持续30分钟
   E. 甲醛蒸气消毒，20%甲醛持续40分钟
4. 不能用干热灭菌法消毒的物品是
   A. 凡士林
   B. 液状石蜡
   C. 明胶海绵
   D. 棉织品
   E. 油脂

【B_1型题】

（5~10题共用备选答案）
A. 0.1%
B. 0.5%
C. 1%
D. 2%
E. 3%
5. 用于消毒头皮部的碘酊浓度为
6. 用于消毒颌面、颈部的碘酊浓度为
7. 用于消毒口腔黏膜的碘酊浓度为
8. 用于消毒口腔及创口的氯己定液浓度为
9. 用于消毒皮肤的氯己定液浓度为
10. 用于消毒口腔及皮肤的碘伏含有效碘的浓度为

第五节 手术基本操作

【A_1型题】

1. 关于药物止血法的适应证，错误的是
   A. 组织渗血
   B. 小静脉出血
   C. 小动脉出血
   D. 大动脉出血
   E. 可全身及局部使用
2. 关于术中打结步骤，哪种说法是错误的
   A. 主要用于结扎血管和缝合时
   B. 口腔颌面外科以单手打结和针持打结最常用
   C. 口腔内缝合不必打三重结，少见结的滑脱
   D. 打结要求方结和外科结，防止打滑结
   E. 打结的速度和质量决定手术时间的长短和效果的好坏
3. 关于手术者的消毒，下列哪种说法是错误的
   A. 口腔颌面手术消毒要求与普通外科手术完全相同
   B. 应更换手术者的衣裤、鞋、帽、口罩
   C. 近年来采用新的高效复合型消毒剂——灭菌王，无毒、无不良反应、无刺激性
   D. 灭菌王既可用于术者消毒，也可用于术野皮肤和器械消毒
   E. 在门诊行牙及牙槽手术时，可以不用洗手或佩戴手套
4. 舌部外伤清创缝合的原则，不正确的是
   A. 尽量保持舌的横向宽度
   B. 进针深，边距宽
   C. 尽量保留舌体组织
   D. 必要时可加褥式缝合
   E. 采用粗针大线缝合
5. 口腔颌面外科手术中使用降压止血技术，其降低血压的时间应掌握在
   A. 10分钟左右
   B. 20分钟左右
   C. 30分钟左右

D. 40 分钟左右
E. 50 分钟左右

6. 缝合面颈部皮肤时，进针点和皮肤的关系是
A. 进针点与皮肤呈 30°角
B. 进针点与皮肤呈 60°角
C. 皮肤切口两侧进针间距小于皮下间距
D. 皮肤切口两侧进针间距大于皮下间距
E. 以上说法都不对

7. 创缘两侧厚薄不等，缝合时要
A. 厚侧进针深些
B. 多做褥式缝合
C. 做适当的附加切口
D. 两侧进针取同样的厚度
E. 薄侧缝合稍多而深些，厚侧缝合稍少并浅些

8. 舌部组织手术缝合时，边距和针距的正确范围要求是
A. 1～2mm
B. 2～3mm
C. 3～4mm
D. 5～6mm
E. 10mm 以上

9. 防止创缘过度内卷和外翻的目的是
A. 防止出血
B. 防止感染，促进愈合及愈合后瘢痕不明显
C. 增加接触面积
D. 减小创口张力
E. 可以缝合得较紧，不容易裂开

10. 选择纵式或横式外翻缝合的根据是
A. 创缘血供的方向
B. 创口区域皮纹方向
C. 创口周围是否存在重要的解剖结构
D. 创口的部位
E. 使更多的创缘组织面外翻接触，利于愈合

11. 对手术区的术前准备，哪种说法不正确
A. 术前理发、沐浴和备皮
B. 取皮、取骨区术前 1 日彻底清洁备皮，以碘伏、酒精消毒后用无菌敷料包扎
C. 术前用 1∶5000 高锰酸钾或 1∶1000 氯己定液含漱
D. 若有强效消毒条件或整容手术时可免去剃发
E. 与口腔相通的大手术，尤其是需植骨植皮者，应做洁治、充填等

第六节　创口处理

【A_1 型题】

1. 感染创口去除引流的时间一般是无脓液排出
A. 即可去除
B. 12 小时后
C. 24 小时后
D. 36 小时后
E. 48 小时后

2. 口腔颌面部损伤清创时，对创伤组织的去留应
A. 尽量保留，以减轻可能的畸形
B. 尽量去除创缘不齐的组织，使缝合美观
C. 只要有异物污染均切除，以减少感染机会
D. 离体的组织均应遗弃
E. 口腔黏膜弹性大，不必过于强调保留

3. 换药的主要目的是
A. 清洗伤口
B. 常规要求
C. 检查和促进创口正常愈合
D. 使敷料保持整洁
E. 患者要求

4. 关于清创缝合不正确的是
A. 最好在伤后 8 小时内施行
B. 清创伤口污物和异物，切除失去活力的组织
C. 面部头颈部的伤口超过 12 小时，清创后应尽可能缝合
D. 关节、大血管或神经暴露的伤口清创后不缝合
E. 污染严重的伤口，清创后不缝合

5. 外伤致上颌骨骨折，鼻腔出现明显出血应采用下列哪种止血方式
A. 钳夹、结扎止血
B. 区域阻断止血
C. 填塞止血
D. 低温降压止血
E. 电灼止血

6. 以下哪种创口不是置引流的适应证
A. 可能发生感染的污染创口
B. 较浅小的无菌创口
C. 留有死腔的创口
D. 止血不全的创口
E. 脓肿切开的创口

7. 口腔颌面外科如有多个患者需要换药时，应遵循的顺序为
A. 先感染，后污染，再无菌
B. 先污染，后感染，再无菌
C. 先无菌，后感染，再污染
D. 先无菌，后污染，再感染
E. 任意一种患者均可

8. 颊部穿通伤，此类创伤的处理原则是
A. 抗感染
B. 止血
C. 减少畸形，恢复面型
D. 关闭创口，消灭创面
E. 以上都对

9. 哪项是换药的适应证
A. 创口渗血或渗出物多，疑有血肿或感染

B. 需观察创口或皮瓣血运
C. 敷料松脱或过紧，伤口剧痛
D. 更换或去除引流物
E. 以上都是

10. 关于绷带包扎的注意事项，哪一项是不正确的
A. 包扎颌下区及颈部时，应注意保持呼吸道畅通
B. 所施压力适度，防止组织受压发生坏死
C. 腮腺区创口包扎应施以一定的压力，以免发生涎瘘
D. 脓肿切开引流后的包扎不应有任何压力
E. 骨折复位后，包扎时应注意防止错位

11. 口腔颌面部创伤活动性出血时，最可靠的止血方法是
A. 指压止血
B. 包扎止血
C. 填塞止血
D. 结扎止血
E. 药物止血

【A_2 型题】

12. 右侧嚼肌间隙脓肿患者，切开引流术后，创口内虽脓液逐渐减少，全身症状减轻，但创口内仍有脓性分泌物。对其进行的换药措施应该
A. 创面宜较长时间暴露
B. 污染伤口，不必严格无菌
C. 严格遵守无菌原则，必要时注意除外下颌骨边缘性骨髓炎
D. 对创面内炎症组织应做较广泛的清创处理
E. 创面宜使用碘酒或酒精消毒

13. 前牙区根尖下囊肿刮治术后，应该采用的绷带包扎方法是
A. 弹性绷带
B. 单眼交叉绷带
C. 三角巾
D. 交叉十字绷带
E. 四头带

14. 鼻部手术后，所使用的绷带包扎技术应该是
A. 四头带
B. 单眼交叉绷带
C. 三角巾
D. 交叉十字绷带
E. 弹性绷带

15. 患者右侧颞下间隙脓肿引发多间隙感染，行颞部及颌下切口，贯通引流术，有大量脓液流出。此患者应采用的引流方式是
A. 橡皮片引流
B. 负压引流
C. 管状引流
D. 碘仿纱条引流
E. 细油纱条引流

【B_1 型题】

（16~18 题共用备选答案）
A. 无菌创口
B. 污染创口
C. 感染创口
D. 一期愈合创口
E. 延期愈合创口

16. 与口鼻腔相通或在口腔内手术的创口属于
17. 虽有细菌侵入，但未侵入深层组织引起化脓性炎症的创口属于
18. 细菌已侵入、繁殖并引起急性炎症、坏死、化脓的创口属于

第二章 麻醉与镇痛

第一节 常用局部麻醉药物

【A_1 型题】

1. 原发性三叉神经痛封闭治疗时选用的局部麻醉药是
A. 普鲁卡因
B. 罗哌卡因
C. 丁卡因
D. 布比卡因
E. 甲哌卡因

2. 临床上一般不用作浸润麻醉的药物是
A. 普鲁卡因
B. 利多卡因
C. 布比卡因
D. 丁卡因
E. 阿替卡因

3. 与普鲁卡因比较，以下哪项不是利多卡因的特点
A. 麻醉作用强，用量应比普鲁卡因小
B. 有较强组织穿透性和扩散性
C. 维持时间较短
D. 毒性较大，但可用作表面麻醉
E. 有抗室性心律失常作用

4. 麻醉强度及毒性为“1”，常常作为其他局部麻醉药比较标准的局部麻醉药是
A. 普鲁卡因
B. 阿替卡因
C. 丁卡因
D. 利多卡因
E. 布比卡因

5. 1%丁卡因一次最大剂量是
A. 50ml

B. 100~200ml
C. 8~10ml
D. 4~5ml
E. 20~30ml

6. 利多卡因一次最大用量为
A. 6.4mg/kg
B. 6.0mg/kg
C. 5.4mg/kg
D. 4.4mg/kg
E. 4.0mg/kg

7. 普鲁卡因药液中加入肾上腺素的临床目的包括
A. 延缓麻醉药的吸收
B. 延长局部麻醉时间
C. 减少术区出血
D. 降低毒性不良反应
E. 以上都对

8. 加入局部麻醉药中的肾上腺素浓度一般是
A. 1：1000
B. 1：(3000~10000)
C. 1：(10000~30000)
D. 1：(50000~200000)
E. 1：(500000~2000000)

9. 局部麻醉药可以暂时性阻断机体一定区域内神经冲动的传导，特别是哪种感觉的传导
A. 温度觉
B. 触觉
C. 痛觉
D. 压觉
E. 味觉

10. 布比卡因麻醉时间可达
A. 1 小时
B. 2 小时
C. 4 小时
D. 5 小时
E. 6 小时

11. 以下关于在局部麻醉药物中加入血管收缩剂的作用的叙述错误的是
A. 可减少注射部位的出血
B. 可延长局部麻醉药物的作用时间
C. 可延缓部麻醉药物的吸收，减少机体毒性不良反应
D. 可减少手术野的出血，使术野清晰
E. 可减少过敏反应的发生

【B_1 型题】

(12~17 题共用备选答案)
A. 0.25%~0.50%
B. 0.5%~1.0%
C. 1%~2%
D. 2%
E. 2%~4%

12. 普鲁卡因用作浸润麻醉时的常用浓度为
13. 利多卡因用作浸润麻醉时的常用浓度为
14. 丁卡因用作表面麻醉时的常用浓度为
15. 利多卡因用作阻滞麻醉时的常用浓度为
16. 利多卡因用作表面麻醉时的常用浓度为
17. 普鲁卡因用作阻滞麻醉时的常用浓度为

(18~21 题共用备选答案)
A. 普鲁卡因
B. 利多卡因
C. 丁卡因
D. 可卡因
E. 氯乙烷

18. 比较理想的阻滞麻醉药是
19. 比较理想的表面麻醉药是
20. 比较理想的冷冻麻醉药是
21. 心律失常患者首选的局部麻醉药是

第二节　常用局部麻醉方法

【A_1 型题】

1. 以下关于冷冻麻醉叙述错误的是
A. 应用药物使局部组织迅速散热，温度骤降，局部感觉，首先是冷热感觉，随后痛觉消失
B. 常用药物为氯乙烷
C. 一般持续时间为 3~5 分钟
D. 麻醉区域浅表
E. 应用氯乙烷时麻醉区域周围的组织应涂凡士林加以保护

2. 拔除上颌第一磨牙需要麻醉的神经是
A. 鼻腭神经、腭前神经、腭后神经
B. 上牙槽后神经、上牙槽中神经、腭前神经
C. 上牙槽后神经、上牙槽中神经、鼻腭神经
D. 上牙槽后神经、上牙槽中神经、上牙槽前神经
E. 上牙槽中神经、鼻腭神经、腭前神经

3. 下唇麻木是哪种阻滞麻醉注射成功的主要标志
A. 下牙槽神经阻滞麻醉
B. 上牙槽后神经阻滞麻醉
C. 腭前神经阻滞麻醉
D. 鼻腭神经阻滞麻醉
E. 颊神经阻滞麻醉

4. 下牙槽神经阻滞麻醉失败的原因分析中，哪项可除外
A. 下颌支的宽度
B. 下颌骨弓的宽度
C. 下颌角的角度
D. 局部麻醉药中未加肾上腺素
E. 进针点，进针方向

5. 关于上颌结节麻醉的特点，错误的是
A. 适用于上颌磨牙的拔除
B. 麻醉的是上牙槽后神经

C. 进针点一般在上颌第二磨牙远中颊侧前庭沟
D. 注射针与上颌牙的长轴成45°角
E. 进针方向为向上后外方刺入

6. 口内法行下牙槽神经阻滞麻醉时，进针点在
A. 磨牙后三角区
B. 腮腺导管口下、后1cm处
C. 下颌第一双尖牙根下0.5cm处
D. 翼下颌韧带中点内侧0.5cm处
E. 翼下颌韧带中点外3~4mm，与颊脂垫尖交汇处

7. 麻醉两侧舌神经后将出现
A. 舌不能伸出
B. 舌部诸肌松弛
C. 舌后1/3味觉消失
D. 舌后1/3感觉消失
E. 舌前2/3感觉及味觉消失

8. 腭前神经阻滞麻醉时进针点在
A. 腭侧龈缘至腭中线中1/2交界处
B. 在上颌第一磨牙内侧2cm
C. 在上颌第二磨牙腭侧龈缘与腭中线连线中外1/3处
D. 在上颌两中切牙之间腭侧缘0.5cm处
E. 在上颌第二磨牙颊侧前庭沟顶部

9. 眶下神经阻滞麻醉时，进针方向是
A. 垂直向后
B. 向后外
C. 向后内
D. 向后上外
E. 向后上内

10. 出血倾向的患者行活髓牙牙髓治疗时常采用的局部麻醉方法是
A. 冷冻麻醉
B. 表面麻醉
C. 骨膜上浸润麻醉
D. 牙周膜注射浸润麻醉
E. 阻滞麻醉

【A_2型题】

11. 患者，女性，68岁。右上第一磨牙残冠需要拔除。有心律失常病史，但近2年病情平稳，少有发作。拔牙时麻醉药宜选用
A. 2%普鲁卡因
B. 2%含肾上腺素普鲁卡因
C. 2%利多卡因
D. 2%含肾上腺素利多卡因
E. 2%丁卡因

12. 患儿，女，7岁。左下颌乳侧切牙松动Ⅲ度，侧切牙已于舌侧萌出牙冠的1/4。乳牙拔除时应选择的麻药及麻醉方式是
A. 2%普鲁卡因行唇、舌侧局部浸润麻醉
B. 2%利多卡因行唇、舌侧局部浸润麻醉
C. 2%含肾上腺素普鲁卡因行左侧下牙槽神经、舌神经、颊神经阻滞麻醉
D. 2%含肾上腺素利多卡因行左侧下牙槽神经、舌神经、颊神经阻滞麻醉
E. 2%丁卡因行局部表面麻醉

13. 某患者需拔除右上第一磨牙残根。在进行了右侧上牙槽后神经阻滞麻醉及腭大孔麻醉后，分离其颊侧牙龈时患者仍有痛感。最可能的原因是
A. 患者过度紧张
B. 患者过于敏感
C. 解剖变异
D. 分离牙龈时用力过大
E. 没有麻醉右侧上牙槽中神经

14. 患者，男性，25岁，左下颌后牙出现肿痛，开口困难1周。检查：左下8近中阻生，冠周组织稍红肿，开口度1cm。为了增加开口度以便拔除患牙，应采用
A. 下牙槽神经阻滞麻醉
B. 舌神经阻滞麻醉
C. 颊长神经阻滞麻醉
D. 咬肌神经阻滞麻醉
E. 颏神经、切牙神经阻止麻醉

15. 患者，男性，28岁。右侧完全性唇裂术后继发畸形，拟行二期手术矫正，最常应采取的麻醉方法是
A. 全身麻醉
B. 双侧眶下神经阻滞麻醉
C. 基础麻醉加局部浸润麻醉
D. 局部浸润麻醉
E. 鼻腭神经阻滞麻醉

【A_3/A_4型题】

（16~19题共用题干）

患者，女性，63岁。双侧下颌中切牙Ⅱ度松动；左上尖牙残根，左上第一磨牙残冠，拟分次拔除患牙，患者无全身性重大疾病，血压160/90mmHg，心电图正常。

16. 拔除双侧下颌中切牙时，最适合选用的麻醉为
A. 2%丁卡因表面麻醉
B. 1%含肾上腺素普鲁卡因局部浸润麻醉
C. 2%含肾上腺素普鲁卡因阻滞麻醉
D. 1%利多卡因局部浸润麻醉
E. 0.5%丁卡因表面麻醉

17. 拔除左上尖牙时最适采用的麻醉方法是
A. 左侧眶下孔和切牙孔阻滞麻醉
B. 唇侧局部浸润麻醉和切牙孔阻滞麻醉
C. 唇、腭侧局部浸润麻醉
D. 左侧上颌结节和腭大孔阻滞麻醉
E. 左侧眶下孔和腭大孔阻滞麻醉

18. 拔除左上第一磨牙残冠时应麻

醉的神经是
A. 眶下神经+腭前神经
B. 上牙槽后神经+鼻腭神经
C. 上牙槽后神经+腭前神经
D. 上牙槽中神经+上牙槽后神经+腭前神经
E. 上牙槽后神经+上牙槽中神经+鼻腭神经

19. 不考虑其他因素，如果同时拔除上述牙齿，则设计的最佳顺序为
A. 左上尖牙，左上第一磨牙，下颌切牙
B. 左上第一磨牙，左上尖牙，下颌切牙
C. 下颌切牙，左上尖牙，左上第一磨牙
D. 下颌切牙，左上第一磨牙，左上尖牙
E. 任意顺序

【B₁ 型题】

（20~24 题共用备选答案）
A. 上牙槽前神经
B. 上牙槽中神经
C. 上牙槽后神经
D. 鼻腭神经
E. 腭前神经

20. 分布于上前牙腭侧牙龈及黏骨膜的神经是
21. 分布于 $\underline{876543|345678}$ 腭侧牙龈及黏骨膜的神经是
22. $\underline{87|78}$ 及 $\underline{6|6}$ 腭根及远中颊根、牙周膜、牙槽骨、颊侧牙龈受哪一神经支配
23. $\underline{321|123}$ 的牙周膜、牙槽骨及唇侧牙龈受哪一神经支配
24. $\underline{54|45}$ 及 $\underline{6|6}$ 的近中颊根、牙周膜、牙槽骨及颊侧牙龈受哪一神经支配

（25~28 题共用备选答案）
A. 上牙槽后神经+腭前神经
B. 下牙槽神经+颊神经+舌神经
C. 上牙槽前神经+鼻腭神经
D. 下牙槽神经+舌神经
E. 上牙槽中神经+上牙槽后神经+腭前神经

拔除下列牙时，应麻醉哪组神经
25. 上颌第二磨牙
26. 上颌第一磨牙
27. 下颌第一前磨牙
28. 下颌第一磨牙

第三节　局部麻醉的并发症及其防治

【A₁ 型题】

1. 局麻时，如将局麻药注入血管中可发生
A. 休克
B. 晕厥
C. 药物过敏
D. 药物中毒
E. 中枢神经麻醉

2. 在局部麻醉注射后出现血肿处理时错误的是
A. 立即压迫止血
B. 24 小时内热敷
C. 24 小时后热敷
D. 给予止血药
E. 给予抗生素

3. 临床上对局部麻醉药中毒的抢救措施不包括
A. 给氧
B. 补液
C. 抗惊厥
D. 应用激素
E. 应用降压药

4. 腭大孔阻滞麻醉时，常出现恶心、呕吐现象，是因为
A. 中毒反应
B. 过敏反应
C. 麻醉了腭小神经
D. 麻醉了腭大神经
E. 麻醉了鼻腭神经

5. 局部麻醉过程中，为了预防医源性感染，不包括哪项措施
A. 注射点擦干后，用 2% 碘酊消毒
B. 使用一次性注射器
C. 避免注射针头被污染
D. 使用无菌的局部麻醉药
E. 术前 3 天大剂量使用抗生素

6. 在注射局部麻醉药过程中下面哪些操作是正确的
A. 注射前回抽无血，缓慢注射麻醉药
B. 选择合适的注射针，至少有 1cm 长度留在组织之外
C. 注射前仔细检查注射针尖有无倒钩，不反复穿刺
D. 注射前熟悉局麻醉药的毒性及一次最大用量
E. 以上都是

【A₂ 型题】

7. 患者，女性，28 岁。左下第三磨牙近中阻生需要拔除。在行左侧下牙槽神经口内阻滞麻醉后不久出现牙关紧闭，最可能的原因是
A. 发生了肾上腺素反应
B. 翼下颌间隙感染
C. 患者过度紧张
D. 麻醉药注入腮腺内麻醉了面神经
E. 麻醉药注入翼内肌

8. 患者，男性，28 岁。拟拔除左上第一磨牙，用普鲁卡因局部麻醉后出现过敏反应，此时首先应采用的药物治疗是
A. 阿托品
B. 吗啡
C. 肾上腺素
D. 10% 葡萄糖溶液
E. 间羟胺

【B_1 型题】

（9~12题共用备选答案）

A. 注射点过高
B. 针尖刺入过深
C. 针尖刺入过前
D. 针尖刺入过后
E. 麻药注射入血管内

9. 下牙槽神经阻滞麻醉时发生面瘫的主要原因是
10. 下牙槽神经阻滞麻醉时发生烦躁不安、多话、嗜睡、循环衰竭等现象，可能是由于
11. 腭前神经阻滞麻醉时出现恶心或呕吐，可能是由于
12. 上牙槽后神经阻滞麻醉时刺破翼静脉丛引起血肿，可能是由于

（13~16题共用备选答案）

A. 烦躁不安
B. 面色苍白、胸闷
C. 突然惊厥、昏迷
D. 黏膜下或皮下出现紫斑
E. 注射区出现红、肿、热、痛

13. 局部麻醉并发症晕厥表现为
14. 局部麻醉并发症中毒表现为
15. 局部麻醉并发症过敏反应表现为
16. 局部麻醉并发症血肿表现为

第四节 口腔颌面外科手术全身麻醉

【A_1 型题】

1. 关于镇静的特点描述不正确的是
A. 患者存在意识，生理反射基本正常
B. 用药后呼吸、循环等生命体征变化小
C. 几乎没有镇痛作用，但能加强局部麻醉药物的镇痛效果
D. 深度镇静或过度镇静时，呼吸、循环功能不受干扰，临床风险不变
E. 深度镇静或过度镇静时，呼吸、循环功能受到干扰，临床风险增大

2. 规范的疼痛处理原则是
A. 有效消除疼痛
B. 最大限度地减少不良反应
C. 把疼痛治疗带来的心理负担降低至最低
D. 全面提高患者的生活质量
E. 以上都是

3. 脉搏血氧饱和度监测的正常值是
A. 95%以上
B. 90%以上
C. 80%以上
D. 70%以上
E. 60%以上

4. 关于全身麻醉术后描述正确的是
A. 苏醒期恶心、呕吐时静脉注射苏醒药和镇吐药，放置好头位，吸氧，及时吸出口咽部异物
B. 小儿哭闹、面肌痉挛或肢体僵直抽搐时可用小剂量地西泮
C. 加强保暖，注意有无失血过多
D. 出现躁动可能与疼痛刺激、寒冷和药物有关
E. 以上都对

5. 口腔颌面部常用的镇痛方法中，可除外的是
A. 神经阻滞
B. 药物镇痛
C. 针刺镇痛
D. 吸氧
E. 神经切断术

6. 儿童的腭裂修复术采用的麻醉方法是
A. 表面麻醉
B. 局部浸润麻醉
C. 氯胺酮分离麻醉
D. 气管插管全身麻醉
E. 氧化亚氮吸入麻醉

7. 以下口腔颌面外科常用镇痛药物中，错误的是
A. 吗啡
B. 哌替啶
C. 阿司匹林
D. 卡马西平
E. 甲硝唑

8. 口腔颌面外科气管插管全身麻醉术后拔管的时机是
A. 手术完毕即刻拔管
B. 手术完毕，患者生命体征正常即可拔管
C. 患者神志基本清醒，吞咽、咳嗽反射恢复方可拔管
D. 手术完毕患者完全清醒后4~6小时方可拔管
E. 术后任何时间均可拔管

第五节 综合型题

【A_3/A_4 型题】

（1~7题共用题干）

患者，女性，24岁。因左上第三磨牙颊侧错位，需局部麻醉下拔除。

1. 拔除该牙需麻醉的神经是同侧的
A. 上牙槽后神经+腭后神经

B. 上牙槽后神经+腭前神经
C. 上牙槽后神经+鼻腭神经
D. 上牙槽中神经+腭前神经
E. 上牙槽中神经+上牙槽后神经+腭前神经

2. 如果在注射麻醉药后，拔出注射针时，左颊部随即出现肿胀，最可能的原因是发生了
A. 血肿
B. 水肿
C. 过敏
D. 感染
E. 肌肉痉挛

3. 如果在注射麻醉药1~2分钟后，患者感到恶心，无其他不适或异常。最可能的原因是
A. 发生了肾上腺素反应
B. 发生了中毒反应
C. 发生了过敏反应
D. 麻醉了上牙槽后神经
E. 麻醉了腭中、腭后神经

4. 如果在麻醉过程中，患者出现头晕、胸闷、恶心、出汗，继而发生晕厥，以下处理措施中，哪项是错误的
A. 立即停止麻醉药注射
B. 置患者于头高脚低位，松解衣领，保持呼吸通畅
C. 芳香氨酒精或氨水刺激呼吸
D. 吸氧和静脉注射高渗葡萄糖
E. 针刺人中穴

5. 如果在麻醉过程中出现血肿，应立刻采取的措施是
A. 切开引流，放出积血
B. 粗针穿刺，抽出积血
C. 压迫止血，并予冷敷
D. 全身应用抗感染及止血药物
E. 不予处理

6. 为避免在麻醉过程中出现血肿，其防治原则中不包括以下哪项
A. 选择正确进针点、进针角度和进针方向
B. 进针不能超过规定深度
C. 避免反复多方向穿刺
D. 注射针尖不能粗钝或有倒钩
E. 局部麻醉药中加入肾上腺素

7. 为避免局部麻醉药中毒，其防治原则中不包括以下哪项
A. 注意局部麻醉药用药总量
B. 注意局部麻醉药浓度
C. 注意局部麻醉药推注速度
D. 注意避免将局部麻醉药直接注入血管
E. 用药前做过敏试验

第三章　牙及牙槽外科

第一节　牙拔除术的基本知识

【A_1型题】

1. 拔牙的绝对禁忌证是
A. 血友病
B. 高血压
C. 冠心病
D. 慢性肝炎
E. 急性白血病

2. 下列哪项不是拔牙的禁忌证
A. 有近期心肌梗死病史者
B. 近期心绞痛频繁发作
C. 心功能Ⅲ~Ⅳ级
D. 心脏病合并高血压者（血压≥180/100mmHg）
E. 一度房室传导阻滞

3. 对于甲状腺功能亢进患者拔牙，下列哪项叙述是正确的
A. 基础代谢率在+30%以上，静息脉搏在100次/分以上
B. 基础代谢率在+20%以下，静息脉搏在100次/分以下
C. 基础代谢率在+20%以上，静息脉搏在100次/分以下
D. 基础代谢率在+10%以下，静息脉搏在100次/分以下
E. 基础代谢率在+30%以上，静息脉搏在100次/分以下

4. 下列患者拔牙时为预防感染，通常应用抗菌药物，哪项不对
A. 高血压患者
B. 心瓣膜病患者
C. 甲状腺功能亢进患者
D. 放疗后拔牙患者
E. 糖尿病患者

5. 单纯性高血压患者一般血压控制多少时可考虑拔牙
A. 140/90mmHg以下
B. 170/95mmHg以下
C. 170/95mmHg以下
D. 180/100mmHg以下
E. 180/90mmHg以下

6. 糖尿病患者空腹血糖控制在多少时可考虑拔牙
A. 6.7mmol/L以下
B. 7.8mmol/L以下
C. 10.0mmol/L以下
D. 6.1mmol/L以下
E. 8.88mmol/L以下

7. 妊娠期妇女拔牙时，下列哪项不对
A. 在妊娠的第3、4、5个月期间，进行拔牙较为安全
B. 妊娠期的前3个月拔牙易发生流产
C. 妊娠期的后3个月拔牙有

可能早产
D. 对有流产、早产史者，更应注意
E. 拔牙时麻药中不加肾上腺素

8. 拔牙术前准备包括
A. 器械的准备
B. 手术医师的准备
C. 患者的体位
D. 手术区的准备
E. 以上都对

9. 某患者，拟拔除右侧上颌第一磨牙，患者的体位哪项是正确的
A. 张口时上颌牙的平面约与地面成30°
B. 张口时上颌牙的平面约与地面成45°
C. 张口时上颌牙的平面约与地面成60°
D. 张口时上颌牙的平面约与地面成90°
E. 张口时上颌牙的平面约与地面平行

10. 关于拔牙器械的叙述中，哪项是错误的
A. 牙钳持握时应注意握持区尽量靠钳柄的末端
B. 牙钳由钳喙、关节及钳柄三部分构成
C. 钳喙的长轴应与牙长轴平行
D. 牙挺由杆和柄两部分组成
E. 牙挺作用的原理有杠杆原理、楔的原理和轮轴原理

11. 使用牙挺应遵循的原则下列哪项是错误的
A. 不能以邻牙做支点
B. 龈缘水平处的舌侧骨板不做支点
C. 龈缘水平处的颊侧骨板可做支点
D. 必须以手指保护，以防牙挺滑脱
E. 用力必须有控制，挺刃的用力方向准确

12. 造血系统疾病患者，拔牙时下列哪项是错误的
A. 贫血患者，血红蛋白在60g/L以上，可考虑拔牙
B. 急性白血病为拔牙禁忌证
C. 血友病患者拔牙，应补充凝血因子
D. 原发性血小板减少性紫癜急性型不可拔牙
E. 慢性白血病拔牙时应与专科医师合作

13. 牙拔除后至少多长时间，重建过程基本完成，出现正常骨结构
A. 1~2个月
B. 3~6个月
C. 7~9个月
D. 10~12个月
E. 12个月以上

14. 牙拔除后至少多长时间，拔牙创内形成凝血块而将创口封闭
A. 10~15分钟
B. 10分钟
C. 15~30分钟
D. 30~45分钟
E. 45分钟

【A_2型题】

15. 某成年患者，Ⅲ|滞留但不松动，X线片显示3|横位阻生于24|根间之间。Ⅲ|牙根完好无吸收。最佳的处理方法为
A. 拔除Ⅲ|，活动义齿修复
B. 拔除Ⅲ|，种植义齿修复
C. 拔除Ⅲ|及3|，将3|移植于拔牙窝内
D. 拔除Ⅲ|，开窗牵引助萌
E. 保留Ⅲ|，正畸科会诊

【A_3/A_4型题】

（16~19题共用题干）

患者，女性，46岁。风湿性心脏病史8年，二尖瓣狭窄，心功能Ⅰ级。口内有右下侧切牙、右下第一磨牙，左下侧切牙及左下第一磨牙残根，Ⅰ度松动需要拔除。

16. 该患者拔牙，在有菌血症发生时，有可能导致以下哪种严重并发症的风险
A. 干槽症
B. 颊间隙感染
C. 口腔上颌窦瘘
D. 颏下间隙感染
E. 亚急性感染性心内膜炎

17. 引起以上严重并发症的最重要因素之一，是以下哪种细菌菌血症
A. 金黄色葡萄球菌
B. 铜绿假单胞菌
C. 混合细菌
D. 变形链球菌
E. 甲型溶血性链球菌

18. 此类致病菌对以下哪种抗生素高度敏感
A. 甲硝唑
B. 青霉素
C. 链霉素
D. 头孢菌素
E. 庆大霉素

19. 对于该患者最佳的治疗方案是
A. 分次拔除患牙，术前预防性使用抗生素
B. 分次拔除患牙，术后预防性使用抗生素
C. 分次拔除患牙，术前术后预防性使用抗生素
D. 一次拔除全部患牙，术前预防性使用抗生素
E. 一次拔除全部患牙，术前、术后预防性使用抗生素

第二节　牙拔除术

【A_1型题】

1. 关于拔牙窝的处理，哪项是错误的
   A. 撕裂的牙龈组织应予缝合
   B. 扩大的牙槽窝需要复位
   C. 与骨膜牙龈相连的骨折片应复位保留
   D. 拔除滞留的乳牙后应彻底搔刮
   E. 拔牙创内的肉芽应彻底刮净
2. 常见拔牙后出血的局部原因不包括
   A. 牙龈撕裂
   B. 残留炎性肉芽组织
   C. 牙槽内小血管破裂
   D. 血凝块因保护不佳而脱落
   E. 原发性血小板减少性紫癜
3. 干槽症症状通常发生在拔牙术后
   A. 12 小时
   B. 第 1 天
   C. 2~3 天
   D. 7 天
   E. 2 周
4. 拔牙创的检查与处理哪项是错误的
   A. 应检查拔除的牙是否完整
   B. 应检查拔除的牙根数目是否符合
   C. 复位扩大的牙槽窝
   D. 刮除拔牙创内肉芽组织
   E. 将消毒纱布填入牙槽窝

第三节　牙根拔除术

【A_1型题】

1. 拔除牙根的正确做法是
   A. 牙挺应斜面较低的一侧插入
   B. 翻瓣拔除时从骨膜下全层翻起
   C. 拔除乳牙后应彻底搔刮拔牙窝
   D. 拔除断根时，无须严格止血
   E. 各种断根无论何种情况，冠下均应取出
2. 关于牙根拔除术的说法，错误的是
   A. 根钳拔除法为牙根拔除术时首选的方法
   B. 根钳和牙挺均不能拔除的牙根，可考虑用翻瓣去骨拔除
   C. 拔除牙根时要良好的照明
   D. 应用牙挺拔除牙根时，要注意选择挺刃大小、宽度应与牙根相适应
   E. 利用牙挺的楔力挺牙根时，应从牙根断面的最低点楔入

【A_2型题】

3. 某患者局部麻醉下拔除 5⌉ 残根，拔牙过程顺利。但 4 天后出现发热，右咽侧肿痛明显，后出现开口受限，白细胞计数 11.0×10^9/L。最可能的原因是
   A. 拔牙创感染
   B. 嚼肌痉挛
   C. 翼颌间隙感染
   D. 咬肌间隙感染
   E. 颊间隙感染

【A_3/A_4型题】

（4~7 题共用题干）

患者，女性，53 岁。贫血病史 10 余年，全身检查其他未见异常。口内有 6⌋ 残根，无松动，需要拔除。

4. 该患者满足下列哪项可行拔牙
   A. 血红蛋白 70g/L 以上，血细胞比容 30% 以上
   B. 血红蛋白 80g/L 以上，血细胞比容 30% 以上
   C. 血红蛋白 80g/L 以上，血细胞比容 25% 以上
   D. 血红蛋白 70g/L 以上，血细胞比容 20% 以上
   E. 血红蛋白 70g/L 以上，血细胞比容 25% 以上
5. 6⌋ 残根如根分叉未破坏，首先应
   A. 挺松整颗牙齿
   B. 分根
   C. 牙钳直接拔出
   D. 根钳直接拔出
   E. 以上都不正确
6. 拔除该牙时应重点预防下列哪项并发症
   A. 软组织损伤
   B. 骨组织损伤
   C. 口腔上颌窦交通
   D. 邻牙损伤
   E. 颞下颌关节脱位
7. 患者拔除该牙术后至少多长时间才能行永久性修复
   A. 2 周
   B. 3 周
   C. 1 个月
   D. 3 个月
   E. 5 个月

第四节　阻生牙拔除术

【A_1 型题】

1. 下颌阻生牙拔除的适应证中不包括
   - A. 反复引起冠周炎
   - B. 无症状骨埋伏
   - C. 满足正畸需要
   - D. 可能成为颞下颌关节紊乱综合征的病因
   - E. 可疑为原因不明疼痛的原因
2. 对阻生第三磨牙的命名中哪项是错误的
   - A. $\overline{8|}$低位水平阻生
   - B. $\overline{8|}$舌向阻生
   - C. $\overline{8|}$高位远中阻生
   - D. $\overline{8|}$倒置阻生
   - E. $\overline{8|}$远中垂直阻生
3. 下颌第三磨牙阻生，什么情况下适宜做龈瓣切除术
   - A. 水平阻生，冠周炎反复发作
   - B. 垂直阻生，升支前方有足够空隙，对殆牙位置正常
   - C. 近中阻生，前方邻牙远中龋坏
   - D. 近中阻生，龈瓣上有咬痕
   - E. 颊向阻生，对殆牙位置正常
4. 下颌阻生第三磨牙拔除的适应证中不包括
   - A. 正畸需要拔除
   - B. 可能为颞下颌关节紊乱综合征诱因的阻生第三磨牙
   - C. 临床无症状的完全骨埋伏阻生牙
   - D. 阻生第三磨牙反复引起冠周炎者
   - E. 阻生第三磨牙本身有龋坏，或引起邻牙病变者
5. 关于涡轮钻拔牙法特点的叙述中，哪项是错误的
   - A. 拔牙震动小，患者痛苦小
   - B. 创伤较大
   - C. 配合吸引器，手术视野更清楚
   - D. 比锤凿法缩短手术时间30%~40%
   - E. 患者更愿意接受

【A_2 型题】

6. 患者，女性，25岁。经去骨、劈开挺出右下近中阻生第三磨牙。3天后出现持续性剧痛，并向耳颞部放射。检查：拔牙窝空虚，牙槽骨壁表面有灰白色假膜覆盖。最可能的诊断是
   - A. 牙槽突骨折
   - B. 拔牙后肿胀反应
   - C. 干槽症
   - D. 邻牙在拔牙时受到损伤
   - E. 邻牙急性根尖炎
7. 某妊娠8个月的高龄孕妇，$\overline{8|}$近中阻生，近3天牙冠周围牙龈红肿，触痛明显。此时比较适宜的治疗方法是
   - A. 局部冲洗、上药
   - B. 拔除第三磨牙
   - C. 切除第三磨牙冠面龈瓣
   - D. 局部理疗
   - E. 不做处理

【A_3/A_4 型题】

（8~10题共用题干）

患者，男性，27岁。$\overline{8|}$近中阻生，$\overline{7|}$远中深龋，患者主诉右下后牙冷热刺激性疼痛，无自发性疼痛。

8. 该患者正确治疗程序为
   - A. 拔除$\overline{8|}$，治疗$\overline{7|}$
   - B. 单纯治疗$\overline{7|}$
   - C. 拔除$\overline{8|}$，观察$\overline{7|}$
   - D. 先治疗$\overline{7|}$，后拔除$\overline{8|}$
   - E. 以上都不正确
9. 如果拔除$\overline{8|}$，解除邻牙阻力常需要
   - A. 切开法
   - B. 去骨法
   - C. 劈开法
   - D. 直接挺出$\overline{8|}$
   - E. 以上都不正确
10. 如果拔牙过程中出现晕厥，以下哪项不应该出现
    - A. 头晕、胸闷
    - B. 面色苍白、全身冷汗
    - C. 四肢厥冷、乏力
    - D. 脉慢而弱
    - E. 恶心、呼吸困难

（11~16题共用题干）

患者，男性，30岁。$\overline{8|}$近中中位阻生，$\overline{7|}$远中颈部可疑龋坏。

11. 现拟拔除$\overline{8|}$，以下各项检查中，对$\overline{8|}$拔除最重要的是
    - A. $\overline{7|}$龋坏程度
    - B. $\overline{78|}$冠周牙龈有无炎症
    - C. $\overline{8|}$对殆牙情况
    - D. 拍$\overline{78|}$X线片并做阻力分析
    - E. 检查患者颞下颌关节情况及开口度
12. 如果用牙挺已将$\overline{8|}$挺松，但因邻牙阻力大，此时应
    - A. 采用劈开法去除部分牙冠
    - B. 切开去骨
    - C. 继续用牙挺将其挺出
    - D. 用涡轮钻截去近中冠
    - E. 磨除$\overline{7|}$远中部分牙冠，去除阻力
13. 如果在拔除$\overline{8|}$时需要翻瓣和去骨，以下一般原则中哪项是错误的
    - A. 远中切口勿偏舌侧
    - B. 近中颊侧切口与龈缘成90°角
    - C. 颊侧切口勿超过前庭沟

D. 应作黏骨膜全层切开，紧贴骨面将瓣翻起
E. 去骨时可采用锤凿法或涡轮钻法

14. 在翻瓣去骨拔除阻生的8|后3天，患者出现拔牙窝持续性疼痛，并向耳颞部放射。检查：拔牙窝内无血凝块，牙槽骨壁表面有灰白色假膜覆盖，有明显臭味。诊断应为
A. 拔牙术后反应
B. 干槽症
C. 牙槽骨创伤
D. 牙槽脓肿
E. 7|急性根尖周炎

15. 出现上述症状后，最应采取的相应治疗为
A. 应用抗生素，防止感染扩散
B. 拔牙窝清创后填塞碘仿纱条以隔离外界刺激
C. 局部理疗，促进炎症消退
D. 拍X线片，看拔牙窝内有无残留牙根及牙或骨的碎片
E. 探查舌侧骨板有无骨折，必要时取出

16. 如果患者拔牙后4天出现发热、开口困难和吞咽疼痛。检查发现拔牙窝舌侧黏膜红肿及压痛。最可能的诊断是
A. 咽颊前间隙感染
B. 干槽症
C. 术后反应
D. 舌侧骨板骨折
E. 翼颌间隙感染

【B_1型题】

（17~20题共用备选答案）
A. 第Ⅱ类阻生
B. 第Ⅲ类阻生
C. 舌侧移位
D. 低位阻生
E. 倒置阻生

17. 根据牙与下颌升支及第二磨牙的关系，阻生第三磨牙全部位于下颌支内时称为
18. 根据牙在骨内的深度，骨埋伏阻生属于
19. 以上哪种类型是根据阻生第三磨牙的长轴与第二磨牙长轴的关系而进行的分类
20. 以上哪种类型是根据在牙列中的位置而进行的分类

第五节 牙拔除术并发症

【A_1型题】

1. 拔牙术中最常见的并发症是
A. 牙根折断
B. 下牙槽神经损伤
C. 对殆牙损伤
D. 下颌骨骨折
E. 牙龈撕裂

2. 拔除7|时，不会发生
A. 邻牙松动
B. 对殆牙损伤
C. 牙槽骨骨折
D. 牙龈撕裂
E. 口腔上颌窦交通

3. 拔牙造成口腔与上颌窦交通时，错误的处理方法是
A. 穿孔≤2mm，按常规拔牙后处理，待其自然愈合
B. 术后嘱患者勿用鼻腔鼓气
C. 避免强力打喷嚏
D. 穿孔>7mm，将两侧牙龈拉拢缝合
E. 术后给予抗感染治疗

4. 干槽症的诊断标准不包括下列哪项
A. 拔牙后4~5天有剧烈疼痛
B. 可向耳颞部，下颌区或头顶部放射
C. 拔牙窝内可空虚
D. 拔牙窝内可有腐败变性的血凝块
E. 口腔内可有腐臭味

【A_2型题】

5. 某患者拔除7|，2小时后仍出血不止。检查：7|颊侧牙龈撕裂，渗血明显。最好采用以下哪种方法止血
A. 吸收性明胶海绵+纱球压迫
B. 碘仿纱条填塞
C. 全身应用止血药物
D. 缝合撕裂牙龈
E. 结扎颈外动脉

第六节 牙槽外科手术

【A_1型题】

1. 拔牙后牙槽骨吸收不全，骨尖、嵴有压痛者，一般应在何时做牙槽骨修整术
A. 拔牙后1周
B. 拔牙后2周
C. 拔牙后3周
D. 拔牙后4周
E. 拔牙后2~3个月

2. 先天性舌系带异常的矫正术在什么时间进行为宜
A. 出生后3~6个月
B. 出生后9~12个月
C. 2岁
D. 3岁
E. 4岁

【B_1型题】

（3~6题共用备选答案）
A. 观察，局部不做处理
B. 局部按摩
C. 行舌系带延长术
D. 行牙槽突修整术
E. 行上颌结节修整术

3. 2岁患儿，伸舌时舌尖出现切迹，但对语言进食无明显影响，此时应
4. 患者拔牙后2周创口愈合，局部有一骨棱压痛明显，最佳处理方法为
5. 患者拔牙后3个月局部愈合尚可，但有一骨棱压痛明显，此时应
6. 患者上颌无牙颌欲做义齿修复，但一侧上颌结节存在明显倒凹，此时应

第四章　牙种植外科

第一节　概　　论

【A_1型题】

1. 正确的牙种植术的概念是
   A. 将未发育完成的牙胚植入牙槽骨内的手术
   B. 将人工牙植入牙槽骨内的手术
   C. 将异体牙植入牙槽骨内的手术
   D. 将自体牙植入牙槽骨内的手术
   E. 将脱位牙植入牙槽骨内的手术
2. 目前应用最广的牙种植材料为
   A. 钛
   B. 铁
   C. 不锈钢
   D. 高分子材料
   E. 以上都不是
3. 影响种植体骨结合的因素是
   A. 手术创伤
   B. 患者的自身条件
   C. 种植体材料生物相容性差
   D. 种植体外形设计和应力分布不合理
   E. 以上都是
4. 种植体旋入的扭力为多少时早期固位良好
   A. ≥0.25N·m
   B. ≥0.35N·m
   C. ≥0.45N·m
   D. ≥0.55N·m
   E. ≥0.65N·m

第二节　牙种植术

【A_1型题】

1. 牙种植手术后，由于口腔卫生不良或清洁方法不当，最容易出现的并发症是
   A. 创口裂开
   B. 出血
   C. 牙龈炎
   D. 种植体折断
   E. 牙龈增生

【B_1型题】

（2~5题共用备选答案）
A. 一段式种植体
B. 两段式种植体
C. 2个月
D. 3~4个月
E. 每隔3个月

2. 拟行左侧下颌第一磨牙的种植手术，应选择哪种种植体
3. 一期手术后多长时间进行二期手术
4. 种植义齿修复后第1年多长时间复查1次
5. 拟行左侧上颌侧切牙的种植手术，应选择哪种种植体

第三节　效果评估

【A_1型题】

种植义齿成功标准中，要求种植牙的成功率应达到
A. 5年为80%以上，10年为75%以上
B. 5年为85%以上，10年为80%以上
C. 5年为85%以上，10年为70%以上
D. 5年为80%以上，10年为70%以上
E. 5年为90%以上，10年为85%以上

第五章 口腔颌面部感染

第一节 概 论

【A_1 型题】

1. 下列不是口腔颌面部感染特征的是
   A. 口腔、颜面及上呼吸道感染，可顺相应淋巴引流途径扩散
   B. 儿童较成人更易发生腺源性感染
   C. 口腔颌面部感染可借血液循环扩散至邻近间隙
   D. “危险三角区”的感染处理不当可造成上呼吸道梗阻
   E. 口腔颌面部组织抗感染能力较其他组织为强
2. 深部脓肿的特征性表现是
   A. 发热
   B. 波动感
   C. 局部淋巴结肿大
   D. 凹陷性水肿
   E. 白细胞总数增高，中性粒细胞比例上升
3. 面部感染逆行常引起颅内哪种严重的并发症
   A. 细菌性脑栓塞
   B. 脑膜炎
   C. 海绵窦血栓性静脉炎
   D. 脑脓肿
   E. 脑炎
4. 以下关于脓肿切开引流的指征叙述错误的是
   A. 局部疼痛加重，并呈搏动性跳痛者
   B. 触诊时有压痛点、波动感，呈凹陷性水肿者
   C. 炎症累及多间隙，出现呼吸困难及吞咽困难者
   D. 炎症早期，炎性肿胀不明显
   E. 深部脓肿经穿刺有脓液抽出

第二节 下颌智齿冠周炎

【A_1 型题】

1. 急性下颌智齿冠周炎的临床表现中除外
   A. 冠周软组织红肿
   B. 龈袋溢脓
   C. 相邻第二磨牙叩击痛
   D. 颊部淋巴结肿大
   E. 咀嚼吞咽疼痛，开口受限
2. 急性智齿冠周炎的常见扩散途径，应除外
   A. 向磨牙后区扩散形成骨膜下脓肿
   B. 沿下颌骨外斜线向前，第一磨牙颊侧形成瘘管
   C. 下颌支外侧向后引起咬肌间隙感染
   D. 下颌支内侧向后引起翼下颌间隙感染
   E. 血循环扩散引起纵隔炎
3. 下颌智齿冠周炎并发的龈瘘常出现于下列哪颗牙齿的颊侧
   A. 下颌第三磨牙
   B. 下颌第二磨牙
   C. 下颌第一磨牙
   D. 下颌第二前磨牙
   E. 下颌第一前磨牙
4. 反复发作并形成面颊瘘的智齿冠周炎，其根治方法为
   A. 切除瘘管
   B. 拔除病原牙，搔刮瘘管
   C. 切除瘘管，应用抗生素
   D. 切除瘘管，局部冲洗
   E. 拔除病原牙，切除瘘管
5. 以下哪种现象不是智齿冠周炎局部检查的常见表现
   A. 挤压龈袋可有脓液溢出
   B. 肿胀的龈瓣覆盖第三磨牙
   C. 严重者炎症可波及腭舌弓和咽侧壁
   D. 局部糜烂增生似菜花状
   E. 炎症局限后可形成冠周脓肿

【A_2 型题】

6. 患者，男性，35 岁。左下后牙疼痛 5 天。检查：左侧下颌第二磨牙残冠，叩诊（+），颊侧龈红肿，前庭沟肿胀，左侧面部肿胀明显。以下叙述错误的是
   A. 考虑为牙源性感染
   B. 可行穿刺诊断
   C. 经口内切开引流
   D. 诊断为左颊间隙感染
   E. 拔除患牙经牙槽窝引流
7. 患者，男性，58 岁。右下后牙疼痛 1 个月余，伴开口受限 5 天。检查：右下颌第三磨牙残冠，叩诊（+），松动，颊侧龈红肿，轻压痛，右颞部压痛明显，局部皮肤无红肿。以下叙述错误的是
   A. 考虑为牙源性感染
   B. 初步考虑颞间隙感染
   C. 可行穿刺诊断
   D. 脓肿低位切开，以利重力引流
   E. 可应用抗生素治疗

第三节 间隙感染

【A_1型题】

1. 颊间隙脓肿口内切开引流时切口设计为
   A. 在颊部下颌前庭沟之上做牙槽骨平行切口
   B. 腮腺导管口之下做垂直切口
   C. 在颊部上颌前庭沟之下做水平切口
   D. 在下颌前庭沟之上做垂直切口
   E. 在上颌前庭沟之下做垂直切口
2. 颊间隙感染的临床特点以下错误的是
   A. 颊部皮下脓肿比较局限
   B. 颊部黏膜下脓肿病情进展缓慢
   C. 可引起明显开口受限
   D. 波及颊脂垫时肿胀范围较重
   E. 可引起相邻间隙的感染
3. 以下关于腐败坏死性蜂窝织炎临床表现的叙述中，哪项是错误的
   A. 局部皮肤弥漫性水肿
   B. 呈紫红色或灰白色
   C. 无弹性
   D. 无明显凹陷性水肿
   E. 可触及捻发音
4. 咽旁间隙感染表现以下除外
   A. 咽侧壁红肿
   B. 腭扁桃体突出
   C. 同侧软腭肿胀，腭垂被推向健侧
   D. 开口不会受限
   E. 吞咽疼痛，进食困难
5. 眶下间隙感染向颅内扩散，并发海绵窦血栓性静脉炎，其扩散途径是
   A. 面前静脉，颈内动脉
   B. 颞浅静脉，内眦静脉
   C. 面前静脉，颞浅静脉，颈内动脉
   D. 面前静脉，内眦静脉，眼静脉
   E. 眶内静脉，面前静脉
6. 舌下间隙脓肿口内切开引流时应在
   A. 经颌下区做切口
   B. 舌下皱襞外侧做切口
   C. 舌下皱襞上做切口
   D. 舌下皱襞内侧做切口
   E. 与下颌骨体垂直的方向做切口
7. 在下列间隙感染中，哪一个最常引起颌骨边缘性骨髓炎
   A. 颞间隙
   B. 咬肌间隙
   C. 下颌下间隙
   D. 颏下间隙
   E. 眶下间隙
8. 以下可引起眶下间隙感染最常见的病灶牙是
   A. 上颌磨牙
   B. 上颌侧切牙
   C. 上颌第三磨牙
   D. 下颌磨牙
   E. 下颌前磨牙
9. 以下眶下间隙感染临床特点中，除外
   A. 内眦、眼睑肿胀
   B. 鼻唇沟消失
   C. 引起复视
   D. 颧面部皮肤肿胀
   E. 口腔前庭沟肿胀
10. 眶下间隙脓肿首选的治疗方法是
   A. 从口外切开引流
   B. 从口内切开引流
   C. 拔除病源牙
   D. 病源牙行根管开放引流
   E. 局部理疗
11. 颞间隙的感染来源应除外
   A. 相邻间隙感染扩散
   B. 化脓性中耳炎
   C. 牙源性感染
   D. 颞部皮肤感染
   E. 颞乳突炎
12. 颞间隙感染的特点以下错误的是
   A. 局部可有凹陷性水肿、压痛
   B. 咀嚼痛
   C. 开口受限
   D. 脓肿形成后可触及波动感
   E. 颞深间隙感染可引起颞骨骨髓炎
13. 咽旁间隙感染的治疗以下错误的是
   A. 一般采用穿刺抽得脓液确诊
   B. 穿刺经口内翼下颌皱襞内侧
   C. 口内切开在翼下颌皱襞内侧做纵向切口
   D. 口外切口在下颌角下 2cm 做弧形切口
   E. 因口内切口视野不好，应首选口外切口
14. 颊间隙感染的病因以下错误的是
   A. 上颌磨牙的根尖炎
   B. 颊部皮肤的损伤
   C. 下颌磨牙的根尖炎
   D. 下颌前牙的牙槽脓肿
   E. 颊部淋巴结炎
15. 咬肌间隙感染最常见的病灶牙是
   A. 下颌尖牙
   B. 下颌前磨牙
   C. 下颌中切牙
   D. 下颌侧切牙
   E. 下颌磨牙
16. 颊间隙感染常见于

A. 上、下颌磨牙
B. 上、下颌前磨牙
C. 上、下颌尖牙
D. 上、下颌切牙
E. 上颌磨牙

17. 婴幼儿下颌下间隙感染的来源多为
A. 化脓性下颌下腺炎
B. 淋巴结核
C. 下颌下淋巴结炎
D. 颏下间隙感染所波及
E. 血源性感染

18. 颞间隙感染的治疗以下错误的是
A. 当疑有颞骨骨髓炎时，可横行切开颞肌，低位建立引流
B. 浅部脓肿可做单个皮肤切口
C. 深部脓肿可做两个以上与颞肌纤维方向一致的直切口
D. 继发于相邻间隙的感染，可因相邻间隙的脓肿切开引流后炎症得到控制
E. 多间隙感染，可在颌下区另做切口，上下贯通引流

19. 颊间隙感染的治疗以下错误的是
A. 口内切口应在下颌龈颊沟之上做平行于牙弓的切口
B. 颊部皮下脓肿可在脓肿浅表部位做切口
C. 广泛感染应在下颌骨下缘下1~2cm处做平行于下颌骨下缘的切口
D. 口内切口应在下颌龈颊沟之上与腮腺乳头下方做纵向切口
E. 炎症早期可应用抗生素治疗

20. 通常不会引起开口受限的间隙感染是
A. 咬肌间隙感染
B. 翼下颌间隙感染
C. 颞间隙感染
D. 颊间隙感染
E. 颞下间隙感染

21. 咽旁间隙的感染来源应除外
A. 面部皮肤感染
B. 化脓性扁桃体炎
C. 翼下颌间隙感染扩散
D. 颈深上淋巴结炎
E. 下颌第三磨牙冠周炎

【A_2型题】

22. 左侧颞下间隙感染患者，已经行颞部及下颌下区切口的上、下贯通式切开引流术，流出大量脓性分泌物，应选择的引流方式是
A. 片状引流
B. 负压引流
C. 管状引流
D. 细纱条引流
E. 碘伏纱条引流

23. 患者右侧第三磨牙冠周脓肿继发右侧咬肌间隙脓肿，切开引流时发现引流物为绿色稍黏稠的脓液，有酸臭味。可能为哪种细菌感染所致
A. 金黄色葡萄球菌
B. 链球菌
C. 铜绿假单胞菌
D. 结核分枝杆菌
E. 混合细菌感染

24. 患者，男性，65岁。下颌第一前磨牙牙周脓肿造成口底多间隙感染；双侧下颌下、舌下及颏部均有弥漫性肿胀，并波及面颊及颈部；皮下可扪及捻发音；患者出现呼吸困难。此时最佳的处理措施是
A. 气管切开
B. 穿刺抽脓
C. 应用大剂量抗生素
D. 局部理疗
E. 广泛切开引流

25. 某患者因左下第一磨牙急性根尖脓肿造成左下颌骨急性中央性骨髓炎，疼痛剧烈，左侧前磨牙及磨牙松动，牙龈红肿，龈袋溢脓。以下治疗措施中，不正确的是
A. 给予足量、有效的抗生素
B. 局部超短波理疗
C. 拔除左下第一磨牙，其余松动牙尽量保留
D. 若引流不畅，可考虑凿去部分骨外板
E. 形成骨膜下脓肿时应尽早切开引流

【A_3/A_4型题】

（26~30题共用题干）

患儿，女，10岁。主因右下颌肿痛2周，可摸到右下颌下区有活动性肿块。加重、高热2天就诊。检查：体温39.0℃，急性面容，右下颌下弥漫性肿胀局部可触及较硬的浸润块，表面皮肤红肿、发亮，皮温升高，有凹陷性水肿；开口度约2.5cm，右下第一磨牙𬌗面深龋，叩痛（++）；穿刺可抽出淡黄色、黏稠脓液。

26. 此病可诊断为
A. 右颌下间隙蜂窝织炎
B. 右颌下结核性淋巴结炎
C. 右颌下间隙感染
D. 右颌下化脓性淋巴结炎
E. 右侧化脓性下颌下腺炎

27. 此病的感染来源可能是
A. 牙源性
B. 腺源性
C. 损伤性
D. 血源性
E. 医源性

28. 根据脓液的性质考虑细菌感染种类
A. 金黄色葡萄球菌
B. 链球菌
C. 铜绿假单胞菌
D. 混合性细菌
E. 结核分枝杆菌

29. 对何种抗生素敏感
A. 青霉素
B. 头孢菌素

C. 万古霉素
D. 四环素
E. 克林霉素

30. 有关此病的治疗，下列哪项是正确的
A. 全身应用抗生素
B. 全身支持治疗
C. 及时行切开引流术
D. 治疗右下第一磨牙
E. 以上都正确

（31~37 题共用题干）

患者，女性，21 岁。4 天前劳累后出现右下后牙龈胀痛，进食、吞咽时加重。昨日出现局部跳痛，开口受限，伴发热。检查：右面下部稍肿胀，开口二指，右下第三磨牙近中阻生，冠周龈红肿、触痛明显，挤压时有少许脓液从远中盲袋内溢出。$\overline{76|}$前庭沟变浅，黏膜充血，压痛明显，有轻度波动感。$\overline{76|}$未见龋坏，叩诊（-），牙石（++）。咽侧壁稍红。

31. 正确的诊断应为
A. $\overline{8|}$急性冠周炎
B. 右侧咬肌间隙感染
C. $\overline{6|}$根尖周脓肿
D. 右侧翼颌间隙感染
E. $\overline{8|}$急性牙周炎

32. $\overline{76|}$龈颊沟肿胀的处理方法为
A. 口服抗生素，局部不做处理
B. 切开引流
C. 拔除$\overline{76|}$
D. $\overline{76|}$开髓、拔髓、根管引流
E. $\overline{76|}$牙周治疗

33. 右下第三磨牙的处理方法为
A. 口服抗生素，局部不处理
B. 冠周龈切开引流
C. 局部麻醉下拔除
D. 远中龈瓣切除
E. 局部冲洗上药，炎症消退后拔除

34. 此患者如果处理不当，可引起以下间隙感染，但不包括
A. 咬肌间隙
B. 翼下颌间隙
C. 咽旁间隙
D. 眶下间隙
E. 颊间隙

35. 如果患者出现明显开口受限及以下颌角为中心的红肿、压痛，应怀疑存在
A. 颊间隙感染
B. 颞下间隙感染
C. 下颌下间隙感染
D. 咬肌间隙感染
E. 咽旁间隙感染

36. 如果在下颌角区出现广泛凹陷性水肿，怀疑局部脓肿形成，此时最有效的检查方法是
A. X 线检查
B. 触诊检查
C. 粗针头穿刺
D. 化验检查
E. 观察体温变化

37. 如果该患者经治疗后病情明显好转，已无开口受限，仅右下第三磨牙远中牙龈轻度压痛，此时合理的处置应为
A. 局部冲洗上药
B. 远中龈瓣切除
C. 拔除右下第三磨牙
D. 继续口服抗生素
E. 不做处理

【B_1 型题】

（38~42 题共用备选答案）
A. 牙源性
B. 腺源性
C. 损伤性
D. 血源性
E. 医源性

38. 新生儿颌骨骨髓炎感染来源多为
39. 下牙槽神经阻滞麻醉后造成翼下颌间隙感染的途径为
40. 颌骨开放性骨折引起的感染来源多为
41. 化脓性颌骨骨髓炎感染来源多为
42. 儿童下颌下间隙感染来源多为

（43~47 题共用备选答案）
A. 黄色黏稠脓液
B. 淡黄色稀薄脓液
C. 绿色、稍黏稠、有酸臭味的脓液
D. 灰白或灰褐色、有明显腐败坏死臭味的脓液
E. 稀薄污浊、暗灰色米汤样、夹杂干酪样坏死物的脓液

43. 混合细菌感染的脓液为
44. 金黄色葡萄球菌感染形成的脓液为
45. 结核性冷脓肿的脓液为
46. 链球菌感染形成的脓液一般为
47. 铜绿假单胞菌的典型脓液为

（48~52 题共用备选答案）
A. 以下颌角为中心的红肿可伴有明显的开口受限
B. 面颊部弥漫性肿胀
C. 下颌下、口底广泛水肿
D. 颞部有深压痛
E. 下颌支后缘稍内侧轻度肿胀、深压痛

48. 颞间隙感染主要表现为
49. 咬肌间隙感染主要表现为
50. 翼下颌间隙感染主要表现为
51. 颊间隙感染主要表现为
52. 口底蜂窝织炎主要表现为

（53~57 题共用备选答案）
A. 颞下间隙
B. 眶下间隙
C. 咬肌间隙
D. 翼下颌间隙
E. 下颌下间隙

53. 最易发生腺源性感染的间隙为
54. 哪个间隙在解剖上居于诸间隙中心位置
55. 上颌尖牙、前磨牙的根尖化脓性炎症易造哪个间隙感染
56. 哪个间隙感染最易引起下颌升支部边缘性骨髓炎
57. 上颌结节阻滞麻醉，如针头污染可引起哪个间隙感染

（58~62 题共用备选答案）

A. 下颌角下 2cm 绕下颌角弧形切口
B. 口内翼下颌皱襞内侧纵形切口
C. 下颌骨下缘下 2cm 做平行切口
D. 口内翼下颌皱襞外侧纵形切口
E. 下颌骨下缘下 1cm 以内做平行切口
58. 咬肌间隙脓肿切开引流应做哪种切口
59. 下颌下间隙脓肿切开引流应做哪种切口
60. 翼下颌间隙脓肿口内切开引流应做哪种切口
61. 广泛颊间隙感染进入颊部脓腔的切口是
62. 咽旁间隙感染的切口是
(63~67 题共用备选答案)
A. 下颌磨牙的根尖周脓肿
B. 化脓性扁桃体炎
C. 化脓性中耳炎
D. 上颌尖牙根尖周炎
E. 下牙槽神经阻滞麻醉消毒不严
63. 咬肌间隙感染来源是
64. 翼下颌间隙感染来源是
65. 颞间隙感染来源是
66. 眶下间隙感染来源是
67. 咽旁间隙感染来源是

第四节 颌骨骨髓炎

【A_1 型题】

1. 化脓性下颌骨中央性骨髓炎的好发部位是
A. 喙突
B. 体部
C. 正中联合
D. 升支部
E. 髁突
2. 化脓性颌骨骨髓炎急性期的 X 线片表现是
A. 骨小梁有斑点状吸收
B. 有骨膜反应
C. 有死骨形成
D. 破坏区周围有骨质增生
E. 颌骨未见明显改变
3. 下列哪项不是中央性颌骨骨髓炎病灶清除术的指征
A. 经药物治疗、拔牙或切开引流后仍遗留经久不愈的瘘管
B. X 线片可见有死骨形成
C. 可从瘘管探得骨面粗糙
D. 感染发生后 2~3 周
E. 患者全身情况可耐受手术
4. 慢性边缘性骨髓炎如已明确骨质破坏的部位和范围，一般在病程多长时可施行病灶清除术
A. 1 周以后
B. 4 周后
C. 6 周后
D. 8 周后
E. 10 周后
5. 新生儿颌骨骨髓炎的治疗错误的是
A. 应用大量有效的抗生素
B. 脓肿形成后及早切开引流
C. 局部瘘孔冲洗上药
D. 死骨形成后彻底清除
E. 必要的全身支持治疗
6. 新生儿颌骨骨髓炎多发生于
A. 上颌骨
B. 下颌骨
C. 颞骨
D. 颧骨
E. 鼻骨
7. 新生儿颌骨骨髓炎的感染来源错误的是
A. 血源性
B. 上呼吸道感染
C. 母亲化脓性乳腺炎
D. 泪囊炎
E. 患儿牙龈损伤
8. 下列哪项不是放射性颌骨骨髓炎的临床特点
A. 病程发展缓慢，可在放疗后 10 余年才出现症状
B. 死骨分离速度缓慢
C. 死骨与正常骨界线清楚
D. 骨面暴露部位长期溢脓，久治难愈
E. 可形成口腔和面颊部洞穿缺损
9. 头颈部肿瘤放疗前的常规准备工作中不包括
A. 牙周洁治
B. 治疗可以保留的龋齿
C. 拔除无法治愈的病牙
D. 去除口内金属义齿
E. 活动义齿修复口内缺失牙
10. 位于放射治疗范围内的牙齿拔除的时间是
A. 放疗前
B. 放疗后 1 周
C. 放疗后 1 个月
D. 放疗后 2 周
E. 放疗后 3 个月
11. 发生颌骨放射性骨坏死的临界放射剂量指标为 6~8 周内给予
A. 30~50Gy
B. 60~80Gy
C. 90~110Gy
D. 120~140Gy
E. 100Gy
12. 放射性颌骨骨髓炎的治疗错误的是
A. 应用抗生素控制感染
B. 疼痛剧烈时给予镇痛剂
C. 局部冲洗上药
D. 早期手术摘除死骨
E. 辅助高压氧治疗

【A_2 型题】

13. 患者，女性，35岁。右下颌智齿反复肿痛伴开口受限2个月。抗感染治疗有效，但不能根治。检查见右咬肌区弥漫性肿胀，无波动感。应诊断为
    A. 翼下颌间隙感染
    B. 颞下间隙感染
    C. 下颌支边缘性骨髓炎
    D. 下颌骨硬化性骨髓炎
    E. 下颌骨中央性颌骨骨髓炎
14. 某舌癌患者因术后放疗造成患侧下颌骨放射性骨坏死，并继发感染，局部反复肿胀，伴剧烈疼痛。以下治疗措施中，哪项是不适当的
    A. 应用抗生素控制感染
    B. 高压氧治疗
    C. 理疗
    D. 局部冲洗，保持引流通畅
    E. 在健康骨质范围内施行死骨切除术
15. 患者，男性，65岁。因扁桃体癌行^{60}钴放疗。放疗后2年出现下颌磨牙区黏膜破溃，牙槽突骨面外露并长期溢脓，牙松动。最可能的诊断是
    A. 牙周炎
    B. 多间隙感染
    C. 放射性颌骨骨髓炎
    D. 扁桃体癌复发侵犯颌骨
    E. 中央性化脓性颌骨骨髓炎

【B_1 型题】

（16~20题共用备选答案）
A. 化脓性颌骨骨髓炎
B. 慢性颌骨骨髓炎
C. 放射性颌骨骨髓炎
D. 新生儿颌骨骨髓炎
E. 化学性骨髓炎

16. 由急性冠周炎或根尖周炎等原因引起的骨髓炎为
17. 由放射治疗引起的骨髓炎为
18. 有口内或口外瘘管形成时称
19. 好发于上颌骨的是
20. 牙髓失活剂引起的是

第五节 面部疖痈

【A_1 型题】

1. 面部疖痈易发生全身并发症的原因，除外
    A. 病原菌毒力强
    B. 静脉多无瓣膜
    C. 颜面部血液循环丰富
    D. 颜面表情肌的活动
    E. 感染侵入面静脉时血栓形成，致静脉回流受阻
2. 颜面部疖痈最常见的致病菌为
    A. 金黄色葡萄球菌
    B. 白色葡萄球菌
    C. 溶血性链球菌
    D. 厌氧性链球菌
    E. 铜绿假单胞菌
3. 以下关于口腔颌面部感染中，最易引起全身并发症的是
    A. 颊间隙感染
    B. 急性化脓性颌骨骨髓炎
    C. 急性化脓性颌下淋巴结炎
    D. 唇痈
    E. 急性第三磨牙冠周炎

【A_3/A_4 型题】

（4~8题共用题干）
患者，男性，24岁。上唇部肿胀疼痛3天，伴发热。检查：体温38.5℃，上唇肿胀明显、紫红色，可见多个黄白色脓头。

4. 此病可诊断为
    A. 上唇脓肿
    B. 上唇疖
    C. 上唇痈
    D. 上唇皮脂腺囊肿继发感染
    E. 唇炎
5. 此部位感染最常见的致病菌为
    A. 铜绿假单胞菌
    B. 大肠埃希菌
    C. 金黄色葡萄球菌
    D. 变形杆菌
    E. 白念珠菌
6. 此部位感染易引起海绵窦化脓性血栓性静脉炎可能的原因不包括
    A. 血运丰富
    B. 面静脉无静脉瓣
    C. 上唇运动较多
    D. 细菌毒力强
    E. 局部皮脂腺丰富
7. 可引起的并发症除外
    A. 颜面部广泛水肿
    B. 颌骨骨髓炎
    C. 全身高热
    D. 脓毒血症
    E. 海绵窦血栓性静脉炎
8. 此患者的治疗方案中，下列哪项是错误的
    A. 局部高渗盐水持续湿敷
    B. 全身应用抗生素
    C. 加强营养，增强抵抗力
    D. 唇部减少活动
    E. 早期挑破或切开引流

第六节　面颈部淋巴结炎

【A_1型题】

1. 以下关于结核性淋巴结炎的叙述中，哪项是错误的
   A. 常见于儿童和青年，轻者仅有淋巴结肿大而无全身症状
   B. 可同时有肺、肾、肠、骨等器官的结核病变或病史
   C. 淋巴结较硬，可单个或多个成串或彼此粘连成团
   D. 皮肤表面常有红、热及明显压痛，扪之可有波动感
   E. 形成脓肿破溃后，瘘管常经久不愈
2. 以下关于化脓性淋巴结炎的叙述，错误的是
   A. 可伴有周围软组织炎性浸润块
   B. 浅表皮肤充血、肿胀
   C. 局部皮温较低
   D. 淋巴结与周围组织粘连
   E. 浆液期表现为局部淋巴结肿大变硬、压痛

【A_2型题】

3. 患者，男性，28岁。右颈部淋巴结结核。下列哪种药物对治疗无效
   A. 青霉素
   B. 链霉素
   C. 异烟肼
   D. 利福平
   E. 乙胺丁醇

第七节　颌面部特异性感染

【A_1型题】

1. 下列关于颌骨骨结核的治疗不正确的是
   A. 全身支持治疗
   B. 营养疗法
   C. 系统抗结核治疗
   D. 早期行死骨摘除术
   E. 局部抗结核药物冲洗瘘管
2. 关于颌面骨结核叙述错误的是
   A. 多见于血源性感染
   B. 好发于上颌骨、颧骨结合部和下颌支
   C. 病变部位软组织弥漫性肿胀，可扪及质地坚硬的骨性隆起
   D. 肿胀区皮肤发红，皮温升高
   E. 治疗应以全身支持、营养、抗结核为主
3. 关于颌面部放线菌病感染途径叙述错误的是
   A. 死髓牙的根尖孔
   B. 牙周袋
   C. 皮肤创口
   D. 慢性牙龈瘘管
   E. 拔牙创口、口腔黏膜创口
4. 关于颌面部放线菌病的表现叙述错误的是
   A. 软组织以腮腺咬肌区好发
   B. 软组织亦可见于颌下、颈、舌、颊部
   C. 颌骨以下颌角部及下颌支部多见
   D. 面部软组织板状硬，有压痛
   E. 与周围组织界限清楚
5. 关于颌面部后天梅毒的表现叙述错误的是
   A. 口唇下疳
   B. 梅毒疹
   C. 梅毒瘤以硬腭部最常见
   D. 梅毒瘤可累及颌面部软组织
   E. 腭部梅毒瘤常位于一侧腭部
6. 下列关于颌面部后天梅毒的表现叙述错误的是
   A. 梅毒瘤除累及软组织外亦可累及颌面骨及骨膜组织
   B. 梅毒瘤以硬腭部最常见
   C. 腭部梅毒瘤常位于一侧腭部
   D. 可伴有面部的缺损及畸形
   E. 皮肤及黏膜上可有瘘口
7. 关于颌面部先天梅毒的表现叙述错误的是
   A. 很少累及鼻黏膜
   B. 晚期先天梅毒可有软、硬腭穿孔
   C. 哈钦森牙
   D. 桑葚状磨牙
   E. 婴儿常为早产儿

第六章 口腔颌面部创伤

第一节 概 论

【A1型题】

1. 口腔颌面部损伤的“2次弹片伤”是指
   A. 多于两块的弹片损伤口腔颌面部
   B. 颌面损伤伴牙损伤，折断的牙碎片向邻近组织内飞散
   C. 口腔颌面部受到2次弹片打击所造成的损伤
   D. 弹片损伤涉及两个部位
   E. 骨折致牙列变形、咬合错乱、面部畸形
2. 口腔颌面部外伤后组织容易肿胀的原因是
   A. 血运丰富易形成血肿
   B. 颌面部创伤一般较严重
   C. 颌面部咀嚼运动多
   D. 口腔颌面部腔窦多
   E. 颌面部有腮腺组织
3. 对于颌面部损伤患者若不及时处理，会马上造成生命危险的主要原因是
   A. 出血
   B. 感染
   C. 休克
   D. 窒息
   E. 弥散性血管内凝血

【B1型题】

（4~7题共用备选答案）

A. 对治疗不利
B. 对治疗有利
C. 两者均有
D. 两者均无
E. 以上均正确

4. 由于上、下颌骨上有牙，当外伤时
5. 由于口腔颌面部腔窦多，当外伤时
6. 由于口腔颌面部血运丰富，当外伤时
7. 由于口腔是消化道的入口、呼吸道的上端，当外伤时

第二节 急 救

【A1型题】

1. 腮腺区损伤时要特别注意有无下述组织的损伤
   A. 有无颌骨的骨折
   B. 有无皮肤裂伤及组织缺损
   C. 组织内有无异物
   D. 有无面神经的损伤
   E. 有无外耳道损伤
2. 面部软组织出血时，应该压迫哪一动脉
   A. 舌动脉
   B. 面动脉
   C. 耳后动脉
   D. 颌内动脉
   E. 上唇动脉
3. 吸入性窒息的急救措施主要是
   A. 清除口、鼻及咽喉部堵塞物
   B. 使患者头偏向一侧或采取俯卧位
   C. 吊起下坠的上颌骨块
   D. 将舌牵出口外
   E. 立即行气管切开，通过气管导管吸出堵塞物
4. 以下关于口腔颌面部损伤患者急救的叙述中，哪项是错误的
   A. 无条件时应尽早包扎创口，防止外界细菌继续侵入
   B. 有条件时应尽早进行清创缝合术
   C. 对烦躁不安的患者可以给予吗啡等药物
   D. 对颅脑损伤的患者，在抢救的同时，颌面部伤口可做简单包扎处理
   E. 防止窒息的关键在于及早发现和及时处理
5. 关于颌面外伤清创，下列描述错误的是
   A. 尽量保留软组织
   B. 除确已坏死的组织外，一般仅将创缘略加修整即可
   C. 应注意探查有无面神经损伤，腮腺导管损伤以及有无骨折发生
   D. 唇、鼻、眼睑等重要部位的撕裂伤，组织大部分游离，即使没有感染也应去除
   E. 创口周围如有油垢，可用汽油或洁净剂擦干净
6. 颌面部创口初期缝合最宽时间为
   A. 6小时
   B. 12小时
   C. 24小时
   D. 48小时
   E. 大于48小时的创口，只要

没有明显的化脓，清创后仍可做初期缝合

7. 气管切开的部位多在
A. 第 1 气管软骨环
B. 第 1~2 气管软骨环
C. 第 3~4 气管软骨环
D. 第 4~5 气管软骨环
E. 低于第 5 气管软骨

8. 颞部外伤出血进行压迫止血的有效部位是
A. 耳屏前区
B. 咬肌前缘
C. 颌外动脉走行区
D. 下颌角区
E. 颈动脉三角区

9. 患者因外伤所致上颌骨骨折，骨折块向下移位，现场预防窒息的急救处理应是
A. 使用呼吸兴奋剂
B. 紧急气管切开
C. 复位上颌骨块，利用压舌板等物做颅上颌固定
D. 维持患者于头低脚高位
E. 紧急从鼻腔气管插管，保持呼吸道通畅

10. 环甲膜切开术在作为紧急抢救措施时，插管不宜超过
A. 12 小时
B. 24 小时
C. 36 小时
D. 48 小时
E. 72 小时

11. 关于颌面部创口缝合，下列说法错误的是
A. 在唇、鼻、眼睑等部位更要细致缝合
B. 如有水肿、感染，清创后不能定向拉拢缝合
C. 创口较深者要分层缝合，消灭死腔
D. 缝合应用小针细线，缝合后创缘要略外翻
E. 先关闭与口、鼻腔和上颌窦等窦腔相通的创口

12. 包扎止血主要适用于
A. 毛细血管、小静脉及小动脉的出血
B. 组织渗血
C. 腔窦的出血
D. 颈部大血管的出血
E. 知名动脉的出血

13. 颌面外伤导致窒息最主要的诊断标准是
A. 三凹征
B. 出冷汗、烦躁不安
C. 呼吸急促
D. 鼻翼扇动
E. 血压下降

【A_2 型题】

14. 患者，女性，35 岁。颊面外伤伴昏迷，经现场紧急处理后准备后送，处理中不正确的是
A. 俯卧位
B. 额部垫高
C. 仰卧位
D. 随时观察，防止窒息和休克发生
E. 若怀疑有颈椎损伤，在搬运时应由 2~4 人同时进行

15. 一患者因车祸致口腔颌面部多处裂伤伴下颌骨多发性骨折，出现神志不清、口唇发绀及三凹征时的紧急处理应是
A. 吸氧
B. 清创缝合
C. 骨折复位
D. 人工呼吸
E. 气管切开

16. 一口腔颌面部损伤患者，有昏迷史，清醒一段时间后出现头痛加剧、不安，进而嗜睡，再次进入昏迷，应首先考虑为
A. 脑水肿
B. 脑挫裂伤
C. 蛛网膜下腔血肿
D. 硬膜外血肿
E. 脑震荡

17. 患者，男性，40 岁。因口腔颌面部创伤致舌体裂伤，出血明显，口底肿胀。首先应采取以下何种止血方法
A. 注射止血针
B. 用纱布块填塞止血
C. 指压患侧的颈总动脉
D. 行舌裂伤清创缝合术
E. 做颈外动脉结扎术

【B_1 型题】

（18~21 题共用备选答案）
A. 气管切开
B. 悬吊移位的骨块
C. 清除口腔、鼻腔及咽喉部的异物
D. 经口气管内插入通气导管
E. 以上均正确

18. 上颌骨骨折后向后下移位引起的窒息可用
19. 昏迷患者局部出血引起的窒息可用
20. 阻塞性窒息首先应进行的处理是
21. 口咽部血肿或舌根部肿胀应

（22~25 题共用备选答案）
A. 包扎止血
B. 填塞止血
C. 结扎止血
D. 指压止血
E. 以上均正确

22. 上颌骨骨折，鼻出血可采用
23. 面颊部开放性损伤大出血的患者，现场无急救物品应采用
24. 额颞部开放性损伤引起的毛细血管，小动、静脉的出血可采用
25. 舌外伤致严重大出血并已送入手术室的患者应采用

第三节 软组织创伤

【A_1型题】

1. 舌损伤缝合时下列哪项不符合要求
   A. 进针要深些
   B. 采用小针细线缝合
   C. 距创缘稍远进针
   D. 最好加用褥式缝合
   E. 尽量保持舌的长度
2. 细菌进入创面内几小时内尚未大量繁殖而易于清除
   A. 6小时内
   B. 32小时内
   C. 20小时内
   D. 24小时内
   E. 14小时内
3. 下列唇外伤清创术中哪条措施是错误的
   A. 按唇弓的形态对位缝合，注意对齐唇红缘
   B. 首先注意缝合口轮匝肌，恢复其完整性和连续性
   C. 必要时用组织瓣修复
   D. 如有贯通伤应先缝合口腔面
   E. 组织缺损大时可直接拉拢分层缝合
4. 颌面部创伤后组织水肿反应快而重的原因是颌面部
   A. 血运丰富
   B. 较早发生感染
   C. 皮下脂肪丰富
   D. 神经丰富且敏感
   E. 处于暴露部位

【A_2型题】

5. 某患者面部遭受外力打击后，未形成开放性创口，局部肿胀、疼痛和皮下淤血，X线检查未见颌骨骨折。临床诊断为
   A. 擦伤
   B. 挫伤
   C. 挫裂伤
   D. 撕裂伤
   E. 撕脱伤
6. 一名女工，因机器缠绕头发，造成头皮及面部大面积软组织撕脱伤。以下关于伤情错误的是
   A. 应及时清创，复位缝合
   B. 伤情重、出血多、易发生休克
   C. 如撕脱组织有血管可吻合，应即刻行血管吻合组织再植术
   D. 如撕脱组织无血管可吻合，因口腔颌面部血供丰富，在伤后6小时内，也应尽量复位缝合
   E. 如撕脱的组织瓣损伤过重，损伤已超过6小时，组织已不能利用，应在清创后进行皮片游离移植，消灭创面
7. 患者，女性，18岁。不慎跌倒摔伤面部。检查：皮肤表层破损，有少量出血，创面可见泥沙黏着。可诊断为面部皮肤的
   A. 挫伤
   B. 擦伤
   C. 挫裂伤
   D. 撕裂伤
   E. 刺伤
8. 一面部软组织撕裂伤患者，受伤时间距就诊时间52小时，创面已有组织液及纤维素渗出。应采取的措施是
   A. 不清创，局部湿敷，二期处理
   B. 充分清创，去除渗出物及坏死组织，严密缝合
   C. 充分清创，严密缝合，放置引流物
   D. 充分清创，暂不缝合，暴露观察
   E. 简单清创后严密缝合
9. 患者面部外伤造成右侧上唇部分缺损，缺损大小相当于上唇的1/5，伤口不甚干净，创面已无渗血。以下处理措施中，哪项是不必要的
   A. 直接拉拢缝合
   B. 应用抗生素
   C. 采用下唇组织瓣转移修复上唇缺损
   D. 清创
   E. 注射破伤风抗毒素

【A_3/A_4型题】

（10~12题共用题干）

患者，女性，22岁。颌面部跌伤4小时。无昏迷史，脉搏、血压、呼吸均正常。口腔检查：上唇有一个2cm长的穿通伤口，上颌前牙牙龈撕裂，轻摇见有骨块异常活动。下颌检查未见异常。后牙咬合关系正常，开口未受限。

10. 为明确诊断，还应做的辅助检查是
    A. 不需再加做辅助检查
    B. 患者咬压舌板检查
    C. 摩擦音检查
    D. X线检查
    E. 触摸上颌骨有无骨折线
11. 下列上唇伤口缝合的方法正确的是
    A. 先缝皮肤再缝黏膜
    B. 先缝肌层，再缝皮肤，最后缝黏膜
    C. 先关闭口腔黏膜创口，再缝肌层，缝皮肤
    D. 因唇部组织不厚，可黏膜、肌层、皮肤一起缝
    E. 以上方法均可行
12. 若上颌咬合片示上前牙区牙槽骨骨折，常用的固定方法是

A. 单颌牙弓夹板固定
B. 无须处理，观察
C. 克氏针内固定
D. 皮质骨螺钉固定
E. 切开复位，骨间固定

（13~15 题共用题干）

一患者不慎被玻璃划伤面部软组织。检查：左耳前区皮肤有长约 5cm 的纵形创口，创缘整齐，有活跃的出血。

13. 确切的诊断应是面部软组织的
A. 挫伤
B. 挫裂伤
C. 切割伤
D. 撕裂伤
E. 刺伤

14. 本病例应进一步检查以除外其他重要结构损伤中的哪一项
A. 腮腺腺体损伤
B. 腮腺导管损伤
C. 面前静脉及颌外的静脉损伤
D. 面神经分支损伤
E. 颌面骨骨折

15. 应采取的处理措施是
A. 清洁创面、止血、无菌敷料覆盖
B. 局部冷敷，加压包扎
C. 尽早行清创缝合术
D. 创面以油纱布覆盖
E. 暴露创口，全身应用抗生素

【B_1 型题】

（16~18 题共用备选答案）
A. 挫裂伤
B. 切割伤
C. 撕裂伤
D. 砍伤
E. 咬伤

16. 创口边缘不齐，裂口较大
17. 创口边缘整齐，容易损伤血管和神经
18. 创口边缘不齐，常伴有肌肉、血管、神经和骨骼的外露

第四节　硬组织创伤

【A_1 型题】

1. 颌骨骨折最常见的重要临床体征是
A. 咬合紊乱
B. 局部肿痛
C. 流涎
D. 开口受限
E. 常伴有软组织损伤

2. 下颌骨骨折颌间结扎固定，固定时间一般为
A. 1 周
B. 2~3 周
C. 3~4 周
D. 4~6 周
E. 8 周以上

3. 以下关于牙损伤的叙述中，哪项是错误的
A. 牙挫伤主要伤及牙周膜、牙髓和牙槽骨
B. 牙脱位时可伴有牙龈撕裂或牙槽突骨折
C. 完全脱落牙若离体时间不长可行牙再植术
D. 牙脱位的治疗以保存牙为原则
E. 轻度牙挫伤可不做特殊治疗

4. 牙槽突骨折结扎固定时间是
A. 1 周
B. 2 周
C. 4 周
D. 6 周
E. 8 周

5. 颧骨、颧弓骨折手术的适应证是
A. 面部塌陷畸形
B. 开口受限
C. 复视
D. 眶下神经受损
E. A+B+C

6. Le Fort Ⅰ型骨折是指
A. 水平骨折
B. 锥形骨折
C. 颧弓上骨折
D. 纵形骨折
E. 矢状骨折

7. 下列哪个部位的骨折最易引起呼吸道阻塞
A. 下颌角部骨折
B. 一侧颏孔区骨折
C. 双侧颏孔区骨折
D. 髁状突骨折
E. 颏部正中线状骨折

8. 下颌正中颏部双侧颏孔区骨折或粉碎性骨折均可使舌后坠引起呼吸困难，甚至窒息，其原因是
A. 舌骨舌肌的牵引
B. 下颌舌骨肌的牵引
C. 颏舌肌的牵引
D. 二腹肌的牵引
E. 颏结节区所附着肌肉的牵引

9. 颧骨、颧弓骨折的临床表现是
A. 颧面部塌陷畸形
B. 局部压痛
C. 开口受限
D. 复视
E. 以上均是

10. 上颌骨高位骨折出现脑脊液鼻漏时，可考虑哪类颅脑损伤
A. 脑挫裂伤
B. 硬膜外血肿
C. 颅中窝骨折
D. 颅前窝骨折
E. 脑震荡

11. 颏部软组织损伤时最容易引起什么部位间接性骨折
A. 下颌骨喙突
B. 下颌骨髁状突

C. 上颌骨牙槽突
D. 下颌骨体部
E. 下颌骨升支部

12. 双侧髁状突颈部骨折后出现移位伴开𬌗，首选合理的治疗方法是
A. 颌间固定+颅颌弹性绷带
B. 单颌固定+颅颌弹性绷带
C. 手术切开复位固定
D. 在双侧磨牙后区垫以2~3mm厚橡皮垫，再用颅颌弹性绷带进行牵引
E. 单纯颌间固定

13. 最易并发颅底骨折的颌骨骨折是
A. 下颌骨髁状突骨折
B. 下颌骨正中骨折
C. 上颌骨Le Fort Ⅲ型骨折
D. 上颌骨Le Fort Ⅰ型骨折
E. 上颌骨Le Fort Ⅱ型骨

14. 影响下颌骨骨折段移位的因素包括
A. 咀嚼肌牵引的力量
B. 骨折线方向和倾斜度
C. 外力大小和方向
D. 骨折的部位
E. 以上都是

15. 关于儿童颌骨骨折的治疗，描述正确的是
A. 首选手术复位固定
B. 严格恢复咬合关系
C. 颌间结扎时间不超过3周
D. 一般采取保守治疗
E. 拔除影响复位的恒牙

16. 颌骨骨折治愈最重要的标准是
A. 骨性愈合
B. 纤维性愈合
C. 骨折线上的牙齿无松动
D. 恢复原有咬合关系
E. 无感染发生

17. 上颌骨骨折时，骨折块常出现后下方移位，主要原因可除外以下哪项
A. 面部肌肉的作用
B. 上颌骨重力作用
C. 外力的方向
D. 上颌骨与翼突同时骨折时，翼内肌的牵拉作用
E. 上颌骨与翼突同时骨折时，翼外肌的牵拉作用

18. 上前牙牙槽突骨折，应用
A. 单颌牙弓夹板结扎复位固定
B. 骨间固定加牙弓夹板固定
C. 颌间结扎牵引复位固定
D. 颌间结扎加颅颌绷带复位固定
E. 颌间结扎固定

19. 诊断牙槽突骨折最有力的证据是
A. 摇动损伤区的牙时，可见邻近数牙随之移动
B. 局部疼痛，不敢咬合
C. 牙齿松动
D. 牙齿移位，咬合关系紊乱
E. 牙龈撕裂

20. 牙折常发生于下述哪个区域
A. 上前牙区
B. 下前牙区
C. 尖牙区
D. 前磨牙区
E. 磨牙区

21. 眶底骨折最常见的临床表现是
A. 失明
B. 眼球内陷
C. 眼球突出
D. 眼球水平方向运动受限
E. 内眦距变窄，眼裂变大

22. 颌面骨中容易发生骨折的为
A. 上颌骨
B. 下颌骨
C. 颧弓
D. 腭骨
E. 颧骨

23. 下颌骨骨折达到临床愈合所需时间通常为
A. 1~2周
B. 3~5周
C. 6~8周
D. 9~11周
E. 12~14周

24. 下颌骨骨折的好发部位中不包括
A. 髁状突颈部
B. 喙突
C. 下颌正中联合部
D. 下颌角区
E. 颏孔区

25. 眶底骨折的手术时机是
A. 伤后立即手术
B. 伤后3天
C. 伤后1周
D. 伤后2周
E. 伤后1个月

26. 上颌骨骨折诊断中最有决定意义的症状是
A. 面部肿胀，出现“眼镜征”
B. 开口受限
C. 数个牙齿折断或错位
D. 上颌骨出现动度和错𬌗
E. 鼻出血

27. 下颌角骨折线位于咬肌与翼内肌附着之内，骨折可能的移位方向是
A. 可不发生移位
B. 长骨折段向上移位
C. 短骨折段向下移位
D. 两骨折段都向下移位
E. 两骨折段都向上移位

28. 颌骨骨折达到组织学上完全骨性愈合，下列哪一项是正确的
A. 伤后6~8周
B. X线片上骨痂与骨皮质界限消失
C. 骨内外骨痂和桥梁骨痂完全融合并骨化
D. X线片尚可见清晰的骨折线
E. 骨折断端坏死骨质被吸收

29. 髁状突颈部骨折常伴有
A. 颧弓骨折
B. 下颌角区骨折
C. 上颌骨骨折
D. 下颌升支部骨折
E. 对侧颏孔区或颏部骨折

30. 对颧骨、颧弓复合体骨折采用
A. 口内切开复位固定

B. 保守治疗
C. 冠状切口切开复位固定
D. 颞部切开复位
E. 颌间牵引复位固定

31. 上颌骨高位骨折出现脑脊液耳漏时，对下述哪类颅脑损伤具有诊断意义
A. 硬膜外血肿
B. 颅前窝骨折
C. 脑挫裂伤
D. 脑震荡
E. 颅中窝骨折

32. 单颌固定不具备的优点是
A. 便于保持口腔卫生
B. 可行使张、闭口运动
C. 固定坚实可靠
D. 对进食、语言功能影响较小
E. 具有一定活动功能，有利于改善局部血液循环

33. 下颌骨骨折不易出现的临床体征有
A. “眼镜征”
B. 骨折异常活动度
C. 出血和血肿
D. 牙龈撕裂
E. 咬合关系紊乱

34. 颧弓骨折的主要临床体征是
A. 眶周瘀斑
B. 开口受限
C. 局部塌陷
D. 局部肿痛
E. 咬合紊乱

35. 儿童颌骨骨折治疗原则错误的是
A. 尽早复位
B. 固定时间较成人短
C. 尽可能采用保守治疗
D. 必须恢复伤前的咬合关系
E. 如要手术治疗，术中应避免损伤牙胚

36. 关于骨折愈合的过程说法错误的是
A. 通常在4~5小时即可在两断端间产生血凝块
B. 骨折24~48小时内血肿逐渐机化
C. 骨折1~2周可形成骨痂
D. 骨痂的改建在骨折2周后进行
E. 骨痂的改建在骨折4周后进行

37. Le Fort Ⅰ型骨折的骨折线不经过
A. 根尖下
B. 梨状孔下缘
C. 眶下壁
D. 颧牙槽嵴
E. 上颌结节

【A_2型题】

38. 患者，男性，30岁。因工伤致上颌前部创伤。现唇部肿胀，上、下前牙无法咬合，上前牙多个牙松动、冠折。临床考虑上颌前部牙槽突骨折的特征性表现是
A. 上唇肿
B. 牙龈撕裂
C. 创伤区咬合错乱
D. 相邻牙严重损伤
E. 邻牙与松动牙一并移动

39. 患者，男性，30岁。颌面部受击打3小时。口腔检查：下颌颏部软组织红肿，口腔内外未见创口，咬合关系无异，下颌骨正位片示下颌颏部正中有骨折线影像。正确的固定方法是
A. 手术切开骨间固定
B. 牙弓夹板固定
C. 骨钉加金属支架固定
D. 克氏针内固定
E. 皮质骨螺钉固定

40. 一患者颏部被钝器打击后，出现双侧后牙早接触，前牙开䚡，双侧颞下颌关节区肿胀、疼痛，可能是
A. 双侧颞颌关节急性前脱位
B. 双侧髁状突颈骨折
C. 双侧升颌肌群痉挛
D. 双侧关节盘穿孔破裂
E. 双侧翼外肌痉挛

41. 患儿，4岁。因外伤致左上乳中切牙内陷移位，牙龈无明显撕裂伤，牙槽突无折断，X线片显示恒牙胚未受波及。正确的处理是
A. 不做处理
B. 牵引复位
C. 定期复诊观察
D. 立即拔除
E. 立即复位固定

42. 患者，女性，24岁。因车祸造成面部外伤。X线片显示右侧上颌骨骨折，骨折线横过鼻背、眶部，经颧骨上方到达翼突。正确的诊断是
A. Le Fort Ⅰ型骨折
B. Le Fort Ⅱ型骨折
C. Le Fort Ⅲ型骨折
D. 颧弓骨折
E. 鼻骨骨折

43. 一患者右下颌角骨折，X线片示骨折线位于角前切迹，关于其骨折移位的可能性，哪一项是正确的
A. 骨折移位可能发生窒息
B. 前骨折段向下内移位，后段向前上移位
C. 前骨折段向前上移位，后段向下内移位
D. 前骨折段向后移位
E. 不发生移位

44. 一患者患有Le Fort Ⅲ型骨折，关于其临床表现的描述，下列错误的是
A. 骨折线自鼻额缝向两侧横过鼻梁、眶部
B. 经颧额缝达翼突
C. 颅面分离，面中部凹陷变长
D. 多伴有颅脑损伤
E. 咬合异常可能发生后牙开䚡

45. 一患者经X线片证实为颏部正中单发骨折，关于其骨折移位的可能性，下列哪一项是正

确的

A. 无明显移位

B. 发生明显移位，并可能引起舌后坠及窒息

C. 一侧骨段向上移位，另一侧骨段向下移位

D. 双侧骨段都向上移位

E. 双侧骨段都向下移位

46. 一患者双侧髁状突高位骨折且有前牙开殆，后牙早接触，治疗上宜选用

A. 颌间结扎

B. 颌间牵引加颅颌绷带

C. 切开复位内固定

D. 髁状突摘除术

E. 弹性绷带颅颌固定

47. 患儿，5岁。不慎跌倒后行X线检查发现右侧髁状突骨折，医师建议采用保守治疗，其主要原因是

A. 儿童骨质柔软，髁状突骨折一般不严重

B. 儿童处于发育期，手术可能破坏髁状突，导致术后患侧下颌支发育障碍或发育迟缓

C. 儿童期髁状突的修复改建能力较强，即使移位的髁状突未能复位，在术后也可通过骨质的吸收和增生，随着功能的需要而自行调整到原来的大致位置

D. 儿童身体尚未完全发育，手术风险大，麻醉和手术容易发生意外

E. 儿童对手术必要性不理解，术前准备和术后治疗常不合作

【A_3/A_4 型题】

（48～52题共用题干）

患者，男性，26岁。因交通事故造成面部外伤而来诊。检查：耳、鼻出血，并证实有脑脊液鼻漏，面部两侧不对称，右侧眶下区肿胀，右下眼睑肿胀、淤血，右侧上颌骨下垂，后牙早接触。

48. 应选用以下哪项X线检查

A. 华特位片

B. 颧弓位片

C. 上颌前部殆片

D. 许勒位片

E. 上颌正位体层片

49. 如X线片显示右侧上颌骨骨折，骨折线横过鼻根、眶部，经颧额缝达翼板。正确的诊断是

A. Le Fort Ⅰ型骨折

B. Le Fort Ⅱ型骨折

C. Le Fort Ⅲ型骨折

D. 鼻骨骨折

E. 颧弓骨折

50. 如X线片显示右侧上颌骨骨折，骨折线自鼻额缝向两侧横过鼻梁、眶内侧壁、眶底，经颧上颌缝达翼板。正确的诊断是

A. Le Fort Ⅰ型骨折

B. Le Fort Ⅱ型骨折

C. Le Fort Ⅲ型骨折

D. 鼻骨骨折

E. 颧弓骨折

51. 以下各项处理措施中，哪项是错误的

A. 抗生素滴鼻

B. 鼻腔填塞止血

C. 耳鼻应经常消毒，保持干净

D. 防止咳嗽和打喷嚏

E. 用抗生素预防感染

52. 对于该患者应采取的初步救治措施是

A. 气管切开，输液

B. 立即行切开复位内固定术

C. 立即行颌间结扎，颅、颌绷带固定

D. 消毒棉填塞鼻腔及外耳道，上颌骨暂时悬挂固定

E. 暂时做颅上颌固定，补液，对症处理并密切观察

（53～55题共用题干）

一患者因车祸伤及颅面部，有一过性昏迷病史。检查：颧部凹陷，眶周淤血，咬合正常，开口受限。

53. 应首先做哪项辅助检查

A. 头颅CT

B. 上颌骨华氏位片

C. 颧弓位片

D. 上颌咬合片

E. 鼻颏位片

54. 根据临床检查，对骨折的诊断可能是

A. Le Fort Ⅰ型骨折

B. Le Fort Ⅱ型骨折

C. Le Fort Ⅲ型骨折

D. 上颌骨纵形骨折

E. 颧骨、颧弓骨折

55. 在检查过程中发现患者出现开口受限，可能的原因是

A. 患者出现休克症状

B. 骨折块发生内陷移位，压迫了颞肌和咬肌

C. 癔症患者

D. 下颌骨移位

E. 骨块压迫运动神经造成神经损伤

（56～58题共用题干）

某患者自述左侧面部及颏部受到外力打击。检查：左侧面部及耳颞部肿痛，张、闭口困难，下颌中线偏左，左侧后牙早接触，前牙及右侧开殆。

56. 以下各项检查中，哪项是首选且最必要的

A. 左侧下颌骨侧位检查

B. 颞下颌关节造影

C. 颞下颌关节X线平片检查

D. 颌骨CT

E. 关节内镜

57. 最可能的诊断是

A. 左侧颞肌痉挛

B. 左侧翼外肌痉挛

C. 右侧翼外肌功能亢进

D. 左侧髁状突颈部骨折

E. 左侧颞下颌关节脱位

58. 对于该患者，应该首选的治疗措施是

A. 颌间牵引复位、固定
B. 切开复位固定
C. 局部理疗
D. 咀嚼肌封闭
E. 手法复位、绷带固定

（59~62 题共用题干）

患者，男性，31 岁。因右侧面部被人用拳击伤 5 天就诊，患者右面部塌陷畸形，眶下缘可及骨台阶，眶下区皮肤麻木，开口度 1 指，咬合关系正常。

59. 首先应考虑诊断为
A. 右侧下颌骨体部骨折
B. 右侧下颌骨髁状突颈部骨折
C. 右侧上颌骨骨折
D. 右侧颧骨、颧弓骨折
E. 右侧上、下颌骨联合骨折

60. 患者伤后曾到医院急诊外科就诊，当时未发现颧骨、颧弓骨折，最可能的原因是
A. 颧骨、颧弓骨折往往不引起功能障碍
B. 创伤局部肿胀常掩盖颧骨、颧弓骨折造成的颧面部塌陷
C. 颧骨、颧弓骨折一般不发生疼痛和麻木
D. 颧骨、颧弓位置在面部不明显
E. 颧骨、颧弓骨折的诊断难度很大

61. 患者伤后面部肿胀、疼痛逐渐减轻，但仍然开口受限和张口疼痛，其主要原因是
A. 颧骨、颧弓骨折常同时伴有上颌骨骨折
B. 颧骨、颧弓骨折常同时伴有下颌骨骨折
C. 移位的骨折片压迫颞肌和咬肌，限制喙突的活动
D. 颧骨、颧弓骨折常伴有颞下颌关节的创伤
E. 颧弓、骨折破坏了颞下颌关节窝的结构

62. 为初步诊断骨折情况，常用的 X 线平片检查是
A. 曲面断层片
B. 华氏位片
C. 上颌前部咬合片
D. 下颌开口后前位片
E. 头颅侧位片

【B_1 型题】

（63~66 题共用备选答案）
A. 骨折线经过鼻骨、泪骨，最后达上颌骨翼突缝
B. 可有咬合关系紊乱
C. 两者均有
D. 两者均无
E. 以上均正确

63. Le Fort Ⅰ型骨折
64. Le Fort Ⅱ型骨折
65. 颧骨、颧弓骨折
66. 下颌骨骨折

（67~71 题共用备选答案）
A. 颅面分离
B. 耳鼻脑脊液漏
C. 复视
D. 开口受限
E. “眼镜征”

67. 眶底骨折常伴有
68. 上颌骨高位骨折常伴有
69. 颧弓骨折常伴有
70. 颅底骨折常伴有
71. 上颌骨骨折常伴有

（72~76 题共用备选答案）
A. Le Fort Ⅰ型骨折
B. Le Fort Ⅱ型骨折
C. Le Fort Ⅲ型骨折
D. 不对称型骨折
E. 纵行骨折

72. 骨折线从梨状孔下方，牙槽突上方两侧水平方向延伸至上颌翼突缝
73. 两侧骨折线不在同一平面
74. 自鼻额缝向两侧横过鼻背、眶内下，沿眶底经颧骨下方达翼突
75. 腭中缝裂开
76. 骨折线自鼻额缝向两侧横过鼻梁、眶部，经颧额缝到达翼突

（77~80 题共用备选答案）
A. 颌间牙弓夹板固定
B. 单颌牙弓夹板固定
C. 切开复位坚固内固定
D. 颅颌绷带固定保守治疗
E. 以上均正确

77. 下颌骨多发性骨折适用
78. 单线的移位较明显的下颌骨骨折可采用
79. 牙槽骨骨折可采用
80. 儿童髁状突青枝骨折一般采用

（81~83 题共用备选答案）
A. 2 周
B. 2~3 周
C. 1 周
D. 3~4 周
E. 4 周以上

81. 下颌骨骨折颌间固定时间是
82. 上颌骨骨折颌间固定时间是
83. 下颌骨髁突骨折颌间固定时间是

（84~86 题共用备选答案）
A. 颞部切口切开复位
B. 眶下缘切口切开复位
C. 耳屏前切口切开复位
D. 冠状切口切开复位
E. 下颌下缘下切口切开复位

84. 颧弓凹陷性骨折采用
85. 颧骨、颧弓粉碎性骨折采用
86. 下颌角骨折采用

（87~90 题共用备选答案）
A. 骨折段异常活动
B. 开口受限
C. 两者均有
D. 两者均无
E. 以上均正确

87. 牙槽突骨折可有
88. 下颌骨骨折可有
89. 上颌骨骨折可有
90. 牙外伤脱位可有

第七章 口腔颌面部肿瘤及瘤样病变

第一节 概 论

【A_1 型题】

1. 口腔内肿瘤的患者放射治疗前的准备不包括
   A. 拔除口内的病灶牙
   B. 治疗患龋的牙齿
   C. 保留金属套冠及牙桥
   D. 注意口腔卫生
   E. 用氟剂涂布牙冠
2. 正常人每日唾液总量为1000～1500ml，其中腮腺和颌下腺的分泌量占
   A. 50%
   B. 80%
   C. 70%
   D. 60%
   E. 90%
3. 下列关于肿瘤的影像学检查描述错误的是
   A. X线平片主要用以了解骨组织肿瘤的性质及其侵犯范围
   B. CT常用协助诊断上颌骨后部肿瘤、颞下窝肿瘤、翼腭窝肿瘤以及颈部肿物等
   C. 超声对口腔颌面部囊性肿瘤和软组织肿瘤的诊断有帮助
   D. 穿刺可用于囊肿、血管畸形和囊性淋巴管畸形的诊断
   E. MRI不能显示血管和软组织的病变
4. 活体组织检查的类型是
   A. 切取活体组织检查
   B. 吸取活体组织检查
   C. 切除活体组织检查
   D. 冷冻活体组织检查
   E. 以上都是
5. 以下哪种不属于癌前病变
   A. 白斑
   B. 口腔黏膜下纤维性变
   C. 口腔扁平苔藓
   D. 盘状红斑狼疮
   E. 着色性干皮病
6. 当白细胞和血小板计数下降到什么程度时，应考虑停用化疗药物
   A. 白细胞少于4.0×10^9/L，血小板少于100×10^9/L
   B. 白细胞少于3.0×10^9/L，血小板少于100×10^9/L
   C. 白细胞少于4.0×10^9/L，血小板少于80×10^9/L
   D. 白细胞少于3.0×10^9/L，血小板少于80×10^9/L
   E. 白细胞少于3.0×10^9/L，血小板少于60×10^9/L
7. 下列关于肿瘤治疗原则正确的是
   A. 良性肿瘤可不予以处理
   B. 应根据肿瘤的组织来源、生长部位、分化程度、临床分期、患者机体状况等全面研究后再选择适当的治疗方法
   C. 肿瘤的分化程度与治疗无直接关系
   D. 手术适用于所有肿瘤的治疗
   E. 以上说法都不对
8. 以下不属于恶性肿瘤的是
   A. 癌
   B. 软组织肉瘤
   C. 恶性黑色素瘤
   D. 多形性腺瘤
   E. 浆细胞肉瘤
9. 以下肿瘤中对放射线不敏感的是
   A. 恶性淋巴瘤
   B. 浆细胞肉瘤
   C. 淋巴上皮癌
   D. 骨肉瘤
   E. 尤因肉瘤
10. 与口腔癌发生有关的维生素主要是
    A. 维生素A
    B. 维生素C
    C. 维生素D
    D. 维生素PP
    E. 维生素K
11. 对放射线中等敏感的肿瘤是
    A. 恶性黑色素瘤
    B. 脂肪肉瘤
    C. 鳞状细胞癌
    D. 浆细胞肉瘤
    E. 未分化癌
12. 下列关于口腔颌面部肿瘤预防正确的是
    A. 消除或减少致癌因素
    B. 及时处理癌前病损
    C. 加强防癌宣传教育
    D. 开展防癌普查或易感人群的检测
    E. 以上都对
13. ^{99m}锝核素扫描对以下哪种肿瘤有特殊的诊断意义
    A. 多形性腺瘤
    B. 腺样囊性癌
    C. 腺泡细胞癌
    D. 沃辛瘤
    E. 腺样囊性癌
14. 关于肿瘤的治疗下列哪项不正确
    A. 良性肿瘤一般以外科治疗为主

B. 细胞分化程度较好的恶性肿瘤常采用手术治疗
C. 位于颌面深部或近颅底的肿瘤，首先考虑放疗或化疗
D. 唇癌或面部皮肤癌首选放疗或化疗
E. 颌骨肿瘤一般以手术治疗为主

15. 口腔颌面部不易早期发现的肿瘤是
A. 硬腭肿瘤
B. 颌下腺肿瘤
C. 腮腺浅叶肿瘤
D. 舌体部肿瘤
E. 舌下腺肿瘤

16. 下列哪项描述与混合瘤的临床表现不符
A. 混合瘤常发生于腮腺
B. 可发生于任何年龄，以30~50岁多见
C. 肿瘤质地硬，呈结节状
D. 肿瘤生长缓慢，可伴有明显疼痛
E. 一般呈圆形或椭圆形肿块

17. 有关恶性肿瘤的诊断方法中，正确性最高的是
A. 症状与体征
B. 肿瘤标志物检查
C. CT、MRI检查
D. 病理切片
E. 细针吸取活组织检查

18. 口腔癌"$T_2N_1M_1$"所指下列哪项不正确
A. T_2 代表肿瘤最大直径 >2cm，≤4cm
B. N_1 代表同侧单个淋巴结转移，直径≤3cm
C. M_1 有远处转移
D. M_1 无远处转移
E. 以上都不正确

19. 关于恶性肿瘤特点的叙述，下列哪项是错误的
A. 癌多见于老年，肉瘤多见于青壮年
B. 侵犯、破坏周围组织，界限不清，活动受限
C. 多呈膨胀性生长
D. 对机体影响大
E. 细胞形态和结构呈异型性，有异常核分裂

20. 肿瘤化疗的主要不良反应是
A. 口腔溃疡
B. 胃肠道反应
C. 骨髓抑制
D. 脱发
E. 肝损害

21. 对放射线敏感的肿瘤是
A. 恶性黑色素瘤
B. 颌骨骨肉瘤
C. 脂肪肉瘤
D. 浆细胞肉瘤
E. 纤维肉瘤

22. 下列具有恶变倾向的肿瘤是
A. 淋巴管瘤
B. 牙龈瘤
C. 血管瘤
D. 乳头状瘤
E. 纤维瘤

23. 容易早期发生肺部转移的口腔颌面部肿瘤是
A. 牙龈癌
B. 舌癌
C. 黏液表皮样癌
D. 颊癌
E. 腺样囊性癌

【A_2 型题】

24. 某患者因舌根部肿瘤而行放射治疗，放疗后可能发生的口腔改变是
A. 口干
B. 牙齿龋坏
C. 口腔黏膜炎症
D. 皮肤发红、变黑
E. 以上全是

第二节　软组织囊肿

【A_1 型题】

1. 口底囊肿，囊腔内充满白色豆腐渣样物质，镜下见角化复层鳞状上皮衬里，囊壁内含有皮肤附属器。最可能的病理诊断是
A. 表皮样囊肿
B. 皮样囊肿
C. 畸胎样囊肿
D. 口底囊肿
E. 蛤蟆肿

2. 囊壁中含有皮肤附件结构的囊肿可能是
A. 皮脂腺囊肿
B. 皮样囊肿
C. 表皮样囊肿
D. 始基囊肿
E. 甲状舌管囊肿

3. 第二鳃裂囊肿多位于
A. 颈前正中
B. 颈根部
C. 舌骨水平、胸锁乳突肌上1/3前缘附近
D. 乳突附近
E. 腮腺内

4. 鳃裂囊肿穿刺液为
A. 草绿色液体
B. 透明、淡黄色水样液体
C. 黄色或棕黄色清亮液体
D. 乳白色豆腐渣样分泌物
E. 透明、微混浊的黄色稀薄或黏稠性液体

5. 下列关于甲状舌管囊肿说法错误的是
A. 多见于1~10岁的儿童
B. 发生部位以舌骨上、下部最为多见
C. 位于舌骨以下的囊肿可随

吞咽及伸舌等动作而移动

D. 治疗一般为手术切除，但保留舌骨

E. 患者一般没有自觉症状

【A_2 型题】

6. 患者，女性，40 岁。右上颈部发现包块 5 年，增长不明显。近 3 天发生上呼吸道感染，肿物突然增大，伴疼痛。检查：肿物位于胸锁乳突肌上 1/3 前缘，质软，有波动感，无搏动，体位试验阴性。最可能的诊断是

A. 海绵状血管瘤

B. 神经鞘瘤

C. 囊性水瘤

D. 鳃裂囊肿

E. 甲状舌管囊肿

第三节 颌骨囊肿

【A_1 型题】

1. 哪种囊肿属于牙源性囊肿

A. 球上颌囊肿

B. 鼻腭囊肿

C. 鼻唇囊肿

D. 正中囊肿

E. 牙源性角化囊性瘤

2. 通常不会发生恶变的是

A. 牙源性角化囊性瘤

B. 鳃裂囊肿

C. 囊性水瘤

D. 皮脂腺囊肿

E. 甲状舌管瘘

3. 角化囊肿好发于

A. 上颌前牙区

B. 上颌磨牙区

C. 上颌尖牙区

D. 下颌升支及磨牙区

E. 下颌前牙区

4. 易复发可恶变的颌骨囊肿是

A. 根尖周囊肿

B. 始基囊肿

C. 含牙囊肿

D. 牙源性角化囊性瘤

E. 外渗性囊肿

【A_3/A_4 型题】

（5~7 题共用题干）

患者，男性，18 岁。右下颌角隆起，8⌉未萌出，87⌉舌侧膨隆明显肿物，X 线片显示765⌉根尖下方 5.0cm×3.0cm 椭圆形低密度影，边界清楚，沿颌骨长轴发展，8⌉被推压向后上方移位。

5. 该病最可能的诊断是

A. 根尖周囊肿

B. 含牙囊肿

C. 牙源性角化囊性瘤

D. 孤立性骨囊肿

E. 牙源性钙化囊肿

6. 术前对诊断最有帮助的检查是

A. 曲面断层片

B. 根尖片

C. 活检

D. 穿刺

E. CT 检查

7. 如穿刺可抽出哪种液体

A. 淡黄色清亮囊液

B. 黄白色皮脂样囊液

C. 血性囊液

D. 褐色囊液

E. 翠绿色囊液

第四节 色素痣

【A_1 型题】

容易发生恶变的色素痣是

A. 毛痣

B. 交界痣

C. 皮内痣

D. 复合痣

E. 雀斑样色素痣

第五节 血管瘤与脉管畸形

【A_1 型题】

1. 不属于蔓状血管瘤临床表现的是

A. 体位移动试验阳性

B. 表面皮温高

C. 扪诊有震颤感

D. 听诊有吹风样杂音

E. 肿瘤高起呈念珠状

2. 以下关于囊肿型淋巴管瘤的叙述，哪项是错误的

A. 表面皮肤色泽正常

B. 扪之柔软，有波动感

C. 体位试验阳性

D. 有时需要做穿刺检查以明确诊断

E. 可与毛细管型淋巴管瘤同时存在

3. 听诊有吹风样杂音的是

A. 静脉畸形

B. 动静脉畸形

C. 淋巴管畸形微囊型
D. 淋巴管畸形大囊型
E. 牙源性角化囊性瘤

4. 在口腔黏膜上出现的病损呈黄色小疱状突起，同时其中也夹杂有红色小疱，周界不清楚，常发生于舌背者，可诊断为
A. 囊肿型淋巴管瘤
B. 海绵型淋巴管瘤
C. 淋巴血管瘤
D. 毛细管型淋巴管瘤
E. 混合型淋巴管瘤

【A_2 型题】

5. 某患者右侧舌背小圆形血管瘤，边界清，约 1.0cm×1.0cm 大小，拟行手术切除，手术时应注意
A. 采用细针、细线，以减小瘢痕
B. 进针点距创缘近些，缝得浅些
C. 最好不用褥式缝合
D. 尽量保持舌的长度
E. 尽量保持舌的宽度

6. 患儿，男，5 个月。出生时即被家属发现右颊部稍红斑片，哭闹时颜色加重，逐渐增大，大小约 2.0cm×1.5cm，稍高于皮肤。目前的治疗方法首选
A. 硬化剂治疗
B. 激光治疗
C. 冷冻治疗
D. 手术切除
E. 应先观察，如发展迅速，给予一定的干预治疗

【B_1 型题】

（7~9 题共用备选答案）
A. 由扩张的毛细血管组成
B. 体位试验阳性
C. 可触及波动感
D. 可呈巨舌症
E. 以上均不是

7. 海绵状血管瘤
8. 蔓状血管瘤
9. 海绵状淋巴管瘤

第六节　良性肿瘤

【A_1 型题】

1. 关于牙龈瘤的叙述，下列哪项是错误的
A. 女性多见，与内分泌有关
B. 可以破坏牙槽骨壁
C. 一般应将病变波及的牙齿拔除
D. 病变波及的骨膜及邻近骨组织需要去除
E. 因非真性肿瘤，切除后不易复发

2. 关于成釉细胞瘤的 X 线表现，下列错误的是
A. 可呈多房性囊肿样阴影
B. 可呈单囊
C. 囊壁边缘常不整齐，呈半月形切迹
D. 可呈分房状，伴有钙化灶
E. 囊内根尖不规则吸收

3. 下列成釉细胞瘤的临床特征，错误的是
A. 以下颌骨体及下颌角部为常见
B. 可使牙齿松动、移位或脱落
C. 多呈多房性，并有一定程度的局部浸润性
D. 不会造成下唇及颊部麻木
E. 术后容易复发

4. 如已确诊为成釉细胞瘤，为防止复发，其治疗原则为
A. 术后放射治疗
B. 手术彻底刮除肿瘤
C. 下颌骨切除加颈淋巴清扫术
D. 下颌骨方块切除
E. 术后化学药物治疗

5. 成釉细胞瘤为临界瘤的主要原因是
A. 来源于牙源性上皮
B. 长得特别大
C. 瘤体内牙根吸收
D. 有局限性浸润生长
E. 压迫三叉神经引起相应部位麻木

6. 成釉细胞瘤内含有
A. 血性液体
B. 黄褐色液体
C. 透明、淡黄色水样液体
D. 草黄色液体
E. 黄白色蛋白样液体

7. 下列哪种肿瘤仅发生于颌骨
A. 成釉细胞瘤
B. 巨细胞瘤
C. 骨化纤维瘤
D. 骨瘤
E. 以上都不是

8. 以下关于骨化性纤维瘤哪项是错误的
A. 常见于青年人
B. 多发生于下颌骨
C. 可导致面部畸形、咬合紊乱
D. 病变界限清楚，圆形或卵圆形密度减低区内可见不规则钙化影
E. 病变界限不清，密度高低不等，可呈毛玻璃状或多房性囊状阴影

9. 牙源性角化囊性瘤的发生多为
A. 上颌单发
B. 下颌单发
C. 上颌多发
D. 下颌多发

E. 上下颌无差异

10. 以下为牙源性角化囊性瘤特点的是
A. 多包涵牙齿
B. 囊液为草绿色液体
C. 没有骨质白线
D. 内容物可见黄白色皮脂样物混杂
E. 牙齿呈截根状吸收

【A_2 型题】

11. 患者，男性，62岁。右上牙龈发现菜花样肿物2个月，约2.0cm×1.3cm×0.7cm大小，活检报告"高分化鳞癌"。X线片示局部牙槽突骨质未见破坏，颌面颈部未触及肿大淋巴结。该患者最佳治疗方案为
A. 病变区上颌骨区域性切除+根治性颈淋巴清扫
B. 病变区上颌骨区域性切除+功能性颈淋巴清扫
C. 病变区上颌骨区域性切除，定期复查，密切注意颈部淋巴结情况
D. 病变侧上颌骨次全切除+功能性颈淋巴清扫
E. 病变侧上颌骨次全切除+根治性颈淋巴清扫

12. 患者，女性，28岁。妊娠8个月。下前牙舌侧牙龈发现肿物6个月，缓慢增大，影响进食。该患者如果诊断为妊娠瘤，切除时应注意
A. 妊娠的时间
B. 妊娠瘤形成的时间
C. 是否服过抗生素
D. 是否有过外伤史
E. 孕妇结婚的年龄

【A_3/A_4 型题】

（13~17题共用题干）

患者，男性，36岁。右下颌无痛性肿胀逐渐加重8个月，无疼痛及麻木感。检查：面部不对称，表面皮肤色、温正常。开口度、开口型未见明显异常，右下颌6~3颊侧膨隆，龈颊沟丰满，触诊有乒乓球样感，穿刺可抽出褐色液体，显微镜下未见胆固醇晶体。

13. 该病最可能的诊断是
A. 牙源性角化囊性瘤
B. 成釉细胞瘤
C. 颌骨骨肉瘤
D. 颌骨骨髓炎
E. 颌骨中心性癌

14. 牙源性角化囊性瘤的好发部位在
A. 上颌结节及上颌尖牙区
B. 上颌骨前部
C. 下颌骨颏孔区
D. 下颌骨前牙区
E. 下颌第三磨牙区及升支部

15. 对该患者来说，下一步要做的最有意义的检查是
A. 活检
B. 曲面断层
C. CT检查
D. B超检查
E. 核素扫描

16. 以下哪项最不符合成釉细胞瘤的X线特征
A. 多房且分房大小相差悬殊
B. 骨质膨胀，以向唇颊侧为甚
C. 肿瘤内可见钙化影
D. 牙根可锯齿状或截断状吸收
E. 肿瘤可含牙或不含牙，邻牙可被肿瘤推压而移位

17. 如果诊断为成釉细胞瘤，则最佳治疗方案为
A. 行肿瘤刮治术
B. 下颌骨区段切除术
C. 半侧下颌骨切除术
D. 下颌骨区段切除，后期行植骨术
E. 下颌骨区段切除，同期植骨

第七节 鳞状细胞癌

【A_1 型题】

1. 关于舌癌的叙述，哪项是错误的
A. 男性多于女性，以鳞癌多见
B. 多发生于舌缘，其次为舌尖、舌背，恶性度高
C. 常发生早期颈部淋巴结转移，且转移率较高
D. 舌根部癌可向茎突后及咽后部的淋巴结转移
E. 转移途径多为直接浸润和种植转移

2. 舌癌的远处转移最多见于
A. 脑
B. 肺
C. 肝
D. 消化道
E. 骨组织

3. 关于牙龈癌的叙述，哪项是错误的
A. 多为鳞癌
B. 男性多于女性，以溃疡型最多见
C. 早期向牙槽突及颌骨浸润，使骨质破坏
D. 下牙龈发病率高于上牙龈
E. 上牙龈癌比下牙龈癌淋巴结转移早

4. 关于鳞癌下列描述错误的是
A. 多发生于40~60岁成人
B. 男性多于女性

C. 舌、颊、牙龈、腭、上颌窦为好发部位
D. 很少向淋巴结转移
E. 发生的部位不同，其组织结构、恶性程度、转移部位及治疗方法等均有所不同

5. 下列关于口底癌的叙述错误的是
A. 前部较后部的恶性程度低
B. 早期常为溃疡型
C. 疼痛、唾液增多、舌运动受限
D. 早期发生淋巴结转移
E. 多数为高度分化的鳞癌

6. 最少发生区域性淋巴结转移的恶性肿瘤是
A. 鳞状细胞癌
B. 基底细胞癌
C. 淋巴上皮癌
D. 腺上皮癌
E. 未分化癌

7. 下列有关上颌窦癌的临床特点中哪项是错误的
A. 常转移至颌下及颈部淋巴结
B. 偶见腺源上皮癌
C. 较晚才有明显骨质破坏
D. 不同部位的肿瘤可出现不同症状
E. 早期有症状，较易发现

8. 关于唇癌的叙述，下列哪项是错误的
A. 多发生于下唇
B. 主要为鳞癌，腺癌很少见
C. 下唇癌常向颏下及颌下淋巴结转移
D. 唇癌的转移一般较其他口腔癌为少见
E. 下唇癌的转移较上唇早

9. 颈淋巴结转移率最高，且早期转移的肿瘤是
A. 舌癌
B. 唇癌
C. 颊癌
D. 牙龈癌
E. 多形性腺瘤

10. 下列描述与中央性颌骨癌不相符的是
A. 可以出现下唇麻木、疼痛
B. 好发于下颌磨牙区
C. 可引起病理性骨折
D. 溶骨性骨破坏伴骨膜下成骨
E. 影像学表现为颌骨溶骨性骨破坏，边缘虫蚀状

11. 舌癌区域性淋巴结转移早的原因是
A. 生长快
B. 舌淋巴丰富
C. 距区域淋巴结近
D. 舌血运丰富
E. 舌淋巴及血运丰富，舌活动频繁

12. 痣样基底细胞癌综合征的临床表现不包括
A. 多发性牙源性角化囊性瘤
B. 皮肤基底细胞癌
C. 分叉肋，颅骨异常
D. 小脑镰钙化
E. 眶距缩窄

13. 舌癌好发部位是
A. 舌背
B. 舌腹
C. 舌根
D. 舌尖
E. 舌侧缘

14. 以下关于上颌窦癌的叙述哪项是错误的
A. 以鳞癌为最常见
B. 早期无症状而不易发觉
C. 肿瘤发生部位不同可出现不同临床症状（如鼻塞、复视、开口受限等）
D. 早期即有明显的骨质破坏
E. 常转移至下颌下及颈上部淋巴结，远处转移较少见

15. 上颌窦癌出现复视症状的原因是
A. 侵犯上颌窦上壁
B. 侵犯上颌窦内侧壁
C. 侵犯上颌窦外侧壁
D. 侵犯上颌窦后壁
E. 侵犯上颌窦下壁

16. 最多发生双侧颈淋巴结转移的肿瘤是
A. 舌癌
B. 口底癌
C. 颊癌
D. 腭癌
E. 上颌窦癌

【A_2 型题】

17. 患者，男性，64 岁。因舌部肿物 1 年入院。查体：肿物位于左舌中份 1/3 侧靠近舌侧缘，肿物大小约 2.5cm × 2.5cm，突出舌表面，呈菜花状，右颈部扪及肿大淋巴结。为明确诊断，需进一步检查，最有意义的是
A. 头颈部 CT
B. 活检
C. 颈部 B 超
D. 颌骨 X 线片
E. 头颈部 MRI

18. 患者，女性，56 岁。左下颌牙龈发现肿物 3 个月。检查：左侧下颌磨牙区波及颊舌侧牙龈的菜花样肿物，约 2.0cm×1.5cm×0.8cm 大小，左下第一、第二磨牙松动。左侧下颌下可触及肿大淋巴结。X 线片示左下颌骨呈扇形骨质破坏，边缘虫蚀状，口大底小，左下第一、第二磨牙位于病变区内。该病最可能的诊断是
A. 成釉细胞瘤
B. 中央性颌骨癌
C. 牙龈瘤
D. 牙龈癌
E. 恶性淋巴瘤

【A_3/A_4 型题】

（19~20 题共用题干）

患者，女性，60 岁。左侧舌缘中部“溃烂”5 个月，约

2. 3cm×1.5cm×0.5cm 大小，边界不清，基底较硬，活检报告为“鳞癌”，⌈6 残根，边缘锐利。

19. 关于舌癌下列哪种说法是错误的
   A. 舌癌是最常见的口腔癌
   B. 男性多于女性
   C. 近年来女性增多及年龄更年轻化
   D. 常为外生型
   E. 晚期可蔓延至口底或下颌角

20. 舌癌转移的特点下列哪种说法是错误的
   A. 舌癌常发生早期颈淋巴结转移，且转移率较高
   B. 舌前部的癌多向下颌下及颈深淋巴结上，中群转移
   C. 发生于舌背或越过舌体中线的舌癌，可以向对侧颈淋巴结转移
   D. 舌癌的颈淋巴结转移常在一侧
   E. 舌癌可发生远处转移，一般多为脑

（21~22 题共用题干）

患者，男性，65 岁。发现左颊黏膜肿物 3 个月。查体：相当于左下双尖牙区颊黏膜，可见肿物大小约 3.0cm×2.0cm×0.5cm，肿物表面呈“菜花样”，基底较硬，左侧下颌下可扪及肿大淋巴结。

21. 该病例有利于确诊的检查为
   A. CT
   B. MRI
   C. 活检
   D. 细针吸取活检
   E. 核素扫描

22. 若确诊为鳞状细胞癌，全身情况良好，最佳的治疗方案为
   A. 放疗
   B. 放疗+手术
   C. 化疗
   D. 基因治疗
   E. 免疫治疗

【B_1 型题】

（23~26 题共用备选答案）
   A. 最常见的口腔癌
   B. 原发于口底黏膜的癌
   C. 以基底细胞癌多见
   D. 来自牙胚成釉上皮的剩余细胞
   E. 大多对放疗不敏感

23. 舌癌
24. 口底癌
25. 皮肤癌
26. 中央性颌骨癌

第八节 其他恶性肿瘤

【A_1 型题】

1. 下列关于恶性黑色素瘤的描述错误的是
   A. 常由色素痣恶变而来
   B. 病变内或周围出现结节
   C. 表面可发生溃疡
   D. 一般不发生淋巴结转移
   E. 口腔内恶性黑色素瘤可侵犯颌骨

2. 以下不宜行组织活检术的恶性肿瘤为
   A. 舌癌
   B. 唇癌
   C. 恶性淋巴瘤
   D. 恶性黑色素瘤
   E. 肉瘤

3. 肉瘤与口腔颌面部癌的根本区别是
   A. 临床症状
   B. 生长方式
   C. 发病年龄
   D. 对全身的影响
   E. 组织学来源

4. 以下不属于肉瘤的是
   A. 纤维肉瘤
   B. 脂肪肉瘤
   C. 骨肉瘤
   D. 恶性纤维组织细胞瘤
   E. 恶性淋巴瘤

5. 以下关于浆细胞肉瘤的叙述哪项是错误的
   A. 多发生于中、老年人
   B. 局部剧烈疼痛为主要症状
   C. 可出现进行性贫血
   D. 白蛋白与球蛋白比例倒置
   E. 受累骨中多个边缘清晰、大小不等圆形溶骨性凿孔状缺损，周围可见骨膜反应

6. 以下属于恶性淋巴瘤的是
   A. 非霍奇金淋巴瘤
   B. 勒-雪病
   C. 韩-薛-柯病
   D. 骨嗜酸性粒细胞肉芽肿
   E. 浆细胞肉瘤

7. 以下不属于恶性淋巴瘤的是
   A. 霍奇金淋巴瘤
   B. 非霍奇金淋巴瘤
   C. 朗格汉斯细胞病
   D. 非洲淋巴瘤
   E. 黏膜组织相关性淋巴瘤

8. 以下关于恶性淋巴瘤的叙述哪些是错误的
   A. 可发生于任何年龄
   B. 颈部淋巴结最好发生
   C. 可发生于淋巴结以外的组织
   D. 确诊需依靠活组织检查
   E. 以外科手术治疗为主

【A_2 型题】

9. 患者，男性，43 岁。左耳前无痛性肿块，质软，周界不清，但可推动。偶可自行消退，但又复发，并有时大时小症状。

肿块区皮肤瘙痒，逐渐加重。可见局部皮肤粗厚，有色素沉着。对于该病的治疗首选

A. 手术治疗
B. 抗过敏治疗
C. 抗感染治疗
D. 化疗
E. 放疗

【A_3/A_4 型题】

（10~12 题共用题干）

患者，男性，26 岁。发现右上颌黑色斑块 1 个月余，生长加快 2 周。检查：右上磨牙区颊侧牙龈不规则蓝黑色斑块，大小约 1.8cm×1.0cm，扁平状，周围可见散在点状蓝黑色斑块，右上颌牙齿无松动，右侧下颌下可触及肿大淋巴结。

10. 该病例最可能的诊断是
A. 色素痣
B. 黏膜黑斑
C. 静脉畸形
D. 恶性淋巴瘤
E. 恶性黑色素瘤

11. 为明确诊断，不能采用的检查方法是
A. CT 检查
B. 曲面断层
C. MRI 检查
D. 活检
E. 冷冻活检

12. 确诊后最佳治疗方案为
A. 放疗
B. 冷冻治疗
C. 化疗
D. 手术治疗
E. 免疫治疗

（13~17 题共用题干）

患者，男性，50 岁。右下颌膨隆 3 个月、下唇麻木 2 周入院。1 年前，患者由于右下后牙松动、疼痛，于当地医院拔除患牙，疼痛缓解；3 个月前出现右下颌膨隆，2 周前出现右下唇麻木。入院查体：一般情况良好。专科检查：右下颌角及下颌骨体部稍膨隆，表面皮肤色泽正常。开口度、开口型未见明显异常。口内黏膜未见明显改变，未见溃疡、瘘管、糜烂及新生物。右下第一、二磨牙缺失，右下第一、二前磨牙 I 度松动，咬合关系正常。舌运动良好，无疼痛及麻木感，口底、颊黏膜正常，右下唇麻木。双侧腮腺导管口无红肿，分泌物清亮。双侧面颈部未触及肿大淋巴结。曲面体层片示右下颌自下颌角至右下尖牙可见一大小约 7.0cm×2.0cm 不规则溶骨性破坏区，边界虫蚀状，波及牙槽骨，自髓质向皮质扩展，密度不均。

13. 该病例的诊断可除外以下哪种疾病
A. 中央性颌骨癌
B. 牙龈癌
C. 浆细胞肉瘤
D. 纤维肉瘤
E. 骨肉瘤

14. 为明确诊断，尚需做的最有意义的检查是
A. CT
B. MRI
C. 核素扫描
D. 细针吸取细胞学检查
E. 活体组织检查

15. 以下哪项最不符合中央性颌骨癌的 X 线特征
A. 溶骨性破坏
B. 边缘虫蚀状
C. 骨膜反应
D. 可兼有囊肿及成釉细胞瘤的 X 线表现
E. 可伴病理性骨折

16. 关于中央性颌骨癌下列哪种说法是错误的
A. 好发于下颌骨
B. 早期无自觉症状
C. 多以牙痛、牙松动、拔牙后创口不愈、下唇麻木等就诊
D. 侵犯咀嚼肌可致开口受限
E. 一般不易发生转移，预后较好

17. 若确诊为颌骨鳞状细胞癌，全身情况良好，最佳的治疗方案为
A. 放疗
B. 化疗
C. 免疫治疗
D. 右下颌骨肿瘤扩大切除术
E. 右下颌骨肿瘤扩大切除术+选择性颈淋巴结清扫术

第九节 综合型题

【B_1 型题】

（1~4 题共用备选答案）

A. 上颌骨
B. 下颌骨
C. 上唇
D. 下唇
E. 鼻

1. 唇癌多发生于
2. 痈好发于
3. 成釉细胞瘤多见于
4. 新生儿颌骨骨髓炎主要发生在

（5~9 题共用备选答案）

A. 囊肿位于根尖周围
B. 囊肿可含有牙齿
C. 囊肿位于鼻腭管内
D. 囊肿位于颈部正中线上
E. 囊肿常由导管阻塞引起

5. 黏液囊肿
6. 鼻腭囊肿
7. 根尖周囊肿

8. 甲状舌管囊肿
9. 牙源性角化囊性瘤
（10~14题共用备选答案）
A. 红褐色血样液体，经久不凝
B. 微混浊的黄色黏稠性液体
C. 淡黄色清亮液体，含淋巴细胞
D. 黄色或棕色清亮液体，含胆固醇结晶
E. 乳白色豆渣样物
10. 神经鞘瘤穿刺液多为
11. 囊性水瘤穿刺液多为
12. 腮裂囊肿穿刺液多为
13. 甲状舌管囊肿穿刺液可为
14. 皮样囊肿穿刺液为
（15~17题共用备选答案）
A. 横纹肌肉瘤
B. 乳头状瘤
C. 基底细胞癌
D. 尤因肉瘤
E. 牙龈瘤
15. 对放疗不敏感的恶性肿瘤为
16. 对放疗中度敏感的恶性肿瘤为
17. 对放疗高度敏感的恶性肿瘤为
（18~22题共用备选答案）
A. 血管瘤，毛细血管瘤
B. 静脉畸形，海绵状血管瘤
C. 动静脉畸形，蔓状血管瘤
D. 淋巴管畸形大囊型，囊性水瘤
E. 淋巴管畸形微囊型，海绵型淋巴管瘤
18. 体位移动试验阳性的脉管畸形是
19. 听诊有吹风样杂音的脉管畸形是
20. 好发于颈部锁骨上区，穿刺可抽出透明、淡黄色水样液体的脉管畸形是
21. 可行硬化剂注射治疗的脉管畸形是
22. 主要采用手术治疗，也可介入行动脉栓塞治疗的脉管畸形是
（23~27题共用备选答案）
A. 下颌骨有骨质破坏及死骨形成
B. 下颌骨内有大小不等的多房阴影，各房大小相差悬殊
C. 颌骨内虫蚀状骨质破坏区，牙槽骨有破坏，无死骨形成
D. 下颌骨呈扇形骨质破坏，边缘虫蚀状，口大底小
E. 下颌骨内有单房阴影，周围有致密骨白线包绕
23. 成釉细胞瘤的X线表现为
24. 颌骨囊肿的X线表现为
25. 中央性颌骨癌的X线表现为
26. 中央性颌骨骨髓炎的X线表现为
27. 牙龈癌的X线表现为
（28~32题共用备选答案）
A. 上颌窦内侧壁
B. 上颌窦外侧壁
C. 上颌窦上壁
D. 上颌窦下壁
E. 上颌窦后壁
28. 出现流泪现象时是癌症病变侵犯了
29. 出现面颊部膨隆、前庭沟饱满及感觉迟钝或麻木现象时是癌症病变侵犯了
30. 出现复视时是癌症病变侵犯了
31. 出现张口困难时是癌症病变侵犯了
32. 出现牙齿松动、疼痛、龈颊沟肿胀时是癌症病变侵犯了
（33~35题共用备选答案）
A. 鳞状细胞癌
B. 恶性淋巴瘤
C. 基底细胞癌
D. 鼻咽癌
E. 骨肉瘤
33. 对放疗和化疗均高度敏感的肿瘤是
34. 对放疗高度敏感的肿瘤是
35. 对放疗不敏感的肿瘤是

第八章 唾液腺疾病

第一节 炎 症

【A_1 型题】

1. 下列关于急性化脓性腮腺炎病因的说法不正确的是
A. 主要致病菌是链球菌
B. 常见于急性传染病或脓毒血症的患者
C. 常见于高热或禁食的患者
D. 常见于体质虚弱、长期卧床的患者
E. 大多数是慢性腮腺炎基础上的急性发作
2. 唾液腺炎症最多见于
A. 腮腺
B. 唇腺
C. 舌下腺
D. 下颌下腺
E. 舌腺
3. 唾液腺炎症的主要感染途径是
A. 血源性感染
B. 淋巴源性感染
C. 逆行性感染
D. 损伤性感染
E. 医源性感染
4. 下列关于急性化脓性腮腺炎的叙述，哪项是错误的
A. 病原菌主要是金黄色葡萄

球菌
B. 患者全身中毒症状明显
C. 腮腺导管口红肿，可挤压出脓液
D. 肿胀以耳垂为中心
E. 局部皮肤红、热及触痛不明显

5. 慢性化脓性腮腺炎行导管扩张术的主要适应证是
A. 有涎石者
B. 导管或管口狭窄者
C. 腮腺无肿大者
D. 无明显炎症者
E. 有阻塞症状者

6. 腮腺区肿胀、压痛，导管口无红肿，分泌物清亮，分泌通畅，初步考虑为
A. 流行性腮腺炎
B. 假性腮腺炎
C. 腮腺良性肥大
D. 急性化脓性腮腺炎
E. 腮腺良性肿瘤

7. 下列哪种疾病在青春期后有自愈趋势
A. 舍格伦综合征
B. 慢性复发性腮腺炎
C. 涎石病
D. 急性化脓性腮腺炎
E. 慢性阻塞性腮腺炎

8. 关于慢性复发性腮腺炎的叙述，下列哪项是错误的
A. 压迫腺体可从导管口流出“雪花样”唾液
B. 发生于儿童者极少自愈
C. 成人复发性腮腺炎为儿童复发性腮腺炎迁延未愈而来
D. 全身症状不明显
E. 唾液腺造影可见末梢导管点状、球状扩张，排空迟缓

9. 腮腺区慢性淋巴结炎与慢性化脓性腮腺炎的区别在于腮腺区慢性淋巴结炎
A. 体温升高
B. 腮腺区肿大
C. 有明显压痛
D. 腮腺导管口分泌正常
E. 口干

10. 腮腺扪诊的正确方法为
A. 双手合诊
B. 以示、中、无名指三指平触为宜
C. 以示、中、无名指三指提拉式扪诊为宜
D. 以示指、中指挤触
E. 以拇指、示指挤触

11. 下列哪一解剖结构将腮腺分为深叶和浅叶
A. 面后静脉
B. 腮腺导管
C. 面神经
D. 面横动脉
E. 颈外动脉

12. 慢性阻塞性腮腺炎，挤压腮腺时导管口分泌情况是
A. 未见明显分泌物
B. 为黄稠脓性分泌物
C. 分泌物清亮
D. 为雪花样或胶冻样分泌物
E. 脓血性分泌物

13. 慢性阻塞性腮腺炎最常见的病因是
A. 导管较长导致的唾液滞留
B. 导管口黏膜损伤致导管口狭窄
C. 导管异物
D. 导管结石
E. 增龄性改变，导致唾液淤滞

【A_2 型题】

14. 患儿，男，7岁。2天前出现右耳下疼痛，伴发热，后出现以右耳垂为中心的肿胀。查血常规示白细胞 5.7×10^9/L，淋巴分类占60%。最可能的诊断是
A. 急性化脓性腮腺炎
B. 慢性复发性腮腺炎
C. 急性腮腺淋巴结炎
D. 流行性腮腺炎
E. 嚼肌间隙感染

【A_3/A_4 型题】

（15~17题共用题干）

患者，男性，46岁。右侧腮腺反复肿大2年，自述每于进食时右侧腮腺憋胀感，并伴轻微疼痛，晨起时自觉口腔内有咸味分泌物，口干不明显。检查：右侧腮腺轻度增大，中等硬度，轻微压痛；导管口稍红，可触及发硬、呈条索状的导管，挤压腺体可从导管口流出混浊的“雪花样”唾液。

15. 该病最可能的诊断是
A. 腮腺淋巴结炎
B. 慢性阻塞性腮腺炎
C. 腮腺良性肥大
D. 流行性腮腺炎
E. 腮腺结核

16. 为明确诊断需做腮腺造影检查，一般使用的造影剂是
A. 40%泛影葡胺
B. 60%泛影葡胺
C. 20%碘化油
D. 10%碘化油
E. 60%碘化油

17. 该患者最可能的腮腺造影表现为
A. 主导管呈葱皮状改变，末梢导管变细或消失
B. 导管中断，或圆形、卵圆形充盈缺损
C. 导管移位，呈密集线束状，腺体内有充盈缺损
D. 主导管扩张，粗细不均，似腊肠样改变；末梢导管扩张
E. 造影剂外溢

【B_1 型题】

（18~22题共用备选答案）
A. 慢性复发性腮腺炎
B. 急性化脓性腮腺炎
C. 腮腺放线菌病
D. 腮腺良性肥大

E. 舍格伦综合征
18. 以金黄色葡萄球菌感染为主的是
19. 自儿童期发病，可迁延到成人的是
20. 属于特异性感染、脓液中可发现“硫黄颗粒”的是
21. 属于腺体退行性、非炎症性、非肿瘤性肿大的是
22. 属于自身免疫性疾病、极少数可发生恶变的是
（23~26 题共用备选答案）
A. 导管口流脓
B. 阻塞症状
C. 两者均有
D. 两者均无
E. 以上均正确
23. 慢性阻塞性腮腺炎
24. 腺淋巴瘤
25. 涎石病
26. 流行性腮腺炎
（27~31 题共用备选答案）
A. 急性化脓性腮腺炎
B. 慢性阻塞性腮腺炎
C. 流行性腮腺炎
D. 舍格伦综合征
E. 腮腺放线菌病
27. 以上属腮腺特异性感染的疾病是
28. 又被称为“手术后腮腺炎”的是
29. 又被称为“腮腺管炎”的是
30. 以上为自身免疫性疾病的是
31. 以上属于副黏病毒感染的疾病是

第二节　涎石病及下颌下腺炎

【A_1 型题】

1. 唾液腺摘除术的适应证不包括
A. 涎石在腺体内，进食有明显肿胀者
B. 涎石在腺体内，腺体未纤维化者
C. 涎石在导管内，腺体有纤维化者
D. 涎石在导管与腺体交接处
E. 涎石在导管内，腺体未纤维化者
2. 涎石病好发于
A. 下颌下腺
B. 腮腺
C. 舌下腺
D. 磨牙后腺
E. 腭腺
3. 下列关于下颌下腺炎的叙述，哪项是错误的
A. 多为涎石造成唾液排出受阻继发感染所致
B. 腺内涎石需做下颌下腺摘除术
C. 双手触诊应从导管前部向后进行
D. 反复发作者下颌下腺可呈硬结性肿块
E. 少数涎石 X 线平片检查可能不显影
4. 下颌下腺炎常见的原因是
A. 牙槽脓肿
B. 冠周炎
C. 血源性感染
D. 结石阻塞导管
E. 淋巴结炎
5. 涎石病的典型症状是
A. 炎症症状
B. 阻塞症状
C. 神经症状
D. 全身症状
E. 口干症状
6. 临床区别下颌下腺肿块与颌下淋巴结的主要方法是
A. 望诊
B. 听诊
C. 探诊
D. 叩诊
E. 口内、外双合诊
7. 根据面神经下颌缘支的行径，颌下区的手术切口应
A. 平齐下颌骨下缘
B. 高于下颌骨下缘 0.5cm 左右
C. 低于下颌骨下缘 1.5~2.0cm
D. 低于下颌骨下缘 0.5~1.0cm
E. 低于下颌骨下缘 2cm
8. 只分泌浆液的腺体是
A. 下颌下腺
B. 唇腺
C. 舌下腺
D. 腭腺
E. 腮腺
9. 治疗由导管狭窄引起的下颌下腺炎可采用
A. 药物治疗
B. 导管冲洗
C. 导管扩张
D. 导管结扎
E. 下颌下腺摘除
10. 下颌下腺炎长期反复发作，保守治疗无效，颌下能触及硬块，导管与腺体交界处证实有结石，应采取
A. 结石摘除
B. 下颌下腺摘除
C. 全身应用抗生素
D. 拔除邻近松动及龋坏牙
E. 物理疗法
11. 涎石病多发生于下颌下腺的原因，下列哪项除外
A. 下颌下腺分泌量少
B. 下颌下腺分泌的唾液较腮腺分泌液黏滞
C. 分泌液钙的含量高，钙盐容易沉积
D. 下颌下腺导管自下向上走行，腺体分泌逆重力方向流动
E. 导管长，全程较曲折

【A_2型题】

12. 患者，男性，43岁。左侧下颌下区反复肿胀3个月。检查：左侧下颌下腺肿大，质硬，伴压痛，下颌下腺侧位片示下颌下腺腺体内结石。行左侧下颌下腺摘除术。术后创口放置负压引流，去除负压引流的指征是
   A. 12小时引流量少于20~30ml
   B. 12小时引流量少于30~40ml
   C. 12小时引流量少于40~50ml
   D. 24小时引流量少于20~30ml
   E. 24小时引流量少于40~50ml

【A_3/A_4型题】

（13~17题共用题干）

患者，男性，32岁。进食时左侧下颌下区肿胀疼痛，进食后数小时方可逐渐消退。检查：左侧下颌下腺导管开口处红肿，导管呈条索状，轻压腺体导管口有少量脓液流出。

13. 以下哪项检查作为首选
   A. 下颌骨侧位片
   B. 下颌骨后前位片
   C. 下颌下腺造影
   D. 曲面断层片
   E. 下颌横断殆片
14. 进行触诊检查时，应该
   A. 从导管前部向后单手单指触诊
   B. 从导管后部向前双手合诊
   C. 从导管前部向后双手触诊
   D. 从导管后部向前单手单指触诊
   E. 从导管后部向前单手双指触诊
15. 患者最可能的诊断是
   A. 急性下颌下淋巴结炎
   B. 下颌下腺结石并发下颌下腺炎
   C. 舌下间隙感染
   D. 下颌下间隙感染
   E. 舌下腺结石
16. 本病的鉴别诊断包括
   A. 舌下腺囊肿口外型
   B. 慢性硬化性下颌下腺炎
   C. 下颌下间隙感染
   D. 下颌下腺肿瘤
   E. 以上都是
17. 如果确诊结石位于下颌下腺导管与腺体交界处，则治疗多采用
   A. 抗生素治疗
   B. 下颌下腺切除术
   C. 下颌下腺导管取石术
   D. 下颌下腺导管结扎术
   E. 保守疗法

（18~20题共用题干）

患者，男性，36岁。右颌下反复肿胀1年。进食时肿胀加重，口底黏膜颜色正常，口底导管处可扪及索条状改变。

18. 最可能的诊断是
   A. 黏液腺囊肿
   B. 舌下腺囊肿
   C. 皮样囊肿
   D. 表皮样囊肿
   E. 下颌下腺结石
19. 怀疑下颌下腺导管较前部的涎石，应该首选以下哪种检查方法
   A. CT
   B. B超
   C. 下颌横断殆片
   D. 下颌全景片
   E. 下颌下腺侧位片
20. 唾液腺造影的禁忌证是
   A. 肿瘤
   B. 慢性炎症
   C. 涎瘘
   D. 急性化脓性腮腺炎
   E. 口干

第三节 涎 瘘

【A_1型题】

1. 腮腺手术中不慎切断面神经应进行
   A. 舌下神经转移吻合术
   B. 腓肠神经移植术
   C. 神经端端吻合术
   D. 耳大神经转移吻合术
   E. 颞肌瓣转移
2. 外伤后涎瘘的诊断主要通过
   A. CT
   B. B超
   C. 造影
   D. MRI
   E. 以上均不是
3. 关于涎瘘的说法错误的是
   A. 通常发生在腮腺
   B. 常由手术、外伤引起
   C. 可分为腺体瘘、导管瘘
   D. 检查导管口无唾液分泌
   E. 应避免进食酸性刺激性食物

【A_2型题】

4. 一男性患者，行左侧腮腺浅叶+肿物切除术+面神经解剖术，术中结扎腮腺导管，应选择的绷带包扎法是
   A. 弹性绷带
   B. 三角巾
   C. 四头带
   D. 交叉十字绷带
   E. 单眼交叉绷带

第四节　舍格伦综合征

【A_1 型题】

1. 舍格伦综合征症状不包括
   A. 口干
   B. 唾液腺肿大
   C. 眼干
   D. 甲状腺肿大
   E. 泪腺肿大
2. 舍格伦综合征的病理表现不包括
   A. 淋巴细胞浸润
   B. 小叶轮廓仍保留
   C. 形成上皮岛
   D. 病变常从小叶周边开始
   E. 导管增生扩张

【A_2 型题】

3. 患者，女性，62 岁。口干、眼干伴双侧腮腺肿大 2 年。以下哪项检查最有助于明确诊断
   A. CT
   B. B 超
   C. 细针吸细胞学检查
   D. 唇腺组织活检
   E. MRI

【A_3/A_4 型题】

（4~5 题共用题干）

患者，女性，40 岁。双侧腮腺区反复肿大，伴双眼异物感、无泪、口干，饮水量增加。检查发现双侧腮腺肿大，质软，无压痛，开口度正常，口腔黏膜干燥、发红；腮腺导管口无红肿，分泌液清，但量少。

4. 询问病史，对鉴别诊断帮助不大的是
   A. 服药史
   B. 婚育史
   C. 糖尿病史
   D. 头颈部放疗史
   E. 结缔组织病史
5. 为明确诊断，需进一步做一系列检查，其中对诊断帮助不大的是
   A. 施墨试验
   B. 腮腺平片
   C. 腮腺造影
   D. 唇腺活检
   E. 空腹血糖

第五节　舌下腺囊肿

【A_1 型题】

1. 根治舌下腺囊肿的方法是
   A. 抽出囊液
   B. 抽出囊液，下颌下区加压包扎
   C. 行袋形缝合术
   D. 摘除舌下腺
   E. 摘除囊肿
2. 舌下腺囊肿的内容物是哪种性质的
   A. 白色凝乳状物质
   B. 灰白色角化物
   C. 无色透明黏稠液体
   D. 豆腐渣样物质
   E. 淡黄色含胆固醇结晶液体
3. 最容易发生囊肿的唾液腺是
   A. 腮腺
   B. 下颌下腺
   C. 舌下腺
   D. 唇腺
   E. 腭腺

【A_2 型题】

4. 某患者因右侧舌下腺囊肿接受右舌下腺及囊肿摘除术后出现右颌下区胀痛，进食时症状加重，最可能的原因是
   A. 右侧急性下颌下腺炎
   D. 右侧下颌下间隙感染
   C. 术后血肿形成
   D. 舌下腺切除术中误扎右下颌下腺导管
   E. 变态反应
5. 患者，男性，18 岁。主因右侧下颌下区隆起半年就诊。检查：右侧下颌下区较对侧隆起，触诊柔软，与皮肤无粘连，不可压缩，穿刺抽出蛋清样黏稠液体，右侧口底未见明显隆起。治疗应首选
   A. 抽净蛋清样黏稠液体
   B. 抽净蛋清样黏稠液体，右侧下颌下区加压包扎
   C. 右侧下颌下切口，完整摘除肿物
   D. 右侧下颌下切口，引流
   E. 摘除右侧舌下腺，右侧下颌下区加压包扎

【A_3/A_4 型题】

（6~9 题共用题干）

患者，男性。发现右下颌下区肿物 3 个月。临床检查见右下颌下区表面皮肤正常，可触及肿物质软，无压痛，低头时肿物稍有增大，口内检查亦未见异常。手术中见囊腔内流出黏稠而略带黄色蛋清样液体。

6. 该病最可能的诊断是
   A. 右侧下颌下腺囊肿
   B. 右侧舌下腺囊肿
   C. 右侧下颌下区软组织囊肿

D. 右侧下颌下区囊性水瘤
E. 右侧鳃裂囊肿

7. 术前对诊断最有帮助的检查是
A. B 超
B. 舌下腺造影
C. 下颌下腺造影
D. 囊肿穿刺检查
E. CT

8. 该病最适合的治疗方法是
A. 完整摘除囊壁，加压包扎
B. 切除舌下腺及摘除囊壁
C. 穿刺抽出囊液，加压包扎
D. 切除下颌下腺，吸尽囊液，加压包扎
E. 切除舌下腺，吸尽囊液，加压包扎

9. 如术后出现右下颌下区胀痛，进食时症状加重，最可能的原因是
A. 过敏反应
B. 术后血肿
C. 右侧急性下颌下淋巴结炎
D. 舌下腺切除术中误扎右下颌下腺导管
E. 右侧急性下颌下腺炎

第六节　黏液囊肿

【A_1 型题】

1. 唾液腺黏液囊肿最常见的部位是
A. 下唇
B. 上唇
C. 舌下腺
D. 腮腺
E. 腭腺

【B_1 型题】

（2~5 题共用备选答案）
A. 腮腺
B. 下颌下腺
C. 舌下腺
D. 唇腺
E. 腭部小唾液腺

2. 涎瘘主要发生在
3. 涎石病 90%以上发生于
4. 以黏液性腺泡为主的腺体主要是
5. 黏液囊肿好发于

第七节　良性肿瘤

【A_1 型题】

1. 肿瘤是唾液腺组织中最常见的疾病，其中肿瘤发病率最高的唾液腺为
A. 唇腺
B. 颊腺
C. 腮腺
D. 舌下腺
E. 下颌下腺

2. 腮腺区包块通常不做术前病理检查，而采取手术时做冷冻检查的主要原因是
A. 有面神经不易取标本
B. 重复切口影响美观
C. 无论良、恶性肿瘤，均有发生瘤细胞种植的危险
D. 患者免受两次手术痛苦
E. 增加伤口感染机会

3. 唾液腺恶性肿瘤发生率较高的是
A. 腭腺
B. 舌下腺
C. 下颌下腺
D. 腮腺
E. 唇腺

4. 发生于舌下腺的肿瘤其恶性肿瘤所占比例大约为
A. 30%
B. 10%
C. 50%
D. 70%
E. 90%

5. 关于腮腺良性肿瘤的诊断和治疗，下列哪项是错误的
A. 术前行切取活组织检查以明确诊断
B. 术中应保留面神经
C. 可做穿刺细胞学检查
D. 不能做单纯肿瘤摘除，即剜除术
E. 术中可行冷冻活组织检查

6. 以耳垂为中心结节样肿块首先考虑为
A. 腮腺混合瘤
B. 脂肪瘤
C. 耳下淋巴结
D. 皮脂腺囊肿
E. 神经鞘瘤

7. 关于腮腺多形性腺瘤手术的描述，错误的是
A. 单纯肿瘤摘除术
B. 肿瘤在浅叶时，将肿瘤和腮腺浅叶一并切除
C. 腮腺浅叶肿瘤体积较小者，可做肿瘤及部分腮腺切除术
D. 肿瘤在深叶时，将肿瘤连同全腮腺切除
E. 各种术式均要保留面神经

8. 腮腺良性肿瘤中最常见的是
A. 肌上皮瘤
B. 多形性腺瘤
C. 神经纤维瘤
D. 腺瘤
E. 腺淋巴瘤

9. 腮腺多形性腺瘤切除术应采取
A. 肿瘤及周围部分腮腺组织切除，不保留面神经

B. 沿包膜摘除肿瘤，保留面神经
C. 深叶肿瘤应切除肿瘤及全腮腺，不保留面神经
D. 浅叶肿瘤切除肿瘤及腮腺浅叶，保留面神经
E. 包膜外正常组织处切除肿瘤，不保留面神经

10. 多形性腺瘤好发的部位依次是
A. 腭腺、腮腺、舌下腺、下颌下腺
B. 腮腺、下颌下腺、舌下腺
C. 腮腺、下颌下腺、唇腺、腭腺
D. 下颌下腺、腭腺、腮腺、唇腺
E. 腮腺、舌下腺、下颌下腺、腭腺

11. 以下哪项描述与多形性腺瘤的临床表现不符
A. 可发生于任何年龄，以30~50岁居多
B. 一般呈圆形或椭圆形不规则肿块
C. 肿瘤质地硬，呈结节状
D. 肿瘤生长缓慢，可伴有明显疼痛
E. 多形性腺瘤较常发生于腮腺区

12. 治疗腮腺深叶多形性腺瘤最适合的方案是
A. 化疗
B. 放疗
C. 肿瘤摘除术
D. 肿瘤及浅叶切除术
E. 肿瘤及全部腮腺切除术

13. 沃辛瘤的特点是
A. 多见于40岁以上的女性
B. 最多见于腮腺的后下极部分
C. 肿瘤质地硬
D. 多为单侧单发
E. 无消长史

14. ^{99m}Tc 核素显像对以下哪种肿瘤有特殊诊断意义
A. 多形性腺瘤
B. 黏液表皮样癌
C. 腺样囊性癌
D. 沃辛瘤
E. 肌上皮瘤

【A_2 型题】

15. 患者，男性，65岁。发现左侧口底花生米大小肿物2个月，与周围组织粘连，伴有同侧舌尖麻木、疼痛。检查：触肿物质硬，条索状，1.5cm×1.0cm大小，动度差。X线片未见导管阳性结石。最符合该患者的诊断是
A. 左侧慢性下颌下腺炎
B. 左下颌下腺恶性肿瘤
C. 左下颌下腺良性肿瘤
D. 左舌下腺恶性肿瘤
E. 左舌下腺良性肿瘤

16. 患者，男性，38岁。左侧以耳垂为中心无痛性肿块，呈结节状。偶可自行消退，但又复发，并有时大时小症状。肿块区皮肤瘙痒，可见局部皮肤粗厚，有色素沉着。末梢血常规嗜酸性粒细胞直接计数为 1100×10^6/L。对于该病的治疗首选
A. 化疗
B. 手术治疗
C. 抗过敏治疗
D. 抗感染治疗
E. 放疗

17. 患者，男性，65岁。以"腮腺沃辛瘤"收入院。以下所述哪项与此诊断无关
A. 患者有20年大量吸烟史
B. 肿物在感冒时增大
C. 双侧腮腺后下极均可触及栗子大小质软的肿物
D. 放射性核素扫描肿物有核素浓聚
E. 该肿瘤男女性发病率相近

【A_3/A_4 型题】

（18~21题共用题干）

患者，女性，58岁。右耳垂下无痛性肿块逐渐缓慢长大7年。触诊肿块边界清楚，活动，约5.0cm×4.0cm×3.0cm大小，表面结节状，中等硬度，与皮肤无粘连。

18. 该病最可能的诊断是
A. 皮脂腺囊肿
B. 慢性淋巴结炎
C. 腮腺多形性腺瘤
D. 腮腺多形性腺瘤恶变
E. 耳下淋巴结转移癌

19. 最有意义的辅助检查是
A. 唾液分泌量检查
B. 唾液成分化验
C. 穿刺细胞学检查
D. 唾液涂片检查
E. 切除活体组织检查

20. 对诊断帮助最小的影像学检查是
A. 腮腺区CT
B. 腮腺区MRI
C. 腮腺区B超
D. 腮腺造影X线片
E. 腮腺X线平片

21. 如果肿块近期增长加快，并出现疼痛、瘤体固定等征象，则应考虑诊断为
A. 多形性腺瘤恶变
B. 多形性腺瘤继发感染
C. 继发进行化脓性腮腺炎
D. 转移癌
E. 继发腮腺区淋巴结炎

【B_1 型题】

（22~26题共用备选答案）
A. 多形性腺瘤
B. 沃辛瘤
C. 黏液表皮样癌
D. 腺样囊性癌
E. 腺泡细胞癌

22. 唾液腺肿瘤中最常见的是
23. 唾液腺恶性肿瘤中最常见的是
24. 组织发生与淋巴结有关的肿瘤是
25. 易沿神经、血管扩散的肿瘤是

26. 几乎仅发生于腮腺的肿瘤是

（27~29 题共用备选答案）

A. 腭腺

B. 下颌下腺

C. 腮腺

D. 舌下腺

E. 唇腺

27. 临床上涎石病最常见于

28. 腺泡细胞癌主要发生在

29. 多形性腺瘤最常见于

第八节 恶性肿瘤

【A_1 型题】

1. 腺样囊性癌的病理特点是

A. 实性型肿瘤细胞无变性坏死

B. 肿瘤间质不伴有玻璃样变

C. 肿瘤局限有包膜

D. 肿瘤细胞可形成小管状或条索状结构

E. 肿瘤细胞发生明显钙化

2. 腭部的腺样囊性癌应做

A. 肿瘤摘除

B. 上颌骨切除

C. 单独放疗

D. 单独化疗

E. 手术加放疗

3. 腺样囊性癌最常发生远处转移的脏器是

A. 肺

B. 脑

C. 骨

D. 肝

E. 肾

4. 舌下腺肿瘤最常见的是

A. 腺泡细胞癌

B. 腺淋巴瘤

C. 黏液表皮样癌

D. 多形性腺瘤

E. 腺样囊性癌

5. 以下关于腺样囊性癌的叙述，哪项是错误的

A. 最常见于腮腺及下颌下腺，其次为腭部小唾液腺

B. 浸润性极强，易沿神经扩散

C. 易血行转移至肺

D. 颈淋巴结转移率低，一般不必做选择性颈淋巴结清扫术

E. 不能依据有无骨质破坏来判断颌骨是否被肿瘤侵犯

6. 以下关于唾液腺肿瘤的叙述，哪项是错误的

A. 巨大多形性腺瘤也不妨碍面神经功能，但多形性腺瘤可以恶变

B. 腺淋巴瘤多见于老年男性，好发于腮腺后下极，有些病例有消长史

C. 黏液表皮样癌好发于小唾液腺，其预后主要取决于分化程度和局部手术的彻底性

D. 腺样囊性癌侵袭性强，血行转移率高，常出现疼痛和神经麻痹

E. 腮腺恶性肿瘤如术中见面神经穿过瘤体时应考虑切除面神经

7. 黏液表皮样癌最易发生的部位是

A. 舌下腺

B. 下颌下腺

C. 腮腺

D. 腭腺

E. 磨牙后腺

8. 早期腮腺黏液表皮样癌的治疗方法宜选用

A. 包膜外摘除肿瘤

B. 放疗

C. 肿瘤以及腮腺摘除，保留面神经

D. 化疗加放疗

E. 肿瘤以及腮腺摘除，不保留面神经

9. 易发生面瘫的肿瘤是

A. 混合瘤

B. 黏液表皮样癌

C. 腺泡细胞癌

D. 腺样囊性癌

E. 沃辛瘤

【A_3/A_4 型题】

（10~13 题共用题干）

患者，男性，63 岁。发现右耳垂前肿物 8 个月，近期肿物增长较快，疼痛向耳颞部放射。检查：肿物约 3.5cm、质地硬、有触痛、边界不清，活动度差，右眼睑闭合较对侧迟钝。

10. 该病最可能的诊断是

A. 腮腺多形性腺瘤

B. 腮腺腺样囊性癌

C. 腮腺结核

D. 慢性阻塞性腮腺

E. 皮脂腺囊肿继发感染

11. 以下哪项辅助检查对患者来说是不恰当的

A. CT

B. 胸部 X 线片

C. 腮腺造影

D. 细针吸细胞学检查

E. 切除活体组织检查

12. 对于该病来说，以下哪种情况发生率较低

A. 区域淋巴结转移

B. 血行转移

C. 直接侵犯邻近淋巴结

D. 沿神经血管束扩散

E. 侵犯面神经

13. 对于该病的治疗，宜采用

A. 腮腺肿物切除术

B. 保留面神经，腮腺浅叶及肿物切除

C. 腮腺、肿物及受累面神经切除后放疗

D. 腮腺、肿物及受累面神经

切除
E. 保留面神经，腮腺浅叶及肿物切除+术后放疗

【B_1型题】

(14~17题共用备选答案)
A. 为腮腺最常见的肿瘤，呈结节状，活动，界清
B. 多见于中老年男性，多表面光滑，圆形或卵圆形
C. 最常见于腭部小唾液腺，常出现神经症状
D. 恶性，常呈无痛性肿块，颈淋巴结转移少见
E. 恶性，颈淋巴结转移率高
14. 沃辛瘤
15. 圆柱瘤
16. 多形性腺瘤
17. 高分化黏液表皮样癌

第九章 颞下颌关节疾病

第一节 颞下颌关节紊乱综合征

【A_1型题】

1. 关于颞下颌关节紊乱的特点，叙述错误的是
A. 常见症状是疼痛、下颌运动异常和杂音
B. 可伴有头痛、耳鸣
C. 一般具有自限性
D. 可能继发关节强直
E. 预后良好
2. 关于不可复性关节盘前移位临床特点的叙述，下列哪项是错误的
A. X线片显示关节间隙增宽
B. 测被动开口度时，开口度不能增大
C. 开口时下颌偏向健侧
D. 进而弹响消失，开口受限
E. 典型的关节弹响病史，继之有间断性关节绞锁史
3. 以下关于颞下颌关节紊乱综合征的叙述哪项是错误的
A. 好发于青壮年，是一组疾病的总称
B. 关节内微小创伤与精神心理因素是本病的两个主要致病因素
C. 本病有自限性，一般不会发生关节强直
D. 三个主要临床症状是下颌运动异常、自发痛及关节弹响和杂音
E. 以保守治疗为主
4. 关节盘穿孔破裂时弹响杂音的特点是
A. 开口末、闭口初清脆单声弹响
B. 多声破碎杂音
C. 一般无弹响杂音
D. 开口初、闭口末清脆单声响声
E. 多声清脆弹响
5. 可复性关节盘前移位时弹响杂音的特点是
A. 开口初或开口初、闭口末清脆单声弹响
B. 一般无弹响
C. 开口末、闭口初清脆单声弹响
D. 连续摩擦音
E. 多声破碎音
6. 应用下列哪项检查，可发现颞下颌关节紊乱综合征的一些早期改变，如关节盘糜烂、滑膜充血、关节腔内絮状物等
A. X线平片
B. MRI
C. 颞下颌关节内镜
D. CT
E. 关节造影
7. 颞下颌关节可复性关节盘前移位的主要治疗方法是
A. 药物
B. 理疗
C. 针灸
D. 殆垫
E. 手术
8. 临床上颞下颌关节盘前移位的病因不明，但最主要的是
A. 殆关系
B. 精神因素
C. 骨关节发育异常
D. 冷热刺激
E. 损伤
9. 下列关于颞下颌关节紊乱综合征的发生、发展，哪一种说法是错误的
A. 功能紊乱阶段是三阶段之一
B. 结构紊乱阶段是三阶段之一
C. 器质性破坏阶段是三阶段之一
D. 病期较长，反复发作
E. 虽有自限性，但有的病例最终可能发生关节强直

【A_2型题】

10. 患者，女性，20岁。近半年来出现右侧颞下颌关节弹响（开口末，闭口初），开口度5.0cm，关节造影见关节囊扩张，最可能的诊断是
A. 翼外肌功能亢进
B. 关节囊扩张伴关节盘附着松弛

C. 髁突，关节盘相对移位
D. 关节盘破裂
E. 髁突吸收破坏

11. 一患者开口中度受限，开口、前伸运动时，左侧颞下深区疼痛，开口型偏左。应考虑为
A. 右侧关节盘移位
B. 右侧翼外肌功能亢进
C. 右侧翼外肌痉挛
D. 左侧关节盘穿孔
E. 左侧翼外肌痉挛

12. 一患者以颞下颌关节开口末、闭口初单音弹响就诊，X线片显为髁状突开口位时超过关节结节。该患者是
A. 翼外肌痉挛
B. 翼外肌功能亢进
C. 颞肌痉挛
D. 嚼肌痉挛
E. 关节盘移位

13. 一患者左颞颌关节疼痛半年，咀嚼、开口动作时疼痛加重，关节区压痛，开、闭口时闻及摩擦音，开口型偏向左侧。其诊断应为
A. 左侧翼外肌痉挛
B. 左侧关节盘后区损伤
C. 左侧关节囊附丽松弛
D. 左侧髁突破坏
E. 左侧关节盘移位

【A_3/A_4 型题】

（14~18 题共用题干）

患者，女性，35 岁。开口受限 1 年，既往有关节弹响史。检查：开口度 1 指半，开口型左偏。

14. 首先应进行下列哪项检查
A. 曲面体层及经咽侧位
B. 许勒位及经咽侧位
C. 许勒位及下颌开口后前位
D. 曲面体层及下颌开口后前位
E. 许勒位及升支侧位

15. 下列表现中，哪一项不是颞下颌关节紊乱综合征的表现
A. 关节间隙改变
B. 两侧关节形态不对称
C. 髁状突骨质硬化
D. 髁突运动度改变
E. 关节结构为 T 形致密团块影像

16. 平片及体层摄影检查发现颞下颌关节前间隙增宽，髁状突骨质未见异常，应进一步进行下列哪项检查
A. 颞下颌关节正位体层
B. 颞下颌关节 CT 检查
C. 颞下颌关节侧位体层
D. 许勒位开口位
E. 颞下颌关节造影

17. 该患者左侧颞下颌关节造影侧位体层闭口位，关节盘后带位于髁突横嵴前方，开口位见髁突前方的关节盘变形，似一肿块压迫造影剂的影像。应诊断为
A. 不可复性关节盘前移位
B. 关节盘可复性前移位
C. 关节盘内移位
D. 关节盘附丽松弛
E. 关节肿瘤

18. 颞下颌关节上腔造影侧位体层闭口位片的正常影像应当是
A. 关节盘后带恰位于髁突横嵴前方
B. 关节盘后带恰位于髁突横嵴后方
C. 关节盘后带恰位于髁突横嵴之上
D. 关节盘中带恰对髁突横嵴
E. 关节盘前带恰位于髁突横嵴

（19~20 题共用题干）

一患者左颞下颌关节在开口、咀嚼时疼痛，无自发痛。检查：开口中度受限，开口型偏向左侧，左髁突后方明显压痛，未见红肿。

19. 其诊断应该是
A. 左侧翼外肌痉挛
B. 左侧关节盘后区损伤
C. 左侧关节囊附丽松弛
D. 左侧髁突破坏
E. 左侧关节盘穿孔

20. 其治疗应选用
A. 0.5%或1%普鲁卡因封闭
B. 2%普鲁卡因 2~3ml 封闭
C. 泼尼松 0.5~0.8ml 局部封闭
D. 复位垫治疗
E. 髁突高位切除加关节盘摘除术

【B_1 型题】

（21~25 题共用备选答案）
A. 开口初、闭口末清脆单声弹响
B. 开口末、闭口初清脆单声弹响
C. 最大开口位关节弹响
D. 连续摩擦音或多声破碎音
E. 一般无弹响

21. 颞下颌关节骨关节病
22. 关节盘穿孔、破裂
23. 翼外肌功能亢进
24. 翼外肌痉挛
25. 可复性关节盘前移位

（26~33 题共用备选答案）
A. 关节弹响为主
B. 关节疼痛为主
C. 开口受限为主
D. 不能闭口为主
E. 以上都不是

26. 咀嚼肌紊乱病以
27. 颞下颌关节可复性关节盘前移位以
28. 颞下颌关节不可复性关节盘前移位以
29. 急性颞下颌关节滑膜炎以
30. 慢性颞下颌关节滑膜炎以
31. 慢性期骨关节病以
32. 颞下颌关节脱位以
33. 颞下颌关节纤维性强直以

（34~35 题共用备选答案）
A. 双板区撕裂
B. 关节囊扩张
C. 髁突囊样变
D. 关节盘前附着断裂

E. 关节盘前移位

34. 最常见的颞下颌关节紊乱综合征是

35. 属于颞下颌关节骨关节病的是

第二节 颞下颌关节脱位

【A_1 型题】

1. 最常见的颞下颌关节脱位类型是
   A. 急性上方脱位
   B. 急性前方脱位
   C. 陈旧性侧方脱位
   D. 复发性后方脱位
   E. 陈旧性前方脱位
2. 单侧颞下颌关节急性前脱位的临床表现是颏部中线
   A. 不偏，下颌前伸
   B. 偏向患侧，前牙对刃
   C. 偏向患侧，前牙反𬌗
   D. 偏向健侧，患侧后牙反𬌗
   E. 偏向健侧，健侧后牙反𬌗
3. 关于颞下颌关节脱位的诊断哪一项是错误的
   A. 开、闭口在关节窝内均能扪及髁突
   B. 大开口运动后不能自行闭合
   C. 双侧脱位可能出现疼痛
   D. 𬌗关系紊乱
   E. 关节X线片示髁突位于关节结节前方
4. 颞下颌关节复发性脱位手法复位，颅颌绷带固定后效果欠佳的治疗原则不包括
   A. 关节囊内硬化剂治疗
   B. 关节囊及韧带加固术
   C. 关节结节切除术
   D. 关节结节增高术
   E. 髁突切除术
5. 颞下颌关节复发性脱位的病因，哪一项是错误的
   A. 急性前脱位治疗不当
   B. 长期翼外肌痉挛
   C. 老年人
   D. 慢性长期消耗性疾病
   E. 韧带及关节囊松弛
6. 急性颞下颌关节前脱位复位后，限制下颌运动最为简便适用的方法为
   A. 牙弓夹板颌间固定
   B. 颅颌绷带
   C. 仅需避免大开口和大口咬硬食物
   D. 简单颌间结扎固定
   E. 头颏石膏绷带固定

【A_3/A_4 型题】

（7~8题共用题干）

患者，男性，72岁。在打哈欠后突然下颌不能闭合，流涎，下颌中线偏向一侧，到医院就诊。

7. 其诊断应该是
   A. 颞下颌关节侧方脱位
   B. 颞下颌关节急性前脱位
   C. 颞下颌关节复发性脱位
   D. 颞下颌关节陈旧性脱位
   E. 颞下颌关节急性后脱位
8. 最常用的治疗方法是
   A. 颌间牵引复位
   B. 全麻下手法复位
   C. 口内法手法复位
   D. 口外法手法复位
   E. 手术复位

第三节 颞下颌关节强直

【A_1 型题】

1. 单侧颞下颌关节强直患者可出现
   A. 下前牙反𬌗
   B. 颏点偏向患侧
   C. 颏点偏向健侧
   D. 患侧面部狭长
   E. 健侧面部丰满
2. 治疗颞下颌关节强直引起的开口困难可选用
   A. 局部封闭
   B. 开口练习
   C. 理疗
   D. 关节镜手术
   E. 开放手术
3. 由器质性病变导致开口度逐渐变小，以致完全不能开口，称为
   A. 关节盘移位
   B. 咀嚼肌群痉挛
   C. 癔症性牙关紧闭
   D. 破伤风后牙关紧闭
   E. 颞下颌关节强直
4. 通常所说的颞下颌关节强直指的不是
   A. 关节内骨性粘连
   B. 关节内纤维性粘连
   C. 关节内强直
   D. 真性关节强直
   E. 颌间挛缩
5. 下列关于颞下颌关节强直的治疗方法哪一项是正确的
   A. 早期药物治疗，晚期手术治疗
   B. 抗炎为主
   C. 镇痛药物辅助下的开口训练
   D. 早期手术治疗为主
   E. 理疗
6. 关于颞下颌关节内强直的病因下列哪点是错误的

A. 产钳或经产道损伤可引起
B. 髁突骨折可引起
C. 关节内出血不会引起
D. 邻近组织疾病的继发最多见
E. 放射治疗直接照射关节区也可引起关节强直

7. 关于颞下颌关节纤维性强直临床特点哪一项不对
A. 关节区无疼痛
B. 开口型偏向患侧
C. 进行性开口受限，可轻微地开口
D. 患侧髁突活动明显减弱
E. 常见于病变的晚期

8. 诊断假性颞下颌关节强直的主要依据是
A. 开口受限
B. 关节动度减低或消失
C. 颌间有瘢痕条索或骨性粘连
D. 下颌发育畸形
E. 坏疽性口炎病史

9. 下列关于颞下颌关节强直描述错误的是
A. 关节内强直指关节内骨性粘连的强直
B. 关节内强直简称关节强直
C. 关节内强直也称为真性关节强直
D. 关节外强直也称为假性关节强直
E. 关节外强直也可有上、下颌骨的骨性粘连

【A_2 型题】

10. 某患者化脓性中耳炎治愈后出现进行性开口困难，后完全不能开口，下颌畸形随年龄增长而日益明显。其表现应该是
A. 患侧下颌体、下颌支长，面部外观丰满
B. 患侧下颌体、下颌支短小，面部外观丰满
C. 颏部偏向健侧，健侧面部扁平、狭长
D. 颏部偏向患侧，患侧面部扁平、狭长
E. 颏部偏向健侧，健侧面部外观丰满

11. 某患者曾有坏疽性口炎病史，现开口受限，在上颌结节与下颌升支之间可触及条索状区域，X 线片显示颞下颌关节结构正常。最可能的诊断是
A. 咀嚼肌痉挛
B. 颞下颌关节强直
C. 颌间瘢痕挛缩
D. 破伤风牙关紧闭
E. 癔症性牙关紧闭

12. 某患者曾有颏部受力外伤史，后出现进行性开口困难，逐渐发展到完全不能开口，下颌发育不足，左侧髁状突无动度。可能出现的其他表现应该是
A. 颏部偏向右侧，右侧面部外观丰满
B. 左侧下颌体、下颌支短小，外观丰满
C. 颏部偏向左侧，左侧面部扁平、狭长
D. 颏部偏向右侧，右侧面部扁平、狭长
E. 左侧下颌体、下颌支长，外观丰满

13. 某患者开口困难，有坏疽性口炎病史，X 线片显示颞颌关节正常。可能的诊断是
A. 颞下颌关节强直
B. 咀嚼肌痉挛
C. 破伤风牙关紧闭
D. 癔症性牙关紧闭
E. 颌间瘢痕挛缩

【A_3/A_4 型题】

（14~19 题共用题干）

患儿，女，13 岁。进行性开口困难 7 年，5 岁时曾发生颏部对冲性损伤。现检查面部明显不对称，开口受限。

14. 进一步检查，面部不对称可具体表现为
A. 患侧面部狭长
B. 颏点偏向健侧
C. 前牙反𬌗
D. 颏点偏向患侧
E. 健侧面部丰满

15. 对于该患者，应首选下述哪项辅助检查
A. 颞下颌关节造影检查
B. 下颌骨升支切线位 X 线检查
C. 颞下颌关节侧斜位 X 线检查
D. CT 检查
E. B 超检查

16. 该病最可能的诊断是
A. 癔症引起开口困难
B. 咀嚼肌痉挛
C. 颌间瘢痕挛缩
D. 破伤风引起的开口受限
E. 颞下颌关节内强直

17. 如果病变发生在两侧，则可表现为
A. 下颌后缩
B. 𬌗关系正常
C. 下前牙内倾
D. 下牙弓宽大
E. 下颌前突

18. 治疗方法宜采用
A. 关节内药物注射
B. 利用𬌗垫进行开口训练
C. 针灸、按摩治疗
D. 手术治疗
E. 局部理疗或热敷

19. 如果病变发生在两侧，需分两次手术，则两次手术之间的间隔不宜超过
A. 3 天
B. 2 周
C. 3 周
D. 3 个月
E. 半年以上

第十章　颌面部神经疾病

第一节　三叉神经痛

【A_1型题】

1. 以下关于三叉神经痛的叙述，哪项是错误的
   A. 角膜反射的改变常提示为症状性或器质性三叉神经痛
   B. 疼痛可自发，也可由刺激“扳机点”引起
   C. 原发性三叉神经痛患者无论病程长短，神经系统检查极少有阳性体征
   D. 三叉神经痛分为原发性和继发性两种
   E. 目前治疗三叉神经痛的首选药物是苯妥英钠
2. 三叉神经功能检查项目中不包括
   A. 三叉神经分布区皮肤与黏膜的触、温、痛觉
   B. 咀嚼肌运动功能检查
   C. 腭反射
   D. 施墨试验
   E. 角膜反射
3. 关于原发性三叉神经痛，下列哪项是错误的
   A. 疼痛分布于三叉神经分布区域内
   B. 可有“扳机点”存在
   C. 疼痛呈阵发性、刀割样剧痛
   D. 神经系统检查往往有阳性体征
   E. 多为单侧发病
4. 关于原发性三叉神经痛的诊断性封闭，下列哪项是错误的
   A. 眶上孔
   B. 眶下孔
   C. 上颌结节
   D. 下颌孔
   E. 茎乳孔
5. 关于原发性三叉神经痛的诊断性封闭，下列哪项是错误的
   A. 颏孔阻滞麻醉
   B. 眶下孔阻滞麻醉
   C. 上颌结节阻滞麻醉
   D. 下颌孔阻滞麻醉
   E. 疼痛区域浸润麻醉
6. 关于三叉神经痛的治疗方法中，哪种复发率最高，且可重复应用
   A. 药物治疗
   B. 封闭疗法
   C. 无水乙醇注射疗法
   D. 三叉神经撕脱术
   E. 半月神经节射频温控热凝术
7. 关于卡马西平叙述正确的是
   A. 是目前治疗三叉神经痛的首选药物
   B. 此药作用于网状结构-丘脑系统
   C. 不良反应有眩晕、嗜睡、恶心、皮疹、白细胞减少等
   D. 用药前应检查血常规及肝功能
   E. 以上都对
8. 三叉神经痛患者在疼痛发作时的痛性抽搐不包括
   A. 痛区潮红
   B. 眼结膜充血
   C. 出汗、流涎
   D. 流泪
   E. 患侧鼻腔黏液减少
9. 三叉神经痛的诊断性封闭以下错误的是
   A. 圆孔
   B. 卵圆孔
   C. 上颌结节
   D. 下颌孔
   E. 棘孔

【A_3/A_4型题】

（10～11题共用题干）

患者，男性，48岁。既往体健，半年来经常出现左侧咽部及舌根部阵发性剧痛。近2个月来发作频繁，间歇期缩短，疼痛剧烈难忍，有夜间疼痛发作，未经治疗。

10. 该病诊断应为
    A. 三叉神经第Ⅰ支痛
    B. 三叉神经第Ⅱ支痛
    C. 三叉神经第Ⅲ支痛
    D. 舌咽神经痛
    E. 不典型面痛
11. 患者目前宜首选以下哪种治疗方法
    A. 卡马西平
    B. 神经撕脱术
    C. 麻药封闭疗法
    D. 无水乙醇注射治疗
    E. 射频温控热凝术

（12～13题共用题干）

患者，女性，54岁。1年来经常因触摸左侧面颊部及上、下唇而诱发阵发剧痛。近半年发作频繁，间歇期缩短，疼痛剧烈难忍，初起时服用卡马西平治疗有效，近来加大服药剂量也无效。

12. 该病诊断应为
    A. 三叉神经第Ⅰ支痛
    B. 三叉神经第Ⅱ支痛
    C. 三叉神经第Ⅲ支痛
    D. 三叉神经第Ⅰ、Ⅱ支痛
    E. 三叉神经第Ⅱ、Ⅲ支痛

13. 患者目前宜首选以下哪种治疗方法
A. 继续加大卡马西平的服用量
B. 三叉神经撕脱术
C. 麻药封闭疗法
D. 无水乙醇注射治疗
E. 射频温控热凝术

第二节　周围性面神经麻痹

【A_1 型题】

1. 面瘫的贝尔征是指
A. 用力紧闭眼睑，则眼球转向外上方
B. 下结膜囊内常有泪腺积滞
C. 不能鼓腮、吹气
D. 睑裂过大，闭合不全
E. 患侧口角下垂，健侧向上歪斜

2. 下列关于面神经麻痹的叙述，哪项是错误的
A. 分为原发性和继发性两种
B. 贝尔麻痹指临床上不能肯定病因的、不伴有其他症状或体征的单纯性面神经麻痹
C. 面神经损害如发生在茎乳孔外，一般不发生味觉、泪液、唾液等方面的变化
D. 贝尔面瘫急性期不宜应用强的刺激疗法
E. 预后主要取决于病情严重程度和治疗是否及时

3. 贝尔面瘫与中枢性面瘫相鉴别的重要临床表现是
A. 眼睑闭合不全
B. 额纹消失，不能蹙眉
C. 口角偏斜
D. 鼓腮不能
E. 鼻唇沟消失

4. 哪些检查目的在于观察膝状神经节是否受损
A. 味觉检查
B. 听觉检查
C. 泪液检查
D. 有无面瘫
E. 唾液分泌功能

5. 在贝尔面瘫急性期不宜采取的治疗措施是
A. 抗病毒治疗
B. 神经营养药物
C. 激素冲击疗法
D. 针刺或电针治疗
E. 全身支持疗法

【A_2 型题】

6. 患者，男性，52 岁。晨起后发现右口角下垂，右眼不能完全闭合。检查时还发现右侧舌前 2/3 味觉迟钝，同侧舌、颊及口底黏膜与对侧相比均显干燥、无光泽，右侧听力也较对侧差。施墨试验正常。该患者面神经损害部位可能在
A. 脑桥与膝状神经节之间
B. 膝状神经节
C. 镫骨肌与膝状神经节之间
D. 鼓索及镫骨肌之间
E. 茎乳孔以外

7. 某患者在接受左腮腺浅叶切除+面神经解剖术后半年出现进食时左腮腺区皮出汗。其原因可能是
A. 该区域面神经与交感神经错位愈合
B. 该区域面神经与副交感神经错位愈合
C. 该区域交感神经与副交感神经错位愈合
D. 腮腺瘘
E. 耳大神经受损

【B_1 型题】

（8~11 题共用备选答案）
A. 眼睑闭合不全
B. 额纹消失
C. 鼻唇沟变浅
D. 伸舌偏向患侧
E. 下唇歪斜

8. 面神经颞支损伤表现为
9. 面神经颊支损伤表现为
10. 面神经下颌缘支损伤表现为
11. 舌下神经损伤表现为

（12~15 题共用备选答案）
A. 膝状神经节
B. 鼓索与镫骨肌神经节之间
C. 脑桥与膝状神经节之间
D. 镫骨肌与膝状神经节之间
E. 茎乳孔以外

12. 出现口角下垂，上、下睑不能闭合等面瘫症状，面神经的损伤部位位于
13. 出现面瘫、舌前 2/3 味觉减退、唾液腺分泌障碍，面神经的损伤部位位于
14. 出现面瘫、舌前 2/3 味觉减退、唾液腺分泌障碍、听觉障碍，面神经的损伤部位位于
15. 出现面瘫，舌前 2/3 味觉减退，唾液腺、泪腺分泌障碍，听觉障碍，面神经的损伤部位位于

第十一章 先天性唇腭裂

第一节 概 述

【A₁型题】

1. 单侧唇裂形成的胚胎基础为
   A. 一侧上颌突和内侧鼻突未融合
   B. 两侧内侧鼻突未融合
   C. 上颌突与外侧鼻突未融合
   D. 上颌突和下颌突未融合
   E. 内侧鼻突与外侧鼻突未融合
2. 唇裂的流行病学特点不包括
   A. 唇、腭裂是口腔颌面部最常见的先天畸形
   B. 目前我国发病率呈上升趋势
   C. 唇裂常与腭裂伴发
   D. 男性多于女性
   E. 右侧多于左侧

第二节 唇 裂

【A₁型题】

1. 隐性唇裂是指
   A. 红唇完全裂开
   B. 红唇及白唇完全裂开，但鼻底未裂
   C. 红唇、白唇及鼻底完全裂开
   D. 红唇、白唇、鼻底、牙槽突及腭部全部裂开
   E. 红唇、白唇皮肤、黏膜虽完整，但肌肉层连接性中断
2. 单侧唇裂整复术最适合的年龄为
   A. 出生后即刻
   B. 1~2个月
   C. 3~6个月
   D. 7~12个月
   E. 1~2岁

第三节 腭 裂

【A₁型题】

1. 少见的腭裂类型不包括
   A. 腭隐裂
   B. 腭垂裂
   C. 混合型双侧腭裂
   D. 腭垂缺失
   E. 硬腭裂孔
2. 为缩小腭咽腔、增进腭咽闭合之目的而施行的咽成形术中最常用的术式为
   A. 传统兰式手术
   B. 两瓣后推术
   C. 岛状瓣手术
   D. 腭帆提肌重建术
   E. 咽后壁组织瓣转移
3. 腭裂术后发生创口穿孔（腭瘘）的最主要原因是
   A. 饮食
   B. 张力过大
   C. 出血
   D. 感染
   E. 患儿哭闹
4. 腭裂术后的饮食要求为
   A. 术后半流食
   B. 术后流食，1周后改半流食
   C. 术后流食1~2周，半流食1周，2~3周后可进普食
   D. 术后1周可进普食
   E. 术后1周禁食，静脉补给能量
5. 腭裂术后穿孔或部分裂开，术后至少多长时间可行二期手术
   A. 1~2个月
   B. 2~4个月
   C. 4~5个月
   D. 6~12个月
   E. 以上都不对

第四节 唇腭裂序列治疗

【A₁型题】

1. 唇腭裂序列治疗的矫形修复治疗，不包括
   A. 腭托
   B. 赝复体
   C. 双重牙列
   D. 舌刺与舌挡
   E. 语音阻塞器

2. 腭裂综合序列治疗中的最关键部分整复术为
   A. 腭裂整复术
   B. 语音治疗
   C. 正畸治疗
   D. 心理治疗
   E. 耳科治疗
3. 在唇、腭裂综合序列治疗中，哪项治疗应从新生儿开始到成年贯穿整个生长发育期
   A. 语音治疗
   B. 正畸治疗
   C. 赝复治疗
   D. 缺牙修复
   E. 以上都不是

【A_2 型题】

4. 患儿，5 岁，先天Ⅲ度腭裂，于全麻下接受腭裂修复术，为使发音和讲话接近正常，术后应
   A. 进行语音训练
   B. 长期配戴腭护板
   C. 调整饮食习惯
   D. 正畸矫治错𬌗牙
   E. 局部理疗
5. 患儿，4 岁半，腭裂修复术后，如腭咽闭合良好，多长时间可开始语音训练
   A. 术后 2 周
   B. 术后 3 周
   C. 术后 1 个月
   D. 术后 3 个月
   E. 术后 6 个月
6. 患儿，6 岁，先天性唇腭裂术后，伴牙槽突裂，什么时间修复牙槽裂最适宜
   A. 7 岁
   B. 8 岁
   C. 9~11 岁
   D. 12~14 岁
   E. 16 岁以后

【A_3/A_4 型题】

（7~12 题共用题干）
新生儿，左侧完全性唇腭裂。

7. 最先实施的手术治疗应该是
   A. 唇裂修复术
   B. 腭裂修复术
   C. 牙槽突裂植骨术
   D. 新生儿正畸
   E. 颌骨正畸术
8. 唇裂修复手术的时机多在
   A. 出生后 3~6 个月
   B. 出生后 6~12 个月
   C. 出生后 12~18 个月
   D. 青春期后
   E. 成年后
9. 腭裂修复手术宜选择在何时进行
   A. 出生后 3~6 个月
   B. 出生后 6~8 个月
   C. 出生后 8~18 个月
   D. 青春期后
   E. 成年后
10. 进行牙槽突裂植骨术的最佳年龄在
    A. 4~6 岁
    B. 9~11 岁
    C. 13~18 岁
    D. 25 岁以后
    E. 出生后任何时间
11. 进行语音评价及语音治疗的时间在
    A. 4~6 岁
    B. 7~8 岁
    C. 9~10 岁
    D. 12 岁以后
    E. 手术后任何时间
12. 腭裂修复术后语音功能恢复正常的必要条件是
    A. 软腭活动度好
    B. 咽后壁上派氏嵴明显
    C. 悬雍垂外形正常
    D. 牙列完整，咬合关系良好
    E. 发音时能形成良好的腭咽闭合

第十二章　牙颌面畸形

【A_1 型题】

1. 牙颌面畸形的临床分类中，不包括
   A. 颌骨发育过度
   B. 颌骨发育不足
   C. 长面畸形
   D. 不对称畸形
   E. 后天性畸形
2. 根据正颌外科截骨手术后骨愈合以及生物力学特点，术后追踪观察至少应持续
   A. 2 个月
   B. 3 个月
   C. 6 个月
   D. 8 个月
   E. 10 个月
3. 正确的正颌外科治疗程序是
   A. 制订手术计划+术前正畸+正确施术+术后正畸+追踪观察
   B. 术前正畸+制订手术计划+正确施术+术后正畸+追踪观察
   C. 术前正畸+制订手术计划+正确施术+术后正畸
   D. 制订手术计划+术前正畸+正确施术+术后正畸
   E. 术前正畸+制订手术计划+正确施术+追踪观察

第十三章 口腔颌面部后天畸形和缺损

第一节 概 论

【A_1型题】

对偶三角瓣主要适应于
A. 整复邻近组织缺损
B. 松解条索状瘢痕挛缩
C. 覆盖感染创面
D. 毛发移植
E. 器官再造

第二节 组织移植

【A_1型题】

1. 中厚皮片包括
A. 表皮层
B. 表皮层+部分真皮层
C. 表皮层+真皮全层
D. 表皮层+真皮层+部分皮下组织
E. 表皮层+真皮层+皮下组织

2. 游离皮片移植后收缩性最小的是
A. 刃厚皮片
B. 带脂肪的全厚皮片
C. 薄中厚皮片
D. 厚中厚皮片
E. 中厚皮片

3. 游离皮片移植皮片越厚，则
A. 越容易成活
B. 越能耐受摩擦
C. 色泽变化越大
D. 收缩越大
E. 质地越脆

4. 轴型皮瓣的长宽比例为
A. 1.5∶1
B. 2∶1
C. 3∶1
D. 4∶1
E. 无限制

5. 表层皮片的厚度，在成年人为
A. 0.10~0.15mm
B. 0.20~0.25mm
C. 0.35~0.62mm
D. 0.75~0.80mm
E. 1.0~1.2mm

6. 下面关于皮瓣的说法哪个是错误的
A. 皮瓣移植抗感染力强、愈合快
B. 皮瓣包括皮下脂肪层，可用于凹陷缺损畸形整复
C. 皮瓣不适合于移植在肌腱、关节面、骨面等暴露的创面上
D. 皮瓣移植后收缩性小
E. 皮瓣可对重要血管，脑膜等起保护作用

7. 在有感染的肉芽创面上植皮，宜选用
A. 表层皮片
B. 薄中厚皮片
C. 厚中厚皮片
D. 全厚皮片
E. 保存真皮下血管网全厚皮片

8. 有关游离皮片移植的下列描述，正确的是
A. 皮片愈薄，生长能力愈差
B. 全厚皮片较刃厚皮片移植后易收缩
C. 全厚皮片耐磨及负重，但色泽变化也大
D. 有感染的肉芽伤面，只能采用全厚皮片移植
E. 口腔内植皮，多采用中厚皮片

【A_2型题】

9. 患者，女性，34岁。右侧眉因外伤缺失，拟采用皮肤移植方法行眉再造手术。应选用的是
A. 表层皮片
B. 薄中厚皮片
C. 厚中厚皮片
D. 全厚皮片
E. 轴型皮瓣

第二十二篇　口腔修复学

第一章　口腔检查与修复前准备

第一节　病史采集

【A_1 型题】

1. 病史采集的内容包括
   A. 主诉
   B. 患者系统性疾病史
   C. 患者传染性疾病史
   D. 患者的修复治疗情况
   E. 以上都对
2. 下列哪项不是主诉的内容
   A. 肿胀
   B. 疼痛
   C. 发音问题
   D. 职业
   E. 缺牙
3. 主诉的内容是下列哪一项
   A. 患者的姓名
   B. 患者就诊的主要原因
   C. 患者的职业
   D. 患者的口腔情况
   E. 以上都对
4. 系统性疾病史的内容不包括
   A. 有无药物过敏史
   B. 修复治疗情况
   C. 是否患有糖尿病
   D. 是否用过抗惊厥药
   E. 是否有传染性疾病史
5. 口腔专科病史的内容有
   A. 牙周病史
   B. 修复治疗情况
   C. 牙体牙髓病史
   D. 正畸治疗史
   E. 以上都对
6. 哪些是系统疾病史的内容
   A. 有无药物过敏史
   B. 有无牙用材料过敏史
   C. 是否患有糖尿病
   D. 是否有传染性疾病史
   E. 以上都对
7. 病历记录的内容包括
   A. 一般项目
   B. 主诉
   C. 现病史
   D. 既往史
   E. 以上都对

【A_2 型题】

8. 患者，女性，25 岁。右下 6 全冠戴入后不久出现龈组织红肿、疼痛。最不可能出现的原因是
   A. 垂直型食物嵌塞
   B. 水平型食物嵌塞
   C. 修复体边缘过长
   D. 创伤𬌗
   E. 修复体轴面凸度恢复不正确
9. 患者，女性，25 岁。左上 2 牙冠缺损 1/3，咬合关系正常，牙髓未暴露。最佳修复设计是
   A. 嵌体修复
   B. 金属、塑料联合全冠修复
   C. 3/4 冠修复
   D. 烤瓷熔附金属全冠修复
   E. 根管治疗后烤瓷桩冠修复
10. 患者，男性，50 岁。右下 1 为桩冠修复，戴入 1 年后发生桩冠折断。最可能的原因是根桩
   A. 过细
   B. 长度不够
   C. 与根管壁不密合
   D. 松动
   E. 锥度过小

第二节　临床检查

【A_1 型题】

1. 以下哪项是颌面部检查的内容
   A. 面部皮肤颜色、营养状态
   B. 颌面部外形的对称性
   C. 颌面各部分之间的比例关系
   D. 侧面轮廓的面型
   E. 以上都对
2. 对原有修复体的检查包括
   A. 原义齿与口腔组织的密合情况
   B. 咬合关系
   C. 外形是否合适
   D. 义齿行使功能的效率
   E. 以上都对
3. X 线牙片的检查可确定
   A. 牙根及牙周支持组织的健康情况
   B. 全口牙列、牙槽骨支持组织的情况
   C. 颞下颌关节的情况
   D. 髁突、关节凹的情况
   E. 下颌骨的情况
4. 无牙颌口腔专项检查的内容有
   A. 上、下颌弓，牙槽嵴大小、形态和位置

B. 牙槽嵴的吸收情况
C. 口腔及舌的检查
D. 唾液分泌量及黏稠度的检查
E. 以上都对

5. 下列哪项是口腔内部检查的内容
A. 口腔一般情况
B. 牙周检查
C. 牙列检查
D. 缺牙区检查
E. 以上都对

6. Ⅲ度松动牙的松动幅度是
A. 大于 2mm
B. 1.0~1.5mm
C. 1.5~2.0mm
D. 不超过 1mm
E. 以上均不对

7. 所谓的“接触区”是指
A. 相邻牙冠邻面互相接触的区域
B. 牙与牙互相接触的部位
C. 轴面上的外形高点
D. 牙冠邻面最高的部分
E. 牙冠邻面的突出点

8. Ⅱ度松动牙的松动幅度是
A. 不超过 1mm
B. 1~2mm
C. 2~3mm
D. 3~4mm
E. 以上均不对

9. 缺牙区情况的内容不包括
A. 缺牙区间隙大小
B. 牙槽嵴情况
C. 拔牙创愈合情况
D. 对颌牙情况
E. 牙槽嵴有无骨尖、倒凹

10. Ⅰ度松动的牙松动方向是
A. 仅有唇（颊）舌向松动
B. 唇（颊）舌向及近远中向均有松动
C. 近远中向及垂直向均有松动
D. 唇（颊）舌向及近远中向松动，并伴有垂直向松动
E. 以上均不对

11. 口腔检查的内容包括
A. 口腔外部检查
B. 口腔内检查
C. X 线检查
D. 模型检查
E. 以上都对

12. 下列哪项不是𬌗关系检查的内容
A. 上、下颌牙列中线是否一致
B. 牙列检查
C. 上、下第一磨牙是否是中性𬌗关系
D. 息止𬌗位的检查
E. 𬌗干扰检查

13. Ⅱ度松动牙的松动方向
A. 仅有唇（颊）舌向松动
B. 唇（颊）舌向及垂直向均有松动
C. 近远中向及垂直向均有松动
D. 唇（颊）舌向及近远中向松动，并伴有垂直向松动
E. 以上均不对

14. X 线检查的内容包括
A. X 线牙片
B. X 线曲面断层片
C. 颞下颌关节 X 线侧位片
D. 头颅定位片
E. 以上都对

15. 制取模型检查的意义是
A. 检查牙周情况
B. 了解牙体、牙髓的治疗情况
C. 可以弥补口腔内一般检查的不足
D. 了解关节的情况
E. 了解牙根的情况

16. 颞下颌关节区检查的内容有
A. 下颌侧方运动
B. 外耳道前壁检查
C. 颞下颌关节活动度的检查
D. 开口度及开口型
E. 以上都对

【A_2 型题】

17. 患者，女性，30 岁。固定义齿黏固后半个月，近 2 天刷牙时有少量出血。无其他症状。检查：$\overline{6|}$缺失，$\overline{57|}$为桥基牙，冠边缘在龈缘下与牙体组织贴合良好。$\overline{45|}$之间牙线可顺利通过，乳突处有少量食物滞留，龈红肿。引起牙龈出血的原因是
A. 冠边缘刺激牙龈
B. 接触点松
C. 冠外形不好
D. 患者未认真刷牙
E. 对颌牙有楔入式牙尖

18. 患者，女性，27 岁。$\overline{6|}$缺失，固定义齿修复 2 个月后，出现自发性疼痛的原因为
A. 出现继发龋
B. 牙体切割稍多
C. 咬合早接触
D. 基牙受力大
E. 食物嵌塞

19. 患者，女性，28 岁。邻𬌗嵌体戴入 3 个月后，出现冷热刺激痛，最有可能出现的原因是
A. 嵌体咬合过高
B. 急性牙髓炎
C. 继发龋
D. 急性根尖周炎
E. 急性牙周炎

【A_3/A_4 型题】

（20~24 题共用题干）

某患者戴用全口义齿 3 周后，复诊自述义齿易松动。

20. 以下哪种情况需要重衬处理
A. 义齿边缘封闭差，不密合
B. 正中关系不正确
C. 义齿咬合不平衡
D. 垂直距离过低
E. 以上都不对

21. 开始检查应该先
A. 检查正中关系是否正确
B. 检查垂直距离是否正确

C. 检查义齿的固位力如何
D. 让患者进食
E. 重新制作义齿

22. 若咀嚼时义齿易松动，可能的原因是
A. 咬合不平衡
B. 系带处缓冲不足
C. 垂直距离过低
D. 义齿磨光面抛光不够
E. 义齿边缘过度伸展

23. 若患者说话大张口或打哈欠时义齿易松动，可能的原因是
A. 义齿咬合不平衡
B. 义齿边缘过长
C. 正中关系不正确
D. 义齿排列不整齐
E. 以上都不对

24. 询问病史时，最重要的应了解患者
A. 过去是否戴过义齿
B. 每天戴义齿多长时间
C. 是否能吃饭
D. 什么情况下义齿松动
E. 是否有偏侧咀嚼习惯

第三节　修复前准备

【A_1 型题】

1. 藻酸盐类印模材料的凝固原理是
A. 离子交换变化
B. 物理变化
C. 化学变化
D. 室温变化
E. 聚合变化

2. 口腔修复应用材料的良好性能中错误的描述是
A. 溶解性能
B. 机械性能
C. 物理性能
D. 化学性能
E. 生物性能

3. 生物性能包括
A. 腐蚀
B. 生物相容性
C. 应力
D. 流电性
E. 尺寸变化

4. 修复前口腔的一般处理不包括
A. 牙齿选磨
B. 保证良好的口腔卫生
C. 拆除不良修复体
D. 治疗和控制龋病及牙周病
E. 处理急性症状

5. 模型材料包括
A. 普通石膏
B. 硬质石膏
C. 超硬石膏
D. 嵌体蜡
E. 以上都对

6. 余留牙的保留牙槽骨吸收的程度下列哪项是错误的
A. 达到根 1/5
B. 达到根 1/3
C. 达到根 1/2
D. 达到根 2/3
E. 达到根 2/5

7. 口腔修复材料的性能包括
A. 物理性能
B. 机械性能
C. 化学性能
D. 生物性能
E. 以上都对

8. 化学性能不包括
A. 腐蚀
B. 扩散
C. 流电性
D. 吸附
E. 老化

9. 咬合调整的目的是通过对牙的选磨
A. 消除早接触
B. 消除𬌗干扰
C. 使𬌗力分布均匀
D. 𬌗关系协调
E. 以上都对

10. 口腔软硬组织的修复前处理包括
A. 唇、舌系带的矫正术
B. 瘢痕切除修整术
C. 松动软组织切除修整术
D. 前庭沟加深术
E. 以上都对

11. 义齿基托树脂调和后的变化不包括
A. 湿砂期
B. 面团期
C. 稀糊期
D. 膏状期
E. 橡胶期

12. 残根的拔除或保留应根据
A. 牙根缺损破坏的范围
B. 根尖周组织的健康情况
C. 治疗效果
D. 与修复的关系
E. 以上都对

13. 下列哪项不是修复前准备与处理的内容
A. 修复前口腔的一般处理
B. 余留牙的保留与拔除
C. 口腔软组织及牙槽骨的处理
D. X 线检查
E. 修复前正畸治疗

14. 临床上对余留牙的选磨有
A. 诊断性调𬌗
B. 临床调𬌗
C. 重度伸长牙的处理
D. 不均匀磨耗部分的选磨
E. 以上都对

【A_2 型题】

15. 患者，男性，48 岁。5⌉缺失，⌈46 轻度向缺隙侧倾斜，余留牙均健康。如果设计固定义齿修复，应考虑
A. 采用复合固定桥
B. 采用半固定桥
C. 加强固位力

D. 增加基牙数目
E. 采用双端固定桥

16. 患者，男性，35 岁。右下固定义齿黏固 1 周，现咬合时基牙痛。检查：$\overline{57|}$缺失，$\overline{64|}$为桥基牙，稳固，$\overline{4|}$叩(+)，咬合接触好，余未见异常。引起基牙疼痛最可能的原因是
A. 黏固剂的刺激
B. 继发龋
C. 牙髓炎
D. 与邻牙接触过紧
E. 殆创伤

17. 一患者$\underline{5|}$缺失，间隙约 4mm，$\overline{6|}$银汞充填体，已做牙髓治疗，$\overline{4|}$位置正常，与下颌对殆牙的覆殆覆盖关系正常。以下修复设计中最合理的是
A. 直接做可摘局部义齿
B. 半固定桥
C. $\overline{6|}$双端固定桥
D. $\overline{64|}$双端固定桥
E. $\overline{6|}$全冠修复后制作可摘局部义齿修复

【A_3/A_4 型题】

（18~20 题共用题干）

患者，女性，45 岁。$\overline{7|}$缺失，$\overline{6|}$为基牙，戴用 2 年余，近一时期自觉基牙松动，冷热疼痛不适。检查：$\overline{6|}$松动 I 度，固位体殆面穿孔，深龋洞，边缘不密合，牙龈充血，红肿。

18. 应如何处理
A. 服用抗生素
B. 拆除固定桥
C. 牙周上药
D. 全口洁治
E. 调殆

19. 基牙松动的原因可能是
A. 固位体与基牙不密合
B. 基牙牙周炎
C. 固位体材料强度较差
D. 急性牙髓炎
E. 设计不当，基牙受力过大

20. $\overline{6|}$牙龈发炎的原因是
A. 基牙受力过大
B. 基牙松动
C. 固位体殆面形态欠佳
D. 固位体边缘与基牙不密合
E. 以上都对

（21~22 题共用题干）

患者，男性，36 岁。3 个月前因外伤上前牙脱落。检查：$\underline{|1}$缺失，间隙正常，牙槽嵴无明显吸收。$\underline{1|}$牙冠 1/2 缺损，已露髓，探稍敏感，叩诊阴性，无松动。$\underline{|2}$牙冠良好，叩诊阴性，无松动。上下前牙牙龈轻度红肿，易出血，可见菌斑及牙石。余牙未见异常。

21. 下列哪项不是修复前进行的必要的检查和治疗工作
A. 前牙区牙片
B. 牙周上药
C. 调殆
D. 全口洁治
E. 服用抗菌药物

22. 最合适的治疗方案是
A. 桩核与双端固定桥
B. 桩冠与局部义齿
C. 覆盖义齿
D. 根内固位体固定桥
E. 以上都不是

【B_1 型题】

（23~25 题共用备选答案）
A. 松动、脱落
B. 变色
C. 穿孔、破裂
D. 磨损
E. 折断

23. 全冠修复体太薄，殆力过于集中可能导致
24. 全冠修复体与牙体不密合，侧向力过大可导致
25. 殆力大，固定桥连接体薄弱可导致

（26~30 题共用备选答案）
A. 1 周
B. 1 个月
C. 5~6 个月
D. 3~4 个月
E. 3 个月

26. 固定修复的最佳时机是拔牙后
27. 前牙外伤牙折伴牙周膜撕裂伤，根管治疗后到桩冠修复需要
28. 进行可摘义齿修复至少应在拔牙后
29. 上颌种植修复的最佳时间是在拔牙后
30. 下颌种植修复的最佳时间是在拔牙后

（31~35 题共用备选答案）
A. RPI 卡环
B. 回力卡环
C. 联合卡环
D. 对半卡环
E. 杆型卡环

31. 具有应力中断作用的是
32. 可减少远中游离端义齿基牙的卡抱力的是
33. 有效防止食物嵌塞的是
34. 用于前后有缺隙孤立的双尖牙或磨牙的是
35. 美观，致龋率低的是

（36~40 题共用备选答案）
A. 被称为完全固定桥
B. 可以自行摘戴的固定桥
C. 固位力主要来自黏结材料的黏结力的固定桥
D. 以各种骨内种植体作为固定桥的支持和固位端制成的固定桥
E. 一端的固位体为固定连接，另一端的固位体为活动连接的固定桥

36. 双端固定桥
37. 种植固定桥
38. 固定-可摘联合桥
39. 黏结固定桥
40. 半固定桥

（41~44 题共用备选答案）
A. 主承托区
B. 副承托区
C. 缓冲区

D. 边缘封闭区
E. 后堤区
41. 处理不当，咳嗽或吹气时，总易脱落的是
42. 支持力较差，只能承担一小部分力的是
43. 与义齿固位关系密切的区域是
44. 承担最大咀嚼压力的区域是
（45~48 题共用备选答案）
A. 固定桥黏固于基牙上并与桥体相连的部分
B. 固定桥恢复缺失牙的形态和功能部分
C. 基牙
D. 固定桥的应力集中部分
E. 具有一定应力缓冲作用
45. 桥体
46. 固位体
47. 活动连接体
48. 连接体

第二章 牙体缺损

第一节 病因及影响

【A_1 型题】

1. 牙体缺损是指
A. 牙体硬组织的破坏、缺损或畸形
B. 牙体硬组织的龋坏
C. 隐裂
D. 口腔内只有部分天然牙存在
E. 磨耗
2. 牙体缺损最常见的原因是
A. 楔状缺损
B. 龋病
C. 牙外伤
D. 磨损
E. 发育畸形
3. 牙体缺损除产生牙髓、牙周及咬合症状等不良影响外，还包括
A. 尖锐边缘可损伤舌及口腔黏膜
B. 前牙牙体缺损直接影响美观、发音
C. 全牙列残冠、残根可降低垂直距离，影响面容及心理状态
D. 残冠、残根可成为病灶影响全身健康
E. 以上均为不良影响

第二节 治疗设计和方法选择

【A_1 型题】

1. 冠内固位形不包括
A. 沟形
B. 针形
C. 片切形
D. 箱状形
E. 鸠尾形
2. 钉洞固位形直径一般为
A. 0.5mm
B. 1.0mm
C. 1.5mm
D. 1.8mm
E. 2.0mm
3. 复合树脂修复牙体缺损时，对牙本质黏结的正确说法是
A. 形成保留玷污层
B. 牙面保留外来水分
C. 延长酸蚀时间
D. 高浓度磷酸酸蚀
E. 强力吹干黏结面
4. 修复体的固位力与下列哪种因素无关
A. 制备牙轴面聚合度
B. 黏结剂的厚度
C. 接触面积
D. 制备牙的松动度
E. 修复体与制备牙的密合度
5. 牙体缺损修复时，有关牙体预备保护牙髓的说法下列哪项是错误的
A. 用高速切割器械做牙体预备时，应用水雾冷却
B. 局部麻醉下操作时应注意保护牙髓
C. 牙体预备可分次完成
D. 牙体预备后，避免用刺激性药物
E. 活髓牙牙体预备后应做临时冠
6. 龈上边缘适用于
A. 金瓷冠的唇侧
B. 老年患者牙龈退缩明显
C. 牙冠短小
D. 缺损至龈下
E. 以上都不是
7. 铸造金属全冠的适应证不包括
A. 后牙牙体严重缺损，固位形、抗力形较差者
B. 后牙出现低牙𬌗、邻接不良、牙冠短小、错位牙改形、牙冠折断等需要以修复体恢复正常解剖外形、咬合、邻接等
C. 固定义齿的固位体、可摘局部义齿基牙缺损需要保护

D. 龋患率高或牙本质过敏严重伴牙体缺损
E. 前牙银汞合金充填后邻牙存在异种金属微电流刺激引起症状者

8. 金属烤瓷全冠采用龈沟内边缘的优点是
A. 易于制备
B. 易于检查
C. 利于密合
D. 利于美观
E. 不刺激牙龈

9. 下列关于金瓷冠瓷层的叙述正确的是
A. 不透明瓷至少 0.4mm
B. 体瓷厚度一般为 0.5mm
C. 瓷烧结次数增加则瓷的热膨胀系数增加
D. 瓷烧结次数增加则瓷的热膨胀系数减少
E. 金瓷冠的颜色主要靠上色获得

10. 与正常牙冠轴面突度的生理意义无关的是
A. 维持牙颈部龈组织的张力
B. 维持牙弓形态，分散𬌗力
C. 保证食物正常排溢
D. 保证食物流对牙龈的生理刺激
E. 有利于提高自洁作用

11. 临床上固定修复常用的固位形是
A. 环抱面固位形
B. 钉洞固位形
C. 沟固位形
D. 洞固位形
E. 以上都有

12. 牙体缺损修复时，增加修复体抗力的措施是
A. 保证修复体适当的体积和厚度
B. 合理控制修复体的外形
C. 选择理化性能优良的修复材料
D. 保证修复体制作质量
E. 以上都对

13. 影响黏结力的因素有
A. 黏结面积
B. 黏结剂的厚度
C. 黏结面的粗糙度
D. 黏结剂的稠度
E. 以上都有

14. 以下关于黏结力的说法哪项是错误的
A. 与技术操作有关
B. 与黏结剂稠度成正比
C. 与黏结剂厚度成反比
D. 与黏结面积成正比
E. 与黏结剂性能有关

15. 牙体缺损修复时，牙体预备应达到的要求下列哪项是错误的
A. 去除病变组织
B. 消除轴壁倒凹
C. 提供良好的抗力形和固位形
D. 不做预防性扩展
E. 磨改过长牙和错位牙

16. 牙体缺损修复时，修复体与牙龈组织的健康有关的是
A. 修复体龈边缘的位置
B. 修复体龈边缘的外形
C. 修复体龈边缘的密合性
D. 修复体龈边缘处的牙体预备形式
E. 以上都有

17. 牙体缺损修复时，增加患牙抗力的措施是
A. 修复体类型的选择设计应考虑到患牙组织结构和缺损情况
B. 牙体预备时去除薄壁弱尖
C. 牙体预备时尽量保留牙体组织
D. 牙体缺损大的应采用辅助增强措施
E. 以上都对

18. 树脂类黏结剂的优点不包括
A. 难溶于唾液
B. 黏结力强
C. 牙髓刺激小
D. 可与牙本质黏结
E. 可与金属黏结

19. 以下关于钉洞固位形的说法哪项是错误的
A. 钉洞深度一般为 1.5mm
B. 钉洞直径约 1mm
C. 后牙可做 2~4 个钉洞
D. 钉洞与人造冠的就位道相垂直
E. 钉的表面形态有光滑的、锯齿状和螺纹状的

20. 前牙全冠修复做龈下边缘的主要优点是
A. 龈沟内是免疫区
B. 修复体边缘密合性好
C. 不易产生继发龋
D. 美观
E. 防止菌斑附着

21. 牙体缺损修复时，牙体预备的要求下列哪项不正确
A. 去除病变组织
B. 开辟修复体所占空间
C. 提供良好的固位形和抗力形
D. 磨改过小牙或错位患牙
E. 无须做预防性扩展

22. 洞固位形鸠尾峡的宽度磨牙一般为颊舌尖宽度的
A. 1/5
B. 1/3
C. 1/2
D. 2/3
E. 3/4

23. 以下关于沟固位形的说法哪项是错误的
A. 深度一般为 1mm
B. 固位沟的龈端应放在龈下
C. 对修复体有加固作用
D. 与就位道方向一致
E. 可抗水平脱位

24. 以下哪项与人造冠的固位有关
A. 约束和约束反力
B. 摩擦力
C. 黏结力
D. 固位形
E. 以上都有

25. 修复牙体预备时，防止过多磨除健康牙体组织的措施是

A. 轴面聚合度一般应大于15°
B. 后牙殆面磨平保证足够修复空间
C. 能用部分冠修复时，尽量不选择全冠修复
D. 前牙金属烤瓷冠舌侧均应选择1mm宽肩台
E. 严重错位的牙齿应选择桩核全冠

26. 以下关于全冠牙体预备的说法中，错误的是
A. 要去除腐质
B. 要消除轴壁倒凹
C. 要去除无基釉
D. 进行预防性扩展
E. 牙磨小些修复体好做

27. 单面嵌体的铸道应安插在
A. 蜡形的边缘嵴处
B. 蜡形的中央
C. 蜡形对称的边缘
D. 与蜡形整个殆面接触
E. 以上均可

28. 牙体预备的基本要求是
A. 去除病变组织，阻止病变发展
B. 消除轴壁倒凹，获得良好就位道
C. 开辟修复体所占空间，保证修复体一定的强度、厚度和美观
D. 预备良好的固位形和抗力形，磨改过长牙，错位牙，异常对殆牙及邻牙，并做适当预防性扩展
E. 以上均是应达到的要求

29. 与全冠咬合面形态设计无关的因素是
A. 固位因素
B. 抗力因素
C. 牙周状态
D. 邻牙殆面形态
E. 对殆牙牙髓状况

30. 以下关于全冠固位的说法错误的是
A. 全冠固位力主要来自摩擦力和黏结力
B. 摩擦力是最主要的固位力
C. 摩擦力与修复体和预备体的密合度无关
D. 全冠的殆面形态与固位无关
E. 预备体的颊舌径与固位有关

31. 以下关于鸠尾固位形的说法哪项是错误的
A. 可防止修复体的水平脱位
B. 可增加修复体的固位力
C. 鸠尾峡的宽度为咬合面宽度的1/3左右
D. 鸠尾的制备对预备体的抗力无影响
E. 鸠尾峡应位于咬合面牙尖三角嵴之间

32. 修复牙体预备时保护牙髓的措施中，错误的是
A. 喷水冷却降温
B. 加大车针对牙面的压力
C. 预备固位沟时，适当降低车针转速
D. 轴面聚合度不应过大
E. 涂布牙本质脱敏剂

33. 牙体缺损修复过程中，可能导致牙髓损害的因素不包括
A. 牙体制备
B. 灌模型
C. 戴临时冠
D. 预备体消毒
E. 取印模

34. 以下哪项不能增加金合金瓷金结合力
A. 喷砂
B. 预氧化
C. 超声清洗
D. 除气
E. 电解蚀刻

35. 为增加黏结力，黏结之前预备体表面需做以下处理，除了
A. 涂分离剂
B. 干燥
C. 酸蚀
D. 清洁
E. 去油污

36. 牙体修复预备过程中预防性扩展的主要目的是
A. 去除龋坏牙体组织
B. 提供良好的固位形和抗力形
C. 自洁和防止继发龋
D. 增进修复体的美学效果
E. 促进牙周组织的健康

37. 对于舌侧倾斜较明显的下磨牙，全冠的舌侧龈边缘最好为
A. 刃状
B. 凹状
C. 90°肩台
D. 135°肩台
E. 带斜面的肩台

38. 残根缺损达龈下时，正确的处理方法是
A. 一律拔除
B. 抗感染后，直接在根上修复
C. 残根根管治疗后，直接在根上修复
D. 不处理
E. 可考虑残根根管治疗后使用正畸牵引至合适的位置后修复

39. 沟固位形的深度一般为
A. 0.5mm
B. 1.0mm
C. 1.5mm
D. 2.0mm
E. 以上都不对

40. 下列哪种情况不适宜做桩冠
A. 年轻恒牙
B. 根尖有感染的牙且感染未得到控制
C. 根管壁有侧穿的牙
D. 牙槽骨吸收超过根1/2的牙
E. 以上都不适宜做

41. 属于嵌体适应证的是
A. 青少年的恒牙和儿童乳牙
B. 牙殆面缺损小且表浅
C. 固定桥的基牙已有龋洞或需要放置栓体或栓槽附

着体
D. 牙体缺损范围大，残留牙体组织抗力形差，固位不良
E. 对美观及长期效果要求高的前牙缺损年轻患者

42. 以下关于洞固位形的说法哪项是正确的
A. 洞深度应在 2mm 以上
B. 洞底平壁直
C. 邻面洞应在咬合面做鸠尾
D. 洞缘有洞斜面
E. 以上都对

43. 金瓷结合中最重要的结合力是
A. 机械结合
B. 范德华力
C. 倒凹固位
D. 化学结合
E. 压力结合

44. 牙体预备时，为减小对牙髓的损害所采取的措施是
A. 水雾冷却
B. 间歇切割
C. 短时切割
D. 轻压磨切
E. 以上都对

45. 为防止全冠颊舌向脱位而增加的辅助固位沟应放在牙冠的
A. 颊面
B. 舌面
C. 邻面
D. 邻颊线角
E. 邻舌线角

46. 增强铸造全冠固位力的方法有
A. 在𬌗面制备针道，轴壁制备轴沟
B. 在龈边缘制备台阶
C. 降低牙尖高度
D. 降低牙尖斜度
E. 以上都对

47. 修复体轴面突度过大可引起
A. 牙龈增生
B. 牙龈上皮附着破坏
C. 牙龈萎缩
D. 牙龈炎
E. 食物嵌塞

48. 以下哪种情况不适宜做金属烤瓷全冠修复
A. 氟斑牙，变色牙
B. 青少年畸形牙
C. 小牙畸形
D. 前牙扭转、错位
E. 牙体缺损较大无法充填治疗者

49. 可以增强修复体与预备体固位力的固位形有
A. 箱状固位形
B. 鸠尾固位形
C. 针道固位形
D. 沟固位形
E. 以上都是

50. 金属烤瓷全冠的合金热膨胀系数（金 a）与瓷的热膨胀系数（瓷 a）的关系是
A. 金 a>瓷 a
B. 金 a<瓷 a
C. 金 a=瓷 a
D. A、C 都对
E. B、C 都对

51. 下列哪项对全冠龈边缘位置设计无影响
A. 固位力大小
B. 美观因素
C. 牙龈的保护
D. 边缘密合
E. 牙体预备操作的难易

52. 以下关于金瓷冠中合金与瓷粉的要求的描述，错误的是
A. 良好的生物相容性
B. 瓷粉的热膨胀系数略大
C. 两者会产生化学结合
D. 合金熔点大于瓷粉
E. 有良好的强度

53. 牙冠修复体的邻面与邻牙紧密接触的目的不是为了
A. 防止食物嵌塞
B. 维持牙位、牙弓形态的稳定
C. 与邻牙相互支持、分散𬌗力
D. 保持每个牙各区的生理运动
E. 防止对𬌗牙伸长

【A_2 型题】

54. 患者，男性，30 岁。右下 7 已行根管治疗，原树脂充填物经常脱落，现要求全冠修复。检查：无叩痛，无松动，咬合正常，临床牙冠较高。不宜采用的修复方法是
A. 铸造金属全冠
B. 塑料全冠
C. 金属烤瓷全冠
D. 高强度全瓷冠
E. 嵌体

55. 患者，男性，40 岁。左上 1 根管治疗后变色影响美观，深覆𬌗，最好采用下列哪种修复方案
A. 甲冠
B. 开面冠
C. 3/4 冠
D. 桩冠
E. 金属全冠

56. 患者，女性，30 岁。左上 2 冠折 2/3，已做完善根管治疗，无不适症状，X 线片未见异常，咬合关系正常。以下哪种修复方案较恰当
A. 嵌体
B. 塑料全冠
C. 桩核烤瓷冠
D. 金属-塑料联合全冠
E. 铸造全冠

57. 患者，男性，68 岁。右上 6 牙体缺损已行完善根管治疗，树脂充填，临床牙冠长。若选择金属铸造全冠修复，边缘位置最好选在
A. 龈上 1mm
B. 平齐牙龈缘
C. 龈下 0.5mm
D. 龈下 1mm
E. 龈下 2mm

58. 患儿，女，12 岁。左上 1 冠折 1/2，咬合关系正常。患者经根管治疗后，最佳修复设计方案为

A. 成品桩+烤瓷全冠
B. 金属核+甲冠
C. 0.7不锈钢丝弯制桩冠
D. 1.2不锈钢丝弯制桩冠
E. 以上都可以

59. 患者，男性，35岁。左下6𬌗面隐裂累及牙髓，已完成根管治疗，牙冠短小，咬合紧。宜用哪种修复体
A. 高嵌体
B. 3/4冠
C. 邻𬌗嵌体
D. 铸造全冠
E. 锤造全冠

60. 一年轻患者缺失一颗前牙，其他牙有散在间隙。最好的处理方法是
A. 仅修复缺失牙
B. 修复缺失牙并用光敏修复间隙
C. 做烤瓷冠
D. 拔除有间隙的牙
E. 先正畸关闭间隙或集中间隙后再修复

61. 患者，男性，25岁。左上1冠折2/3，根管治疗情况良好，咬合紧。最适宜的修复方法是
A. 塑料全冠
B. 金属全冠
C. 部分瓷覆盖金属烤瓷全冠
D. 全瓷覆盖金属烤瓷全冠
E. 成品钢丝弯制的桩冠

62. 一患者，右上2锥形牙，与邻牙间有1mm间隙，可选择的修复方法中除了
A. 树脂贴面
B. 金属烤瓷冠
C. 全瓷冠
D. 瓷贴面
E. 3/4冠

63. 一患者，检查：右下6MOD银汞充填，剩余颊舌侧牙体硬组织强壮，咬合紧，牙冠高度仅4mm。若行全冠修复，下列增加固位的措施中不正确的是
A. 在轴壁上制备倒凹
B. 增加箱状或钉洞等辅助固位形
C. 设计龈下边缘
D. 适当增加龈边缘宽度
E. 设计嵌体冠

64. 患者，男性，26岁。外伤致右上1冠折伴牙周膜撕裂伤，断面位于龈上。行根管治疗后要求桩冠修复，一般开始修复的时间是
A. 即刻备牙取模
B. 观察1周后复诊
C. 观察2周后复诊
D. 观察3周后复诊
E. 观察1个月后复诊

【A_3/A_4型题】

（65~68题共用题干）

患者，女性，40岁。2年前右上后牙疼痛，经治疗痊愈。但充填物反复脱落。要求做相对永久的治疗。检查：叩（-），稳固。远中邻大面积龋，银汞充填，充填体完整。

65. 除上述检查外，最需要做的检查是
A. 血常规
B. 取研究模型
C. X线牙片检查
D. 探诊
E. 电活力测验

66. 若经检查证实根尖有感染，首先应进行的最佳治疗是
A. 口服抗生素
B. 塑化治疗
C. 根管充填
D. 牙髓干尸治疗
E. 调𬌗降低咬合

67. 为长期保存该患牙，最佳的修复方法是
A. 全冠
B. 嵌体
C. 固定义齿
D. 成品桩+树脂充填
E. 铸造桩+树脂充填

68. 若患者要求做全冠修复，应推荐生物学性能最佳的修复材料是
A. 树脂
B. 镍铬合金
C. 钴铬合金
D. 镍钛合金
E. 金合金

（69~71题共用题干）

患者，男性，45岁。右下6可见大面积银汞充填，远中食物嵌塞，冷热（-），X线片显示已行完善根管治疗。

69. 食物嵌塞的可能原因是
A. 邻接关系不良
B. 𬌗平面与邻牙不一致
C. 𬌗面外形不良
D. 邻间乳头萎缩
E. 以上都有可能

70. 若此牙为死髓牙，牙冠缺损3/4，未行根管治疗，根长，粗大，牙槽骨条件好。最佳设计方案是
A. 根管治疗后全冠修复
B. 根管治疗后银汞充填加全冠修复
C. 根管治疗后铸造桩核加全冠修复
D. 根管治疗后嵌体修复
E. 高嵌体修复

71. 若此牙需要桩冠修复，则最可能利用的根管是
A. 近中颊根管
B. 远中根管
C. 远中舌根管
D. 以上都是
E. 以上都不是

（72~74题共用题干）

患者，女性，40岁。下颌第一磨牙近中𬌗面大面积银汞合金充填，近中食物嵌塞，余牙正常，要求治疗。

72. 如果此牙为死髓牙，牙根长大，根管治疗完善，牙槽骨高度基本正常。则最佳的治疗方案为

A. 烤瓷冠修复
B. 铸造桩核+全冠修复
C. 银汞充填+全冠修复
D. 嵌体修复
E. 3/4 冠修复

73. 如果此牙牙髓健康，颊舌侧剩余牙体硬组织较薄弱，则最佳的治疗设计为
A. 金属全冠修复
B. 嵌体冠修复
C. 去髓后桩冠修复
D. 3/4 冠修复
E. 金瓷冠修复

74. 如此牙需做桩冠修复，而其近远中根分叉较大，又要考虑桩核的强度，则最佳方法为
A. 成品桩+树脂核+全冠
B. 成品桩+银汞核+全冠
C. 成品桩+铸造桩核+全冠
D. 铸造分裂桩核+全冠
E. 以上均可

（75~77 题共用题干）

患者，女性，20 岁。1 年前因外伤致上前牙缺损。检查：右上中切牙远中切角缺损，牙冠变色，叩（-）、无松动，咬合正常。

75. 不宜选择的修复形式有
A. 光固化树脂修复
B. 塑料甲冠
C. 瓷贴面
D. 烤瓷全冠
E. 嵌体

76. 若采用桩冠修复，应进一步做必要的检查，除了
A. X 线检查了解根周状况
B. 松动度
C. 牙龈状况
D. 牙齿的颜色变化
E. X 线检查了解根管充填的状况

77. 最合适修复的类型是
A. 成品桩+树脂牙冠
B. 成品桩+树脂核+树脂牙冠
C. 铸造桩核+烤瓷冠
D. 成品桩+树脂核+全瓷冠
E. 铸造桩核+树脂牙冠

【B_1 型题】

（78~80 题共用备选答案）
A. 高嵌体
B. 单面嵌体
C. 双面嵌体
D. 嵌体冠
E. 多面嵌体

78. 嵌体覆盖牙冠的大部分或全部者称
79. 嵌体覆盖高于殆面，用于恢复患者咬合关系者称
80. 涉及牙冠颊面和殆面的嵌体称

（81~86 题共用备选答案）
A. 嵌体
B. 甲冠
C. 3/4 冠
D. 金属全冠
E. 烤瓷全冠

81. 固位力最差的是
82. 强度最差的是
83. 最美观的修复体是
84. 抗磨耗性最好的是
85. 常作为临时修复体的是
86. 边缘线最长的冠类修复体是

（87~90 题共用备选答案）
A. 要求在完成修复后修复体和患牙具有能抵抗殆力而不致破坏或折裂的外形
B. 修复体在行使功能时，能抵御各种作用力而不发生移位或脱落的能力
C. 两个相互接触而又相对运动的物体间所产生的作用力
D. 物体位移时受到一定的条件限制，加给物体这种限制的力
E. 黏结剂与被黏结物体界面上分子间的结合力

87. 固位力
88. 约束力
89. 抗力形
90. 摩擦力

第三节 治疗步骤

【A_1 型题】

1. 嵌体与银汞合金充填洞形预备原则不相同的是
A. 做预防性扩展
B. 底平、壁直
C. 点、线、角清楚
D. 洞形无倒凹
E. 利用辅助固位形

2. 为防止游离酸对牙髓的刺激，年轻患者的恒牙（活髓牙）采用铸造全冠修复时，不能用的永久性黏固剂是
A. 磷酸锌黏固剂
B. 玻璃离子黏固剂
C. 丁香油黏固剂
D. 羧酸玻璃离子黏固剂
E. 合成高分子化合物黏固剂

3. 属于双面嵌体的是
A. 殆面嵌体
B. 邻殆嵌体
C. 颈部嵌体
D. 高嵌体
E. 邻殆邻嵌体

4. 下列哪项措施不利于增加粘结力
A. 黏结面清洁无唾液
B. 黏结面尽量密合
C. 黏结面积越大越好
D. 黏结剂黏度合适
E. 黏结表面光滑

5. 下列关于桩冠冠桩长度的说法中，不正确的是
A. 不破坏根尖封闭的情况下应该尽量长
B. 越长固位越好

C. 至少达根长的4/5
D. 至少等于冠长
E. 根尖部保留至少 3～5mm 根充物

6. 全冠牙体预备殆面磨除目的是
A. 为了容易就位
B. 为了更好地恢复牙体的解剖外形
C. 为全冠制作提供殆面的金属空间
D. 为制作方便
E. 以上都不对

7. 桩冠修复时，一般要求根尖部保留多少长度的根充材料
A. 不用保留
B. 1～3mm
C. 3～5mm
D. 5～7mm
E. 以上都不适宜

8. 3/4 冠邻沟预备的主要目的是
A. 增加 3/4 冠的强度
B. 增加 3/4 冠的厚度
C. 防止 3/4 冠舌向脱位
D. 保证与邻牙接触紧密
E. 有利于冠就位

9. 金属全冠修复体龈边缘预备形式是
A. 刃状
B. 凹面
C. 90°肩台
D. 90°肩台+斜面
E. 135°肩台

10. 铸造 3/4 冠与铸造全冠比较，其优点是
A. 牙冠的边缘显露金属
B. 边缘线长
C. 磨除的牙体组织较少
D. 必须做邻轴沟
E. 固位力强

11. 制备嵌体窝洞时，与修复体边缘封闭直接相关的是
A. 洞斜面
B. 边缘嵴
C. 轴面角
D. 洞的线角
E. 洞的深度

12. 理想冠桩外形的要求是
A. 与根管壁密合
B. 与根管壁外形一致的圆锥体
C. 从根管口到根尖逐渐缩小成锥形
D. 各部横径都不超过根径的 1/3，与根部外形一致
E. 以上都正确

13. 与银汞合金充填比较铸造嵌体的优点是
A. 机械性能优良
B. 固位好
C. 边缘线短
D. 牙体切割少
E. 制作方便

14. 桩核舌侧应为金瓷冠留出的最小间隙为
A. 0.1mm
B. 0.2mm
C. 0.3mm
D. 0.5mm
E. 0.8mm

15. 桩冠根管预备中下列不正确的操作是
A. 先看牙片
B. 确定桩长度
C. 用圆钻去除根充物
D. 用裂钻去除根充物和修整根管壁一次完成
E. 钻进时随时校正钻入方向

16. 以下哪种叙述不能有效增强桩冠的固位
A. 增加桩的长度
B. 减小根管壁的锥度
C. 增加黏固剂的稠度
D. 增加冠桩与根管壁的密合度
E. 尽量保留残存的牙体组织

17. 后牙 3/4 冠与前牙 3/4 冠在牙体预备中的主要不同是
A. 殆面沟
B. 邻轴沟方向
C. 邻轴沟深度
D. 邻轴沟形态
E. 邻轴沟位置

18. 桩核唇侧应为金瓷冠留出的最小间隙为
A. 0.5mm
B. 1.0mm
C. 1.5mm
D. 2.0mm
E. 1.8mm

19. 以下哪项不是全冠印模的要求
A. 边缘清晰
B. 殆面清晰
C. 颌关系正确
D. 无变形
E. 印模边缘伸展充分

20. 铸造全冠预备时，轴壁正常聚合角及颈部肩台要求
A. 0°，无肩台
B. 2°～5°，0.5～0.8mm
C. 2°～5°，0.8～1.5mm
D. 6°～10°，0.8～1.5mm
E. 6°～10°，1.5～2.0mm

21. 3/4 冠最主要的缺点是
A. 就位困难
B. 不能做固定桥固位体
C. 磨牙多
D. 外形线长，不利防龋
E. 不美观

22. 以下哪项不是影响全冠就位的原因
A. 预备体有倒凹
B. 蜡型变形
C. 铸造收缩
D. 全冠过短
E. 邻接过紧

23. 在嵌体修复的牙体预备中，下列说法正确的是
A. 预备的洞形应有倒凹
B. 预备的洞形的所有轴壁应内聚 2°～5°
C. 洞缘应有斜面
D. 洞缘应无斜面
E. 不可做预防性扩展

24. 义齿固位力与卡环臂进入基牙倒凹的深度和倒凹的坡度有关，一般
A. 倒凹的深度应大于 1mm，倒凹的坡度应小于 10°

B. 倒凹的深度应大于1mm，倒凹的坡度应小于20°
C. 倒凹的深度应小于1mm，倒凹的坡度应小于10°
D. 倒凹的深度应小于1mm，倒凹的坡度应小于20°
E. 倒凹的深度应小于1mm，倒凹的坡度应大于20°

25. 一般黏固固定修复体前常用的消毒剂是
A. 75%酒精
B. 甲醛甲酚
C. 木榴油
D. 樟脑酚
E. 碘附

26. 高嵌体固位主要靠
A. 环抱固位
B. 钉洞固位
C. 鸠尾固位
D. 倒凹固位
E. 沟固位

27. 为后牙铸造金属全冠做牙体预备时，错误的做法是
A. 邻面聚合角以2°~5°为宜
B. 各轴面角的线角磨圆钝
C. 𬌗面磨除量一般为0.5~1.0mm
D. 上颌牙舌尖斜面不必多磨
E. 颈部预备凹形肩台

28. 嵌体洞壁必须有牙本质支持，其目的是
A. 增加固位力
B. 防龋
C. 增加摩擦力
D. 增加抗力
E. 增加覆盖面积

29. 甲冠的适应证，下列哪一项除外
A. 变色牙
B. 咬合紧，𬌗力大
C. 过小畸形牙
D. 扭转牙
E. 切角缺损

30. 塑料甲冠不可用于
A. 暂时性修复体
B. 诊断性修复体
C. 修复前牙过小牙
D. 修复前牙切角缺损
E. 修复磨牙外形

31. 冠桩修复时，桩的直径应为
A. 根径的1/4
B. 根径的1/3
C. 根径的1/2
D. 根径的2/3
E. 根径的3/4

32. 塑料全冠最常用的适应证是
A. 前牙永久性修复
B. 后牙永久性修复
C. 固定义齿的固位体
D. 保护性或诊断性暂时修复
E. 以上都可以

33. 关于桩冠的说法以下哪项是错误的
A. 桩越长固位越好
B. 固位力取决于摩擦力和黏结力
C. 桩冠修复后增加根尖病的发生
D. 修复前必须行完善的根充
E. 可做固定桥的固位体

34. 金瓷冠的金属基底冠由瓷覆盖的部位的厚度一般为
A. 0.5mm
B. 0.6mm
C. 0.7mm
D. 0.8mm
E. 1.0mm

35. 瓷嵌体与金属嵌体相比，最大的优点是
A. 物理性能稳定
B. 制作工艺简单
C. 机械性能较好，耐磨
D. 色泽协调美观
E. 边缘线短

36. 金瓷冠唇面龈缘一般为
A. 0.5mm肩台
B. 1.0mm肩台
C. 1.2mm肩台
D. 1.5mm肩台
E. 1.8mm肩台

37. 嵌体预备时，错误的做法是
A. 去尽病变腐质
B. 轴面最大周径线降至龈缘
C. 适当磨改异常的对𬌗牙
D. 提供良好的固位形和抗力形
E. 预防性扩展

38. 以下对金属烤瓷全冠牙体预备要求的叙述正确的是
A. 前牙切端至少预备2.0mm间隙
B. 肩台宽度一般为1.0mm
C. 各轴面角无倒凹，各线角圆钝
D. 各轴面预备出金属厚度0.5mm，瓷厚度0.9~2.0mm
E. 以上都对

39. 嵌体箱状洞形的轴壁应
A. 相互内聚不超过2°
B. 相互内聚2°~5°
C. 相互平行或外展2°~5°
D. 外展不超过15°
E. 相互平行或内聚不超过2°~5°

40. 以下关于全冠咬合面的描述中错误的是
A. 必须恢复原有的𬌗面大小和形态
B. 应与邻𬌗面形态相协调
C. 应与对颌牙𬌗面形态相协调
D. 𬌗力方向接近牙齿长轴
E. 无早接触

41. 前牙3/4冠邻面轴沟预备，正确的是
A. 轴沟的深度为1mm，由龈端向切端逐渐变浅
B. 轴沟与𬌗面的切2/3平行
C. 两侧轴沟微向切方聚合
D. 两侧轴沟微向龈方聚合
E. 轴沟位于邻面舌1/3与中1/3交界处

42. 下列关于嵌体洞斜面的描述中错误的是
A. 增加密合度
B. 去除洞缘无基釉
C. 防止黏结剂被唾液溶解

D. 位于牙釉质内
E. 位于牙本质内

43. 嵌体斜面的角度为
A. 25°
B. 35°
C. 45°
D. 55°
E. 以上都不对

44. 铸造金属全冠牙体预备提供的𬌗面间隙一般为
A. 0.5~1.0mm
B. 1.0~1.5mm
C. 1.5~2.0mm
D. 2.0~2.5mm
E. 2.5~3.0mm

45. 根据传统方法，制备前牙桩冠根面时应制成
A. 唇舌向平面
B. 唇舌向颊面
C. 舌唇向斜面
D. 唇舌两个斜面
E. 以上都不是

46. 全冠预备体的轴面聚合度不宜超过
A. 4°
B. 6°
C. 8°
D. 10°
E. 12°

47. 上颌磨牙桩冠修复时最可能利用的根管是
A. 近中颊根管
B. 近中舌根管
C. 腭根管
D. 远中颊根管
E. 近远中颊根管

48. 以下关于前牙3/4冠邻沟的说法，哪项是错误的
A. 可向切方聚合2°~5°
B. 位于邻面唇1/3与中1/3交界处
C. 位于邻面舌1/3与中1/3交界处
D. 深度应大于或等于1mm
E. 可用700号裂钻预备

49. 关于桩冠，不正确的说法是
A. 桩冠是用冠桩固位的
B. 桩冠符合美观要求
C. 可以用成品钢丝制作简单桩冠
D. 可以用铸造金属冠
E. 冠桩不能用来做固定桥的固位体

50. 与普通桩冠相比，桩核冠的最大优点为
A. 固位好
B. 强度好
C. 易制作
D. 可用于咬合紧时
E. 做固定桥固位体时易形成共同就位道

51. 活髓牙牙体预备后，黏结临时冠时最好选用
A. 玻璃离子水门汀
B. 磷酸锌水门汀
C. 聚羧酸锌水门汀
D. 丁香油糊剂
E. 以上均可

【A_2型题】

52. 某者，32岁。右下6因龋坏已做根管治疗。检查：叩诊(-)，无松动，X线片显示根充良好。该牙如要桩冠修复，牙体预备时下列哪项是错误的
A. 去除病变组织，尽可能保存牙体组织
B. 颈缘不需做肩台预备
C. 如果近远中根管方向一致，可预备成平行根管
D. 在不引起根管侧穿的情况下，尽可能争取较长的冠桩长度
E. 如果髓腔完整，将髓腔预备成一定洞形

53. 一患者，右上6大面积银汞充填。检查：MOD大面积银汞充填体，牙冠剩余牙体组织少，仅残留颊舌侧壁，无松动，无叩痛，已行完全根管治疗。设计行桩核冠修复，牙体预备首先要
A. 全部磨除牙冠
B. 按照全冠预备体的要求进行磨除
C. 制备固位沟
D. 制备箱状洞形
E. 去除颊舌侧壁

54. 一患者，左上5舌尖部分折断，牙髓活力正常，无松动，咬合较紧。拟行3/4冠修复，其牙体预备正确的是
A. 冠的𬌗边缘终止于𬌗缘嵴下方
B. 冠的𬌗边缘一定要覆盖颊尖以保护牙尖
C. 𬌗面应至少预备大于1.0mm的𬌗面沟
D. 沿中央沟预备成宽深各1.0mm的𬌗面沟
E. 邻轴沟位于邻面舌侧的1/3与中1/3交界处

55. 一患者，右下6为死髓牙，经根管治疗后以金属烤瓷冠修复，牙体预备取模型后金属烤瓷冠初戴之前，需要
A. 用金属全冠做保护性修复
B. 制作间隙保持器
C. 不做任何处理
D. 用牙龈保护剂对牙龈进行保护
E. 用塑料全冠做保护性修复

【A_3/A_4型题】

(56~58题共用题干)

患者，男性，50岁。右下7远中邻𬌗面缺损，𬌗面见树脂充填物。𬌗龈距离较短，深覆𬌗。X线片显示该牙为活髓牙。

56. 医师建议嵌体修复，主要原因是
A. 活髓牙
B. 远中邻𬌗面缺损
C. 深覆𬌗
D. 𬌗龈距离短
E. 以上都不对

57. 医师预备牙体后行临时冠修复，原因是

A. 殆龈距离短
B. 深覆殆
C. 远中邻殆面缺损
D. 护髓
E. 防止充填物脱落

58. 患者戴牙后1个月出现疼痛，可能的原因是
A. 黏结剂的过敏性疼痛
B. 殆创伤
C. 继发龋
D. 根尖周炎
E. 牙髓炎

（59～61题共用题干）

患者，男性，23岁。1个月前因外伤致上前牙折断，于外院做治疗。检查：左上中切牙牙冠横折，断面位于龈上2mm，根管口暂封。叩（-），松（-），牙龈及咬合正常。X线片显示根尖无暗影，根管治疗完善。

59. 理想的冠桩直径为根径的
A. 1/4
B. 1/3
C. 1/2
D. 2/3
E. 3/4

60. 桩核预备时，唇侧肩台应为烤瓷冠留出的空间是
A. 0.5mm
B. 1.0mm
C. 1.5mm
D. 2.0mm
E. 2.5mm

61. 桩核预备时，切端应为烤瓷冠留出的空间是
A. 3.0mm
B. 2.5mm
C. 2.0mm
D. 1.0mm
E. 以上都不是

【B_1型题】

（62～66题共用备选答案）
A. 刃状边缘
B. 凿状边缘
C. 凹形边缘
D. 肩台形边缘
E. 带斜面凹形边缘

62. 铸造全冠一般为
63. 金瓷冠的唇侧一般为
64. 金瓷冠的舌侧一般为
65. 塑料全冠一般为
66. 金瓷冠一般为

（67～70题共用备选答案）
A. 0.1mm
B. 0.2mm
C. 0.3mm
D. 0.5mm
E. 1.0mm

67. 金瓷全冠唇面肩台宽度为
68. 贵金属金瓷冠基底冠厚度最少不低于
69. 3/4冠邻轴沟的深度为
70. 金瓷冠不透明瓷厚度不得超过

（71～75题共用备选答案）
A. 1/5
B. 1/4
C. 1/3
D. 1/2
E. 2/3

71. 鸠尾峡的宽度磨牙为殆面宽度的
72. 冠桩直径为根径的
73. 冠桩长度为根长的
74. 固定桥基牙牙槽骨吸收不能超过根长的
75. 可保留的牙齿其牙槽骨吸收不能超过根长的

（76～82题共用备选答案）
A. 0.5mm
B. 1.0mm
C. 1.5mm
D. 2.0mm
E. 3.0mm

76. 金属烤瓷冠的唇侧牙体磨除厚度一般为
77. 金属烤瓷冠的切端牙体磨除厚度一般为
78. 金属烤瓷冠唇侧肩台的宽度一般为
79. 洞固位形的深度至少为
80. 嵌体洞缘斜面的宽度一般为
81. 箱状固位形的深度至少为
82. 沟固位形的深度一般为

（83～88题共用备选答案）
A. 5°
B. 30°
C. 45°
D. 90°
E. 135°

83. 嵌体洞形洞缘斜面的角度为
84. 全冠预备体的轴面聚合度不宜超过
85. 金瓷冠的基底冠金瓷衔接处的角度为
86. 倾斜牙做固定桥基牙的最大倾斜度不应超过
87. 前牙3/4冠切沟顶角的角度为
88. 嵌体箱状洞形轴壁向殆面外展的角度不应超过

第四节 修复体戴入后的问题和处理

【A_1型题】

1. 以下不是修复体松动脱落的主要原因的是
A. 基牙轴壁聚合角过大
B. 基牙殆龈距短
C. 基牙远中没有邻牙依靠
D. 黏固时组织面有污染
E. 侧向咬合干扰

2. 全冠黏固后出现牙龈炎，其可能的原因除外
A. 轴壁突度不良
B. 冠边缘过长
C. 冠边缘不密合
D. 龈沟内黏固剂残留

E. 咬合早接触
3. 全冠黏固较长时间后出现过敏性疼痛，其主要原因不可能是
A. 继发龋
B. 牙龈退缩
C. 黏固剂刺激
D. 黏固剂溶解
E. 以上都不是
4. 全冠戴用几天后出现咬合痛，应如何处理
A. 调磨早接触和干扰点
B. 进行根管治疗
C. 药物治疗
D. 拔除患牙
E. 保守观察
5. 金属全冠戴用2天后，咀嚼时修复牙出现咬合痛，检查有明显叩痛，其原因是
A. 牙髓炎
B. 牙周炎
C. 咬合时有早接触点
D. 牙龈炎
E. 接触点过松
6. 下列哪项不是牙体缺损修复后引起牙龈炎的原因
A. 修复体边缘过长
B. 修复体边缘不密合
C. 咬合不平衡，有早接触点
D. 食物嵌塞
E. 修复体光洁度差，边缘粗糙
7. 全冠试戴时出现翘动，原因有多个，除了
A. 全冠组织面有金属瘤
B. 邻接过紧
C. 预备体轴壁聚合度大
D. 未完全就位
E. 石膏代型磨损

【A_2 型题】

8. 一患者，右上中切牙金属烤瓷冠修复后。检查：金属烤瓷冠颜色形态良好，无松动，颈部边缘探诊可以探入冠内，邻接点牙线可以勉强通过，正中𬌗时右下1咬在金属烤瓷冠的瓷面上。考虑此冠
A. 合格修复体
B. 邻接过紧
C. 邻接过松
D. 金瓷结合区设计不当
E. 边缘不密合
9. 一患者，左上6金属铸造全冠修复后2个月松动脱落。检查发现预备体良好，全冠近中舌尖有明显早接触点。正确的处理方法是
A. 调磨对颌牙牙尖
B. 调磨对颌牙早接触点
C. 调磨全冠上的早接触点，抛光后重新黏固
D. 使用更优质的黏结剂
E. 重新制作全冠
10. 一患者，右下5，活髓，金属烤瓷全冠修复，水门汀黏固后第2天出现自发痛，夜间加剧。最可能的原因为
A. 创伤
B. 牙髓炎
C. 根尖周炎
D. 牙髓充血
E. 牙周炎

【A_3/A_4 型题】

（11～13题共用题干）

患者，男性，30岁。右上6金属全冠黏固1周后脱落，咬合时常有瞬间性疼痛。检查：患者咬合紧，牙冠短，对颌牙𬌗面有银汞合金充填物，脱落的全冠完整。

11. 全冠脱落最可能的原因是
A. 牙体预备聚合度过大
B. 修复体不密合
C. 𬌗力过大
D. 牙冠𬌗龈距过小
E. 修复体黏结面未清洁干净
12. 出现咬合时瞬间疼痛最可能的原因是
A. 牙髓炎
B. 根尖周炎
C. 金属微电流刺激
D. 牙周炎
E. 龈缘炎
13. 铸造金属全冠的修复体设计，可不考虑的因素是
A. 全冠的边缘位置
B. 全冠的𬌗面形态
C. 黏固剂的种类
D. 患者的年龄
E. 患者的性别

第三章　牙列缺损

第一节　病因及影响

【A_1 型题】

以下关于牙列缺损的不良影响的描述中错误的是
A. 咀嚼功能减退
B. 对𬌗牙过长
C. 邻牙倾斜
D. 食物嵌塞
E. 面肌瘫痪

第二节 治疗设计和方法选择

【A_1 型题】

1. 塑料义齿磨光时，不正确的操作是
 A. 从磨光面到组织面
 B. 随时变换打磨部位
 C. 不要破坏基托外形
 D. 打磨从粗到细
 E. 间断打磨以免产热过多
2. 固定桥的全冠固位体与全冠修复体有何差异
 A. 恢复解剖外形
 B. 恢复生理功能
 C. 保护牙体组织
 D. 边缘密合
 E. 有共同就位道
3. 以下说法哪项是正确的
 A. 非解剖式人工牙咀嚼功能差，侧向𬌗力小
 B. 非解剖式人工牙咀嚼功能好，侧向𬌗力小
 C. 解剖式人工牙咀嚼功能差，侧向𬌗力大
 D. 解剖式人工牙咀嚼功能好，侧向𬌗力小
 E. 半解剖式人工牙咀嚼功能好，侧向𬌗力小
4. 卡环的卡抱作用所产生的摩擦力与下列哪个因素无关
 A. 卡环形态、长短、粗细
 B. 卡环材料的特性
 C. 就位力的大小和方向
 D. 基牙倒凹深度
 E. 基牙倒凹坡度
5. 延伸卡环适用于
 A. 孤立牙
 B. 远中孤立的磨牙
 C. 相邻两牙间有间隙者
 D. 松动或牙冠外形差的基牙
 E. 倾斜基牙
6. 一般情况下可摘局部义齿的固位力主要来源于
 A. 卡环与基牙间的卡抱力
 B. 吸附力
 C. 间接固位体的平衡力
 D. 大气压力
 E. 义齿本身的重力
7. 下列所指为缺牙区，哪一列属Kennedy分类第二类第三亚类
 A. 左上1、3、7、8 右上1、2、6、7、8
 B. 左上1、2、6、7、8 右上1、2、3、7
 C. 左上2、3、5、6 右上3、4、7、8
 D. 左上4、5、6、7、8 右上2、3、6、7
 E. 左上1、2、3、4 右上4、5、6、7、8
8. 前腭杆应位于
 A. 腭皱襞处
 B. 上腭硬区
 C. 腭皱襞之后，上腭硬区之前
 D. 上腭硬区之后
 E. 颤动线之前
9. 固定桥的固位体边缘止于龈上的适应证为
 A. 牙冠短，牙𬌗龈高度不足
 B. 颈部倒凹不大
 C. 牙龈组织健康
 D. 牙颈部明显缩小
 E. 牙冠有缺损，需要较大的固位力
10. 下列不适合进行可摘局部义齿修复的为
 A. 双侧游离缺失
 B. 需升高颌间距离者
 C. 牙弓一侧牙槽骨缺损较大
 D. 口腔溃疡经久不愈者
 E. 新近拔牙者，等待伤口愈合期间
11. 金属桥架的表面处理包括以下几个方面，除了
 A. 喷砂粗化
 B. 清洁
 C. 焊接
 D. 预氧化
 E. 除气
12. 对可摘局部义齿的描述，不正确的是
 A. 设计合理的基托伸展范围
 B. 上颌后牙游离端后缘伸展到翼上颌切迹
 C. 边缘伸入组织倒凹区
 D. 上颌后缘远中颊侧盖过上颌结节
 E. 下颌后缘覆盖磨牙后垫1/3~1/2
13. 可摘局部义齿的支托可放在
 A. 基牙近远中边缘嵴上
 B. 上颌磨牙颊沟处
 C. 下颌磨牙舌沟处
 D. 前牙舌隆突处
 E. 以上都对
14. 铸造𬌗支托的长度为
 A. 双尖牙近远中径的1/4
 B. 双尖牙近远中径的1/2
 C. 磨牙近远中径的1/2
 D. 磨牙近远中径的1/3
 E. 磨牙近远中径的1/4
15. 下列固定桥基牙选择正确的是
 A. 左上2缺失，左上1、3为基牙
 B. 右上2、3缺失，右上1、4为基牙
 C. 左上7、8缺失，左上6为基牙
 D. 左下2、3缺失，左下1、4为基牙
 E. 以上选择均正确
16. 可摘局部义齿中牙支持式义齿
 A. 主要由天然牙来承担𬌗力

B. 多用于缺牙数目多、基牙健康者
C. 尤其适用于游离缺失的牙列缺损
D. 基托尽量大，以分散𬌗力
E. 以上都不对

17. 属于固定桥冠内固位体的是
A. 金属全冠
B. 烤瓷全冠
C. 3/4 冠
D. 嵌体
E. 桩冠

18. 在确定固定修复体龈缘位置时，需要考虑的因素是
A. 美观
B. 固位
C. 牙冠外形
D. 年龄
E. 以上都对

19. 前牙固定桥修复时如缺牙间隙略大于对称牙为了增进美观，桥体设计应
A. 加长桥体唇面颈部
B. 桥体近中加一小牙
C. 桥体远中加一小牙
D. 扩大唇面近远中邻间隙
E. 减少桥体唇面突度

20. 双端固定桥固位不良的原因有
A. 两端基牙牙周膜面积不同
B. 两端基牙数目不同
C. 基牙轴面聚合度过小
D. 桥体强度不足
E. 两端固位体的固位力相差悬殊

21. 可摘局部义齿不稳定的现象中不包括下列哪一项
A. 义齿旋转
B. 义齿摆动
C. 游离端基托翘起
D. 咀嚼效率低
E. 义齿下沉

22. 上颌义齿远中游离端基托后缘的两侧应伸展到
A. 磨牙后垫
B. 翼上颌切迹
C. 上颌结节
D. 腭小凹
E. 软、硬腭交界稍后的软腭上

23. 可摘局部义齿中具有稳定作用的是
A. 卡环
B. 基托
C. 连接体
D. 人工牙
E. 以上都是

24. 以下哪种情况不宜行金属烤瓷全冠修复
A. 牙体缺损较大而无法充填治疗者
B. 氟斑牙
C. 前牙错位、扭转
D. 青少年恒牙
E. 变色牙

25. 可摘局部义齿临床上最常用的形式是
A. 黏膜支持式义齿和牙支持式义齿
B. 牙支持式义齿
C. 混合支持式义齿
D. 混合支持式义齿和黏膜支持式义齿
E. 黏膜支持式义齿

26. 选择固定桥基牙时，下列哪一项最不重要
A. 基牙的支持力
B. 基牙必须是活髓牙
C. 基牙的松动度
D. 基牙的共同就位道
E. 基牙的支持能力

27. 大连接体的主要作用不包括
A. 增加义齿强度
B. 连接局部义齿各部分
C. 减小基托面积
D. 传导和分散𬌗力
E. 恢复功能部分

28. 牙槽骨的吸收超过基牙根长多少时，应考虑增加基牙
A. 1/2
B. 2/3
C. 1/3
D. 1/4
E. 2/5

29. 下面对 RPD 基托伸展范围的叙述哪项不对
A. 尽量缩小基托伸展范围
B. 前牙缺失时，为了美观唇侧必须放基托
C. 上颌后缘远中颊侧盖过上颌结节
D. 上颌后牙游离端后缘伸展到翼上颌切迹
E. 下颌后缘覆盖磨牙后垫 1/3～1/2

30. 下列可摘局部义齿基托与天然牙的接触关系，不正确的是
A. 基托对天然牙无压力
B. 应进入基牙邻面倒凹区，可增强固位
C. 近龈缘区基托要做缓冲
D. 前牙区基托边缘在舌隆突上
E. 舌腭侧基托边缘与天然牙轴面非倒凹区接触

31. 固定桥的固位作用主要是靠
A. 黏结剂的黏结力
B. 固位体固位形的正确设计
C. 材料的质量
D. 咬合的平衡
E. 基牙的稳固

32. 卡臂尖位于基牙倒凹区，可以
A. 防止义齿龈向脱位
B. 防止义齿𬌗向脱位
C. 防止义齿前向脱位
D. 防止义齿后向脱位
E. 防止义齿侧向脱位

33. RPD 三种支持形式中，下列哪一描述是错误的
A. 主要由天然牙来承担𬌗力的称牙支持式
B. 牙支持式多用于缺牙数目不多而基牙健康者
C. 混合支持式义齿是由天然牙和黏膜共同承担𬌗力
D. 混合支持式义齿尤其适用于游离缺失的牙列缺损
E. 黏膜支持式义齿多用三臂卡增加固位，减轻黏膜

负担

34. 可摘局部义齿塑料基托的厚度一般为
    A. 0.5mm
    B. 1.0mm
    C. 2.5mm
    D. 2.0mm
    E. 3.0mm
35. RPI 卡环组中使用近中𬌗支托的主要目的是
    A. 防止义齿龈向移位
    B. 防止义齿翘动
    C. 防止食物嵌塞
    D. 防止义齿侧向移位
    E. 减少基牙所受扭力
36. 可摘局部义齿在临床上最常用的形式是
    A. 铸造支架式可摘局部义齿
    B. 钢丝弯制式可摘局部义齿
    C. 牙支持式可摘局部义齿
    D. 黏膜支持式可摘局部义齿
    E. 混合支持式可摘局部义齿
37. 桥体𬌗面形态应做到
    A. 边缘嵴形态要正确恢复
    B. 桥体𬌗面应形成颊沟和舌沟
    C. 桥体与固位体之间应形成一定的内、外展隙及邻间隙
    D. 牙𬌗面功能牙尖与对颌牙的接触应均匀
    E. 以上各点均应做到
38. 变形杆卡不包括
    A. T 形卡环
    B. U 形卡环
    C. L 形卡环
    D. I 形卡环
    E. C 形卡环
39. 固位体应具备的条件中，下列哪一项最不重要
    A. 有良好固位形和抗力形
    B. 形态及色泽美观
    C. 各固位体间有共同就位道
    D. 保护牙体组织及牙髓活力
    E. 材料性能好、耐用、无毒性
40. 选择固定桥基牙时，可以不考虑的因素是
    A. 牙冠情况
    B. 牙髓情况
    C. 牙周情况
    D. 缺牙区的牙槽嵴形态
    E. 基牙的位置
41. 支架式义齿的网状小连接体与缺牙区牙槽嵴的关系是
    A. 紧密压迫牙龈，在模型上要将牙槽嵴刮除 1.0mm
    B. 紧密压迫牙龈，在模型上要将牙槽嵴刮除 0.5mm
    C. 离开 1.5~2.0mm
    D. 离开 0.5~1.0mm
    E. 轻轻接触
42. 可摘局部义齿的固位体不应对基牙产生
    A. 摩擦力
    B. 固位力
    C. 侧向压力
    D. 约束力
    E. 𬌗向力
43. 回力卡环与小连接体相连接的部位是
    A. 近中支托处
    B. 远中支托处
    C. 舌支托处
    D. 颊侧卡臂尖处
    E. 舌侧卡臂尖处
44. 以下哪种属于 Kennedy 第三类牙列缺损
    A. 上颌缺牙为 8765|678
    B. 上颌缺牙为 21|12
    C. 上颌缺牙为 876|456
    D. 上颌缺牙为 876|4
    E. 上颌缺牙为 |456
45. 可摘局部义齿铸造金属基托的平均厚度为
    A. 0.8mm
    B. 2.0mm
    C. 0.5mm
    D. 1.5mm
    E. 1.0mm
46. 为取得固定义齿良好的稳固性应选择
    A. 3/4 冠
    B. 全冠
    C. 双面嵌体
    D. 高嵌体
    E. 桩冠
47. 弯制钢丝卡臂进入基牙倒凹的深度为
    A. >1.0mm
    B. 0.75~1.00mm
    C. 0.50~0.75mm
    D. 0.25~0.50mm
    E. <0.25mm
48. 悬空式桥体与黏膜的关系是
    A. 与黏膜面状接触
    B. 离开黏膜 1mm
    C. 离开黏膜 2mm
    D. 离开黏膜 3mm
    E. 离开黏膜 3mm 以上
49. 𬌗支托窝的底与基牙长轴垂线的角度应为
    A. 20°
    B. 30°
    C. 45°
    D. 60°
    E. 90°
50. 可摘局部义齿修复适应证包括
    A. 因手术造成的牙列缺损
    B. 游离端缺失
    C. 牙槽嵴低平
    D. 拔牙创未愈合
    E. 以上都对
51. 下列适当减轻桥体𬌗力的方法中错误的是
    A. 增加舌侧外展隙
    B. 减小舌侧外展隙
    C. 加深𬌗面颊舌沟
    D. 减小颊舌径
    E. 增大颊舌径
52. 构成 RPI 卡环的 3 个部分是
    A. 远中𬌗支托，导平面，I 杆
    B. 近中𬌗支托，导平面，I 杆
    C. 近中𬌗支托，邻面板，I 杆
    D. 远中𬌗支托，邻面板，

Ⅰ杆

E. 近中𬌗支托，导平面，圆形卡臂

53. 在可摘局部义齿塑料基托中，为增加基托抗折性能，金属网状物应放置在
A. 基托最薄处
B. 基托最厚处
C. 基托应力集中区
D. 基托最窄处
E. 牙槽嵴处

54. 8765|78 缺失者，义齿的支点线形式为
A. 直线式
B. 横线式
C. 斜线式
D. 纵线式
E. 平面式

55. 可摘局部义齿的恢复组织缺损部分是
A. 固位体
B. 人工牙
C. 小连接体
D. 大连接体
E. 基托

56. 可摘局部义齿中有传导𬌗力作用的部件是
A. 基托
B. 大连接体
C. 𬌗支托
D. 小连接体
E. 以上均有传导𬌗力作用

57. 单端固定桥的适应证，下列哪项是错误的
A. 基牙牙周健康
B. 基牙有良好的固位
C. 缺隙小
D. 𬌗力小
E. 为了少磨牙

58. 以下哪种属于 Kennedy 第一类牙列缺损
A. 上颌缺牙为 876|678
B. 上颌缺牙为 21|12
C. 上颌缺牙为 876|456
D. 上颌缺牙为 6|4
E. 上颌缺牙为 |456

59. 后牙固定桥修复时，若缺牙区牙槽嵴丰满，桥体龈端最好选用
A. 鞍式
B. 接触式
C. 船底式
D. 悬空式
E. 改良盖嵴式

60. 具有支持作用的单臂卡环是
A. 对半卡环
B. 铸造卡臂
C. 隙卡
D. Ⅰ杆
E. 钢丝卡臂

61. 前腭杆的前缘应
A. 离开上前牙腭侧龈缘 10mm
B. 离开上前牙腭侧龈缘 6mm
C. 离开上前牙腭侧龈缘 3mm
D. 位于上前牙腭侧龈缘
E. 位于上前牙舌隆突上

62. 一般情况下 Kennedy 第三类义齿功能好的主要原因是
A. 义齿采用双侧设计
B. 缺牙数目少
C. 缺失的后牙近远中都有基牙支持
D. 为混合支持式义齿
E. 为黏膜支持式义齿

63. 在牙弓上选择基牙时，下列哪种情况最有利于义齿的固位与稳定
A. 基牙位于牙弓的两侧
B. 基牙位于牙弓的一侧
C. 支点线成平面
D. 基牙位于牙弓的后面
E. 基牙位于牙弓的前面

64. RPI 卡环组中邻面板的主要作用是
A. 防止义齿龈向移位
B. 防止食物嵌塞
C. 有利美观
D. 减少基牙所受扭力
E. 增强义齿的固位

65. 对大连接体的要求，下列哪项不正确
A. 扁平形或板条形
B. 不压迫骨性突起
C. 边缘圆钝
D. 不妨碍唇、颊、舌活动
E. 尽量增加宽度，可保证足够强度

66. 下列口腔条件中可采用固定修复的是
A. 牙列远中游离端缺失
B. 牙缺失数目多、缺隙跨度大
C. 前牙区伴有严重的颌骨缺损
D. 前牙缺失两侧基牙稳固
E. 以上条件均适合固定修复

67. 单端固定桥的设计中，下列哪种基牙的选择比较合理
A. 2|缺失，以 3|为基牙
B. 3|缺失，以 4|为基牙
C. 6|缺失，以 7|为基牙
D. 4|缺失，以 5|为基牙
E. 1|缺失，以 2|为基牙

68. 下列哪项不是固定义齿的组成部分
A. 基牙
B. 桥体
C. 固位体
D. 连接体
E. 人工牙

69. 人工后牙宜选择硬质塑料牙的原因是
A. 解剖形态好
B. 硬度大，耐磨
C. 不易折断
D. 易于磨改
E. 以上都对

70. 双端固定桥固位力差的主要原因是
A. 固位体的设计不当，固位力不足
B. 两端的基牙数目不等
C. 基牙制备时，轴面聚合度过小
D. 桥体强度不足
E. 一端固位体的固位力略高于另一端

71. 以下哪种属于 Kennedy 第二类牙列缺损
A. 上颌缺牙为 $\underline{876|12678}$
B. 上颌缺牙为 $\underline{2|2}$
C. 上颌缺牙为 $\underline{876|126}$
D. 上颌缺牙为 $\underline{6|4}$
E. 上颌缺牙为 $\underline{5|45}$
72. Kennedy 第一类缺失的后腭杆应
A. 与黏膜密合
B. 离开黏膜 0.5~1.0mm
C. 离开黏膜 3~4mm
D. 离开黏膜 2.0~2.5mm
E. 离开黏膜 1.5~2.0mm
73. 接触式桥体的龈端形式不包括
A. 盖嵴式桥体
B. 改良盖嵴式桥体
C. 船底式桥体
D. 悬空式桥体
E. 接触式桥体
74. 在同等条件下，若固定桥桥体长度增加 1 倍，其弯曲变形量则为原来的
A. 2 倍
B. 4 倍
C. 6 倍
D. 8 倍
E. 10 倍
75. 当一侧基牙明显倾斜时应当选择
A. 双端固定桥
B. 半固定桥
C. 单端固定桥
D. 复合固定桥
E. 特殊固定桥
76. 下列哪一项不是固定桥挠曲的不良后果
A. 金属牙殆（舌）面与塑料分离
B. 桥体与固位体之间出现裂缝
C. 对殆牙疼痛
D. 基牙固位体松动
E. 食物嵌塞
77. 人造冠龈边缘必须高度磨光的主要原因是
A. 利于清洁
B. 患者舒服
C. 加强抗力
D. 加强固位
E. 美观
78. 可摘局部义齿是牙列缺损修复中最常用的修复方法之一，其主要优点是
A. 牙缺失伴牙槽骨缺失者可以修复
B. 牙周病患者可以做牙周夹板
C. 适用范围广，磨除牙体组织少，便于摘戴和清洁
D. 可以升高咬合
E. 便于修理
79. 下列决定固定义齿基牙数目的因素中错误的是
A. 基牙牙槽骨的密度
B. 基牙牙周膜面积
C. 缺隙的长度
D. 咬合力大小
E. 牙槽嵴丰满度
80. 下列哪项不是固定义齿的优点
A. 不影响发音
B. 咀嚼效能高
C. 磨牙少
D. 美观
E. 异物感小
81. 下列哪种牙列缺损情况需用间接固位体
A. 单个前牙缺失
B. 多数后牙缺失
C. 多数前、后牙缺失
D. 末端游离缺失
E. 前、后牙间隔缺失
82. 可摘局部义齿基托的组织面不应做缓冲的部位是
A. 上颌结节颊侧
B. 上颌硬区
C. 下颌隆突
D. 磨牙后垫
E. 内斜嵴
83. 间接固位体与支点线关系最好的是
A. 利于美观
B. 与义齿游离端在支点线同侧
C. 靠近支点线
D. 在支点线上
E. 与义齿游离端在支点线两侧，并远离支点线
84. 固定义齿中起固位作用的结构是
A. 基牙
B. 固位体
C. 连接体
D. 牙槽嵴和黏膜
E. 桥体
85. 卡环的卡抱作用所产生的摩擦力与哪个因素无关
A. 卡环形态、长短、粗细
B. 就位力的大小和方向
C. 卡环材料的特性
D. 卡环进入基牙倒凹深度
E. 基牙倒凹坡度
86. 倾斜基牙固定桥取得共同就位道的方法中错误的是
A. 正畸
B. 预备
C. 改变固位体设计
D. 拔除倾斜牙
E. 双套冠
87. 联合卡环适用于
A. 单个前牙缺失
B. 单侧牙弓缺失
C. 前、后牙缺失
D. 双侧后牙缺失
E. 单侧个别牙缺失
88. 杆型卡环适用于
A. 较健康的基牙
B. 义齿游离端的近中基牙
C. 远中倒凹大的基牙
D. 颊舌侧倒凹大的基牙
E. 近中倒凹大的基牙
89. 侧腭杆与龈缘的关系是
A. 与龈缘接触
B. 离开 1.0~1.5mm
C. 离开 6~10mm
D. 离开 4~6mm
E. 离开 1~3mm
90. 影响基牙受力大小的因素中下

列哪项是错误的
A. 牙槽嵴宽大丰满者，基牙受力小
B. 黏膜移动性大，基牙受力大
C. 义齿基托越大，基牙受力越小
D. 锻丝卡比铸造卡加在基牙上的力小
E. 卡环静止时对基牙无作用力，可避免基牙受到扭力

91. 黏膜支持式义齿的设计要点是
A. 减轻基牙𬌗力
B. 减小基托伸展范围
C. 减小支持组织承受的𬌗力
D. 增加牙尖高度
E. 使用耐磨性好的瓷牙

92. 固定义齿选择基牙时，以下哪种说法不确切
A. 牙冠长大
B. 牙根长大
C. 必须活髓牙
D. 牙周健康
E. 基牙位置基本正常

93. 可摘局部义齿优于固定义齿之处是
A. 磨牙少，易于保持口腔卫生
B. 义齿的佩戴舒适，美观
C. 义齿的咀嚼效率高
D. 义齿的强度好
E. 义齿的固位力较好

94. 上颌义齿远中游离端基托的颊侧应
A. 让开上颌结节
B. 覆盖上颌结节的 1/3
C. 覆盖上颌结节的 1/2
D. 覆盖上颌结节的 2/3
E. 覆盖整个上颌结节

95. 半解剖式人工牙的牙尖斜度为
A. 0°
B. 10°左右
C. 20°左右
D. 30°~33°
E. 30°~40°

96. 选择人工牙时应遵循的原则是
A. 大小可参照口腔内余牙，颜色越白越好
B. 唇面弧度应为直线形
C. 形态越标准越好
D. 选择硬度最大，耐磨耗的瓷牙
E. 颜色、形态、大小根据口内余牙及患者面形、肤色、年龄而定

97. 可摘局部义齿固位体不具备的作用是
A. 连接作用
B. 支持作用
C. 固位作用
D. 稳定作用
E. 间接固位作用

98. 为减小基牙负担，桥体设计时应考虑
A. 减小颊舌径的宽度
B. 𬌗面面积和原缺失牙的相同
C. 采用金属与树脂材料
D. 设计成卫生桥
E. 尽量扩大邻间隙

99. 对半卡环适用于
A. 牙冠外形差的基牙
B. 松动的基牙
C. 远中孤立的磨牙
D. 孤立的双尖牙、磨牙
E. 游离缺失的末端基牙

100. 圈形卡环多用于
A. 牙冠外形差的基牙
B. 游离缺失的末端基牙
C. 孤立的双尖牙
D. 远中孤立的磨牙
E. 松动的基牙

101. 可摘局部义齿基托的功能不包括
A. 连接义齿各部件成一整体
B. 承担传递分散𬌗力
C. 修复缺损的软、硬组织
D. 直接有效的固位作用
E. 间接固位作用

102. 固定桥承受𬌗力时，𬌗力传导到基牙上是通过
A. 固位体
B. 固定连接体
C. 活动连接体
D. 桥体
E. 桥体龈端的黏膜

103. 以下表述错误的是
A. 联合卡环有防止食物嵌塞的作用
B. 延伸卡环的卡臂在邻近缺隙的基牙上，位于倒凹区，起固位作用
C. RPI 卡环可减少基牙扭力
D. 孤立磨牙上的圈形卡环的卡臂尖向近中
E. 对半卡环有两个𬌗支托

104. 隙卡沟底不能预备楔形，且不能破坏相邻牙的接触点的目的是
A. 少磨牙
B. 避免对基牙产生楔力
C. 防止食物嵌塞
D. 方便义齿摘戴
E. 有利于隙卡弯制

105. 倾斜牙做固定桥基牙的最大倾斜限度是
A. 10°
B. 20°
C. 30°
D. 40°
E. 50°

106. 以下可以设计单端固定桥的是
A. 上颌中切牙缺失
B. 上颌尖牙缺失
C. 第二、第三磨牙缺失
D. 上颌侧切牙缺失，缺牙间隙小
E. 间隔缺失

107. 连接体的设计目的不包括
A. 有利于义齿的固位与稳定
B. 传递𬌗力，均匀分布于基牙与相邻的支持组织
C. 增加义齿的强度
D. 连接义齿各部分为一个整体
E. 增加义齿的面积

108. 制作固定桥金属桥架，下列

哪项要求是错误的
A. 前牙咬合接触最好在瓷面上
B. 连接体四周外形应圆钝，面积不应小于4mm^2
C. 桥架表面应留有1.0~1.5mm的空隙
D. 桥架龈端与牙槽嵴黏膜之间应有1mm的空隙
E. 连接体偏舌腭侧

109. 某患者下颌双侧后牙多数缺失，口底到龈缘的距离为5.0mm，大连接体应用选择设计
A. 舌杆
B. 舌杆加前牙连续卡环
C. 舌板
D. 与黏膜平行接触的舌杆
E. 位于倒凹区上缘的舌杆

110. Kennedy第一类牙列缺损，采用混合支持式义齿设计时，末端基牙使用应力中断式卡环的主要目的是
A. 增加义齿固位力
B. 增强义齿稳定
C. 有利于将载荷更均匀地分散到基牙和牙槽嵴上
D. 防止牙槽嵴黏膜压痛
E. 减轻牙槽嵴负担

111. 对牙槽嵴损害最小的人工牙是
A. 解剖式瓷牙
B. 非解剖式塑料牙
C. 解剖式塑料牙
D. 半解剖式瓷牙
E. 半解剖式金属𬌗面牙

112. 可摘局部义齿固位体必须具备的条件中不包括
A. 有固位作用
B. 对基牙不产生侧向力
C. 显露金属要少
D. 必须选用同种类型的卡环
E. 不损伤口内的软、硬组织

113. 铸造𬌗支托在基牙𬌗缘处的厚度应不小于
A. 1.0mm
B. 1.5mm
C. 2.0mm
D. 2.5mm
E. 3.0mm

114. 前牙固定桥最好采用的固位体设计是
A. 开面冠
B. 3/4冠
C. 金属烤瓷冠
D. 树脂冠
E. 嵌体

115. 决定基托伸展范围不必考虑
A. 缺牙多少和部位
B. 基牙健康状况
C. 牙槽嵴吸收程度
D. 患者的要求
E. 𬌗力的大小

116. 以下哪种固位体效果差
A. 嵌体
B. 3/4冠
C. 金属全冠
D. 金属烤瓷全冠
E. 桩冠

117. 以下哪种情况适宜做全瓷覆盖
A. 深覆𬌗，覆盖小
B. 覆𬌗、覆盖正常
C. 𬌗力较大的前牙
D. 固定桥的固位体
E. 以上都不对

118. 右上第一磨牙缺失，右上第二磨牙向近中倾斜40°时，一般不宜做固定桥的原因是
A. 不易寻求共同就位道
B. 受力时基牙承受非轴向力
C. 不易选择合适的固位体
D. 备牙时切割牙体组织过多
E. 容易引起基牙龋坏

119. 接触式桥体的优点不包括
A. 咀嚼时桥体与基牙的生理动度对牙槽嵴黏膜起到按摩作用
B. 部分𬌗力经桥体龈端传递于牙槽嵴，减缓牙槽嵴吸收
C. 桥体龈端与牙槽嵴黏膜接触，便于恢复缺失牙的颈部边缘外形
D. 有较好的自洁作用
E. 有利于恢复发音功能

120. 延伸卡环除固位外，还具有
A. 减轻𬌗力作用
B. 防止食物嵌塞作用
C. 保护孤立牙作用
D. 夹板固定作用
E. 以上都不是

121. 固定义齿连接体的截面积不小于
A. 1mm^2
B. 2mm^2
C. 3mm^2
D. 4mm^2
E. 5mm^2

122. 近中基牙向缺隙侧倾斜所画出的观测线是
A. 舌侧倒凹大
B. 颊侧倒凹大
C. 远中倒凹大
D. 近中倒凹大
E. 颊舌近远中倒凹都大

123. 下列不属于可摘局部义齿连接体的是
A. 卡环与基托相连部分
B. 卡环与舌杆相连部分
C. 卡环与金属网状结构相连部分
D. 卡臂与𬌗支托相连部分
E. 牙弓两侧鞍基相连部分

124. 关于义齿基托磨光面的制备原则，错误的是
A. 均应制成斜凸形斜面
B. 上颌颊面应为向上外的斜面
C. 上颌舌面应为向上内的斜面
D. 下颌颊面应为向下外的斜面
E. 下颌舌面应为向下内的斜面

125. 回力卡环有应力中断作用，主要是由于
A. 支托与基托不直接相连

B. 支托在基牙上的位置正确
C. 颊臂弹性好
D. 力通过基牙长轴传导
E. 连接体位于卡臂尖端

126. 下颌游离端局部义齿基托后缘应位于
A. 末端人工牙远中
B. 磨牙后垫前方
C. 磨牙后垫 1/3~1/2
D. 磨牙后垫前缘
E. 磨牙后垫后缘

127. 杆形卡环的特点是
A. 固位作用好，稳定作用也好
B. 固位作用好，稳定作用差
C. 固位作用差，稳定作用好
D. 固位作用差，稳定作用也差
E. 不确定

128. 影响基牙受力大小的因素中哪项是错误的
A. 牙槽嵴宽大丰满者，基牙受力小
B. 黏膜移动性大，基牙受力大
C. 义齿基托越长，基牙受力越小
D. 锻丝卡比铸造卡加在基牙上的力小
E. 义齿侧向力小，可避免基牙受到扭力

129. 固定义齿采用冠外固体位时，与义齿固位最直接相关的组织结构是
A. 基牙临床牙冠
B. 基牙临床牙根
C. 缺牙间隙
D. 缺牙区牙槽嵴
E. 缺失牙对颌牙

130. 关于可摘局部义齿金属基托的描述不正确的是
A. 温度传导好
B. 美观
C. 强度好
D. 易自洁
E. 以上都对

131. 可摘局部义齿按义齿对承受力的支持方式的描述，下列哪项是错误的
A. 黏膜支持式义齿其受的力主要由黏膜负担
B. 混合支持式义齿的受力由天然牙和黏膜、牙槽嵴共同负担
C. 黏膜支持式义齿其受的力主要由黏膜及其下的牙槽骨负担
D. 牙支持式义齿的受力主要由天然牙承担
E. 牙支持式义齿修复效果较好

132. 衡量固定桥基牙最重要的指标是
A. 牙槽骨的密度
B. 牙根长度
C. 牙根数目
D. 牙周膜宽度
E. 牙周膜面积

133. Ⅰ型观测线适用于Ⅰ型卡环，其特点是
A. 固位、稳定和支持作用都不好
B. 固位和稳定作用好，支持作用稍差
C. 固位和支持作用好，稳定作用稍差
D. 固位作用好，稳定和支持作用稍差
E. 固位、稳定和支持作用都好

134. 缺牙间隙小于同名牙时，为达到审美要求，可选择以下方式，除了
A. 适当磨除基牙近缺隙侧邻面
B. 将桥体与邻牙重叠
C. 桥体突度增加
D. 将桥体适当扭转
E. 改变颊嵴的位置

135. 选择固定桥基牙时不必考虑的因素是
A. 牙周膜
B. 牙槽骨
C. 根长
D. 根形态
E. 对侧牙的形态

136. 下哪项不是基托缓冲的目的
A. 防止压痛
B. 防止基托翘动
C. 防止压迫牙龈
D. 防止压伤黏膜组织
E. 防止有碍发音

137. 可摘局部义齿修复时，进行基牙调整的原因是
A. 基牙倾斜
B. 基牙殆面磨耗
C. 基牙牙冠大
D. 增加倒凹
E. 放置殆支托

138. 可摘局部义齿的组成中不包括下列哪一项
A. 固位体
B. 基托
C. 人工牙
D. 基牙
E. 连接体

139. 在可摘局部义齿中，下列哪项不是间接固位体的功能
A. 防止游离端义齿殆向脱位
B. 平衡作用
C. 增加义齿美观及对称性
D. 防止义齿摆动
E. 分散殆力

140. 以下关于局部义齿基托的表述中正确的是
A. 黏膜支持式义齿的基托可适当缩小
B. 磨牙后垫处应做缓冲
C. 前牙缺失的义齿均须有唇侧基托
D. 塑料基托的温度传导作用好于金属基托
E. 基托与天然牙轴面非倒凹区接触，可起卡环对抗臂作用

141. 可摘局部义齿中起辅助固位和增强稳定作用的部分是
A. 卡环

B. 连接体
C. 基牙
D. 间接固位体
E. 人工牙

142. 临床上较少选用冠内固位体的原因是
A. 对牙体组织切割较深
B. 外形线较长，是防龋的薄弱环节
C. 固位体组织面离牙髓较近，容易使牙髓遭受物理和化学刺激
D. 固位力较弱
E. 以上均是

143. 杆型卡环的固位臂进入基牙倒凹的方向是
A. 从近中方向
B. 从远中方向
C. 从侧面方向
D. 从殆面方向
E. 从牙龈方向

144. 卡环体位于基牙轴面角的非倒凹区
A. 起支持作用，防止义齿殆向移动
B. 起稳定、支持作用，防止义齿龈向移位
C. 起固位、稳定作用，防止义齿殆向脱位
D. 起固位、支持作用，防止义齿殆向和龈向移位
E. 起稳定作用，防止义齿侧向移位

145. 黏结固定桥适应于下列情况，除了
A. 单个牙缺失
B. 基牙残存健康釉质少
C. 基牙釉质健康
D. 基牙牙周组织健康
E. 年轻患者

146. 铸造殆支托的宽度为
A. 磨牙颊舌径的1/2
B. 磨牙颊舌径的2/3
C. 双尖牙颊舌径的1/2
D. 双尖牙颊舌径的1/3
E. 双尖牙颊舌径的2/3

147. 大连接体的主要作用是
A. 形态美观
B. 保护口腔内软组织
C. 提高义齿舒适性
D. 增加义齿固位及稳定
E. 连接义齿各部分成一整体

148. 可摘局部义齿的制锁角是指
A. 义齿部件与余留牙之间的夹角
B. 义齿就位道与脱位道之间形成的角度
C. 义齿就位道与基牙长轴之间的夹角
D. 义齿就位道与基牙邻面之间的夹角
E. 义齿脱位道与基牙邻面之间的夹角

149. 孤立并向近中颊（舌）倾斜的磨牙宜选用
A. 对半卡环
B. 回力卡环
C. 圈形卡环
D. 联合卡环
E. 杆形卡环

150. 下颌双侧游离缺失的可摘局部义齿对基托的要求不正确的是
A. 不妨碍颊舌的功能运动
B. 边缘圆钝，不刺激黏膜
C. 颊舌侧边缘伸展至黏膜皱褶处
D. 后缘盖过磨牙后垫
E. 有良好的封闭

151. 舌杆应至少离开下颌前牙舌侧龈缘
A. 9.0~10.0mm
B. 7.0~8.0mm
C. 5.0~6.0mm
D. 3.0~4.0mm
E. 1.0~2.0mm

152. 修复体修复缺失牙，为了防止继发龋的发生，要做到
A. 修复体要正确地恢复患牙的解剖形态
B. 修复体要恢复患牙的功能
C. 修复体尽可能厚些，隔绝细菌侵入
D. 修复体边缘线要位于自洁区
E. 以上均是

153. 固位体的殆力主要通过哪个部分传递到颌骨上
A. 桥体
B. 连接体
C. 固位体
D. 基牙
E. 黏膜

154. Ⅱ型观测线基牙的倒凹区在
A. 远缺隙侧
B. 近缺隙侧
C. 颊侧
D. 舌侧
E. 近、远缺隙侧都有

155. 下列可摘局部义齿固位力的调节中哪项不正确
A. 用锻丝卡增加纵向固位力
B. 调整就位道
C. 调整固位臂进入倒凹的深度
D. 设计直接固位体数目，一般为2~4个
E. 调整基牙上固位体的固位形，倒凹深度<1mm，坡度>20°

156. 设计固定义齿时，增加基牙的主要目的是
A. 为了分担Ⅱ度以上松动基牙的负担
B. 为了尽量分散殆力，把基牙负担降到最小限度
C. 为了减轻弱侧基牙的负荷，以分散殆力
D. 为了对称美观
E. 以上都对

157. 固定桥黏固后不久，患者感到胀痛不适，主要见于
A. 咬合过高
B. 基牙负担过重
C. 桥体龈端接触过紧
D. 接触点过紧
E. 黏固剂溢出

158. 卡环的颊舌臂之间应有

A. 交叉作用
B. 附着力
C. 交互对抗作用
D. 协调作用
E. 吸附力

159. 回力卡环适用于
A. 前牙缺失
B. 后牙非游离缺失
C. 后牙游离缺失
D. 间隔缺失
E. 个别牙缺失

160. 右上 2 缺失，以右上 3 为基牙设计单端固定桥的条件是
A. 右上 2 缺隙大
B. 右上 3 牙槽骨吸收超过根长 1/3
C. 右上 2 缺隙小殆力不大
D. 患者殆力过大
E. 右上 3 牙冠短小

161. 圆环形卡环通常包绕基牙的
A. 3 个面和 4 个轴角
B. 3 个面和 3 个轴角
C. 3 个面和 2 个轴角
D. 2 个面和 3 个轴角
E. 2 个面和 2 个轴角

162. 卡环臂的起始部分位于观测线上
A. 起支持作用，防止义齿龈向移位
B. 起固位、稳定作用，防止义齿殆向脱位
C. 起固位作用，防止义齿龈向移位
D. 起稳定、支持作用，防止义齿龈向移位
E. 起稳定作用，防止义齿侧向移动

163. 能传导殆力到牙槽嵴黏膜上，并起支持固位作用的是
A. 基托
B. 卡臂尖
C. 人工牙
D. 殆支托
E. 连接杆

164. 下列对殆支托功能的描述中，哪项不正确
A. 防止食物嵌塞
B. 防止义齿龈向移位
C. 恢复咬合关系
D. 防止义齿侧向及殆向移位
E. 保持卡环在基牙上的位置

165. 以下哪种属于 Kennedy 第四类牙列缺损
A. 上颌缺牙为 876|678
B. 上颌缺牙为 21|12
C. 上颌缺牙为 876|456
D. 上颌缺牙为 6|4
E. 上颌缺牙为 |456

【A_2 型题】

166. 患者右上 5 缺失，间隙 4mm，右上 6 近中殆面龋，根充完善，下颌对殆牙为局部义齿。修复右上 5 最好的设计是
A. 活动义齿
B. 半固定桥
C. 单端固定桥
D. 双端固定桥
E. 种植义齿

167. 患者，女性，30 岁。右下 6 缺失，右下 7 为残根，根断面齐牙龈，右上 7 伸长，咬合紧。右下 5 正常。如果行固定桥修复，右下 7 的最佳设计为
A. 金属烤瓷桩冠
B. 铸造金属全冠
C. 全瓷冠
D. 金属烤瓷全冠
E. 铸造金属桩冠

168. 患者，女性，35 岁。左下 7 缺失，左下 6 正常，左下 8 牙根长度可，远中牙龈覆盖牙体，未完全萌出，患者开口度不大。如果进行固定桥修复，左下 8 固位体的最佳设计是
A. 桩冠
B. 全冠
C. 嵌体
D. 部分冠
E. 殆支托

169. 在单端固定桥的设计中，假定余留牙条件正常，下列哪一种基牙选择最合理
A. 2 缺失时，3 为基牙
B. 3 缺失时，2 为基牙
C. 6 缺失时，7 为基牙
D. 4 缺失时，5 为基牙
E. 2 缺失时，1 为基牙

170. 患者右下 1 缺失，右下 2 稳固，左下 1 冠根比为 1.5∶1，当设计双端固定桥时应当
A. 右下 2 最好设计冠内固位体
B. 右下 2 最好设计 3/4 冠
C. 降低桥体咬合面
D. 增加左下 2 做基牙
E. 桥体与左下 1 之间用活动连接体

171. 某患者，左上颌第二前磨牙缺失，缺牙间隙约 2mm，左上第一磨牙牙体健康，牙根长，咬合关系正常。最佳修复方式为
A. 左上 4、6 为基牙，双端固定桥
B. 左上 6 为基牙，单端固定桥
C. 左上 3、4 为基牙，双端固定桥
D. 左上 4 为基牙，单端固定桥
E. 种植义齿

172. 患者，男性，45 岁。男性，右下 6 缺失，右下 7 稳固，右下 5 牙周条件差。如按双端固定桥修复，应当设计为
A. 右下 5 最好设计全冠固位体
B. 右下 5 最好设计冠内固位体
C. 以右下 4、5、7 为基牙固定义齿修复
D. 降低桥体面的牙尖斜度
E. 适当减少桥体颊舌径

173. 某患者，左上 4、5、6 缺失，

左上3、7牙体完整，牙根长大，下颌为左下6至右下3的活动义齿。上颌缺失牙的最佳修复方案是

A. 左上4、5、6活动义齿

B. 左上3、7为基牙，双端固定桥

C. 左上2、3、7为基牙，双端固定桥

D. 左上7为基牙，单端固定桥

E. 以上都对

174. 某患者，多数下后牙缺失，前牙松动，舌侧倒凹明显，口底到龈缘的距离为6mm。大连接体宜用

A. 倒凹区之上的舌杆

B. 离开黏膜表面，与牙槽嵴平行的舌杆

C. 与黏膜平行接触的舌杆

D. 舌板

E. 都不适宜

175. 某患者，25岁。左下6缺失，左下5为残冠，根尖有阴影，左下7为殆面，有洞，冷热刺激痛。该患者的治疗设计中，不正确的是

A. 左下5进行根管治疗

B. 左下7进行根管治疗

C. 左下7去腐，未露牙神经，则安抚，择期充填

D. 拔除左下5

E. 择期固定桥修复

176. ⌊2缺失，⌊1牙冠缺损达1/2以上。拟以⌊13为基牙修复⌊2，⌊1的处理可选

A. 金-塑联合全冠

B. ⌊1简单桩冠

C. ⌊1铸造金属桩核+金属烤瓷全冠

D. 金-烤瓷联合冠

E. 甲冠

177. 1|1缺失，2|2牙根短，咬合关系好。下列哪种修复方案最好

A. 2|2固定桥

B. 32|2固定桥

C. 32|23固定桥

D. 可摘局部义齿

E. 2|23固定桥

178. 在余留牙条件正常的情况下，设计双端固定桥，下列哪一种选择是不正确的

A. 上颌⌊1缺失，1|2为基牙

B. 上颌1|1缺失，2|2为基牙

C. 上颌⌊6缺时，⌊57为基牙

D. 下颌⌈45缺时，⌈36为基牙

E. 下颌⌈5缺时，⌈46为基牙

179. 患者，男性，63岁。18、17、16、15缺失。为了减小义齿游离鞍基水平向的移动，不正确的设计是

A. 扩大鞍基面积

B. 选用牙尖斜度大的人工牙

C. 缺失区对侧应用设计间接固位体

D. 末端基牙设计RPI卡环组，减小基牙扭力

E. 应用双侧联合设计

180. 患者，男性，66岁。25、26、27缺失，余留牙健康。可摘局部义齿的支点线应设计成

A. 斜线式

B. 直线式

C. 横线式

D. 纵线式

E. 平面式

181. 患者，女性，56岁。因牙周病拔除48、47、46、36、37、38已有3个月余，余留牙健康，牙槽嵴欠丰满。可摘局部义齿修复时，两侧基牙固位体应采用

A. 联合卡环

B. RPI卡环

C. 延伸卡环

D. 对半卡环

E. 三臂卡环

182. 某18、17、16、15、25、26、27、28缺失者，末端基牙如果采用RPA卡环组设计，以下说法正确的是

A. RPA卡环组由近中殆支托、A型卡和舌侧导平面组成

B. 口腔前庭深度对RPA卡环组设计很重要

C. 该基牙颊侧可能存在软组织倒凹

D. A型卡需要舌侧对抗臂

E. 义齿受咬合力后，A型卡仍然与牙面接触，防止牙齿向颊侧移位

183. 一位年轻患者，上前牙缺失，下前牙咬于腭黏膜时，哪种设计为好

A. 磨除下前牙切端使之有2mm空隙

B. 拔除下前牙后，上、下前牙义齿修复

C. 在义齿的上磨牙区做殆垫

D. 在义齿上前牙区基托附平面导板，择期再行修复

E. 在义齿上前牙区加斜面导板

184. 患者左下5、6、7、8缺失，缺牙区牙槽嵴丰满，左下4 Ⅰ度松动，余牙正常。修复方案为

A. 可摘局部义齿，左下4远中殆支托

B. 固定义齿修复

C. 可摘局部义齿，左下4近中殆支托

D. 可摘局部义齿，左下4不选做基牙

E. 左下4、5、6、7、8覆盖义齿修复

185. 患者，女性，40岁。患者，左下1、2、3、4、5、6、8右下2、3、4、5、6、7、8缺失，左下7近中舌侧倾

斜，无龋，无松动，牙周健康，与对颌有咬合接触。左下 7 最宜用哪种卡环

A. 回力卡环
B. 杆形卡环
C. 对半卡环
D. 圈形卡环
E. 联合卡环

186. 患者，女性，46 岁。右下 5、6、7、8 缺失，余牙正常；右上 6 活髓，无龋，无松动，但过度伸长，致下颌第一磨牙区域殆龈距只有正常牙冠高度的一半，上颌其余牙位置正常。理想的修复设计为

A. 左上 6 去髓后切除伸长的牙冠并全冠修复，下颌可摘局部义齿修复，恢复牙弓曲线
B. 左上 6 适当调磨，以不过敏为限，下颌可摘局部义齿修复，不考虑牙弓曲线
C. 不处理上颌牙，直接下颌可摘局部义齿修复
D. 拔除左上 6，上、下颌可摘局部义齿修复，恢复牙弓曲线
E. 拔除左上 6，上颌固定桥，下颌可摘局部义齿修复，恢复牙弓曲线

【A_3/A_4 型题】

（187~192 题共用题干）

患者右下 6 缺失 3 个月，要求固定修复。

187. 决定其能否固定桥修复的因素应除外

A. 邻牙牙周支持能力
B. 邻牙牙冠大小、形态
C. 缺牙区黏膜厚度
D. 咬合关系
E. 邻牙的位置

188. 如果第二磨牙近中倾斜，倾斜牙做固定桥基牙的最大障碍是

A. 倾斜度
B. 共同就位道的获得
C. 牙周应力集中
D. 牙髓损害
E. 以上都不是

189. 如果第二双尖牙颊向倾斜，则固定桥较好的设计是

A. 单端桥
B. 半固定桥
C. 第二双尖牙桩核修复加固定桥
D. 第二双尖牙桩冠固位体固定桥修复
E. 以上都不是

190. 如果右下 7 为残根，远中牙龈覆盖断面，则需要做的治疗设计应除外

A. 根管治疗
B. 拍 X 线片
C. 桩核冠修复
D. 拔除右下 7 后种植
E. 牙龈切除术

191. 如果右下 5 牙根短，而且松动 Ⅰ 度，设计时应注意

A. 增加右下 4 为基牙
B. 拔除右下 5
C. 增加右下 3、4 为基牙
D. 右下 5 根管治疗
E. 以上都对

192. 如果缺牙区牙槽嵴吸收严重，固定桥的桥体设计应该为

A. 盖嵴式
B. 鞍式
C. 悬空式
D. 改良盖嵴式
E. 以上都对

（193~197 题共用题干）

患者，男性，45 岁。在某诊所做左下后牙铸造金属固定桥 3 年，近来义齿松动，口臭，左下后牙自发性疼痛，夜间明显。检查：左下 6 缺失，左下 5、7 为桥基牙，左下 7 金属全冠固位体颊侧边缘不密合，探诊敏感，未见冠破损。

193. 口腔检查的重点是

A. 口腔卫生状况
B. 原修复体及基牙
C. 牙槽嵴情况
D. 咬合关系
E. 牙周组织状况

194. 需要进行的其他检查是

A. 牙周探诊
B. 牙髓活力试验
C. 拍 X 线片
D. 咬合关系检查
E. 以上都需要

195. 引起疼痛最可能的原因是

A. 咬合不平衡
B. 根尖周炎
C. 牙髓炎
D. 牙周炎
E. 邻接关系不良

196. 对该患者的首要治疗是

A. 拆除固定桥后，针对情况进一步治疗
B. 牙周洁治
C. X 线检查基牙有无继发龋
D. 用镇痛药，观察
E. 在固位体殆面开窗观察

197. 如果 X 线片显示⌈5 的根尖有低密度影像，则正确的处理为

A. 在⌈5 金属冠殆面开孔
B. 拆除原固定桥，进行⌈5 的根管治疗
C. 洁治
D. 服用抗生素，观察
E. 以上都对

（198~201 题共用题干）

患者，男性，36 岁。3 个月前因外伤上前牙脱落。检查：左上 1 缺失，间隙正常，牙槽嵴无明显吸收。右上 1 牙冠 1/2 缺损，已露髓，探稍敏感，叩诊阴性，无松动。左上 2 牙冠良好，叩诊阴性，无松动。上、下前牙牙龈轻度红肿，易出血，可见菌斑及牙石。余牙未见异常。

198. 下列哪项不是修复前进行的必要的检查和治疗工作

A. 前牙区牙片
B. 牙周上药

C. 服用抗生素
D. 全口洁治
E. 调𬌗

199. 右上 1 需要进行的治疗方案是
A. 活髓切断术
B. 根管治疗术
C. 盖髓术
D. 拔除术
E. 以上都不是

200. 最合适的治疗方案是
A. 覆盖义齿
B. 桩核与双端固定桥
C. 桩冠与局部义齿
D. 根内固位体固定桥
E. 以上都不是

201. 固定桥的桥体设计为
A. 悬空式
B. 鞍式
C. 改良鞍式
D. 改良盖嵴式
E. 船底式

(202~208 题共用题干)

患者，女性，30 岁。右下后牙缺失，要求镶牙。检查：右下 5 缺失，间隙正常，牙槽嵴无明显吸收。右下 4 大面积龋坏，可探及穿髓孔，右下 6 𬌗面中龋，无松动，叩 (-)，探敏感。全口牙石较多，牙龈红肿。余未见异常。

202. 修复前必要的检查和治疗不包括
A. 缺牙区及邻牙牙片
B. 右下 4 根管治疗
C. 右下 6 根管治疗
D. 洁治
E. 右下 6 充填

203. 修复右下 5 设计方案是
A. 活动义齿修复
B. 双端固定桥
C. 单端固定桥
D. 复合固定桥
E. 固定-可摘义齿

204. 右下 4 桩核设计最佳为
A. 铸造桩核
B. 预成螺纹桩
C. 简单桩
D. 金属背板桩
E. 以上都不正确

205. 如果设计金属烤瓷固定桥，牙体预备要求是
A. 颊侧磨除 1mm
B. 牙𬌗面磨除 2.5mm
C. 冠边缘位于龈上
D. 肩台宽度 0.5~1.0mm
E. 冠边缘位于龈下

206. 桥体龈端最佳设计方案是
A. 改良鞍基式
B. 鞍基式
C. 球形
D. 锥形
E. 悬空式

207. 连接体设计应
A. 尽量增加截面积
B. 内线角圆钝
C. 设计活动连接体
D. 截面积小于 4mm
E. 以上都不正确

208. 对桩核描述正确的是
A. 直径为根管直径 1/2
B. 桩长为根管长的 1/2
C. 桩固位主要靠黏结力
D. 桩末端距根尖至少 4mm
E. 以上都不正确

(209~211 题共用题干)

患者，女性，25 岁。2| 缺失，间隙小，3| 牙根长大，1| 稳固，口腔卫生差，咬合关系正常。患者要求固定义齿修复。

209. 最佳修复设计方案是
A. 双端固定桥
B. 单端固定桥
C. 半固定桥
D. 可摘局部义齿
E. 种植义齿

210. 以下修复前处理错误的是
A. 洁治
B. 31| X 线检查
C. 31| 牙髓活力测验
D. 31| 牙髓失活
E. 向患者交代治疗计划

211. 若修复后基牙出现牙龈炎的可能原因是
A. 基牙受力过大
B. 固位体边缘与基牙不密合
C. 固位体形态欠佳
D. 基牙松动
E. 以上都对

(212~222 题共用题干)

患者，女性，50 岁。下颌左 1、5、6、7 及右 1、5、6、7、8 缺失，左下 8 𬌗面浅龋、近中舌向倾斜、无松动，余留牙牙石 2 度，左侧下颌隆凸明显、倒凹大，舌侧前部牙槽骨为斜坡型，口底深，上颌牙完全正常。

212. 患者在开始修复治疗前需进行哪些口腔处理
A. 拔除左下 8
B. 拔除左下 8，牙周洁治剩余牙
C. 充填左下 8 𬌗面龋坏，牙周洁治剩余牙
D. 拔除左下 8，牙周洁治剩余牙，手术去除左侧下颌隆凸
E. 充填左下 8 𬌗面龋坏，牙周洁治余留牙，手术去除左侧下颌隆凸

213. 根据 Kennedy 分类法，此患者属
A. 第一类
B. 第一类，第一亚类
C. 第一类，第二亚类
D. 第二类，第二亚类
E. 第二类，第一亚类

214. 设计可摘局部义齿时，最好选择以下哪个基牙安放𬌗支托和卡环
A. 左、右下 4
B. 左下 4，右下 3、4
C. 左下 4、8，右下 3、4
D. 左下 4、8，右下 4
E. 左下 3、4、8，右下 4

215. 可摘局部义齿的支持类型为
A. 牙支持式
B. 牙槽骨支持式
C. 黏膜支持式

D. 混合支持式
E. 游离端支持式

216. 为了减小右下4所受的扭力，可设计
A. RPI卡环
B. 对半卡环
C. 圈形卡环
D. 延伸卡环
E. 联合卡环

217. 如果右下4颊侧有组织倒凹，可采用
A. Ⅱ型导线卡环
B. 圈形卡环
C. RPA卡环
D. RBI卡环
E. RPI卡环

218. 左下8如果设计铸造圈形卡环时，卡臂尖应位于
A. 颊面远中
B. 颊面近中
C. 远中面
D. 舌面远中
E. 舌面近中

219. 左下8铸造圈形卡环的𬌗支托位于
A. 𬌗面近中边缘嵴
B. 𬌗面远中边缘嵴
C. 𬌗面近、远中边缘嵴
D. 𬌗面近中边缘嵴和颊沟
E. 𬌗面远中边缘嵴和颊沟

220. 如果采用舌杆做大连接体，连接体与舌侧黏膜的关系是
A. 离开黏膜0.3~0.4mm
B. 密切接触
C. 轻轻接触
D. 离开黏膜0.5~1.0mm
E. 以上都不对

221. 为了减小右下4所受的扭力，防止义齿翘动，使基牙和牙槽嵴合理分担负荷，可采取以下措施，除了
A. 扩大游离端基托伸展范围
B. 取解剖式印模
C. 减小人工牙的颊、舌径
D. 减小人工牙的近、远中径或减数
E. 设计近中𬌗支托

222. 此患者需如何确定颌位关系
A. 在石膏模型上利用余留牙直接确定
B. 用蜡𬌗记录确定
C. 用蜡堤确定正中𬌗位
D. 用蜡堤确定正中𬌗位，并重新确定垂直距离
E. 以上方法都可以

【B_1型题】

（223~228题共用备选答案）
A. 嵌体
B. 金属全冠
C. 甲冠
D. 桩核冠
E. 烤瓷冠

223. 6|缺失，7|咬合紧，应选哪种固位体
224. 5|缺失，4|远中邻牙𬌗龋，应选哪种固位体
225. 2|缺失，1|残根，已做根管治疗，应选哪种固位体
226. 固位力最差的是
227. 强度最差的是
228. 最美观的修复体是

（229~230题共用备选答案）
A. 牙冠形态
B. 牙根形态
C. 桥体𬌗面形态
D. 连接体形态
E. 桥体龈面形态

229. 与固定义齿自洁作用有关的形态是
230. 与固定义齿的咀嚼功能有关的形态是

（231~234题共用备选答案）
A. 种植固定桥
B. 固定-可摘联合桥
C. 半固定桥
D. 单端固定桥
E. 双端固定桥

231. 65|缺失，4|冠折，伴有牙槽骨凹陷，可选择
232. 432|1缺失，缺牙隙正常，牙槽骨正常，可选择
233. 2|缺失，间隙约2mm，3|完好，牙槽骨正常，可选择
234. 6|缺失，7|近中倾斜约25°，5|位置正常，牙槽骨正常，可选择

（235~238题共用备选答案）
A. 固定桥的应力集中部分
B. 固定桥恢复缺失牙的形态和功能部分
C. 基牙
D. 固定桥黏固于基牙上并与桥体相连的部分
E. 具有一定应力缓冲作用

235. 桥体
236. 固位体
237. 活动连接体
238. 连接体

（239~243题共用备选答案）
A. 可以自行摘戴的固定桥
B. 固位力主要来自黏结材料的黏结力的固定桥
C. 一端的固位体为固定连接，另一端的固位体为活动连接的固定桥
D. 以各种骨内种植体作为固定桥的支持和固位端制成的固定桥
E. 被称为完全固定桥

239. 双端固定桥
240. 种植固定桥
241. 固定-可摘联合桥
242. 黏结固定桥
243. 半固定桥

（244~248题共用备选答案）
A. 含有种植基牙
B. 仅一端有基牙
C. 含有两个或两个以上固定桥基本类型
D. 固位力主要靠摩擦力或磁力
E. 固位力主要靠黏结力

244. 复合固定桥
245. 种植固定桥
246. 黏结固定桥
247. 固定-可摘联合桥

248. 单端固定桥

（249～253 题共用备选答案）

A. 1 周
B. 1 个月
C. 3 个月
D. 3～4 个月
E. 5～6 个月

249. 固定修复的最佳时机是拔牙后
250. 前牙外伤牙折伴牙周膜撕裂伤，根管治疗后至开始桩冠修复至少需
251. 牙槽嵴修整术在拔牙后多长时间进行
252. 上颌种植修复的最佳时间是在拔牙后
253. 下颌种植修复需拔牙后多久进行

（254～256 题共用备选答案）

A. 咀嚼力
B. 咀嚼压力
C. 内压力
D. 牙周潜力
E. 屈应力

254. 当咀嚼肌收缩时所能发挥的最大力量为
255. 除了咀嚼食物所用的压力外，牙周组织中还储备的力量是
256. 在咀嚼运动中个别牙或部分牙发挥的力量是

（257～260 题共用备选答案）

A. 鞍式桥体
B. 改良鞍式桥体
C. 悬空式桥体
D. 盖嵴式桥体
E. 锥形桥体

257. 上后牙桥体一般选用
258. 后牙牙槽嵴明显吸收可选用
259. 下后牙牙槽机顶狭窄时选用
260. 上前牙牙槽嵴吸收较多者选用

（261～263 题共用备选答案）

A. 单臂卡环
B. 双臂卡环
C. 间隙卡环
D. Ⅰ杆卡环
E. T 型卡环

261. 有支持作用的卡环是
262. 基牙接触面积最小的卡环是
263. 露金属最少的卡环是

（264～265 题共用备选答案）

A. 圈形卡环
B. 回力卡环
C. 对半卡环
D. 双臂卡环
E. 三臂卡环

264. 舌侧卡臂尖均可进入倒凹区，适合于远中孤立基牙，并向近中倾斜是
265. 游离缺失者，末端为前磨牙支持条件差，应设计卡环种类是

（266～269 题共用备选答案）

A. 下颌 $\overline{8763|678}$ 缺失
B. 下颌 $\overline{63|78}$ 缺失
C. 下颌 $\overline{21|12}$ 缺失
D. 上颌 $\underline{651|456}$ 缺失

266. 属于 Kennedy 第一类，第一亚类的是
267. 属于 Kennedy 第二类，第二亚类的是
268. 属于 Kennedy 第三类，第二亚类的是
269. 属于 Kennedy 第四类的是

第三节 治疗步骤

【A_1 型题】

1. 调整咬合的目的如下，除外
   A. 清除创伤，增加牙齿承受的咀嚼力
   B. 使损伤的牙周组织得以恢复
   C. 尽量将侧向力转为垂直向力
   D. 使𬌗力重新分配
   E. 使牙周支持力平衡
2. 牙列缺损后形成干扰的最主要原因是
   A. 缺牙间隙变小
   B. 邻牙的倾斜
   C. 对𬌗牙的松动
   D. 间隙增宽
   E. 牙列缩短
3. 固定桥的倾斜基牙取得共同就位道的方法中错误的是
   A. 改变固位体设计
   B. 正畸后再做固定修复
   C. 备牙
   D. 制作桩核改形后再修复
   E. 拔除倾斜基牙
4. 双端固定桥牙体预备应注意的问题，主要的是
   A. 𬌗面磨除要足
   B. 两个基牙要有共同就位道
   C. 邻面片切应到龈下 0.5mm
   D. 基牙的聚拢度大
   E. 基牙不能有倒凹
5. 戴固定义齿时，以下哪一项不是检查接触点的常用方法
   A. 咬合纸检查
   B. 牙线检查
   C. 参考患者的主观感受
   D. 使用邻面接触检查片
   E. 拍 X 线片
6. 可摘局部义齿制取印模选择托盘时，不正确的是
   A. 不妨碍唇、颊、舌的活动
   B. 托盘与牙弓内外侧应有 3～4mm 间隙
   C. 翼缘应与黏膜皱襞平齐
   D. 大小和形状与牙弓的大小和形状一致
   E. 上颌托盘的远中边缘应盖过上颌结节和颤动线
7. 做可摘局部义齿印模选择的托盘时，要求托盘的侧翼与牙弓

内外侧应有的间隙是
A. 1.0mm
B. 1~2mm
C. 2~3mm
D. 3~4mm
E. 5mm

8. 调节倒凹法，其就位道是
A. 两侧基牙长轴延长线的平分线为就位道
B. 通过模型倾斜把倒凹集中在一方，与𬌗力方向不一致的就位道
C. 通过模型倾斜把倒凹集中在一方，与𬌗力方向一致的就位道
D. 就位道与基牙长轴一致
E. 就位道与𬌗力方向一致

9. 采用直接法进行局部义齿基托组织面重衬时，调拌自凝树脂至哪一期后再涂在义齿组织面上
A. 湿砂期
B. 拉丝期
C. 面团期
D. B 或 C
E. A 或 B

10. 牙间隙𬌗龈距离短，对颌为天然牙时，人工牙最好选
A. 塑料牙
B. 金属𬌗面牙
C. 烤瓷牙
D. 瓷牙
E. 无尖牙

11. Kenndy Ⅳ的活动义齿模型设计时，将模型向后倾斜的主要目的是
A. 减少义齿前份基托与余留牙间的间隙，利于美观
B. 制作方便，便于义齿的摘戴
C. 利用倒凹固位
D. 牙槽嵴丰满，唇侧倒凹过大
E. 使义齿由前向后戴入

12. 人工后牙的牙尖斜度过大会导致
A. 咀嚼效率降低
B. 侧向力过大
C. 𬌗力过小
D. 𬌗力过大
E. 早接触

13. 下列预备𬌗支托窝的方法中错误的是
A. 在缺隙侧基牙𬌗面的近远中边缘嵴处预备
B. 支托窝呈圆三角形或匙形
C. 支托窝预备在基牙的牙本质上
D. 尽量利用上下牙咬合状态的天然间隙
E. 必要时可调磨对颌牙

14. 可摘局部义齿初戴时就位困难的处理方法是
A. 用力将义齿戴入
B. 确定阻碍部位后逐步调改、缓冲
C. 缓冲卡环体
D. 调整𬌗支托
E. 缓冲基托组织面

15. 义齿初戴时要检查以下内容，除了
A. 咬合接触是否均匀
B. 卡环与𬌗支托就位、密合
C. 基托与黏膜密合，边缘伸展适度，无翘动、压痛
D. 就位是否顺利
E. 基牙有无松动、龋坏

16. 取功能性印模的目的是
A. 精确反映口周肌肉功能活动时的位置和形态
B. 使口腔组织受压均匀
C. 使印模边缘圆滑
D. 看清解剖标志
E. 边缘及黏膜转折处清晰

17. 共同就位道与模型倾斜方向的关系下列哪项是错误的
A. 模型向后倾斜，共同就位道由前向后
B. 模型向前倾斜，共同就位道由后向前
C. 模型向左倾斜，共同就位道由右向左
D. 模型向右倾斜，共同就位道由左向右
E. 模型平放，在上颌共同就位道由上向下

【A_2 型题】

18. 患者，女性，78 岁。下颌双侧后牙缺失 10 年，牙槽嵴严重吸收。修复宜选用哪种人工牙
A. 非解剖式牙
B. 半解剖式牙
C. 解剖式牙
D. 金属𬌗面牙
E. 瓷牙

19. 患者，女性，55 岁。|1235678 与 12567| 缺失，双侧上颌结节明显，有较大倒凹。8| 近中颊侧倾斜，无松动，与对颌无合接触。修复前需进行哪项处理
A. 全口洁牙
B. 单侧上颌结节修整术
C. 双侧上颌结节修整术
D. 拔除 8|
E. 拔除 8|，单侧上颌结节修整术

20. 一患者下颌 47、46、45、35、36、37 缺失，余留牙正常，前庭沟较浅。采用可摘局部义齿修复时，正确的做法是
A. 模型观测应该采用平均倒凹法
B. 44、34 基牙上应采取 RPI 卡环
C. 基牙可以选择全部余留牙
D. 下颌牙槽嵴区取印模时应尽量扩展
E. 应该采用闭口式印模

【B_1 型题】

（21~23 题共用备选答案）
A. 功能性印模
B. 解剖式印模
C. 闭口式印模
D. 开口式印模

E. 一次性印模

21. 牙支持式义齿可以采用的印模是
22. 黏膜支持式义齿可以采用的印模是
23. 混合支持式义齿可以采用的印模是

（24~27题共用备选答案）

A. 16、15、11、21、22、23、26、27及46、45、43、34、35、36缺失
B. 15、25缺失
C. 上、下颌牙列缺失
D. 47、48、46、𬌗面大部分缺损
E. 17、16、46、47缺失

24. 可以直接利用模型上余留牙确定𬌗关系的是
25. 需要用蜡𬌗记录确定颌位记录的是
26. 需要用𬌗堤确定正中𬌗位关系和中线的是
27. 需要用𬌗堤确定正中𬌗位关系和垂直距离的是

第四节 修复体戴入后的问题和处理

【A₁型题】

1. 固定桥黏固后短时间内出现咬合时疼痛，最可能的原因是
   A. 牙龈炎
   B. 根尖周炎
   C. 咬合早接触
   D. 固位体边缘炎
   E. 牙髓炎
2. 双端固定桥两端固位力不相等时会引起
   A. 基牙疼痛
   B. 基牙下沉
   C. 固位体磨耗
   D. 固位体松动、脱落
   E. 固位体变形
3. 固定桥黏固后，患者感到胀痛不适的原因为
   A. 咬合过度
   B. 基牙受扭力，邻接点过紧
   C. 桥体龈端压迫黏膜
   D. 黏固剂过厚
   E. 基牙负担加重
4. 固定义齿修复后固定桥松动，以下哪项需拆除
   A. 基牙负荷过大
   B. 固位体固位力不够
   C. 基牙固位形差
   D. 继发龋
   E. 以上均需拆除
5. 牙列缺损在哪种情况下应采用𬌗堤记录上、下颌关系
   A. 个别后牙缺失
   B. 对颌牙𬌗面严重磨耗
   C. 前牙缺失
   D. 缺牙数目较多
   E. 末端游离缺失
6. 胶联式可摘局部义齿制作时，填胶应在材料调和后的哪一期进行
   A. 橡皮期
   B. 面团期
   C. 黏胶期
   D. 粥样期
   E. 湿砂期

【A₂型题】

7. 患者，女性，65岁。3⌋缺失，行固定义齿修复，45⌋为基牙。半年后基牙有疼痛。其主要原因为
   A. 咬合早接触
   B. 边缘不密合
   C. 咬合力大
   D. 末端侧下沉
   E. 设计不合理
8. 患者，男性。右上6行双端固定桥修复，固定桥试戴时用力戴入，基牙出现胀痛不适，最可能的原因是
   A. 就位道不一致
   B. 有早接触点
   C. 基牙牙髓炎
   D. 邻接过紧
   E. 邻牙根尖病变
9. 患者，女性，30岁。4⌋缺失，固定义齿修复2个月后，基牙出现自发性疼痛的原因为
   A. 咬合早接触
   B. 牙体切割稍多
   C. 急性牙髓炎
   D. 基牙受力大
   E. 食物嵌塞
10. 患者，男性，55岁。5年前于诊所制作以⌊12345为基牙修复⌊67的单端固定桥，近期出现基牙疼痛和松动，最根本的原因是
   A. 基牙牙髓炎
   B. 设计不合理
   C. 固位体固位力不够
   D. 咬合有高点
   E. 黏结剂溶解
11. 患者，⌊6缺失，1年前行双端固定桥修复。近日⌊5出现自发痛，叩痛。最可能的原因是
   A. 创伤
   B. 牙周炎
   C. 牙本质过敏
   D. 根尖周炎
   E. 负担过大
12. 患者，5⌋缺失，行双端固定桥修复，固定桥试戴时桥体黏膜发白，最可能的原因是
   A. 就位道不一致
   B. 邻面接触点过紧
   C. 有早接触
   D. 制作的桥体龈端过长
   E. 固位体边缘过长
13. 患者，女性，30岁。固定义齿黏固后半个月，近2天刷牙

时有少量出血，无其他症状。检查：6⌋缺失，57⌋为桥基牙，冠边缘在龈缘下与牙体组织贴合良好，45⌋之间牙线可顺利通过，乳突处有少量食物滞留，龈红肿。引起牙龈出血的原因是
A. 冠边缘刺激牙龈
B. 接触点松
C. 冠外形不好
D. 患者未认真刷牙
E. 对殆有楔入式牙尖

14. 患者，女性，28 岁。2 年前于诊所进行固定桥修复。近期口内自觉有臭味，刷牙也不能缓解。不可能的原因是
A. 桥体不密合，食物残渣滞留
B. 固定桥邻接点恢复不良
C. 桥体轴面形态不良
D. 基牙有继发龋
E. 固位体有悬突

15. 患者，女性，67 岁。戴上颌义齿 1 天就出现义齿摘戴困难。检查：18、17、16、15、12、11、21、22、25、26、27、28 缺失。黏膜支持式可摘局部义齿。唇、颊侧基托边缘伸展至黏膜转折，前牙区牙槽骨较突。引起摘戴困难的原因是
A. 基托进入倒凹区
B. 殆力大，义齿下沉
C. 基托伸展过长，刺激黏膜转折处
D. 义齿支持不足，压迫黏膜
E. 基托不密合，翘动引起

16. 患者，男性，56 岁。戴上下局部义齿 1 周，自述嚼碎食物困难。检查：18、17、16、15、14、34、35、36、37、38 缺失，设计为混合支持式义齿，人工牙较天然牙稍小，殆面外形正常。咬合状态下，咬合纸可从上、下人工牙之间抽出。造成嚼碎食物困难的原因是
A. 人工牙殆面面积小
B. 人工牙垂直距离过低，咀嚼效率低
C. 人工牙殆面无食物排溢道
D. 咬合低
E. 人工牙牙尖斜度不够高

17. 一患者 13、12、11、25、26、27、28 和 46、45、36、37、38 缺失，戴用义齿后出现咬颊现象。应考虑的原因是人工后牙
A. 覆盖过大
B. 殆平面偏高
C. 牙尖斜度过大
D. 颊尖过锐
E. 颊侧覆盖过小

18. 患者，男性，34 岁。患者Ⅲ度深覆殆，⌊126 右 65⌋缺失，义齿密合，但⌊12 腭侧塑料基托反复折断。处理方法是
A. 基托折断处重新用自凝或热凝树脂修理
B. 折断基托重新修理并加厚
C. 折断基托重新修理并调磨，让折断处无咬合接触
D. 折断处增加铸造金属网，或改做铸造金属基托
E. 折断基托重新修理并调磨后牙，使人工后牙无咬合接触

【A_3 型题】

（19～23 题共用题干）

患者，男性，47 岁。上颌前牙固定修复 3 年，现出现松动，咬合疼痛。检查：左上 2 缺失，左上 1、2、3 烤瓷固定桥修复，左上 1、3 为烤瓷全冠固位体，边缘均不密合。左上 1 远中和左上 3 的近中邻面可探及深龋，左上 3 叩诊（++），牙龈红肿，无牙周袋。余牙健康，咬合正常。

19. 治疗前最需做的辅助检查是
A. 基牙的 X 线检查
B. 基牙的牙髓活力检测
C. 基牙的松动度检查
D. 基牙的干扰检查
E. 以上均需做

20. 若左上 3X 线片示根尖有阴影，则引起咬合痛的可能原因是
A. 左上 3 急性牙髓炎
B. 左上 3 急性牙周炎
C. 左上 3 急性龈乳头炎
D. 左上 3 急性牙龈炎
E. 左上 3 急性根尖周炎

21. 原固定修复体松动的原因是
A. 原固定修复体破损
B. 原固定修复体边缘不密合
C. 牙龈炎
D. 牙周炎
E. 基牙预备不良

22. 拆除不良修复体后应先做
A. 左上 3 根管治疗
B. 洁治
C. 左上 1 拔除
D. 左上 3 拔除
E. 左上 1 根管治疗

23. 左上 1、3 经正确的牙体治疗后最佳修复方法是
A. 烤瓷全冠固定桥修复
B. 可摘义齿修复
C. 铸造金属固定桥修复
D. 全黏膜支持式可摘义齿修复
E. 以 3/4 冠做固位体固定义齿修复

（24～26 题共用题干）

一位患者，48、47、46、45、35、36、37、38 缺失，铸造支架式义齿，44、34 设计 RPI 卡环，舌杆大连接体。义齿戴用 3 周后，主诉义齿压痛、基牙咬合痛。检查：舌系带根部溃疡，34 叩痛（++），义齿各部分密合，咬合不高。

24. 舌系带出现溃疡的原因是
A. 义齿前后翘动
B. 义齿摘戴困难
C. 舌杆位置过低

D. 义齿下沉
E. 舌杆未缓冲

25. 34基牙疼痛的原因是
A. 受力过大
B. 根尖周炎
C. 牙周病
D. 牙本质过敏
E. 咬合干扰

26. 34基牙疼痛的处理措施是
A. 根管治疗
B. 牙髓失活
C. 牙周治疗
D. 调𬌗
E. 人工牙减径或减数

（27~30题共用题干）

一位年轻患者，可摘局部义齿修复后3周，主诉义齿压痛。检查：46、45、34、35缺失，余留牙正常，义齿基托覆盖区域黏膜红肿、压痕，局部义齿47、44、36均为双臂卡环，义齿贴合，固位尚可。

27. 该义齿的支持方式为
A. 牙槽嵴支持式
B. 牙支持式
C. 混合支持式
D. 黏膜支持式
E. 𬌗支托支持式

28. 患者出现黏膜压痛的原因是
A. 基托翘动
B. 义齿下沉
C. 咬合高
D. 基托过小
E. 基托不密合

29. 该问题为
A. 设计错误
B. 义齿制作的问题
C. 初戴义齿不适应
D. 患者黏膜薄弱
E. 义齿使用不当

30. 解决方法为
A. 义齿组织面重衬
B. 坚持戴用
C. 调𬌗，人工牙减径
D. 修改设计
E. 按原设计重新制作义齿

（31~32题共用题干）

某患者，18、17、16、24、25、26缺失，可摘局部义齿修复。义齿戴用1周后，复诊时发现右侧上颌结节颊侧黏膜反折处有溃疡。

31. 出现黏膜溃疡的原因是
A. 基托进入组织倒凹
B. 基托边缘过度伸展
C. 基托与黏膜不密合
D. 人工牙侧方𬌗干扰
E. 以上都是

32. 处理方法为
A. 人工牙减径
B. 基托组织面缓冲
C. 基托组织面重衬
D. 人工牙调𬌗
E. 基托边缘缓冲

（33~34题共用题干）

患者，男性，62岁。3个月前于街上镶牙，现牙龈疼痛无法咀嚼。检查：17、16、15、14、26、27缺失，18、13、24、25、28有钢丝捆绑，义齿稳固。18、13、24、25、28牙龈红肿，口内有臭味。

33. 应作出的处理是
A. 洁治18、13、24、25、28基牙
B. 嘱患者饭后漱口
C. 调磨咬合高点
D. 口服抗生素
E. 拆除修复体

34. 上述情况，应采用的设计为
A. 双侧固定义齿修复
B. 双侧可摘局部义齿设计
C. 右侧可摘局部义齿，左侧固定义齿设计
D. 左侧可摘局部义齿，右侧固定义齿设计
E. 单侧可摘局部义齿设计

（35~36题共用题干）

患者，女性，60岁。5678⌉缺失，胶连式义齿修复，4⌉三臂卡，⌈4隙卡，⌈7圈卡。义齿戴用1周后，主诉义齿游离端压痛、咀嚼不适。检查：义齿密合，固位及稳定性好，咬合无高点，基托伸展不影响软组织活动，缺隙黏膜无明显压痛点、红肿或溃疡。

35. 造成义齿压痛的原因是
A. 卡环固位力差
B. 基托下沉
C. 基托翘动
D. 牙槽嵴负担过重
E. 使用不当

36. 处理方法是
A. 基托组织面重衬
B. 人工牙减径或减数
C. 增加3隙卡
D. B与C
E. A与B与C

【B_1型题】

（37~40题共用备选答案）
A. 基托边缘过长或过锐
B. 基托变形
C. 基托与黏膜不密合
D. 人工后牙覆盖过小
E. 垂直距离过低

37. 会导致食物嵌塞的是
38. 会导致咀嚼无力的是
39. 会导致咬颊黏膜的是
40. 会导致前庭沟处小溃疡的是

（41~43题共用备选答案）
A. 哨音
B. 恶心
C. 咬颊
D. 咬唇
E. 弹响

41. 上颌义齿基托腭侧基托光滑，未做腭皱会导致
42. 下颌义齿舌侧基托伸展过长会导致
43. 前牙排列覆盖过小会导致

第四章　牙列缺失

第一节　病因及影响

【A1型题】

1. 无牙颌牙槽嵴终生持续吸收，一般每年为
   A. 0.5mm
   B. 0.8mm
   C. 1mm
   D. 1.2mm
   E. 5mm
2. 上颌前部牙槽嵴骨吸收的方向为
   A. 向上、向后
   B. 向上、向外
   C. 向上、向内
   D. 向后、向外
   E. 向上、向前
3. 牙列缺失患者，常见上颌弓与下颌弓不协调，其原因是
   A. 与上、下颌牙槽嵴吸收的方向有关
   B. 与上、下颌牙槽嵴吸收的方向无关
   C. 与咀嚼压力有关
   D. 与咬合无关
   E. 与患者健康状况有关
4. 牙槽骨吸收的速度与下列哪种因素无关
   A. 缺牙时间
   B. 缺牙原因
   C. 骨的致密度
   D. 患者的年龄
   E. 全身因素
5. 牙列缺损后附着在颌骨周围的软组织位置关系发生改变是因为
   A. 牙槽骨不断吸收
   B. 软组织萎缩
   C. 殆关系改变
   D. 手术后软组织被推移
   E. 软组织弹性改变
6. 牙列缺失的危害下列哪项是错误的
   A. 影响全身健康
   B. 引起牙槽骨的吸收
   C. 咬颊、咬舌
   D. 发音障碍
   E. 舌体增大
7. 牙列缺失后不会引起患者
   A. 鼻唇沟加深
   B. 下颌习惯性前伸
   C. 下颌习惯性后退
   D. 面下1/3距离减低，面型苍老
   E. 口角下陷

第二节　治疗设计和方法选择

【A1型题】

1. 边缘封闭区能起到封闭作用是因为
   A. 面积大
   B. 此处黏膜有弹性
   C. 此处黏膜较厚
   D. 此处黏膜上皮有角化层
   E. 以上均不对
2. 按照无牙颌解剖特点，切牙乳突为
   A. 主承托区
   B. 副承托区
   C. 缓冲区
   D. 后堤区
   E. 边缘封闭区
3. 全口义齿属于缓冲区的部位是
   A. 切牙乳突区
   B. 磨牙后垫区
   C. 舌侧翼缘区
   D. 牙槽嵴顶区
   E. 颊棚区
4. 下列可作为全口义齿排牙参考标志的是
   A. 上颌结节
   B. 颊棚区
   C. 远中颊角区
   D. 磨牙后垫
   E. 下颌舌骨嵴
5. 与大气压力作用无关的因素是
   A. 基托与黏膜的接触面积
   B. 基托与黏膜的密合度
   C. 义齿边缘封闭效果
   D. 后堤区的范围大小
   E. 基托的材料
6. 下列与义齿吸附力无关的因素是
   A. 基托材料
   B. 基托与黏膜的接触面积
   C. 基托与黏膜的密合度
   D. 唾液质量
   E. 以上都对
7. 全口义齿的固位原理是
   A. 大气压力
   B. 表面张力
   C. 吸附力
   D. 以上都对
   E. 以上都不对
8. 上颌后堤区的宽度为
   A. 1~5mm
   B. 2~7mm
   C. 2~10mm
   D. 2~12mm
   E. 以上都不对

9. 与全口义齿稳定性最密切的表面是
A. 殆平面
B. 磨光面
C. 咬合面
D. 组织面
E. 印模面
10. 以下哪项是缓冲区
A. 口腔前庭
B. 上颌硬区
C. 颤动线
D. 磨牙后垫
E. 腭小凹
11. 下列与全口义齿固位无关的是
A. 基托面积
B. 牙槽嵴形态
C. 黏膜性质
D. 唾液性质
E. 殆平衡
12. 上颌全口义齿后堤区应在
A. 前颤动线之前
B. 腭小凹前 2mm
C. 腭小凹与翼上颌切迹连线上
D. 前、后颤动线之间
E. 前颤动线之上
13. 有利于全口义齿固位的解剖形态是
A. 后堤区较窄
B. 牙槽嵴低平
C. 黏膜薄
D. 腭盖高而深
E. 系带附着近牙槽嵴顶
14. 吸附力作用与下列哪个因素关系最密切
A. 基托面积
B. 牙槽嵴形态
C. 基托与黏膜间的密合程度
D. 唾液质量
E. 黏膜厚度
15. 全口义齿基托与唾液或黏膜与唾液之间产生的力称为
A. 大气压力
B. 黏着力
C. 附着力
D. 摩擦力
E. 内聚力
16. 以下关于全口覆盖式种植义齿的描述不正确的是
A. 植入 2 枚种植体，种植义齿以基托下组织支持为主，种植体有固位和辅助支持作用
B. 植入 3~4 枚种植体，种植义齿以基托下组织支持
C. 植入 4~6 枚种植体则以种植体支持为主
D. 全口覆盖式种植义齿可有多种附着体为固位装置
E. 全口覆盖式种植义齿稳定性良好，咀嚼效率高，使用舒适
17. 全口义齿修复，下列哪一个部位不需要缓冲
A. 下颌隆突
B. 颧突
C. 翼上颌切迹
D. 切牙乳头
E. 上颌硬区
18. 主承托区可承受较大的咀嚼压力是因为
A. 面积大
B. 牙槽骨致密
C. 有坚韧的黏膜
D. 此处牙槽嵴宽
E. 以上均对
19. 使全口义齿获得良好的固位，与下列哪些因素关系最紧密
A. 印模是否准确
B. 水平殆位记录是否准确
C. 垂直距离是否正常
D. 排牙位置是否准确
E. 基托边缘伸展是否合适
20. 单颌全口义齿的修复应遵循的原则不正确的是
A. 改善对殆牙的殆曲线
B. 排牙时尽量考虑单颌全口的固位和稳定
C. 树脂基托
D. 人工牙减数，减径
E. 减小殆力，扩大基托面积
21. 后堤区的作用是
A. 基托后缘定位
B. 边缘封闭
C. 支持
D. 排列后牙的标志
E. 缓冲作用
22. 以下不属于全口种植义齿上部结构的种类的是
A. 人工牙
B. 桥体
C. 金属支架
D. 附着体
E. 基托
23. 对全口义齿的固位有利的唾液情况是
A. 黏稠而量多
B. 黏稠而量少
C. 稀而量多
D. 稀而量少
E. 以上均可
24. 单颌全口义齿修复可采用的措施是
A. 调磨过长牙
B. 调磨过高、过锐的后牙牙尖及锐利边缘
C. 减小前牙覆殆及适当加大覆盖
D. 取功能性印模
E. 以上均对
25. 对腭小凹的描述错误的是
A. 位于腭中缝后部的两侧
B. 位于软、硬腭交界处的稍后方
C. 数目多为并列的两个，左右各一
D. 上颌义齿的后缘应止于腭小凹
E. 腭小凹是口内黏膜腺导管的开口
26. 单颌牙列缺失时，义齿修复特点是
A. 无牙颌牙槽嵴较对殆牙弓不协调
B. 对殆为天然牙较难取得平衡殆
C. 对殆为天然牙，使得殆力大

D. 患者保留天然牙的咀嚼习惯
E. 以上均对

27. 下列关于主承托区的描述哪项是错误的
A. 上、下颌牙槽嵴顶区
B. 有疏松的黏膜下组织
C. 能承受较大咀嚼压力
D. 表面有高度角化的复层鳞状上皮
E. 人工牙应排列在此区基托上

28. 全口义齿固位有关的因素，下列哪一项是错误的
A. 颌骨的解剖形态
B. 口腔黏膜的性质
C. 牙槽骨致密程度
D. 基托的伸展
E. 咬合平衡

29. 全口义齿基托磨光面的处理要求有一定的斜度和外形，是为了
A. 不使食物附着在义齿基托上
B. 借助其斜面增加义齿的固位和稳定
C. 使口腔周围肌肉运动不受影响
D. 减少对软组织的摩擦
E. 便于食物排溢

30. 为了容易达到前伸、平衡，全口义齿人工前牙应排成
A. 浅覆𬌗、浅覆盖
B. 浅覆𬌗、深覆盖
C. 深覆𬌗、浅覆盖
D. 深覆𬌗、深覆盖
E. 小开𬌗、浅覆盖

31. 下颌总义齿不需缓冲的部位是
A. 下颌隆突
B. 下颌舌骨嵴
C. 下颌骨尖、骨突
D. 磨牙后垫
E. 以上均不对

32. 下列关于主承托区的描述正确的是
A. 能承担咀嚼压力
B. 包括上、下颌后部牙槽嵴顶的区域
C. 表面有高度角化的复层鳞状上皮
D. 上皮下有致密的结缔组织
E. 以上均对

【A_2 型题】

33. 患者，女性，78岁。牙列缺失15年，牙槽嵴严重吸收。修复宜选用哪种人工牙
A. 解剖式牙
B. 半解剖式牙
C. 非解剖式牙
D. 金属𬌗面牙
E. 瓷牙

【B_1 型题】

（34～37题共用备选答案）
A. 上颌槽嵴顶颊侧
B. 磨牙后垫
C. 上颌结节
D. 颊侧前庭
E. 腭穹隆

34. 属于主承托区的是
35. 属于副承托区的是
36. 属于缓冲区的是
37. 属于边缘封闭区的是

第三节　治疗步骤

【A_1 型题】

1. 全口义齿前牙的选择主要考虑
A. 患者的性别
B. 患者的年龄
C. 人工牙的大小、形态和颜色
D. 人工牙是瓷牙还是塑料牙
E. 人工牙颜色要尽量白一些

2. 前牙选择时，下列哪一项是错误的
A. 上中切牙的2/3与上唇线等高
B. 颜色最好要白些
C. 形态与面型一致
D. 颜色与肤色一致
E. 形态与颌弓一致

3. 与吸附力关系最密切的因素是
A. 唾液的黏稠度
B. 唾液的分泌量
C. 基托组织面与黏膜间的密合度
D. 基托的厚度
E. 牙槽嵴的吸收程度

4. 关于上颌第一磨牙排列的位置，下列哪一项是正确的
A. 牙颈部略向远中倾斜
B. 近中颊尖在𬌗平面
C. 近中舌尖排在𬌗平面上
D. 远中舌尖在𬌗平面
E. 以上均对

5. 根据全口义齿平衡理论，前伸髁突斜度大者应
A. 减小牙尖斜面斜度
B. 减小定位平面斜度
C. 减小补偿曲线曲度
D. 增大补偿曲线曲度
E. 增大前伸切导斜度

6. 上颌义齿边界解剖标志包括
A. 上颌前庭黏膜反折皱襞
B. 腭小凹后2mm
C. 翼上颌切迹
D. 以上都对
E. 以上都不对

7. 在下列哪种情况上颌全口有被动向前的可能
A. 平面距上颌牙槽嵴近
B. 左右不平，左高右低
C. 前低后高
D. 平面前高后低
E. 平面平分颌间距离

8. 下列关于𬌗堤平面的说法正确的是

A. 上唇下 2mm 前方与瞳孔连线平行后方与眶、耳平面平行
B. 上唇下 2mm 前方与瞳孔连线平行后方与鼻翼、耳屏连线平行
C. 与上唇平齐，前方与瞳孔连线平行后方与鼻、翼耳屏连线平行
D. 与上唇平齐，前方与瞳孔连线平行后方与眶耳平面平行
E. 上唇下 2mm 前方与瞳孔连线平行后方与殆平面平行

9. 在石膏模型上制作后堤区时，最宽处的宽度为
A. 1mm
B. 3mm
C. 5mm
D. 8mm
E. 10mm

10. 全口义齿合适的磨光面形态应是
A. 光滑的平面
B. 光滑的突面
C. 光滑的凹面
D. 光滑的斜面
E. 光滑的凸面

11. 以下无牙颌印模伸展范围，哪项不正确
A. 包括整个牙槽嵴
B. 边缘伸展到唇、颊、舌沟黏膜皱襞转折处
C. 上颌后缘伸展到腭小凹后 2mm 处
D. 上颌后缘与后颤动线一致
E. 上颌两侧后缘伸展到翼上颌切迹

12. 上、下颌弓的关系是
A. 上、下颌弓的水平位置关系
B. 上、下颌弓的左右位置关系
C. 上、下颌弓的水平和垂直位置关系
D. 上、下颌弓的前后位置关系
E. 以上都是

13. 全口义齿的前牙要排列成浅覆殆，浅覆盖，是因为
A. 美观
B. 排牙方便
C. 易于取得前伸殆平衡
D. 发音清晰
E. 自然牙就是浅覆殆，浅覆盖

14. 全口义齿后牙选用非解剖式牙的优点是
A. 侧向力小
B. 有利于义齿的稳定
C. 容易达到平衡殆
D. 对牙槽嵴损害小
E. 以上均对

15. 二次印模法的优点是
A. 印模比较准确
B. 印模边缘完整
C. 印模组织面光滑
D. 初学者容易掌握
E. 以上均选

16. 全口义齿侧方殆时平衡侧牙尖工作斜面是
A. 上、下牙颊斜面
B. 上、下牙舌斜面
C. 上牙舌尖颊斜面，下牙颊尖舌斜面
D. 下牙颊斜面、上牙舌斜面
E. 上牙颊尖远中斜面、下牙颊尖近中斜面

17. 全口义齿的基托范围哪一项是错误的
A. 唇、颊侧止于黏膜反折线
B. 舌侧让开舌系带
C. 上颌后缘止于腭小凹前
D. 下颌后缘止于磨牙后垫
E. 颊侧让开颊系带

18. 确定水平关系的方法有
A. 利用哥特式弓法
B. 肌监控仪法
C. 卷舌后舔法
D. 后牙咬合法
E. 以上都对

19. 全口义齿排牙时，后牙与殆堤平面接触的牙尖是
A. 上颌 $\underline{54|45}$ 颊舌尖，$\underline{6|6}$ 近中舌尖
B. 下颌 $\underline{54|45}$ 颊舌尖，$\underline{6|6}$ 近中舌尖
C. 上颌 $\underline{54|45}$ 颊尖，$\underline{6|6}$ 近中颊尖
D. 上颌 $\underline{4|4}$ 颊尖，上颌 $\underline{5|5}$ 颊舌尖，$\underline{6|6}$ 近中舌尖
E. 上颌 $\underline{4|4}$ 颊尖，上颌 $\underline{5|5}$ 颊尖，$\underline{6|6}$ 近中舌尖

20. 使用面弓的目的是
A. 固定和转移上颌牙殆托到殆架上
B. 将下颌对上颌的关系转移到殆架上
C. 将的髁道斜度转移以殆架上
D. 记录上、下殆托的关系
E. 转移上颌对颞下颌关节的三维位置关系

21. 与全口义齿后缘有关的解剖标志不包括
A. 腭小凹
B. 颤动线
C. 上颌结节
D. 磨牙后垫
E. 翼上颌切迹

22. 以下不属于塑料牙的特点的是
A. 质轻、韧性好
B. 不耐磨
C. 与基托连接牢固
D. 易老化
E. 修复时需有较高的咬合间隙

23. 确定垂直距离的方法中，最可靠的是
A. 面部距离均等测定法
B. 面部外形观察法
C. 息止殆位测定法
D. 拔牙前记录
E. 以旧义齿参考

24. 取全口义齿印模时，制作个别托盘的目的主要是

A. 便于操作
B. 可使印模边缘清晰
C. 可使边缘伸展适度
D. 使组织能受压均匀
E. 能获得解剖形态的印模

25. 当下颌弓明显大于上颌弓时，全口义齿人造牙排成反𬌗关系的主要目的是
A. 增进美观
B. 改善发音
C. 增加义齿稳定性
D. 提高咀嚼效率
E. 增加𬌗接触面积

26. 上、下牙按常规排列，其切缘与牙尖顶与𬌗平面的关系是
A. 上颌 1|1 切缘落在𬌗平面上
B. 上颌 2|2 切缘离开𬌗平面 1mm
C. 上颌 3|3 牙尖接触𬌗平面
D. 下颌 1|1 切缘或牙尖顶均高于𬌗平面 1mm
E. 以上都对

27. 全口义齿制作中𬌗托的主要作用是
A. 便于排牙
B. 恢复垂直距离
C. 𬌗位记录
D. 恢复面部外形
E. 确定𬌗平面

28. 利用磨牙后垫排列人工牙下列哪种说法是错误的
A. 利用磨牙后垫可确定后牙的𬌗平面
B. 利用磨牙后垫可确定后牙颊舌向的位置
C. 下颌第二磨牙应在磨牙后垫的前缘
D. 下颌第二磨牙盖过磨牙后垫 1/2
E. 以上均对

29. 对全口义齿固位有利的口腔黏膜是
A. 黏膜厚，弹性大，湿润度大
B. 黏膜较薄，弹性大，湿润度大
C. 黏膜厚，弹性适中，湿润度小
D. 黏膜厚度及弹性适中，湿润度小
E. 黏膜厚度、弹性、湿润度适中

30. 全口义齿后缘边界为
A. 后颤动线
B. 前颤动线
C. 腭小凹后 2mm
D. 腭小凹直连线上
E. 腭小凹之前方

31. 种植覆盖全口义齿的固位方式不包括
A. 冠外附着体
B. 球帽状附着体
C. 磁性附着体
D. 杆卡式附着体
E. 套筒冠附着体

32. 以切牙乳突排列人工牙
A. 可以决定牙列中线的位置
B. 可以决定上中切牙唇舌向的位置
C. 可以决定上尖牙的位置
D. 可以决定 3|3 间的总宽度
E. 以上均对

33. 常用哪种方法确定垂直距离
A. 卷舌后舔法
B. 吞咽咬合法
C. 后牙咬合法
D. 利用息止𬌗间隙法
E. 以上方法合用

34. 全口义齿的𬌗平面要求下列哪项是错误的
A. 与瞳孔连线平行
B. 与鼻翼、耳屏连线平行
C. 与下颌两侧牙槽嵴平行
D. 平分颌间距离
E. 在上唇下缘 2mm

35. 上颌前牙颈部的远中向倾斜角度为
A. 中切牙=侧切牙=尖牙
B. 中切牙>侧切牙>尖牙
C. 中切牙>尖牙>侧切牙
D. 侧切牙>尖牙>中切牙
E. 尖牙>侧切牙>中切牙

36. 后牙𬌗面形态描述错误的是
A. 解剖式牙，牙尖斜度 30°
B. 解剖式牙，牙尖斜度 45°
C. 半解剖式牙，牙尖斜度 20°
D. 非解剖式牙，牙尖斜度 0°
E. 无尖牙，牙尖斜度 0°

37. 正确确定垂直距离，下列哪一项是错误的
A. 面部和谐，肌张力正常
B. 充分发挥咀嚼肌的力量
C. 防止颞颌关节疾病
D. 防止咬颊、咬腮
E. 防止牙槽骨的吸收

38. 前伸𬌗时上后牙尖的工作斜面是
A. 上牙舌尖的远中斜面
B. 上牙颊尖的舌斜面
C. 上牙舌尖的颊斜面
D. 上牙颊舌尖的颊斜面
E. 上牙颊尖的近中斜面

39. 上中切牙唇面距离切牙乳突中点的距离是
A. 3~4mm
B. 5~6mm
C. 6~8mm
D. 8~10mm
E. 越远越好

40. 𬌗位记录记录了
A. 下颌后退记录
B. 面下 1/3 高度的记录
C. 垂直距离和下颌侧方𬌗记录
D. 垂直距离和下颌前伸𬌗记录
E. 垂直距离和正中关系记录

41. 全口义齿“中性区”排牙的优点是
A. 使人工牙排在牙槽嵴顶上
B. 在功能性运动中增强义齿稳定性
C. 为了美观，与肌肉协调
D. 为了有更好的支持作用

E. 为了发音清楚

42. 口腔检查时上、下颌弓的哪种位置关系有利于人工牙的排列
A. 上颌前突的位置
B. 下颌前突的位置
C. 上颌弓与下颌弓前后相差3mm
D. 上颌弓与下颌弓前后位置形状和大小基本正常
E. 下颌弓与上颌弓前后相差3mm

43. 无牙颌牙槽嵴严重吸收的患者可采用
A. 解剖式牙
B. 半解剖式牙
C. 非解剖式牙
D. 金属殆面牙
E. 瓷牙

44. 全口义齿的印模确切的提法是
A. 压力印模
B. 初步印模
C. 功能性印模
D. 解剖式印模
E. 开口式印模

【A_3/A_4 型题】

（45~47 题共用题干）

患者，女性，57 岁。初戴总义齿时发现上颌总义齿左右翘动，受力时患者有疼痛感。

45. 可能引起翘动的原因是
A. 印模不准
B. 基托伸展过长
C. 进入倒凹区基托未缓冲
D. 基托变形
E. 与硬区相应的基托组织面未缓冲

46. 当检查出首要原因后正确的处理方法是
A. 磨短过长基托
B. 重做义齿
C. 重衬
D. 调殆
E. 缓冲压痛硬区的组织面

47. 如果仍有翘动考虑原因应为
A. 殆不平衡
B. 有早接触
C. 基托变形
D. 唇颊系带缓冲不足
E. 以上原因均可

【B_1 型题】

（48~51 题共用备选答案）

A. $\underline{1|1}$
B. $\underline{3|3}$
C. $\underline{6|6}$
D. $\underline{2|2}$
E. $\overline{4|4}$

48. 牙尖与殆平面不接触的人工牙是
49. 与口角线有关的人工牙是
50. 与中线有关的人工牙是
51. 颈部向远中倾斜最大的人工牙是

（52~55 题共用备选答案）

A. 正中殆位
B. 息止殆位
C. 息止殆间隙
D. 颌间距离
E. 垂直距离

52. 上、下牙列不接触，下颌处于安静状态时的位置是
53. 下颌处于安静状态时，上、下牙列之间的距离称
54. 上、下牙列最广泛接触，下颌所处的位置是
55. 牙列缺失者，下颌处于正中殆位上时，上、下牙槽嵴之间的距离是

第四节 修复体戴入后的问题和处理

【A_1 型题】

1. 可导致戴上颌义齿后恶心、唾液增多的是
A. 义齿基托后缘欠密合
B. 颊侧系带处基托缓冲不够
C. 磨光面形态不佳
D. 后牙排列偏颊侧
E. 义齿基托后缘过短

2. 戴全口义齿讲话和进食时上、下牙有撞击声，是由于
A. 排牙不准确
B. 下颌前伸
C. 下颌后退
D. 垂直距离过低
E. 垂直距离过高

3. 全口义齿选磨时，正中殆一侧上颌舌尖早期接触，侧方殆也有早期接触，则应选磨
A. 上颌舌尖
B. 下颌舌尖
C. 上颌颊尖
D. 下颌颊尖
E. 下颌中央窝

4. 全口义齿修复后，垂直距离过低不可能造成的影响是
A. 咀嚼效率低
B. 颞下颌关节疼痛
C. 鼻唇沟变浅
D. 息止殆间隙过大，面容苍老
E. 以上都不是

5. 下列原因均可造成患者初戴全口义齿感觉恶心，除了
A. 前牙早接触导致义齿后缘轻微翘动
B. 上总义齿后缘不密合
C. 上总义齿后缘过厚
D. 下总义齿远中舌侧基托太厚
E. 义齿固位差

6. 全口义齿试戴需检查的内容有

A. 咬合关系
B. 义齿的稳定和固位
C. 发音及面容协调
D. 垂直距离
E. 以上都是

【A_2 型题】

7. 全口义齿刚戴用 1 周，说话时固位好，吃饭时脱位，应如何处理
A. 加强基托后缘封闭
B. 磨改基托边缘
C. 调𬌗选磨
D. 基托衬垫
E. 加高垂直距离

8. 患者，女性，65 岁。3 年前因牙周病拔牙后行全口义齿修复，效果理想。半年前发现咀嚼效率下降。咀嚼效率下降最可能的原因是
A. 患者年龄增加，出现肌无力
B. 疼痛所致
C. 人工牙𬌗面磨损
D. 咬合不平衡
E. 患者的心理因素所致

9. 患者，男性，56 岁。戴全口义齿 1 周，讲话和进食时上、下牙有撞击声，是由于
A. 前牙排列覆盖过大
B. 下颌前伸
C. 垂直距离过高
D. 垂直距离过低
E. 前牙覆𬌗过大

10. 患者，男性，58 岁。戴用全口 1 个月，固位良好，主诉讲话吐字不清，有时还有哨音，检查咬合关系正常，义齿磨光面光滑。可能的原因是
A. 义齿咬合不平衡
B. 上颌基托后缘伸展过长
C. 上颌前部基托过于光滑
D. 前牙覆𬌗过大
E. 以上都有可能

11. 一患者戴用全口义齿 1 个月，咀嚼效率低，患者面型正常，黏膜无疼痛。问题是
A. 基托不密合
B. 牙尖交错位接触关系差
C. 侧方𬌗早接触
D. 前伸𬌗干扰
E. 正中关系有误

12. 患者，男性，60 岁。上颌总义齿纵折，主诉修复 2 年来，纵折 3 次。检查：牙槽嵴尚可，下颌弓后部明显大于上颌弓，旧义齿为正常𬌗排列，义齿固位良好，边缘伸展适宜。分析原因是
A. 基托过薄
B. 上颌人工牙排列过于偏颊侧
C. 咬合不平衡
D. 基托为塑料基托
E. 人工牙为瓷牙

13. 一无牙颌患者，全口义齿戴用 10 年。检查：人工牙磨耗严重，垂直距离低，基托不密合，上颌前牙区牙槽嵴顶处牙槽嵴吸收严重，有游离黏膜。处理方法是
A. 自凝加高旧义齿𬌗面
B. 基托组织面重衬
C. 基托边缘缓冲
D. 取印模，重新修复
E. 重新修复

14. 全口义齿患者在侧方咀嚼时，基托翘动、脱落，其可能原因是
A. 正中𬌗不平衡
B. 侧方𬌗不平衡
C. 前伸𬌗不平衡
D. 垂直距离过高
E. 义齿固位差

【A_3/A_4 型题】

（15～19 题共用题干）

一无牙颌患者，67 岁，要求全口义齿修复。既往曾多次全口义齿修复，均不适。检查：下颌牙槽嵴极度低平，上颌牙弓窄于下颌牙弓，舌体增大，黏膜薄，下颌呈习惯性前伸。开口不受限。旧义齿固位差，𬌗关系不稳定。

15. 取印模时要注意
A. 用旧义齿取模
B. 需制作个别托盘
C. 用一次印模法
D. 用有孔托盘
E. 用海藻酸印模材料

16. 确定关系时要注意以下各项，除了
A. 帮助患者下颌后退
B. 垂直距离不要恢复太高
C. 分析旧义齿颌关系不稳定的原因
D. 使用下颌运动轨迹描记仪协助确定
E. 反复多次核对，以免有误

17. 排牙时要注意以下各项，除了
A. 前牙排成反𬌗
B. 后牙采用交叉排牙法
C. 后牙可减数减径
D. 后牙可使用无尖牙
E. 要有平衡𬌗关系

18. 如果患者戴牙 1 周后，感觉尚好，仅在上颌腭中缝处有压痛，最可能的原因是
A. 上颌隆突缓冲不够
B. 咀嚼效率不高
C. 戴用时间太长
D. 义齿性口炎
E. 排牙方式不对

19. 在上题的情况下最好的处理方法是
A. 重做
B. 重衬
C. 重新排牙
D. 局部缓冲
E. 夜间不用义齿

（20～24 题共用题干）

患者戴用全口义齿 1 周后，自诉义齿易松动。

20. 在询问病史时，要着重问的是
A. 怎样松动
B. 松动程度如何
C. 何时义齿松动
D. 过去是否戴过义齿

E. 是否能吃饭

21. 检查诊断程序是
A. 先检查咬合是否稳定
B. 先让患者吃一样东西试试
C. 先检查固位力如何
D. 先让患者张大嘴
E. 先让患者打哈欠

22. 如果患者说明仅在吃饭时义齿易掉，应该重点检查
A. 义齿的平衡𬌗
B. 基托边缘伸展
C. 人工牙的排列
D. 后堤区是否合适
E. 系带是否让开

23. 如果患者说明仅在打哈欠时义齿易掉，应检查的内容应除外
A. 义齿边缘伸展
B. 义齿磨光面形态
C. 后堤区是否合适
D. 系带是否让开
E. 义齿是否稳定

24. 何时需要重衬
A. 义齿不稳定
B. 义齿两边翘动
C. 义齿咬合不平衡
D. 义齿边缘封闭差或不密贴
E. 上颌隆突缓冲不够

【B_1型题】

（25~27题共用备选答案）
A. 正中关系错𬌗
B. 义齿不美观
C. 咀嚼时义齿易脱位
D. 下颌隆突处压痛
E. 说话及大开口时义齿脱落

25. 基托组织面需局部缓冲
26. 需重新制作义齿
27. 基托边缘需缓冲

（28~31题共用备选答案）
A. 垂直距离过低
B. 上颌基托后缘与口腔黏膜不密合
C. 基托边缘伸展过长
D. 垂直距离过高
E. 正中𬌗关系不正确

28. 全口义齿初戴时出现恶心、呕吐为
29. 戴用新全口义齿后感觉吃饭时用不上力为
30. 初戴全口义齿，当口腔处于休息状态时，义齿固位力尚好，但当张口、说话时义齿易脱位，其可能原因是
31. 全口义齿初戴后，患者感觉牙槽嵴普遍性疼痛，面部肌肉酸痛，其可能原因是

第二十三篇　口腔颌面医学影像诊断学

第一章　医学影像检查技术

第一节　口　内　片

【A_1 型题】

1. 曲面体层片和根尖片均能显示的解剖结构是
   A. 上颌窦
   B. 下颌孔
   C. 软腭
   D. 颈椎
   E. 髁突
2. 采用根尖片分角线投照技术显示被检查牙齿邻面影像重叠的原因是
   A. X线与被检查牙齿的邻面不平行
   B. 投照垂直角度过小
   C. X线中心线位置不正确
   D. 投照垂直角度过大
   E. X线与被检查牙齿的邻面不垂直
3. 怀疑下颌下腺导管阳性结石，首选检查方法是
   A. 下颌骨侧位片
   B. 下颌前部殆片
   C. 下颌横断殆片
   D. 下颌骨后前位片
   E. 曲面断层片

【A_2 型题】

4. 某患者下颌骨前部异物，如需观察其颊舌向定位情况，应投照
   A. 下颌横断殆片
   B. 殆翼片
   C. 下颌体腔片
   D. 下颌后前位片
   E. 下颌骨侧位片

第二节　口　外　片

【A_1 型题】

1. 显示单侧下颌骨升支外侧骨皮质有无骨质破坏、骨质增生或膨出，较理想的检查方法是
   A. 下颌前部殆片
   B. 下颌骨开口后前位
   C. 下颌升支切线位
   D. 下颌骨侧位
   E. 许勒位
2. 下颌骨开口后前位片常用于显示
   A. 关节窝
   B. 关节结节
   C. 双侧髁状突内外径向病变
   D. 喙突
   E. 关节间隙
3. 某外伤患者，曲面体层片显示其下颌中部及双侧髁状突骨折，如果要进一步检查髁状突骨折的内外径方向的移位情况，宜投照
   A. 下颌体腔片
   B. 下颌骨侧位片
   C. 下颌骨开口后前位片
   D. 许勒位片
   E. 经咽侧位片

第三节　唾液腺造影技术

【A_1 型题】

下列哪个选项非唾液腺造影的适应证
   A. 涎瘘
   B. 唾液腺急性炎症
   C. 唾液腺慢性炎症
   D. 舍格伦综合征
   E. 唾液腺导管阴性结石

第四节　CT、CBCT 及 MRI

【A_1 型题】

1. 在口腔颌面部，磁共振检查主要用于
   A. 颞下颌关节强直
   B. 颌骨骨折
   C. 牙周病
   D. 颞下颌关节紊乱综合征
   E. 以上均可

2. 与CT比较，磁共振成像（MRI）的优点是
   A. 图像清晰
   B. 不用造影剂增强即能显示肌肉、血管以及肿瘤的浸润范围
   C. 可区分肿瘤的良、恶性
   D. 层面连续，对骨组织病变显示好
   E. 以上都对
3. 下列哪项不是口腔锥形束CT的特点
   A. 空间分辨率高，数据采集时间短
   B. 空间分辨率低，数据采集时间短
   C. 曝光剂量小
   D. 拍摄成本低
   E. 图像质量好

第二章 牙及口腔颌面部正常影像

第一节 牙及牙周组织

【A_1型题】

1. X线片显示的影像密度最高的是
   A. 牙釉质
   B. 牙本质
   C. 牙骨质
   D. 牙髓
   E. 牙槽骨
2. 在X线片呈颗粒状影像的是
   A. 牙周膜
   B. 上牙槽骨
   C. 下牙槽骨
   D. 骨硬板
   E. 牙釉质

第二节 颌面骨解剖结构

【A_1型题】

1. 下列有关下颌骨区正常影像学特点描述错误的是
   A. 下颌骨的解剖形态呈弓形
   B. 下颌切迹正中向下方的高密度影像为下颌小舌
   C. 下颌小舌后方密度低的影像是下颌孔
   D. 颌骨体内有时可见与牙根有关的内生骨疣
   E. 颏孔周围和下颌角区域为正常的骨质疏松区
2. 在华特位片上，上颌窦显示为
   A. 椭圆形影像
   B. 内侧密度较高
   C. 外侧密度较低
   D. 尖端向上
   E. 以上均不正确

第三节 唾液腺造影

【A_1型题】

1. 下列有关腮腺造影侧位片及后前位片可见影像描述错误的是
   A. 侧位片可显示腮腺导管系统及腺实质的侧位影像
   B. 侧位片上主导管在下颌支上斜向后上走行
   C. 侧位片上导管系统在腺体内逐渐由粗至细
   D. 后前位片上主导管在距下颌支外缘约1cm处，转向后方并向上、下分支
   E. 后前位片上腺体紧贴下颌支外侧，上下两端较薄，中间较厚
2. 下颌下腺主导管长
   A. 5~6cm
   B. 5~7cm
   C. 6~7cm
   D. 6~8cm
   E. 7~8cm

第四节 颞下颌关节

【A_1型题】

颞下颌关节侧斜位X线片上，关节间隙的宽度为
   A. 上间隙最宽，前间隙及后间隙等宽
   B. 上间隙、前间隙及后间隙宽度相等
   C. 上间隙最宽，后间隙次

之，前间隙最窄

D. 上间隙最宽，前间隙次之，后间隙最窄

E. 后间隙最宽，上间隙次之，前间隙最窄

第三章　牙及口腔颌面部典型病变影像

第一节　牙及牙周疾病

【A_1 型题】

1. 根尖致密性骨炎 X 线片上常显示
   A. 牙根变长
   B. 根管变细、根尖孔闭锁
   C. 根尖区骨小梁增多，骨质密度增高，骨髓腔变窄甚至消失
   D. 根尖增粗膨大
   E. 根尖区骨小梁增多，骨质密度降低
2. 乳牙和年轻恒牙牙髓治疗前拍 X 线牙片的目的是
   A. 查看龋蚀相对深度，有无修复性牙本质
   B. 根间区有无病变，年轻恒牙牙根发育程度
   C. 乳牙根吸收程度，有无恒牙胚
   D. 牙髓腔内有无钙化，有无内吸收
   E. 以上均是
3. 在牙髓病中，X 线片检查有意义的是
   A. 牙髓坏死
   B. 急性牙髓炎
   C. 牙髓钙化
   D. 牙髓充血
   E. 以上都可
4. 下列哪种根尖周病在 X 线片上看不到根尖周骨质改变
   A. 急性浆液性根尖周病
   B. 慢性根尖周脓肿
   C. 根尖周囊肿
   D. 致密性骨炎
   E. 根尖周肉芽肿
5. 以下疾病需用 X 线检查，但不包括
   A. 急性根尖周炎
   B. 邻面龋和继发龋
   C. 慢性根尖周炎
   D. 牙内、外吸收
   E. 牙髓钙化
6. 下列根尖周疾病中 X 线检查根尖周组织影响无明显异常的是
   A. 根尖周囊肿
   B. 根尖周肉芽肿
   C. 急性浆液性根尖周炎
   D. 慢性根尖周脓肿
   E. 根尖周致密性骨炎

【A_2 型题】

7. 某患者 X 线片显示 46 残根根尖下方有直径约 0.8cm 低密度影像，边界清楚，周围有致密骨白线包绕。该病最可能的诊断是
   A. 含牙囊肿
   B. 成釉细胞瘤
   C. 根尖肉芽肿
   D. 根尖周囊肿
   E. 颌骨血管瘤

【B_1 型题】

（8~11 题共用备选答案）
A. 根尖周骨质有破坏，牙槽突有吸收
B. 根尖周骨质不规则破坏，边界清楚，边缘不光滑，但范围局限
C. 根尖周骨质有破坏，但边界清楚，病变范围小，周围无致密骨白线
D. 根尖周骨质有破坏，周围有致密骨白线
E. 根尖周骨质未见明显破坏

8. 根尖周囊肿的 X 线表现为
9. 急性根尖周炎早期的 X 线表现为
10. 慢性根尖周脓肿的 X 线表现为
11. 根尖肉芽肿的 X 线表现为

第二节　颌面骨炎症

【A_1 型题】

1. 下颌升支边缘性骨髓炎 X 线特点是
   A. 病变以骨质增生为主，病灶区可见局限性骨质破坏灶
   B. 病灶区大量死骨形成
   C. 升支部位弥漫性密度减低
   D. 病变以骨质破坏为主，边界不清
   E. 密质骨骨膜成骨少见
2. 颌骨放射性骨坏死 X 线的特点是
   A. 病变区可有死骨形成，死骨较易分离
   B. 常见骨膜反应
   C. 死骨不易分离，常见于放

疗后6个月至3年
D. 边界清楚
E. 以上均可

3. 结核性颌骨骨髓炎的X线特征是
A. 骨质破坏为主
B. 颌骨内局限性密度减低区可有细小死骨形成
C. 边界不清
D. 好发于下颌角
E. 以上都是

【A_2型题】

4. 某患者8年前因颌骨恶性肿瘤术后曾行放疗治疗。2个月来右面部出现疼痛、肿胀伴开口受限，多个牙齿松动，颊侧牙龈瘘管。X线片示34~38根端下方颌骨及下颌升支骨组织呈虫蚀状破坏，升支外侧皮质骨明显破坏，破坏区大量死骨生成，无骨膜增生。可能的诊断为
A. 牙源性中央性颌骨骨髓炎
B. 颌骨放射性骨坏死
C. 牙源性边缘性颌骨骨髓炎
D. 颌骨结核
E. 成骨肉瘤

5. 某患者右下阻生第三磨牙反复肿痛1年余。1周来右面下部出现肿胀伴开口受限。X线片示38近中阻生，下颌升支弥漫性密度增高，升支外侧皮质无明显破坏，但密质骨外侧有骨质增生。可能的诊断为
A. 牙源性中央性颌骨骨髓炎
B. 颌骨结核
C. 骨纤维异常增殖症
D. 牙源性边缘性颌骨骨髓炎
E. 成骨肉瘤

6. 患者，男性，62岁。因左下后牙肿胀、疼痛2个月就诊。曲面断层片示左下颌骨36根尖部2.0cm×3.0cm的低密度破坏区，破坏区内有死骨形成，边界清楚。最可能的诊断是
A. 牙源性角化囊性瘤
B. 成釉细胞瘤
C. 原发性骨内癌
D. 含牙囊肿
E. 下颌骨中央性颌骨骨髓炎

第三节 口腔颌面部囊肿、肿瘤及瘤样病变

【A_1型题】

1. 成釉细胞瘤的X线特征是
A. 骨质膨胀，以向舌侧为主
B. 可多房，分房大小相差悬殊，牙根可被侵蚀呈锯齿状吸收
C. 肿瘤内可见大量钙化物
D. 牙根可被侵蚀呈斜面状吸收
E. 以上均可

2. 鼻腭管囊肿X线特点是
A. 囊肿位于上颌中线或左右中切牙牙根之间或后方，多呈心形或圆形低密度影
B. 位于下颌中线的任何部位
C. 中切牙牙根可被推开，牙周膜连续性消失
D. 位于上颌侧切牙和尖牙之间的囊肿
E. 可位于上颌后牙上颌窦附近

3. 牙源性黏液瘤在X线片上表现为
A. 多房低密度影
B. 房隔细而不规则
C. 分房形态各异以网格状多见，有时呈“火焰”状
D. 边缘欠光滑
E. 以上均可

4. 混合性牙瘤X线的特点是
A. 前牙区多见
B. 尖牙区多见
C. 颌骨内异常低密度团块，边缘光滑，周缘多有高密度带状影包绕
D. 颌骨内异常高密度团块，边缘光滑，周缘多有低密度带状影包绕
E. 颌骨内许多大小不等、形态各异的小牙堆积

5. X线片上在上颌侧切牙和尖牙之间有倒梨形囊状低密度影，与牙无关，考虑为
A. 含牙囊肿
B. 球上颌囊肿
C. 正中囊肿
D. 根尖周囊肿
E. 鼻腭管囊肿

6. 下列哪项不是牙源性角化囊性瘤X线的特点
A. 囊肿可向舌侧膨隆
B. 牙根吸收少见，多呈截断状
C. 沿颌骨长轴发展
D. 单囊和多囊之分，单囊多见
E. 多囊囊腔大小相差不明显

7. 含牙囊肿X线特点为
A. 多为单房类圆形低密度影
B. 边界清楚
C. 可含有不同发育阶段的未萌芽
D. 所含牙的牙冠一般朝向囊腔
E. 以上都是

【A_2型题】

8. 患者，女性，15岁。左侧下颌骨逐渐膨大8年。检查：下颌骨体部膨大，面不对称，质硬。X线片示左侧下颌骨磨牙区颌骨膨胀，呈边界清楚、高低密度混合影。可能的诊断为
A. 巨颌症

B. 骨化纤维瘤
C. 颌骨血管瘤
D. 骨纤维异常增殖症
E. 牙源性纤维瘤

【B_1 型题】

（9~12 题共用备选答案）
A. 下颌骨有骨质破坏及死骨形成，病变离病原牙越近密度越低
B. 下颌骨内有大小不等的多房阴影，各房大小相差悬殊
C. 颌骨内虫蚀状骨质破坏区，边界不清，死骨形成不易分离
D. 下颌角骨质疏松脱钙，并有骨增生
E. 颌骨内有单房低密度影，边界清楚，常沿颌骨长轴发展

9. 成釉细胞瘤的 X 线表现为
10. 角化囊性瘤的 X 线表现为
11. 放射性骨坏死的 X 线表现为
12. 中央性颌骨骨髓炎的 X 线表现为

第四节 颌面骨骨折

【A_1 型题】

1. 下颌正中联合部位骨折，最好选用以下哪种片位
A. 下颌骨后前位
B. 下颌骨侧位
C. 下颌骨开口后前位
D. 下颌前部殆片
E. 华特位
2. 儿童颌骨骨折多长时间在 X 线片上可显示骨折骨性愈合征象
A. 6~12 个月
B. 2 个月左右
C. 6 个月后
D. 女性约 3 个月
E. 男性约 3 个月
3. 检查颧骨有无骨折 X 线平片检查首选方法是
A. 上颌后部殆片
B. 下颌骨侧位
C. 下颌骨开口后前位
D. 华特位
E. 许勒位
4. 影响下颌骨骨折段移位的因素不包括
A. 骨折部位
B. 损伤力量的大小和方向
C. 骨折方向
D. 出血、软组织肿胀及颌骨本身的重量
E. 咀嚼肌牵引的力量
5. 骨折线横过鼻背、眶部，经颧骨上方到达翼突为
A. Le Fort Ⅰ型骨折
B. Le Fort Ⅱ型骨折
C. Le Fort Ⅲ型骨折
D. 纵形骨折
E. 颧骨骨折
6. 牙槽突骨折的特点有
A. 多发生于颌骨前部
B. 以根尖片和牙合片最为常用
C. 锥形束 CT 可以更清楚地显示骨折部位及走行方向
D. 在 X 线片上骨折线为不规则、不整齐的低密度线条状影像
E. 以上均正确

第五节 系统性疾病在口腔及颅、颌面骨的表现

【A_1 型题】

1. 有关朗格汉斯细胞组织细胞增生症的 X 线检查描述正确的是
A. 胸片典型改变是肺野透光度增加，呈网格状或网点状阴影
B. 骨骼病变为溶骨性凿穿样损害
C. 病变部位骨骼呈增生样改变
D. 不会累及骨盆骨或颌骨
E. 脊柱多表现为棘突破坏
2. 骨纤维异常增殖症常见的典型 X 线表现是
A. 呈日光放射状排列的骨刺
B. 大小不等的圆形齿状阴影
C. 不规则骨质破坏
D. 单囊状阴影
E. 毛玻璃样阴影

【A_2 型题】

3. 患者，女性，16 岁。右侧下颌骨逐渐膨大 8 年，近来增大速度减慢。检查：下颌骨体部弥漫性膨大，但以颊侧更明显，质硬。X 线片示右下颌骨体部呈磨砂玻璃样，与骨皮质相移行。术后标本病理检查发现纤维组织代替正常骨组织，其中有较多的纤细骨小梁。最可能的诊断为
A. 化牙骨质纤维瘤
B. 骨化性纤维瘤
C. 骨纤维异常增殖症
D. 巨颌症
E. 牙源性纤维瘤

第六节 唾液腺疾病

【A_1 型题】

1. 下列不是舍格伦综合征的唾液腺造影表现的为
   A. 导管及腺体形态正常，排空功能正常
   B. 唾液腺末梢导管扩张
   C. 腺体向心性萎缩
   D. 肿瘤样改变
   E. 造影剂外溢

【A_2 型题】

2. 患者，男性，41岁。进食时右侧颌下区肿胀、疼痛，进食后数小时方可逐渐消退。检查：颌下腺导管开口处红肿，轻压腺体导管口溢脓。以下哪项检查有助于确诊
   A. 下颌骨侧位片
   B. 下颌骨后前位片
   C. 曲面断层片
   D. 下颌横断殆片
   E. 下颌升支切线位片

【B_1 型题】

（3~4题共用备选答案）
A. 圆形、卵圆形充盈缺损，其远心段可见导管扩张
B. 导管系统无异常改变或轻微扩张，末梢导管扩张呈点状、球状
C. 主导管受压移位、拉长或屈曲，腺泡充盈缺损，其周围腺泡多呈过度充盈
D. 造影剂外溢呈团块状
E. 导管系统扩张不整，首先主导管扩张或导管扩张与狭窄交替，呈腊肠状

3. 阴性唾液腺结石在X线造影检查的表现为
4. 唾液腺良性肿瘤造影X线平片表现为

第七节 颞下颌关节疾病

【A_1 型题】

颞下颌关节紊乱综合征关节间隙改变常见的X线表现是
A. 前间隙增宽，后间隙变窄
B. 前间隙变窄，后间隙增宽
C. 整个关节间隙变窄
D. 整个关节间隙增宽
E. 以上均为常见表现

第二十四篇　口腔预防医学

第一章　绪　　论

【A_1 型题】

1. 口腔预防医学的研究对象是
   A. 口腔医学
   B. 口腔科常见疾病
   C. 口腔流行病学
   D. 目标人群
   E. 预防医学、临床医学与社会医学的内容
2. 下列调查项目中不属于直接口腔健康状况信息的是
   A. 牙周袋深度
   B. 患龋牙数
   C. 颞颌关节情况
   D. 口腔黏膜情况
   E. 生活方式
3. 口腔预防医学的研究内容不包括
   A. 口腔流行病学
   B. 口腔健康调查方法
   C. 口腔科常见疾病病因及其治疗方法
   D. 龋病和牙周病预防
   E. 口腔健康促进和口腔健康教育
4. 不属于一级预防的内容是
   A. 口腔健康教育
   B. 口腔卫生指导
   C. 推广使用科学的自我口腔保健措施
   D. 超声波洁治治疗早期牙周炎
   E. 控制牙菌斑
5. 二级预防的内容不包括
   A. 口腔健康教育
   B. 口腔健康检查
   C. 龋病高风险人群的筛查
   D. 可疑龋充填
   E. 牙周病的临床前期预防
6. 对于三级预防的内容理解正确的是
   A. 又称治疗预防
   B. 最重要的是做好口腔健康指导
   C. 实质是进行口腔疾病高风险人群的筛查
   D. 就是临床治疗的主要内容
   E. 对患者的失牙进行修复

第二章　口腔流行病学

第一节　概　　述

【A_1 型题】

1. 口腔流行病学主要研究
   A. 牙病在人群中的分布规律
   B. 口腔疾病在人群中的分布规律
   C. 口腔疾病的健康规律
   D. 口腔疾病预防规律
   E. 口腔保健计划
2. 对口腔流行病学作用的描述不正确的是
   A. 研究疾病预防措施并评价其效果
   B. 监测口腔疾病流行趋势
   C. 了解人群口腔健康和疾病的分布状况
   D. 为口腔健康促进的实施提供保障
   E. 研究口腔疾病的病因
3. 以下哪一项是口腔流行病学中最常用的一种方法
   A. 龋病流行病学调查
   B. 口腔健康状况调查
   C. 口腔疾病监测
   D. 口腔疾病流行趋势调查
   E. 口腔疾病病例-对照研究

第二节　研究方法

【A_1 型题】

1. 在选择的人群中探索疾病发生的条件和规律，验证病因假设，称之为
   A. 描述性流行病学
   B. 分析性流行病学
   C. 实验流行病学
   D. 比较流行病学
   E. 总结性流行病学

【A_2 型题】

2. 某地区准备在鳞癌患者的病历

资料里分析该地区人群口腔鳞癌发病率的性别分布，该口腔流行病学的研究方法为
A. 横断面调查
B. 纵向调查
C. 历史资料分析
D. 病例-对照研究
E. 群组研究

3. 对含氟牙膏的防龋效果进行研究。将若干名学生随机分成两组，一组用含氟牙膏，另一组用普通牙膏，三年后观察其防龋效果。这种研究方法为
A. 历史常规资料分析
B. 病例对照研究
C. 横断面研究
D. 实验研究
E. 群组研究

【B_1 型题】

（4~8 题共用备选答案）
A. 横断面研究
B. 纵向研究
C. 常规资料分析
D. 病例对照研究
E. 群组研究

4. 对已有的资料或者疾病监测记录做分析或总结称为
5. 调查目标人群中某种疾病或现象在某一特定时点的情况，称为
6. 又名队列研究，把特定人群分组进行追踪研究，在研究设计中先有因后有果的前瞻性研究称为
7. 主要用来探讨病因或相关因素对疾病发生的影响，分组后分析是否暴露在某一致病条件下与疾病发生的关系称为
8. 研究疾病或某种情况在一个人群中随着时间推移的自然动态变化，称为

（9~11 题共用备选答案）
A. 横断面调查
B. 纵向调查
C. 历史资料分析
D. 社区干预试验
E. 群组研究

9. 描述性口腔流行病学最常用的方法是
10. 研究某口腔医院过去几年来初诊主诉变化的流行病学方法称为
11. “随机、对照、盲法”是什么研究方法应遵循的原则

第三节　口腔健康状况调查

【A_1 型题】

1. 最基本的抽样调查方法是
A. 整群抽样
B. 分层抽样
C. 系统抽样
D. 多级抽样
E. 单纯随机抽样

2. 防止检查者偏性必须要做到的是
A. 加大样本量
B. 进行标准一次性试验
C. 增加检查者数量
D. 进行检查后的复查
E. 对检查者进行素质教育

3. Dean 分类记分中“很轻度”的标准是：小的似纸一样的白色不透明区不超过唇面的
A. 10%
B. 15%
C. 20%
D. 25%
E. 30%

4. 拟调查某 20 所大学学生的龋病患病情况，若进行抽样调查应采取
A. 单纯随机抽样
B. 系统抽样
C. 分层抽样
D. 整群抽样
E. 多级抽样

5. 口腔疾病健康调查中普查人群的应查率最少应控制在
A. 75%
B. 80%
C. 85%
D. 90%
E. 95%

6. 下列有关口腔健康调查中样本含量说法错误的是
A. 样本含量大小会影响调查结果
B. 样本量小则抽样误差大
C. 样本量太大会造成浪费
D. 调查对象变异小，患病率高时所需样本量较大
E. 视不同流行调查方法而异

7. 世界卫生组织确定的根面龋诊断标准是
A. 牙根面上着色的不平坦区
B. 底部发软的病损、釉质潜在损害或沟壁软化者
C. CPI 探针在根面探及软的或皮革样损害
D. 牙根面上出现的硬的凹陷
E. 牙根面上探诊时出现疼痛即可诊断为根面龋

8. 在人群调查时，哪一项误差总是存在，只能通过抽样技术和加大样本而减小
A. 因人群漏查造成的误差
B. 因检查技术不规范造成的误差

C. 因机遇不同造成的随机误差
D. 调查对象的代表性很差造成的误差
E. 调查偏倚造成的系统误差

9. 口腔健康调查中，世界卫生组织推荐的方法为
A. 普查
B. 分层抽样调查
C. 单纯随机抽样调查
D. 捷径调查
E. 整群抽样调查

10. 口腔健康状况调查中的健康状况项目不包括
A. 牙周病
B. 牙列状况
C. 氟牙症
D. 口腔黏膜状况
E. 个人口腔卫生

11. 口腔疾病健康调查中常用的检查器械为
A. 牙髓活力测试仪
B. X 线片检查
C. 金属充填器械
D. CPI 探针
E. 以上都不对

12. 1997 年世界卫生组织口腔健康评价表中出现的指数有
A. CPI 指数
B. DMFT 指数
C. DMFS 指数
D. Dean 指数
E. 以上指数均未出现

13. 抽样调查最大的优点是
A. 省时、省力、省经费
B. 覆盖人群广
C. 结果最准确
D. 调查数据准确
E. 可与普查手段同时进行

14. 以下关于口腔健康调查的项目描述错误的是
A. 应根据调查目的来确定
B. 是调查涉及口腔健康状况的主要内容
C. 不能用于统计分析，只能用于信息管理
D. 可分为直接口腔健康状况信息与背景状况信息两大类
E. 可分为一般项目、健康状况项目、问卷调查项目三部分

15. 口腔健康评价表中 CPI 指数记录应
A. 记录所有检查牙齿的数据
B. 记录所有检查牙齿的数据的平均值
C. 记录指数牙中较严重一颗牙的记分
D. 按照检查前指定的一颗牙位记分
E. 在检查的牙齿中随意选择一颗记分

16. 对于口腔健康调查的调查目的描述错误的是
A. 查明口腔疾病在特定时间内发生频率、分布特征及流行规律
B. 为探索病因提供依据
C. 尽可能了解和分析影响口腔健康的因素
D. 制订口腔疾病预防保健措施
E. 评估治疗与人力需要

【A_2 型题】

17. 为了解 12 岁学生患龋情况，某市准备开展一次口腔健康调查，从既往资料中，已知该市 12 岁学生恒牙患龋率为 50%，要求抽样误差为 10%，需要调查的人数为
A. 300
B. 350
C. 370
D. 400
E. 440

18. 为了解小学生龋病的自然变化情况，研究人员制定了一项为期 6 年的研究计划，每年对学生进行一次口腔健康检查。该研究方法属于
A. 现况调查
B. 群组研究
C. 常规资料分析
D. 纵向研究
E. 现场实验

【B_1 型题】

（19~20 题共用备选答案）
A. 平均数
B. 标准差
C. 标准误
D. 构成比
E. 离散比

19. 说明一组观察值间的变异程度，即离散度的指标是
20. 抽样调查中用来表示抽样误差大小的是

第四节　口腔健康问卷调查

【A_1 型题】

1. 口腔健康问卷调查中的核心内容是
A. 首页
B. 问卷题目
C. 问卷指导语
D. 问卷提示
E. 调查对象口腔卫生行为

2. 口腔健康问卷调查的问卷信度越大说明
A. 问卷的一致性分析越合理
B. 问卷的稳定性分析越好
C. 问卷内容的内部一致性越好

D. 问卷内容设计越合理
E. 问卷调查结果的可靠性越高

【B_1 型题】

（3~7题共用备选答案）
A. 单纯随机抽样
B. 系统抽样
C. 分层抽样
D. 整群抽样
E. 多级抽样

3. 进行大规模调查时，常把抽样过程分为几个阶段，每个阶段再进行单纯随机抽样，也可将数种抽样方法综合应用，称为
4. 先将总体分为几个层，再在每层中随机抽样，最后将各个层中的所有抽样合成一个样本，称为
5. 从总体中随机抽取若干群为调查单位，然后对每个群里的所有对象进行检查，称为
6. 按一定方式以同等的概率进行抽样称为
7. 将抽样对象按次序编号，先随机抽取第一个调查对象，然后再按一定间隔随机抽样，称为

（8~12题共用备选答案）
A. 选择性偏倚
B. 无应答偏倚
C. 信息偏倚
D. 回忆偏倚
E. 报告偏倚

8. 有时调查对象对询问的问题不愿意真实回答，使结果产生误差，称为
9. 在调查过程中样本人群的选择不是按照抽样设计的方案进行，而是随意选择，使调查结果与总体人群患病情况之间产生的误差，称为
10. 在随机抽样时，属于样本人群中的受检者，由于主观或客观原因未能接受检查，如未接受检查人数超过抽样人数的30%可产生不准确的结果，这种误差称为
11. 在询问疾病的既往史和危险因素时，调查对象常常因时间久远难以准确回忆，使回答不准确产生的误差称为
12. 在调查中虽然应答率很高，但在获得信息的过程中出现各种误差，结果产生了偏倚，称为

第五节 口腔临床试验方法

【A_1 型题】

1. 随机对照临床试验的设计应遵循的3个原则为
A. 随机性、特异性和重复性
B. 随机性、客观性和实用性
C. 随机性、客观性和一致性
D. 随机化分组、对照和盲法
E. 随机化分组、客观性和一致性

2. 一般设计氟防龋效果观察的口腔临床试验周期为
A. 1年
B. 至少1年，一般为1~2年
C. 至少2年，一般为2~3年
D. 至少3年，一般为3~5年
E. 至少5年

【A_2 型题】

3. 某地区准备对6岁年龄组儿童进行窝沟封闭防龋效果研究，不符合实验设计要求的是
A. 受试地区目标人群的流动性大
B. 选择窝沟龋易感儿童为受试对象
C. 确定样本含量
D. 确定试验组与对照组
E. 制定统一的措施、方法与标准

第三章 龋病预防

第一节 龋病流行病学

【A_1 型题】

1. 影响龋病流行的最主要因素是
A. 社会经济因素
B. 地区不同
C. 人群的性别、民族差异
D. 气候条件
E. 年龄差异

2. 反映受检人群龋病严重程度的指数是
A. 龋均
B. 无龋率
C. 患龋率
D. 充填比率
E. 龋病发病率

3. 影响龋病流行的最主要因素之一是
A. 钙磷摄入的比例与摄入量
B. 刷牙的时间与频率
C. 钙的摄入量与摄入频率
D. 糖的摄入量与摄入频率

E. 就诊的医疗级别与次数

4. 世界卫生组织确定的龋病诊断标准是
A. 釉质上的白斑
B. 釉质上的着色不平坦区
C. 探针可插入着色窝沟，底部不发软
D. 探诊窝沟底部发软，釉质有潜在损害或沟壁软化
E. 釉质上硬的凹陷

5. 龋病发病率是指
A. 在一定时期内，人群中患龋病的频率
B. 在一定时期内，某人群新发生龋病的频率
C. 人群中新发生龋齿占全部龋齿的百分率
D. 在一定时期内，某患龋人群中新发生龋病的频率
E. 人群中龋齿占龋、失、补的比例

6. DMFS 中的 F 是指
A. 因龋缺失的牙数
B. 因龋缺失的牙面数
C. 因龋拔除的牙数
D. 因龋充填的牙数
E. 因龋充填的牙面数

7. 关于龋病发病率以下说法正确的是
A. 在调查期间某一人群患龋的频率
B. 在调查期间某一人群患龋的新增人数
C. 在调查期间某一人群新发龋的频率
D. 至少在 1 年时间内某一人群新发龋的频率
E. 以上说法都不对

8. 世界卫生组织规定作为龋病衡量标准的是
A. 5 岁儿童龋的患病水平
B. 12 岁儿童龋的患病水平
C. 35～44 岁成人龋的患病水平
D. 65～74 岁老年人龋的患病水平
E. 全年龄段人群龋的平均患病水平

9. 影响龋病流行的因素不包括
A. 社会经济因素
B. 氟摄入量
C. 饮食习惯
D. 家族影响
E. 母乳喂养

10. 易患根面龋的是
A. 婴儿
B. 幼儿
C. 学龄前期
D. 中年人
E. 老年人

【A_2 型题】

11. 对 1 年前做过口腔检查的 200 名工作人员进行口腔检查，发现又有 20 人新发生龋，描述这种新发生龋的指标是
A. 龋均
B. 患龋率
C. 发病率
D. 构成比
E. 充填率

12. 对患者进行口腔检查时发现其某颗指数牙的龈上牙石覆盖面积为牙面的 1/3～1/2，其简化牙石指数应记为
A. 0
B. 1
C. 2
D. 3
E. 4

13. 检查某班学生 50 人，其中患龋者 10 人，龋失补牙数为：D＝50，M＝2，F＝8，龋失补牙面数为：D＝210，M＝10，F＝15，此班学生龋面均为
A. 0.8
B. 1.4
C. 1.6
D. 4.2
E. 4.7

14. 检查某班学生 50 人，其中患龋病者 10 人，龋失补牙数为：D＝70，M＝5，F＝10，此班学生的患龋率为
A. 10%
B. 20%
C. 30%
D. 40%
E. 50%

15. 患者，37 岁。17 龋坏尚未充填，16 因龋丧失，26 因龋已做充填，11、21 因牙周病丧失，计算 DMFT 时，按照世界卫生组织的记录方法，其 M，即失牙数为
A. 1
B. 2
C. 3
D. 4
E. 5

16. 某地区儿童 DMFT 为 4.8，按照世界卫生组织对龋病流行程度的评价标准，该地区龋病流行等级为
A. 很低
B. 低
C. 中
D. 高
E. 很高

【B_1 型题】

（17～21 题共用备选答案）
A. DMFT
B. dmft
C. DMFS
D. dmfs
E. mean DMFT

17. 乳牙龋失补牙数
18. 乳牙龋失补牙面数
19. 恒牙龋失补牙数
20. 恒牙龋失补牙面数
21. 龋均

第二节　龋病风险评估与早期诊断

【A_1 型题】

1. 龋活性试验不包括
   A. 变链菌的检测
   B. 乳酸菌的检测
   C. 细菌产酸力检测
   D. 血链球菌的检测
   E. 唾液缓冲能力的检测
2. 早期龋进行 X 线检查最好采用
   A. 咬合翼片
   B. 根尖片
   C. 瓦氏位片
   D. 上下颌侧翼片
   E. 曲面断层片

【A_2 型题】

3. 某社区居民的患龋率较高，拟对他们进行龋活性试验，检测变形链球菌数量的方法是
   A. Dentocult SM 试验
   B. Dentocult LB 试验
   C. Dentobuff Strip 试验
   D. Cariostat 试验
   E. 刃天青纸片法

第三节　龋病的分级预防及方法

【A_1 型题】

1. 以下不属于龋病一级预防的是
   A. 口腔健康知识讲座
   B. 局部用氟
   C. 改善饮食结构
   D. 窝沟封闭
   E. 防龋涂料
2. 属于龋病二级预防的措施是
   A. 口腔健康教育
   B. 氟化物防龋
   C. 窝沟封闭
   D. 早期龋充填
   E. 牙列不齐矫正
3. 以下不属于龋病三级预防的是
   A. 牙髓炎根管治疗
   B. 做洁治去除菌斑防龋
   C. 拔除残冠
   D. 大面积缺损做冠修复
   E. 局部可摘义齿修复缺牙
4. 不用于防龋的蔗糖代用品是
   A. 山梨醇
   B. 木糖醇
   C. 甜菊糖
   D. 果糖
   E. 甘露醇
5. 控制牙菌斑的方法不包括
   A. 生物抗菌剂
   B. 牙刷、牙线的使用
   C. 化学漱口剂
   D. 免疫疫苗
   E. 激光照射抑菌法
6. 最适合龋病危险人群的预防措施是
   A. 生物酶抗菌剂
   B. 抗菌斑附着剂
   C. 化学漱口剂
   D. 免疫疫苗
   E. 致龋菌替代疗法

【A_2 型题】

7. 临床诊断中龋，医师去腐质后进行备洞后银汞充填，医师所做的属于
   A. 龋病的一级预防
   B. 龋病的二级预防
   C. 龋病的三级预防
   D. 防止龋的并发症
   E. 易感人群的特殊保护

【B_1 型题】

（8~10 题共用备选答案）
A. 六龄齿的窝沟封闭
B. 龈下洁治术与根面平整
C. 对根尖周炎的牙齿进行根管治疗
D. 戒烟、控酒
E. 可疑龋的预防性充填

8. 属于龋病一级预防的内容是
9. 属于龋病二级预防的内容是
10. 属于龋病三级预防的内容是

第四节　氟化物防龋

【A_1 型题】

1. 含氟涂料应用一般为
   A. 1 年 1 次
   B. 1 年 2 次
   C. 1 年 3 次
   D. 1 年 4 次
   E. 1 月 1 次
2. 婴幼儿适宜的氟防龋措施是
   A. 氟滴剂
   B. 饮水氟化
   C. 氟水漱口
   D. 含氟牙膏
   E. 氟离子导入
3. 以下对氟液含漱方法描述正确的是
   A. 0.2%氟化钠每周 2 次
   B. 0.5%氟化钠每周 1 次

C. 0.05%氟化钠每天1次
D. 0.2%氟化钠每天1次
E. 在龋病低发区效果明显，值得应用

4. 最具有公共卫生特征的防龋措施是
A. 氟化饮水
B. 氟化牛奶
C. 氟化泡沫
D. 氟片
E. 窝沟封闭

5. 水氟浓度的最适宜值是
A. 0.8mg/L
B. 0.9mg/L
C. 1.0mg/L
D. 1.1mg/L
E. 1.2mg/L

6. 饮水氟化的防龋效果应该是
A. 恒牙和乳牙均好
B. 恒牙优于乳牙
C. 乳牙优于恒牙
D. 前牙优于后牙
E. 后牙优于前牙

7. 含氟涂料每次可保持
A. 12~24小时
B. 24~48小时
C. 10~20小时
D. 20~40小时
E. 15~30小时

8. 含氟漱口液不适宜在哪种人群中推广
A. 幼儿园的儿童
B. 中小学校的学生
C. 龋活动性高的易感成人
D. 戴固定矫治器的儿童
E. 不能自己实行口腔卫生的残疾人

9. 具有公共卫生特征的全身氟防龋措施是
A. 自来水氟化
B. 含氟牙膏
C. 牛奶氟化
D. 氟片
E. 氟滴剂

10. 局部用氟的途径不包括
A. 使用含氟牙膏
B. 使用氟水漱口
C. 饮用氟化牛奶
D. 使用含氟凝胶
E. 使用含氟泡沫

11. 氟的防龋作用不包括
A. 缺氟可以引起钙、磷代谢障碍
B. 影响牙齿形态
C. 降低釉质溶解度，促进再矿化
D. 抑制致龋菌的糖酵解，抑制其产酸
E. 抑制致龋菌生长

12. 有关食盐氟化说法正确的是
A. 覆盖人群少，受到地域限制
B. 与饮水氟化相比，减少了氟的浪费
C. 生产控制较难，费用稍高
D. 不能大规模生产和供应
E. 家庭选择不自由，容易让人产生心理上的压力

13. 地方性慢性氟中毒最早期的表现为
A. 恶心、呕吐
B. 腹泻
C. 氟牙症
D. 氟骨症
E. 侏儒症

14. 预防地方性氟中毒的最根本性措施是
A. 供给低氟饮水
B. 减少氟的摄入量
C. 控制高氟食物的摄入
D. 防止高氟煤烟的污染
E. 对高氟水源化学降氟

15. 影响水和食物中氟吸收率的因素包括
A. 氟化物的溶解度
B. 氟的数量多少
C. 胃的pH
D. A+B
E. A+C

【A_2型题】

16. 12岁儿童由饮水含氟量0.3mg/L地区迁居至饮水含氟量1.2mg/L地区，氟牙症发生的可能性为
A. 0
B. 20%
C. 25%
D. 50%
E. 75%

17. 某地区自来水氟化3年后防龋效果不明显，需要进一步考虑
A. 加强口腔健康教育
B. 增加食盐加氟措施
C. 注意合理营养
D. 提倡使用含氟牙膏
E. 强化饮水氟浓度的监测和调节

18. 在高氟地区口腔检查时发现，某人右上前牙牙釉质有广泛白色不透明区，但不超过牙面的50%，若此牙以Dean氟牙症分类系统标准记分应为
A. 0
B. 0.5
C. 1
D. 2
E. 3

19. 某学龄儿童采用0.05%氟化钠漱口水预防龋齿，其使用方法应为
A. 每周含漱1次，每次10ml，含漱1分钟
B. 每月含漱1次，每次10ml，含漱1分钟
C. 每天含漱1次，每次10ml，含漱1分钟
D. 隔周含漱1次，每次10ml，含漱1分钟
E. 隔天含漱1次，每次10ml，含漱1分钟

【B_1型题】

（20~24题共用备选答案）
A. 氟化饮水
B. 含氟涂料
C. 含氟牙膏
D. 氟化泡沫

E. 含氟凝胶
20. 近年龋病下降最主要的原因是使用了
21. 局部用氟中防龋效果最好的是
22. 含氟量最低的是
23. 可与氯己定配合使用的是
24. 具有持续接触牙面优势的用氟方法是

第五节 窝沟封闭

【A_1 型题】

1. 做第一恒磨牙窝沟封闭应在
   A. 婴儿
   B. 幼儿
   C. 老年人
   D. 中年人
   E. 学龄前期儿童
2. 进行窝沟封闭时为达到理想的黏结效果，乳牙酸蚀时间是
   A. 10 秒
   B. 30 秒
   C. 60 秒
   D. 2 分钟
   E. 5 分钟
3. 窝沟封闭剂的组成成分中没有
   A. 树脂基质
   B. 磷酸
   C. 稀释剂
   D. 引发剂
   E. 填料
4. 六龄齿窝沟封闭酸蚀范围为
   A. 牙尖斜面 1/3
   B. 牙尖斜面 1/2
   C. 牙尖斜面 2/3
   D. 避开牙尖斜面
   E. 以上都不对
5. 窝沟封闭的操作方法不包括
   A. 窝沟去腐质
   B. 清洁牙面并酸蚀
   C. 冲洗和干燥
   D. 涂布封闭剂
   E. 固化并检查
6. 影响窝沟封闭效果的因素不包括
   A. 唾液污染
   B. 早期龋的存在
   C. 添加氟化物
   D. 未彻底冲洗
   E. 未完全干燥
7. 窝沟封闭成功的关键是
   A. 酸蚀时间长
   B. 酸蚀面积大
   C. 光固化时间适宜
   D. 涂布封闭剂气泡少
   E. 酸蚀后不被唾液污染

【A_2 型题】

8. 6 岁儿童，第一恒磨牙完全萌出，检查发现咬合面窝沟深，窝沟点隙似有初期龋损，此时宜采取的防治措施是
   A. 窝沟封闭
   B. 永久充填
   C. 预防性充填
   D. 局部用氟
   E. 观察随诊
9. 某女童，7 岁，家长带她到医院去做第一恒磨牙窝沟封闭，经口腔检查后医师告知家长可以不进行处理，最有可能的原因是
   A. 第一恒磨牙有龋
   B. 第一恒磨牙窝沟点隙过深
   C. 窝沟不深，自洁作用好
   D. 第一恒磨牙未萌出
   E. 第一恒磨牙有可疑龋
10. 患者，女性，25 岁。经检查全口无龋齿，但后牙窝沟较深，对其进行龋病预防，不合适的措施是
   A. 使用氟化物
   B. 营养摄取计划
   C. 口腔健康教育
   D. 窝沟封闭
   E. 定期口腔健康检查

【B_1 型题】

（11~12 题共用备案答案）
   A. 10~20 秒
   B. 20~30 秒
   C. 30~40 秒
   D. 40~60 秒
   E. 60 秒
11. 六龄齿窝沟封闭酸蚀时间为
12. 乳牙窝沟封闭酸蚀时间为

第六节 预防性树脂充填

【A_1 型题】

1. 下列关于预防性树脂充填说法错误的是
   A. 可保留更多的健康牙体组织
   B. 可阻止早期龋的发展
   C. 减少了微渗漏发生的可能性
   D. 窝沟封闭与窝沟龋充填相结合
   E. 充分去除病变的牙体组织，有一定固位形
2. 预防性树脂充填适应证中不包括
   A. 咬合面深窝沟
   B. 点隙裂沟有患龋倾向
   C. 窝沟有龋损卡探针
   D. 沟裂早期龋
   E. 窝沟牙釉质混浊成白垩色
3. 预防性树脂充填中用中号圆钻

去除龋损组织，洞深在釉质内，用流动树脂充填者属于哪一型
A. A 型
B. B 型
C. C 型
D. D 型
E. E 型

4. 预防性树脂充填与窝沟封闭操作步骤最大的区别是
A. 牙面一定要清理
B. 使用黏结剂
C. 不作预防性扩展
D. 酸蚀术区
E. 术后检查咬合高点

5. 预防性树脂充填，错误的操作方法是
A. 去净龋坏组织，并做适当预防性扩展
B. 酸蚀
C. 损害达牙本质时需垫底
D. A 型可用封闭剂充填
E. 清洁牙石，干燥隔湿

第七节 非创伤性修复治疗

【A_1 型题】

1. 非创伤性修复治疗（ART）的适应证不应为
A. 恒牙或乳牙的中小龋洞
B. 允许最小的挖器进入
C. 无牙髓暴露
D. 无牙髓炎症状
E. 深的点隙裂沟

2. ART 的充填材料为
A. 玻璃离子
B. 光固化树脂
C. 银汞合金
D. 流体树脂
E. 复合体

3. ART 治疗步骤中用到的清洁窝洞处理剂为
A. 75%乙醇
B. 10%枸橼酸
C. 20%乙酸
D. 10%弱聚乙烯酸
E. 30%磷酸

4. ART 的优点是
A. 操作简单易学
B. 治疗效果彻底
C. 仅用最简单的机械磨除，破坏组织少
D. 充填效果好
E. 充填体保留率高

【A_2 型题】

5. 口腔医师在某边远农村小学进行非创伤性修复治疗，该技术的适应证有
A. 恒牙和乳牙的小龋洞
B. 小龋洞露髓
C. 可复性牙髓炎
D. 需要电动牙科设备
E. 仅有治疗而无预防效果

【B_1 型题】

（6~10 题共用备选答案）
A. 临床观察
B. 窝沟封闭
C. 预防性树脂充填
D. 非创伤性修复治疗
E. 银汞充填

6. 8 岁儿童，下颌第一恒磨牙窝沟龋，范围较大，深度达牙本质浅层
7. 8 岁儿童，下颌第一恒磨牙窝沟较深，无龋，有色素沉着
8. 8 岁儿童，下颌第一恒磨牙窝沟浅，无龋，有色素沉着
9. 8 岁儿童，下颌第一恒磨牙窝沟有可疑龋，釉质混浊呈白垩色
10. 8 岁儿童，下颌第一恒磨牙窝沟龋，范围小，质地软

第四章 牙周病预防

第一节 牙周病流行病学

【A_1 型题】

1. 牙周疾病流行特征不包括
A. 地区分布
B. 时间分布
C. 城乡分布
D. 年龄分布
E. 微生物种群分布

2. 简化口腔卫生指数检查时只查的 6 个牙面是
A. 11、31、16、26 的舌面，36、46 的唇颊面
B. 16、11、26、31 的唇颊面，36、46 的舌面
C. 11、31、36、46 的唇颊面，16、26 的舌面
D. 11、31、36、46 的舌面，16、26 的唇颊面
E. 21、41、16、36 的唇颊面，26、46 的舌面

3. 简化软垢指数为 2 是指
A. 软垢覆盖面积占牙面 1/3以下
B. 软垢覆盖面积占牙面

1/2以下
C. 软垢覆盖面积占牙面1/3～2/3
D. 软垢覆盖面积占牙面1/3～1/2
E. 软垢覆盖面积占牙面2/3以上

4. 简化牙石指数为1是指
A. 龈上牙石覆盖面积占牙面1/3以下
B. 龈上牙石覆盖面积占牙面1/2以下
C. 龈上牙石覆盖面积占牙面1/3～2/3
D. 龈上牙石覆盖面积占牙面1/3～1/2
E. 龈上无牙石

5. Turesky改良的菌斑指数为2是指
A. 牙颈部菌斑宽度不超过牙面1/3
B. 牙颈部菌斑宽度不超过1mm
C. 牙颈部菌斑宽度占牙面1/3～2/3
D. 牙颈部菌斑宽度占牙面1/3～1/2
E. 牙颈部菌斑宽度不超过2mm

6. CPI指数为2是指
A. 探诊有牙石，但探针黑色部分全部露在龈袋外
B. 牙龈健康
C. 牙龈炎，探诊后出血
D. 早期牙周病，龈袋深度4～5mm
E. 晚期牙周病，牙周袋深度6mm或以上

7. 关于牙周病流行特征说法正确的是
A. 发展中国家患病率较高，发达国家患病率较低
B. 在我国农村流行情况比城市严重
C. 牙周病患病率随年龄增高而增高，65岁以上则基本无差异
D. 在我国不同民族之间牙周病发病率差异不大
E. 牙周病患病率与地方经济水平有一定关系

【A_2型题】

8. 在进行大规模口腔流行病学调查时，常采用CPI指数反映牙周组织的健康状况，该指数所检查的内容为
A. 牙龈出血、菌斑、软垢
B. 龈沟出血、牙周袋、牙石
C. 牙石、软垢、菌斑
D. 牙周袋深度、牙石、牙龈出血
E. 菌斑、牙石、牙周袋

【B_1型题】

（9～13题共用备选答案）
A. CPI
B. PLI
C. OHI-S
D. GI
E. GBI

下列指数的英文缩写正确的是
9. 菌斑指数
10. 牙龈指数
11. 简化口腔卫生指数
12. 牙龈出血指数
13. 社区牙周指数

第二节 牙周病的分级预防

【A_1型题】

1. 纠正口腔不良习惯属于牙周病预防的
A. 一级预防中的干预措施
B. 一级预防中的特殊性保护措施
C. 二级预防中的早期诊断治疗
D. 二级预防中的防止功能障碍
E. 三级预防中的康复

2. 下列属于牙周疾病的二级预防，除了
A. 口腔健康教育和指导
B. 专业性洁治
C. 去除菌斑牙石
D. 牙周洁治
E. 根面平整

【B_1型题】

（3～5题共用备选答案）
A. 根尖搔刮术
B. 龈上洁治术治疗牙龈炎
C. 劈裂牙拔除
D. 治疗糖尿病减缓牙周炎进程
E. 正确刷牙

3. 属于牙周病一级预防的内容是
4. 属于牙周病二级预防的内容是
5. 属于牙周病三级预防的内容是

第三节 控制菌斑及其他局部相关危险因素

【A_1型题】

1. 不能清洁牙齿邻面菌斑的口腔保健用具是
A. 牙间隙刷
B. 牙签
C. 牙刷
D. 牙线
E. 橡胶按摩器

2. 菌斑百分率在多少以下时可认为菌斑被基本控制
   A. 10%
   B. 20%
   C. 30%
   D. 40%
   E. 45%
3. 牙签使用的正确方法及适应证不包括哪一项
   A. 牙龈乳头退缩，用来清洁邻面
   B. 牙周治疗后牙间隙增大，用来清洁邻面和根分叉区
   C. 牙签以45°角进入牙间隙，牙签尖端指向𬌗面
   D. 可清除邻面菌斑和嵌塞的食物并磨光牙面
   E. 可普遍用于去除食物嵌塞
4. 牙周病患者在使用牙线前应首先进行
   A. 刷牙
   B. 漱口
   C. 牙签去除菌斑
   D. 龈上洁治和根面平整
   E. 牙龈按摩
5. 超声波洁牙时工作头与牙面的角度为
   A. 15°
   B. 30°
   C. 45°
   D. 80°
   E. 90°
6. 手用洁治器工作时其刃口与牙面所成角度为
   A. 15°
   B. 30°
   C. 45°
   D. 80°
   E. 90°
7. 氯己定抗菌作用机制不包括
   A. 减少了唾液中能吸附到牙面上的细菌数
   B. 使唾液糖蛋白对牙面的吸附能力减弱，抑制获得性膜和菌斑的形成
   C. 与牙面釉质结合，阻碍唾液细菌对牙面的吸附
   D. 改变菌斑细菌的内聚力，控制细菌的聚集和对牙面的吸附
   E. 可抑制细菌产酸，减少龋病的发生

【A_2型题】

8. 在学校口腔预防项目中，氯己定作为控制菌斑的药物制剂配制成漱口液，其作用机制为
   A. 与唾液糖蛋白的碱基基团结合
   B. 与磷离子竞争，抑制细菌的聚集
   C. 使舌背染色并透入牙中
   D. 应用氟化物1小时后再含漱
   E. 阻碍唾液中的细菌在牙面的吸附

【B_1型题】

（9~10题共用备选答案）
   A. 刷牙
   B. 牙线
   C. 牙签
   D. 牙间刷
   E. 龈上洁治术
9. 去除颈部及根面上附着的牙菌斑，最有效的机械法是
10. 机械去除菌斑最常用的有效方法是

第四节　提高宿主抵抗力

【A_1型题】

1. 最好的牙周维护治疗期应为
   A. 3个月
   B. 6个月
   C. 8个月
   D. 10个月
   E. 12个月
2. 预防牙周疾病、提高宿主抵抗力的措施是
   A. 降低牙尖高度和斜度
   B. 去除不良修复体
   C. 补充维生素和钙磷等营养
   D. 治疗食物嵌塞
   E. 去除充填悬突
3. 牙周疾病预防除了控制菌斑还应该
   A. 认真刷牙
   B. 使用牙线
   C. 药物含漱
   D. 牙周洁治
   E. 治疗食物嵌塞

第五章　其他口腔疾病的预防

【A_1型题】

1. 口腔癌中最常见的是
   A. 舌癌
   B. 颊黏膜癌
   C. 牙龈癌
   D. 鳞状细胞癌
   E. 腺癌
2. 下列因素中与口腔癌的发生、发展不相关的是
   A. 人类免疫缺陷病毒
   B. EB病毒
   C. 单纯疱疹病毒
   D. 口腔卫生不良
   E. 梅毒螺旋体

3. 口腔癌的致病因素常见的是
A. 咀嚼槟榔
B. 吸烟
C. 饮酒
D. 局部刺激
E. 以上均是

4. 口腔癌的危险因素不包括
A. EB病毒
B. 梅毒
C. 吸烟、饮酒
D. 嚼口香糖
E. 长期光照

5. 口腔癌的致病因素包括
A. 不良生活方式
B. 光辐射
C. 核辐射
D. 生物因素如细菌、病毒等
E. 以上全是

6. 预防口腔癌不需定期检查的对象是
A. 40岁以上，每天吸烟20支以上者
B. 有烟、酒嗜好而口腔内有白斑者
C. 长期咀嚼槟榔者
D. 维生素缺乏者
E. 口腔黏膜有异常白色或红色斑块者

7. 口腔癌警告标志不包括
A. 口腔内的溃疡，2周以上尚未愈合
B. 口腔黏膜有白色、红色和发暗的斑
C. 口腔与颈部有淋巴结肿大
D. 口腔内反复出血，且原因不明
E. 面部、咽部和颈部有不明原因的麻木和疼痛

8. 口腔癌预防不包括
A. 健康教育，提高对危险因素的认识
B. 停止吸烟、饮酒
C. 政府应制定控制烟酒大量使用的法规
D. 专业人员应尽早治疗有根尖病变的牙齿
E. 改变不良口腔卫生习惯

9. 属于口腔癌一级预防的是
A. 早发现
B. 早诊断
C. 早治疗
D. 病因预防
E. 防止复发

10. 关于牙酸蚀症说法正确的是
A. 一般都会有产酸菌参与牙齿破坏
B. 近年来饮食习惯造成的酸蚀症呈减少趋势
C. 病因明确
D. 来自体内和体外酸的综合作用
E. 与口腔内的唾液环境无关

11. 预防酸蚀症措施中错误的是
A. 接触酸的工种戴防酸口罩
B. 普及牙酸蚀症的基本知识
C. 餐后不能马上喝牛奶
D. 减少碳酸饮料的摄入量
E. 咀嚼无糖口香糖促进唾液分泌

12. 以下不能增强牙齿对酸的抵抗力的是
A. 摄入酸性食物后要马上刷牙
B. 减少导致口干药物的应用
C. 平时使用含氟牙膏刷牙
D. 使用含氟漱口水漱口
E. 咀嚼无糖口香糖

13. 牙外伤的高发人群为
A. 儿童及青少年
B. 年轻女性
C. 中年男性
D. 青年男性
E. 老年人

14. 牙外伤最常见的原因是
A. 交通意外
B. 运动损伤
C. 暴力事件
D. 不良行为习惯
E. 摔倒、碰撞

15. 治疗恒牙全脱位最好的方法是
A. 即刻种植
B. 即刻再植
C. 口腔正畸
D. 改正不良行为习惯
E. 抓紧时间解决纠纷，明确事故责任

【A_2型题】

16. 患者，男性，48岁。长期吸烟，吸烟量在30支/日以上，有饮酒习惯，医师建议其定期进行口腔检查以早期发现可能的癌变，检查间隔时间为
A. 3个月
B. 6个月
C. 12个月
D. 15个月
E. 18个月

第六章　自我口腔保健方法

【A_1型题】

1. 用习惯刷牙方法刷牙几小时后牙面残留菌斑恢复到刷牙前水平
A. 4小时
B. 6小时
C. 8小时
D. 12小时
E. 24小时

2. 脱敏牙膏有效成分是
A. 氯化钾和硝酸钾
B. 氟化亚锡
C. 0.321%氟化钠及20%二氧化硅
D. 中草药成分
E. 三氯羟苯醚

3. 刷牙时每次牙刷放置的牙位最

佳范围一般占
A. 2 颗牙
B. 1~2 颗牙
C. 2~3 颗牙
D. 3~4 颗牙
E. 4~5 颗牙
4. 以下不属于牙间隙清洁的方法有
A. 牙线
B. 牙签
C. 牙间隙刷
D. 电动冲牙器
E. 电动牙刷
5. 作为牙膏洁净剂的成分是
A. 碳酸钙
B. n-十二烷基氨酸钠
C. 山梨醇
D. 藻酸盐
E. 二氧化酚
6. 牙刷的正确保管措施，不包括哪一项
A. 每人 1 把，防止交叉感染
B. 不能高温消毒
C. 用完后清水冲刷几次，甩干水分
D. 不用时放在牙刷盒里
E. 3 个月更换 1 把
7. 适合婴儿使用的牙刷是
A. 电动牙刷
B. 指套牙刷
C. 单束毛牙刷
D. 小插刷
E. 丝柄刷
8. 可有效清除牙龈缘附近及龈沟内菌斑的刷牙方法是
A. 平刷牙法
B. 旋转刷牙法
C. 改良 Bass 刷牙法
D. 改良的 Stillman 刷牙法
E. Fones 刷牙法
9. 有关药物牙膏的作用不包括
A. 与牙膏其他成分有很好的相容性
B. 有防治口腔疾病的能力
C. 安全有效无毒副作用
D. 治疗龋病与牙周病
E. 不产生抗药性
10. 有关清洁舌的正确描述不包括下列哪一项
A. 清洁舌可以减少口腔食物残渣
B. 清洁舌可以减少微生物数量
C. 清洁舌可以延迟菌斑形成
D. 清洁舌可以消除口臭
E. 清洁舌可以延迟总体菌斑沉积
11. 增白牙膏的活性成分是
A. 抗生素
B. 氟化物
C. 硝酸钾
D. 氧化剂
E. 中草药
12. 易于为年幼儿童学习和掌握的刷牙法是
A. 巴斯刷牙法
B. Fones 刷牙法
C. 改良的 Stillman 刷牙法
D. 旋转刷牙法
E. Charter 刷牙法
13. 保健牙刷的特点是
A. 小头、硬毛、直柄
B. 大头、软毛、弯柄
C. 小头、软毛、弯柄
D. 小头、软毛、直柄
E. 以上都不对
14. 能去除龈沟内牙菌斑的刷牙方法是
A. 水平颤动拂刷法
B. 旋转刷牙法
C. Charter 刷牙法
D. 圆弧法
E. 生理刷牙法
15. 口腔内除牙齿外还应清洁洗刷的部位是
A. 硬腭部
B. 颊部
C. 舌
D. 口底
E. 软腭
16. 漱口液的作用不包括
A. 防龋作用
B. 抑菌作用
C. 去除口臭
D. 镇痛作用
E. 美白作用

【A_2 型题】

17. 在为社区居民进行刷牙指导时，口腔医师强调指出应使用保健牙刷并告诉居民
A. 磨圆的刷毛端比平切的刷毛端对牙龈损伤更小
B. 尼龙丝刷毛遇高温不易弯曲
C. 天然鬃毛易干燥、耐磨损
D. 刷牙后应将刷头向下放在口杯中
E. 空气干燥法是消除牙刷细菌的最完善方法

【B_1 型题】

（18~22 题共用备选答案）
A. 刷牙
B. 牙线
C. 牙签
D. 牙间隙刷
E. 龈上洁治术
18. 牙间隙增大时用于清洁邻面和根分叉区的是
19. 能去除牙间隙的食物残渣和软垢，但不易去净菌斑的是
20. 能去除龈上牙石和菌斑的是
21. 机械性去除菌斑最常用的方法是
22. 对去除颈部和根上面附着的菌斑最有效的是
（23~27 题共用备选答案）
A. 羧甲基纤维素钠
B. 丙三醇
C. 苯甲酸盐
D. 二氧化硅
E. 月桂氮卓酮
23. 属于牙膏中摩擦剂的是
24. 属于牙膏中胶黏剂的是
25. 属于牙膏中洁净剂的是
26. 属于牙膏中防腐剂的是
27. 属于牙膏中润湿剂的是

（28~32题共用备选答案）
A. 硝酸钾
B. 焦磷酸盐
C. 西吡氯铵
D. 五倍子
E. 氟化亚锡
28. 属于含氟牙膏中成分的是
29. 属于抑制菌斑牙膏中成分的是
30. 属于抗牙本质过敏牙膏中成分的是
31. 属于增白牙膏中成分的是
32. 属于中草药牙膏中成分的是
（33~34题共用备选答案）
A. 摩擦剂
B. 洁净剂
C. 润湿剂
D. 芳香剂
E. 防腐剂
33. 牙膏中起降低表面张力、增进清洁效果作用的成分是
34. 牙膏成分中占比例最高的是

第七章　口腔健康促进

第一节　口腔健康促进

【A_1型题】

1. 1981年世界卫生组织制定的口腔健康标准是
A. 无龋病，无牙周疾病
B. 无龋病，无牙周疾病，无黏膜病
C. 牙齿不痛，牙龈不肿，牙齿不松
D. 牙齿清洁，无龋洞，无疼痛感，牙龈颜色正常，无出血现象
E. 牙齿、牙周组织、牙槽骨、口腔黏膜、舌无组织结构及功能异常
2. 不属于口腔健康促进范围的是
A. 调整自来水含氟浓度
B. 推广采用糖代替品
C. 给儿童进行早期龋充填
D. 控制含糖食品的食用次数
E. 开展有指导的口腔卫生措施并提供合格的口腔保健用品
3. 口腔健康促进中起主导作用的是
A. 公众
B. 牙防指导组
C. 主要行政领导
D. 口腔医务工作者
E. 口腔医学院校教师
4. 口腔健康促进的主要任务是口腔疾病的
A. 一级预防
B. 二级预防
C. 三级预防
D. 综合治疗
E. 疗效观察
5. 对有深窝沟的适龄儿童开展窝沟封闭，属于口腔健康促进的哪种途径
A. 全民途径
B. 高危人群途径
C. 特殊人群干预途径
D. 共同危险因素控制途径
E. 社区化服务途径
6. 口腔健康促进计划的基本模式是
A. 社区模式
B. 全人群模式
C. 人群分类干预模式
D. 共同危险因素控制模式
E. Precede-proceed模式

【B_1型题】

（7~9题共用备选答案）
A. 乳牙龋充填
B. 控烟、戒酒
C. 对有深窝沟的儿童进行窝沟封闭防龋
D. 自来水氟化防龋
E. 老年人牙齿脱敏
7. 进行口腔健康促进的全民途径是
8. 进行口腔健康促进的共同危险因素控制途径是
9. 进行口腔健康促进的高危人群途径是
（10~13题共用备选答案）
A. 大众传媒
B. 社区活动
C. 小型讨论会
D. 个别交谈
E. 大型义诊
10. 口腔健康社区座谈会属于哪种口腔健康教育方法
11. 覆盖面最大，能较快吸引公众注意力的口腔健康教育方法是
12. 患者就医时的椅旁教育属于口腔健康教育的哪种方法
13. 爱牙日到学校进行口腔健康知识宣传属于哪种口腔健康教育方法

第二节　口腔健康教育

【A_1 型题】

1. 下列关于口腔健康教育的说法中错误的是
   A. 是健康教育的一个分支
   B. 帮助人们提高自我保健能力
   C. 进行窝沟封闭也属于口腔健康教育的内容
   D. 口腔健康教育与口腔健康促进密不可分
   E. 是临床医疗服务的一部分
2. 常用口腔健康教育方法不包括
   A. 个别交谈
   B. 组织小型讨论会
   C. 组织社区活动
   D. 在中小学校口腔流行病学调查
   E. 借助大众传播渠道
3. 不属于口腔健康教育要求的是
   A. 教育信息的科学性
   B. 教育信息的准确性
   C. 教育材料的通俗性
   D. 教育材料的趣味性
   E. 教育方法的传统性
4. 口腔健康教育的最终目的是
   A. 建立口腔健康行为
   B. 增长口腔保健知识
   C. 定期口腔健康检查
   D. 了解口腔保健措施
   E. 积极治疗口腔疾病

第八章　特定人群的口腔保健

第一节　婴　　儿

【A_1 型题】

1. 新生儿“鹅口疮”实质上是
   A. 新生儿创伤性溃疡
   B. 复发性口腔溃疡
   C. 单纯疱疹病毒感染
   D. 白念珠菌感染
   E. 球菌性口炎
2. 对婴儿开始进行口腔检查和保健从什么时间开始
   A. 出生时
   B. 满月后
   C. 牙萌出时
   D. 上学前
   E. 换牙时
3. 出生后，第一次需做口腔检查的时间是
   A. 出生后 3 个月时
   B. 出生后 6 个月时
   C. 第一颗乳磨牙萌出后 6 个月内
   D. 乳牙列建立后
   E. 第一恒磨牙萌出时
4. 医学上称为致龋微生物的“感染窗口期”是指出生后
   A. 6~12 个月
   B. 9~18 个月
   C. 13~24 个月
   D. 17~25 个月
   E. 19~31 个月

第二节　幼　　儿

【A_1 型题】

1. 乳牙外伤最多发的幼儿年龄为
   A. 1.0~1.5 岁
   B. 1.5~2.5 岁
   C. 2.0~2.5 岁
   D. 2.5~3.5 岁
   E. 3.0~3.5 岁
2. 儿童可使用含氟牙膏的年龄为
   A. 2 岁以上
   B. 2.5 岁以上
   C. 3 岁以上
   D. 3.5 岁以上
   E. 6 岁以上
3. 儿童应多长时间进行一次口腔健康检查最合理
   A. 3 个月
   B. 半年
   C. 1 年
   D. 2 年
   E. 有问题再检查

第三节 学龄儿童

【A_1型题】

1. 2008年开展的中西部地区儿童口腔综合干预项目主要针对多大的儿童
   A. 6~8岁
   B. 7~9岁
   C. 6~9岁
   D. 7~8岁
   E. 6~10岁
2. 7~9岁学龄儿童牙外伤最多见的是
   A. 前牙
   B. 后牙
   C. 上颌尖牙
   D. 下颌第一磨牙
   E. 下颌双尖牙
3. 儿童牙列中发生龋坏和因龋丧失最多的一颗牙是
   A. 中切牙
   B. 侧切牙
   C. 尖牙
   D. 双尖牙
   E. 第一磨牙

【B_1型题】

（4~7题共用备选答案）

A. 窝沟封闭
B. 氟化物防龋
C. 使用氯己定漱口液
D. 预防性树脂充填
E. 定期口腔检查

4. 7岁儿童第一恒磨牙完全萌出，最应采取的预防措施是
5. 7岁儿童第一恒磨牙完全萌出后窝沟色黑，最应采取的措施是
6. 恒中切牙萌出后，牙冠表面有一白垩色斑块，采用
7. 妊娠期妇女，采用

第四节 老年人

【A_1型题】

为了提高老年人的口腔保健意识，口腔医院在社区进行了一次口腔保健知识讲座，专家建议在老年人中提倡
   A. 叩齿
   B. 使用硬毛牙刷
   C. 清洁牙间隙
   D. 人老牙好胃口好
   E. 保持全口功能牙

第五节 妊娠期妇女

【A_1型题】

1. 妊娠期妇女的口腔保健目的是
   A. 使孕妇了解胎儿的生长发育
   B. 维护胎儿的生长发育
   C. 了解胎儿是否患口腔疾病
   D. 维护胎儿的口腔健康
   E. 使孕妇了解婴幼儿口腔保健的特点
2. 妊娠期妇女易发生口腔疾病的原因是
   A. 运动太少
   B. 进食软食较多
   C. 妊娠期间激素改变
   D. 妊娠期间睡眠较多
   E. 营养品摄入过多
3. 妊娠期前3个月应注意避免
   A. 龋充填治疗
   B. 牙周检查
   C. 牙髓治疗
   D. X射线照射
   E. 龈上洁治

【A_2型题】

4. 患者，女性，26岁。妊娠8个月。前来口腔诊所进行产前咨询教育时，牙科医师给她提供的建议不包括
   A. 清洁婴儿口腔的方法
   B. 婴儿出生后半年内，拍摄X线片检查牙胚的情况
   C. 婴儿第一颗牙齿萌出后半年以内进行口腔检查
   D. 清洁婴儿牙齿的方法
   E. 不要让婴儿含着甜饮料入睡

第六节　残　疾　人

【A_1 型题】

不适合应用电动牙刷的人群是
A. 开口困难者
B. 生活不能自理者
C. 残疾儿童
D. 妊娠期妇女
E. 尚不能掌握刷牙方法者

第九章　社区口腔卫生服务

【A_1 型题】

1. 社区口腔卫生服务的特点是
   A. 以患者为对象
   B. 以个人为单位
   C. 提供高精尖的医疗服务
   D. 以健康为中心
   E. 以治疗疾病为主要内容
2. 社区口腔卫生服务的任务是
   A. 代替医院为社区居民提供口腔临床医疗服务
   B. 是建设现代化新社区的必备条件
   C. 未来会成为居民就诊的主要医疗服务机构
   D. 为社区居民提供最基本的口腔卫生服务
   E. 医疗卫生体制改革和城镇职工基本医疗保险制度改革的必然要求
3. 社区口腔卫生服务的基本原则有
   A. 应该把社会效益放在首位来处理社会效益与经济效益间的关系
   B. 顺应市场经济发展的要求，由公有制为主导逐渐过渡到公私合营的方式
   C. 引进竞争机制，优胜劣汰
   D. 根据社区居民的不同要求适当建立形成不同层次水平的服务方式
   E. 以市场为主导，政府协助建立社区医疗服务体系
4. 以下不是社区口腔卫生服务内容的是
   A. 社区口腔健康教育
   B. 社区口腔疾病预防
   C. 社区口腔医疗服务
   D. 社区口腔卫生信息管理
   E. 社区口腔卫生事业管理
5. 社区口腔医疗内容不包括
   A. 口腔常见病、多发病的基本诊疗服务
   B. 社区卫生服务中心与大型口腔医疗机构之间的双向转诊服务
   C. 建立居民口腔健康档案，建立健全医疗档案管理体系
   D. 提供电话预约、家庭出诊、特需服务等服务内容
   E. 为特殊人群与特需者提供口腔专项服务

第十章　口腔医疗保健中的感染与控制

第一节　感染传播及感染疾病

【A_1 型题】

1. 口腔医疗保健中由空气传播的微生物是
   A. HIV
   B. HBV
   C. 梅毒螺旋体
   D. 腮腺炎病毒
   E. 破伤风梭菌
2. 从口腔临床交叉感染的病原学考虑，最危险而又最典型的感染是
   A. 细菌感染
   B. 病毒感染
   C. 真菌感染
   D. 原虫感染
   E. 衣原体感染
3. HIV 的传播方式不包括
   A. 性接触
   B. 血液制品
   C. 母婴传播
   D. 与患者近距离面对面交谈
   E. 患者唾液
4. 口腔医务人员可能被感染的途径主要为以下几种，除了
   A. 直接接触被感染的血液
   B. 直接接触被感染的病损
   C. 接触含有感染原的飞沫微滴
   D. 被污染器械刺伤
   E. 食用被污染的食品

【B_1 型题】

（5~7 题共用备选答案）
A. 可通过血液感染
B. 可通过伤口感染

C. 可通过环境接触感染
D. 通过空气中飞沫传播
E. 由口腔科医师传播给患者的机会多

5. 关于乙肝病毒（HBV）感染特征的描述错误的是
6. 医患之间结核的传播主要是由于
7. 医患之间梅毒的传播主要是由于

第二节 感染控制的措施及方法

【A_1 型题】

1. 保护性工作服应使用强洗涤剂，在80℃下的洗涤时间为
   A. 5分钟
   B. 10分钟
   C. 15分钟
   D. 20分钟
   E. 25分钟
2. 口腔科器械常用的消毒方法中，除外
   A. 碘酒+酒精浸泡
   B. 超声波清洁
   C. 干热灭菌
   D. 化学熏蒸
   E. 高压蒸汽
3. 对诊室的空气消毒方法有
   A. 臭氧消毒
   B. 紫外线消毒
   C. 过氧化氢喷雾
   D. A+B
   E. A+B+C
4. 以下不属于高效消毒剂的是
   A. 紫外线
   B. 含氯消毒剂
   C. 臭氧
   D. 碘类消毒剂
   E. 甲基乙内酰脲类化合物
5. 以下不属于中效消毒剂的是
   A. 超声波
   B. 碘类消毒剂
   C. 臭氧
   D. 醇类消毒剂
   E. 酚类消毒剂
6. 以下不属于低效消毒剂的是
   A. 单链季铵盐类消毒剂
   B. 氯己定
   C. 中草药消毒剂
   D. 醇类消毒剂
   E. 银离子消毒剂
7. 牙科常规使用的灭菌方法除外
   A. 高压蒸汽
   B. 化学熏蒸
   C. 干热灭菌
   D. 低温过氧化氢
   E. 过滤灭菌
8. 口腔器械灭菌处理包括
   A. 灭菌前预处理
   B. 包裹器械
   C. 灭菌
   D. 无菌保存
   E. 以上均是
9. 经过哪种程序处理后的物品方可称为无菌物品
   A. 清洗
   B. 消毒
   C. 灭菌
   D. 高压冲洗
   E. 以上均错
10. 手机消毒最常用的方法是
   A. 高压蒸汽灭菌
   B. 干热灭菌
   C. 玻璃球/盐灭菌
   D. A+B
   E. 以上均不是
11. 医疗废物的处理原则是
   A. 尽早销毁
   B. 污染物与非污染物分开放置
   C. 用黑色垃圾袋分装
   D. 用黄色垃圾袋封装
   E. 防止污染扩散

【B_1 型题】

（12~14题共用备选答案）
A. 流动水冲洗
B. 紫外线消毒
C. 洁净水擦洗
D. 来苏溶液擦洗
E. 有效氯消毒液喷雾

12. 口腔科诊室内空气消毒最好采用
13. 口腔科诊室内地面消毒最好采用
14. 口腔科诊室内墙面消毒最好采用

（15~19题共用备选答案）
A. 高压蒸汽灭菌法
B. 化学蒸汽压力灭菌法
C. 干热灭菌法
D. 玻璃球/盐灭菌法
E. 紫外灯照射

15. 常用于诊室空气消毒的是
16. 针头、油类、酚类、蜡类均不能使用的灭菌方法是
17. 影响金属器械锋利程度的灭菌方法是
18. 不耐热的塑料器械应使用
19. 不锈钢器械最常用的灭菌方法是

（20~21题共用备选答案）
A. 手工清洗
B. 清洗机清洗
C. 超声波清洗
D. 大量流水冲洗
E. 用消毒液擦洗

20. 口腔诊疗中所用到的各种内镜、导管需用的清洗方法为
21. 口腔诊疗中所用到的结构复杂、缝隙多的器械所用的清洗方法为

参考答案与解析

第一部分 医学人文综合

第一篇 医学心理学

第一章 医学心理学总论

【A_1 型题】

1.【答案】E

【解析】生物-心理-社会医学模式认为：①人是一个完整的系统，大脑通过神经系统将全身各系统、器官、组织、细胞、蛋白、分子、基因等部分统一起来。②人同时有生理活动和心理活动，心、身之间相互联系、相互作用。③人与环境是密切联系的，人不仅是自然的人，而且也是社会的人。④心理因素在人类调节和适应内外环境活动中具有一定的能动作用。故选 E。

2.【答案】D

【解析】医学心理学要解决各种影响人们心身健康的心理学问题。故选 D。

3.【答案】E

【解析】医学心理学是心理学与医学相结合的交叉学科，不仅涉及几乎所有的心理学分支学科，如基础心理学、异常心理学、神经心理学、生理心理学、临床心理学及健康心理学等，也涉及基础医学、临床医学、预防医学和康复医学有关知识和技能，还涉及人类学、社会学、生态学等人文社科领域广泛知识。故选 E。

4.【答案】B

【解析】关于医学模式的划分，一般按神灵主义医学模式、自然哲学医学模式、机械论医学模式、生物医学模式、生物-心理-社会医学模式划分。神灵主义医学模式是远古时代的医学模式。我国的自然哲学医学模式时间经历较长，一直到近代西医东渐，才逐渐步入生物医学模式。本题考查的是医学心理学，但也可大致按此划分。故选 B。

5.【答案】B

【解析】医学心理学的研究对象是人，是研究在人类健康和疾病相互转化过程中所涉及的各种心理行为问题，以及解决这些问题的方法。故选 B。

【B_1 型题】

6.【答案】A

7.【答案】D

第二章 医生个人的心理能力

【A_1 型题】

1.【答案】A

【解析】心境是指微弱而持久、带有渲染性的情绪状态。一种心境的持续时间依赖于引起心境的客观刺激的性质，“感时花溅泪，恨别鸟惊心”即为典型的心境。故选 A。

2.【答案】A

【解析】认知过程是指人们获得知识或应用知识的过程，或信息加工的过程。它包括感觉、知觉、记忆、想象、思维和语言等。感觉是人脑对直接作用于感觉器官的客观事物的个别属性的反映，是最基本的认知过程。故选 A。

3.【答案】B

【解析】认识过程，即认知过程，指人们获取知识和运用知识的过程，包括感觉、知觉、记忆、思维想象和言语等。不包括信念。

4.【答案】E

【解析】情绪认识理论是心理学中主张情绪产生于对刺激情境或对事物的评价的理论。认为情绪的产生受到环境事件（即情景）、生理状况和认知过程三种因素的影响，其中认知过程是决定情绪性质的关键因素。故选E。

5.【答案】A

【解析】情绪是人们对客观事物是否符合自身需要的态度体验，是脑的神经机制活动过程。情绪是和有机体的生理需要能否得到满足相联系的体验，如饮食需要是否得到满足所引起的愉快或不愉快的体验。故选A。

6.【答案】B

【解析】感觉指人脑对直接作用于感觉器官的事物的个别属性的反映；知觉是人脑对直接作用于感觉器官的客观事物各种属性的整体反映。故选B。

7.【答案】C

【解析】趋避冲突又称正负冲突，是心理冲突的一种，指同一目标对于个体同时具有趋近和逃避的心态。这一目标可以满足人的某些需求，但同时又会构成某些威胁，既有吸引力又有排斥力，使人陷入进退两难的心理困境。本题中“既想参赛锻炼自己”属于“可以满足人的某些需求”，“又怕成绩不好被人讥笑”则属于“构成某些威胁”。故选C。

8.【答案】D

【解析】情绪是和有机体的生理需要能否得到满足相联系的体验，而情感是指人在社会历史发展过程中产生的，与社会需要相联系的体验，是比较复杂的体验。情绪带有情境性，而感情是对事物的稳定态度，受情境影响小。情绪往往由事物的表面现象引起，因此带有冲动性；情感的产生则与对事物的深刻认识相联系，因而冲动性较少。故选D。

9.【答案】B

10.【答案】E

11.【答案】B

【解析】艾森克认为人格是由两个基本维度构成，它们分别是外向-内向维度和情绪稳定-不稳定维度，他还提出人格的第三个维度即精神质维度。故选B。

12.【答案】C

【解析】人格包括需要、动机与挫折、能力、气质与性格等。其中，性格是个体在生活过程中形成，对客观现实稳固的态度以及与之相适应的习惯了的行为方式。它是一个人的心理面貌本质属性的独特结合，是人与人相互区别的主要方面，是人格中最重要的心理特征，具有核心的意义。

13.【答案】C

【解析】心理过程是指心理活动发生、发展的过程，也就是人脑对现实的反映过程。整个心理过程包括认识过程、情感过程和意志过程，这三个过程既互相区别又互相联系。故选C。

14.【答案】E

【解析】心理过程包括认知过程、情感过程与意志过程。认识过程是人获得信息及信息加工和处理的过程，包括感觉、知觉、记忆、思维、想象等。故选E。

15.【答案】C

【解析】四种气质类型的特点：①多血质（活泼型）：强而平衡，灵活性高。②胆汁质（兴奋型）：强而不平衡，灵活的兴奋型。③黏液质（安静型）：强而平衡，灵活性低。④抑郁质（抑制型）：弱性，易抑制。故选C。

16.【答案】D

【解析】动机是引起和维持个体的活动，并使活动朝着一定目标的内部心理动力。动机和人们的需要有着密切的联系，内驱力、情绪和诱因也可激发动机。

17.【答案】A

【解析】需要是个体对生理的和社会的客观需求在人脑的反映，是个体的心理活动与行为的基本动力。按其起源，一般把需要分为生理性需要和社会性需要。当然也可根据需要的对象，把需要分为物质的需要和精神的需要。

18.【答案】D

【解析】性格特征包括四个方面：对现实的态度特征、情绪特征、意志特征和理智（即智力）特征。故选D。

【A_2型题】

19.【答案】D

【解析】应激是指个体对某种意外的环境刺激所作出的适应性反应，是个体觉察到环境的威胁或挑战而产生的适应或应对反应。比如，人们遇到突然发生的火灾、水灾、地震等自然灾害时，刹那间的身心都会处于高度紧张状态之中，会出现全身发抖、手脚冰凉、小便失禁、浑身瘫软等。

【A_3/A_4型题】

20.【答案】D

【解析】抑郁质的人对事物体验深刻，善于觉察他人难以发现的细小环节，对事物和他人羞怯、孤僻内向。动作迟钝，多愁善感。林黛玉属于典型的抑郁质。

21.【答案】A

【解析】抑制型亦称弱型。持续和较强的刺激都能引起他们精力的迅速消耗，类似于气质体液学说的抑郁质型。故选A。

【B_1型题】

22.【答案】D

23.【答案】C

24.【答案】B

25.【答案】E

26.【答案】E

【解析】自我实现的需要是在

前四种需要获得满足的基础上产生的最高层次的需要。指个体的潜能和天赋得到充分的发挥。

第三章　心理健康

【A_1型题】

1.【答案】B

【解析】心理健康包括智力正常、情绪良好、人际和谐、适应环境、人格完整。但一般不包括思想内容健康。故选B。

2.【答案】A

【解析】生理发展是心理发展的物质基础，人的生命是从胎儿期开始的。故选A。

3.【答案】E

【解析】大脑的发育和智力发展的速度相一致，3岁以前大脑发展最快，以后逐渐减慢，5岁以前即完成整个人脑发育的80%，到7岁时大脑的结构和功能基本接近成人，故7岁以前是智力发展的关键期。故选E。

4.【答案】E

【解析】青少年期是身体和心理快速发展的时期，主要表现为身体的发育成熟和自我意识发展与完善，人生观逐步成熟，恋人与职业选择。因此，心理卫生教育的内容主要围绕性心理卫生、人格完善、友谊与恋爱等方面。自我意识形成教育主要在儿童期。

5.【答案】E

【解析】感觉整合：人的大脑将从各种感觉器官传来的感觉信息进行多次分析、综合处理，并作出正确应答，使个体在外界环境的刺激中和谐有效的运作。感觉整合训练就是让幼儿受到充分的感觉信息刺激，使大脑充分生长发育。故选E。

6.【答案】C

【解析】自我意识：一个人对自己的认识和评价，包括对自己心理倾向、个性心理特征和心理过程的认识与评价。处于青春期的少年正处在自我意识的形成过程中，因此会产生意识矛盾。意识矛盾大致体现在理想与现实、学习与恋爱、独立与依赖、交往与封闭等主要方面。而本我、自我、超我的划分是弗洛伊德人格理论的主要组成部分，与自我意识无关。故选C。

【B_1型题】

7.【答案】C

【解析】7~8题考查儿童心理发展的关键期：语言发展的关键期是1~3岁，人格发展的关键期是3~7岁，智力发展的关键期是7岁以前，培养自制力的关键期是2~3岁。故选C。

8.【答案】B

第四章　心理应激与心身疾病

【A_1型题】

1.【答案】A

【解析】心身疾病的定义：心身疾病或称心理生理疾病，指心理社会因素在疾病的发生、发展过程中起重要作用的躯体器质性疾病和躯体功能性障碍。故选A。

2.【答案】E

【解析】心身疾病一般具有以下几个特点：①以躯体症状为主，有明确的病理心理过程。②某种个性特征是疾病发生的易患素质。③疾病的发生和发展与心理社会应激和情绪反应有关。④生物或躯体因素是某些心身疾病的发病基础，心理社会因素往往起“扳机”作用。⑤心身疾病通常发生在自主神经支配的系统或器官。⑥心身综合治疗比单用生物学治疗效果好。故选E。

3.【答案】E

【解析】心身疾病的诊断要点：①疾病的发生包括心理社会因素，其与躯体症状有明确的时间关系。②躯体症状有明确的器质性病理改变，或存在已知的病理生理学变化。③排除神经症性障碍和精神病。故选E。

4.【答案】C

【解析】常见心身疾病包括：①原发性高血压。②冠状动脉硬化性心脏病。③糖尿病。④哮喘。⑤消化性溃烂和功能性胃肠病。⑥经前期情绪障碍。⑦肿瘤及其心理问题。故选C。

5.【答案】B

【解析】现代心身医学是生命科学探索的一个集合体，以研究心理社会与生物因素相互作用对健康与疾病的影响为目的。心身医学反对二元论的观点，应把患者作为一个心身合一的统一体来看。故选B。

6.【答案】D

【解析】所谓应激是机体在各种内外环境因素及社会、心理因素刺激时所出现的全身性非特异性适应反应，又称为应激反应。

7.【答案】B

【解析】认知评价是指个体从自己的角度对遇到应激源的性质、程度和可能的危害情况作出估计，同时也估计面临应激源时个体可动用的应对应激源的资源。对应激源和资源的认知评价直接影响个体的应对活动和心身反应，因而是应激源是否会造成个体应激反应的关键因素。故选B。

8.【答案】D

【解析】事件的认知评价在生活事件与应激反应之间确实起了十分重要的作用，但认知评价本身也受到其他各种因素的影响：应激源的可预期性、应激源的可控制性、个体的人格特征、个体的生活经历、当时的心身状态等。但不包括个体对应激源的敏感性。

9.【答案】B

【解析】B项明显属于积极影响。故选B。

10.【答案】B

【解析】B项明显属于正性事件。故选B。

11.【答案】D

12.【答案】D

【解析】应激的认知评价模型认为，应激反应是个体对情境或事件认知评价的结果。人们感受和评价事物的方式、对应激源赋予的意义决定着应激反应的发生和程度。故选D。

13.【答案】C

【解析】Holmes Rache社会再适应量表由43个（成年人量表）或者39个（未成年人量表）可能促成疾病的、有压力的生活事件组成。当总分超过300时，使用者面临生病的风险；当总分介于150和299之间时，使用者面临生病的中等风险；当总分低于149时，使用者面临的生病风险微不足道。故选C。

【A_3/A_4型题】

14.【答案】A

【解析】A型人格者属于较具进取心、侵略性、自信心、成就感，并且容易紧张。A型人格者总愿意从事高强度的竞争活动，不断驱动自己要在最短的时间里干最多的事，并对阻碍自己努力的其他人或其他事进行攻击。A型人由于一系列的紧张积累，极易导致心血管病，甚至可随时发生心肌梗死而猝死。故选A。

15.【答案】D

【解析】该患者的病因与心理社会因素密切相关。故选D。

16.【答案】E

【解析】对于因心理社会因素引发冠心病的患者，可给予患者教育、危险行为矫正、改变不良生活方式、治疗焦虑抑郁等。A、B、C、D均是较有效的干预措施。

17.【答案】C

【解析】C型性格指那种情绪受压抑的抑郁性格，表现为害怕竞争，逆来顺受，有气往肚子里咽，爱生闷气的性格。C就是取Cancer（癌）的第一个字母，预示具有这种性格特征的人易患癌症。故选C。

18.【答案】B

【解析】肿瘤患者术后抑郁多见。本例中患者出现了典型的抑郁症状。故选B。

19.【答案】E

【解析】“丧偶8年，现独居”系生活事件；“嗜烟酒，不爱运动”属不良生活习惯；“平时性情抑郁”系情绪因素；“过分容忍，办事无主见，常顺从于别人”系易感性人格特征。故选E。

20.【答案】E

【解析】A、B、C、D均为有效的干预措施。故选E。

【B_1型题】

21.【答案】B

22.【答案】E

【解析】本题考查文化性应激源的内涵，注意与社会性应激源作区分。故选E。

23.【答案】A

【解析】应激的行为反应：伴随应激的心理反应，个体在外显行为上也可能发生某些变化，如谩骂、指责、脸部肌肉抽搐、眼球突出、呼吸急促等。有些人在应激状态下，一时找不出应对的办法，采用喝酒、吸烟或体力活动等方法作出反应，这称为“转换性行为”，本题即为一例。

24.【答案】B

【解析】应激的情绪反应主要表现出焦虑、恐惧、愤怒、抑郁等。故选B。

25.【答案】A

26.【答案】D

第五章 心理评估

【A_1型题】

1.【答案】A

2.【答案】B

【解析】明尼苏达多项人格测验（MMPI）是由美国明尼苏达大学的心理学家哈撒韦（Hathaway）和精神科医师麦金利（Mckinley）于1940年编制而成，含550个题目。主要用于对患者的精神状况作出诊断并确定病情轻重，对疗效判定及病情预后也有参考价值。心理测量（psychometrics）是指依据一定的心理学理论，使用一定的操作程序，给人的能力、人格及心理健康等心理特性和行为确定出一种数量化的价值。广义的心理测量不仅包括以心理测验为工具的测量，也包括用观察法、访谈法、问卷法、实验法、心理物理法等方法进行的测量。

3.【答案】E

【解析】明尼苏达多项人格测验（MMPI）是由美国明尼苏达大学的心理学家哈撒韦（Hathaway）和精神科医师麦金利（Mckinley）于1940年编制而成，可以用于测试正常人的人格类型，也可以用于区分正常人和精神疾病患者。本量表供精神科临床使用。

4.【答案】A

【解析】比奈-西蒙量表（Binet-Simon Scale）是由法国心理学家A. 比奈首创的一种测量人类智力的标准工具。第一个比奈-西蒙量表是一种个别测验式的量表，包括30个测量一般智力的项目，其中既有对较低级的感知觉方面的测量，也有对较高级的判断、推理、理解等方面的测量。第二版比奈-西蒙量表由于引进了智龄这个数量化的标尺而很快得到推广。故选A。

5.【答案】A

【解析】罗夏测验（Rorshach Test）属投射测验中的一种，是人格测验，在临床心理学中使用得非常广泛。通过向被试若呈现标准化的由墨渍偶然形成的模样刺激图版，让被试者自由地看并说出由此所联想到的东西，然后将这些反应用符号进行分类记录，加以分析，进而对被试者人格的各种特征进行诊断。故选A。

6.【答案】B

【解析】艾森克人格问卷（Eysenck Personality Questionnaire，EPQ）由英国心理学家H. J. 艾森克编制的一种自陈量表，是在《艾森克人格调查表》（EH）基础上发展而成。20世纪40年代末开始制订，1952年首次发表，1975年正式命名。有成人问卷和儿童问卷两种格式。包括四个分量表：内外倾向量表（E），情绪性量表（N），心理变态量表（P，又称精神质）和效度量表（L）。有男女常模。P、E、N量表得分随年龄增加而下降，L则上升。精神患者的P、N分数都较高，L分数极高，有良好的信度和效度。

7.【答案】B

8.【答案】A

9.【答案】C

【解析】韦克斯勒智力量表是心理测验的常用方法。韦克斯勒先后编制了三个相互衔接的智力量表，分别是韦氏成人智力量表（WAIS），适用于16~74岁；韦氏儿童智力量表（WISC），适用于6~16岁；韦氏学龄前及小学生儿童智力量表（WPPSI），适用于4~6岁半。韦氏智力量表的得分分布是以100为平均值、15为标准差的正态分布，得分在70~130分为正常，得分高于130分为智力超常，低于70分为智力缺陷。

10.【答案】E

【解析】心理评估是心理状况的主要评价方法，它是应用多种方法所获得的信息，对个体或群体某一心理现象作全面、系统和深入的客观描述。它涉及心理治疗和心理咨询的效果判定和效果评价，是心理治疗和心理咨询的前提和依据。故选E。

11.【答案】A

【解析】根据精神分析理论，“投射”在心理学上是指个人把自己的思想、态度、愿望、情绪、性格等个性特征，不自觉地反映于外界事物或他人的一种心理作用，也就是说，不同的人对外界的解释是不一样的，通过对这种解释的分析，可以看出他隐藏着的人格特征。投射法是指向受测者提供一些意义比较含糊的刺激情境，让他在不受限制的情境下，自由表现出他的反应，分析反应的结果，便可推断他的人格结构。最常用的投射性测验，包括罗夏墨迹测验和主题理解测验（Thematic Apperception Test）。

12.【答案】D

【解析】心理测验工作应遵守的原则：①标准化原则。②保密原则。③客观原则。故选D。

13.【答案】B

【解析】离差智商（IQ）= 15（X-M）/S+100（X=受试者成绩，M=同一年龄组人群成绩的均数，S=同一年龄组人群成绩的标准差）。故选B。

14.【答案】D

【解析】自然观察法是指研究者在自然条件下对个体的言谈、举止行动和表情等进行有目的、有计划的观察，以了解其心理活动的方法。故选D。

15.【答案】D

【解析】智力水平可分为7个等级。①IQ值大于140的是天才。②120~139之间的智力非常优秀。③110~119之间的智力优秀，高于常人。④90~109之间的智力平常（大多数人）。⑤80~90之间的智力偏低。⑥70~80之间的智力有些缺陷。⑦小于70的属于低能。“高于平常”属于第三种情况。故选D。

16.【答案】B

17.【答案】A

【解析】使用投射法的主要问题是操作方法、记分手段与解释方式。依测验刺激引起的反应性质投射法可分为5种类型：①创作法：由被试者编写或创造一些东西（如故事、图画）。②完成法：由被试者完成某项尚未完成的东西（如语句或图画）。③表露法：由被试者利用某种媒介自由表露其心理状态（如看图讲故事）。④选择法：由被试者对刺激物作出选择并予以排列（如看图选答案）。⑤联想法：由被试者说出因刺激物引起的联想（如墨渍、单字）。著名的投射技术有瑞士精神病学家H. 罗尔沙赫的墨渍测验、主题统觉测验（TAT）、语句完成测验、画像测验、玩偶测验等等。故选A。

18.【答案】E

【解析】在心理测量中，常见的误差来源于三个方面：测验内部、施测过程和受测者本身。其中，施测条件、主试者素质、应试者动机、应试者生理状态都可造成心理测量的误差。故选E。

19.【答案】C

【解析】心理评估的常用方法：①调查法：包括历史调查和现状调查两个方面。②观察法：通过对被评估者行为表现直接或间接（通过摄影录像设备）的观察或观测而进行心理评估的一种方法。③会谈法：也有称做“交谈法”“晤谈法”等。其基本形式是一种面对面的语言交流，也是心理评估中最常用的一种基本方法。④作品分析法：也称新产品分析法。所谓“作品”指被评估者所做的日记、书信、图画、工艺等文化性的创作，也包括了他（她）生活和劳动过程中所做的事和东西。⑤心理测验法：在心理评估中，心理测验占有十分重要的地位。故选C。

20.【答案】B

【解析】卡特尔（Raymond B. Cattell）（1905～1998），美国心理学家，最早应用因素分析法研究人格。他对心理测验的研究、对个体差异的测量以及对应用心理学的倡导，有力地推进了美国心理学的机能主义运动。他编制的“16种人格因素测验”应用十分广泛。故选B。

【B_1型题】

21.【答案】E

【解析】神经心理学测验测量个体感觉运动的、知觉的、语言的和记忆的技能。故选E。

22.【答案】C

【解析】人格的投射测验主要是临床心理学家根据处理情绪困扰者的经验而发展出来的。所谓投射测验就是向被试者呈现模棱两可的刺激材料（如墨迹或不明确的人物图片），要求被试解释其知觉，让他在不知不觉中将其情感、态度、愿望、思想等投射出来。最有名的人格投射测验是罗夏墨迹测验和主题统觉测验。

23.【答案】A

【解析】人格测验也称个性测验。测量个体行为独特性和倾向性等特征。最常用的方法有问卷和投射技术。问卷法由许多涉及个人心理特征的问题组成，进一步分出多个维度或分量表，反映不同人格特征。常用人格问卷有艾森克人格问卷（EPQ）、明尼苏达多项人格测验（MMPI）和卡特尔16因素人格测验（16PF）。

24.【答案】D

【解析】《症状自评量表-SCL-90》是世界上最著名的心理健康评定量表之一，是当前使用最为广泛的精神障碍和心理疾病门诊检查量表。故选D。

第六章　心理治疗与心理咨询

【A_1型题】

1.【答案】D

【解析】行为疗法主要包括系统脱敏疗法、厌恶疗法、满灌或冲击疗法、阳性强化疗法、发泄疗法、逆转意图疗法、阴性强化疗法、模仿疗法、生物反馈疗法等。前提控制法也是一种行为疗法。该技术是指通过对某些物理或社会环境等前提刺激的调节、控制，以促使期望行为的发生，并使对抗行为不易出现。故选D。

2.【答案】B

3.【答案】E

【解析】人本主义治疗技术包括倾听、接纳、尊重、同感的表达、无条件的积极关注、对质等，其中倾听是最重要的。故选E。

4.【答案】B

【解析】人本主义疗法是以人为中心疗法的治疗观，其特点：①以询者为中心。②将治疗作为一个转变过程。③非指令性治疗的技巧。故选B。

5.【答案】D

【解析】心身疾病的治疗原则：①心、身同治原则：心身疾病应采取心、身相结合的治疗原则，但对于具体病例，则应各有侧重。对于急性发病而又躯体症状严重的患者，应以躯体药物对症治疗缓解症状为主，辅之以心理治疗；某些心理症状为主者则主要采取心理护理。②心理干预目标：消除心理社会刺激因素；消除心理学病因，例如对冠心病患者，在其病情基本稳定后指导其对A型行为和其他冠心病危险因素进行综合行为矫正；消除生物学症状。不间断发泄只能缓解部分心理症状，而不能解决根本问题。故选D。

6.【答案】D

【解析】医患关系是指医师与患者在健康与疾病问题上建立起来的真诚、信任、彼此尊重的人际关系，是一种特殊的人际关系。

在诊治患者的过程中，医患关系非常重要。故选 D。

7.【答案】B

【解析】“分析认识”对应于“分析问题”，故选 B。

8.【答案】C

【解析】心理咨询的基本手段包括：①宣泄。②领悟。③强化自我控制。④增强自信心。

9.【答案】C

【解析】心理治疗往往涉及患者的各种隐私。为保证材料的真实，保证患者得到正确及时的指导，同时也为了维护心理治疗本身的声誉及权威性，必须在心理治疗工作中坚持保密原则。

10.【答案】E

【解析】不论进行何种心理治疗，治疗者均应遵守以下的原则：①真诚原则：这是心理治疗的一个重要条件。医师对患者要真诚。在此基础上，患者才能不断接受医师提供的各种信息，逐步建立治疗动机，并能无保留地吐露个人心理问题的细节，为医师的准确诊断及设计、修正治疗方案提供可靠的依据，同时医师向患者提出的各种治疗要求也能得到遵守和认真执行。②保密原则：心理治疗往往涉及患者的各种隐私。为保证材料的真实，保证患者得到正确及时的指导，同时也为了维护心理治疗本身的声誉及权威性，必须在心理治疗工作中坚持保密原则。医师不得将患者的具体材料公布于众，即使在学术交流中不得不详细介绍患者的材料时，也应隐去其真实姓名。③中立原则：心理治疗的目的是要帮助患者自我成长，心理治疗师不是“救世主”，因此在心理治疗过程中，不能替患者作任何选择，而应保持某种程度的“中立”。例如当遇到来访者来询问：“我该与谁结婚?”“我应该离婚吗?”等问题时，要让来访者自己做决定。④回避原则：心理治疗中往往要涉及个人的隐私，交谈是十分深入的。因此不宜在熟人之间做此项工作。亲人与熟人均应在治疗中回避。故选 E。

11.【答案】C

【解析】常见的行为治疗及其适应证：①脱敏疗法：社会恐惧症、广场恐惧症、考试焦虑等。②冲击疗法：恐惧症、强迫症等。③厌恶疗法：酒精依赖、海洛因依赖、同性恋、窥阴癖、露阴癖、恋物癖、强迫症等。松弛疗法常与系统脱敏疗法结合使用，也可单独使用，可用于治疗各种焦虑性神经症、恐惧症。自由联想是弗洛伊德所创立的经典精神分析疗法，不属于行为疗法。故选 C。

12.【答案】C

【解析】行为疗法是建立在行为学习理论基础上的心理治疗方法。行为疗法是依据条件反射学说和社会学习理论，以减轻或改善来访者的症状或不良行为为目标的一类心理治疗技术总称。

13.【答案】E

【解析】心理咨询的主要对象可分为三大类：①精神正常，但遇到了与心理有关的现实问题并请求帮助的人群。②精神正常，但心理健康出现问题并请求帮助的人群。③特殊对象，即临床治愈的精神疾病患者。其中，心理咨询最一般、最主要的对象，是健康人群，或者是存在心理问题的亚健康人群，而不是人们常误会的“病态人群”，病态人群例如躁狂、精神分裂症等患者是精神科医师的工作对象。故选 E。

14.【答案】C

【解析】精神分析的常用方法：①自由联想：是精神分析的基本手段。②移情。③阻抗：在自由联想过程中患者在谈到某些关键问题时所表现出来的自由联想困难。④释梦：梦的内容能反映人们的潜意识，可以通过对梦的分析间接了解患者的深层次心理真谛。⑤解释。⑥疏泄：让患者自由地表达被压抑的情绪，特别是过去强烈的情感体验。

【A_2 型题】

15.【答案】C

【解析】心理治疗者应注意在其临床服务工作中保持客观中立的立场。心理治疗者应对自身早期经历的影响，个人的世界观、价值观的影响有充分的了解，应避免将自己的世界观、价值观带入临床工作中。故选 C。

16.【答案】B

【解析】有的人对有些事物因反应过敏而焦虑。如：见到陌生人就害怕（社交恐怖症）、见到血就有眩晕的感觉（恐血症）、因过分惧怕封闭的空间而不敢乘电梯（幽闭恐怖症）、见到蟑螂就惊恐甚至尖叫起来（动物恐怖症）等等。对付过敏的办法是使之“脱敏”。所谓脱敏，就是要从这种过敏状态中解脱出来，使心理恢复正常。故选 B。

17.【答案】E

【解析】心理治疗的保密原则：心理治疗往往涉及患者的各种隐私。为保证材料的真实，保证患者得到正确及时的指导，同时也为了维护心理治疗本身的声誉及权威性，必须在心理治疗工作中坚持保密原则。医师不得将患者的具体材料公布于众，即使在学术交流中不得不详细介绍患者的材料时，也应隐去其真实姓名。故选 E。

18.【答案】C

【解析】人本主义心理治疗将人看作一个统一体，从人的整体人格去解释其行为，把自我实现看作是一种先天的倾向，认为应该从来访者自身的主观现实角度而不是治疗师的客观角度去分析。

由美国著名心理学家罗杰斯所建立的患者中心治疗，可以认为是人本主义心理治疗的集中体现。

【A_3/A_4 型题】

19.【答案】B

【解析】观察法是心理学研究中最基本的方法，也是心理评估的基本方法之一。评估者通过对被评估者的可观察行为表现进行有目的、有计划的观察和记录进行心理评估。观察法的优点是材料比较真实和客观，对儿童的心理评估以及对一些精神障碍者的评估而言，观察法显得尤为重要。

20.【答案】C

【解析】恐怖性神经症（恐怖症）是以恐怖症状为主要临床表现的一种神经症。患者对某些特定的对象或处境产生强烈和不必要的恐惧情绪，而且伴有明显的焦虑及自主神经症状，并主动采取回避的方式来解除这种不安。患者明知恐惧情绪不合理、不必要，但却无法控制，以致影响其正常活动。恐惧的对象可以是单一的或多种的，如动物、广场、闭室、登高或社交活动等。本病以青年期与老年期发病者居多，女性更多见。故选C。

21.【答案】C

【解析】谈话法在心理咨询中又称会谈法，是心理咨询师通过与求助者面对面的谈话，在口头信息的沟通过程中了解对象心理状态的方法。故选C。

22.【答案】D

【解析】抑郁症又称抑郁障碍，以显著而持久的心境低落为主要临床特征，是心境障碍的主要类型。临床可见心境低落与其处境不相称，情绪的消沉可以从闷闷不乐到悲痛欲绝，自卑抑郁，甚至悲观厌世，可有自杀企图或行为，甚至发生木僵；部分病例有明显的焦虑和运动性激越；严重者可出现幻觉、妄想等精神病性症状。每次发作持续至少2周以上、长者甚或数年，多数病例有反复发作的倾向，每次发作大多数可以缓解，部分可有残留症状或转为慢性。故选D。

23.【答案】D

【B_1 型题】

24.【答案】A

【解析】自由联想法是弗洛伊德进行精神分析的主要方法之一。布楼勒是著名的瑞士精神病学家与精神分裂症的命名人；他发现精神分裂症的精神病理核心为联想障碍，并从精神分裂症患者的特殊病理联想方面归纳出诊断该病的主要标准，后人亦称谓“联想心理学”。故选A。

25.【答案】D

26.【答案】C

【解析】本疗法旧称非指导性心理疗法，或译为患者中心疗法，为罗杰斯以人本主义理论为基础于1942年提出的。它与心理分析疗法相反，不要患者回忆压抑在潜意识中的心理症结，而是帮助患者认识此时此地的现状，由于他缺乏自知不能正确认识和处理当前环境的现状，拒绝感受当时的情感体验而产生病态焦虑，因此治疗的目的就是让患者进行自我探索，了解与自我相一致的、恰当的情感，并用此感情体验来指导他的行动，也就是靠自己本身的力量来治疗自己存在的问题。

第七章　医患关系与医患沟通

【A_1 型题】

1.【答案】B

2.【答案】D

【解析】医患关系是指医师和患者在健康与疾病问题上建立起来的真诚、信任、彼此尊重的人际关系，是一种特殊的人际关系。根据患者的个体差异及所患疾病的性质，医患双方在医患关系中扮演的角色，以及在双方的交往活动中所发挥的作用不同，美国学者 Szasyt 和 Hollander 提出了医患关系的3种模式。故选D。

3.【答案】C

【解析】共同参与型医患关系，是一种以生物-心理-社会学模式为指导思想而建立的医患关系。这种医患关系的特点是“医师帮助患者自我恢复”，在医疗活动中，患者不仅是积极的合作者，而且能够积极主动地参与到自己疾病的治疗过程中。这种模式适用于慢性疾病且具有一定知识的患者。故选C。

4.【答案】A

【解析】患者总是希望从医师那里得到对自己健康有益的医学专业知识的指导，医师在接受长程训练和教育中，学习了很多专业技术知识并将专业知识传递给患者，帮助患者理解自己的疾病及诊疗过程，使之配合治疗，最后得到康复。依从性是患者认可、接受并执行医师为其制定的诊疗方案的行为。良好的沟通可促进患者的依从性，而良好的依从性是有效治疗的前提。故选A。

5.【答案】B

【B_1 型题】

6.【答案】A

【解析】主动-被动型医患关系是一种受传统生物医学模式影响而建立的医患关系模式。这种医患关系的特点是："医师为患者做什么"，模式的原型是"父母-婴儿"。在医疗服务过程中，医师处于主动的、主导的地位，而患者完全处于被动的、接受医疗的从属地位。所有的医疗活动，只要医师认为有必要，即可施加于患者，无须征得患者同意。

7.【答案】B

【解析】指导-合作型医患关系是一种主要以疾病治疗为指导思想而建立的医患关系。这种医患关系的特点是"医师告诉患者做什么和怎么做"，模式的原型是"父母-儿童"。在医疗服务过程中，医师的权威性在医患关系中仍然起主要作用，但患者可以向医师提供有关自己疾病的信息，也可以向医师提出自己对疾病治疗的意见和观点。这种模式较主动-被动型医患关系前进了一步，允许患者参与到自己疾病和治疗过程中，尊重了患者的主观能动性。故选B。

第八章 患者的心理问题

【A_1 型题】

1.【答案】B

【解析】患者的权利：①享受医疗服务的权利。②享有被尊重、被了解的权利。③享有对疾病诊治的知情同意权。④享有保守个人秘密的权利。⑤享有监督自己医疗权利实现的权利。⑥享有免除病前社会责任的权利。故选B。

2.【答案】C

【解析】求医行为是人类进行防病、治病和保持身体健康的一种重要行为，可分为主动求医行为、被动求医行为和强制性求医行为。故选C。

3.【答案】A

【解析】影响患者行为的因素：①年龄。②对疾病的认识水平。③个性因素。④文化教育程度。⑤社会经济状况。故选A。

4.【答案】B

【解析】被动型求医行为指的是患者无法和无能力作出求医决定和实施求医行为，而由第三者帮助代为求医的行为，如婴幼儿患者，处于休克、昏迷中的患者，垂危患者等，必须由家长、亲友或者其他护理人员帮助才能去求医。故选B。

5.【答案】E

【解析】治疗疾病的过程对患者来说也是一个以恢复健康为目的的意志活动，患病后患者主要表现为意志行为的主动性降低，对他人的依赖性增加，如有的患者意志力减退，不能按医师的要求完成治疗，使疗效受到影响。许多患者有行为退化的现象。行为退化指的是患者的行为表现与年龄、社会角色不相称，显得幼稚，退回到婴幼儿时期的模式。

【B_1 型题】

6.【答案】D

【解析】角色行为强化：随着躯体的康复，患者的角色行为也应转化为正常的社会角色行为。如果这种转化发生阻碍，个体"安于"患者角色的现状，角色的行为与其躯体症状不相吻合，过分地对自我能力表示怀疑、失望和忧虑，行为上表现出较强的退缩和依赖性，这就是患者角色行为强化。故选D。

7.【答案】A

【解析】角色行为缺如：患者未能进入患者角色，不承认自己是患者。虽然医师已作出疾病的诊断，但患者尚未意识到自己已患病或不愿承认自己是患者。由于患病意味着社会功能下降，与求学、就业及婚姻等涉及个人利益的问题有关，致使患者不愿接受患者角色。故选A。

8.【答案】C

【解析】角色行为减退：个体进入患者角色后，由于某种原因又重新承担起本应免除的社会角色的责任，放弃了患者角色去承担其他角色的活动。如出于某种强烈的动机或对某种需要的迫切追求，超过求医治病的动机，患者可能会走出患者角色去承担其正常时角色的责任和义务，这常常会使患者的病情出现反复。故选C。

9.【答案】B

10.【答案】B

第二篇 医学伦理学

第一章 伦理学与医学伦理学

【A_1型题】

1.【答案】C

【解析】医学伦理学以医学领域中医务人员的医德意识和医德活动为研究对象。故C选项属于应被排除的选项。故选C。

2.【答案】C

【解析】1977年，美国的医学教授恩格尔提出生物-心理-社会医学模式。他认为，导致疾病的原因是生物、心理、社会诸方面的，因此，也应该从这几个方面来寻找对抗和治疗疾病的方法。生物医学逐渐演变为生物、心理、社会医学是医学发展的必然。

3.【答案】C

【解析】高新技术应用中双重作用提出了新的道德要求。一方面，医学目的及其道德本质得到越来越充分体现；另一方面，医学呈物化趋势，技术造成医患隔阂，并带来许多医学难题。

4.【答案】E

【解析】道德是医学的本质特征，是医疗卫生工作的目的。

5.【答案】B

【解析】医学模式是人们关于健康和疾病的基本观点，是医学临床实践活动和医学科学研究的指导思想和理论框架。1977年，美国的医学教授恩格尔提出生物-心理-社会医学模式，是20世纪建立起来的医学模式。生物-心理-社会医学模式取代生物医学模式，不仅反映着医学技术进步，而且标志着医学道德进步。生物-心理-社会医学模式在更高层次上实现了对人的尊重。生物-心理-社会医学模式不仅重视人的生物生存状态，而且更加重视人的社会生存状态。人区别于狭义的动物，就在于能够以社会的方式生存，只有具有社会价值的生命才是真正的人的生命。故选B。

6.【答案】E

【解析】反映社会对医学的需求、为医学的发展导向、为符合道德的医学行为辩护是医学伦理学的任务。E项提法明显不对。

7.【答案】C

【解析】此题需要认真审题，即需要“除外”“伦理负效应”。考虑到社会经济因素，C项是较合理的现象。故选C。

8.【答案】B

【解析】医者应有所为有所不为。故选B。

9.【答案】D

【解析】《希波克拉底誓言》强调尊重老师同行和医学传承，强调为患者谋利益，强调医师的品行修养，强调保守医学秘密。

10.【答案】A

【解析】“医乃仁术”，道德是医学的本质特征，是医疗卫生工作的目的，蕴涵在医学实践之中。

11.【答案】B

【解析】医学伦理学是指以医德为研究对象的一门科学，是人类尤其是医者认识医德生活的产物；是运用一般伦理学原理和主要准则，在解决医学实践中人们之间、医学与社会之间、医学与生态之间的道德问题而形成的学说体系；是医学与伦理学相互交叉的新兴学科，属于应用伦理学范畴。故选B。

12.【答案】E

【解析】医学伦理学是运用一般伦理学原则解决医疗卫生实践和医学发展过程中的医学道德问题和医学道德现象的学科。目前我国医学伦理学主要的研究方向是医学实践中的道德问题；换言之，我国医学伦理学研究已由一般的理论和临床医疗扩展至预防、科研、管理政策等所有医学领域，促进了我国生命伦理问题的研究。

13.【答案】E

【解析】1781年，英国医学家、医学伦理学家托马斯·帕茨瓦尔（1740~1804年）专门为曼彻斯特医院起草了《医院及医务人员行动守则》，并于1803年更名为《医学伦理学》，这是世界上第一部《医学伦理学》。故选E。

【A_2型题】

14.【答案】A

15.【答案】C

【解析】医师出具CT检查单的出发点是经济效益。故选C。

16.【答案】E

【解析】安乐死是一个存在极大争议的伦理问题。我国目前还没有将安乐死合法化。故选E。

【B_1型题】

17.【答案】A

【解析】恩格尔1977年在《科学》杂志上发表的《需要新的医学模式——对生物医学的挑战》一文，对生物-心理-社会医学模式作了开创性的分析和说明。与生物医学模式不同，生物-心理-社会医学模式是一种系统论和整体观的医学模式，它要求医学把人看成是一个多层次的、完整的连续体，也就是在健康和疾病问题上，要同时考虑生物的、心理和行为的，以及社会的各种因素的综合作用。故选A。

18.【答案】E

【解析】“私”对应“市场经济”。需注意与B鉴别，因B中的“物”主要指的是高科技诊疗手段。故选E。

19.【答案】B

【解析】B中的“物”主要指的是高科技诊疗手段。故选B。

第二章　医学伦理的原则与规范

【A_1型题】

1.【答案】D

【解析】医学伦理规范是指由所有医学伦理要求按照一定的逻辑关系共同组成的医学职业行为规范系统。医学伦理规范就是医者角色的道德要求。故选D。

2.【答案】A

【解析】不伤害原则在实践中应努力使患者免受不应有的医疗伤害，包括身体上、精神上的伤害和经济上的损失。因急于手术抢救患者，未由家属或患者签署知情同意书，这并不违背不伤害原则，因为：①拖延或拒绝对急诊患者进行抢救在临床上可能对患者造成伤害。②为了使患者真正不受到伤害，就要纠正片面的绝对理想化的自主性。③为了使患者不受到伤害，有时需要否定患者及其家属的错误决定。

3.【答案】A

【解析】保守患者的秘密，其实质是尊重患者自主的原则。

4.【答案】D

【解析】由美国学者比彻姆和查尔瑞斯提出的生命伦理学四原则为：自主原则、不伤害原则、行善原则和公正原则。故选D。

5.【答案】A

【解析】最先提出“不伤害原则”的西方医学家是希波克拉底。不伤害原则是指在诊治过程中不使患者的身心受到损伤。这是医务工作者应遵循的基本原则。

6.【答案】E

7.【答案】A

【解析】尊重原则是指医务人员尊重患者的伦理原则。其内容包括：①尊重患者的生命。②尊重患者的人格。③尊重患者的隐私权。④尊重患者的自主权。

8.【答案】C

【解析】为人民健康是分层次的。为人民身心健康服务是基本要求、基本境界。全心全意为人民身心健康服务是最高要求、最高境界。故选C。

9.【答案】E

【解析】临床上可能对患者造成伤害的情况包括：①医务人员的知识技能水平低下。②对患者的呼叫或提问置之不理。③歧视、侮辱、谩骂患者或其家属。④强迫患者接受某项检查或治疗措施。⑤施行不必要的检查或治疗。⑥医务人员的行为疏忽、粗枝大叶。⑦不适当地限制、约束患者的自由。⑧威胁或打骂患者。⑨拒绝对某些患者提供医疗照护。⑩拖延或拒绝对急诊患者进行抢救。故选E。

10.【答案】A

【解析】医学伦理规范从维护医学伦理主体和客体的利益出发，确定相应的义务、责任，集中体现医德的本质属性，是医学伦理的主要内容与核心机制。通过规范与良心自律的途径，医学伦理规范体系约束医者个人的行为，调整医学领域中各种利益关系，在医学伦理的整体结构中发挥着极为重要的作用。

11.【答案】A

【解析】在卫生资源分配上，形式公正是根据每个人都享有公平分配的权利。故选A。

12.【答案】A

【解析】1991年，国家教委颁布《中国医学生誓词》，指出：健康所系，性命相托。故选A。

13.【答案】B

【解析】亚里士多德认为，所谓公正即有关方面相同的情况相同对待，不同的情况不同对待，也就是“给人应得”。这被看作形式上的公正。但如何确定谁该应得呢？这便涉及了内容公正，即依据为判断谁是应得者、应得什么、应得多少。故选B。

14.【答案】B

【A_2型题】

15.【答案】C

【解析】要树立科学的诊断目的。诊断活动不是孤立的，而是同诊治活动的其他环节密切联系的有机统一体。如果偏离为治疗服务的目的，单纯追求诊断的精确度，就会出现治疗机会丧失的情况。本例中患者的气胸需要及时给以处置性穿刺，故选C。

16.【答案】D

【解析】在治疗过程中，患者有询问病情、接受、拒绝或选择治疗方案的自主权。但自主原则并不是降低医务人员在诊治中的重要作用，而是相反。本题中医师同意输血即为曲解了家属自主权。静脉推注输血则为违反操作规程，违背了不伤害患者的原则。

【B_1型题】

17.【答案】A

【解析】不伤害原则是指在医务人员的整个医疗行为中，无论动机，还是效果，均应避免对患者造成伤害。故选A。

18.【答案】E

【解析】有利原则是指医务人员的诊治行为以保护患者利益、促进患者健康、增进患者幸福为目的。故选E。

19.【答案】B

【解析】尊重原则是指医务人员要尊重患者及其作出的理性决定。当患者的自主选择与他人或社会利益发生冲突时，医师既要履行对他人、社会的责任也要保证使患者的损失降低到最低限度。

20.【答案】A

【解析】尽力提供最佳的诊治、护理手段，选择利益大于危险或伤害的措施。故选A。

21.【答案】C

【解析】医务人员有义务保护患者的隐私，在医疗活动中，医务人员应当发扬人道主义精神，关心、爱护、尊重患者。故选C。

22.【答案】B

【解析】知情同意是指在医学服务过程中，医方告知患者病情、诊治决策等医学信息，并求得对方承诺，与患者知晓这些信息后作出自主选择的互动过程。

23.【答案】B

【解析】医学伦理学的基本范畴主要有权利、义务；情感、良心；审慎、保密等。故选B。

24.【答案】A

【解析】医学伦理学的基本原则主要有不伤害、有利、尊重、公正。故选A。

25.【答案】C

【解析】医学伦理学的基本规范包括：①救死扶伤，忠于职守。②钻研医术，精益求精。③平等交往，一视同仁。④举止端庄，语言文明。⑤廉洁行医，遵纪守法。⑥诚实守信，保守医密。⑦互尊互学，团结协作。此题中主要提及第⑤点。故选C。

第三章 医疗人际关系伦理

【A_1型题】

1.【答案】B

【解析】医疗资源的分配是一个经典的社会管理问题。医疗资源，兼有公共资源稀缺性、供给对象广泛性、自身性质敏感性以及日常耗费庞杂性等特点。其管理者的医德素质尤其重要。

2.【答案】D

【解析】在注册的执业范围内，医师有权根据患者的情况进行必要的医学诊疗检查，选择恰当的医疗方案、预防措施、保健方法帮助患者恢复健康；有权依据病情、疫情的需要进行疾病调查或流行病学调查，采取预防措施和必要的医学处置；同时医师有权根据患者的需要和医疗结果出具相应的医学证明。故选D。

3.【答案】D

【解析】在医院这个整体中，如果医务人员相互关系和谐，每个人的积极性、主动性和创造性得以充分发挥，工作效率就会大大提高；同时，通过互补、师承和控制，群体会产生一种超乎个体能力简单相加的集体能力，从而可以充分发挥出整体的正效应。相反，如果医务人员之间相互关系紧张、松散，医院矛盾丛生、是非不断，就会产生整体负效应。

4.【答案】A

【解析】医疗消费的本质决定了患者与医院的服务关系中，总是处于劣势的地位，故应强调维护患者权益。故选A。

5.【答案】C

【解析】知情同意是患者自主的具体体现。在医疗实践中，自主是指患者在解决自己医疗问题的过程中，享有经过深思熟虑以后作出自主、合乎理性的选择和决定，以及改变这些选择和决定的权利。患者知情同意比较理想的状态是患者或家属完全知情并有效同意。故选C。

6.【答案】A

【解析】医务人员的权利包括：①医疗诊治权。②设备使用权。③科学研究权。④继续教育权。⑤人身安全权。⑥经济待遇权。⑦民主管理权。义务参见第26题解析。故选A。

7.【答案】A

【解析】医师干涉权是医疗中相对于医师一般权利而言的一种特殊的权利。医师一般的诊断治疗的权利是服从于患者权利的基本要求，而医师干涉权这一特殊权利正好相反，它是在一些特定情况下，用来限制患者自主权利以达到完成医师应对患者尽义务的目的。比如，有些自杀未遂的患者，他们会拒绝一切抢救措施。还有，对具有较强传染性的传染患者拒绝相关隔离治疗措施，医师可依据有关法律规定及公益原则，运用其特殊干涉权，对患者采取强制治疗措施。故选 A。

8.【答案】D

【解析】随着医学的发展和社会生活领域的诸多变迁，现代社会中的患者自主意识日益增强，尤其受教育水平的大幅度提升，网络医学信息的迅速公开和普及，“知识型患者”逐渐增多。患者不仅维护自己的知情同意权益，还主动和医师参与诊疗决策，医方也越来越注意遵循知情同意准则，面对患者，尽量以平等的方式进行沟通、交流。医患双方地位越来越平等。故选 D。

9.【答案】E

【解析】患者的知情同意权是患者在医疗卫生服务中，享有知晓自己病情和医务人员所要采取的诊治措施，并自主选择合适的诊治决策的权利。这是患者的法律权利也是道德权利。故选 E。

10.【答案】B

【解析】医师在行使道德权利时具有 3 个显著特点：①自主性。②权威性。③特殊性。故选 B。

11.【答案】B

【解析】医患交往中，双方关系更接近于无隐私的陌生人关系。

12.【答案】E

【解析】患者权利是患者在患病就医期间所拥有和应该享受的权益。其中包括：①平等医疗权。②知情同意权。③隐私保护权。④损害索赔权。⑤医疗监督权。

13.【答案】A

【解析】在诊疗中，基于对医师的信任，患者向医师叙述身体、心灵、家庭等私人问题，将健康托付给医师。这是构建医患关系的前提。故选 A。

14.【答案】B

【解析】医务人员之间的彼此信任是互相协作的基础和前提。要立足于本职，从自我做起，以自己的积极工作和优异成绩去赢得同事的信任。同时，加强医际沟通和联系，积极消除误会，从而增强相互之间的理解、谅解。

15.【答案】A

【解析】在医疗实践过程中，医务人员之间的相互联系和交往是以患者为中心进行的。医务人员之间的相互支持和密切协作，有利于患者的诊治和康复。在某种意义上说，医务人员之间的相互关系是医患关系的依存条件；良好的医际关系有助于融洽医患关系的建立，不良的医际关系是引起医患矛盾和纠纷的根源之一。

16.【答案】A

【解析】(1) 公正是关于卫生资源分配的基本道德原则，它是指：①使有限的资源发挥尽可能大的效用。②最大限度地满足社会绝大多数人的医疗保健需要。

(2) 卫生资源的分配要注意效益，讲究科学，按医学科学的客观规律办事，坚持实事求是的原则。在宏观分配中要进行可行性研究，微观分配要坚持医学的科学标准，兼顾社会效益。

(3) 坚持公正因人而异的原则，要求：①按照医学人道主义精神，坚持人人平等。②根据不同情况，按需要进行分配。③既要综合平衡，也要保证重点。④使最需要、最困难的人得到补偿。故选 A。

17.【答案】C

【解析】患者主动与医师合作，主动参与医师的诊治，提供情况，帮助医师作出正确的诊断。医师在诊疗过程中听取患者的意见，采取其中合理的部分。消除医患隔阂，建立真诚和相互信任的医患关系。但对患者所提要求言听计从则不可采，故选 C。

18.【答案】A

【解析】维护患者利益即“患者利益至上”，是医务人员的共同义务和天职，是医务人员所应共同遵守的道德原则，也是建立医务人员之间良好关系的思想基础。

19.【答案】D

【解析】医师的义务包括：遵守法律、法规，遵守技术操作规范；树立敬业精神，遵守职业道德，履行医师职责，尽职尽责地为患者服务；关心、爱护、尊重患者，保护患者的隐私；努力钻研业务，更新知识，提高专业技术水平；宣传卫生保健知识，对患者进行健康教育。故选 D。

20.【答案】E

【解析】医师和患者在医学知识上存在着信息不对称的现象。在诊疗中，基于对医师的信任，患者向医师叙述身体、心灵、家庭等私人问题，将健康托付给医师。医师则运用自己的专业知识和技能，努力维护患者的最佳利益，在患者的支持和配合下，尽最大的能力医治疾病，减少痛苦，给患者尽可能多的人文关怀和帮助。E 项较全面。故选 E。

21.【答案】C

【解析】医院是治病救人的场所。患者及家属带着焦急和期盼的心情来到医院，希望治好病，解除痛苦，但由于医学科学的特殊性，未攻克的难题依然很多，技术本身的局限加上患者的个体差异，很多疾病的疗效难以预测。部分患者和家属不能理解和接受治疗效果的不理想以及不可预料的医疗意外，而导致纠纷发生，反而损害患者正当权益。故选 C。

22.【答案】C

【解析】治疗要获得患者的知情同意，其道德价值不包括解脱医师责任。故选 C。

23.【答案】D

【解析】医患之间的契约关系：医患之间是平等关系，即医师尊重患者的医疗权利，一视同仁地提供医疗服务；患者尊重医师的劳动，并密切配合诊治，共同完成维护健康的任务。双方都具有独立人格。故选D。

24.【答案】B

【解析】医务人员尊重患者的知情同意权，在充分告知患者真实的医学信息并征得患者或其家属的同意后，才可最终确定和实施拟用的诊治方案。故选B。

25.【答案】B

【解析】医务人员年龄不同，专业各异，智能优势和品格也有差别，互相学习可以取长补短，共同提高，从而发挥整体优势。C、D、E均不全面。故选B。

26.【答案】A

【解析】患者的义务包括：①如实提供病情和有关信息，配合医者诊疗。②遵守医院规章制度，尊重医务人员及其劳动。③给付医疗费用。④保持和恢复健康。⑤支持临床实习和医学发展。故选A。

27.【答案】A

【解析】在医疗实践中，由于医疗行为关乎患者及他人的生命和健康，加之现实环境的复杂性，仅靠建立在情感基础上的医患信任关系很难长久维持，还需要一种机制和制度化。于是，患者在医院挂号就医后，基于医患双方法律地位的平等性和医师对专业职责的认可与承诺：患者利益至上，双方形成了明确和既定的医患契约关系，即患者承担支付诊疗费用的义务，享有接受诊疗服务的权利；医务人员及医疗机构有收取诊疗费用的权利，承担提供诊疗的义务。故选A。

28.【答案】D

【解析】共同参与型是现代医患关系模式的一种发展趋势。患者主动与医师合作，主动参与医师的诊治，提供情况，帮助医师作出正确的诊断。医师在诊疗过程中听取患者的意见，采取其中合理的部分。消除医患隔阂，建立真诚和相互信任的医患关系，大多数慢性病的治疗适用于此模式。故选D。

29.【答案】A

【解析】信托关系是指医师和患者在医学知识上存在着信息不对称的现象。在诊疗中，基于对医师的信任，患者向医师叙述身体、心灵、家庭等私人问题，将健康托付给医师。医师则运用自己的专业知识和技能，努力维护患者的最佳利益，在患者的支持和配合下，尽最大的能力医治疾病，减少痛苦，给患者尽可能多的人文关怀和帮助。故选A。

【A_2型题】

30.【答案】C

【解析】说服患者先行体格检查更符合患者利益。医师有权拒绝患者的不合理要求。C是最合理的选项。故选C。

【A_3/A_4型题】

31.【答案】C

【解析】在急危重患者抢救中，医务人员的道德要求包括争分夺秒、勇担风险等。上级医师很好地做到了这一点。故选C。

32.【答案】D

【B_1型题】

33.【答案】D

【解析】指导-合作型是一种一方指导、另一方配合的有限合作模式。按照这个模式，在临床实践活动中，医师的作用占优势，医师告诉患者做什么，同时又有限度地调动患者的主动性。也就是说，在这个模式中，医师是主角，患者是配角，很像父母-儿童。目前临床上的医患关系多属于此种模式，且也是医患之间信托-契约关系所倡导的医患交往模式。故选D。

34.【答案】E

【解析】共同参与型是一种以平等关系为基础的医患关系模式。双方有近似的同等权利，从事于双方都满意的活动，在临床实践中强调医师和患者都处于平等的地位，医师帮助患者自助，是一种同志或朋友式的相互依存、相互需要和相互作用的民主关系，都具有治好疾病的共同愿望和要求。在大多数慢性疾患中可以见到这种关系。故选E。

35.【答案】C

【解析】主动-被动模式也可称为支配-服从模式。在这类模式中，医师处于主动或支配地位，患者完全是被动的。一般地说，对于昏迷、手术、婴幼儿或精神患者适用于这一模式。由于患者此时没有主动性，完全听任医务人员的处置，医务人员务必以高度的责任感、高尚的道德和娴熟的技术诊治患者，不得给他们以损害。故选C。

36.【答案】E

【解析】手术中的道德要求是：①关心患者，体贴入微。②态度严肃，作风严谨。③精诚团结，密切协作。故选E。

37.【答案】C

【解析】询问病史的道德要求是：①举止端庄、态度热情。②全神贯注、语言得当。③耐心倾听、正确引导。故选C。

38.【答案】A

【解析】体格检查是医师运用自己的感官和简便的诊断工具，对患者的身体状况进行检查的方法。在体格检查中，医师应遵循以下道德要求：①全面系统、认真细致。②关心体贴、减少痛苦。③尊重患者、心正无私。故选A。

39.【答案】D

【解析】医务人员的义务有如实告知和说明的义务。故选D。

40.【答案】A

【解析】患者权利是患者在患病就医期间所拥有和应该享受的

权益。其中包括平等医疗权、知情同意权、隐私保护权、损害索赔权、医疗监督权。重新选择医师属于其权利。故选 A。

第四章 临床诊疗伦理

【A_1 型题】

1.【答案】C

【解析】药物治疗的伦理要求：①对症下药、剂量安全。②合理配伍、细致观察。③节约费用、公正分配。④严守法规、接受监督。故选 C。

2.【答案】E

【解析】医技工作的特点包括：①科室的专业性与服务的广泛性。②科室的独立性与临床科室的协同性。③设备的使用与管理的一体性。④自身防护与社会防护的统一性。故选 E。

3.【答案】E

【解析】检验科和病理科的道德要求包括：①要有严谨的科学作风。②要有实事求是的工作态度。③要有急患者所急的同情心。其中 C 项可归入第②点。故选 E。

4.【答案】B

【解析】自主准则是在治疗过程中，患者有询问病情、接受、拒绝或选择治疗方案的自主权。自主准则，就是要求医务人员尊重患者的自主权。这包含 3 个方面：①为患者的自主选择提供充分条件。②正确对待患者的拒绝。③拒绝患者的不合理要求。

5.【答案】D

【解析】抢救急危重患者工作的特殊性包括：①病情变化急骤，带有突发性。②病情严重，救治难度大。③病情复杂，工作量较大。④生命所系，责任重大。

6.【答案】E

7.【答案】C

【解析】临床诊治工作的基本道德原则：①及时诊断准则。②准确诊断准则。③有效准则。④择优准则。⑤自主准则。

8.【答案】B

【解析】在临床医学中，一切为了患者的利益是医务人员诊治疾病的出发点和归宿点，是取得最佳诊治效果的重要保证。要一视同仁地对待各种患者，不歧视精神病患者、残疾患者、老年患者、婴幼患儿以及其他边缘群体的患者。故选 B。

9.【答案】E

【解析】术前准备的伦理要求包括：①严格掌握手术指征、动机正确。②尊重患者的知情同意权。③认真制定手术方案。④帮助患者做好术前准备。故选 E。

10.【答案】A

【解析】临床工作的伦理特点：①既要关注疾病，又要关心患者。②既要发挥医务人员的主导性，又要调动患者的主体性。③既要维护患者利益，又要兼顾社会公益。④既要开展躯体疾病服务，又要开展心理和社会服务。

11.【答案】B

【解析】根据急危重患者的病情特点和抢救特殊性，对医务人员提出如下道德要求：①要争分夺秒、积极抢救患者。②要团结协作、勇担风险。③要满腔热忱，重视心理治疗。④要全面考虑，维护社会公益。⑤要加强业务学习，提高抢救成功率。故选 B。

12.【答案】B

【解析】有效准则是指采用成熟、可靠的临床技术，认真实施对疾病具有稳定、缓解、转归效果的治疗措施的临床伦理准则。有效准则要求医务人员做到：①学习和掌握科学的治疗手段。②认真实施有效治疗。③实事求是地判断治疗效果。故选 B。

13.【答案】A

【解析】在心理治疗中，医务人员应遵循以下伦理要求：①要掌握和运用心理治疗的知识、技巧去开导患者。②要有同情、帮助患者的诚意。③要以健康、稳定的心理状态去影响和感染患者。④要保守患者的秘密、隐私。

14.【答案】C

【解析】药剂科人员的伦理要求包括：①态度和蔼、认真负责。②严格执行各项规定和操作规程。③廉洁奉公、忠于职守。故选 C。

15.【答案】B

【解析】询问病史的伦理要求是：①举止端庄、态度热情。②全神贯注、语言得当。③耐心倾听、正确引导。故选 B。

16.【答案】D

【解析】临床手术与麻醉的特点包括：①技术的复杂性。②患者的被动性。③过程的风险性。④损伤的必然性。故选 D。

第五章 安宁疗护与死亡伦理

【A₁型题】

1.【答案】B

【解析】现代意义上的临终关怀是指一种新兴的医疗保健服务项目。它是由多学科、多方面人员组成的团队，对临终患者及其家属提供全面照护，以便临终患者得以舒适、安宁地度过人生最后的旅程。其针对的对象不是医护人员。故选B。

2.【答案】D

【解析】临终关怀的基本特点：①服务对象多元化。②服务内容全面化。③服务形式多样化、本土化。④居家照护形式是我国特色的临终关怀。故选D。

3.【答案】B

【解析】临终关怀的伦理意义：①临终关怀是医学人道主义的重要发展。②体现了生命神圣论、生命质量论和生命价值论的统一。③是对医学中无伤害原则和有利原则的尊重和实践。

4.【答案】C

【解析】临终关怀的根本目的：①理解临终患者的心理。②保护临终患者的权利。③优化临终患者的生活。④关心临终患者的家属。故选C。

5.【答案】B

【解析】在1968年召开的世界第22界医学大会上，美国哈佛大学医学院特设委员会提出了“脑功能不可逆性丧失”即脑死亡新概念，将脑死亡作为确定人死亡的新标准。故选B。

6.【答案】A

【解析】哈佛大学医学院提出判断脑死亡的4条具体标准，简称“哈佛标准”。具体如下：①对外部刺激和内部需要无接受性和反应性，即患者处于不可逆的深度昏迷，完全丧失了对外界刺激和内部需要的所有感受能力，以及由此引起的反应性全部消失。②自主的肌肉运动和自主呼吸消失。③诱导反射消失。④脑电图示脑电波平直。故选A。

7.【答案】D

【解析】1977年，美国有40个州通过了《死亡权利法案》，该法案要求医师尊重患者的权利，尊重他们临终时不采用人工手段延长生命的意愿。故选D。

【B₁型题】

8.【答案】A

【解析】题干中均属于执行脑死亡标准的伦理意义，但最具说服力的无疑是A项。故选A。

9.【答案】E

【解析】器官移植本身即存在诸多争议，尤其在涉及脑死亡标准的认定和执行时。故选E。

第六章 公共卫生伦理与健康伦理

【A₁型题】

1.【答案】D

【解析】初级卫生保健具体措施的实施者并非政府。故选D。

2.【答案】C

【解析】保护生态环境的道德基本内容包括：①热爱大自然，与自然为友。②爱惜动植物，保护生态平衡。③优化生产方法，防止环境污染。④发展科学技术，合理利用自然资源。⑤节俭资源消费，生活方式实现生态化。

3.【答案】C

【解析】医务人员在人类环境保护中的伦理责任包括：①热爱自然，自觉遵守环境保护法规。②加强对医源性污染的监测和管理的道德责任。③以理服人，认真履行环境道德的社会责任。④坚持眼前利益服从长远利益，物质与精神同步建设的道德责任。⑤坚决抵制先生产后污染治理，实现人与社会同步发展的道德责任。故选C。

4.【答案】A

5.【答案】D

6.【答案】A

【解析】健康教育是指为促使人们自愿地改变不良生活方式和损害健康的相关因素，消除或减轻影响健康的危险因素，预防疾病、促进健康和提高生活质量，而有计划、有组织、有系统地实施教育活动。故选A。

7.【答案】D

8.【答案】D

【解析】公共卫生工作的特点：有如下的特点：①价值导向的超前性。②服务对象和研究对象的整体性。③研究方法的独特性。④工作范围的全球性和广泛性。⑤工作效率的紧迫性和时效性。⑥工作过程的长期性和艰巨性。⑦工作效果评价的滞后性和效益影响的深远性。故选D。

9.【答案】C

【解析】健康教育的主要任务有：①提高健康教育知识普及率与卫生行为形成率。建立或促进个人或社会对预防疾病和保持自身健康的责任感；促使人们自愿地采纳健康和行为；帮助个人、家庭和社区理解和认识哪些行为有利于健康，哪些行为有害于健康；认识特定的生活方式引起的健康损害；促进和加强有助于健康的自觉行为，积极参与自我保健活动。②提高社会人群参与健康教育活动的参与率。促进个人和社会积极主动地参与制订和采用明智的决策，或选择有利于健康的行为，如减少吸烟危害和推动制定《吸烟危害控制法》，以创造一个有利于改变某种行为的社会环境和自然环境。③为各级领导、权威人士或专业人员提供健康教育信息，有效地促进和影响领导决策层及时进行观念的改变，以采取明智的决策。④促进社会主义精神文明建设；提高全民族的科学文化水平；广泛建立正确的健康意识；提倡文明、健康、科学的生活方式；克服社会上存在的愚昧落后的不良习俗，改善一般不卫生行为。故选C。

10.【答案】B

【解析】卫生是卫生事业的重要组成部分。它与临床医学、基础医学和康复医学组成现代医学科学的四大支柱。公共卫生是以人群为主要研究对象，以环境-人群-健康为模式，以预防为主的观念为主导思想，运用生物医学、环境医学和社会医学等理论和方法，探讨疾病在人群中发生、发展和转归的特点，以及自然因素和社会因素对人群疾病和健康的影响规律，从而制定群体防治策略和公共卫生措施，并在实践中不断完善，以达到预防疾病、促进健康和提高生活质量为目的的学科。A、C、D、E均不够全面。

11.【答案】D

【解析】公共卫生的道德要求包括：①爱岗敬业，奉献实干，献身预防。②宣传大卫生观，贯彻预防为主的理念。③健康教育中言传身教，提倡健康和行为习惯双向互动的道德责任。④改善工作和学习环境，关怀劳动场所和学校卫生水平。⑤提高社区卫生服务水平，保障妇女儿童和老年人的健康权益。⑥严把防疫与食品卫生关，控制人群疾病发生的社会责任。⑦严格监管，控制污染，保护生态环境，促进社会文明。⑧科学严谨，实事求是，信息透明公开，尊重民众知情权。⑨清正廉洁，秉公执法，守护健康，甘于做幕后英雄。故选D。

12.【答案】D

【解析】社区卫生服务是以解决社区主要卫生问题、满足基本卫生服务需求为目的，融预防、医疗、保健、康复、健康教育、计划生育技术服务功能等为一体的，有效、经济、方便、综合、连续的基层卫生服务。故不应积极发展高端医疗卫生服务决策。

13.【答案】B

【解析】人类生态环境的危机主要是人类对资源过度开发和环境破坏、生态危机等。除B外的其他选项中都有干扰性信息。

14.【答案】C

15.【答案】D

【解析】世界卫生组织把卫生保健服务分为初级、二级和三级，实现初级卫生保健是当代世界各国的共同目标。其基本内容是：①健康教育。②供给符合营养要求的食品。③供给安全用水和基本环境卫生设施。④妇幼保健和计划生育。⑤开展预防接种。⑥采取适用的治疗方法。⑦提供基本药物。故选D。

16.【答案】E

【解析】基层卫生保健人员是实现政府道德责任与公众健康利益的桥梁，其行为不仅要遵循临床医疗和预防医学工作者的道德准则，还要根据其特殊的工作职责从以下方面进行规范：①尊重患者人格，开展人性化服务。②不辞辛苦，为患者提供连续性服务。③言传身教，科学地做好卫生宣教工作。④以身作则，认真落实各项公共卫生措施。⑤分工协作，认真履行自己的职责。⑥勤俭节约，不浪费卫生资源。⑦树立新的卫生管理道德理念，完善为基层群众服务的三级医疗预防体系。⑧把维护基层人群的健康权益放在首位的道德观。

第七章　医学科研伦理

【A_1型题】

1.【答案】B

【解析】《涉及人的生物医学研究伦理审查办法（试行）》指出：为规范涉及人的生物医学研究和相关技术的应用，保护人的生命和健康，维护人的尊严，尊重和保护人类受试者的合法权益，依据《中华人民共和国医师法》和《医疗机构管理条例》的有关规定，制定本办法。此外，某些人体试验并不以发表论文为目的。故选B。

2.【答案】B

【解析】2000年爱丁堡版的《赫尔辛基宣言》具体规定了涉及人的生物医学研究的正当目的："涉及人类受试者的医学研究的主要目的在于提高疾病的诊断、治疗和预防方法，进一步了解疾病病因及其发病机制。即便是已充分被证明了的预防、诊断和治疗措施也必须接受对其效力、功效、可提供度及质量不断研究的挑战。”故选B。

3.【答案】C

【解析】双向性指的是截然对立的两种性质。故选C。

4.【答案】D

【解析】伦理委员会及其审查是涉及人的生物医学研究伦理得以运行并发挥作用的重要载体和机制。故选D。

5.【答案】B

【解析】研究成果一般情况下会以论文形式发表或交付委托方。

6.【答案】C

【解析】作为承受涉及人的生物医学研究的人，受试者处于极其特殊的地位。选择受试者时，现在国际上通行的伦理准则是公平分配负担与收益，即公平准则。

7.【答案】E

【解析】知情同意是涉及人的生物医学研究进行的前提。凡是采取欺骗、强迫、经济诱惑等手段使受试者接受涉及人的生物医学研究，都是违背道德或法律的行为。故选E。

8.【答案】E

【解析】涉及人的生物医学研究必须合理保护受试者利益，保护受试者的利益是指在涉及人的生物医学研究中要保障受试者的身心安全。这一准则是涉及人的生物医学研究的核心性伦理准则，其具体要求包括：首先，必须以动物实验为基础，在获得了充分的科学根据并且确认对动物无明显毒害作用以后，才可以在人体上进行实验；其次，在涉及人的生物医学研究的全过程中要有充分的安全防护措施，一旦在实验中出现严重危害受试者利益的情况，无论实验多么重要，都要立即停止，并采取有效措施使受试者身心受到不良影响减少到最低限度；最后，涉及人的生物医学研究必须有医学研究的专家或临床经验丰富的专家共同参与或在其指导下进行，并且运用安全性最优的途径和方法。故选E。

9.【答案】C

10.【答案】E

【A_2型题】

11.【答案】C

【解析】因违反操作规程、不负责任等原因而导致受试者被伤害，也必须承担责任。故C的说法是错误的。故选C。

【A_3/A_4型题】

12.【答案】D

【解析】本题中由于伤寒患者未接受氯霉素（或其他有效的治疗方案）治疗，导致病死率畸高，形成了一定的道德代价。故D代表了一种错误的说法。故选D。

13.【答案】B

【解析】人体试验必须合理保护受试者利益。这一准则是人体试验的核心伦理标准。故A和C错误。人体试验必须经过受试者知情同意，这是人体试验的前提，故D、E错误。故选B。

14.【答案】C

【解析】A、B、D、E均对本试验进行了准确的判断。氯霉素早已被证实可治疗伤寒，用不予患者治疗的方式进行验证，是不可取的。故C属于需要除外的选项。

15.【答案】D

【解析】对照组、安慰剂和“双盲法”是行之有效且合乎伦理的研究方法，故选D。但此类方法同样不能否定和排斥保护受试者的首要功能。

【B_1型题】

16.【答案】B

【解析】患者知情同意权权利行使主体包括患者本人、其法定代理人和委托代理人。具有同意能力是患者行使知情同意权的基本条件。本题考查知情同意的概念。故选B。

17.【答案】A

第八章　医学新技术研究与应用伦理

【A_1型题】

1.【答案】C

【解析】生命伦理学是20世纪50、60年代首先在美国随后在欧洲产生发展起来的一门新学科，也是迄今为止世界上发展最为迅速、最有生命力的交叉学科。生命伦理学的生命主要指人类生命，但有时也涉及动物生命和植物生命以至生态，而伦理学是对人类行为的规范性研究。故选C。

2.【答案】D

【解析】辅助生殖技术引发的伦理问题：①配子、合子和胚胎的道德地位。②家庭人伦关系的确定。③自然法则可否违背。④错用或滥用的可能。故选D。

3.【答案】D

【解析】我国辅助生殖技术应用伦理准则要求同一供者的精子最多只能使5名妇女受孕。

4.【答案】C

5.【答案】E

【解析】安乐死一词来自于西方，原意为善终即无痛苦、快乐地死亡或尊严地死亡。现代意义上的安乐死是指在患者身患无法治愈的疾病、已处于不可逆的濒临死亡且备受剧烈病痛折磨的状态之中，为消除其肉体和精神痛苦，应其要求，应用医学手段使其无痛苦地结束生命的死亡方式。2002年4月荷兰成为世界上第一个正式批准并允许由医师执行自愿主动安乐死的国家。故选E。

6.【答案】E

【解析】1986年国际移植学会发布的“分配尸体器官的准则”指出：所有捐赠的器官，必须尽可能予以最佳的利用；应依据医学与免疫学的标准，将器官给予最适合移植的患者；决不可以浪费可供使用的器官；应成立区域性或全国性的器官分配网，做公平合适的分配，分配器官必须经由国家或地区的器官分配网安排；分配器官的优先顺序，不能受政治、礼物、特别给付或对某团体偏爱的影响；参与器官移植的外科与内科医师，不应在本地、本国或国际上从事宣传；从事移植的外科医师和小组其他成员，不可以直接或间接地从事牵涉买卖器官或任何使自己及所属医院获益的行为。故选E。

7.【答案】A

【解析】从事器官移植的医务人员不能从事有关器官移植的广告宣传，不能参与死后捐赠器官者的死亡判定，不能接受器官受体与提供器官移植器械、药品厂家或公司的任何馈赠。故选A。

8.【答案】C

【解析】C项属于科技领域的问题，并非伦理问题。故选C。

9.【答案】E

【解析】基因诊疗的伦理原则有四项：尊重患者、知情同意、有益于患者、保守秘密。故选E。

10.【答案】C

【解析】人类胚胎干细胞研究和应用的伦理准则包括：尊重、知情同意、安全有效、防止商品化。故选C。

【B_1型题】

11.【答案】A

【解析】知情同意原则：医务人员对要求实施辅助生殖技术符合适应证的夫妇，须让其了解实施该技术的程序、成功的可能性和风险以及接受随访的必要性等事宜，并签署知情同意书。医务人员对捐赠精子、卵子、胚胎者，须告知其有关权利和义务，包括捐赠是无偿的、健康检查的必要性以及不能追问受者与出生后代的住处信息等情况，并签署知情同意书。故选A。

12.【答案】C

【解析】维护社会公德原则：医务人员不得对单身妇女实施辅助生殖技术。医务人员不得实施非医学需要的性别选择。医务人员不得实施代孕技术。一个供精者的精子最多只能提供给5名妇女受孕。故选C。

13.【答案】D

【解析】严防商品化原则：医疗机构和医务人员对要求实施辅助生殖技术的夫妇，要严格掌握适应证，不能受经济利益驱动而应用于有可能自然生殖的夫妇。供精、供卵、供胚胎应以捐赠助人为目的，禁止买卖。故选D。

第九章 医务人员医学伦理素质的养成

【A_1型题】

1.【答案】E

【解析】医德评价的标准包括：有利、自主、公正、互助。

2.【答案】E

3.【答案】E

4.【答案】B

【解析】我国医学伦理学界对最优化原则有狭义与广义两种理解和界定。狭义最优化原则把视野严格限定在生物医学模式内，其要求为：①尽最大努力争取最佳疗效，即医师体现出自己最高的综合素质，选择实施临床证明为最佳的诊治手段并达到当时当地医学实际发展的最高水平。②尽最大努力确保诊疗安全无害，即以科学的损伤观为指导，千方百计杜绝责任性伤害，防范意外伤害，控制必然性伤害。③尽最大努力减轻患者身心痛苦，即对一般患者应在确保诊断和同样疗效的前提下，精心选择运用痛苦最轻的诊治手段；而对晚期癌症等特殊患者，减轻或消除疼痛往往放在第一位考虑。④尽最大努力降低诊疗费用，即在确保诊治需要和效果的前提下，选择资源消耗少、患者经济负担轻的诊治手段，做到“少花钱看好病”。

5.【答案】B

【解析】在医学实践中进行医德修养，是医德修养最根本的途径、最重要的方法。故选B。

6.【答案】E

【解析】整个社会、某一社会群体，以社会所倡导的医德规范体系作为标准，对医德行为，尤其是有普遍影响的医德事件和现象，在一定范围内公开进行评价，形成带有明确倾向的共同看法，从而对医德现实和医德建设施加有力的影响，这就是具有权威性医德评价的社会舆论。社会舆论包括正式社会舆论和非正式社会舆论，后者即所谓街谈巷议，是在小范围内自发形成的。正式社会舆论在医德评价中最具权威性，非正式社会舆论的直接影响力也不容忽视。本题中E项“具有深刻性”是指内心信念，不属于社会舆论的特点。

7.【答案】B

【解析】医德修养具有重要意义：医德修养有助于医德教育的深化（医德教育发挥作用的基础，医德教育深化的条件）；它是形成医德品质的内在根据；它有助于形成良好的医德医风。故选B。

8.【答案】C

【解析】医德修养是指医务人员按照社会所倡导的医德理念及其规范，在医德实践中进行自我教育、自我评价、自我锻炼和自我陶冶的过程及其所达到的医德境界。故选C。

9.【答案】B

【解析】医德评价应坚持动机与效果、目的与手段的辩证统一论，防止片面的动机论或效果论、目的论或手段论。故选B。

10.【答案】C

【解析】医德评价有三种评价方式：社会舆论、传统习俗和内心信念。社会舆论和传统习俗是社会评价方式，是一种客观评价力量；内心信念是一种自我评价方式，是一种主观评价力量。

11.【答案】A

12.【答案】A

【解析】医德评价的三种评价方式相辅相成、相互补充，起到了全方位、多角度的评判、裁决作用；同时，它们相互作用、相互影响，即医务人员内心信念的评价离不开社会舆论和传统习俗，对个体而言，社会舆论和传统习俗的评价作用的发挥也必须通过医务人员的内心信念来实现。

13.【答案】C

【解析】医德评价的主体上可分两种：社会评价和自我评价。社会评价是指患者和社会其他成员对医务人员、医疗卫生保健单位的行为和活动的道德评价；自我评价是医务人员自身对其医疗卫生保健行为和活动的道德评价。

14.【答案】E

【解析】医德修养是指医务人员按照社会所倡导的医德理念及其规范，在医德实践中进行自我教育、自我评价、自我锻炼和自我陶冶的过程及其所达到的医德境界。故选E。

15.【答案】D

【解析】医德评价的方式是多种多样的，总括起来说主要有3种，即社会舆论、传统习俗和内心信念。故选D。

第三篇　卫 生 法 规

第一章　卫生法基础知识

【A_1 型题】

1.【答案】E

【解析】按照卫生关系的不同主体、客体和权利义务内容，将调整卫生关系的法律规范进行分类，大致可以划分为以下几个部分：公共卫生法、医疗法、药事法、中医药法和医疗保障法等。它们共同构成卫生法体系。

2.【答案】A

3.【答案】E

4.【答案】D

5.【答案】E

第二章　基本医疗卫生与健康促进法

【A_1 型题】

1.【答案】B

2.【答案】C

3.【答案】A

第三章　中华人民共和国传染病防治法

【A_1 型题】

1.【答案】C

【解析】医疗机构应当对传染病患者或者疑似传染病患者提供医疗救护、现场救援和接诊治疗，书写病历记录以及其他有关资料，并妥善保管。医疗机构应当实行传染病预检、分诊制度；对传染病患者、疑似传染病患者，应当引导至相对隔离的分诊点进行初诊。医疗机构不具备相应救治能力的，应当将患者及其病历记录复印件一并转至具备相应救治能力的医疗机构。故选C。

2.【答案】C

【解析】国家实行有计划的预防接种制度。国务院卫生行政部门和省、自治区、直辖市人民政府卫生行政部门，根据传染病预防、控制的需要，制定传染病预防接种规划并组织实施。用于预防接种的疫苗必须符合国家质量标准。故选C。

3.【答案】E

【解析】设区的市和县级疾病预防控制机构负责传染病预防控制规划、方案的落实，组织实施免疫、消毒、控制病媒生物的危害，普及传染病防治知识，负责本地区疫情和突发公共卫生事件监测、报告，开展流行病学调查和常见病原微生物检测。故选E。

4.【答案】B

5.【答案】D

6.【答案】E

7.【答案】A

8.【答案】A

9.【答案】B

【解析】乙类传染病是指：严重急性呼吸综合征、艾滋病、病毒性肝炎、脊髓灰质炎、人感染高致病性禽流感、麻疹、流行性出血热、狂犬病、流行性乙型脑炎、登革热、炭疽、细菌性和阿米巴性痢疾、肺结核、伤寒和副伤寒、流行性脑脊髓膜炎、百日咳、白喉、新生儿破伤风、猩红热、布鲁菌病、淋病、梅毒、钩端螺旋体病、血吸虫病、疟疾、人感染H7N9禽流感、猴痘、新型冠状病毒感染。故选B。

10.【答案】E

11.【答案】B

12.【答案】C

【解析】医疗机构必须严格执行国务院卫生行政部门规定的管理制度、操作规范，防止传染病的医源性感染和医院感染。医疗机构应当确定专门的部门或者人员，承担传染病疫情报告、本单位的传染病预防、控制以及责任区域内的传染病预防工作；承担医疗活动中与医院感染有关的危险因素监测、安全防护、消毒、隔离和医疗废物处置工作。拒绝隔离治疗或者隔离期未满擅自脱离隔离治疗的，可以由公安机关协助医疗机构采取强制隔离治疗措施。故选C。

13.【答案】A

【解析】丙类传染病（11种）是指：流行性感冒（含甲型H1N1流感）、流行性腮腺炎、风疹、急性出血性结膜炎、麻风病、流行性和地方性斑疹伤寒、黑热病、棘球蚴病、丝虫病，除霍乱、细菌性和阿米巴性痢疾、伤寒和副伤寒以外的感染性腹泻病、手足口病。故选A。

14.【答案】B

15.【答案】C

16.【答案】D

17.【答案】C

18.【答案】A

【解析】国家建立传染病预警制度。故选A。

19.【答案】D

【解析】实施传染病预防控制规划、计划和方案；收集、分析和报告传染病监测信息，预测传染病的发生、流行趋势；开展对传染病疫情和突发公共卫生事件的流行病学调查、现场处理及其效果评价；开展传染病实验室检测、诊断、病原学鉴定；实施免疫规划，负责预防性生物制品的使用管理；开展健康教育、咨询，普及传染病防治知识；指导、培训下级疾病预防控制机构及其工作人员开展传染病监测工作；开展传染病防治应用性研究和卫生评价，提供技术咨询。对医疗机构内传染病预防工作进行指导、考核，开展流行病学调查。

20.【答案】A

21.【答案】A

22.【答案】D

23.【答案】B

24.【答案】C

25.【答案】D

【解析】依法给予降级、撤职、开除的处分，并可以依法吊销有关责任人员的执业证书；构成犯罪的，依法追究刑事责任。故选D。

26.【答案】C

27.【答案】B

28.【答案】E

【解析】国家和社会应当关心、帮助传染病患者、病原携带者和疑似传染病患者，使其得到及时救治。任何单位和个人不得歧视传染病患者、病原携带者和疑似传染病患者。传染病患者、病原携带者和疑似传染病患者，在治愈前或者在排除传染病嫌疑前，不得从事法律、行政法规和国务院卫生行政部门规定禁止从事的易使该传染病扩散的工作。

【A_2型题】

29.【答案】C

30.【答案】A

31.【答案】A

32.【答案】A

【B_1型题】

33.【答案】A

【解析】甲类传染病（2种）是指鼠疫、霍乱。故选A。

34.【答案】B

35.【答案】E

36.【答案】B

第四章　突发公共卫生事件应急条例

【A_1型题】

1.【答案】D

【解析】医疗卫生机构有下列行为之一的，由卫生行政主管部门责令改正、通报批评、给予警告；情节严重的吊销《医疗机构执业许可证》；对主要负责人、负有责任的主管人员和其他直接责任人员依法给予降级或者撤职的纪律处分，造成传染病传播、流行或者对社会公众健康造成其他严重危害结果，构成犯罪的，依法追究其刑事责任：①未依照本条例的规定履行报告职责，隐瞒、缓报或者谎报的。②未依照本条例的规定及时采取控制措施的。③未依照本条例的规定履行突发事件监测职责的。④拒绝接诊患者的。⑤拒不服从突发事件应急处理指挥部调度的。

2.【答案】B

3.【答案】A

【解析】发生或者可能发生传染病暴发、流行的；发生或者发现不明原因的群体性疾病的；发生传染病菌种、毒种丢失的；发生或者可能发生重大食物和职业中毒事件的。故选A。

4.【答案】C

5.【答案】D

6.【答案】B

7.【答案】E

8.【答案】C

9.【答案】D

【A_2型题】

10.【答案】A

11.【答案】B

【A_3/A_4型题】

12.【答案】B

13.【答案】B

14.【答案】E

【解析】县级人民政府应当在接到报告后2小时内向设区的市级人民政府或者上一级人民政府报告；设区的市级人民政府应当在接到报告后2小时内向省、自治区、直辖市人民政府报告。县级以上地方人民政府卫生行政主管部门应当对突发事件现场等采取控制措施，宣传突发事件防治知识，及时对易受感染的人群和其他易受损害的人群采取应急接种、预防性投药、群体防护等措施。故选E。

【B_1 型题】

15.【答案】A

16.【答案】B

17.【答案】E

第五章　医疗废物管理条例

【A_1 型题】

1.【答案】B

【解析】医疗卫生机构应当建立医疗废物的暂时贮存设施、设备，不得露天存放医疗废物；医疗废物暂时贮存的时间不得超过2天。

2.【答案】A

【解析】医疗卫生机构违反规定，未及时收集、运送医疗废物的，由县级以上地方人民政府卫生行政主管部门责令限期改正，给予警告；逾期不改正的，处2000元以上5000元以下的罚款。

第六章　艾滋病防治条例

【A_1 型题】

1.【答案】D

2.【答案】B

3.【答案】D

4.【答案】C

5.【答案】E

【解析】艾滋病防治工作坚持预防为主、防治结合的方针，建立政府组织领导、部门各负其责、全社会共同参与的机制，加强宣传教育，采取行为干预和关怀救助等措施，实行综合防治。

6.【答案】B

7.【答案】A

8.【答案】E

9.【答案】E

10.【答案】C

【解析】行为干预措施包括：针对经注射吸毒传播艾滋病的美沙酮维持治疗等措施；针对经性传播艾滋病的安全套推广使用措施，以及规范、方便的性病诊疗措施；针对母婴传播艾滋病的抗病毒药物预防和人工代乳品喂养等措施；早期发现感染者和有助于危险行为改变的自愿咨询检测措施；健康教育措施；提高个人规范意识以及减少危险行为的针对性同伴教育措施。故选C。

11.【答案】B

【解析】任何单位和个人不得歧视艾滋病病毒感染者、艾滋病患者及其家属。艾滋病病毒感染者、艾滋病患者及其家属享有的婚姻、就业、就医、入学等合法权益受法律保护。没有关于是否歧视疑似患者的规定。故选B。

12.【答案】C

13.【答案】A

14.【答案】C

15.【答案】D

【A_2 型题】

16.【答案】A

17.【答案】B

【A_3/A_4 型题】

18.【答案】E

19.【答案】A

【B_1 型题】

20.【答案】B

21.【答案】D

22.【答案】A

第七章　中华人民共和国献血法

【A_1 型题】

1.【答案】D

2.【答案】D

3.【答案】D

4.【答案】E

5.【答案】C

6.【答案】B

7.【答案】B

【解析】由县级以上地方人民政府卫生行政部门责令改正；给患者健康造成损害的，应当依法赔偿，对直接负责的主管人员和其他直接责任人员，依法给予行政处分。构成犯罪的，依法追究刑事责任。故选B。

【A_2 型题】

8.【答案】A

9.【答案】D

【解析】国家提倡18~55周岁的健康公民自愿献血。两次采集间隔不少于6个月。所以刘某还能献10次血。故选D。

10.【答案】A

11.【答案】A

【解析】无偿献血的血液必须用于临床，不得买卖。血站、医疗机构不得将无偿献血的血液出售给采血浆站或者血液制品生产单位。故选A。

【B_1型题】

12.【答案】B

13.【答案】C

14.【答案】E

第八章　中华人民共和国医师法

【A_1型题】

1.【答案】C

2.【答案】E

3.【答案】B

4.【答案】E

【解析】应予注销情形易混淆，细节要记牢。死亡或者被宣告失踪的；受刑事处罚的；受（吊销医师执业证书）行政处罚的；依照本法第三十一条规定暂停执业活动期满，再次考核仍不合格的；中止医师执业活动满二年的。故选E。

5.【答案】B

6.【答案】C

7.【答案】C

8.【答案】E

9.【答案】B

10.【答案】B

11.【答案】C

12.【答案】C

13.【答案】C

14.【答案】E

15.【答案】C

【解析】不予注册主要有3种情形：不具有完全民事行为能力；因受刑事处罚，自刑罚执行完毕之日起至申请注册之日止不满二年的；受吊销医师执业证书行政处罚，自处罚决定之日起至申请注册之日止不满二年的。记忆时，记住处罚都是有一个二年内的时效。故选C。

16.【答案】C

【解析】易混淆权利和义务。其他均为义务。权利为：①在注册的执业范围内，进行医学诊查、疾病调查、医学处置、出具相应的医学证明文件，选择合理的医疗、预防、保健方案。②按照国务院卫生行政部门规定的标准，获得与本人执业活动相当的医疗设备基本条件。③从事医学研究、学术交流，参加专业学术团体。④参加专业培训，接受继续医学教育。⑤在执业活动中，人格尊严、人身安全不受侵犯。⑥获取工资报酬和津贴，享受国家规定的福利待遇。

17.【答案】A

18.【答案】E

19.【答案】D

20.【答案】C

21.【答案】C

【解析】易混淆于第10题，卫生行政部门对不符合条件不予注册的，应当自收到申请之日起三十日内书面通知申请人，并说明理由。本题是申请人有异议的，可以自收到通知之日起十五日内，依法申请复议或者向人民法院提起诉讼。故选C。

22.【答案】E

【A_2型题】

23.【答案】C

【解析】可以参加执业医师资格考试的正常情况是，需要具有高等学校医学专业本科、专科学历、中等专业学校医学专业学历。而无上过任何医学专业学校的，只有以师承方式学习传统医学满三年或者经多年实践医术确有专长的。故选C。

24.【答案】A

25.【答案】E

【解析】因受刑事处罚，自刑罚执行完毕之日起至申请注册之日止不满二年的，不予注册。

26.【答案】C

【B_1型题】

27.【答案】C

28.【答案】D

29.【答案】E

30.【答案】A

【解析】医师执业共七项权利：在注册的执业范围内，进行医学诊查、疾病调查、医学处置、出具相应的医学证明文件，选择合理的医疗、预防、保健方案；按照国务院卫生行政部门规定的标准，获得与本人执业活动相当的医疗设备基本条件；从事医学研究、学术交流，参加专业学术团体；参加专业培训，接受继续医学教育；在执业活动中，人格尊严、人身安全不受侵犯；获取工资报酬和津贴，享受国家规定的福利待遇；对所在机构的医疗、预防、保健工作和卫生行政部门的工作提出意见和建议，依法参与所在机构的民主管理。故选A。

31.【答案】D

【解析】医师执业共五项义务：遵守法律、法规，遵守技术操作规范；树立敬业精神，遵守职业道德，履行医师职责，尽职尽责为患者服务；关心、爱护、尊重患者，保护患者的隐私；努力钻研业务，更新知识，提高专业技术水平；宣传卫生保健知识，对患者进行健康教育。故选D。

32.【答案】C

第九章 医疗损害责任

【A_1型题】

1.【答案】E

【解析】行为人因过错侵害他人民事权益，应当承担侵权责任。根据法律规定推定行为人有过错，行为人不能证明自己没有过错的，应当承担侵权责任。患者在诊疗活动中受到损害，医疗机构及其医务人员有过错的，由医疗机构承担赔偿责任。故选E。

2.【答案】E

【解析】患者有损害，因下列情形之一的，推定医疗机构有过错：违反法律、行政法规、规章以及其他有关诊疗规范的规定。隐匿或者拒绝提供与纠纷有关的病历资料。伪造、篡改或者销毁病历资料。故选E。

3.【答案】D

【解析】患者有损害，因下列情形之一的，医疗机构不承担赔偿责任：患者或者其近亲属不配合医疗机构进行符合诊疗规范的诊疗。医务人员在抢救生命垂危的患者等紧急情况下已经尽到合理诊疗义务。限于当时的医疗水平难以诊疗。故选D。

4.【答案】C

【解析】医疗机构及其医务人员应当对患者的隐私保密。泄露患者隐私或者未经患者同意公开其病历资料，造成患者损害的，应当承担侵权责任。故选C。

5.【答案】E

6.【答案】E

【解析】医疗机构及其医务人员应当按照规定填写并妥善保管住院志、医嘱单、检验报告、手术及麻醉记录、病理资料、护理记录、医疗费用等病历资料。

第十章 中华人民共和国精神卫生法

【A_1型题】

1.【答案】B

【解析】精神卫生工作实行预防为主的方针，坚持预防、治疗和康复相结合的原则。故选B。

2.【答案】C

【解析】①精神障碍患者的人格尊严、人身和财产安全不受侵犯。②精神障碍患者的教育、劳动、医疗以及从国家和社会获得物质帮助等方面的合法权益受法律保护。③有关单位和个人应当对精神障碍患者的姓名、肖像、住址、工作单位、病历资料以及其他可能推断出其身份的信息予以保密；但是，依法履行职责需要公开的除外。故选C。

3.【答案】A

【解析】有与从事的精神障碍诊断、治疗相适应的精神科执业医师、护士；有满足开展精神障碍诊断、治疗需要的设施和设备；有完善的精神障碍诊断、治疗管理制度和质量监控制度。从事精神障碍诊断、治疗的专科医疗机构还应当配备从事心理治疗的人员。故选A。

4.【答案】E

【解析】精神障碍的诊断、治疗，应当遵循维护患者合法权益、尊重患者人格尊严的原则，保障患者在现有条件下获得良好的精神卫生服务。精神障碍分类、诊断标准和治疗规范，由国务院卫生行政部门组织制定。故选E。

5.【答案】B

【解析】①除个人自行到医疗机构进行精神障碍诊断外，疑似精神障碍患者的近亲属可以将其送往医疗机构进行精神障碍诊断。对查找不到近亲属的流浪乞讨疑似精神障碍患者，由当地民政等有关部门按照职责分工，帮助送往医疗机构进行精神障碍诊断。②疑似精神障碍患者发生伤害自身、危害他人安全的行为，或者有伤害自身、危害他人安全的危险的，其近亲属、所在单位、当地公安机关应当立即采取措施予以制止，并将其送往医疗机构进行精神障碍诊断。③医疗机构接到送诊的疑似精神障碍患者，不得拒绝为其作出诊断。故选B。

6.【答案】E

【解析】医疗机构及其医务人员应当在病历资料中如实记录精神障碍患者的病情、治疗措施、用药情况、实施约束、隔离措施等内容，并如实告知患者或者其监护人。患者及其监护人可以查阅、复制病历资料；但是，患者查阅、复制病历资料可能对其治疗产生不利影响的除外。病历资料保存期限不得少于30年。

7.【答案】D

【解析】不符合本法规定条件的医疗机构擅自从事精神障碍诊断、治疗的，由县级以上人民政府卫生行政部门责令停止相关诊疗活动，给予警告，并处5000元以上10000元以下罚款，有违法所得的，没收违法所得；对直接负责的主管人员和其他直接责任人员依法给予或者责令给予降低岗位等级或者撤职、开除的处分；对有关医务人员，吊销其执业证书。故选D。

8.【答案】E

第十一章　医疗机构管理条例及其实施细则

【A_1型题】

1.【答案】A

2.【答案】E

【解析】未经医师（士）亲自诊查患者，医疗机构不得出具疾病诊断书、健康证明书或者死亡证明书等证明文件；未经医师（士）、助产人员亲自接产，医疗机构不得出具出生证明书或者死产报告书。故选E。

3.【答案】C

4.【答案】B

5.【答案】C

6.【答案】D

7.【答案】A

【解析】责令其停止执业活动，没收非法所得和药品、器械，并处以三千元以下的罚款；有下列情形之一的，责令其停止执业活动，没收非法所得的药品、器械，处以三千元以上一万元以下的罚款：因擅自执业曾受过卫生行政部门处罚，擅自执业的人员为非卫生技术专业人员，擅自执业时间在三个月以上，给患者造成伤害，使用假药、劣药蒙骗患者，以行医为名骗取患者钱物，省、自治区、直辖市卫生行政部门规定的其他情形。故选A。

8.【答案】C

9.【答案】A

【解析】处罚有：警告、责令其改正，并可以根据情节处以3000元以下的罚款；情节严重的，吊销其《医疗机构执业许可证》。

10.【答案】C

11.【答案】D

【B_1型题】

12.【答案】A

13.【答案】B

14.【答案】C

15.【答案】A

16.【答案】B

17.【答案】C

第十二章　医疗纠纷预防和处理条例

【A_1型题】

1.【答案】B

【解析】病历资料封存后医疗纠纷已经解决，或者患者在病历资料封存满三年未再提出解决医疗纠纷要求的，医疗机构可以自行启封。故选B。

2.【答案】C

【解析】患者死亡，医患双方对死因有异议的，应当在患者死亡后48小时内进行尸检；具备尸体冻存条件的，可以延长至7日。尸检应当经死者近亲属同意并签字，拒绝签字的，视为死者近亲属不同意尸检。故选C。

3.【答案】D

第十三章　医疗事故处理条例

【A_1型题】

1.【答案】C

2.【答案】C

3.【答案】B

【解析】发生医疗事故争议时，死亡病例讨论记录、疑难病例讨论记录、上级医师查房记录、会诊意见、病程记录应当在医患双方在场的情况下封存和启封。封存的病历资料可以是复印件，由医疗机构保管。故选B。

4.【答案】D

【解析】收到鉴定书后的工作：对参加鉴定的人员资格和专业类别、鉴定程序进行审核；必要时，可以组织调查，听取医疗事故争议双方当事人的意见。

5.【答案】C

6.【答案】C

【解析】发生下列重大医疗过失行为的，医疗机构应当在12小时内向所在地卫生行政部门报告：导致患者死亡或者可能为二级以上的医疗事故；导致3人以上人身损害后果。故选C。

7.【答案】B

8.【答案】D

9.【答案】C

10.【答案】B

11.【答案】A

12.【答案】C

13.【答案】B

14.【答案】D

【解析】医疗机构及其医务人员在医疗活动中，违反医疗卫生管理法律、行政法规、部门规章和诊疗护理规范、常规，过失造成患者人身损害的事故。故选D。

15.【答案】E

16.【答案】A

17.【答案】D

【解析】一级医疗事故：造成患者死亡、重度残疾的；二级医疗事故：造成患者中度残疾、器官组织损伤导致严重功能障碍的；三级医疗事故：造成患者轻度残疾、器官组织损伤导致一般功能障碍的；四级医疗事故：造成患者明显人身损害的其他后果的。

【A_2型题】

18.【答案】C

19.【答案】D

20.【答案】D

【B_1型题】

21.【答案】B

22.【答案】C

23.【答案】E

24.【答案】B

25.【答案】D

第十四章　放射诊疗管理规定

【A_1型题】

1.【答案】B

2.【答案】B

【解析】分为放射治疗、核医学、介入放射学、X射线影像诊断。故选B。

3.【答案】D

【解析】医疗机构应当定期对放射诊疗工作场所、放射性同位素储存场所和防护设施进行放射防护检测，保证辐射水平符合有关规定或者标准。放射性同位素不得与易燃、易爆、腐蚀性物品同库储存；储存场所应当采取有效的防泄漏等措施，并安装必要的报警装置。放射性同位素储存场所应当有专人负责，有完善的存入、领取、归还登记和检查的制度，做到交接严格，检查及时，账目清楚，账物相符，记录资料完整。故选D。

4.【答案】B

【解析】对体外远距离放射治疗，放射诊疗工作人员在进入治疗室前，应首先检查操作控制台的源位显示，确认放射线束或放射源处于关闭位时，方可进入；对近距离放射治疗，放射诊疗工作人员应当使用专用工具拿取放射源，不得徒手操作；对接受敷贴治疗的患者采取安全护理，防止放射源被患者带走或丢失；在实施永久性籽粒插植治疗时，放射诊疗工作人员应随时清点所使用的放射性籽粒，防止在操作过程中遗失；放射性籽粒植入后，必须进行医学影像学检查，确认植入部位和放射性籽粒的数量；治疗过程中，治疗现场至少应有2名放射诊疗工作人员，并密切注视治疗装置的显示及患者情况，及时解决治疗中出现的问题；严禁其他无关人员进入治疗场所；放射诊疗工作人员应当严格按照放射治疗操作规范、规程实施照射；不得擅自修改治疗计划；放射诊疗工作人员应当验证治疗计划的执行情况，发现偏离计划现象时，应当及时采取补救措施并向本科室负责人或者本机构负责医疗质量控制的部门报告。

5.【答案】A

6.【答案】C

【解析】严格执行检查资料的登记、保存、提取和借阅制度，不得因资料管理、受检者转诊等原因使受检者接受不必要的重复照射；不得将核素显像检查和X射线胸部检查列入对婴幼儿及少年儿童体检的常规检查项目；对育龄妇女腹部或骨盆进行核素显像检查或X射线检查前，应问明是否怀孕；非特殊需要，对受孕后8~15周的育龄妇女，不得进行下腹部放射影像检查；应当尽量以胸部X射线摄影代替胸部荧光透视检查；实施放射性药物给药和X射线照射操作时，应当禁止非受检者进入操作现场；因患者病情需要其他人员陪检时，应当对陪检者采取防护措施。故选C。

7.【答案】C

8.【答案】E

9.【答案】D

10.【答案】D

【解析】具有经核准登记的医学影像科诊疗科目；具有符合国家相关标准和规定的放射诊疗场所和配套设施；具有质量控制与安全防护专（兼）职管理人员和管理制度，并配备必要的防护用品和监测仪器；产生放射性废气、废液、固体废物的，具有确保放射性废气、废物、固体废物达标排放的处理能力或者可行的处理方案；具有放射事件应急处理预案。故选D。

11.【答案】E

【解析】放射治疗场所应当按

照相应标准设置多重安全联锁系统、剂量监测系统、影像监控、对讲装置和固定式剂量监测报警装置；配备放疗剂量仪、剂量扫描装置和个人剂量报警仪；开展核医学工作的，设有专门的放射性同位素分装、注射、储存场所，放射性废物屏蔽设备和存放场所；配备活度计、放射性表面污染监测仪；介入放射学与其他 X 射线影像诊断工作场所应当配备工作人员防护用品和受检者个人防护用品。故选 E。

12.【答案】D

13.【答案】E

【解析】装有放射性同位素和放射性废物的设备、容器，设有电离辐射标志；放射性同位素和放射性废物储存场所，设有电离辐射警告标志及必要的文字说明；放射诊疗工作场所的入口处，设有电离辐射警告标志；放射诊疗工作场所应当按照有关标准的要求分为控制区、监督区，在控制区进出口及其他适当位置，设有电离辐射警告标志和工作指示灯。

14.【答案】D

第十五章　处方管理办法

【A_1 型题】

1.【答案】A

2.【答案】B

【解析】国家卫健委负责全国处方开具、调剂、保管相关工作的监督管理。县级以上地方卫生行政部门负责本行政区域内处方开具、调剂、保管相关工作的监督管理。

3.【答案】D

【解析】患者一般情况、临床诊断填写清晰、完整，并与病历记载相一致。每张处方限于一名患者的用药。字迹清楚，不得涂改；如需修改，应当在修改处签名并注明修改日期。药品名称应当使用规范的中文名称书写，没有中文名称的可以使用规范的英文名称书写；医疗机构或者医师、药师不得自行编制药品缩写名称或者使用代号；书写药品名称、剂量、规格、用法、用量要准确规范，药品用法可用规范的中文、英文、拉丁文或者缩写体书写，但不得使用“遵医嘱”“自用”等含糊不清字句。患者年龄应当填写实足年龄，新生儿、婴幼儿写日、月龄，必要时要注明体重。西药和中成药可以分别开具处方，也可以开具一张处方，中药饮片应当单独开具处方。开具西药、中成药处方，每一种药品应当另起一行，每张处方不得超过 5 种药品。中药饮片处方的书写，一般应当按照“君、臣、佐、使”的顺序排列；调剂、煎煮的特殊要求注明在药品右上方，并加括号，如布包、先煎、后下等；对饮片的产地、炮制有特殊要求的，应当在药品名称之前写明。药品用法用量应当按照药品说明书规定的常规用法用量使用，特殊情况需要超剂量使用时，应当注明原因并再次签名。除特殊情况外，应当注明临床诊断。开具处方后的空白处划一斜线以示处方完毕。处方医师的签名式样和专用签章应当与院内药学部门留样备查的式样相一致，不得任意改动，否则应当重新登记留样备案。

4.【答案】D

5.【答案】A

【解析】药品剂量与数量用阿拉伯数字书写。剂量应当使用法定剂量单位：重量以克（g）、毫克（mg）、微克（μg）、纳克（ng）为单位；容量以升（L）、毫升（ml）为单位；国际单位（IU）、单位（U）；中药饮片以克（g）为单位。片剂、丸剂、胶囊剂、颗粒剂分别以片、丸、粒、袋为单位；溶液剂以支、瓶为单位；软膏及乳膏剂以支、盒为单位；注射剂以支、瓶为单位，应当注明含量；中药饮片以剂为单位。故选 A。

6.【答案】E

7.【答案】E

【解析】医疗机构应当按照有关规定，对本机构执业医师和药师进行麻醉药品和精神药品使用知识和规范化管理的培训。执业医师经考核合格后取得麻醉药品和第一类精神药品的处方权，药师经考核合格后取得麻醉药品和第一类精神药品调剂资格。医师取得麻醉药品和第一类精神药品处方权后，方可在本机构开具麻醉药品和第一类精神药品处方，但不得为自己开具该类药品处方。药师取得麻醉药品和第一类精神药品调剂资格后，方可在本机构调剂麻醉药品和第一类精神药品。

8.【答案】B

9.【答案】C

10.【答案】D

11.【答案】B

12.【答案】A

13.【答案】B

【A_2 型题】

14.【答案】E

15.【答案】D

16.【答案】D

17.【答案】B

18.【答案】E

【A_3/A_4 型题】

19.【答案】E

20.【答案】B

21.【答案】C

【B_1 型题】

22.【答案】C

23.【答案】E

24.【答案】A

25.【答案】C

26.【答案】B

27.【答案】A

第十六章　抗菌药物临床应用管理办法

【A_1 型题】

1.【答案】E

【解析】特殊使用级抗菌药物会诊人员由具有抗菌药物临床应用经验的感染性疾病科、呼吸科、重症医学科、微生物检验科、药学部门等具有高级专业技术职务任职资格的医师、药师或具有高级专业技术职务任职资格的抗菌药物专业临床药师担任。故选 E。

2.【答案】E

【解析】《中华人民共和国药品管理法》《中华人民共和国医师法》《抗菌药物临床应用管理办法》《处方管理办法》《医疗机构药事管理规定》《抗菌药物临床应用指导原则》《国家基本药物处方集》《国家处方集》和《医院处方点评管理规范（试行）》等相关法律、法规、规章和规范性文件；抗菌药物临床应用及管理制度；常用抗菌药物的药理学特点与注意事项；常见细菌的耐药趋势与控制方法；抗菌药物不良反应的防治。故选 E。

3.【答案】D

4.【答案】E

5.【答案】D

6.【答案】C

7.【答案】C

8.【答案】E

【解析】抗菌药物分级管理目录由各省级卫生行政部门制定，报国家卫健委备案。故选 E。

9.【答案】D

10.【答案】E

11.【答案】E

12.【答案】E

【解析】使用量异常增长的抗菌药物；半年内使用量始终居于前列的抗菌药物；经常超适应证、超剂量使用的抗菌药物；企业违规销售的抗菌药物；频繁发生严重不良事件的抗菌药物。故选 E。

13.【答案】C

【解析】抗菌药物考核不合格的；限制处方权后，仍出现超常处方且无正当理由的；未按照规定开具抗菌药物处方，造成严重后果的；未按照规定使用抗菌药物，造成严重后果的；开具抗菌药物处方牟取不正当利益的。

14.【答案】C

15.【答案】C

16.【答案】E

【解析】具有初级专业技术职务任职资格的医师，在乡、民族乡、镇、村的医疗机构独立从事一般执业活动的执业助理医师以及乡村医师，可授予非限制使用级抗菌药物处方权。故选 E。

17.【答案】D

18.【答案】B

19.【答案】B

【B_1 型题】

20.【答案】A

21.【答案】B

22.【答案】C

23.【答案】E

第十七章　医疗机构临床用血管理办法

【A_1 型题】

1.【答案】D

2.【答案】B

【解析】医疗机构应当加强组织管理，明确岗位职责，健全管理制度。医疗机构法定代表人为临床用血管理第一责任人。

3.【答案】A

【解析】认真贯彻临床用血管理相关法律、法规、规章、技术规范和标准，制订本机构临床用血管理的规章制度并监督实施；评估确定临床用血的重点科室、关键环节和流程；定期监测、分析和评估临床用血情况，开展临床用血质量评价工作，提高临床合理用血水平；分析临床用血不良事件，提出处理和改进措施；指导并推动开展自体输血等血液保护及输血新技术；承担医疗机构交办的有关临床用血的其他任务。故选 A。

4.【答案】E

【解析】认真执行临床输血技术规范，严格掌握临床输血适应证，根据患者病情和实验室检测指标，对输血指征进行综合评估，制订输血治疗方案。故选 E。

5.【答案】E

【解析】医疗机构应当建立临床用血申请管理制度。①同一患者一天申请备血量少于800ml的，由具有中级以上专业技术职务任职资格的医师提出申请，上级医师核准签发后，方可备血。②同一患者一天申请备血量在800～1600ml的，由具有中级以上专业技术职务任职资格的医师提出申请，经上级医师审核，科室主任核准签发后，方可备血。③同一患者一天申请备血量达到或超过1600ml的，由具有中级以上专业技术职务任职资格的医师提出申请，科室主任核准签发后，报医务部门批准，方可备血。以上第二款、第三款和第四款规定不适用于急救用血。故选E。

6.【答案】E

【解析】医疗机构应当制订应急用血工作预案。为保证应急用血，医疗机构可以临时采集血液，但必须同时符合以下条件：危及患者生命，急需输血；所在地血站无法及时提供血液，且无法及时从其他医疗机构调剂血液，而其他医疗措施不能替代输血治疗；具备开展交叉配血及乙型肝炎病毒表面抗原、丙型肝炎病毒抗体、艾滋病病毒抗体和梅毒螺旋体抗体的检测能力；遵守采供血相关操作规程和技术标准。医疗机构应当在临时采集血液后10日内将情况报告县级以上人民政府卫生行政部门。故选E。

7.【答案】E

【B_1型题】

8.【答案】D

【解析】由县级以上人民政府卫生行政部门责令限期改正；逾期不改的，进行通报批评，并予以警告；情节严重或者造成严重后果的，可处3万元以下的罚款，对负有责任的主管人员和其他直接责任人员依法给予处分。

9.【答案】D

10.【答案】D

第十八章 中华人民共和国药品管理法及其实施条例

【A_1型题】

1.【答案】E

2.【答案】B

【解析】国家对麻醉药品、精神药品、医疗用毒性药品、放射性药品，实行特殊管理。故选B。

3.【答案】C

4.【答案】B

5.【答案】A

6.【答案】B

【解析】药品成分的含量不符合国家药品标准的，为劣药。有下列情形之一的药品，按劣药论处：未标明有效期或者更改有效期的；不注明或者更改生产批号的；超过有效期的；直接接触药品的包装材料和容器未经批准的；擅自添加着色剂、防腐剂、香料、矫味剂及辅料的。故选B。

7.【答案】A

8.【答案】A

9.【答案】B

【解析】由卫生行政部门或者本单位给予处分，没收违法所得；对违法行为情节严重的执业医师，由卫生行政部门吊销其执业证书；构成犯罪的，依法追究刑事责任。故选B。

10.【答案】B

【A_2型题】

11.【答案】C

12.【答案】B

【B_1型题】

13.【答案】D

14.【答案】A

15.【答案】C

16.【答案】B

第十九章 麻醉药品和精神药品管理条例

【A_1型题】

1.【答案】B

2.【答案】D

【解析】麻醉药品和精神药品是指列入麻醉药品目录、精神药品目录的药品和其他物质。精神药品分为第一类精神药品和第二类精神药品。故选D。

3.【答案】D

4.【答案】A

5.【答案】A

6.【答案】A

7.【答案】D

8.【答案】C

【A_2型题】

9.【答案】C

10.【答案】C

11.【答案】A

第二十章　药品不良反应报告和监测管理办法

【A_1 型题】

1.【答案】B

【解析】为加强药品的上市后监管，规范药品不良反应报告和监测，及时、有效控制药品风险，保障公众用药安全，2011 年 5 月 4 日原卫生部发布了《药品不良反应报告和监测管理办法》，自 2011 年 7 月 1 日起施行。

2.【答案】D

【A_3/A_4 型题】

3.【答案】C

4.【答案】B

第四篇 医学人文素养

【A_2型题】

1.【答案】B

【解析】医务人员在临床实践活动中，应遵循医学道德基本原则，即尊重原则、不伤害原则、有利原则、公正原则。患者具有知情同意权，本案例中该患者的决定对其家属健康有利，医师应尊重患者的决定，病情仅告知患者本人即可。

2.【答案】C

【解析】每一位医师应牢记自身职责，以高度的责任心贯穿执业全过程，担负起救死扶伤、保护人民健康的神圣使命。责任心是医师职业道德的核心。“担心处理不好，告其转诊”不符合医师救死扶伤的宗旨。

第二部分

基础医学综合

第五篇 生物化学

第一章 蛋白质的结构与功能

【A_1 型题】

1.【答案】C

【解析】蛋白质二级结构的定义是蛋白质分子中某一肽链的局部空间结构，也就是该段肽段主链骨架原子的相对空间位置，并不涉及氨基酸残基侧链的构象。

2.【答案】D

【解析】Trp 是色氨酸，Thr 是苏氨酸，Phe 是苯丙氨酸，Pro 是脯氨酸，它们均不含硫。而 Met 蛋氨酸又名甲硫氨酸，是一种含硫氨基酸，故选 D。

3.【答案】B

【解析】O_2 是引起 Hb 和 O_2 结合的变构剂。故选 B。

4.【答案】A

【解析】含有两条以上多肽链的蛋白质具有四级结构，所以有四级结构的蛋白质必须具有一个以上的 N 端和 C 端。故选 A。

5.【答案】E

【解析】含有四级结构的蛋白质，单独的亚基一般没有生物学功能，只有完整的四级结构寡聚体才有生物学功能。四级结构中亚基直接通过非共价键连接。胰岛素虽然有二硫键交联的 A、B 两条链，但它是单体蛋白质，不具有四级结构。不是所有分子都含有辅基。故选 E。

6.【答案】C

【解析】亚基是四级结构中的一条具有完整三级结构的多肽链。仅由一个亚基组成并因此无四级结构的蛋白质如核糖核酸酶等称为单体蛋白质，故不是所有的蛋白质都有四级结构。α-螺旋和β-折叠不是所有蛋白质都有的。

7.【答案】C

【解析】α-螺旋每 3,6 个氨基酸残基螺旋上升一圈，故选 C。

8.【答案】D

【解析】蛋白质变性后不是所有的蛋白质都可以复性，如蛋白质的凝固作用是不可逆的。

9.【答案】C

【解析】当超过蛋白质的溶解度时，蛋白质会沉淀出来，但没有变性。故选 C。

10.【答案】A

【解析】血红蛋白的氧解离曲线是 S 状，肌红蛋白的氧解离曲线是直角双曲线。故选 A。

11.【答案】E

【解析】α-螺旋常具有两性特点，即由 3~4 个疏水性氨基酸残基组成的肽段和由 3~4 个亲水性氨基酸残基组成的肽段交替出现，致使α-螺旋的一侧为疏水性氨基酸，另一侧为亲水性氨基酸，使之能在极性或非极性环境中存在。α-螺旋靠肽键之间形成的氢键稳固其结构，故选 E。

12.【答案】D

【解析】酸性氨基酸的侧链都含有羧基，谷氨酸含有一个羧基。

13.【答案】C

【解析】鸟氨酸是精氨酸酶在催化精氨酸产生尿素时同时产生的。因此，鸟氨酸作为尿素循环的一部分与尿素生成相关。由于鸟氨酸不是为 DNA 而编码，所以是不会涉及蛋白质生物合成。它虽然不属于组成蛋白质的 20 种氨基酸，但存在于短杆菌酪肽、短杆菌肽 S 等的抗菌性肽中，另外从深山紫堇根中发现了 δ-N-乙酰鸟氨酸。故选 C。

14.【答案】D

【解析】仅由一个亚基组成，并因此无四级结构的蛋白质，如核糖核酸酶等称为单体蛋白质，故不是所有的蛋白质都有四级结构。

15.【答案】D

【解析】最简单的二肽是一个氨基酸的羧基和另一个氨基酸的氨基脱水缩合而成的，其中的氨基酸分子因脱水缩合而基团不全称为氨基酸残基，但他们还保留了第一个氨基酸的氨基和最后一个氨基酸的羧基，所以仍然有氨基末端和羧基末端。故选 D。

16.【答案】C

【解析】Hb的一个亚基与O_2结合后会促进其他亚基与O_2的结合，这种效应称为正协同效应。

17.【答案】C

【解析】肌红蛋白的氨基酸残基上的疏水侧链大部分都在分子内部，富极性及电荷的侧链则在分子表面，因此它的水溶性较好。

18.【答案】C

【解析】蛋白质中氨基酸连接的基本方式是肽键CONH。

19.【答案】A

【解析】分子中不是含有氨基（$-NH_2$），而是含有亚氨基（-NH-）和羧基，形成的氨基酸称为亚氨基酸。只有脯氨酸含亚氨基，答案B，C，D，E均不符合。

20.【答案】E

【解析】疏水性氨基酸有蛋氨酸、色氨酸、苯丙氨酸、缬氨酸、亮氨酸、异亮氨酸、脯氨酸和丙氨酸。

21.【答案】C

【解析】α-螺旋的每个肽键的N—H和第四个肽键的羰基氧形成氢键。肽链中的全部肽键都可以形成氢键以稳固α-螺旋结构。

22.【答案】E

【解析】蛋白质分子中，从N端到C端的氨基酸排列顺序称为蛋白质的一级结构。故一级结构中的主要化学键是肽键，此外，蛋白质分子中所有的二硫键的位置也属于一级结构的范畴，但二硫键不是主要的化学键。故选E。

【B_1型题】

23.【答案】A

【解析】蛋白质二级结构的定义是蛋白质分子中某一肽链的局部空间结构，也就是该段肽段主链骨架原子的相对空间位置，并不涉及氨基酸残基侧链的构象。β-折叠属于二级结构的构象之一。

24.【答案】D

【解析】蛋白质分子中，从N端到C端的氨基酸排列顺序称为蛋白质的一级结构。故选D。

25.【答案】A

26.【答案】C

【解析】别构蛋白质发生别构效应的时候主要是亚基的构象发生变化，故选C。

27.【答案】D

【解析】亚基是构成四级结构的单位，所以亚基的解聚破坏的是蛋白质的四级结构。故选D。

28.【答案】A

【解析】蛋白酶水解得到的产物是各种大小不等的肽段和氨基酸，破坏的是蛋白质的一级结构。

29.【答案】A

【解析】如Hb和O_2结合不仅发生了协同效应，而且发生了别构效应。故选A。

30.【答案】C

【解析】肽键是一级结构的主要化学键，所以一级结构被破坏的时候会发生肽键的断裂。

31.【答案】D

【解析】蛋白质的三级结构是指整条肽链中全部氨基酸残基的相对空间位置，也就是整条肽链所有原子在三维空间的排布位置。二硫键是维系蛋白质三维结构的一种作用力，故选D。

32.【答案】B

【解析】亚基通过非共价键彼此结合，形成蛋白质的四级结构。

33.【答案】A

【解析】蛋白质的一级结构仅是指从N端到C端的氨基酸排列顺序，并不涉及空间构象。

34.【答案】C

【解析】蛋白质二级结构的定义是蛋白质分子中某一肽链的局部空间结构，也就是该段肽段主链骨架原子的相对空间位置，并不涉及氨基酸残基侧链的构象；而蛋白质的三级结构是指整条肽链中全部氨基酸残基的相对空间位置，也就是整条肽链所有原子在三维空间的排布位置，故选C。

35.【答案】A

【解析】在某些物理和化学因素作用下，蛋白质特定的空间构象被破坏，从而导致其理化性质的改变和生物学活性的丧失，称为蛋白质的变性。一般认为蛋白质的变性主要发生在二硫键和非共价键的破坏，不涉及一级结构中氨基酸序列的改变。

第二章 核酸的结构与功能

【A_1型题】

1.【答案】C

【解析】核苷酸是构成核酸的基本组成单位。碱基和核糖或脱氧核糖生成核苷或脱氧核苷。

2.【答案】E

【解析】DNA的变性是双链解离为单链的过程，是某些理化因素导致DNA双链互补碱基对之间的氢键发生了断裂。故选E。

3.【答案】E

【解析】无论哪种单核苷酸（组成核酸的单位），它的磷的含量是恒定的，而C、H、O和N却含量不一。故选E。

4.【答案】A

【解析】tRNA的3′端是CCA，氨基酸可以通过酯键连接在A上。mRNA有帽结构和密码子以及多聚腺苷酸尾，rRNA与核糖体蛋白结合形成大小亚基。故选A。

5.【答案】C

【解析】T是构成DNA的碱

基，U是RNA所特有的碱基。故选C。

6.【答案】E

【解析】Chargaff规则：①A和T的摩尔数相等，C和G的摩尔数相等。②不同生物种属的DNA碱基组成不同。③同一个体不同器官、不同组织的DNA具有相同的碱基组成。故选E。

7.【答案】B

【解析】hnRNA是mRNA的初级产物，在核内存在的时间极短，经过剪接成为成熟的mRNA。

8.【答案】B

【解析】从mRNA分子5′-末端起的第一个AUG开始，每三个核苷酸为一组定义了一个密码子或三联体密码。故选B。

9.【答案】C

【解析】胞质中还有一种胞质小RNA。故选C。

10.【答案】C

【解析】RNA的戊糖C-2′原子上有一个羟基，故称为核糖核酸。

11.【答案】D

【解析】DNA双螺旋是反向平行、右手螺旋的双链结构。故选D。

12.【答案】D

【解析】U是RNA所特有的碱基。故选D。

13.【答案】E

【解析】核苷或脱氧核苷的C-5′原子的羟基与磷酸反应，脱水后形成酯键，构成核苷酸或脱氧核苷酸。故选E。

14.【答案】E

【解析】在中性条件下，核酸的最大吸收值在260nm附近。

15.【答案】D

16.【答案】E

【解析】根据Chargaff规则：A和T的摩尔数相等，C和G的摩尔数相等。故选E。

17.【答案】D

【解析】tRNA的3′端是CCA，由74~95个核苷酸组成，其二级结构是三叶草，反密码环居中的三个核苷酸构成一个反密码子。

18.【答案】A

【解析】T是构成DNA的碱基。故选A。

19.【答案】B

【解析】真核生物的核糖体rRNA有5S、5.8S、18S、28S，原核生物是5S、16S和23S。

20.【答案】E

【解析】DNA是脱氧核糖，RNA是核糖；T是构成DNA的碱基，U是RNA所特有的碱基。

21.【答案】A

【解析】腺嘌呤与胸腺嘧啶之间形成两个氢键，鸟嘌呤和胞嘧啶之间形成三个氢键。U是RNA所特有的碱基。故选A。

【B_1型题】

22.【答案】C

【解析】tRNA是蛋白质合成的氨基酸载体，故选C。

23.【答案】E

【解析】Tm值是DNA在解链过程中，紫外吸光度的变化达到最大变化值一半时的温度，此时50%的DNA双链被打开。故选E。

24.【答案】D

【解析】当变性条件缓慢去除后，两条解离的互补链可重新配对，恢复原来的双螺旋结构。这一现象称为复性。故选D。

25.【答案】A

【解析】互补的核苷酸序列（DNA与DNA、DNA与RNA、RNA与RNA等）通过Watson-Crick碱基配对形成非共价键，从而形成稳定的同源或异源双链分子的过程，称为核酸分子杂交技术，又称核酸杂交。

26.【答案】B

【解析】放射性核素、生物素或荧光染料进行标记的已知序列的核酸片段，即为核酸探针。

27.【答案】A

【解析】核酸的一级结构是核苷酸的排列顺序。故选A。

28.【答案】B

【解析】tRNA属于核糖核酸，其二级结构是三叶草，故选B。

29.【答案】E

【解析】核小体是染色质的基本组成单位。故选E。

第三章 酶

【A_1型题】

1.【答案】B

【解析】维生素B_1的辅酶是硫胺素焦磷酸，维生素B_6的辅酶是磷酸吡哆醛和磷酸吡哆胺，泛酸的辅酶是辅酶A，叶酸的辅酶是四氢叶酸。故选B。

2.【答案】B

【解析】常见的酶催化基团有丝氨酸的羟基、半胱氨酸的巯基、谷氨酸的羧基，是构成酶活性中心的常见基团。故选B。

3.【答案】B

【解析】酶蛋白和辅助因子结合形成的复合物称为全酶，只有全酶才有催化作用。辅酶是指与脱辅酶结合比较松弛的小分子有机物质，通过透析方法可以除去；辅基是以共价键结合。酶蛋白决定反应的特异性，辅酶决定反应的种类与性质。故选B。

4.【答案】B

【解析】$NADP^+$和NAD^+均含

烟酰胺（维生素 PP 之一）。

5.【答案】C

【解析】根据米氏方程 $V=V_{max}$［S］/K_m+［S］。

6.【答案】B

【解析】同工酶是催化相同化学反应但一级结构不同的一组酶。

7.【答案】A

【解析】酶促反应的关键酶是在酶促体系中催化活性最低，也称为限速酶。故选 A。

8.【答案】A

【解析】酶分子的催化部位和调节部位有的在同一亚基内，也有的不在同一亚基。故选 A。

9.【答案】E

【解析】竞争性抑制剂可与底物竞争酶的活性中心，从而阻碍酶和底物结合成中间产物，它与酶分子之间的结合是可逆的。

10.【答案】C

【解析】酶的辅因子，根据它们与脱辅酶结合的松紧程度不同，分为两类，即辅酶和辅基。辅酶是指与脱辅酶结合比较松弛的小分子有机物质，通过透析方法可以除去；辅基是以共价键和脱辅酶结合，不能通过透析除去，需要经过一定的化学处理才能与蛋白分开。

11.【答案】C

【解析】立体异构专一性是指酶仅作用于底物分子的某一种立体异构体。

12.【答案】D

【解析】大多数酶的本质是蛋白质，核酶是具有催化功能的 RNA 分子。酶可以改变反应速率，使之加快达到平衡，但不能改变反应的平衡常数。酶作为一种催化剂比一般的催化剂可以更显著的降低活化能，催化效率更高。部分酶和底物结合具有绝对特异性。还有一类酶只具有相对特异性，可作用于一类化合物或一种化学键。

13.【答案】C

【解析】无活性酶的前体称作酶原。酶原向酶的转化过程称为酶原的激活。酶原的激活是酶的活性中心形成或暴露的过程。

14.【答案】C

【解析】酶蛋白肽链上的一些基团可与某种化学基团发生可逆的共价结合，从而改变酶的活性称为酶的共价修饰。这种酶的失活和有活性的互变是由两种催化可逆反应的酶所催化。故选 C。

15.【答案】D

【解析】K_m 是米氏常数，等于酶促反应速率为最大速率一半时的底物浓度。是酶的特征常数之一，只与酶的结构、底物和反应环境有关，与酶的浓度无关。K_m 值越小，酶对底物的亲和力越大。故选 D。

16.【答案】A

【解析】在酶促反应系统中，当底物浓度大大超过酶的浓度，酶被底物饱和时，反应速率达到最大。故选 A。

【B_1 型题】

17.【答案】D

【解析】根据米氏方程推导的竞争性抑制剂、底物和反应速率之间的动力学关系，其双倒数方程为：$1/V=K_m/V_{max}$（1+［I］/K_i）×1/［S］+$1/V_{max}$。可见无论竞争性抑制剂的浓度如何，各直线在纵轴上的截距均为 $1/V_{max}$，这说明酶促反应的 V_{max} 不因有竞争性抑制剂的存在而改变，此外，横轴截距量的 K_m（表观 K_m）大于无抑制剂存在时的 K_m 值，竞争性抑制剂作用使酶的 K_m 值增大，故选 D。

18.【答案】E

【解析】非竞争性的双倒数方程为：$1/V=K_m/V_{max}$（1+［I］/K_i）×1/［S］+$1/V_{max}$（1+［I］/K_i）。故选 E。

19.【答案】D

【解析】pH 通过改变酶和底物分子解离状态影响反应速率，故选 D。

20.【答案】C

【解析】激活剂可加快酶促反应速率，故选 C。

21.【答案】B

【解析】酶被底物饱和时，反应速率达到最大，此时反应速率和酶浓度变化成正比关系。故选 B。

22.【答案】E

【解析】抑制剂多与酶活性中心内外必需基团相结合，从而抑制酶的催化活性。故选 E。

第四章 糖 代 谢

【A_1 型题】

1.【答案】B

【解析】糖酵解第六步 3-磷酸甘油醛由 3-磷酸甘油醛脱氢酶催化，以 NAD^+ 为辅酶接受氢和电子并生成 ATP。故选 B。

2.【答案】A

【解析】丙酮酸在线粒体经过 5 步反应氧化脱羧生成乙酰 CoA，其中包含 1 次脱羧两次脱氢，而乙酰 CoA 进入三羧酸循环完全氧化则需要两次脱羧和 4 次脱氢。

3.【答案】B

【解析】蛋白质合成的基本原

料是氨基酸，糖分解不能生成氨基酸。故选 B。

4.【答案】C

【解析】乳酸循环中丙酮酸被还原为乳酸，其氢原子由 NADH+H^+提供，后者来着糖酵解中 3-磷酸甘油醛脱氢反应。故选 C。

5.【答案】A

【解析】糖酵解第一步：葡萄糖磷酸化为葡萄糖-6-磷酸；磷酸戊糖途径第一步葡萄糖-6-磷酸生成磷酸戊糖和 NADPH；糖异生最后一步：葡萄糖-6-磷酸水解为葡萄糖。故选 A。

6.【答案】C

【解析】三羧酸循环由八步代谢反应组成：乙酰 CoA 与草酰乙酸缩合成柠檬酸，柠檬酸经顺乌头酸转变为异柠檬酸，异柠檬酸氧化脱羧转为 α-酮戊二酸，α-酮戊二酸氧化脱羧生成琥珀酰 CoA，琥珀酰 CoA 合成酶催化底物水平磷酸化反应，琥珀酸脱氢生成延胡索酸，延胡索酸加水生成苹果酸，苹果酸脱氢生成草酰乙酸。故选 C。

7.【答案】B

【解析】乳酸循环中，乳酸进入血液后，入肝脏并在乳酸脱氢酶的作用下变成丙酮酸，接着通过糖异生途径生成葡萄糖，进入血液被肌肉摄取利用。故选 B。

8.【答案】E

【解析】三羧酸循环运转 1 周的净结果是氧化 1 分子的乙酰 CoA，而不是生成乙酰 CoA。

9.【答案】D

【解析】三羧酸循环中有 4 次脱氢反应，如不能有效地进行氧化磷酸化，NADH+H^+及 $FADH_2$ 仍保持还原状态，则三羧酸循环中的脱氢反应都将无法继续进行。故选 D。

10.【答案】B

【解析】丙酮酸激酶是糖酵解途径中的关键酶。故选 B。

11.【答案】C

【解析】葡萄糖有氧氧化第一阶段：葡萄糖→2×丙酮酸，由于还原当量进入线粒体的穿梭机制不同，最后净得的 ATP 为 5 或 7。第二阶段：2×丙酮酸→2×乙酰 CoA，得 5 个 ATP。第三阶段：2×三羧酸循环，得 2×10 个 ATP。故选 C。

12.【答案】B

【解析】烯醇化酶催化 2-磷酸甘油酸脱水生成磷酸烯醇丙酮酸尽管这个反应的标准自由能改变比较小，但反应时可引起分子内部的电子重排和能量重新分布，形成一个高能磷酸键。故选 B。

13.【答案】D

【解析】磷酸戊糖途径的生理意义在于生成 NADPH 和 5-磷酸核糖。故选 D。

14.【答案】C

【解析】葡萄糖-1-磷酸与 UTP 反应生成 UDPG 及焦磷酸，UDPG 可看作活性葡萄糖在体内充作葡萄糖供体。故选 C。

15.【答案】A

【解析】胰岛素是机体内唯一降低血糖的激素，同时促进糖原、脂肪、蛋白质合成。故选 A。

16.【答案】C

【解析】1 分子葡萄糖在缺氧的条件下转变为 2 分子乳酸，同时伴随着能量的产生，净产生 2 分子 ATP；糖原开始 1 分子葡萄糖单位糖酵解成乳酸，净产生 3 分子 ATP。故选 C。

17.【答案】C

【解析】乙酰辅酶 a 在 TCA 中氧化生成 CO_2 和 H_2O 并释放能量，不能作为糖异生的原料。故选 C。

18.【答案】A

【解析】肌糖原主要是供肌肉收缩的急需，肝糖原是血糖的重要来源。故选 A。

19.【答案】D

【解析】糖异生的主要作用就是维持血糖水平恒定。故选 D。

20.【答案】C

【解析】己糖激酶催化葡萄糖磷酸化生成葡萄糖-6-磷酸，反应是不可逆的。糖酵解途径有 3 个关键酶：己糖激酶、磷酸果糖激酶-1 和丙酮酸激酶。肝细胞内存在Ⅳ型己糖激酶，称为葡萄糖激酶。故选 C。

21.【答案】C

【解析】肝细胞中存在的Ⅳ型己糖激酶称为葡萄糖激酶，它对葡萄糖的亲和力很低，K_m 为 10mmol/L，而其他己糖激酶 K_m 在 0.1mmol/L 左右。故选 C。

22.【答案】C

【解析】肌肉缺乏葡萄糖-6-磷酸酶，肌糖原分解不能直接成糖，可成 G-6-P 后进入糖酵解途径，或氧化分解，或生成乳酸后经乳酸循环再利用。故选 C。

23.【答案】B

【解析】糖酵解途径有 3 个关键酶：己糖激酶、磷酸果糖激酶-1 和丙酮酸激酶。故选 B。

24.【答案】E

【解析】维持血糖水平的恒定是糖异生最主要的生理作用，糖异生是补充或恢复肝糖原储备的重要途径，肾糖异生增强有利于维持酸碱平衡，肌中产生的乳酸运输至肝进行糖异生形成乳酸循环以避免损失乳酸并防止因乳酸堆积引起的酸中毒。故选 E。

25.【答案】B

【解析】糖酵解途径有 3 个关键酶：己糖激酶、磷酸果糖激酶-1 和丙酮酸激酶。其中磷酸果糖激酶受多种变构效应剂的调节。故选 B。

26.【答案】E

【解析】丙酮酸脱氢酶复合体的辅酶有 TPP、硫辛酸、FAD、NAD^+及 CoA。故选 E。

【B_1型题】

27.【答案】B

【解析】糖异生和糖酵解途径的多数反应是共有的可逆反应，但有3个不可逆反应：丙酮酸经丙酮酸羧化支路变为磷酸烯醇丙酮酸；果糖-1,6-二磷酸转变为果糖-6-磷酸；6-磷酸葡萄糖水解为葡萄糖。分析5个答案，可选两者共用3-磷酸甘油醛脱氢酶。

28.【答案】E

29.【答案】C

30.【答案】D

【解析】磷酸戊糖的第一步是葡萄糖-6-磷酸由葡萄糖-6-磷酸脱氢酶催化生成6-磷酸葡萄糖酸内酯。其他途径不需要，故选D。

31.【答案】E

【解析】己糖激酶催化葡萄糖磷酸化生成葡萄糖-6-磷酸，反应是不可逆的。糖酵解途径有3个关键酶：己糖激酶、磷酸果糖激酶-1和丙酮酸激酶。

32.【答案】B

【解析】磷酸烯醇丙酮酸羧化激酶是糖异生重要的限速酶，胰高血糖素可以诱导该酶的表达，而胰岛素可以降低该酶的表达。

33.【答案】C

【解析】三羧酸循环的关键酶是柠檬酸合成酶、异柠檬酸脱氢酶和α-酮戊二酸脱氢酶。

34.【答案】A

【解析】葡萄糖-6-磷酸酶只存在于肝肾中，所以只有肝和肾可以补充血糖。

第五章　脂质代谢

【A_1型题】

1.【答案】E

【解析】甘油三酯酶的催化反应是甘油三酯分解的限速步骤，是脂肪动员的限速酶。因其活性受多种激素的调控，故称为激素敏感性甘油三酯酶。故选E。

2.【答案】C

【解析】ACP全称为arcyl carrier protein，译为酰基载体蛋白。故选C。

3.【答案】C

【解析】在机体内，能从一种化合物转移到另一种化合物上的甲基称为不稳定甲基，该过程称为酯转化过程。体内酯转化过程有重要的作用，诸如参与肌酸的合成对肌肉代谢很重要、肾上腺素之类激素的合成并可甲酯化某些物质使之从尿中排出。胆碱是不稳定甲基的一个主要来源，蛋氨酸、叶酸和维生素B_{12}等也能提供不稳定甲基。因此，需在维生素B_{12}和叶酸作为辅酶因子帮助下，胆碱在体内才能由丝氨酸和蛋氨酸合成而得。故选C。

4.【答案】D

【解析】乙酰CoA不能逆行生成丙酮酸，因丙酮酸转变为乙酰CoA这步反应是不可逆的。

5.【答案】E

6.【答案】C

【解析】肝细胞合成的甘油三酯不能形成VLDL分泌入血，则聚集以脂滴形式存在于肝细胞质中，形成脂肪肝。故选C。

7.【答案】D

【解析】食物脂肪消化吸收后以CM的形式进入血液循环。

8.【答案】D

【解析】琥珀酰CoA转硫酶在心、肾、脑和骨骼肌的线粒体中含量较高，可以活化乙酰乙酸。

9.【答案】B

【解析】脂酰CoA进入线粒体是脂肪酸β-氧化的主要限速步骤，肉碱脂酰转移酶Ⅰ是脂酸β氧化的限速酶。故选B。

10.【答案】D

【解析】脂酰CoA在胞液中生成，其分解代谢在线粒体内。

11.【答案】D

【解析】线粒体体内的乙酰CoA必须进入胞液才能成为脂酸的合成原料，乙酰CoA不能自由透过线粒体内膜，主要通过柠檬酸-丙酮酸循环完成。故选D。

12.【答案】D

【解析】乙酰CoA是胆固醇合成的直接原料，它来自葡萄糖、脂肪酸及某些氨基酸的代谢产物。另外，还需要ATP供能和NADPH供氢。合成1分子胆固醇需消耗18分子乙酰CoA、36分子ATP和16分子NADPH。故选D。

13.【答案】B

【解析】在线粒体，脂酰CoA经过脱氢、加水、再脱氢和硫解四步反应，分解生成1分子乙酰CoA和少了2个C原子的脂酰CoA。故选B。

14.【答案】A

【解析】以往认为必需脂肪酸共有三种，亚油酸、亚麻酸和花生四烯酸。但是现代医学研究表明只有亚油酸、亚麻酸是必需脂肪酸，只要亚油酸供给充足，人体可以利用亚油酸合成花生四烯酸。故选A。

15.【答案】C

【解析】极低密度脂蛋白（VLDL）是运输内源性甘油三酯的主要形式，肝细胞可以葡萄糖为原料合成甘油三酯，也可利用食物及脂肪组织动员的脂酸合成脂肪，然后加上apoB100和E以及磷脂、胆固醇等即形成 VLDL。

16.【答案】A

【解析】乙酰 CoA 可由糖氧化分解或由脂肪酸、酮体和蛋白分解生成，生成乙酰 CoA 的反应均发生在线粒体中，而脂肪酸的合成部位是胞质，因此乙酰 CoA 必须由线粒体转运至胞质。但是乙酰 CoA 不能自由通过线粒体膜，需要通过一个称为柠檬酸-丙酮酸循环来完成乙酰 CoA 由线粒体到胞质的转移。首先在线粒体内，乙酰 CoA 与草酰乙酸经柠檬酸合成酶催化，缩合生成柠檬酸，再由线粒体内膜上相应载体协助进入胞液，在胞液内存在的柠檬酸裂解酶可使柠檬酸裂解产生乙酰 CoA 及草酰乙酸。前者即可用于生成脂肪酸，后者可返回线粒体补充合成柠檬酸时的消耗。但草酰乙酸也不能自由通透线粒体内膜，故必须先经苹果酸脱氢酶催化，还原成苹果酸再经线粒体内膜上的载体转运入线粒体，经氧化后补充草酰乙酸。也可在苹果酸酶作用下，氧化脱羧生成丙酮酸，同时伴有 NADPH 的生成。丙酮酸可经内膜载体被转运入线粒体内，此时丙酮酸可再羧化转变为草酰乙酸。每经柠檬酸丙酮酸循环一次，可使一分子乙酸 CoA 由线粒体进入胞液，同时消耗两分子 ATP，还为机体提供了 NADPH 以补充合成反应的需要。

17.【答案】C

【解析】胆固醇的合成代谢基本过程分三个阶段：①甲基二羟戊酸合成：HMG-GoA 还原酶是胆固醇合成的限速酶。②鲨烯的合成。③胆固醇的合成：胆固醇的合成调节主要是膳食胆固醇、合成的胆固醇及几种激素对 HMG-CoA 还原酶活性的影响。

18.【答案】E

19.【答案】D

20.【答案】E

【解析】糖供应不足或利用障碍时，糖代谢减弱，3-磷酸甘油及 ATP 不足，脂酸酯化减少，主要进入线粒体进行 β 氧化，酮体生成增多。故选 E。

21.【答案】E

【解析】胆固醇有三个主要生理功能：①形成胆酸：胆汁产于肝脏而储存于胆囊内，经释放进入小肠与被消化的脂肪混合。胆汁的功能是将大颗粒的脂肪变成小颗粒，使其易于与小肠中的酶作用。在小肠尾部，85%～95%的胆汁被重新吸收入血，肝脏重新吸收胆酸使之不断循环，剩余的胆汁（5%～15%）随粪便排出体外。肝脏需产生新的胆酸来弥补这 5%～15%的损失，此时就需要胆固醇。②构成细胞膜：胆固醇是构成细胞膜的重要组成成分，细胞膜包围在人体每一细胞外，胆固醇为它的基本组成成分。有人曾发现给动物喂食缺乏胆固醇的食物，结果这些动物的红细胞脆性增加，容易引起细胞的破裂。因此，可以想象要是没有胆固醇，细胞就无法维持正常的生理功能，生命也将终止。③合成激素：激素是协调多细胞机体中不同细胞代谢作用的化学信使，参与机体内各种物质的代谢，包括糖、蛋白质、脂肪、水、电解质和矿物质等的代谢，对维持人体正常的生理功能十分重要。人体的肾上腺皮质和性腺所释放的各种激素，如皮质醇、醛固酮、睾酮、雌二醇以及维生素 D 都属于类固醇激素，其前体物质就是胆固醇。

22.【答案】C

【解析】在线粒体，脂酰 CoA 经过脱氢、加水、再脱氢和硫解四步反应，分解生成 1 分子乙酰 CoA 和少了 2 个 C 原子的脂酰 CoA，还有 1 分子的 $FADH_2$ 和 1 分子 $NADH + H^+$。1 分子的 $FADH_2$ 和 1 分子 $NADH+H^+$ 氧化可生成 4 个 ATP，此题分解为 10mol 乙酰 CoA，共有 9 次 β-氧化过程。

23.【答案】A

【解析】乙酰 CoA 是合成脂酸的主要原料。脂酸的合成所需要的氢全部由 NADPH 提供。

24.【答案】A

【解析】LCAT 为卵磷脂胆固醇酰基转移酶，是循环中游离胆固醇酯化的主要酶，它转移卵磷脂 sn-2 位的脂肪酰基至胆固醇，生成胆固醇酯和溶血卵磷脂。LCAT 与高密度脂蛋白（HDL）结合，故胆固醇酯化主要发生于 HDL，LCAT 在 HDL 代谢和胆固醇逆转运中发挥重要作用。

25.【答案】D

【解析】酮体包括乙酰乙酸、β-羟丁酸及丙酮，是脂酸在肝细胞分解氧化时产生的特有中间代谢物。故选 D。

26.【答案】D

【解析】酮症酸中毒一般不会出现在轻型糖尿病。短期饥饿，机体会分泌胰升血糖，动员肝糖原，升高血糖水平。只有在长期饥饿时，机体糖原储备极少，故转而利用脂肪分解产生酮体供能。

27.【答案】B

【解析】酮体合成的原料是脂酸在肝细胞线粒体中经 β 氧化生成的大量乙酰 CoA。故选 B。

28.【答案】B

【解析】几乎全身各组织均可合成胆固醇，肝是合成胆固醇的主要场所。

29.【答案】E

【解析】无论是肝内还是肝外组织合成的胆固醇，并不被彻底氧化，而是经氧化、还原转变为其他含环戊烷多氢菲母核的化合物，如胆酸、肾上腺皮质激素、性激素（睾酮、雌二醇）、维生素 D_3 等重要的生理活性物质。因此，选项 B、C、D 均不正确。胆固醇在肝中经羟化，侧链氧化断裂，转变为胆汁酸，是胆固醇在体内代谢的主要去路。胆红素大部分来自衰老红细胞中血红蛋白的分解。胆固醇是不能转化成胆红素的。

30.【答案】E

【解析】乙酰 CoA 是酮体合成的原料。酮体在产生以后可以离开肝细胞进入血液，经由血液循环到达肝外组织，其中丙酮经肺被呼出体外，而另两种酮体则可重新转变为乙酰 CoA 进入三羧酸循环。这过程在肝外细胞发生。肝细胞中没有琥珀酰 CoA 转硫酶和乙酰乙酸硫激酶，所以肝细胞不能利用酮体。

31.【答案】D

【解析】全身各组织细胞的内质网均可合成磷脂，但肝、肾及肠等组织最活跃。故选 D。

32.【答案】E

【解析】脂酸经 β-氧化后生成的乙酰 CoA，一部分在线粒体内通过三羧酸循环彻底氧化，一部分在线粒体缩合成酮体，通过血液运送到肝外组织氧化利用。

33.【答案】D

【解析】清蛋白能与许多物质结合产生广泛可逆构形的改变。清蛋白能结合阳离子，也能结合阴离子，所以清蛋白能输送许多性能不同的物质，如脂肪酸、激素、微量金属离子、酶、维生素和药物等。故选 D。

34.【答案】A

【解析】长期饥饿时脑及肌组织主要靠酮体氧化供能。故选 A。

35.【答案】E

【解析】含磷酸的脂类称为磷脂，广泛分布于机体各组织细胞，不仅是生物膜结构和血浆脂蛋白的重要组成成分，近年来还发现磷脂在细胞识别和信号转导方面起着十分重要的作用。磷脂主要有甘油磷脂和鞘磷脂。甘油磷脂基本结构与分类：甘油磷脂由甘油、脂肪酸、磷酸及含氮化合物等组成。甘油的 1 位和 2 位羟基各结合 1 分子脂肪酸，3 位羟基结合 1 分子磷酸，即为磷脂酸，然后其磷酸基团的羟基可与不同的取代基团连接，就形成 6 类不同的甘油磷脂：磷脂酰胆碱、磷脂酰乙醇胺、磷脂酰肌醇、磷脂酰丝氨酸、磷脂酰甘油、二磷脂酰甘油。故选 E。

【B_1 型题】

36.【答案】A

【解析】乙酰乙酰 CoA 硫解酶存在于酮体生成过程中，使 2 分子乙酰 CoA 缩合成乙酰乙酰 CoA。乙酰乙酰 CoA 在 HMG-CoA 合成酶的作用下与另一乙酰 CoA 生成 HMG-CoA，然后 HMG-CoA 在其裂解酶的作用下生成乙酰乙酸，乙酰乙酸脱氢脱羧分别生成 B-羟丁酸和丙酮，此为酮体生成过程。HMG-CoA 合成酶在肝细胞内丰富，在其他组织极少，故而是合成关键酶。故选 A。

37.【答案】C

【解析】酮体利用的关键酶是琥珀酰 CoA 转硫酶。故选 C。

38.【答案】D

【解析】乙酰 CoA 羧化酶是脂酸合成的限速酶，存在于胞液中，辅基为生物素。故选 D。

39.【答案】B

【解析】生物膜主要成分有蛋白质、膜脂质、糖类。故选 B。

40.【答案】A

【解析】脂肪的主要功能是氧化供能和储存能量，脂肪是生物体所需能量的一种来源。

41.【答案】C

【解析】多不饱和脂肪酸的重要衍生物包括前列腺素、血栓烷及白三烯。

42.【答案】D

【解析】脂肪消化的主要部位是小肠，小肠中消化脂肪靠胆汁和胰液来完成。胆汁能使脂质乳化成细小的微团，增加各种消化脂类的酶和脂类的接触面积，有利于脂类的水解。同时，胰腺分泌大量的消化脂类的酶，包括胰脂肪酶（辅脂酶）、磷脂酶 A_2、胆固醇酯酶等。胰脂肪酶水解大部分脂肪为甘油一酯和脂肪酸，少量脂肪为甘油和脂肪酸；磷脂酶 A_2 水解磷脂为溶血磷脂和脂肪酸；胆固醇酯酶促进胆固醇酯水解生成游离胆固醇和脂肪酸。

43.【答案】E

【解析】乳糜微粒为直径为 10. 3~1. 5μm 的血浆脂蛋白颗粒，是在流经小肠的淋巴系统中生成。颗粒中心为中性脂肪，周围为磷脂。故选 E。

44.【答案】C

【解析】胆固醇和酮体合成的共同中间产物是 HMG-CoA。

45.【答案】E

【解析】酮体在产生以后可以离开肝细胞进入血液，经由血液循环到达肝外组织，其中丙酮经肺被呼出体外，而另两种酮体则可重新转变为乙酰 CoA 进入三羧酸循环。这过程在肝外细胞发生(肝细胞内缺乏相关的酶)，包括：β-羟丁酸被 NAD^+ 氧化为乙酰乙酸；乙酰乙酸与琥珀酰 CoA 在 β-酮酰转移酶的催化下转变为乙酰乙酰 CoA 和琥珀酸；乙酰乙酰 CoA 与 CoA 作用，产生两分子乙酰 CoA。CoA 的 SH 基与琥珀酸形成硫酯键，为 α-酮戊二酸通过 α-酮戊二酸脱氢酶氧化时生成。是三羧酸循环的组成环节之一。琥珀酰 CoA 合成酶是三羧酸循环中的一种酶。琥珀酰 CoA 在琥珀酸硫激酶的作用下，高能硫酯键水解，能量转移给 GDP 生成 GTP 和琥珀酸。生成的 GTP 可直接利用，也可将其高能磷酸基团转移给 ADP 生成 ATP。这是三羧酸循环中唯一的一次底物磷酸化反应。

46.【答案】D

【解析】磷酸二羟丙酮是糖酵解的中间产物，同时也是甘油异生成糖的中间产物，故为联络甘油和葡萄糖的化学物质。甘油可以在甘油激酶作用下接受 ATP 的磷酸基成为甘油-3-磷酸，再经 NAD^+氧化成为磷酸二羟丙酮，进入糖酵解。糖酵解中，醛缩酶催化 1, 6-二磷酸果糖生成磷酸二羟丙酮和 3-磷酸甘油醛，此反应是可逆的。故选 D。

47.【答案】A

【解析】极低密度脂蛋白（VLDL）的主要功能是运输肝脏中合成的内源性甘油三酯。

48.【答案】C

【解析】乳糜微粒 CM 是运输外源性甘油三酯及胆固醇的主要形式。

49.【答案】B

【解析】LDL 是血浆脂蛋白的一种，是血液中胆固醇的主要载体。

50.【答案】D

【解析】血浆脂蛋白主要由蛋白质、甘油三酯、磷脂、胆固醇及其酯组成。乳糜微粒含甘油三酯最多，蛋白质最少，故密度最小；VLDL 含甘油三酯亦多，但其蛋白质含量高于 CM；LDL 含胆固醇及胆固醇酯最多；HDL 含蛋白质最多，故密度最高。

51.【答案】E

【解析】高密度脂蛋白是动脉粥样硬化及冠心病的负因素，其保护作用的机制可能是促进外周细胞（包括动脉血管壁的平滑肌细胞、内皮细胞、动脉粥样硬化斑块处的巨噬细胞）内胆固醇的逆转运，促进胆固醇在肝内代谢转化及拮抗低密度脂蛋白的致动脉粥样硬化作用。

第六章　生物氧化

【A_1 型题】

1.【答案】A

【解析】$NADP^+$ 为辅酶Ⅱ，NAD^+为辅酶Ⅰ，按照呼吸链顺序只有 A 项符合。故选 A。

2.【答案】A

【解析】ATP 含量上升，能荷升高，呼吸链被抑制（能荷对能量代谢相关的如糖酵解，呼吸链等过程的关键酶有调节作用）。氧化磷酸化的调节受 ADP/ATP 比值的影响，细胞储备 ATP 较多，则会抑制氧化磷酸化的速度。

3.【答案】D

【解析】质子是在电子传递过程中偶联传递到线粒体内膜外的，该能量由电子传递提供。故选 D。

4.【答案】E

【解析】复合体Ⅰ即 NADH：辅酶 Q 氧化还原酶复合体，由 NADH 脱氢酶（一种以 FMN 为辅基的黄素蛋白）和一系列铁硫蛋白（铁－硫中心）组成。它从 NADH 得到两个电子，经铁硫蛋白传递给辅酶 Q。铁硫蛋白含有非血红素铁和酸不稳定硫，其铁与肽类半胱氨酸的硫原子配位结合。铁的价态变化使电子从 $FMNH_2$ 转移到辅酶 Q。复合体Ⅱ由琥珀酸脱氢酶（一种以 FAD 为辅基的黄素蛋白）和铁硫蛋白组成，将从琥珀酸得到的电子传递给辅酶 Q。故选 E。

5.【答案】B

6.【答案】A

【解析】琥珀酸脱氢酶催化琥珀酸氧化成为延胡索酸。该酶结合在线粒体内膜上，含有铁硫中心和共价结合的 FAD，来自琥珀酸的电子通过 FAD 和铁硫中心，然后进入电子传递链到 O。FAD 作为质子载体时，P/O≈1.5。

7.【答案】B

【解析】生物氧化的定义是指生物体内有机物被氧化成 CO_2 和 H_2O，并释放能量，其余选项都包含在过程内。故选 B。

8.【答案】C

【解析】NADH 在胞液中（非线粒体）形成，则必需进入线粒体才能加入到呼吸链中。但 NADH 非脂溶性，不能过膜，所带 H 要靠其他方式，才能过膜。过膜的方式只有苹果酸载体系统和 α-磷酸甘油载体两种系统。

9.【答案】A

10.【答案】C

【解析】运动时，大量 ATP 脱磷酸供能，ADP 含量上升，导致呼吸链加速，呼吸链加速需要氧气量增加，此时呼吸加快。

11.【答案】D

【解析】苹果酸穿梭系统将电子以还原性等效物的形式进入线粒体的电子传递链中以生成 ATP，不耗能。故选 D。

12.【答案】C

【解析】呼吸过程中无机磷酸（Pi）消耗量（即生成 ATP 的量）和氧消耗量的比值称为磷氧比。

13.【答案】D

14.【答案】E

【解析】细胞色素 aa3 除了含有铁以外还含有铜离子，在电子传递过程中，可以发生 Cu^+—Cu^{2+}的互变。故选 E。

15.【答案】C

【解析】肌肉中磷酸肌酸的含量是 ATP 的 4 倍。故选 C。

16.【答案】B

【解析】氰化物、叠氮化物、CO、H_2S 等，阻断由细胞色素 aa3 到氧的传递。故选 B。

17.【答案】D

【解析】糖酵解发生在细胞质，三羧酸循环、脂肪酸氧化等其余项发生在线粒体。故选 D。

【B_1 型题】

18.【答案】D

【解析】三羧酸循环，脂肪酸氧化发生在线粒体基质中，呼吸链主要发生在线粒体内膜，ATP 合成主要是质子流通过 ATP 合酶时生成的，ATP 合酶由两部分组成（Fo-F1）。

19.【答案】B

20.【答案】E

21.【答案】D

22.【答案】B

【解析】ATP 合酶由两部分组成（Fo-F1），球状的头部 F1 突向基质液，水溶性催化 ATP 合成。亚单位 Fo 埋在内膜的底部，是疏水性蛋白，构成 H^+ 通道。在生理条件下，H^+ 只能从膜外侧流向基质，通道的开关受柄部某种蛋白质的调节。

23.【答案】E

24.【答案】A

【解析】三羧酸循环中最重要的调节点是 2 次脱羧基的过程。第一次氧化脱羧：在异柠檬酸脱氢酶作用下，异柠檬酸的仲醇氧化成羰基，生成草酰琥珀酸的中间产物，后者在同一酶表面，快速脱羧生成 α-酮戊二酸、NADH 和 CO_2，此反应为 β-氧化脱羧，此酶需要 Mg^{2+} 作为激活剂。此反应是不可逆的，是三羧酸循环中的限速步骤，ADP 是异柠檬酸脱氢酶的激活剂，而 ATP 与 NADH 是此酶的抑制剂。第二次氧化脱羧：在 α-酮戊二酸脱氢酶系作用下，α-酮戊二酸氧化脱羧生成琥珀酰 CoA、NADH+H^+ 和 CO_2，反应过程完全类似于丙酮酸脱氢酶系催化的氧化脱羧，属于 α-氧化脱羧，氧化产生的能量中一部分储存于琥珀酰 CoA 的高能硫酯键中。α-酮戊二酸脱氢酶系也由三个酶（α-酮戊二酸脱羧酶、硫辛酸琥珀酰基转移酶、二氢硫辛酸脱氢酶）和五个辅酶（tpp、硫辛酸、hscoa、NAD^+、FAD）组成。此反应也是不可逆的。α-酮戊二酸脱氢酶复合体受 ATP、GTP、NADH 和琥珀酰 CoA 抑制，但其不受磷酸化/去磷酸化的调控。

25.【答案】C

【解析】乙酰 CoA 具有硫酯键，乙酰基有足够能量与草酰乙酸的羧基进行醛醇型缩合。首先柠檬酸合成酶的组氨酸残基作为碱基与乙酰-CoA 作用，使乙酰-CoA 的甲基上失去一个 H^+，生成的碳阴离子对草酰乙酸的羰基碳进行亲核攻击，生成柠檬酰-CoA 中间体，然后高能硫酯键水解放出游离的柠檬酸，使反应不可逆地向右进行。该反应由柠檬酸合酶催化，是很强的放能反应。由草酰乙酸和乙酰-CoA 合成柠檬酸是三羧酸循环的重要调节点，柠檬酸合成酶是一个变构酶，ATP 是柠檬酸合酶的变构抑制剂，此外，α-酮戊二酸、NADH 能变构抑制其活性，长链脂酰-CoA 也可抑制它的活性，AMP 可对抗 ATP 的抑制而起激活作用。

26.【答案】C

第七章　氨基酸代谢

【A_1 型题】

1.【答案】C

【解析】催化氨基甲酰磷酸生成的酶，分型两种，分别为氨基甲酰磷酸合成酶Ⅰ（CPS-Ⅰ），和氨基甲酰磷酸合成酶Ⅱ（CPS-Ⅱ）。氨基甲酰磷酸合成酶Ⅰ（CPS-Ⅰ）存在于肝线粒体中，合成代谢产物尿素。CPS-Ⅰ是鸟氨酸循环过程中的限速酶，只有在变构激活剂 N-乙酰谷氨酸（AGA）存在时才被激活，N 乙酰谷氨酸可诱导 CPS-Ⅰ的构象发生改变，进而增加酶对 ATP 的亲和力。氨基甲酰磷酸合成酶Ⅱ（CPS-Ⅱ）存在于各种细胞的细胞液中，用谷氨酰胺为原料，合成嘧啶。故选 C。

2.【答案】E

【解析】白化病是由于酪氨酸酶缺乏或功能减退引起的一种皮肤及附属器官黑色素缺乏或合成障碍所导致的遗传性白斑病。

3.【答案】B

【解析】脂类在机体能量供应不足的情况下，可氧化分解，或转化为血糖（葡萄糖），但不可以直接转化为蛋白质。故选 B。

4.【答案】C

【解析】维生素 B_{12} 分子中的钴（可以是一价、二价或三价的）能与-CN、-OH、$-CH_3$ 或 5′-脱氧腺苷等基团相连，分别称为氰钴胺、羟钴胺、甲基钴胺和 5′-脱氧腺苷钴胺，后者又称为辅酶 B_{12}。其实，甲基钴胺也是维生素 B_{12} 的辅酶形式。维生素 B_{12} 的两种辅酶形式——甲基钴胺和 5′-脱氧腺苷钴胺在代谢中的作用各不相同。甲基钴胺（$CH_3 \cdot B_{12}$）参与体内甲基移换反应和叶酸代谢，是 N5-甲基四氢叶酶甲基移换酶的辅酶。此酶催化 $N_5-CH_3-FH_4$ 和同型半胱氨酸之间不可逆的甲基移换反应，产生四氢叶酸和蛋氨酸。

5.【答案】C

【解析】生酮氨基酸，分解代谢过程中能转变成乙酰乙酰辅酶A的氨基酸，共有亮氨酸、赖氨酸、色氨酸、苯丙氨酸和酪氨酸5种。故选C。

6.【答案】A

【解析】肠道细菌对少量未被消化的蛋白质（约占食物蛋白质5%）及未被吸收的氨基酸、小肽等消化产物的分解与转化作用，称为蛋白质的腐败作用。因此，蛋白质的腐败作用是细菌的代谢过程，以无氧分解为主。腐败作用的大多数产物对人体有害，如氨基酸脱羧反应产生胺类、脱氨基反应产生氨，以及其他物质。

7.【答案】C

【解析】氨基酸脱氨基作用产生的氨是体内氨的主要来源。胺的分解也可以产生氨。此外，嘌呤、嘧啶分解也可产生少量氨。

8.【答案】E

【解析】鸟氨酸循环是指肝脏中2分子氨（1分子氨是游离的，1分子氨来自天冬氨酸）和1分子CO_2生成1分子尿素的环式代谢途径。故选E。

9.【答案】B

【解析】氨主要去路是在肝脏合成尿素、随尿排出；一部分氨可以合成谷氨酰胺和门冬酰胺，也可合成其他非必需氨基酸；少量的氨可直接经尿排出体外。

10.【答案】D

【解析】尿素是在肝中经鸟氨酸循环合成的，肝含有合成尿素所需的各种酶。故选D。

11.【答案】B

【解析】肌酸可以由精氨酸、甘氨酸和蛋氨酸为前体在人体肝脏、肾脏和胰脏合成。故选B。

12.【答案】B

【解析】蛋白质中羟脯氨酸是合成后由脯氨酸残基经羟化修饰而来的。羟脯氨酸不属有遗传密码子的20种氨基酸。故选B。

13.【答案】E

【解析】人体必需氨基酸，指人体不能合成或合成速度远不适应机体的需要，必需由食物蛋白供给，这些氨基酸称为必需氨基酸。共有赖氨酸、色氨酸、苯丙氨酸、蛋氨酸、苏氨酸、异亮氨酸、亮氨酸、缬氨酸8种，另一种说法把组氨酸（婴儿体内不能合成，需从食物中获取）也列为必需氨基酸总共为9种。8种人体必需氨基酸的简单记忆方法：“甲携来一本亮色书”就是甲硫氨酸、缬氨酸、赖氨酸、异亮氨酸、苯丙氨酸、亮氨酸、色氨酸、苏氨酸。故选E。

14.【答案】C

【解析】酪氨酸经羟化酶催化加上羟基形成多巴，再经多巴脱羧酶脱去CO_2，形成多巴胺（含邻苯二酚的胺），即儿茶酚胺。

15.【答案】E

【解析】蛋白质的生理价值主要取决于必需氨基酸的种类、数量和比例，必需氨基酸只能从食物中补充。故选E。

16.【答案】C

【解析】尿素的生成在体内主要是通过鸟氨酸循环合成的。鸟氨酸循环，肝脏中2分子氨（1分子氨是游离的，1分子氨来自天冬氨酸）和1分子CO_2生成1分子尿素的环式代谢途径。故选C。

17.【答案】A

【解析】肌肉（骨骼肌和心肌）主要通过嘌呤核苷酸循环脱去氨基：氨基酸经过转氨基作用（一次或多次）把氨基交给草酰乙酸，生成天冬氨酸；后者与次黄嘌呤核苷酸（IMP）反应生成腺嘌呤代琥珀酸，再裂解出延胡索酸和腺嘌呤（AMP）。肌肉中AMP脱氨酶则催化AMP脱氨恢复为IMP，而原先氨基酸的氨基经这个嘌呤核苷酸循环而被脱下。这是因为肌肉不像肝、肾等组织，L-谷氨酸脱氢酶活性极弱，难以通过联合脱氨基作用脱氨基。

【B_1型题】

18.【答案】A

【解析】氨在体内的运输主要有丙氨酸和谷氨酰胺两种形式。

19.【答案】C

【解析】正常情况下，体内的氨主要在肝中通过鸟氨酸循环合成尿素而解毒。首先，氨和二氧化碳在ATP参与下经酶催化、合成氨基甲酰磷酸，后者与鸟氨酸缩合生成瓜氨酸。瓜氨酸再与另一分子氨（由天冬氨酸供给）结合生成精氨酸，精氨酸在肝精氨酸酶的催化下水解生成尿素和鸟氨酸。鸟氨酸再重复上述反应。每循环一次便将2分子氨和1分子二氧化碳变成1分子尿素。

20.【答案】C

【解析】组氨酸为组胺以及肌肽生物合成的前体。故选C。

21.【答案】B

【解析】谷氨酸经谷氨酸脱羧酶催化脱去CO_2即为γ-氨基丁酸。

22.【答案】A

【解析】亚精胺、精胺的前体是鸟氨酸。故选A。

23.【答案】D

【解析】色氨酸经氧化脱羧后可转变为5-羟色胺。故选D。

24.【答案】A

【解析】甲硫氨酸分子中含有S-甲基，通过各种转甲基作用可生成多种含甲基的生理活性物质，如肾上腺素、肉碱、胆碱及肌酸等。在转甲基反应前，甲硫氨酸必须在腺苷转移酶的催化下与ATP反应，生成S-腺苷甲硫氨酸（SAM），SAM中的甲基成为活性甲基，SAM称为活性甲硫氨酸。SAM经甲基转移酶催化，将甲基转移至另一种物质，使其甲基化，而SAM去甲基后生成S-腺苷同型半胱氨酸，后者脱去腺苷生成同型半胱氨酸。同型半胱氨酸再接受N_5-CH_3-FH_4上的甲基，重新生成甲硫氨酸，形成一个循环过程，称为甲硫氨酸循环。

25.【答案】C

【解析】氨基酸从肠黏膜细胞吸收，通过定位于膜上的r-谷氨酰转肽酶催化使吸收的氨基酸与G-SH反应，生成r-谷氨酰基-氨基酸而将氨基酸转入细胞内。由于该过程具有循环往复的性质，故称其为r-谷氨酰循环。

26.【答案】E

【解析】肌肉中的氨基酸将氨基转给丙酮酸生成丙氨酸，后者经血液循环转运至肝脏经过联合脱氨基作用再脱氨基，放出的氨用于合成尿素；生成的丙酮酸经糖异生转变为葡萄糖后再经血液循环转运至肌肉重新分解产生丙酮酸，丙酮酸再接受氨基生成丙氨酸。丙氨酸和葡萄糖反复地在肌肉和肝之间进行氨的转运，故将这一循环过程称为丙氨酸-葡萄糖循环。丙氨酸-葡萄糖循环是肌肉与肝之间氨的转运形式，使肌肉中的氨以无毒的丙氨酸形式运送至肝，同时肝也为肌肉提供了生成丙酮酸的葡萄糖。

27.【答案】B

【解析】由于骨骼肌和心肌中L-谷氨酸脱氢酶活性较低，氨基酸借联合脱氨基作用方式脱氨基，但可通过转氨基反应与嘌呤核苷酸循环的联合脱去氨基。

第八章 核苷酸代谢

【A_1型题】

1.【答案】A

【解析】在生物化学中，ATP作为细胞内能量传递的“分子通货”，储存和传递化学能，是核糖5′-OH基上的核苷酸。人体每天的能量需要水解100~150摩尔的ATP即相当于50~75kg。这意味着人一天将要分解掉相当于他体重的ATP。所以每个ATP分子每天要被重复利用1000~1500次。ATP不能被储存，因为ATP在合成后必须于短时间内被消耗。当然，活细胞中也有其他的高能三磷酸盐如三磷酸鸟苷、三磷酸尿苷。能量可以在这些三磷酸盐和ATP中由磷酸激酶催化反应之类的反应转移。故选A。

2.【答案】A

【解析】氨甲蝶呤可竞争性的抑制二氢叶酸还原酶，使DNA合成发生障碍。故选A。

3.【答案】E

【解析】嘌呤核苷酸从头合成的原料：天冬氨酸、谷氨酰胺、甘氨酸、一碳单位、CO_2等。

4.【答案】E

5.【答案】B

【解析】嘧啶核苷酸的补救途径，可通过补救合成的主要酶嘧啶磷酸核糖转移酶催化，使各种嘧啶碱接受PRPP供给的磷酸核糖基直接生成嘧啶核苷酸。也可在核苷磷酸化酶催化下，嘧啶碱先与核糖-1-磷酸反应生成嘧啶核苷，而后，在嘧啶核苷激酶（尿苷激酶、胸苷激酶）催化下，磷酸化生成核苷酸。故选B。

6.【答案】D

【解析】嘧啶的从头合成途径中，先由氨甲酰磷酸合成酶Ⅱ催化谷氨酰胺（含第一个氮原子）与CO_2合成氨甲酰磷酸，后者再与天冬氨酸（含第二个氮原子）缩合，最终生成UMP。

7.【答案】A

【解析】嘌呤核苷酸的抗代谢物是一些嘌呤、氨基酸或叶酸的类似物。它们主要以竞争性抑制或“掺假”等方式干扰或阻断嘌呤核苷酸的合成代谢，从而进一步阻止核酸及蛋白质的生物合成。肿瘤细胞的核酸及蛋白质合成十分旺盛，因此这些核苷酸抗代谢物具有抗肿瘤作用。具有此种作用的抗代谢物有6-巯基嘌呤（6-MP）、6-巯基鸟嘌呤、8-氮杂鸟嘌呤等。故选A。

8.【答案】A

【解析】嘧啶核苷酸合成的简要途径：CO_2与谷氨酰胺先合成氨基甲酰磷酸，多步反应合成UMP；UTP转变成CTP；dUMP转变成dTMP。故选A。

9.【答案】C

【解析】某些氨基酸在分解代谢过程中可以产生含一个碳原子的基团，即一碳单位，主要的一碳单位有：甲基、甲烯基、甲酰基、甲炔基、亚氨甲基，须与FH_4（四氢叶酸）结合，以N-5，N-10甲烯四氢叶酸的形式转运和参加代谢。其主要来源的氨基酸有丝氨酸、甘氨酸、蛋氨酸及色氨酸。胸苷酸中甲基也是来源于N-5，N-10甲烯四氢叶酸，故一碳单位将氨基酸与核酸代谢联系起来。

10.【答案】A

【解析】嘌呤碱的最终分解产物是尿酸。体内尿酸过多可引起痛风症。故选A。

11.【答案】D

【解析】氮杂丝氨酸、6-重氮5-氧代-L-正亮氨酸等结构与谷氨酰胺相似，可干扰谷氨酰胺在嘌呤核苷酸合成中的作用，抑制嘌呤核苷酸的合成。故选 D。

12.【答案】C

【解析】嘧啶碱包括：U-尿嘧啶，C-胞嘧啶，T-胸腺嘧啶。嘧啶核苷酸首先通过核苷酸酶及核苷磷酸化酶的作用，除去磷酸及核糖，产生的嘧啶碱再进一步分解。胞嘧啶脱氨基转变成尿嘧啶。尿嘧啶还原成二氢尿嘧啶，并水解开环，最终生成 CO_2，NH_3 及 β-丙氨酸。胸腺嘧啶分解成 β-氨基异丁酸，其可直接随尿排出进一步分解。故选 C。

13.【答案】E

【解析】嘌呤碱的代谢终产物为尿酸。故选 E。

14.【答案】E

【解析】嘧啶是间位上有两个氮原子的六元杂环有机化合物，亦称间二氮杂苯。与嘌呤一样，其衍生物构成人体核苷酸中的含氮碱。先由谷氨酰胺与二氧化碳（CO_2）在消耗两个三磷酸腺苷（ATP）的情况下，由氨甲酰磷酸合成酶催化生成氨甲酰磷酸（CAP），继而氨甲酰磷酸与天门冬氨酸在天门冬氨酸转氨甲酰酶催化下，生成氨甲酰天门冬氨酸（CAA），获得嘧啶环中两个氮原子，这可看作嘧啶核苷酸合成的第一步。最终生成尿嘧啶核苷酸（UMP）。其他嘧啶核苷酸均来自 UMP。故选 E。

15.【答案】E

【解析】嘌呤分子的原子 N-1 由天门冬氨酸提供，C-2 由 N-10-甲酰 FH_4 提供、C-8 由 N-5，N-10-甲炔 FH_4 提供，N-3、N-9 由谷氨酰胺提供，C-4、C-5、N-7 由甘氨酸提供，C-6 由 CO_2 提供。

16.【答案】D

【解析】嘧啶核苷酸的合成原料是天冬氨酸、谷氨酰胺、CO_2、PRPP、一碳单位（仅胸苷酸合成）。嘧啶环的合成开始于氨基甲酰磷酸的生成，而氨基甲酰磷酸则是在细胞质中用谷氨酰胺为氮源，由氨基甲酰磷酸合成酶Ⅱ催化生成的。故选 D。

17.【答案】D

【解析】磷酸核糖合成简要途径：CO_2 与谷氨酰胺先合成氨基甲酰磷酸，经多步反应先合成 UMP；UTP 转变成 CTP；dUMP 转变成 dTMP。故选 D。

18.【答案】C

19.【答案】E

【解析】5-氟尿嘧啶（5-FU）在体内可转变为 5 氟尿嘧啶核苷酸，后者可抑制胸腺嘧啶核苷酸合成酶，干扰胸苷嘧啶（T）的合成。故选 E。

20.【答案】B

【解析】嘌呤核苷酸的从头合成是指，在肝脏、小肠黏膜和胸腺等器官中，以磷酸核糖、天冬氨酸、甘氨酸、谷氨酰胺、一碳单位及 CO_2 等为原料合成嘌呤核苷酸的过程。主要反应步骤分为两个阶段：首先合成次黄嘌呤核苷酸（IMP），然后 IMP 再转变成腺嘌呤核苷酸（AMP）与鸟嘌呤核苷酸（GMP）。故选 B。

21.【答案】B

【解析】合成 IMP 的原料有天冬氨酸、谷氨酰胺、甘氨酸、一碳单位和 CO_2，合成 UMP 的原料有天冬氨酸、谷氨酰胺和 CO_2。谷氨酰胺不算是直接的原料，一碳单位参与胸腺嘧啶核苷酸的合成，而不直接参与尿嘧啶核苷酸和胞嘧啶核苷酸的合成。故选 B。

【A_2 型题】

22.【答案】B

【解析】别嘌呤醇是黄嘌呤氧化酶抑制剂，它是通过抑制该酶的活性，减少次黄嘌呤、黄嘌呤合成尿酸，从而降低血尿酸水平。临床上常用别嘌呤醇治疗痛风症。别嘌呤醇与次黄嘌呤结构类似，只是分子中 N-8 与 C-2 互换了位置，故可抑制黄嘌呤氧化酶，从而抑制尿酸的生成。同时，别嘌呤在体内经代谢转变，与 PRPP 生成别嘌呤核苷酸并随尿排除，不仅消耗了 PRPP，使其含量下降，而且还能反馈抑制 PRPP 酰胺转移酶，阻断嘌呤核苷酸的从头合成。患者给别嘌呤醇治疗后，尿酸含量下降。故选 B。

23.【答案】C

【解析】分解代谢反应基本过程是核苷酸在核苷酸酶的作用下水解成核苷，进而在酶作用下生成自由的碱基及 1-磷酸核糖。嘌呤碱最终分解成尿酸，随尿排出体外。黄嘌呤氧化酶是分解代谢中重要的酶。嘌呤核苷酸分解代谢主要在肝、小肠及肾中进行。嘌呤代谢异常：尿酸过多引起痛风症，患者血中尿酸含量升高，尿酸盐晶体可沉积于关节、软组织、软骨及肾等处，导致关节炎、尿路结石及肾疾病。该患者发生的疾病涉及的代谢途径是嘌呤核苷酸代谢。故选 C。

【B_1 型题】

24.【答案】A

【解析】进行合成多肽链之前，必须先经过活化，然后再与其特异的 tRNA 结合，带到 mRNA 相应的位置上，这个过程靠 tRNA 合成酶催化，此酶催化特定的氨基酸与特异的 tRNA 相结合，生成各种氨基酰 tRNA。每种氨基酸都靠其特有合成酶催化，使之和相对应的 tRNA 结合，在氨基酰 tRNA合成酶催化下，利用 ATP 供能，在氨基酸羧基上进行活化，形成氨基酰-AMP，再与氨基酰 tRNA 合成酶结合形成三联复合物，此复合物再与特异的 tRNA 作用，将氨基酰转移到tRNA的氨基酸臂（即3′-末端CCA-OH）上。

25.【答案】B

【解析】磷脂合成时，乙醇胺或胆碱与ATP在激酶的作用下生成磷酸乙醇胺或磷酸胆碱，然后再与CTP作用转变成胞二磷乙醇胺或胞磷胆碱。胞二磷乙醇胺或胞磷胆碱再与已生成的甘油二酯合成相应的磷脂。故选B。

26.【答案】D

【解析】糖原合成首先以葡萄糖为原料合成尿苷二磷酸葡萄糖（UDP-Glc），在限速酶糖原合酶的作用下，将UDP-Glc转给肝、肌肉中的糖原蛋白上，延长糖链合成糖原。其次糖链在分支酶的作用下再分支合成多支的糖原。游离的葡萄糖不能直接合成糖原，它必须先磷酸化为G-6-P再转变为G-1-P，后者与UTP作用形成UDP-Glc及焦磷酸（PPi）。UDP-Glc是糖原合成的底物，葡萄糖残基的供体，称为活性葡萄糖。UDP-Glc在糖原合酶催化下将葡萄糖残基转移到糖原蛋白中糖原的直链分子非还原端残基上，以α-1,4-糖苷键相连延长糖链。

27.【答案】C

【解析】鸟苷酸环化酶（GC）可将三磷酸鸟苷（GTP）催化为3′，5′环化鸟苷酸（cGMP）。其中，与膜受体结合的鸟苷酸环化酶可以在膜受体与肽类激素（如心房钠尿肽）结合后被激活。而胞质中的游离鸟苷酸环化酶可被NO激活进而合成cGMP。

28.【答案】B

【解析】四氢叶酸是在体内合成嘌呤核苷酸和嘧啶脱氧核苷酸的重要辅酶，甲氨蝶呤作为一种叶酸还原酶抑制剂，主要抑制二氢叶酸还原酶而使二氢叶酸不能还原成有生理活性的四氢叶酸，从而使嘌呤核苷酸和嘧啶核苷酸的生物合成过程中一碳基团的转移作用受阻，导致DNA的生物合成受到抑制。故选B。

29.【答案】C

【解析】阿糖胞苷可抑制CDP还原为dCDP而抑制DNA合成。阿糖腺苷在体内受激酶作用磷酸化为阿糖腺三磷后抑制DNA聚合酶，且对病毒DNA聚合酶的亲和性高于宿主细胞，因而对抑制病毒增殖有较高选择性。阿糖胞苷在体内脱氨后转变为无活性尿嘧啶衍生物。故选C。

30.【答案】E

【解析】别嘌呤醇：是结构上（嘌呤环上第7位是C，第8位是N）类似于次黄嘌呤的化合物，对黄嘌呤氧化酶有很强抑制作用。

31.【答案】D

【解析】正常情况下，体内的氨主要在肝中通过鸟氨酸循环合成尿素而解毒。首先，氨和二氧化碳在ATP参与下经酶催化、合成氨基甲酰磷酸，后者与鸟氨酸缩合生成瓜氨酸。瓜氨酸再与另一分子氨（由天冬氨酸供给）结合生成精氨酸，精氨酸在肝精氨酸酶的催化下水解生成尿素和鸟氨酸。鸟氨酸再重复上述反应。每循环一次便将2分子氨和1分子二氧化碳变成1分子尿素。尿素合成消耗ATP。故选D。

32.【答案】A

【解析】黄嘌呤氧化酶的作用是氧化次黄嘌呤生成黄嘌呤，进而氧化成尿酸。

33.【答案】E

【解析】嘧啶核苷酸的分解代谢途径与嘌呤核苷酸相似。首先通过核苷酸酶及核苷磷酸化酶的作用，分别除去磷酸和核糖，产生的嘧啶碱再进一步分解。嘧啶的分解代谢主要在肝脏中进行。分解代谢过程中有脱氨基、氧化、还原及脱羧基等反应。胞嘧啶脱氨基转变为尿嘧啶。尿嘧啶和胸腺嘧啶先在二氢嘧啶脱氢酶的催化下，由NADPH+H$^+$供氢，分别还原为二氢尿嘧啶和二氢胸腺嘧啶。二氢嘧啶酶催化嘧啶环水解，分别生成β-丙氨酸和β-氨基异丁酸。β-丙氨酸和β氨基异丁酸可继续分解代谢。β-氨基异丁酸亦可随尿排出体外。

第九章　遗传信息的传递

【A_1型题】

1.【答案】D

【解析】DNA聚合酶是细胞复制DNA的重要作用酶。DNA聚合酶，以DNA为复制模板，从将DNA由5′端点开始复制到3′端的酶。DNA聚合酶的主要活性是催化DNA的合成（在具备模板、引物、dNTP等的情况下）及其相辅的活性。原料为dNTP而不是NTP。故选D。

2.【答案】A

【解析】1968年美国学者J. E. 克利弗首先发现人类中的常染色体隐性遗传的光化癌变疾病——着色性干皮病（XP）是由基因突变造成的DNA损伤切除修复系统的缺陷引起的。故选A。

3.【答案】B

【解析】由于是半保留复制，复制两代后，生成4个分子，其中2个仍有放射性。故选B。

4.【答案】E

【解析】在正常的DNA分子中，1对或少数几对（3的非整数倍）邻接的核苷酸的增加或减少，造成这一位置之后的一系列编码发生移位错误的改变，这种现象称移码突变。移码突变的结果将引起该段肽链的改变，而肽链的改变将引起蛋白质性质的改变，最终引起性状的变异。严重是会导致个体的死亡。插入10个核苷酸将导致移码突变。故选E。

5.【答案】A

【解析】5′-TCTA-3′与5′-TAGA-3′互补。故选A。

6.【答案】C

【解析】原核生物的RNA聚合酶只有1种，全酶中包括一个σ因子。真核生物RNA聚合酶有3类。故选C。

7.【答案】D

【解析】原核生物的RNA聚合酶分子量很大，通常由5个亚基组成：σ，β，β′和两个α亚基，可写作$\alpha_2\beta\beta'\sigma$。含有5个亚基的酶叫全酶，失去σ亚基的叫核心酶（$\alpha_2\beta\beta'$）。核心酶也能催化RNA的合成，但没有固定的起始点，也不能区分双链DNA的信息链与非信息链。σ亚基能识别模板上的信息链和启动子，因而保证转录能从固定的正确位置开始。β和β′亚基参与和DNA链的结合。故选D。

8.【答案】D

【解析】DNA复制过程中，2条新生链都只能从5′端向3′端延伸，前导链连续合成，滞后链分段合成，这些分段合成的新生DNA片段称冈崎片段，细菌中冈崎片段长度1000~2000核苷酸残基，真核生物中冈崎片段长度100~200核苷酸残基。任何一种DNA聚合酶合成方向都是从5′向3′方向延伸，而DNA模板链是反向平行的双链，这样在一条链上，DNA合成方向和复制移动方向相同（前导链），而在另一条模板上却是相反的（后滞链）。故选D。

9.【答案】D

【解析】真核生物mRNA有5′端帽子结构（m^7G）和3′端的Poly（A）尾巴（组氨酸不具尾巴）。几乎全部的真核mRNA端都具“帽子”结构。虽然真核生物的mRNA的转录以嘌呤核苷酸三磷酸（pppAG或pppG）领头，但在5′端的一个核苷酸总是7-甲基鸟核苷三磷酸（m^7GpppAGpNp）。mNRA5′端的这种结构称为帽子（cap）。不同真核生物的mRNA具有不同的帽子。mRNA的帽结构功能：①能被核糖体小亚基识别，促使mRNA和核糖体的结合；②m^7Gppp结构能有效地封闭RNA 5′末端，以保护mRNA免疫5′核酸外切酶的降解，增强mRNA的稳定。故选D。

10.【答案】D

【解析】在DNA复制过程中，复制叉的前导链几乎可以不间断地延长，随从链是通过冈崎片段来延长的。第一个冈崎片段延长至第二个冈崎片段引物前方时，DNA聚合酶的5′→3′外切酶活性可把前方的RNA引物水解，同时DNA聚合酶的聚合酶活性使冈崎片段继续延长。因为复制总是从5′→3′进行的，所以第二个冈崎片段的引物间隙应由第一个冈崎片段延长进行填补。延长一直达到引物遗留的空隙被填满为止，亦即达到第二个片段的5′-磷酸基末端。此时，第一个片段的3′-OH和第二个片段的5′-磷酸基仍是游离的，也就是说，两链之间还有个小缺口，未连接起来。DNA连接酶在这个复制的最后阶段起作用，把片段之间所剩的小缺口通过生成磷酸二酯键而连接起来，成为真正连续的子链。缺乏连接酶，随从链的复制将无法完成。

11.【答案】A

12.【答案】E

【解析】DNA连接酶的作用只是催化DNA片段的“缝合”，即恢复被限制酶切开的两个核苷酸之间的磷酸二酯键；它不能催化氢键的形成，也不能使已有的DNA片段与单个核苷酸之间形成磷酸二酯键。故选E。

13.【答案】D

【解析】原核生物参与转录起始的酶是RNA聚合酶全酶。原核生物的RNA聚合酶分子量很大，通常由5个亚基组成：σ，β，β′和两个α亚基，可写作α2ββ′σ。含有5个亚基的酶叫全酶。其中σ亚基能识别模板上的信息链和启动子，因而保证转录能从固定的正确位置开始。故选D。

14.【答案】C

【解析】与原核生物不同，真核生物DNA复制有许多起始点。在真核生物DNA复制叉处，真核生物有5种聚合酶，需要镁离子，主要复制酶有两种酶，DNA聚合酶α（pol α）和DNA聚合酶δ（pol δ）。一般为双向复制，半保留复制，半不连续复制。冈崎片段是相对较短的DNA片段，约1000核苷酸残基。故选C。

15.【答案】A

【解析】镰状细胞贫血患者的异常血红蛋白，是单一氨基酸置换的异常血红蛋白，与正常成人血红蛋白（HbA）的差异仅在β链节6位谷氨酸为缬氨酸取代，记为HbS［β6（A3）Glu→Val］。由于DNA分子上相当于此基因的节段中，为谷氨酸编码的密码子CTT突变为缬氨酸密码子CAT所致。位于血红蛋白分子表面的亲水的谷氨酸为疏水的缬氨酸取代后，分子表面形式一“黏合斑”，去氧后分子表面同时形成对应的结合区，因此在氧分压低的毛细血管区，HbS可相互结合形成长纤维状沉淀物，使红细胞发生扭曲呈镰刀形而容易溶血。此种突变为点突变。故选A。

16.【答案】E

【解析】着色性干皮病特点是暴露处皮肤色素改变，伴角化或萎缩及癌变。多见于皮肤色素较深的人种，一般为常染色体隐性遗传，偶有性联隐性遗传，由核酸内切酶缺陷造成DNA修复功能异常所致。故选E。

17.【答案】A

【解析】DNA在进行复制的时候链间氢键断裂，双链解旋分开，每条链作为模板在其上合成互补链，经过一系列酶（DNA聚合酶、解旋酶、链接酶等）的作用生成两个新的DNA分子。子代DNA分子其中的一条链来自亲代DNA，另一条链是新合成的，这种方式称半保留复制。故选A。

18.【答案】C

【解析】mRNA中与T对应的是U。故选C。

19.【答案】D

20.【答案】A

【解析】复制是连续的过程，可分为起始、延长和终止三个阶段。起始是DNA复制中较复杂的一环，所需的各种酶和蛋白质因子较多，细节也未尽清楚。简单来说，就是要把DNA解成单链和生成引物。解链酶借助ATP的能量解开DNA双链，能量主要用于使维持碱基配对的氢键断裂。无论是原核还是真核细胞，复制开始后，由于DNA双链解开，在两股单链上进行复制，在电子显微镜下均看到伸展成叉状的复制现象，称为复制叉。故选A。

21.【答案】C

【解析】DNA序列中的一个或少数几个核苷酸发生增添（插入）或缺失，从而使该处后面的全部遗传密码的阅读框架发生改变，并进一步引起转录和转译错误的一类突变，即移码突变。故选C。

22.【答案】B

【解析】紫外照射可以使DNA分子中同一条链相邻的胸腺嘧啶碱基形成以共价键连接成环丁烷结构的二聚体。影响DNA的双螺旋结构，使复制和转录功能受阻。DNA修复途径包括：直接修复、切除修复、重组修复和损伤跨越修复等。直接修复是最简单的一种DNA损伤修复方式。光复活酶是体内存在的一种修复酶，能够直接识别和结合于DNA链上的嘧啶二聚体部位。在波长300～500nm的可见光激发下，光复合酶可将嘧啶二聚体解聚为原来的单体核苷酸形式，完成修复。

23.【答案】C

【解析】 5′-GCCGAT-3′与5′-ATCGGC-3′互补。故选C。

24.【答案】E

【解析】DNA聚合酶ε（定位于核，参与损伤修复，具有3′→5′和5′→3′外切活性）。故选E。

25.【答案】A

【解析】真核生物RNA聚合酶分三种：RNA聚合酶Ⅰ转录产物为rRNA。RNA聚合酶Ⅱ催化产生的转录产物是hmRNA或mRNA。RNA聚合酶Ⅲ负责tRNA、5S RNA及其他小RNA的转录。真核生物RNA聚合酶含有与E. coli（原核）RNA聚合酶α、β和β′相应的亚基，但没有σ亚基对应物。必须借助多种转录因子才能结合到启动子上。转录过程与原核生物类似。故选A。

26.【答案】E

27.【答案】A

【解析】真核细胞有5种DNA聚合酶，分别为DNA聚合酶α（定位于胞核，参与复制引发具有5′→3′外切酶活性），DNA聚合酶β（定位于核内，参与修复，具有5′→3′外切酶活性），DNA聚合酶γ（定位于线粒体，参与线粒体复制，具有5′→3′和3′→5′外切活性），DNA聚合酶δ（定位核，参与复制，具有3′→5′和5′→3′外切活性），DNA聚合酶ε（定位于核，参与损伤修复，具有3′→5′和5′→3′外切活性）。目前认为DNA聚合酶δ是DNA前导链合成的主要复制酶。故选A。

28.【答案】D

【解析】DNA连接酶是作用在磷酸二酯键，借助ATP或NAD水解提供的能量催化DNA链的5′-P末端与另一DNA链的3′-OH生成磷酸二酯键。但这两条链必须是与同一条互补链配对结合的（T_4DNA连接酶除外），而且必须是两条紧邻DNA链才能被DNA连接酶催化成磷酸二酯键。故选D。

29.【答案】D

【解析】在DNA复制过程中，DNA聚合酶合成新的DNA链，对复制中的错误进行校正；DNA解螺旋酶解开DNA双螺旋；拓扑异构酶消除由于解螺旋造成的紧缠状态，理顺DNA链；SSB防止单链模板复性，保护单链模板不被降解；引物酶合成RNA引物；DNA连接酶连接DNA片段。光修复酶是体内存在的一种修复酶不参与复制。故选D。

30.【答案】A

【解析】反转录酶是以RNA为模板合成DNA的酶。故选A。

第十章　蛋白质生物合成

【A_1 型题】

1.【答案】D

【解析】蛋白质生物合成中多肽链的氨基酸排列顺序取决于 mRNA 中核苷酸的排列顺序。

2.【答案】E

【解析】①遗传密码子是三联体密码：一个密码子由信使核糖核酸（mRNA）上相邻的三个碱基组成。②密码子具有通用性：不同的生物密码子基本相同，即共用一套密码子。③遗传密码子无逗号：两个密码子间没有标点符号，密码子与密码子之间没有任何不编码的核苷酸，读码必须按照一定的读码框架，从正确的起点开始，一个不漏地一直读到终止信号。④遗传密码子不重叠，在多核苷酸链上任何两个相邻的密码子不共用任何核苷酸。⑤密码子具有简并性：除了甲硫氨酸和色氨酸外，每一个氨基酸都至少有两个密码子。这样可以在一定程度内，使氨基酸序列不会因为某一个碱基被意外替换而导致氨基酸错误。⑥密码子阅读与翻译具有一定的方向性：从 5′端到 3′端。⑦有起始密码子和终止密码子，起始密码子有两种，一种是甲硫氨酸（AUG），一种是缬氨酸（GUG），而终止密码子（有 3 个，分别是 UAA、UAG、UGA）没有相应的转运核糖核酸（tRNA）存在，只供释放因子识别来实现翻译的终止。

3.【答案】B

【解析】蛋白质生物合成可分为五个阶段，氨基酸的活化、多肽链合成的起始、肽链的延长、肽链的终止和释放、蛋白质合成后的加工修饰。一种氨基酸可具有两个或两个以上的密码子为其编码。遗传密码表中显示，每个氨基酸都有 2, 3, 4 或 6 个密码子为其编码（除甲硫氨酸只有一个外），但每种密码子只对应一个氨基酸，或对应终止信息生物界的所有生物，几乎都通用这一套密码子表。tRNA 的最后一位，和 mRNA 的对应不完全，导致了简并性核糖体就像一个小的可移动的工厂，沿着 mRNA 这一模板，不断向前迅速合成肽链。在进行合成多肽链之前，必须先经过活化，然后再与其特异的 tRNA 结合，带到 mRNA 相应的位置上，这个过程靠 tRNA 合成酶催化，此酶催化特定的氨基酸与特异的 tRNA相结合，生成各种氨基酰 tRNA。每种氨基酸都靠其特有合成酶催化，使之和相对应的 tRNA 结合，在氨基酰 tRNA 合成酶催化下，利用 ATP 供能，在氨基酸羧基上进行活化，形成氨基酰-AMP，再与氨基酰 tRNA 合成酶结合形成三联复合物，此复合物再与特异的 tRNA 作用，将氨基酰转移到 tRNA 的氨基酸臂（即 3′-末端 CCA-OH）上。

4.【答案】A

【解析】白喉毒素（DT）是白喉杆菌产生的细菌外毒素。它可以使机体产生严重的中毒反应，1~2 个分子就可以杀灭一个细胞。其 A 片段具有修饰酶活性，具有抑制蛋白质合成的作用。故选 A。

5.【答案】C

【解析】氨酰 tRNA 合成酶（aaRS）是一类催化特定氨基酸或其前体与对应 tRNA 发生酯化反应而形成氨酰 tRNA 的酶。由于每一种的氨基酸与 tRNA 的连接都需要专一性的氨酰 tRNA 合成酶来催化，因此氨酰 tRNA 合成酶的种类与标准氨基酸的数量一样都为 20 种。在翻译过程中，每种 tRNA 分子都需要与相应的氨基酸结合，然后将这些氨基酸运送到核糖体，在细胞质进行蛋白质合成。这种结合是在一系列氨酰 tRNA 合成酶的作用下完成的，这些酶通过酯化反应将正确的氨基酸与对应的 tRNA 分子相连接。连接反应的第一步是在合成酶作用下，ATP 分子和对应的氨基酸（或其前体）结合形成氨酰-AMP（腺苷酸），并释放出无机焦磷酸（PPi）。然后，酶与氨酰-AMP 复合物再与正确的 tRNA 分子结合，催化氨基酸从氨酰-AMP 转移到 tRNA 的 3′端最后一个碱基的 2′-或 3′-羟基上。一些合成酶还具有校对功能以确保 tRNA 结合的正确性：如果 tRNA被发现与错误的氨基酸相连接，那么所形成氨酰 tRNA 会通过水解重新被打开。故选 C。

6.【答案】A

【解析】反密码子的第一个字母常被甲基次黄嘌呤或次黄嘌呤即 I 所占据，而次黄嘌呤与 U A C 都能结合，因而一个反密码子 IGC 就能识别 3 个密码子了。A 符合这一条件，故选 A。

7.【答案】C

【解析】干扰素是一类具有很高生物活性的糖蛋白，它具有抑制多种病毒的复制功能，是一种抗病毒物质。eIF2（真核起始因子 2）是一个重要的真核起始因子，它的作用是在真核翻译起始过程中介导起始 tRNA（Met-tRNAi）与核糖体结合。它是一个异源三聚体，由 α、β、γ 三个亚基组成。eIF2 也是第一个被发现的其蛋白磷酸化作用能够调控真核翻译的起始因子。干扰素在某些病毒等双链RNA存在时，能诱导真核生物eIF-2蛋白激酶活化，该酶使eIF-2磷酸化而失活。

8.【答案】C

【解析】干扰素（IFN）是动物细胞在受到某些病毒感染后分泌的具有抗病毒功能的宿主特异性蛋白质。在抗病毒方面，IFN可诱导几种抗病毒蛋白的产生。其中研究得最为清楚的是2′-5′A合成酶，它催化一种特殊的寡核苷酸时一种干扰素诱导的潜伏的内切核酸酶RNaseL发生活化而产生降解病毒RNA的能力。故选C。

【B_1型题】

9.【答案】B

【解析】在生物体内羟脯氨酸是由脯氨酸合成的，但不是以游离状态存在，而是在肽链中被羟基化。故选B。

10.【答案】C

【解析】体内半胱氨酸含有巯基（-SH），而胱氨酸含有二硫键（-S-S-），二者可以相互转化。

11.【答案】A

【解析】摆动学说认为，在密码子与反密码子的配对中，前两对严格遵守碱基配对原则，第三对碱基有一定的自由度，可以“摆动”，因而使某些tRNA可以识别1个以上的密码子。Crick对于tRNA能识别几种密码子的现象，提出碱基配对的“摆动学说”：认为除A-U、G-C配对外，还有非标准配对，I-A、I-C、I-U，并强调密码子的5′端第1、2个碱基严格遵循标准配对，而第3个碱基可以非标准配对，具有一定程度的摆动灵活性。此外，密码子还有如下性质：①方向性：密码子的阅读方向是5′→3′端。②简并性：除蛋氨酸和色氨酸只有一个密码子外，其他氨基酸都有好几组密码子。③通用性：无论是病毒还是原核生物、真核生物，都共同使用一套密码字典，但有例外。④连续性：在mRNA上，从起始密码子到终止密码子，密码子的排列是连续的，既没有重叠也没有间隔。⑤摆动性：tRNA的最后一位，和mRNA的对应不完全，导致了简并。

12.【答案】D

13.【答案】C

第十一章 基因表达调控

【A_1型题】

1.【答案】E

【解析】操纵子是一组关键的核苷酸序列，包括了一个操纵基因、一个普通的启动子及一个或以上的结构基因被用作生产信使RNA（mRNA）的基元。操纵子主要在原核生物及线虫动物门出现。帽子结构是指在真核生物中转录后修饰形成的成熟mRNA在5′端的一个特殊结构，即m7GPPPN结构，又称为甲基鸟苷帽子。帽子结构可增加mRNA的稳定性，保护mRNA免遭5′→3′核酸外切酶的攻击。故选E。

2.【答案】B

【解析】乳糖操纵子的组成：大肠埃希菌乳糖操纵子含Z、Y、A三个结构基因，分别编码半乳糖苷酶、透酶和半乳糖苷乙酰转移酶，此外还有一个操纵序列O，一个启动子P和一个调节基因Ⅰ。即一个操纵子通常含有一个启动序列和数个编码基因。故选B。

3.【答案】C

【解析】启动子是基因的一个组成部分，在遗传学中是指一段能使基因进行转录的脱氧核糖核酸（DNA）序列。启动子可以被RNA聚合酶辨认，并开始转录。在核糖核酸（RNA）合成中，启动子可以和决定转录的开始的转录因子产成相互作用，控制基因表达（转录）的起始时间和表达的程度，包含核心启动子区域和调控区域，就像“开关”，决定基因的活动，继而控制细胞开始生产哪一种蛋白质。完全的启动子称为规范序列。故选C。

4.【答案】E

5.【答案】B

【解析】从DNA到蛋白质的过程叫基因表达，对这个过程的调节即为基因表达调控。真核生物基因表达的调控远比原核生物复杂，基因表达调控分为很多水平：① DNA和染色体水平：基因丢失、基因修饰、基因重排、基因扩增、染色体结构变化。② 转录水平调控（主要调控方式）：转录起始、延伸、终止均有影响。原核生物借助于操纵子，真核生物通过顺式作用元件和反式作用因子相互作用进行调控。③ 转录后水平调控：主要指真核生物原初转录产物经过加工成为成熟的mRNA，包括加帽、加尾、甲基化修饰等。④ 翻译水平调控：对mRNA稳定性的调控、反义RNA对翻译水平的调控等。⑤ 翻译后水平调控：蛋白质的剪切、化学修饰（磷酸化、乙酰化、糖基化等）、转运等。⑥ mRNA降解的调控。但是，最经济、最主要的调控环节仍然是在转录水平上。基因表达调控主要表现在以下几个方面：转录水平上的调控；mRNA加工、成熟水平上的调控；翻译水平上的调控。

6.【答案】D

【解析】基因转录有正调控和负调控之分。如细菌基因的负调控机制是当一种阻遏蛋白结合在受调控的基因上时，基因不表达；而从靶基因上去除阻遏蛋白后，RNA 聚合酶识别受调控基因的启动子，使基因得以表达，这是正调控。这种阻遏蛋白就是负调控因子。反式作用因子是指能直接或间接地识别或结合在各类顺式作用元件核心序列上参与调控靶基因转录效率的蛋白质。分解代谢物基因活化蛋白，这种蛋白可将葡萄糖饥饿信号传递给许多操纵子，使细菌在缺乏葡萄糖时可以利用其他能源。CAP 结合 DNA 是由 cAMP 控制的。cAMP 结合于 CAP，诱导 CAP 发生构象改变，使之能够结合于特定的 DNA 序列，激活邻近基因的转录。cAMP 水平降低时，cAMP 与 CAP 解离，CAP 转回到无活性的构象，并与 DNA 解离，这将关闭葡萄糖以外的其他的与糖代谢相关的操纵子。由于 CAP 的作用依赖于 cAMP，因此，CAP 又称为 cAMP 受体蛋白。阻遏物即阻遏蛋白是基于某种调节基因所制成的一种控制蛋白质，在原核生物中具有抑制特定基因（群）产生特征蛋白质的作用。由于它能识别特定的操纵基因（即操纵子是阻遏蛋白的结合位点），当操纵序列结合阻遏蛋白时会阻碍 RNA 聚合酶与启动序列的结合，或使 RNA 聚合酶不能沿 DNA 向前移动，阻遏转录，介导负性调节，因而可抑制与这个操纵基因相联系的基因群，也就是操纵子的 mRNA 合成。

7.【答案】A

【解析】真核生物基因表达的调控远比原核生物复杂，可以发生在 DNA 水平、转录水平、转录后的修饰、翻译水平和翻译后的修饰等多种不同层次。但是，最经济、最主要的调控环节仍然是在转录水平上。故选 A。

8.【答案】D

【解析】原核生物大多数基因表达调控是通过操纵子机制实现的。操纵子通常由 2 个以上的编码序列与启动序列、操纵序列以及其他调节序列在基因组中成簇串联组成。启动序列是 RNA 聚合酶结合并起动转录的特异 DNA 序列。多种原核基因启动序列特定区域内，通常在转录起始点上游-10 及-35 区域存在一些相似序列，称为共有序列。大肠埃希菌及一些细菌启动序列的共有序列在-10 区域，是 TATAAT，又称 Pribnow 盒，在-35 区域的是 TTGACA。这些共有序列中的任一碱基突变或变异都会影响 RNA 聚合酶与启动序列的结合及转录起始。因此，共有序列决定启动序列的转录活性大小。

9.【答案】A

【解析】①增强子能（通过启动子）提高同一条链上的靶基因转录速率。②增强子对同源基因或异源基因同样有效。③增强子的位置可在基因 5′-上游、基因内或 3′下游序列中。④自身没有 5′-或 3′-方向性。⑤增强子可远离转录起始点（最多 30Kb）。⑥增强子一般具有组织或细胞特异性。

10.【答案】B

【解析】反式作用因子指和顺式作用元件结合的可扩散性蛋白，包括基础因子、上游因子、诱导因子。反式作用因子通过以下不同的途径发挥调控作用：蛋白质和 DNA 相互作用；蛋白质和配基结合；蛋白质之间的相互作用以及蛋白质的修饰。参与基因表达调控的因子，它们与特异的靶基因的顺式元件结合起作用。编码反式作用因子的基因与被反式作用因子调控的靶序列（基因）不在同一染色体上。反式作用因子有两个重要的功能结构域：DNA 结合结构域和转录活化结构域，它们是其发挥转录调控功能的必需结构。反式作用因子可被诱导合成，其活性也受多种因素的调节。同一类序列特异性的反式作用因子由多基因家族所编码。

11.【答案】B

【解析】在能源代谢中，cAMP（环腺苷酸）是关键控制因子。其与分解代谢物活化蛋白（CAP）结合，以 cAMP-CAP 复合物与操纵基因结合，促使 RNA 多聚酶与启动基因结合而开始转录。cAMP 浓度低时，影响结合，不能转录。葡萄糖的某种代谢产物降低了 cAMP 水平，即使有诱导剂存在，也不能合成分解其他糖的酶，只有葡萄糖消耗完，cAMP 水平上升，才能开始转录、合成。

12.【答案】B

【解析】启动子是基因的一个组成部分，在遗传学中是指一段能使基因进行转录的脱氧核糖核酸（DNA）序列。启动子可以被 RNA 聚合酶辨认，并开始转录。

13.【答案】C

【解析】真核生物转录起始需要多种蛋白因子的协助，它们与 RNA 聚合酶Ⅱ形成转录起始复合物，共同参与转录的起始。转录因子包括：TFⅡ-D、TFⅡ-A、TFⅡ-B、TFⅡ-F、TFⅡ-E、TFⅡ-H。结合顺序：D-A-B-F-E-H，TFⅡ-D 首先与 TATA 区结合；TFⅡ-A 稳定 TFⅡ-D 与 TATA 区结合；TFⅡ-B 帮助 RNA 酶与启动子区结合；TFⅡ-F 与 RNA 酶结合；TFⅡ-E 和 TFⅡ-H 促进转录起始。

14.【答案】A

【解析】以乳糖操纵子为例，阻遏蛋白的负性调节是指没有乳糖存在时，Ⅰ基因编码的阻遏蛋白结合于操纵序列 O 处，乳糖操纵子处于阻遏状态，不能合成分解乳糖的三种酶；有乳糖存在时，乳糖作为诱导物诱导阻遏蛋白变构，不能结合于操纵序列，乳糖操纵子被诱导开放合成分解乳糖的三种酶。所以，乳糖操纵子的这种调控机制为可诱导的负调控。所以，操作基因是与阻遏蛋白结合的部位。故选A。

15.【答案】A

【解析】①乳糖操纵子的组成：大肠埃希菌乳糖操纵子含Z、Y、A三个结构基因，分别编码半乳糖苷酶、透酶和半乳糖苷乙酰转移酶，此外还有一个操纵序列O，一个启动子P和一个调节基因Ⅰ。②阻遏蛋白的负性调节：没有乳糖存在时，Ⅰ基因编码的阻遏蛋白结合于操纵序列O处，乳糖操纵子处于阻遏状态，不能合成分解乳糖的三种酶；有乳糖存在时，乳糖作为诱导物诱导阻遏蛋白变构，不能结合于操纵序列，乳糖操纵子被诱导开放合成分解乳糖的三种酶。所以，乳糖操纵子的这种调控机制为可诱导的负调控。③CAP的正性调节：在启动子上游有CAP结合位点，当大肠埃希菌从以葡萄糖为碳源的环境转变为以乳糖为碳源的环境时，cAMP浓度升高，与CAP结合，使CAP发生变构，CAP结合于乳糖操纵子启动序列附近的CAP结合位点，激活RNA聚合酶活性，促进结构基因转录，调节蛋白结合于操纵子后促进结构基因的转录，对乳糖操纵子实行正调控，加速合成分解乳糖的三种酶。④协调调节：乳糖操纵子中的Ⅰ基因编码的阻遏蛋白的负调控与CAP的正调控两种机制，互相协调、互相制约。

16.【答案】A

【解析】亮氨酸拉链是DNA结合蛋白质和其他蛋白质中的一种结构基元。当来自同一个或不同多肽链的两个两用性的α-螺旋的疏水面（常常含有亮氨酸残基）相互作用形成一个圈对圈的二聚体结构时就形成了亮氨酸拉链。亮氨酸拉链是由伸展的氨基酸组成，每7个氨基酸中的第7个氨基酸是亮氨酸，亮氨酸是疏水性氨基酸，排列在螺旋的一侧，所有带电荷的氨基酸残基排在另一侧。当2个蛋白质分子平行排列时，亮氨酸之间相互作用形成二聚体，形成“拉链”。在“拉链”式的蛋白质分子中，亮氨酸以外带电荷的氨基酸形式同DNA结合。

17.【答案】D

【解析】根据酶的合成方式和存在时间，微生物细胞内的酶可分为组成酶和诱导酶，组成酶是细胞内一直存在的酶，它的合成仅受遗传物质控制即受内因控制；诱导酶是在环境中有诱导物（一般是反应的底物）存在时，微生物会因诱导物存在而产生一种酶就是诱导酶，诱导酶的合成除取决于环境中诱导物外，还受基因控制即受内因和外因共同控制。受酶催化的底物常常可以诱导该酶的合成，此现象在生物界普遍存在。高等动物体内，因有激素的调节作用，底物诱导作用不如微生物体内重要，但是，某些代谢途径中的关键酶也受底物的诱导调节。例如，若鼠的饲料中酪蛋白含量从8%增至70%，则鼠肝中的精氨酸酶的活性可增加2倍。在食物消化吸收后，血中多种氨基酸的浓度增加，氨基酸浓度的增加又可以诱导氨基酸分解酶体系中的关键酶，如苏氨酸脱水酶和酪氨酸转氨酶等酶的合成。这种诱导作用对于维持体内游离氨基酸浓度的相对恒定有一定的生理意义。

18.【答案】A

【解析】TFⅡD含有TATA结合蛋白（TBP），能识别TATA序列并与之结合。故选A。

【B_1型题】

19.【答案】A

【解析】顺式作用元件指同一DNA分子中具有转录调节功能的特异DNA序列。包括启动子、增强子等。故选A。

20.【答案】D

【解析】反式作用因子指能直接或间接地识别或结合在各类顺式作用元件核心序列上参与调控靶基因转录效率的蛋白质。多为特定基因编码，调控另一基因转录激活的转录因子。而顺式作用因子和反式作用元件的称呼是不正确的。故选D。

21.【答案】A

【解析】原核生物大多数基因表达调控是通过操纵子机制实现的。操纵子通常由2个以上的编码序列与启动序列、操纵序列以及其他调节序列在基因组中成簇串联组成。操纵子包含一个或以上的结构基因，这个结构基因会被转录成为一个多基因性的mRNA。一个单一的mRNA分子会为多于一个蛋白质编码。

22.【答案】C

【解析】增强子是顺式作用因子，是增强真核基因转录的调控序列。增强子和沉默子本身没有控制转录启动的功能，它们只能增强或抑制转录活性，它们对影响基因的距离与方向上都不受控制。增强子具有组织特异性，例如免疫球蛋白基因的增强子只有在B淋巴细胞内，活性才最高。

23.【答案】B

【解析】启动子是控制启动的，在结构基因上游的是启动子序列，能给核糖核酸聚合酶（RNA聚合酶）提供结合位点及引发转录。故选B。

24.【答案】A

【解析】先由调节基因DNA

转录成阻遏 mRNA，然后翻译成阻遏蛋白，这种蛋白是无活性的阻遏蛋白，当它与辅阻遏物（小分子）结合后，才变成活性阻遏蛋白，它可与操纵基因结合使之失去操纵作用，结构基因不能进行转录和翻译，阻止蛋白质（酶）的合成。故选 A。

25.【答案】C

【解析】CAP 为代谢基因激活蛋白，它对转录没有影响，只有 cAMP 与它结合后才起作用，控制 RNA Pol 在乳糖操纵子上与启动子的结合。在乳糖操纵子 -70～-50 区域为 CAP 位点 Ⅰ，-50～-40 为 CAP 位点 Ⅱ。首先 cAMP-CAP 复合物与 CAP 位点 Ⅰ 结合，并促进另外一分子 cAMP-CAP 结合在 CAP 位点 Ⅱ，二者共同促进 RNA Pol 与启动子-35 区的结合，使转录迅速进行。故选 C。

26.【答案】B

【解析】反式作用因子指能直接或间接地识别或结合在各类顺式作用元件核心序列上参与调控靶基因转录效率的蛋白质。有时也称转录因子。大多数真核转录调节因子由某一基因表达后，可通过另一基因的特异的顺式作用元件相互作用，从而激活另一基因的转录。这种调节蛋白称反式作用因子，如增强子结合蛋白。

27.【答案】A

【解析】顺式作用元件指同一 DNA 分子中具有转录调节功能的特异 DNA 序列。包括启动子、增强子等。故选 A。

28.【答案】A

【解析】大肠埃希菌的乳糖操纵子含 Z、Y 及 A 3 个结构基因，分别编码 β-半乳糖苷酶、通透酶、乙酰基转移酶，此外还有一个操纵序列 O、一个启动序列 P 及一个调节基因 I。I 基因编码一种阻遏蛋白，后者与 O 序列结合，使操纵子受阻遏而处于转录失活状态。在启动序列 P 上游还有一个分解（代谢）物基因激活蛋白 CAP 结合位点，由 P 序列、O 序列和 CAP 结合位点共同构成 LAC 操纵子的调控区，三个酶的编码基因即由同一调控区调节，实现基因产物的协调表达。当有乳糖存在时，乳糖操纵子即可被诱导。真正的诱导剂并非乳糖本身。乳糖经通透酶催化、转运进入细胞，再经原先存在于细胞中的少数 β-半乳糖苷酶催化，转变为别乳糖。后者作为一种诱导剂分子结合阻遏蛋白，使蛋白构型变化，导致阻遏蛋白与 O 序列解离、发生转录，使 β-半乳糖苷酶分子增加 1000 倍。故选 A。

29.【答案】C

【解析】分解代谢物基因激活蛋白 CAP 是同二聚体，在其分子内有 DNA 结合区及 cAMP 结合位点。当没有葡萄糖及 cAMP 浓度较高时，cAMP 与 CAP 结合，这时 CAP 结合在乳糖启动序列附近的 CAP 位点，可刺激 RNA 转录活性，使之提高 50 倍；当葡萄糖存在时，cAMP 浓度降低，cAMP 与 CAP 结合受阻，因此乳糖操纵子表达下降。

第十二章　信号转导

【A_1 型题】

1.【答案】C

【解析】受体在药理学上是指糖蛋白或脂蛋白构成的生物大分子，存在于细胞膜、胞质或细胞核内。不同的受体有特异的结构和构型。受体在细胞生物学中是一个很泛的概念，意指任何能够同激素、神经递质、药物或细胞内的信号分子结合并能引起细胞功能变化的生物大分子。

2.【答案】D

【解析】受体与配体结合的特点：①特异性：受体只存在于某些特殊的细胞中。如激素作用的靶细胞，神经末梢递质作用的效应器细胞。②亲和性：受体与其相应的配体有高度的亲和性。一般血液中激素的浓度很低，每升只有 1～10 摩尔。但仍足以同其受体结合，发挥正常的生理作用。这说明受体对激素的亲和力很强。③饱和性：受体可以被配体饱和。特别是胞质受体，数量较少，少量激素就可以达到饱和结合，而非特异性结合则不能被饱和。④有效性：受体与配体结合后一定要引起某种效应。激素、神经递质与受体结合都可以引起生理效应。除此之外，还有可逆性、阻断性等。如激素或递质与受体结合形成的复合物可以随时解离，丧失活性，而后受体又可以恢复，这就是可逆性。正是由于这种可逆性才得以维持正常的生理功能。某些外源性药物、代谢产物、抗体等可以同受体结合，占据内源性活性物质与受体结合的部位又可阻断其生物效应，这就是阻断性。配体和受体的结合是一种分子识别过程，它依靠氢键、离子键与范德华力的作用使两者结合，配体和受体分子空间结构的互补性是特异性结合的主要因素，属于非共价键结合。只有 D 不符合。

3.【答案】D

【解析】第二信使在生物学里

是胞内信号分子，负责细胞内的信号转导。第二信使包括：环磷酸腺苷（cAMP）、环磷酸鸟苷（cGMP）、肌醇三磷酸（IP3）、甘油二酯（DG）、钙离子（Ca^{2+}）。受体酪氨酸激酶（RPTKs）的胞外区是结合配体结构域，配体是可溶性或膜结合的多肽或蛋白类激素，包括胰岛素和多种生长因子。胞内段是酪氨酸蛋白激酶的催化部位，并具有自磷酸化位点。配体（如EGF）在胞外与受体结合并引起构象变化，导致受体二聚化，形成同源或异源二聚体，在二聚体内彼此相互磷酸化胞内段酪氨酸残基，激活受体本身的酪氨酸蛋白激酶TPK活性，它是不直接被胞内第二信使调节的激酶。这类受体主要有EGFR，PDGFR，FGFR，VEGFR等。而PKA、PKC、Ca^{2+}-CaM激酶可以直接被胞内第二信使调节。

4.【答案】B

【解析】受体与配体结合的特异性这是受体的最基本特点，保证了信号传导的正确性。配体和受体的结合是一种分子识别过程，它依靠氢键、离子键与范德华力的作用使两者结合，配体和受体分子空间结构的互补性是特异性结合的主要因素。配基通过特定的结构部位与受体特定结构域结合，所以有相应受体的靶细胞才对激素等配基起反应。故选B。

5.【答案】A

【解析】由G蛋白偶联受体所介导的细胞信号通路主要包括：cAMP信号通路和磷脂酰肌醇信号通路。cAMP蛋白激酶A途径是G蛋白偶联系统的一种信号转导途径。信号分子作用于膜受体后，通过G蛋白激活腺苷酸环化酶，产生第二信使cAMP后，激活蛋白激酶A进行信号的放大，故将此途径称为PKA信号传导系统。同样，在磷脂酰肌醇信号通路中的胞外信号分子与细胞表面G蛋白偶联型受体结合，激活质膜上的磷脂酶C（PLC-β），使质膜上4,5-二磷酸磷脂酰肌醇（PIP_2）水解成1,4,5-三磷酸肌醇（IP_3）和甘油二酯（DG）两个第二信使，胞外信号转换为胞内信号，这一信号系统又称为“双信使系统”或DG蛋白激酶C途径。这两种途径都有G蛋白介导。

6.【答案】B

【解析】G蛋白偶联受体是一种与三聚体G蛋白偶联的细胞表面受体。含有7个穿膜区，是迄今发现的最大的受体超家族，其成员有1000多个。与配体结合后通过激活所偶联的G蛋白，启动不同的信号转导通路并导致各种生物效应，是跨膜受体。

7.【答案】D

【解析】蛋白激酶A（PKA）又称依赖于cAMP的蛋白激酶A，是一种结构最简单、生化特性最清楚的蛋白激酶。一般认为，真核细胞内几乎所有的cAMP的作用都是通过活化PKA，从而使其底物蛋白发生磷酸化而实现的。PKA：由两个催化亚基和两个调节亚基组成，在没有cAMP时，以钝化复合体形式存在。cAMP与调节亚基结合，改变调节亚基构象，使调节亚基和催化亚基解离，释放出催化亚基。活化的蛋白激酶A催化亚基可使细胞内某些蛋白的丝氨酸或苏氨酸残基磷酸化，于是改变这些蛋白的活性，进一步影响到相关基因的表达。

8.【答案】C

【解析】IP3受体是一种内质网通道蛋白，由四个相对分子质量为260kD的糖蛋白组成的四聚体。四个亚基组成一个跨膜的通道，每个亚基都有IP_3结合的部位，当3~4个部位被IP_3占据时，受体复合物构象发生改变，打开离子通道，储藏在内质网中的Ca^{2+}随即释放，进入胞质中。

9.【答案】E

【解析】第二信使在生物学里是胞内信号分子，负责细胞内的信号转导。第二信使包括：环磷酸腺苷（cAMP）、环磷酸鸟苷（cGMP）、肌醇三磷酸（IP_3）、甘油二酯（DG）、钙离子（Ca^{2+}）。

10.【答案】E

【解析】G蛋白是一类和GTP或GDP结合的，位于细胞膜胞液面的外周蛋白，由三个亚基组成，它们是α亚基，β亚基，γ亚基。G蛋白有两种构象，一种以αβγ三聚体存在并与GDP结合，为非活化型，另一种构象是α亚基与GTP结合并导致βγ二聚体脱落，为活化型。故选E。

11.【答案】C

【解析】蛋白激酶C（PKC）是G蛋白偶联受体系统中的效应物，在非活性状态下是水溶性的，游离存在于胞质中，激活后成为膜结合的酶。PKC的激活是脂依赖性的，需要膜脂DG的存在，同时又是Ca^{2+}依赖性的，需要胞质中Ca^{2+}浓度的升高。当DG在质膜中出现时，胞质中的PKC被结合到质膜上，然后在Ca^{2+}的作用下被激活。同蛋白激酶A一样，PKC属于多功能丝氨酸和苏氨酸激酶。

12.【答案】E

【解析】胰岛素所结合的细胞表面受体是一种糖蛋白，系α-2β-2杂二聚体，细胞膜外为α亚基，膜内为β亚基。胰岛素与α亚基结合，激活β亚基上酪氨酸激酶，使受体自身磷酸化。胰岛素受体是细胞表面的一种大蛋白质，胰岛素与这种蛋白质分子结合，对细胞从血液中摄取糖分作为能源非常必要。雌激素、孕激素与雄激素等进入靶细胞后直接穿越核膜与核受体结合调节基因表达；甲状腺激素属含氮激素，但可进入胞内与核受体结合，糖皮质激素主要是通过结合 GRα 发挥其生物学效应，GR 广泛存在于机体各种组织细胞中，在机体内 GR 主要存在于细胞胞质中，胰岛素除作用于膜酪氨酸激酶受体外，亦可进入胞内作用。

13.【答案】A

【解析】第二信使在生物学里是胞内信号分子，负责细胞内的信号转导。第二信使包括：环磷酸腺苷（cAMP）、环磷酸鸟苷（cGMP）、肌醇三磷酸（IP_3）、甘油二酯（DG）、钙离子（Ca^{2+}）。

14.【答案】B

【解析】蛋白激酶有很多种，比较重要包括 PKA、PKC、PhK、PTK，其中能被 cAMP 激活的是蛋白激酶 A 即 PKA，又称 cAMP 依赖性蛋白激酶（cAPK）。PKA 全酶由 4 个亚基组成（R2C2），包括两种亚基，即对 cAMP 高亲和力的调节亚基（R）和催化亚基（C）。在没有 cAMP 时，调节亚基和催化亚基形成无酶促活性的 R2C2 复合体。PKA 可被 10nmol/L 的 cAMP 激活，每 2 分子 cAMP 与每 1 个调节亚基结合导致 R2C2 解离成 1 个 R2 亚基和 2 个 C 亚基，cAMP 与调节亚基的结合解除了对催化亚基的抑制作用，自由的催化亚基因此具有了活性，是一种别构激活。故选 B。

15.【答案】B

【解析】蛋白激酶又称蛋白质磷酸化酶，一类催化蛋白质磷酸化反应的酶。它能把腺苷三磷酸（ATP）上的 γ-磷酸转移到蛋白质分子的氨基酸残基上。在大多数情况下，这一磷酸化反应是发生在蛋白质的丝氨酸残基上的。

16.【答案】C

【解析】由于 IP_3 是水溶性的，它可以从质膜扩散到胞质溶胶，以后与内质膜或液泡膜上的 IP_3-闸门 Ca^{2+} 通道结合，使通道打开。液泡 Ca^{2+} 浓度高，Ca^{2+} 就顺着浓度梯度由液泡迅速地释放出来，增加胞质 Ca^{2+} 浓度，于是引起生理反应。这种 IP_3 促使胞库释放 Ca^{2+}，增加胞质 Ca^{2+} 的信号转导，就称为 IP_3/Ca^{2+} 信号传递途径。

17.【答案】E

【解析】类固醇激素，又称甾体激素，是一类脂溶性激素。其结构的基本核是由三个六元环及一个五元环合并生成的环戊烷多氢菲。二步作用原理：第一步是激素与胞质受体结合，形成激素-胞质受体复合物。第二步是与核内受体结合，形成激素-核受体复合物，从而激发 DNA 的转录过程，生成新的 mRNA，诱导蛋白质合成，引起相应的生物效应。具有转录因子功能。故选 E。

【B_1 型题】

18.【答案】B

【解析】胰岛 D 细胞分泌的生长抑素对胰岛 B 细胞分泌胰岛素与 A 细胞分泌胰高血糖素均有抑制作用，且以抑制胰高血糖素占优势，故可防治胰岛素依赖型糖尿病 IDDM 中撤除胰岛素后引起的糖尿病酮症酸中毒。据 Unger 及 Orci 推测认为在正常人中此三种细胞分泌三种激素呈旁分泌作用而相互调节，使血糖维持于正常范围内。故选 B。

19.【答案】D

【解析】表皮生长因子（EGF）是最早发现的生长因子，对调节细胞生长、增生和分化起着重要作用。在人类，表皮生长因子蛋白有 53 个氨基酸残基，三个二硫键，质量 6000Da。故选 D。

20.【答案】E

【解析】在静息状态下，G 蛋白以异三聚体的形式存在与细胞膜上，并与 GDP 相结合，而与受体则呈分离状态。当配体与相应的受体结合时，触发了受体蛋白分子发生空间构象的改变，从而与 G 蛋白 α 亚单位相接触，这导致 α 亚单位与鸟苷酸的亲和力发生改变，表现为与 GDP 的亲和力下降，与 GTP 的亲和力增加，故 α 亚单位转而与 GTP 结合。α 亚单位与 GTP 的结合诱发了其本身的构象改变，一方面使 α 亚单位与 β、γ 亚单位相分离，另一方面促使与 GTP 结合的 α 亚单位从受体上分离成为游离的 α 亚单位；这是 G 蛋白的功能状态，能调节细胞内的效应蛋白的生物学活性，GS 蛋白激活腺苷酸环化酶，实现细胞内外的信号传递。故选 E。

21.【答案】A

【解析】当配体与受体结合的信号解除时，完成了信号传递作用的 α 亚单位同时具备了 GTP 酶的活性，能分解 GTP 释放磷酸根，生成 GDP，这诱导了 α 亚单位的构象改变，使之与 GDP 的亲和力增强，并与效应蛋白分离。最后，α 亚单位与 β、γ 亚单位结合恢复到静息状态下的 G 蛋白。故选 A。

22.【答案】B

【解析】胰岛素、生长激素抑制素和抗血管紧张素Ⅱ等，它们受体活化后催化抑制 G 蛋白解离，导致细胞内腺苷酸环化酶 AC 活性下降，从而降低细胞内 cAMP 水平。cAMP 在细胞中的浓度与腺苷酸环化酶活性有关，还与降解 cAMP 的磷酸二酯酶活性有关。

23.【答案】C

【解析】盐皮质激素是由肾上腺皮质球状带细胞分泌的类固醇激素，主要生理作用是维持人体内水和电解质的平衡。在天然皮质激素中，醛固酮是作用最强的一种盐皮质激素。醛固酮的生物作用主要由盐皮质激素受体（MR）介导。类固醇激素受体属于核受体大家族，同类受体还包括视黄酸受体、甲状腺素受体及维生素 D 受体等。非活化的 MR 主要位于胞质中，与两分子热休克蛋白相结合。一旦醛固酮与 MR 结合后，即可引起受体构型发生改变，脱去热休克蛋白，形成二聚体，并激活核定位信号，使活化的受体配体复合物迅速转移至核内。所以，盐皮质激素能透过细胞膜并与细胞内受体结合的激素。故选 C。

24.【答案】D

【解析】ATP 合成酶广泛分布于线粒体内膜、叶绿体类囊体、异养菌和光合菌的质膜上，参与氧化磷酸化和光合磷酸化，在跨膜质子动力势的推动下合成 ATP 分子结构由突出于膜外的 F_1 亲水头部和嵌入膜内的 F_0 疏水尾部组成。生物有机体中，ATP 的合成是主要的化学反应之一。而合成 ATP 的酶主要是 F_1F_0 型 ATP 合成酶，也称为 ATP 合成酶。故选 D。

25.【答案】A

【解析】第二信使在生物学里是胞内信号分子，负责细胞内的信号转导。第二信使包括：环磷酸腺苷（cAMP）、环磷酸鸟苷（cGMP）、肌醇三磷酸（IP_3）、甘油二酯（DG）、钙离子（Ca^{2+}）。

26.【答案】E

【解析】葡萄糖和果糖可通过葡萄糖转运蛋白（GLUT）以易化扩散的方式进入细胞。GLUT 共有 5 种同型体（GLUT1～5），它们的氨基酸顺序有高度的同源性且基因表达具有种属及组织特异性。GLUT1、GLUT4 可分布于心肌细胞，GLUT1 可满足细胞对葡萄糖的基本需求。GLUTs 中 GLUT3 与葡萄糖的亲和力最高。非能量依赖的转运体蛋白 GLUT1～5，它们将葡萄糖分子从高浓度向低浓度载过细胞膜。GLUT4 是胰岛素敏感的靶组织主要的胞膜转运蛋白，它的表达和功能的改变可能涉及肌肉和脂肪细胞胰岛素抵抗。

27.【答案】A

【解析】蛋白激酶 A（PKA）又称依赖于 cAMP 的蛋白激酶 A，是一种结构最简单、生化特性最清楚的蛋白激酶，它由两个催化亚基和两个调节亚基组成，在没有 cAMP 时，以钝化复合体形式存在。cAMP 与调节亚基结合，改变调节亚基构象，使调节亚基和催化亚基解离，释放出催化亚基。活化的蛋白激酶 A 催化亚基可使细胞内某些蛋白的丝氨酸或苏氨酸残基磷酸化，于是改变这些蛋白的活性，进一步影响到相关基因的表达。故选 A。

28.【答案】C

【解析】蛋白激酶 C（PKC）是 G 蛋白偶联受体系统中的效应物，在非活性状态下是水溶性的，游离存在于胞质中，激活后成为膜结合的酶。PKC 的活性依赖于钙离子和磷脂的存在，但只有在磷脂代谢中间产物二酰基甘油（DG）存在下，生理浓度的钙离子才起作用，这是由于 DG 能增加 PKC 对底物亲和力的缘故。磷脂酰肌醇-4, 5-二磷酸（PIP_2）在磷脂酶-C 作用下水解生成 DAG 和 IP_3。后两者都可作为第二信使发挥作用。DAG 生成后仍留在质膜上，在磷脂酰丝氨酸和 Ca^{2+} 的配合下激活 PKC，PKC 也能通过磷酸化一系列靶蛋白的丝/苏氨酸残基来达到进一步转导信息的目的。

29.【答案】C

【解析】某些激素如促甲状腺素、抗利尿激素等作用于靶胞膜上的 G 蛋白偶联型受体，通过特定的 G 蛋白（GP）激活磷脂酰肌醇特异的磷脂酶 C（PI-PLC），后者特异的水解 PIP_2 而生成 DG 和 IP_3，DG 在磷脂酰丝氨酸和 Ca^{2+} 的配合下，激活蛋白激酶 C（PKC），PKC 可磷酸化膜受体，膜蛋白和多种酶对代谢进行调节。能磷酸化反式作用因子，促进立早基因和晚期反应基因的表达，表现为细胞增生和分化。IP_3 与内质网和肌质网上的受体结合，促进这些钙库内的 Ca^{2+} 迅速释放，Ca^{2+} 与钙调蛋白 CaM 结合形成 Ca^{2+}-CaM 复合物，由 Ca^{2+}-CaM 复合物激活 Ca^{2+}-CaM 激酶，Ca^{2+}-CaM 激酶通过磷酸化某些酶对代谢进行调节，Ca^{2+}-CaM 激酶既可激活腺苷酸环化酶和磷酸二酯酶，又可激活胰岛素受体的酪氨酸蛋白激酶活性，从而在信息传递中起重要作用。故选 C。

30.【答案】D

【解析】第二信使 DG 与 Ca^{2+} 共同激活位于细胞膜上的蛋白激酶 C，即 PKC。故选 D。

第十三章　重组 DNA 技术

【A_1 型题】

1.【答案】C

【解析】限制性核酸酶是一类能从 DNA 分子中间水解磷酸二酯键，从而切断双链 DNA 的核酸水解酶。它们不同于一般的脱氧核糖核酸酶，它们的切点大多很严格，要求专一的核苷酸顺序——识别顺序。是 DNA 序列特异的内切酶。长期以来，难以深入研究的 DNA 大分子，借此可以切割成特定的小片段来分析。限制性核酸酶的发现，为基因结构、DNA碱基顺序分析和基因工程的研究开辟了途径。故选C。

2.【答案】B

【解析】理想质粒作为载体需具备如下特点：①具有松弛型复制子（如ColE1）。②在复制子外存在几个单一的酶切位点（或多克隆位点），以便目的DNA片段插入。③具有插入失活的筛选标记，以便从平板中直接筛选阳性重组子。④分子量相对较小和较高的拷贝数。只有B符合。

3.【答案】D

【解析】进行基因操作一般要经历四个基本过程，也就是基因操作的“四步曲”：①取得所需要的特定基因，也就是目的基因。② 目的基因与运载体结合：将目的基因与运载体结合的过程，实际上是不同来源的DNA重新组合的过程。③ 将目的基因导入受体细胞：目的基因的片段与运载体在生物体外连接形成重组DNA分子后，下一步是将重组DNA分子引入受体细胞中进行扩增。也就是转化。④ 重组体的筛选和鉴定：但是，蛋白质空间结构的测定不在基因工程的基本过程中。

4.【答案】B

【解析】常用的DNA连接酶有两种：来自大肠埃希菌的DNA连接酶和来自噬菌体的T_4DNA连接酶。二者的作用机制类似。分子生物学试验中主要采用T_4DNA连接酶，因该酶在正常条件下，即能完成连接反应。T_4DNA连接酶是一单链多肽，分子量为68,000Da，它能催化双链DNA上相邻的3′羟基和5′磷酸末端形成磷酸二酯键。

5.【答案】E

【解析】克隆载体一般是原核细菌将需要克隆的基因与克隆载体的质粒相连接，再导入原核细菌内，质粒会在原核细菌内大量复制，形成大量的基因克隆，被克隆的基因不一定会表达，但一定被大量复制。而表达载体是一些用于工程生产的细菌，他们被导入目标基因，这些目标基因会在此类细菌中得到表达，生产出我们需要的产物，导入的基因是由克隆载体产出的。是否含有表达系统元件，即启动子核糖体结合位点克隆位点转录终止信号，这是用来区别克隆载体和表达载体的标志。因此，进入细胞内的重组DNA不一定都表达蛋白质。

6.【答案】B

【解析】①细菌质粒是存在于细胞质中的一类独立于染色体的自主复制的遗传成分。绝大多数的质粒都是由环形双链DNA组成的复制子，而不是双链的线性分子。故B是错的。②质粒DNA仅占细胞染色体组的1%~3%，但却编码着一些重要的非染色体控制的遗传性状。其中对抗生素的抗性是质粒的最重要的编码特性之一。③革兰阴性细菌的质粒可以分成接合型和非接合型的两种类群：接合型的质粒，又称为自我转移的质粒。非接合型的质粒，亦称为不能自我转移的质粒。④根据寄主细胞所含的拷贝数的多少，可将质粒分成两种不同的复制型：一种是低拷贝数的质粒，每个寄主细胞中仅含有1~3份的拷贝，称这类质粒为“严紧型”复制控制的质粒；另一类是高拷贝数的质粒，每个寄主细胞中可高达10~60份拷贝，这类质粒被称为“松弛型”复制控制的质粒。⑤质粒的不亲和性，有时也称为不相容性，是指在没有选择压力的情况下，两种亲缘关系密切的不同质粒，不能够在同一个寄主细胞系中稳定地共存的现象。在细胞的增生过程中，其中必有一种会被逐渐地排斥（稀释）掉。这样的两种质粒称为不亲和质粒。

7.【答案】E

【解析】在基因操作中，一般所说的限制酶或修饰酶，除非特指，均指Ⅱ型系统中的种类。Ⅱ型限制与修饰系统所占的比例最大，达93%。Ⅱ型酶比较简单，它们识别回文对称序列，在回文序列内部或附近切割DNA，产生带3′-羟基和5′-磷酸基团的DNA产物，需Mg^{2+}的存在才能发挥活性。识别序列主要为4~6 bp，或更长且呈二重对称的特殊序列，但有少数酶识别更长的序列或简并序列，切割位置因酶而异，有些是隔开的。识别位点为回文对称结构的序列经限制酶切割后，产生的末端为匹配黏端，亦即黏性末端，这样形成的两个末端是相同的，也是互补的。若在对称轴5′侧切割底物，DNA双链交错断开产生5′突出黏性末端；若在3′-侧切割，则产生3′突出黏性末端。当限制酶从识别序列的中心轴线处切开时，切开的DNA两条单链的切口，是平整的，这样的切口称为平末端。

8.【答案】B

【解析】外来基因引起细胞生物性状改变的过程叫转化。转化，一般都是指实验室内从细菌中纯化的DNA分子直接导入遗传性状相异的细菌，比如质粒转化。以噬菌体把外源基因导入细菌的过程叫转染。利用载体（噬菌体或病毒）把遗传物质从一种宿主传给另一种宿主的过程叫转导。一个或一组基因从一处转移到基因组另一处的过程叫转位，这些游动的基因叫转位子。转位子是存在于染色体DNA上可自主复制和位移的基本单位。最简单的转位子不含有任何宿主基因而常被称为插入序列（IS），它们是细菌染色体或质粒DNA的正常组成部分。

9.【答案】C

【解析】外源DNA片段和质粒载体的连接反应策略有以下几种：①带有非互补突出端的片段：用两种不同的限制性内切酶进行消化可以产生带有非互补的黏性末端，这也是最容易克隆的DNA片段。②带有相同的黏性末端：用相同的酶或同尾酶处理可得到这样的末端。③带有平末端：是由产生平末端的限制酶或核酸外切酶消化产生，或由DNA聚合酶补平所致。由于平端的连接效率比黏性末端要低得多，故在其连接反应中，T4 DNA连接酶的浓度和外源DNA及载体DNA浓度均要高得多。通常还需加入低浓度的聚乙二醇（PEG 8000）以促进DNA分子凝聚成聚集体的物质以提高转化效率。特殊情况下，外源DNA分子的末端与所用的载体末端无法相互匹配，则可以在线状质粒载体末端或外源DNA片段末端接上合适的连接子或适配子使其匹配，也可以有控制地使用E. coli DNA聚合酶Ⅰ的klenow大片段部分填平3′凹端，使不相匹配的末端转变为互补末端或转为平末端后再进行连接。黏性末端与平末端不能直接连接。

【B_1型题】

10.【答案】D

【解析】RNA印迹技术正好与DNA相对应，故被称为Northern印迹杂交，与此原理相似的蛋白质印迹技术则被称为Western blot。故选D。

11.【答案】A

【解析】Northern印迹杂交（Northern blot）。这是一种将RNA从琼脂糖凝胶中转印到硝酸纤维素膜上的方法。故选A。

12.【答案】C

【解析】DNA印迹技术由Southern于1975年创建，称为Southern印迹技术，故选C。

13.【答案】C

E. coli DNA聚合酶Ⅰ经胰蛋白酶或枯草杆菌蛋白酶部分水解生成的C末端605个氨基酸残基片段，即Klenow片段，又名DNA聚合酶Ⅰ大片段，该片段保留了DNA聚合酶Ⅰ的5′-3′聚合酶和3′-5′外切酶活性，但缺少完整酶的5′-3′外切酶活性。DNA聚合酶Ⅰ断开后的存在另一个323个氨基酸残基片段，保留5′-3′外切酶活性。故选C。

14.【答案】E

【解析】Taq DNA聚合酶是从一种水生栖热菌yT1株分离提取的，yT是一种嗜热真细菌，能在70~75℃生长。Taq DNA聚合酶虽然在90℃以上几乎无DNA合成，但确有良好的热稳定性，在PCR循环的高温条件下仍能保持较高的活性。在92.5℃、95℃、97.5℃时，PCR混合物中的Taq DNA聚合酶分别经130min，40min和5~6min后，仍可保持50%的活性，Taq DNA聚合酶的热稳定性是该酶用于PCR反应的前提条件，也是PCR反应能迅速发展和广泛应用的原因。故选E。

15.【答案】A

【解析】PCR由变性——退火——延伸三个基本反应步骤构成：模板DNA的变性：模板DNA经加热至96℃左右一定时间后，使模板DNA双链或经PCR扩增形成的双链DNA解离，使之成为单链，以便它与引物结合，为下轮反应作准备。

16.【答案】E

【解析】模板DNA与引物的退火（复性）：模板DNA经加热变性成单链后，温度降至55℃左右，引物与模板DNA单链的互补序列配对结合。故选E。

17.【答案】C

【解析】引物的延伸为72℃。

第十四章　癌基因与抑癌基因

【A_1型题】

1.【答案】B

【解析】Rous于1911年首先发现鸡肉瘤病毒（RSV）能使鸡胚成纤维细胞在培养中转化，也能在接种鸡后诱发肉瘤。以后的研究证明，它是一种RNA反转录病毒。它除含有病毒复制所需的基因（如gag、pol及env）外，还含有一种特殊的转化基因，能导致培养的细胞转化（v-onc）。所以，病毒癌基因是存在于病毒（大多是反转录病毒）基因组中能使靶细胞发生恶性转化的基因。它不编码病毒结构成分，对病毒无复制作用，但是当受到外界的条件激活时可产生诱导肿瘤发生的作用。并非病毒生长繁殖所必需。原癌基因是细胞癌基因。关于病毒癌基因的叙述只有B符合。

2.【答案】A

【解析】抑癌基因也称为抗癌基因，它是一类抑制细胞过度生长、增生从而遏制肿瘤形成的基因。对于正常细胞，调控生长的基因（如原癌基因等）和调控抑制生长的基因（如抑癌基因等）的协调表达是调节控制细胞生长的重要分子机制之一。这两类基因相互制约，维持正负调节信号的相对稳定。当细胞生长到一定程度时，会自动产生反馈抑制，这时抑制性基因高表达，调控生长的基因则不表达或低表达。癌基因激活与过量表达与肿瘤的形成有关。同时，抑癌基因的丢失或失活也可能导致肿瘤发生。

3.【答案】B

【解析】癌基因又名转化基因，是人类或其他动物细胞（以及致癌病毒）固有的一类基因，它们一旦活化便能促使人或动物的正常细胞发生癌变。癌基因可以分成两大类：一类是病毒癌基因，指反转录病毒的基因组里带有可使受病毒感染的宿主细胞发生癌变的基因，简写成 v-onc；另一类是细胞癌基因，简写成 c-onc，又称原癌基因，这是指正常细胞基因组中，一旦发生突变或被异常激活后可使细胞发生恶性转化的基因。换言之，在每一个正常细胞基因组里都带有原癌基因，但它不出现致癌活性，只是在发生突变或被异常激活后才变成具有致癌能力的癌基因。癌基因不诱导细胞凋亡。

4.【答案】A

【解析】抑癌基因的产物主要包括：①转录调节因子，如 Rb、p53。②负调控转录因子，如 WT。③周期蛋白依赖性激酶抑制因子（CKI），如 p15、p16、p21。④信号通路的抑制因子，如 ras GTP 酶活化蛋白（NF-1），磷脂酶（PTEN）。⑤DNA 修复因子，如 BRCA1、BRCA2。⑥与发育和干细胞增生相关的信号途径组分，如：APC、Axin 等。Rb 属于抑癌基因。故选 A。

5.【答案】A

【解析】原癌基因是细胞内与细胞增生相关的基因，是维持机体正常生命活动所必需的，在进化上高度保守。当原癌基因的结构或调控区发生变异，基因产物增多或活性增强时，使细胞过度增生，从而形成肿瘤。恶性肿瘤的发生归根到底是因为原癌基因的激活和抑癌基因的功能丧失，往往涉及多个基因的改变。原癌基因的激活方式多种多样，但概括起来无非是基因本身或其调控区发生了变异，导致基因的过表达，或产物蛋白活性增强，使细胞过度增生，形成肿瘤。正常细胞中有此基因，故选 A。

6.【答案】E

【解析】生长因子受体多为催化型受体，属于单次跨膜蛋白。即：具有酶活性的受体在其胞质面有酪氨酸蛋白激酶的结构域，当配体与受体结合后，可激活酶的活性，从而使受体具有催化活性。单个跨膜 α-螺旋受体 N 端在胞外，形成胞外区，可与配体结合。中段是 1 个跨膜的 α-螺旋结构。跨膜区段一般由 20 个左右的疏水氨基酸组成。C 端在胞内；该受体分为催化型受体和非催化型受体两大类，前者受体本身的胞内区有潜在的 TPK 作用，全部是糖蛋白。当与配体结合时，就表现出 TPK 作用，催化自身磷酸化，并磷酸化底物蛋白的特定酪氨酸残基。后者无 TPK 作用，但该类受体的胞内区可与有 TPK 作用的蛋白偶联，从而表现出 TPK 作用。G 蛋白偶联受体（GPCRs），是另一大类膜蛋白受体的统称。这类受体的共同点是其立体结构中都有 7 个跨膜 α-螺旋，且其肽链的 C 端以及连接第 5 和第 6 个跨膜螺旋的胞内环上都有 G 蛋白（鸟苷酸结合蛋白）的结合位点。酪氨酸残基磷酸化后并不形成与 G 蛋白的结合位点。

7.【答案】A

【解析】细胞癌基因在物理、化学及生物因素的作用下发生突变，表达产物的质和量的变化，表达方式在时间和空间上的改变，都有可能使细胞转化。从正常的原癌基因转变为具有使细胞转化功能的癌基因的过程称为原癌基因的活化，是功能获得的过程。

【B_1 型题】

8.【答案】B

【解析】长末端重复（LTR），LTR 对病毒 DNA 整合进宿主细胞基因组和控制病毒 RNA 合成均有重要作用。同时它具有真核生物基因表达时所需的基本功能，例如，启动作用、起始作用和转录物的多聚腺嘌呤加尾作用等。LTR 中还有增强子序列，可以增强病毒 RNA 的转录能力，或对前病毒 DNA 两侧的宿主 DNA 的转录活性起调控作用。

9.【答案】D

【解析】原癌基因扩增是指基因拷贝数的增加。在某些造血系统恶性肿瘤中，癌基因扩增是一个极常见的特征，如前髓细胞性白血病细胞系和这类患者的白血病细胞中，c-myc 扩增 8~32 倍。

10.【答案】C

【解析】点突变是原癌基因内单个碱基的替换。ras 基因家族，均以点突变为主，如膀胱癌细胞中克隆出来的 c-Ha-ras 基因与正常细胞的相比仅有一个核苷酸的差异，故选 C。

第十五章 血液生化

【A_1 型题】

1.【答案】D

【解析】人体血液量占人体重量的 7%～8%，一个体重 50kg 的人，其血液量在 4000ml 左右。

2.【答案】E

【解析】血液中最终代谢产物是指次级代谢产物或初级代谢产物经过中间代谢后产生的产物。脂肪酸、葡萄糖的终产物是二氧化碳和水，氨基酸很少参与氧化分解，由于所含成分较复杂（多了氮、硫等原子），代谢产物为二氧化碳、水、尿素等物质。尿酸是嘌呤的代谢最终产物。肌酐是肌酸和磷酸肌酸代谢的终产物。丙酮酸是糖代谢酵解过程的中间产物，能氧化成二氧化碳和水。

3.【答案】E

【解析】胶体渗透压是血浆中的蛋白质所形成的渗透压，包括清蛋白、球蛋白、纤维蛋白原，其中最主要的是清蛋白。清蛋白占血浆胶体渗透压的 75%～80%，主要调节组织与血管之间水分的动态平衡。由于蛋白质分子量较高，与盐类及水分相比，透过膜内速度较慢，使得清蛋白的胶体渗透压与毛细血管的静力压相抗衡，以此来维持正常与恒定的血浆容量。故选 E。

4.【答案】E

【解析】非蛋白氮（NPN）是指血液蛋白质以外的含氮化合物中的氮，包括尿素、尿酸、肌酐、肌酸、谷胱甘肽、氨基酸、核苷酸、氨等物质中所含的氮，还有一小部分为结构尚未明了的残余氮。其中尿素是机体内蛋白质代谢的终产物，主要经肾小球滤过而从尿液中排泄。血尿素氮的产生受诸多因素的影响，如高蛋白饮食、消化道出血、创伤、感染、发热、营养不良或接受类固醇皮质激素治疗等高分解状态时，尿素是血液非蛋白氮中含量最多的物质。故选 E。

5.【答案】E

【解析】人血浆清蛋白是人血浆含量最多的蛋白质，约 45g/L，占血浆总蛋白的 60%。肝脏每天合成 12g 清蛋白，占肝脏分泌蛋白的 50%。短期饥饿情况下，主要由体内的脂肪供给能量。长期不能进食或消耗量过大时，体内的糖原和贮存脂肪已大量消耗之后，将依靠组织蛋白质分解产生氨基酸来获得能量，以维持必要的生理功能。消耗顺序一般为糖原、脂肪、蛋白质。所以，长期饥饿状态下，在血浆中含量明显减少的蛋白是清蛋白。血浆蛋白用醋酸纤维薄膜电泳法可分为清蛋白、α_1 球蛋白、α_2 球蛋白、β-球蛋白和 γ-球蛋白等 5 条区带，而用分辨力较高的聚丙烯酰胺凝脉电泳法则可分为 34 条区带。

【B_1 型题】

6.【答案】A

【解析】胆碱酯酶是一种水解酶，它的作用是水解乙酰胆碱。乙酰胆碱是胆碱能神经（如副交感神经、运动神经、交感神经节前纤维等）末梢释放的一种神经递质。当神经末梢受刺激引起兴奋时，释放乙酰胆碱，与胆碱能受体结合，发挥神经-肌肉的兴奋传递作用。故选 A。

7.【答案】E

【解析】免疫球蛋白（Ig）是一组具有抗体活性的蛋白质，Ig 由浆细胞产生，主要存在于生物体血液和其他体液（包括组织液和外分泌液）中，约占血浆蛋白总量的 20%；还可分布在 B 细胞表面。故选 E。

8.【答案】B

【解析】抗凝血酶Ⅲ（ATⅢ）是一种酶，人体内与凝血系统功能相拮抗的是抗凝血系统，在正常情况下，两者保持动态平。故选 B。

第十六章 肝生化

【A_1 型题】

1.【答案】A

【解析】尿素是哺乳动物排泄铵离子的形式。在有尿素循环的人和哺乳动物体内才存在精氨酸酶，它的作用是体内尿素从精氨酸上水解下来，并生成 L-鸟氨酸，这一反应通常发生在肝脏细胞的胞液中。尿素合成的原料：CO_2、NH_3、某些氨基酸的氨基和 ATP。尿素合成的限速酶：精氨酸代琥珀酸合成酶，酶合成 1 分子尿素消耗 3 分子 ATP，四个高能磷酸键。尿素合成部位是在肝细胞的胞液和线粒体。糖原合成指生物体内由葡萄糖等单糖合成糖原的过程。为糖原分解的逆过程。将更普遍的用低分子的乳糖等通过糖酵解的逆过程而生成糖原的过程称糖异生，以与之区别。动物主要在肝脏或肌肉中进行，为能源储藏的一个主要过程。血浆蛋白是血浆中最主要的固体成分，含量为60~80g/L，血浆蛋白质种类繁多，功能各异。用不同的分离方法可将血浆蛋白质分为不同的种类。肝脏是合成血浆蛋白的主要场所，除全部的血清清蛋白外，还有部分球蛋白也在肝脏合成。另外，浆细胞可以产生免疫球蛋白。体内脂肪合成需要脂肪酰辅酶A作为原料，而脂肪酸可以来源于消化吸收入血液的食物脂肪酸，也可以在体内自行合成。合成部位主要在肝、肾、脑、肺、乳腺及脂肪等组织的细胞液中进行，因为脂肪酸合成酶系存在于此，尤以肝为主要场所。除脑组织和成熟红细胞外，几乎全身各组织均可合成胆固醇，肝脏的合成能力最强，占总量的3/4以上。乙酰CoA是起始原料，需ATP供能和NADPH供氢。合成酶系存在于胞液和内质网。故选A。

2.【答案】A

【解析】肝脏生物转化的定义：机体将一些内源性或外源性非营养物质进行化学转变，增加其极性（或水溶性），使其易随胆汁或尿液排出，这种体内变化过程称为生物转化。肝脏是生物转化作用的主要器官，其中转化反应第一阶段包括：氧化、还原、水解反应。第二阶段包括：结合反应（主要是葡糖醛酸结合反应）。许多物质通过第一阶段反应，其分子中某些非极性基团转变为极性基团，增强亲水性。但有些化合物还必须进一步与葡糖醛酸、硫酸或氨基酸等极性更强的物质相结合，以得到更大的溶解度。这就是肝生化转化第二阶段。故选A。

3.【答案】E

【解析】肝脏生物转化是指机体将一些内源性或外源性非营养物质进行化学转变，增加其极性（或水溶性），使其易随胆汁或尿液排出。即使非营养物质极性增强，利于排泄。故选E。

4.【答案】D

【解析】生物转化中葡糖醛酸结合是最为重要和普遍的结合方式。尿苷二磷酸葡糖醛酸（UDP-GA）为葡糖醛酸的活性供体，由糖醛酸循环产生。肝细胞微粒体中有UDP葡糖醛酸转移酶，能将葡糖醛酸基转移到毒物或其他活性物质的羟基、氨基及羧基上，形成葡糖醛酸苷。结合后其毒性降低，且易排出体外。胆红素、类固醇激素、吗啡、苯巴比妥类药物等均可在肝脏与葡糖醛酸结合而进行生物转化。临床上，用葡糖醛酸类制剂（如葡醛内酯）治疗肝病，其原理即增强肝脏的生物转化功能。

5.【答案】E

【解析】胆固醇在肝内转变为胆汁酸的限速步骤是7α羟化酶催化的羟化作用。7α羟化酶受产物——胆汁酸的反馈调节。因此，设法减少肠道胆汁酸的吸收则可促进肝内胆汁酸的生成，从而降低血胆固醇。维生素C可促进7α羟化酶催化的羟化作用。甲状腺素可通过激活胆汁酸生成中侧链氧化的酶系，促进肝细胞的胆汁酸生成。所以，甲状腺功能亢进症的患者血胆固醇浓度常偏低，而甲状腺功能减退症的患者血胆固醇含量偏高。故选E。

6.【答案】B

【解析】胆汁酸（BA），为胆汁的主要有机成分，是几种结构类似的类固醇酸的统称。在人类的胆汁中，结合型胆汁酸是主要的存在形式，在胆汁的pH环境下，几乎均以钠盐或钾盐的形式存在，称为胆汁酸盐，简称胆盐。初级胆汁酸：由肝细胞直接合成的，包括胆酸、鹅脱氧胆酸、甘氨胆酸、牛磺胆酸、甘氨鹅脱氧胆酸、牛磺鹅脱氧胆酸。次级胆汁酸：脱氧胆酸、石胆酸、甘氨脱氧胆酸、牛磺脱氧胆酸、甘氨石胆酸、牛磺石胆酸。上述物质并非肝细胞最初产生的胆汁酸，而是经历了肠道细菌的分解，以及肠肝循环后形成的产物，故冠名为“次级”。甘氨胆酸是初级胆汁酸。故选B。

7.【答案】B

【解析】胆汁的成分很复杂，除水分和钠、钾、钙、碳酸氢盐等无机成分外，其有机成分有胆盐、胆色素、脂肪酸、胆固醇、卵磷脂和黏蛋白等。胆汁中没有消化酶。胆盐是肝细胞分泌的胆汁酸与甘氨酸或牛磺酸结合形成的钠盐或钾盐，它是胆汁参与消化和吸收的主要成分。胆汁酸是胆汁的重要成分，在脂肪代谢中起着重要作用。胆汁酸主要存在于肠肝循环系统，并通过再循环起一定的保护作用。故选B。

8.【答案】B

【解析】肝细胞损伤时其对胆红素的摄取、结合、排除功能均可能受损。由于肝细胞摄取血浆中未结合胆红素能力下降使其在血中的浓度升高，所产生的结合胆红素又可能由于肝细胞肿胀、毛细胆管受压，而在肿胀与坏死的肝细胞间弥散经血窦进入血液循环，导致血中结合胆红素亦升高，因其可溶于水并经肾排出，使尿胆红素试验呈阳性。因此，血中结合胆红素增高会在尿中出现胆红素。故选B。

9.【答案】A

【解析】胆色素是指血红素的

一系列代谢产物，包括胆红素、胆绿素、胆素原族和胆素族化合物。胆色素是动物胆汁的主要基本成分之一，由红褐色的胆红素和青绿色的胆绿素组成，由于两者的含量比例和浓度的不同而使胆汁呈现各种颜色。胆色素中不包括血红素。故选 A。

10.【答案】E

【解析】当胆红素来源增加时，如溶血，随胆汁排入肠腔的胆红素增加，肠道中形成胆素原增加，重吸收进入体循环，从尿排出的胆素原增加；肝细胞功能肝细胞功能损伤时，从肠道重吸收的胆素原不能有效地进行肠肝循环随胆汁再排出，则逸入体循环的量增加，尿中胆素原的排出量也会增加；胆道梗阻排入肠道胆红素减少，粪胆原形成减少，再吸收入血的尿胆素原减少。所以导致尿胆素原排泄减少的主要是胆道梗阻。故选 E。

【B_1 型题】

11.【答案】B

【解析】在单核吞噬细胞中生成的胆红素可进入血液循环，在血浆内主要以胆红素-清蛋白复合体的形式存在和运输。一般说清蛋白与胆红素的结合是可逆的。

12.【答案】C

【解析】血中胆红素以“胆红素-清蛋白”的形式送输到肝脏，很快被肝细胞摄取。肝细胞摄取血中胆红素的能力很强。实验证明，注射具有放射性的胆红素后，大约只需 18 分钟就可从血浆中清除 50%。肝脏能迅速从血浆中摄取胆红素，是由于肝细胞内两种载体蛋白 Y 蛋白和 Z 蛋白所起的重要作用。故又称“配体结合蛋白”。故选 C。

13.【答案】D

【解析】肝细胞内质网中有胆红素-尿苷二磷酸葡糖醛酸转移酶（BR-UDPGA-T），它可催化胆红素与葡糖醛酸以酯键结合，生成胆红素葡糖醛酸酯。由于胆红素分子中有两个丙酸基的羧基均可与葡糖醛酸 C1 上的羟基结合，故可形成两种结合物，即胆红素葡糖醛酸-酯和胆红素葡糖醛酸二酯。在人胆汁中的结合胆红素主为红素葡糖醛酸二酯（占 70%～80%），其次为胆红素葡糖醛酸-酯（占 20%～30%），也有小部分与硫酸根、甲基、乙酰基、甘氨酸等结合。胆红素经上述转化后称为结合胆红素，结合胆红素较未结合胆红素脂溶性弱而水溶性增强，与血浆清蛋白亲和力减小，故易从胆道排出，也易透过肾小球从尿排出。但不易通过细胞膜和血脑屏障，因此不易造成组织中毒，是胆红素解毒的重要方式。故选 D。

14.【答案】E

【解析】经肝转化生成的葡糖醛酸胆红素随胆汁进入肠道，在肠菌的作用下大部分脱去葡糖醛酸基，并被逐步还原生成中胆素原、粪胆素原和 d-尿胆素原。这些物质统称为胆素原。酯型胆红素随胆汁排入肠道后，自回肠下段至结肠内细菌的作用下，脱去葡萄糖醛基，并被还原成为无色的胆素原（粪胆素原及尿胆素原）。这些胆素原在肠道下段或随粪便排出后经空气氧化，可氧化为棕黄色，它是正常粪便的主要色素。生理情况下，肠道中有 10%～20% 的胆素原可被重吸收入血，经门静脉进入肝脏。其中大部分再随胆汁排入肠道形成胆素原的肠肝循环。只有少量胆素原进入体循环，可通过肾小球滤出，由尿排出，即为尿胆素原。正常人每天从尿排出的尿胆素原 0.4～4.0mg，尿胆素原在空气中被氧化成尿胆素，后者是尿的主要色素。胆素原族化合物，即胆素原、粪胆素原及尿胆素原。

第十七章 维 生 素

【A_1 型题】

1.【答案】D

【解析】β 胡萝卜素，紫红或暗红色的结晶性粉末。不溶于水，微溶于乙醇和乙醚，易溶于氯仿苯和油。熔点 176～180℃。在动物体内可转变为维生素 A 的物质称为前维生素 A。其代表性物质就是胡萝卜素，胡萝卜素分为 α-、β-、γ- 3 种异构体。其中 β 胡萝卜素比较稳定，效力也强。

2.【答案】A

【解析】维生素 D 又称钙化醇、麦角甾醇、麦角维生素 D、“阳光维生素”、抗佝偻病维生素等。属脂溶性维生素。种类很多，以维生素 D_2（麦角钙化醇）和维生素 D_3（胆钙化醇）较为重要。来自食物和阳光，能促进食物中钙和磷的吸收，并通过胎盘参与胎儿钙代谢。故选 A。

3.【答案】E

【解析】维生素 K 是脂溶性的，主要是提供给肝脏合成凝血酶原用，维生素 K 缺乏可致广泛性出血。维生素 K 在凝血过程中起重要作用，缺乏时可引起维生素K依赖性凝血因子（凝血酶原、因子Ⅶ、Ⅸ和Ⅹ）缺乏，这些因子，需由维生素K参与，在肝合成，通过细胞膜释放至细胞外。

4.【答案】A

【解析】维生素E，又名生育酚，是指具有α-生育酚生物活性的一类物质。α-生育酚生物活性最强。自然界中共有8种：α-T，β-T，γ-T，δ-T 4种生育酚，α-TT，β-TT，γ-TT，δ-TT 4种生育三烯酚。维生素E是脂溶性维生素，易溶于脂肪和乙醇等有机溶剂中，不溶于水，对热、酸稳定，对碱不稳定，对氧敏感，对热不敏感，但油炸时维生素E活性明显降低。故选A。

5.【答案】C

【解析】所有水果和蔬果中都含有极高的天然抗氧化剂，如维生素A、C、E、P、多酚等。茶叶中也含有天然抗氧化剂，如多酚等。研究表明水果和蔬菜中的天然抗氧化剂具有保护效果。例如维生素E和β胡萝卜素可以保护细胞膜；维生素C可以排出细胞内的自由基等。天然抗氧化剂可以帮助人类预防心脏病和癌症等多种疾病，并能增进脑力，延缓衰老。维生素E，又名生育酚，是重要的天然抗氧化剂，而核黄素、维生素D、硫胺素、维生素K则不是。故选C。

6.【答案】A

【解析】维生素B_1为水溶性，在人体内除肠内细菌可合成一部分外，人体自身不能合成维生素B_1，主要来源于食物，常与其他B族维生素同存于食物中，在谷类、坚果、动物内脏、蛋类及酵母中含量丰富，人乳和母乳中含量较少，谷类多存在于外胚层（糠、麸）中，故精制时易丢失，洗米过度可致损失，煮饭加碱时亦可遭破坏。维生素B_1尚可抑制胆碱酯酶对乙酰胆碱的水解作用，故维生素B_1缺乏时，乙酰胆碱水解加速，导致神经传导障碍以及胃肠蠕动减慢、消化液分泌减少等消化系统症状。故选A。

7.【答案】A

【解析】维生素B_2生理功能主要是与其分子中异咯嗪上1，5位N存在的活泼共轭双键有关，既可作氢供体，又可作氢递体。在人体内以黄素腺嘌呤二核苷酸（FAD）和黄素单核苷酸（FMN）两种活性形式参与氧化还原反应，起到递氢的作用，是机体中一些重要的氧化还原酶的辅酶。

8.【答案】A

【解析】维生素A构成视网膜感光色素视紫红质而在夜视中起重要作用，并参与碳水化合物代谢和糖蛋白的合成，以维持上皮组织的生长分化。缺乏时视网膜视紫红质和视蛋白水平降低，导致夜盲。故选A。

9.【答案】A

【解析】维生素D缺乏病是由于日晒少（皮肤经紫外线照射后，可使维生素D前体转变为有效的维生素D）、摄入不足（奶、蛋、肝、鱼等食物）、吸收障碍（小肠疾病）及需要量增加（小儿、孕妇、乳母）等因素，使体内维生素D不足而引起的全身性钙、磷代谢失常和骨骼改变。其突出的表现是小儿的佝偻病和成人骨软化症，同时影响神经、肌肉、造血、免疫等组织器官的功能，严重影响儿童的生长发育。故选A。

10.【答案】A

【解析】维生素C缺乏症又称坏血病，因缺乏维生素C（抗坏血酸）引起，临床特征为出血和骨骼病变。故选A。

【B_1型题】

11.【答案】E

【解析】维生素E，又名生育酚，是指具有α-生育酚生物活性的一类物质，能改善性冷淡、月经不调、不孕。故选E。

12.【答案】B

【解析】维生素K能促进血液凝固，所以维生素K也称凝血维生素，是凝血因子γ-羧化酶的辅酶。而其他凝血因子7、9、10的合成也依赖于维生素K。人体缺少它，凝血时间延长，严重者会流血不止，甚至死亡。故选B。

13.【答案】C

【解析】维生素C又叫L-抗坏血酸，是一种水溶性维生素，水果和蔬菜中含量丰富。在氧化还原代谢反应中起调节作用，缺乏它可引起坏血病。维生素C在肝内可使体内多余的胆固醇转变为胆汁酸，降低胆固醇。故选C。

14.【答案】B

【解析】维生素K是一些凝血因子的辅因子。例如作为谷氨酰羧化酶的辅因子，参与凝血酶原特定谷氨酸残基的羧化。故选B。

15.【答案】D

【解析】维生素D为固醇类衍生物，具抗佝偻病作用，又称抗佝偻病维生素。维生素D家族成员中最重要的成员是D_2和D_3。维生素D均为不同的维生素D原经紫外照射后的衍生物。故选D。

第十八章 矿 物 质

【A_1型题】

1.【答案】B

【解析】钙缺乏症是较常见的营养性疾病，儿童长期摄钙不足，可引起生长迟缓、骨骼变形，发生佝偻病。成年人，尤其是妇女绝经以后，骨质丢失速度加快，如果体内同时钙缺乏则易发生骨质疏松症。

2.【答案】A

【解析】氟含量过多或过少都可引起疾病。氟摄入过少时可引起龋齿、牙釉质形成和骨矿化减少。相比之下，氟摄入过多则有毒性作用，造成氟斑牙和氟骨症。故选A。

第六篇　医学微生物学

第一章　微生物的基本概念

【A₁型题】

1.【答案】C

【解析】自然界存在的微生物被人为分为三型：原核细胞型微生物包括二菌四体，即细菌、放线菌、支原体、衣原体、立克次体、螺旋体；真核细胞型微生物以真菌为代表，主要包括单细胞的酵母菌和多细胞的霉菌；非细胞型微生物以病毒为代表。

2.【答案】B

3.【答案】B

第二章　微生物的形态与结构

【A₁型题】

1.【答案】B

【解析】细菌的测量单位为微米，病毒的测量单位为纳米。故选 B。

2.【答案】C

【解析】细菌属于原核细胞型微生物。原核细胞型微生物细胞核分化程度低，只有 DNA 盘绕的拟核，无核仁和核膜，除核糖体外无其他细胞器。故选 C。

3.【答案】C

4.【答案】A

【解析】青霉素的作用点主要是作用在细胞壁合成过程中的转肽酶，从而破坏细胞壁的合成。故选 A。

5.【答案】D

【解析】细菌由于各种原因造成细胞壁受损，如果处于一个高渗环境中，细菌仍可存活，并修复受损的细胞壁。此类细菌被称为 L 型细菌。故选 D。

6.【答案】D

【解析】革兰阳性菌细胞壁由肽聚糖和磷壁酸构成，革兰阴性菌的细胞壁主要为肽聚糖和外膜。革兰阳性菌肽聚糖由聚糖骨架、四肽侧链、五肽交联桥组成，革兰阴性菌肽聚糖结构缺乏五肽交联桥。故选 D。

7.【答案】B

【解析】革兰染色分四步：结晶紫初染、卢戈碘液媒染、95%乙醇脱色、沙黄或复红复染。故选 B。

8.【答案】B

【解析】革兰阴性菌细胞壁的外膜结构包括脂质双层、脂多糖，革兰阳性菌无外膜，所以没有脂多糖。故选 B。

9.【答案】A

【B₁型题】

10.【答案】C

【解析】细菌的特殊结构包括菌毛、鞭毛、荚膜、芽孢。菌毛具有黏附作用，是细菌感染的第一步。荚膜具有抗吞噬和抗干燥作用。芽孢耐高温、耐酸碱。鞭毛是细菌的运动器官。异染颗粒是某些细菌的胞质颗粒，因含有大量偏磷酸盐，显示出强嗜碱性，所以较菌体深染。白喉棒状杆菌的异染颗粒常用于镜下鉴别。

11.【答案】E

12.【答案】A

13.【答案】D

14.【答案】B

15.【答案】D

16.【答案】A

17.【答案】B

第三章　细菌的生理

【A₁型题】

1.【答案】E

【解析】细菌生长除了必需的营养物质以外，还有气体环境、酸碱度、温度，被称为细菌生长的环境三要素。故选 E。

2.【答案】C

【解析】副溶血性弧菌与霍乱弧菌最显著的差别是嗜盐，其培养基中加入 3.5% NaCl 最为适宜，无盐则不能生长。故选 C。

3.【答案】D

【解析】细菌属于原核细胞型，原核细胞型的微生物二分裂繁殖。故选 D。

4.【答案】B

【解析】细菌分裂一代时间为 20~30 分钟，以 2^n 的速率二分裂无性繁殖，结核分枝杆菌（分裂一代时间 18 ~ 24h）除外。故选B。

5.【答案】B

6.【答案】C

【解析】细菌外毒素经甲醛脱毒制备成类毒素，免疫动物可产生抗毒素，所以类毒素不是细菌的合成代谢产物。故选C。

7.【答案】B

【解析】细菌的生长曲线包括：迟缓期、对数生长期、稳定期、衰退期。对数生长期的细菌比较典型，生长速度最快；稳定期可获得大量细菌代谢产物。

8.【答案】A

【解析】内毒素是革兰阴性菌的细胞壁成分，只能由革兰阴性菌产生。以死亡裂解方式释放。化学成分为脂多糖。毒性作用较弱，可引起发热等全身反应。耐热，160℃，2~4小时才被破坏；抗原性弱，甲醛处理不形成类毒素。

第四章　消毒与灭菌

【A_1型题】

1.【答案】D

2.【答案】D

【解析】高压蒸汽灭菌压力103.4kPa（1.05kg/cm^2），灭菌温度121.3℃，时间为15~20分钟。

3.【答案】C

4.【答案】D

【解析】氯化物常用于饮用水和游泳池的消毒。故选D。

5.【答案】C

【解析】玻璃器材耐高温，可用高压蒸汽灭菌。故选C。

6.【答案】D

【解析】波长在200~300nm的紫外线均具有杀菌作用，其中以265~266nm的杀菌作用最强，因为此波长范围与DNA吸收光谱一致。故选D。

7.【答案】A

【解析】滤过除菌适于含有不耐热成分的培养基和试剂的除菌，用孔径为200~450nm大小的滤板可除去细菌和真菌等。用200nm孔径的滤板通过2次，可使支原体达到某种程序的去除，但不能除去病毒。故选A。

8.【答案】D

【B_1型题】

9.【答案】D

【解析】高压蒸汽灭菌是最常用的灭菌方式，主要用于耐高温物质的消毒灭菌。含有高温易分解成分的液体选择过滤灭菌。紫外线因无穿透能力常用于物体表面的消毒灭菌。

10.【答案】C

11.【答案】A

12.【答案】B

13.【答案】E

第五章　噬　菌　体

【A_1型题】

1.【答案】B

【解析】病毒是寄生在活细胞内的非细胞型微生物，噬菌体是寄生在细菌细胞内的病毒。

2.【答案】B

【解析】噬菌体是感染细菌的病毒，病毒表面结构大部分由蛋白质类物质构成，具有抗原性。

【B_1型题】

3.【答案】C

【解析】噬菌体包括温和噬菌体和毒性噬菌体。毒性噬菌体只有裂解期，温和噬菌体溶原期和裂解期交替进行。细菌可通过转导方式实现基因重组。噬菌体进入细菌细胞，将自己的基因整合在细菌细胞的染色体上，从而使细菌进入溶原态。该菌因携带了噬菌体的基因而被称为溶原菌，整合在细菌染色体上的噬菌体基因，称为前噬菌体。

4.【答案】D

5.【答案】A

6.【答案】B

第六章　细菌的遗传与变异

【A_1型题】

1.【答案】C

【解析】接合是通过细菌性菌毛的中空管道传递质粒实现的。

2.【答案】C

【解析】质粒是细菌染色体以外的遗传物质，可以自我复制，可通过接合的方式在细菌之间传递。故选C。

3.【答案】B

【解析】耐药质粒是由一个编

码细菌性菌毛的耐药传递因子（RTF）和一个可携带多个耐药基因或转座子的耐药决定子（γ）。

【B_1 型题】

4.【答案】B

【解析】R 质粒为细菌耐药质粒，F 质粒为细菌致育质粒可编码性菌毛，Vi 质粒为细菌毒力质粒。γ 决定因子决定细菌的多重耐药性。毒力质粒编码与细菌致病性有关的独立因子，例如：Col 质粒、Hly 质粒、LT 质粒、ST 质粒等。

5.【答案】A

6.【答案】D

7.【答案】C

8.【答案】E

9.【答案】B

【解析】转化是在一定条件下，供体菌 DNA 片段直接进入受体菌。转导是通过温和噬菌体为载体，将供体菌 DNA 片段带入受体菌。接合是通过细菌性菌毛将供体菌的遗传物质（质粒或者染色体 DNA 片段）转移给受体菌。溶原性转换是携带有噬菌体染色体的细菌，因噬菌体染色体的整合而产生了新的遗传性状。原生质体融合将两种细菌的细胞壁人为破坏，于高渗环境中，加入融合剂（PEG）使两个原生质体融合，从而两种细菌基因重组，获得多种不同表型的组合。

10.【答案】A

11.【答案】D

12.【答案】C

13.【答案】E

14.【答案】C

第七章　细菌的感染与免疫

【A_1 型题】

1.【答案】E

【解析】机会致病菌属于机体的正常菌群。在人体免疫力低下、细菌寄居部位改变、临床大量长期应用抗生素治疗导致正常菌群发生数量、种类、比例的变化，从而引起菌群失调。故选 E。

2.【答案】C

【解析】MRSA（耐甲氧西林的金黄色葡萄球菌）、鲍曼不动杆菌等都是近年来医院感染的常见菌。故选 C。

3.【答案】C

4.【答案】A

【解析】革兰阴性杆菌易产生肠毒性的外毒素。而革兰阳性菌除了金黄色葡萄球菌（可产生肠毒素）都不易产生肠毒素。

5.【答案】D

【解析】细菌进入体内，在局部生长繁殖，释放的外毒素入血，称为毒血症。细菌大量入血并在血液中生长繁殖，称为败血症。化脓性细菌大量入血并生长繁殖，称为脓毒血症。革兰阴性菌大量入血生长繁殖，产生大量内毒素，引起全身中毒症状，称为内毒素血症。病原菌一过性入血经血液运输到其他的器官，不在血中生长繁殖，称为菌血症。故选 D。

6.【答案】E

【解析】金黄色葡萄球菌可产生血浆凝固酶，A 群溶血性链球菌可分泌透明质酸酶、链激酶（SK）、链道酶（SD）等侵袭性酶。故选 E。

7.【答案】E

【解析】细菌的毒力包括侵袭力和毒素。侵袭力由黏附因子（菌毛、荚膜、毛发样结构等）和侵袭性酶（血浆凝固酶、透明质酸酶、链激酶、链道酶等）构成。毒素包括内毒素和外毒素。

8.【答案】D

9.【答案】D

【解析】外毒素的本质是蛋白质，具有抗原性，经甲醛脱毒处理，可制备成类毒素，免疫动物产生抗毒素。外毒素有明确的靶器官，分为神经毒性、肠毒性、细胞毒性 3 种。故选 D。

10.【答案】E

【解析】内毒素本质为脂多糖，是革兰阴性菌外膜的组成成分，只有细菌裂解后才能释放。

【B_1 型题】

11.【答案】C

【解析】破伤风梭菌主要释放神经毒性的外毒素（破伤风痉挛毒素）；甲型链球菌可释放红疹毒素（致热外毒素）；伤寒沙门菌主要是内毒素致病；白喉棒状杆菌主要致病物质白喉毒素可引起多器官坏死性损伤，为细胞毒素。

12.【答案】A

13.【答案】B

14.【答案】D

15.【答案】E

16.【答案】B

17.【答案】A

18.【答案】D

19.【答案】C

20.【答案】E

第八章 细菌感染的检查方法与防治原则

【A₁型题】

1.【答案】E

【解析】结核菌素试验其本质是迟发型超敏反应。不属于血清学诊断范畴。故选E。

2.【答案】B

【解析】机体对外毒素致病的免疫，主要依赖抗毒素的作用，抗毒素主要由IgG、IgM抗体组成。故选B。

3.【答案】D

【解析】可用抗毒素进行紧急预防的疾病，一般都是病原体释放外毒素致病，所以选择产外毒素的细菌即可。故选D。

4.【答案】E

【解析】细菌鉴定程序：分离纯培养、直接形态学观察、多种生化反应、表面抗原和毒力检测。

5.【答案】D

【B₁型题】

6.【答案】A

【解析】卡介苗（BCG）是牛型结核分枝杆菌的减毒株（活疫苗）；白喉、破伤风梭菌均为外毒素致病，所以需要抗毒素治疗；伤寒的预防需用死疫苗。

7.【答案】B

8.【答案】D

9.【答案】C

10.【答案】B

【解析】注射抗体属于应用免疫应答的产物，所以是被动免疫；类毒素是脱掉毒性的外毒素，其本质是蛋白质，具有很好的抗原性，接种疫苗、注射类毒素都是给机体抗原性物质，属于人工主动免疫；通过胎盘获得母体的抗体是自然被动免疫。

11.【答案】A

12.【答案】D

13.【答案】C

第九章 病原性球菌

【A₁型题】

1.【答案】A

【解析】甲型链球菌所导致疾病包括侵袭力所致的化脓性感染（咽炎、脓皮病、丹毒、蜂窝织炎等）；中毒性疾病（猩红热）；超敏反应性疾病（风湿热、急性肾小球肾炎）三类。

2.【答案】E

【解析】葡萄球菌所致疾病包括侵袭力所致的侵袭型疾病：局部化脓性感染（疖、痈、甲沟炎、睑腺炎、蜂窝织炎等）；内脏器官感染（肺炎、脓胸、中耳炎、心内膜炎、脑膜炎）；全身感染（败血症、脓毒血症等），毒素引发的疾病（肠毒素-食物中毒、剥脱毒素-烫伤样皮肤综合征、毒性休克综合征毒素-1所致的毒性休克综合征）。故选E。

3.【答案】C

4.【答案】E

【解析】致病性葡萄球菌的特征：产生金黄色色素、β溶血，血浆凝固酶、耐热核酸酶、触酶均阳性，并分解甘露醇。故选E。

5.【答案】D

【解析】甲型链球菌可产生透明质酸酶、链激酶（SK）、链道酶（SD）等侵袭性酶。

6.【答案】A

【解析】鉴别甲型链球菌和肺炎链球菌的实验包括：Optochin敏感试验、胆汁溶菌试验、菊糖发酵、荚膜肿胀试验等。故选A。

7.【答案】C

【解析】SPA是葡萄球菌蛋白A，位于金黄色葡萄球菌细胞壁表面，可与吞噬细胞竞争Fc受体。是细菌的致病因素之一。故选C。

8.【答案】C

【解析】淋病奈瑟球菌是G^-双球菌，无鞭毛、芽孢，多有荚膜和菌毛。致病物质：菌毛、IgA蛋白酶（破坏黏膜表面的特异IgA），人类是淋病奈瑟球菌唯一宿主。故选C。

9.【答案】E

10.【答案】C

【解析】脑膜炎奈瑟球菌通过飞沫传播、淋病奈瑟球菌通过性传播、甲型链球菌通过飞沫、直接接触传染或污染物传播，伤寒沙门菌通过粪-口传播，肺炎链球菌通过呼吸道传播。故选C。

11.【答案】E

【解析】肠球菌为院内感染的重要病原菌，不仅可引起尿路感染、皮肤软组织感染，还可引起危及生命的腹腔感染、败血症、心内膜炎和脑膜炎，由于其固有耐药性，所致感染治疗困难。

【A₂型题】

12.【答案】B

【解析】肺炎链球菌是人类大叶性肺炎的病原体。故选B。

13.【答案】A

【解析】奈瑟菌属的脑膜炎双球菌，是人类化脓性脑脊髓膜炎的病原体。故选A。

14.【答案】C

【解析】金黄色葡萄球菌产生的肠毒素可导致食物中毒（以呕吐为主的急性胃肠炎）。故选C。

15.【答案】A

【解析】患儿为链球菌感染后因交叉反应引起的急性肾小球肾炎。故选A。

16.【答案】E

【解析】甲型溶血性链球菌与肺炎链球菌在羊血培养基生长，均能产生溶血，形成草绿色溶血环。

17.【答案】A

【解析】葡萄球菌致病菌株可合成、释放血浆凝固酶。故选A。

18.【答案】A

【解析】氨苄西林的使用，抑制了肠道革兰阴性杆菌的生长，致使阳性的葡萄球菌过度生长而导致菌群失调。故选A。

19.【答案】B

【解析】奈瑟菌属的淋病奈瑟球菌，是革兰阴性双球菌，可引起人类性病。故选B。

第十章　肠道杆菌

【A_1 型题】

1.【答案】D

【解析】伤寒全程送检标本是粪便。故选D。

2.【答案】D

3.【答案】B

【解析】ETEC——肠产毒性大肠埃希菌，主要致病物质是肠毒素（LT或ST）；EHEC——肠出血性大肠埃希菌，主要致病物质是志贺样毒素；EIEC——肠侵袭性大肠埃希菌，侵袭结肠黏膜并产生内毒素；EPEC——肠致病性大肠埃希菌，主要破坏破坏微绒毛刷状缘。

4.【答案】D

5.【答案】B

【解析】肠道杆菌的共同特征：革兰阴性杆菌、生化反应活跃、均表达菌体抗原、依表面抗原的不同分型。故选B。

6.【答案】E

【解析】乳糖发酵试验用来鉴别肠道菌是否为致病菌株。

【A_2 型题】

7.【答案】A

【解析】伤寒患者早、晚期两次采血，晚期抗体效价较早期高4倍方有临床意义。故选A。

8.【答案】B

9.【答案】C

【解析】肠道菌科均为革兰阴性杆菌。仅做涂片染色是无法区别是什么致病菌。故不做此种检查。故选C。

第十一章　厌氧性细菌

【A_1 型题】

1.【答案】E

【解析】产气荚膜梭菌为G^+粗大杆菌，专性厌氧，有荚膜，无鞭毛，双溶血环，汹涌发酵（牛乳培基）。致病物质主要为多种外毒素，其中大部分毒素同时又是胞外酶，卵磷脂酶为α毒素、胶原酶为κ毒素、透明质酸酶为μ毒素、蛋白酶为λ毒素、DNA酶为ν毒素等。故选E。

2.【答案】D

【解析】肉毒杆菌为G^+短粗杆菌，有鞭毛，无荚膜，芽孢位于次极端，菌体成网球拍状。其致病物质主要为肉毒毒素（阻止乙酰胆碱的释放）。故选D。

3.【答案】C

【解析】破伤风梭菌为G^+细长杆菌，专性厌氧，有鞭毛，无荚膜，羽毛样菌落。致病物质主要为破伤风溶血素、破伤风痉挛毒素。故选C。

4.【答案】D

【解析】无芽孢厌氧菌主要形成口腔、颌面部、鼻咽腔、胸腹腔、盆腔、肛门会阴部等处的慢性深部脓肿。感染部位的分泌物或脓液呈血性或黑色或乳白色混浊液，有恶臭、有时有气体。脓肿分泌物直接涂片染色可见G^+或G^-杆菌，普通培基培养阴性。

【A_2 型题】

5.【答案】D

【解析】G^-厌氧杆菌中最常见的是类杆菌属中的脆弱杆菌，感染部位的分泌物或脓液呈血性或黑色或乳白色混浊液，有恶臭，有时有气体。符合患者抽出物的特征。故选D。

6.【答案】B

【解析】破伤风梭菌主要是外毒素致病，所以需要抗破伤风梭菌的抗毒素治疗。抗生素可选用青霉素肌内注射，或大剂量静脉滴注，可抑制破伤风梭菌。故选B。

第十二章 分枝杆菌

【A_1型题】

1.【答案】C

【解析】结核分枝杆菌细长略弯曲，分枝生长且生长缓慢，营养要求高，毒力和耐药性极易产生变异。故选C。

2.【答案】B

【解析】结核分枝杆菌感染引发的机体免疫为带菌免疫（即感染免疫）。故选B。

3.【答案】E

【解析】结核分枝杆菌细胞壁含有大量脂质，革兰染色不宜着色，需抗酸染色。故选E。

4.【答案】B

【解析】鸟-胞内分枝杆菌广泛分布于自然环境中，在正常人群中很少引起疾病，但在艾滋病患者中常是最多见的机会致病菌。

【A_2型题】

5.【答案】A

【解析】接种卡介苗（BCG）的主要对象是新生儿，以及结核菌素试验阴性的儿童。卡介苗对成年人的结核感染保护率不高，所以患者一般不接种卡介苗。

6.【答案】D

【解析】痰标本中出现细长、略弯曲、抗酸染色阳性者，必定是结核分枝杆菌。故选D。

7.【答案】C

【解析】患者结核菌素试验红肿直径大于2.0cm，结核菌素试验强阳性表明有活动性结核病。故选C。

第十三章 螺杆菌属

【A_1型题】

1.【答案】D

【解析】幽门螺杆菌是一种单极、多鞭毛、末端钝圆、螺旋形或弧形弯曲的细菌，革兰染色阴性，有鞭毛。是一种微需氧菌，营养要求高，培养时需加入动物血清或血液。

【A_2型题】

2.【答案】C

【解析】幽门螺杆菌是慢性胃炎、胃溃疡和十二指肠溃疡的主要病因，并与胃癌和胃黏膜相关淋巴组织淋巴瘤的发生密切相关。

第十四章 动物源性细菌

【A_1型题】

1.【答案】B

【解析】炭疽杆菌为G^+杆菌，菌体粗大，是致病菌中最大的细菌，竹节状长链，无鞭毛，体内形成荚膜，有氧时形成芽孢。所致疾病——炭疽（荚膜、炭疽毒素致病）。

2.【答案】C

【解析】布鲁菌是一类人畜共患传染病的病原菌，G^-需氧球杆菌，有6个生物种属，含有A和M两种抗原。该菌可引发布鲁菌病（反复形成菌血症，热型呈波浪式）。

3.【答案】B

【解析】鼠疫耶尔森菌，G^-两端钝圆并浓染的短小杆菌。主要致病物质：鼠毒素；所致疾病为鼠疫（腺鼠疫、败血症鼠疫、肺鼠疫）。可获持久免疫力。在陈旧培养物或在含3%氯化钠的高盐培养基中，菌体呈明显多形性。

第十五章 其他细菌

【A_1型题】

1.【答案】E

【解析】铜绿假单胞菌是引起医院感染的重要病原菌。原发性皮肤感染常见于烧伤和创伤患者，在皮肤感染局部出现蓝绿色脓液；嗜肺军团菌可引起军团菌病主要通过呼吸道吸入带菌飞沫或气溶胶而感染，多流行于夏秋季；幽门螺杆菌可引发慢性胃炎、胃窦炎、消化性溃疡；流感嗜血杆菌主要引发急性化脓性感染；百日咳鲍特菌引发百日咳。故选E。

2.【答案】E

【解析】白喉杆菌的毒力鉴定（区别产毒株与非产毒株）有体内法和体外法（Elek 平板试验即琼脂平板毒力试验）。故选 E。

3.【答案】D

【解析】白喉杆菌细长略弯、末端膨大，无菌毛、鞭毛、荚膜、芽孢，G^+ 亚甲蓝染色胞内可见深染的异染颗粒，强烈的白喉外毒素导致白喉。故选 D。

【A_2 型题】

4.【答案】D

【解析】流感嗜血杆菌主要引起急性化脓性感染，如化脓性脑膜炎、化脓性关节炎及心包炎等。

5.【答案】C

【解析】对白喉患者的治疗除选用敏感抗生素外，还应尽早注射足量的白喉抗毒素以直接中和体内毒素。故选 C。

6.【答案】C

【解析】注射白喉抗毒素用于白喉的紧急预防。故选 C。

第十六章　放　线　菌

【A_1 型题】

【答案】B

【解析】放线菌感染的主要特点，是病灶形成多发性瘘管并且排出硫黄样颗粒，其实质是在组织中形成的菌落。故选 B。

第十七章　支　原　体

【A_1 型题】

1.【答案】C

【解析】支原体是原核细胞型微生物中唯一没有细胞壁的，是能在无生命培养基上生长的最小微生物，形成煎荷包蛋样菌落。因为没有细胞壁，所以呈现多形性，可通过细菌滤器。对人类致病的常见支原体为肺炎支原体，引起人类原发性非典型病原体肺炎；溶脲脲原体导致非淋菌性尿道炎。

2.【答案】E

【解析】肺炎支原体因无细胞壁，所以对青霉素等作用于细胞壁的抗生素无效。故选 E。

3.【答案】B

第十八章　立克次体

【A_1 型题】

1.【答案】E

【解析】立克次体是 G^- 原核细胞型微生物，严格细胞内寄生、二分裂繁殖，球杆状或多形性，虫媒传播，所致疾病为人畜共患疾病。故选 E。

2.【答案】C

【解析】立克次体具有与普通变形杆菌 OX19 和 OX2 共有耐热多糖抗原。临床检验中常用这类变形杆菌代替相应的立克次氏体抗原进行非特异性凝集反应（外斐反应）。故选 C。

3.【答案】B

【A_2 型题】

4.【答案】D

5.【答案】A

【解析】斑疹伤寒立克次体导致地方性斑疹伤寒，鼠是主要储存宿主，传播媒介为鼠虱或鼠蚤。

6.【答案】E

【B_1 型题】

7.【答案】B

【解析】普氏立克次体——流行性斑疹伤寒，患者是唯一传染源，体虱为主要传播媒介；Q 热柯克斯体——Q 热，牛、绵羊等家畜为主要传染源和储存宿主，蜱为传播媒介（动物），人经呼吸道、消化道、接触传播。

8.【答案】D

9.【答案】A

第十九章　衣　原　体

【A_1 型题】

1.【答案】D

【解析】衣原体不仅具有原核细胞型微生物的特点，同时还专性细胞内寄生、有独特的发育周期、能通过细菌滤器。故选 D。

2.【答案】E

【解析】衣原体具有细胞壁，

对抗生素敏感，病毒则对干扰素敏感。故选E。

3.【答案】A

【解析】沙眼衣原体是人类沙眼的病原体，泌尿生殖系统感染（非淋菌性尿道炎）、包涵体结膜炎；性病淋巴肉芽肿衣原体引起性病淋巴肉芽肿。

【B_1 型题】

4.【答案】B

【解析】原体：小球形、结构致密、有细胞壁、存在于胞外、较稳定、具有感染力、无繁殖力；始体：大球形，结构松散、无细胞壁、存在于胞内、无感染力、以二分裂方式形成子代原体，故有繁殖力；革兰染色后镜检为革兰阴性圆形或椭圆体。

5.【答案】A

6.【答案】E

第二十章 螺 旋 体

【A_1 型题】

1.【答案】D

【解析】螺旋体因革兰染色不易着色，所以常用镀银染色（呈棕褐色）。故选D。

【A_2 型题】

2.【答案】B

【解析】钩端螺旋体可致钩体病，患者出现发热、乏力、头痛、肌痛、眼结膜出血、浅表淋巴结肿大等中毒症状。故选B。

3.【答案】C

【解析】钩体病为人畜共患，鼠、猪为传染源及储存宿主。

4.【答案】E

【解析】梅毒螺旋体只感染人，所致疾病梅毒分3期：Ⅰ期——无痛性硬下疳（皮肤黏膜溃疡）；Ⅱ期——梅毒疹（全身黏膜）、淋巴结肿大；Ⅲ期——神经梅毒、心血管梅毒、梅毒瘤。

第二十一章 真 菌

【A_1 型题】

1.【答案】D

【解析】真菌常用沙保培养基培养，形成酵母型菌落、丝状菌落。故选D。

2.【答案】B

【解析】皮屑经10%氢氧化钾微加热处理，通过观察真菌的菌丝与孢子来确认是否感染。

3.【答案】C

4.【答案】D

【解析】白假丝酵母菌，G^+单细胞真菌、芽生孢子、类酵母型菌落。镜下发现厚膜孢子（玉米粉培养基培养）、假菌丝有助于鉴定所致皮肤黏膜感染致鹅口疮。

5.【答案】E

【解析】真菌常用治疗药物：两性霉素B、酮康唑、5-氟胞嘧啶等。故选E。

6.【答案】B

【解析】新型隐球菌为圆形酵母型菌、外周有厚荚膜（比菌体大1~3倍）。是土壤、鸽类、中乳、水果等的腐生菌。吸入后侵犯皮肤、黏膜等引起慢性炎症和脓肿，侵袭CNS引发亚急性或慢性脑膜炎。故选B。

7.【答案】A

8.【答案】E

9.【答案】C

【解析】真菌生长的最佳环境：较高的湿度与氧气、22~28℃、pH 5~6。故选C。

10.【答案】D

【A_2 型题】

11.【答案】C

12.【答案】E

【解析】新型隐球菌微生物学检查：脑脊液离心后取沉淀、痰和脓标本，直接检查墨汁负染见出芽菌体外围有宽厚荚膜为阳性。

13.【答案】C

14.【答案】D

【解析】艾滋病患者因细胞免疫低下，易发生机会感染，卡氏肺孢子菌引发的卡氏肺孢子菌肺炎最常见。故选D。

第二十二章　病毒的基本性状

【A₁型题】

1.【答案】D

2.【答案】A

3.【答案】B

4.【答案】C

【解析】病毒蛋白质衣壳具有保护病毒核酸不被核酸酶水解，并且维持病毒形态，且具有抗原性，介导病毒进入宿主细胞。

5.【答案】E

【解析】病毒蛋白质衣壳的对称类型：螺旋对称型、20面体立体对称型、复合对称型。故选E。

6.【答案】D

【解析】病毒的增殖过程包括：吸附、穿入、脱壳、生物大分子合成、组装成熟、释放。

7.【答案】B

【解析】非细胞型微生物，必须寄生在活细胞内，单一核酸、复制形式增殖等。故选B。

【B₁型题】

8.【答案】C

【解析】抗生素对病毒无效。

9.【答案】B

【解析】病毒的包膜为宿主细胞的脂质双层膜，所以对脂溶剂敏感。故选B。

10.【答案】D

【解析】低温保存病毒。

第二十三章　病毒的感染和免疫

【A₁型题】

1.【答案】D

【解析】森林脑炎病毒、登革热病毒、黄热病毒、流行性乙型脑炎病毒同为黄病毒科的黄病毒属病毒，经蚊虫叮咬传播。

2.【答案】C

【解析】乙型肝炎病毒、丙型肝炎病毒、人类免疫缺陷病毒、巨细胞病毒均可经血液传播。

3.【答案】E

【解析】脊髓灰质炎病毒属肠道病毒，粪口传播。故选E。

4.【答案】A

【解析】风疹病毒常引起先天性胎儿畸形、风疹综合征。

5.【答案】B

【解析】汉坦病毒引发流行性出血热。故选B。

6.【答案】E

【解析】水痘-带状疱疹病毒是典型的具有潜伏感染特点的病毒，一种病毒可引发两种疾病。

7.【答案】E

【解析】病毒感染不易引发超敏反应。故选E。

8.【答案】D

【解析】病毒的感染类型包括：显性感染（急性、慢性感染）、隐性感染、潜伏感染、慢发感染。故选D。

9.【答案】C

【解析】干扰素（IFN）是一种广谱抗病毒剂，并不直接杀伤或抑制病毒，而主要是通过细胞表面受体作用使细胞产生抗病毒蛋白。干扰素类型分为三类，α-（白细胞）型、β-（成纤维细胞）型，γ-（淋巴细胞）型。具有抗病毒和免疫调节作用。

10.【答案】D

【解析】干扰素抗病毒的作用机制是：通过诱导细胞合成抗病毒蛋白（AVP）发挥效应。

【B₁型题】

11.【答案】C

【解析】甲型肝炎病毒原是肠道小RNA病毒，粪-口传播（消化道传播）。故选C。

12.【答案】A

【解析】艾滋病病毒可以引发慢发感染。故选A。

13.【答案】D

【解析】单纯疱疹病毒最易形成潜伏感染。故选D。

14.【答案】B

【解析】乙肝病毒可形成慢性感染。故选B。

第二十四章　病毒感染的检查方法与防治原则

【A₁型题】

1.【答案】E

【解析】病毒的培养方法包括：易感动物接种、鸡胚培养、组织细胞培养。病毒属非细胞型微生物，没有细胞结构，必须要寄生在活的敏感细胞内生长，无生命的培养基上不能生长。

2.【答案】C

【解析】红细胞凝集试验，是病毒表面的血凝素（HA）与红细胞表面受体结合而呈现的，是配受体的接合，不是抗原抗体的结合。而其他四个选项均有抗体参与。故选C。

3.【答案】B

【解析】病毒感染检测抗体，一定要采早晚期两份血清，晚期较早期血清抗体效价高4倍才有临床意义。

4.【答案】D

第二十五章　呼吸道病毒

【A_1型题】

1.【答案】C

【解析】流感病毒具有胞膜，其核酸分为7~8个节段，表面抗原极易产生变异。它的表面抗原HANA的改变，导致了各种型别的流感病毒的产生。故选C。

2.【答案】E

【解析】流感病毒的核酸核蛋白和基质蛋白决定了流感病毒的型，而HA+NA决定了流感病毒的亚型。故选E。

3.【答案】D

【解析】因为流感病毒表面有HA可以凝集表达HA受体的红细胞，此反应称血凝，凝集试验证明了流感病毒的存在，如果在凝集试验中先加入抗HA的抗体，则抗体与病毒表面的HA结合，导致病毒的HA不能与红细胞表面的受体结合，凝集现象被抑制，称血凝抑制试验。血凝抑制试验用于流感病毒的分型。故选D。

4.【答案】B

【解析】甲型流感病毒表面的抗原血凝素（HA）和神经氨酸酶（NA）极易发生变异。故选B。

5.【答案】B

【解析】麻疹病毒可引发慢发感染，早期感染临床表现为麻疹，成年后有机会引发亚急性硬化性全脑炎（SSPE）。故选B。

6.【答案】D

【解析】腺病毒不导致胎儿畸形。风疹病毒致畸率较高。

【A_2型题】

7.【答案】E

【解析】孕妇血清中抗风疹病毒的特异性抗体阳性表明近期有感染，可通过双份血清中特异性抗体检测，若抗体效价呈4倍以上增高即可诊断。故选E。

8.【答案】B

【解析】对接触过麻疹患儿的幼儿只能进行被动免疫：直接给予麻疹病毒表面抗原的抗体，选项中只有丙球蛋白是抗体（主要含IgG和IgM）。故选B。

第二十六章　胃肠道病毒

【A_1型题】

1.【答案】B

【解析】脊髓灰质炎病毒为小RNA肠道病毒。故选B。

2.【答案】C

3.【答案】E

【解析】病毒是由核酸（DNA或RNA）加蛋白质衣壳构成。部分病毒衣壳外有脂质双层所形成的胞膜。故选E。

第二十七章　肝炎病毒

【A_1型题】

1.【答案】C

【解析】甲肝病毒属无胞膜小RNA病毒、粪-口传播、预后良好，不会导致肝癌。故选C。

2.【答案】C

3.【答案】C

【解析】乙肝病毒在人体内具有三种存在形式：大球形颗粒（完整的具有感染性的乙肝病毒颗粒）、小球形颗粒（失去病毒核心的乙肝病毒颗粒）、管型颗粒（多个小球形颗粒串联起来的结构），表面均表达乙肝病毒表面抗原。乙肝病毒HBeAg阳性表明有强传染性。HBc-IgM抗核心抗体阳性表示体内仍有病毒复制。故选C。

4.【答案】B

【解析】母亲e抗原阳性，新生儿先进行HBIg注射，2周后再进行乙肝疫苗的接种。故选B。

5.【答案】C

6.【答案】D

【解析】HDV为缺陷病毒，HBV为它的伴随病毒，必须与其共存，方能感染成功。故选D。

7.【答案】E

【解析】HAV和HEV为粪-口传播，HBV、HCV、HDV均可经血源传播。故选E。

【A₂型题】

8.【答案】A

【解析】甲型肝炎为粪-口传播，食用不洁食物容易感染。患者抗HAV阳性，提示其可能诊断为甲型肝炎。故选A。

9.【答案】B

【解析】HAV为粪-口传播。

10.【答案】C

【解析】患者输血后出现黄疸，HCV-IgM阳性。最可能诊断是丙型肝炎。故选C。

11.【答案】D

【解析】患者已经感染病毒，只能进行抗病毒治疗。抗生素是针对细菌感染的。丙球蛋白用于治疗和暴露后的紧急预防。疫苗只用于预防。干扰素可干扰病毒的复制，注射干扰素属于抗病毒治疗。故选D。

12.【答案】B

【解析】选项中只有丙肝病毒是经血液传播的完整病毒。

13.【答案】C

【解析】HDV为缺陷病毒，HBV为它的伴随病毒，必须与其共存，方能感染成功。而慢性肝炎患者，感染HDV属重叠感染，在临床上属急性重型肝炎，病情危重。故选C。

【B_1型题】

14.【答案】B

【解析】五型肝炎病毒中除了乙肝病毒为DNA病毒，其他均为RNA病毒。故选B。

15.【答案】B

【解析】具有感染性、完整的乙肝病毒颗粒又称Dane颗粒，其机构是大球形颗粒。故选B。

16.【答案】B

【解析】抗乙肝病毒表面抗原的抗体阳性，表明机体对乙肝病毒有免疫力。故选B。

17.【答案】E

【解析】抗乙肝病毒表面抗原和e抗原的抗体阳性，是乙型肝炎恢复期的指标。故选E。

18.【答案】C

【解析】抗乙肝病毒表面抗原和e抗原的抗体阳性以及核心抗体阳性，是乙型肝炎传染性强的指标。故选C。

19.【答案】A

【解析】乙型肝炎无症状携带者的指标是：乙肝病毒表面抗原阳性，但不发病（无临床症状）。

20.【答案】D

【解析】乙型肝炎病毒表面抗原阳性，抗核心抗原及抗e抗原的抗体阳性被称为小三阳。

第二十八章 疱疹病毒

【A_2型题】

1.【答案】B

【解析】VZV（水痘-带状疱疹病毒）是引起水痘、带状疱疹两种疾病的病原体。在儿童期，初次感染时引发水痘。病愈后，水痘带状疱疹病毒潜伏在脊髓后根神经节或脑神经节中。少数人在青春期或成年后，潜伏的水痘带状疱疹病毒因各种原因被激活，病毒沿神经轴索下行，到达所支配的皮肤细胞内增殖，发生疱疹。因疱疹沿神经分布排列成带状，故称水痘带状疱疹病毒，俗称缠腰龙。患者症状体征符合带状疱疹表现。故选B。

2.【答案】E

【解析】EB病毒具有嗜B淋巴细胞的特性，是传染性单核细胞增多症的病原体。与Burkitt淋巴瘤以及鼻咽癌相关。故选E。

3.【答案】E

【解析】HIV的主要受体是靶细胞表面CD4分子。故选E。

【B_1型题】

4.【答案】C

【解析】HSV-1（单纯疱疹病毒1型）感染人的口腔、皮肤黏膜、眼结膜及中枢神经系统，引起龈口炎、唇疱疹、咽炎、角膜炎、结膜炎和疱疹性脑炎。HSV-2（单纯疱疹病毒2型）通常为性传播，侵犯生殖器及生殖道黏膜，引起生殖器疱疹。病毒也可经胎盘、产道垂直传播给新生儿。巨细胞病毒（CMV）是巨细胞病毒感染的病原体。巨细胞病毒引起的典型巨细胞病变为细胞体积明显增大，核内和胞质内出现包涵体。

5.【答案】E

6.【答案】D

7.【答案】A

8.【答案】B

9.【答案】A

第二十九章 反转录病毒

【A_1 型题】

1.【答案】C

【解析】反转录病毒为进行反转录复制的RNA病毒。反转录病毒种类繁多，其主要特点是病毒呈球形，有包膜，表面有刺突；病毒由两条相同的单正链RNA组成，体内含有反转录酶和整合酶；复制经过先反转录为双链DNA，然后整合到细胞染色体DNA中；有3个结构基因和多个调节基因，基因组易发生变异。故选C。

2.【答案】D

【解析】HIV（艾滋病病毒）的传播方式：血源性传播、无防护性行为、母婴传播。故选D。

3.【答案】A

【A_2 型题】

4.【答案】B

【解析】HIV（艾滋病病毒）临床检测主要检测抗HIV病毒表面抗原的抗体。故选B。

5.【答案】D

【解析】抗体的本质是球蛋白，蛋白印记是确认蛋白质组分的试验。故选D。

6.【答案】C

【解析】鸡尾酒疗法，用于HIV感染者晚期治疗，$CD4^+$ T细胞<200个/微升。故选C。

7.【答案】E

【解析】艾滋病晚期$CD4^+$T细胞大量被破坏，导致机体免疫力急剧下降，继而发生各种机会感染、肿瘤等疾病。故选E。

第三十章 其他病毒

【A_1 型题】

1.【答案】C

【解析】狂犬病病毒为嗜神经病毒，外形似子弹状，有包膜，在感染的神经细胞胞质内可见嗜酸性小体（内氏小体），患者神经兴奋性增高——恐水症。人被病犬咬伤后的发病率为15%～20%。防治原则：立即清洗伤口、注射高效价抗狂犬病病毒血清、接种疫苗。

2.【答案】B

【B_1 型题】

3.【答案】A

【解析】人乳头瘤病毒（HPV）主要感染人的皮肤、黏膜上皮细胞（不产生病毒血症），通过直接接触感染者的病损部位或间接接触病毒污染的物品而传播。低危型HPV6、HPV11致生殖器尖锐湿疣，是常见STD的病原体。高危型HPV16、HPV18等型与宫颈癌密切相关。

4.【答案】D

5.【答案】D

第三十一章 朊 粒

【A_1 型题】

1.【答案】D

【解析】朊粒（PRION）是一种由正常宿主细胞基因编码的构象异常的蛋白质，不含核酸，具有自我增殖能力和传染性。此蛋白不被常用的高压蒸汽灭菌破坏，对蛋白酶有抗性，是人和动物传染性海绵状脑病（致死性中枢神经系统慢性退行性疾病）的病原体，例如羊的瘙痒病、疯牛病，人的库鲁病、克雅病及其变种格-斯综合征、致死性家族性失眠症。

2.【答案】D

第七篇　医学免疫学

第一章　绪　　论

【A_1 型题】

1.【答案】A

2.【答案】B

【解析】免疫应答是指免疫系统识别和清除“非己”物质的整个过程，分为固有免疫和适应性免疫。适应性免疫又称获得性免疫。其特点是需要抗原刺激；特异性抗原识别受体，多样性；有免疫记忆性，产生记忆细胞；有耐受性。故选B。

3.【答案】E

4.【答案】B

【解析】免疫监视可以随时发现和清除体内出现的非己成分。免疫监视功能低下，可能导致肿瘤的发生和持续性病毒感染。

5.【答案】D

【解析】适应性免疫应答是指体内T，B淋巴细胞接受非己的物质刺激后，自身活化、增生、分化为效应细胞，产生一系列生物学效应的全过程。故选D。

6.【答案】C

【解析】固有免疫应答是生物在长期进化中逐渐形成的。参与固有免疫的细胞有单核/巨噬细胞、树突状细胞、粒细胞、NK细胞和NKT细胞。故选C。

7.【答案】C

【解析】1957年澳大利亚免疫学家Burnet提出的克隆选择学说，是免疫学发展史中最为重要的理论。故选C。Ehrlich提出了抗体产生的侧链学说。Behring与北里柴三郎共同发明了白喉抗毒素，开创了人工被动免疫的历史。Landsteiner是血型血清学的奠基者，发现了ABO、MNP和Rh血型系统。故选C。

8.【答案】E

【解析】免疫系统包括免疫组织、器官、免疫细胞和免疫分子。免疫应答是指免疫系统识别和清除“非己”物质的整个过程。

第二章　抗　　原

【A_1 型题】

1.【答案】D

【解析】抗原具备两个特性，免疫原性和免疫反应性（抗原性）。同时具有免疫原性和免疫反应性的抗原称为完全抗原。

2.【答案】E

【解析】TD-Ag为胸腺依赖性抗原，又称T细胞依赖抗原。为大分子蛋白质抗原；诱导体液免疫和细胞免疫；可刺激产生IgM、IgG、IgA；具有免疫记忆。

3.【答案】E

4.【答案】C

5.【答案】D

6.【答案】A

【解析】表位是抗原分子中决定免疫应答特异性的特殊化学基团，是抗原与T/B细胞抗原受体或抗体特异性结合的最小结构与功能单位。故选A。

7.【答案】B

【解析】根据T、B细胞所识别的抗原表位的不同，也可将表位分为T细胞表位和B细胞表位。T细胞表位仅识别由APC加工后与MHC分子结合为复合物并表达于APC表面的线性表位，此表位称为T细胞表位。故选B。

8.【答案】B

【解析】TI-Ag即非胸腺依赖性抗原，其刺激机体产生抗体时无须T细胞的辅助，又称非T细胞依赖性抗原。如细菌脂多糖、肺炎链球菌荚膜多糖、聚合鞭毛素。只有B项是该类抗原。故选B。

9.【答案】A

10.【答案】E

【解析】某些抗原物质只需极低浓度即可非特异性激活人体总T细胞库中的2%～20%的T细胞克隆，产生极强的免疫应答，称为超抗原，其实质是一类的多克隆免疫细胞的激活剂。超抗原的化学性质是细菌外毒素、反转录病毒蛋白；与MHC结合部位是α-螺旋外侧；MHC无限制；直接激活大量T细胞；反应细胞是$CD4^+$细胞；参与脓毒症休克、多器官衰竭病理过程。故选E。

11.【答案】B

【A_2 型题】

12.【答案】C

【解析】某些抗原分子中含多个抗原表位，而不同抗原间可能含有相同或相似的抗原表位，称为共同抗原表位。用豚鼠多器官混悬液注射家兔制备的抗体不仅与相应抗原发生反应，还能与绵羊 RBC 发生凝集反应（交叉反应），表明豚鼠器官与绵羊 RBC 间存在共同抗原表位（决定簇）。

13.【答案】D

【B_1 型题】

14.【答案】E

15.【答案】B

16.【答案】D

17.【答案】C

18.【答案】A

19.【答案】B

【解析】变应原是指能诱导机体产生 IgE，引起Ⅰ型超敏反应的抗原物质，故选 B。

20.【答案】C

【解析】耐受原是指诱导机体耐受形成的抗原。同一抗原物质即可是耐受原，也可是免疫原，主要取决于抗原的理化性质、剂量、进入途径、机体遗传背景和生理状态。故选 C。

第三章 免疫器官

【A_1 型题】

1.【答案】D

【解析】胸腺是 T 细胞分化、发育、成熟的场所。若胸腺发育不全或缺失，则导致 T 细胞缺乏和细胞免疫功能缺陷。故选 D。

2.【答案】B

【解析】淋巴结是外周免疫器官，是淋巴细胞接受抗原刺激、发生适应性免疫应答的主要部位。

【B_1 型题】

3.【答案】A

4.【答案】D

5.【答案】D

第四章 免疫细胞

【A_1 型题】

1.【答案】B

【解析】共刺激分子是为 T 细胞完全活化提供共刺激信号的细胞表面分子及其配基。CD28 属于 T 细胞表面共刺激分子，为免疫球蛋白超家族成员，CD28 在 T 细胞活化中发挥重要作用：诱导 T 细胞表达抗细胞凋亡蛋白，防止细胞凋亡；刺激 T 细胞合成 IL-2 等细胞因子，促进 T 细胞增生和分化。故选 B。

2.【答案】C

3.【答案】C

4.【答案】E

【解析】共受体能促进 BCR 对抗原的识别及 B 细胞的活化。B 细胞表面的 CD19 与 CD21 及 CD81 非共价键相连，形成 B 细胞的多分子共受体，能增强 BCR 与抗原结合的稳定性并与 Igα/Igβ 共同传递 B 细胞获得的第一信号。在复合物中，CD2 可结合 C3d，形成 CD21-C3d-抗原-BCR 复合物，发挥 B 细胞共受体作用，CD19 传递活化信号。CD21 也是 EB 病毒受体，与 EB 病毒选择性感染 B 细胞有关。故选 E。

5.【答案】A

【解析】Th2 主要分泌细胞因子 IL-4、IL-5、IL-20、IL-13。但不包括 IL-2。故选 A。

6.【答案】E

【解析】T 细胞表面受体有 Fc 受体、补体受体 CR1、丝裂原受体、抗原受体、E 受体及 CKR。

7.【答案】B

【解析】TAP 为内质网膜上的抗原加工相关转运物，为异二聚体；主动转运抗原肽进入内质网；参与内源性抗原的提呈。故选 B。

8.【答案】C

9.【答案】D

【解析】成熟 DC 细胞高表达 MHCⅡ类分子和共刺激分子，可有效地提呈抗原、激活初始 T 细胞启动适应性免疫应答。故选 D。

10.【答案】E

【解析】NK 细胞来源于骨髓淋巴样干细胞，其分化、发育依赖于骨髓微环境，主要分布于骨髓、肝脏、外周血、脾脏、肺和淋巴结。人的 NK 细胞表面具有 TCR^-、mIg^-、$CD56^+$、$CD16^+$。

11.【答案】E

12.【答案】E

【解析】B 细胞通过产生抗体介导体液免疫应答，抗体具有中和作用、激活补体、调理作用、ADCC、参与Ⅰ型超敏反应等。

13.【答案】D

14.【答案】C

【解析】抗体是免疫系统在抗原刺激下，由 B 淋巴细胞或记忆 B 细胞增生分化成的浆细胞所产生的、可与相应抗原发生特异性结合的免疫球蛋白。故选 C。

15.【答案】A

16.【答案】D

【解析】细胞毒性 T 细胞即 CTL，可特异性识别内源性抗原肽-MHC Ⅰ类分子复合物，进而杀伤靶细胞。故选D。

17.【答案】C

18.【答案】A

【解析】NK细胞不能杀伤自身正常细胞，但发生病毒感染或细胞癌变时，其细胞表面MHC Ⅰ类分子缺失或下调表达，而可被NK细胞识别的非MHC Ⅰ类分子上调表达，则NK细胞通过释放穿孔素、颗粒酶、TNF-α和表达FasL杀伤病毒感染和肿瘤细胞。

19.【答案】E

20.【答案】E

【解析】巨噬细胞是组织中的吞噬细胞。其表面的受体有识别受体、调理受体（IgG Fc、C3bR）和细胞因子受体。但不表达mIg，mIg为膜表面免疫球蛋白，是B细胞的特征性表面标志。故选E。

21.【答案】C

22.【答案】A

【解析】mIg为膜表面免疫球蛋白，是B细胞的特征性表面标志。故选A。

23.【答案】C

【解析】巨噬细胞参与固有免疫应答，局部巨噬细胞活化后产生趋化和促炎细胞因子，吸引中性粒细胞进入感染部位对病原体产生吞噬杀伤作用。故选C。

24.【答案】E

【解析】APC细胞为抗原提呈细胞，是能够加工抗原并以抗原肽-MHC分子复合物的形式将抗原提呈给T细胞，在机体的免疫识别、免疫应答与免疫调节中起重要作用。提呈包括树突状细胞、单核巨噬细胞和B细胞（专职APC）及内皮细胞、上皮细胞、成纤维细胞等（非专职APC）。该类细胞不包括粒细胞。故选E。

25.【答案】C

【解析】脂类抗原可结合APC表面的CD1分子而被提呈。CD1分子属于MHC Ⅰ类分子；有CD1a～e5个成员；主要将脂类抗原提呈给NKT细胞以参与固有免疫应答。故选C。

26.【答案】C

【解析】NK细胞即自然杀伤细胞。具有ADCC效应；NK细胞不表达特异性抗原识别受体；可识别MHC Ⅰ类和非MHC Ⅰ类分子配体（MHC无限制性）；不能产生抗体；不分泌IL-10。故选C。

【B_1型题】

27.【答案】E

28.【答案】C

29.【答案】A

30.【答案】B

31.【答案】E

32.【答案】B

33.【答案】D

34.【答案】A

第五章　免疫球蛋白

【A_1型题】

1.【答案】C

【解析】抗体的基本结构是由两条完全相同的重链和两条完全相同的轻链通过二硫键连接的Y型单体。故选C。

2.【答案】D

3.【答案】B

4.【答案】E

【解析】抗体的作用有识别抗原（中和作用），激活补体，结合Fc受体（调理作用、介导抗体依赖的细胞毒作用ADCC、介导Ⅰ型超敏反应）。故选E。

5.【答案】D

【解析】抗体是免疫系统在可以刺激下由B细胞或记忆B细胞增生分化成的浆细胞所产生的，可与相应抗原发生特异性结合的免疫球蛋白。免疫球蛋白是具有抗体活性或化学结构域抗体相似的球蛋白。故选D。

6.【答案】D

【解析】IgG是唯一能够通过胎盘的免疫球蛋白。胎盘滋养层细胞表达IgG的输送蛋白（新生Fc段受体），IgG与其结合，从而转移到滋养层细胞内，并主动进入胎儿血液循环中。故选D。

7.【答案】E

【解析】IgG是血清中含量最高的抗体。其重链的恒定区有CH_1，CH_2，CH_3三个结构域，没有CH_4结构域。故选E。

8.【答案】E

9.【答案】A

【解析】IgG的作用有激活补体，调理作用，ADCC作用，可通过胎盘，不是分泌液中的保护性抗体（分泌型IgA是），不介导超敏反应。故选A。

10.【答案】A

【解析】重链和轻链的可变区分别为VH与VL，为与抗原结合部位。故选A。

11.【答案】A

【解析】Fab由VL，CL和VH，CH_1结构域组成。故选A。

12.【答案】B

13.【答案】C

【解析】IgE是一类亲细胞抗体，其CH_2和CH_3结构域可与肥大细胞、嗜碱性粒细胞上的高亲和力FcεR Ⅰ结合，介导Ⅰ型超敏反应。故选C

14.【答案】B

【解析】单克隆抗体是人工制备的抗体，是由单一杂交瘤细胞产生，针对单一抗原表位的特异性抗体。特点是结构均一，纯度高，特异性强，少或无血清交叉反应，制备成本低。故选 B。

15.【答案】B

16.【答案】E

【解析】IgG，IgA，IgD 重链 C 区有 CH_1，CH_2，CH_3 三个结构域，而 IgM 和 IgE 则有 CH_1，CH_2，CH_3，CH_4 四个结构域。故选 E。

17.【答案】D

18.【答案】D

19.【答案】D

20.【答案】A

21.【答案】D

【B_1 型题】

22.【答案】A

23.【答案】E

24.【答案】C

25.【答案】A

【解析】IgG 是唯一通过胎盘的抗体，在新生儿抗感染免疫中起重要作用，故选 A。

26.【答案】E

【解析】IgE 是正常人血清中含量最少的抗体，故选 E。

27.【答案】A

【解析】IgG 是体内含量最多的抗体，约占血清总抗体量的 75%~80%，故选 A。

28.【答案】B

29.【答案】A

30.【答案】C

31.【答案】D

32.【答案】E

33.【答案】A

34.【答案】C

第六章 补体系统

【A_1 型题】

1.【答案】C

2.【答案】D

【解析】补体替代激活途径不依赖抗体，由微生物或外源异物直接激活 C3，在 B 因子、D 因子和备解素参与下，形成 C3 转化酶和 C5 转化酶，启动级联酶促反应过程。激活物有细菌、内毒素、酵母多糖、葡聚糖、LPS 等。故选 D。

3.【答案】C

【解析】补体是一类具有精密调控机制的蛋白质反应系统；体内多种组织能合成补体蛋白（糖蛋白），如肝细胞、单核/巨噬细胞、内皮细胞、肠道上皮细胞、肾小球细胞等；对热不稳定；C3 是血浆中浓度最高的补体成分，C2 浓度最低；补体具有调理吞噬、溶解细胞、介导炎症、调节免疫应答和清除免疫复合物等功能。故选 C。

4.【答案】C

5.【答案】E

【解析】经典途径是指激活物与 C1q 结合，顺序激活 C1r、C1s、C4、C2 和 C3，形成 C3 转化酶与 C5 转化酶的级联酶促反应过程。替代途径是指不依赖抗体，由微生物或外源异物直接激活 C3，在 B 因子、D 因子和备解素参与下，形成 C3 转化酶和 C5 转化酶，启动级联酶促反应过程。故选 E。

6.【答案】D

7.【答案】D

【解析】MBL 又称凝集素途径，是指血浆中甘露醇结合凝集素或纤维胶原素等直接识别病原体表面糖结构，依次活化 MBL 相关丝氨酸蛋白酶、C4、C2、C3，形成与经典途径中相同的 C3 转化酶与 C5 转化酶的级联酶促反应过程。故选 D。

8.【答案】E

【解析】补体的作用有细胞毒作用（在靶细胞表面形成攻膜复合物 MAC，导致细胞溶破）、调理作用、炎症介质作用和清除免疫复合物。故选 E。

【B_1 型题】

9.【答案】C

【解析】旁路途径中，备解素 P 与 C3b、Bb 结合，可稳定 C3 转化酶，防止其被降解，故选 C。

10.【答案】B

【解析】在经典途径中的激活物是与抗原结合的 IgG、IgM 分子，人类不同抗体活化 C1q 能力为 IgM>IgG3，IgG4 没有激活经典途径的能力，故选 B。

11.【答案】D

【解析】凝集素（MBL）或纤维胶原素能与甘露糖残基结合，启动 MBL 途径，故选 D。

12.【答案】A

【解析】S 蛋白属于补体调节蛋白，能够抑制攻膜复合物 MAC 形成，故选 A。

13.【答案】E

【解析】DAF 为衰变加速因子抑制经典途径和旁路途径的 C3 转化酶、C5 转化酶形成和活性，故选 E。

14.【答案】D

【解析】MBL 途径的 C3 转化酶与经典途径一样为 C4b2a，故选 D。

15.【答案】A

【解析】在旁路途径中，D 因子将 C3bB 裂解，形成 C3 转化酶 C3bBb，故选 A。

16.【答案】E

【解析】膜攻击复合物是 C5b6789n，故选 E。

17.【答案】C

【解析】I因子属于补体调节蛋白，它的功能是裂解C4b，阻断C4b2a形成，故选C。

18.【答案】A

【解析】C5a可与肥大细胞或嗜碱性粒细胞表面受体结合，触发细胞脱颗粒，引起过敏反应，故选A。

19.【答案】A

【解析】C5a对中性粒细胞具有趋化作用，刺激其产生氧自由基、前列腺素和花生四烯酸。

20.【答案】C

【解析】C4a2b即C3转化酶，可使C3裂解为C3a和C3b。

21.【答案】B

【解析】C1q能够与抗体分子中的Fc段结合，故选B。

22.【答案】B

【解析】旁路途径的从C3开始，其在血清中被蛋白酶水解产生C3b，后者与B因子结合，D因子裂解之，形成C3转化酶C3bBb，故选B。

23.【答案】A

【解析】经典途径是激活与C1q结合，顺序活化C1r，C1s，C4，C2，C3，形成C3转化酶C4b2a，故选A。

24.【答案】C

【解析】C5a对中性粒细胞具有趋化作用，故选C。

25.【答案】E

【解析】膜攻击复合物C5b6789n插入细胞膜，破坏局部磷脂双层，形成渗漏斑或穿膜孔道，水分内流，细胞肿胀并最终破裂，故选E。

26.【答案】D

【解析】CR1为补体受体，即C3b/C4b受体，故选D。

第七章 细胞因子及其受体

【A_1型题】

1.【答案】C

【解析】IL-4可促进IgE合成，IL-5、IL-6可协同IL-4促进IgE产生。故选C。

2.【答案】B

【解析】细菌感染时，可刺激感染部位的巨噬细胞释放IL-1。

3.【答案】B

【解析】细胞因子是由免疫细胞及组织细胞分泌的在细胞间发挥相互调控作用的一类小分子可溶性多肽蛋白，通过结合相应受体调节细胞生长分化和效应，调控免疫应答。细胞因子分为白细胞介素、集落刺激因子、干扰素、肿瘤坏死因子家族、生长因子、趋化因子。故选B。

4.【答案】B

5.【答案】D

【解析】IL-1可诱导NK细胞杀伤活性，无抑制NK细胞作用，故选D。

6.【答案】D

【解析】IL-8是典型CXC亚家族的趋化因子，CXCL8可趋化中性粒细胞到达炎症部位。故选D。

7.【答案】B

【解析】TNF-α由活化的单核/巨噬细胞产生，功能为调节免疫应答、杀伤靶细胞和诱导细胞凋亡。故选B。

8.【答案】A

【解析】IL-1由巨噬细胞产生，故选A。

9.【答案】A

【解析】INF-α的适应证有白血病、乙肝、恶性肿瘤、AIDS、卡波西肉瘤。故选A。

【B_1型题】

10.【答案】A

【解析】IL-1是由巨噬细胞产生的、能够活化T细胞的细胞因子，故选A。

11.【答案】B

【解析】IL-2是由T细胞产生的，能活化T、B细胞和巨噬细胞，故选B。

12.【答案】C

【解析】IL-8是CXC亚家族的趋化因子，对中性粒细胞有趋化作用，故选C。

13.【答案】B

【解析】IL-4可促进IgE抗体转换，故选B。

14.【答案】C

【解析】TNF-γ可抑制Th0细胞向Th2亚群分化，故选C。

15.【答案】A

【解析】细胞因子的多效性是指一种细胞因子可对不同细胞发挥不同作用，故选A。

16.【答案】B

【解析】细胞因子的重叠性是指两种或两种以上的细胞因子具有同样或类似的生物学作用。

17.【答案】D

【解析】细胞因子的协调性是指一指细胞因子可增强另一种细胞因子的功能，故选D。

第八章 白细胞分化抗原和黏附分子

【A_1型题】

1.【答案】D

【解析】GVHR为移植物抗宿主反应。故选D。

2.【答案】D

【解析】CD3是只有T细胞才有的细胞表面标志物，它参与T细胞受体识别抗原后的信号转导。

3.【答案】C

【解析】CD40的作用是参与B细胞活化，故选C。

4.【答案】D

5.【答案】E

【解析】黏附分子是介导细胞间或细胞与细胞外基质间相互结合的分子。黏附分子包括免疫球蛋白超家族、整合素家族、选择素家族、钙黏蛋白家族。故选E。

6.【答案】C

【解析】黏附分子参与细胞的识别、细胞的活化和信号转导，细胞的增生与分化，细胞的伸展与移动，是免疫应答、炎症发生、凝血、肿瘤转移及创伤愈合的分子基础。故选C。

7.【答案】C

【解析】CD19/CD21/CD81复合物是B细胞受体的共受体，参与B细胞信号转导。故选C。

8.【答案】A

【B_1型题】

9.【答案】C

【解析】CR1为补体受体，即C3b/C4b受体，具有抑制补体活化作用，故选C。

10.【答案】A

【解析】CD是白细胞表面标志物，故选A。

11.【答案】B

【解析】CAM即细胞黏附分子，是介导细胞间或细胞与细胞外基质间相互结合的分子。

第九章 主要组织相容性复合物

【A_1型题】

1.【答案】C

【解析】MHC为主要组织相容性复合物，是一组决定移植组织是否相容、与免疫应答密切相关、紧密连锁的基因群。人类MHC称为人类白细胞抗原（HLA）基因复合体，位于人第6号染色体短臂6p21.31。故选C。

2.【答案】B

【解析】人类MHC产物HLAⅡ类分子由HLAⅡ类基因编码，由DP、DQ和DR三个亚区组成，每个亚区又包括A和B功能基因座位，分别编码α链和β链组成；该类分子仅表达于专职性抗原提呈细胞（B细胞、巨噬细胞、树突状细胞）、胸腺上皮细胞和活化T细胞等；其作用的识别和提呈外源性抗原肽，与辅助性受体CD4结合，对Th的识别起限制作用。故选B。

3.【答案】B

【解析】HLAⅠ类基因仅编码类分子异二聚体的重链，其轻链（β_2微球蛋白，β_2m）由第15号染色体上的基因编码。故选B。

4.【答案】B

【解析】ALA类抗原分布于所有的有核细胞表面。成熟红细胞没有细胞核。故选B。

5.【答案】B

【解析】人类MHC的遗传特点是HLA的多态性（群体中单个基因座位存在两个以上不同等位基因）；单体型（同一染色体上紧密连锁的MHC等位基因的组合），等位基因的非随机表达，即不同人种中优势表达等位基因及其组成单体型可以不同；连锁不平衡（分属两个或两个以上基因座位的等位基因同时出现在一条染色体上的概率高于随机出现的概率）。

6.【答案】A

【解析】MHC限制性是指T细胞以其TCR对抗原肽和自身MHC分子进行双重识别，即T细胞只能识别自身MHC分子提呈的抗原肽。Ⅰ类分子识别和提呈内源性抗原肽，与辅助受体CD8结合，对CTL的识别起限制作用。

7.【答案】C

【解析】带有某些特定HLA等位基因或单体型个体易患某一疾病（阳性关联）或对该疾病有较强抵抗力（阴性关联）称为HLA和疾病的关联。强直性脊柱炎患者HLA-B27抗原阳性率58%~97%，健康人仅为1%~8%，即，带有B27等位基因的个体易患强直性脊柱炎。故选C。

第十章　免疫应答

【A_1 型题】

1.【答案】A

2.【答案】C

【解析】内源性抗原是指提呈细胞内新合成的抗原，如病毒感染细胞合成病毒蛋白、肿瘤细胞内合成的肿瘤抗原。故选 C。

3.【答案】B

【解析】Th1 细胞分泌 TNF+IFN-γ+IL-2 可引起细胞浸润。

4.【答案】D

【解析】ADCC 为抗体依赖的细胞介导的细胞毒作用。属于体液免疫。故选 D。

5.【答案】B

【解析】TCR 为 T 细胞抗原识别受体，T 细胞通过 TCR 识别抗原。TCR 分子通过盐桥与 CD3 分子连接，形成 TCR-CD3 复合体，CD3 分子的功能是转导 TCR 识别抗体所产生的活化信号。故选 B。

6.【答案】E

【解析】Toll 受体表达于细胞膜上，TLR9 是识别细菌或病毒非甲基化 CpG DNA。故选 E。

7.【答案】B

【解析】再次应答产生的主要抗体是 IgG，在体内分布广，是机体抗感染的主力军。在血清和细胞外液中含量最高的抗体。

8.【答案】A

【解析】B 细胞活化过程的第一信号又称抗原刺激信号。故选 A，即 BCR 识别抗原（Ag）。

9.【答案】D

【解析】Th1 细胞分泌细胞因子 IFN-γ 激活巨噬细胞；CD40L 与巨噬细胞表面 CD40 分子结合，提供激活信号。故选 D。

10.【答案】C

11.【答案】D

【解析】$CD8^+T$ 细胞在内源性抗原诱导的免疫应答中，需要识别 MHC Ⅰ类分子。故选 D。

12.【答案】E

【解析】IgE 是亲细胞抗体，其 CH_2 CH_3 可与肥大细胞、嗜碱性粒细胞上的高亲和力 FcεRI 结合。引起Ⅰ型超敏反应。故选 E。

13.【答案】E

14.【答案】E

【解析】$CD8^+T$ 细胞活化需要与 APC 间黏附分子和协同刺激分子的作用。故选 E。

15.【答案】D

【解析】外源性抗原进入人体后在局部被 APC 所识别与摄取。APC 通过识别受体、识别外源性抗原，通过胞饮、吞噬、受体介导的内吞和内化方式摄取抗原。

16.【答案】B

【解析】APC 将 MHC Ⅱ类分子提呈给 T 细胞，TCR 特异性识别结合在 MHC 分子中的抗原肽，导致 CD3 与共受体（CD4 或 CD8）相互作用，激活酪氨酸蛋白激酶，使 CD3 磷酸化，最终通过结合转录因子，使 T 细胞初步活化，这是 T 细胞活化的第一信号。故选 B。

17.【答案】A

【解析】Th1 细胞的主要效应是通过分泌细胞因子增强细胞介导的抗感染免疫，特别是抗胞内病原体感染，如 Th1 细胞分泌的 INF-γ 活化巨噬细胞，增强其杀伤已吞噬的病原体的能力。故选 A。

18.【答案】A

【解析】$CD8^+T$ 细胞识别抗原肽-MHC Ⅰ类分子复合物，为细胞活化的第一信号。故选 A。

19.【答案】D

【解析】B_1 细胞主要产生低亲和力的 IgM，参与固有免疫，主要定居于腹膜腔和肠道黏膜固有层，对碳水化合物产生较强的应答，在无外界刺激情况下，能自发分泌针对微生物脂多糖和某些自身抗原的 IgM，不产生免疫记忆。

20.【答案】E

【解析】Igα/Igβ 与 mIg 组成 BCR；胞质区有 ITAM；可将第一活化信号传导入 B 细胞。故选 E。

21.【答案】A

【解析】CTL 抗感染的细菌是细胞内寄生细菌、病毒及真菌或寄生虫。如布鲁菌。故选 A。

22.【答案】D

【解析】初次免疫应答中最早出现的抗体是 IgM，是机体抗感染的先头兵，也是个体发育过程中最早合成和分泌的抗体。故选 D。

23.【答案】B

【解析】初次免疫应答最早产生的抗体是 IgM。故选 B。

24.【答案】E

【解析】T 细胞介导的免疫应答包括 T 细胞特异性识别抗原、T 细胞活化、增生和分化、效应 T 细胞产生及发挥效应。故选 E。

25.【答案】B

【解析】协助辅助活化 B 细胞的分子是 CD40/CD40L。故选 B。

26.【答案】A

27.【答案】C

【解析】固有免疫应答特点：细胞不表达特异性抗原识别抗体，可通过趋化募集发生免疫效应；不是通过克隆扩增、分化为效应细胞后产生免疫效应；通过产生不同细胞因子影响适应性免疫应答类型；固有免疫细胞寿命短，不产生免疫记忆细胞，不会发生再次应答。故选 C。

【B_1型题】

28.【答案】A

【解析】非胸腺依赖抗原TI-Ag可特异性激活多克隆B细胞，刺激成熟B细胞产生免疫应答，故选A。

29.【答案】E

【解析】CTL细胞具有杀伤作用，故选E。

30.【答案】B

【解析】NK细胞介导ADCC效应，故选B。

31.【答案】C

【解析】绝大多数胸腺依赖抗原TD-Ag刺激B细胞产生抗体时，必须依赖T细胞的辅助，故选C。

32.【答案】E

33.【答案】B

34.【答案】A

35.【答案】D

36.【答案】A

37.【答案】B

38.【答案】E

39.【答案】D

40.【答案】C

41.【答案】E

42.【答案】B

43.【答案】A

第十一章 黏膜免疫

【A_1型题】

1.【答案】C

2.【答案】D

【解析】M细胞是一种特化的抗原转运细胞，无微绒毛，不能分泌消化酶和黏液，M细胞基底膜向细胞内凹陷形成口袋，内有T细胞、B细胞、巨噬细胞和DC，由APC将抗原提呈给淋巴细胞，通过吸附、胞饮和内吞方式摄取肠腔内抗原异物。故选D。

3.【答案】B

4.【答案】A

【解析】随血流而来的T细胞穿过高内皮微静脉，分别进入淋巴结皮质区，再迁移至髓窦，经输出淋巴管汇入胸导管，最终经左锁骨下静脉返回血液循环，参与淋巴细胞再循环。故选A。

5.【答案】D

【解析】黏膜相关淋巴组织又称黏膜免疫系统，主要指呼吸道、胃肠道（M细胞）及泌尿生殖道黏膜固有层和上皮细胞下散在的淋巴组织，以及有生发中心的淋巴组织，如扁桃体、小肠派氏集合淋巴结及阑尾，是发生黏膜免疫应答的主要部位。故选D。

6.【答案】D

【解析】MGPT中的B细胞产生分泌型IgA。故选D。

【B_1型题】

7.【答案】A

【解析】SIgA分泌型IgA是外分泌液中的主要抗体，是黏膜局部抗感染的关键因素，阻止病原体黏附到细胞表面，也有中和毒素作用，故选A。

8.【答案】B

【解析】IgG血清和细胞外液中含量最高的抗体，也是再次免疫应答产生的主要抗体，亲和力高，分布广泛，是机体抗感染的主力军，故选B。

9.【答案】A

【解析】口服抗原，可在肠道黏膜局部诱导特异性免疫应答，B细胞产生分泌型IgA，同时，却能够抑制全身性应答，故选A。

10.【答案】A

11.【答案】B

第十二章 免疫耐受

【A_1型题】

1.【答案】C

【解析】机体免疫系统对特定抗原的免疫无应答状态称为免疫耐受。诱导免疫耐受形成的抗原称为耐受原。多次注射耐受原可延长耐受状态；静脉注射抗原较易诱导耐受；遗传与免疫耐受有关；克隆清除是耐受的机制之一；蛋白抗原单体不易被APC摄取及提呈给T细胞，不能产生相应抗体，蛋白聚体则易被摄取和提呈。故选C。

2.【答案】E

【解析】胚胎发育期会对所接触的抗原免疫耐受，出生后再遇到系统抗原，免疫系统不予应答，即免疫耐受有记忆性；耐受形成后，只对特定抗原不应答，对其他抗原仍能产生良好应答；免疫耐受不是免疫抑制，自身免疫疾病是由于免疫豁免部位抗原释放后诱导特异性免疫应答而产生的；对病毒感染耐受的机体易发生该病毒性疾病。故选E。

3.【答案】A

【解析】如果没有APC提供的共刺激信号，单纯被自身抗原反复刺激的T细胞易发生活化后凋亡，导致自身抗原的特异性耐受；单体蛋白抗原易产生耐受；抗原有多种表位不易形成耐受；

抗原口服或静脉注射易形成耐受；TD-Ag 高剂量及低剂量均易产生 T 细胞耐受。故选 A。

4.【答案】D

【解析】B 细胞耐受所需抗原量是 T 细胞的 100～10000 倍；T 细胞耐受发生快（24 小时），持续时间长（数月至数年）；B 细胞耐受需要抗原量大，发生缓慢（1~2 周），持续时间短（数周）；TI-Ag 高剂量才能诱导 B 细胞耐受，TD-Ag 高剂量可同时诱导 T、B 细胞耐受，低剂量仅能使 T 细胞耐受。故选 D。

5.【答案】D

【解析】免疫耐受的机制有中枢耐受、外周耐受（克隆清除、免疫忽视、克隆失能、免疫调节细胞、免疫豁免部位抗原等）。免疫抑制不属于免疫耐受。故选 D。

6.【答案】E

【解析】抗原剂量太高，可诱导应答细胞凋亡或诱导抑制性 T 细胞活化，抑制免疫应答，B 细胞分化、增生受到抑制，从而呈现无应答状态。故选 E。

7.【答案】D

【解析】诱导耐受的方法有口服或静脉注射大剂量抗原；使用可溶性抗原；阻断共刺激信号；诱导免疫偏离；骨髓和胸腺移植；过继输入抑制性免疫细胞。

8.【答案】D

【解析】低剂量 TD-Ag 即可诱导 T 细胞耐受。故选 D。

9.【答案】B

【解析】抗原剂量低所诱导的耐受称为低带耐受。T 细胞在低抗原剂量下即可出现耐受。

【A_2 型题】

10.【答案】D

【解析】同种异体移植受者不出现免疫排斥反应，表明其体内产生了免疫耐受。故选 D。

【B_1 型题】

11.【答案】C

【解析】高剂量 TD-Ag 可诱导 T、B 细胞产生耐受，故选 C。

12.【答案】A

【解析】低剂量的 TD-Ag 只能诱导 T 细胞耐受，故选 A。

13.【答案】B

【解析】高剂量 TI-Ag 诱导 B 细胞耐受，故选 B。

14.【答案】D

【解析】低剂量 TI-Ag 不能引起耐受，故选 D。

15.【答案】D

【解析】脱敏治疗是通过多次反复接触抗原分子，诱导机体产生免疫耐受，故选 D。

16.【答案】E

【解析】肿瘤时由于机体缺乏活化型辅助刺激分子或 Treg 水平异常升高导致病理性免疫耐受，故其机制是打破免疫耐受。

17.【答案】A

【解析】促进巨噬细胞吞噬作用是免疫调理，故选 A。

18.【答案】B

【解析】先天性免疫缺陷是免疫抑制，故选 B。

第十三章　抗感染免疫

【A_1 型题】

1.【答案】E

【解析】抗体的功能是识别抗原、激活补体、结合 Fc 受体、穿过胎盘屏障和黏膜。故抗体不能直接杀死病原菌。故选 E。

2.【答案】A

【解析】内源性抗原提呈相关分子是 MHC Ⅰ类分子。故选 A。

3.【答案】B

【解析】外源性抗原提呈分子是 MHC Ⅱ类分子。故选 B。

4.【答案】E

【解析】巨噬细胞为吞噬细胞，其作用有杀伤、清除病原体、杀伤胞内寄生菌和肿瘤细胞、参与炎症反应、加工提呈抗原，启动适应性免疫应答、免疫调节作用。故选 E。

5.【答案】D

6.【答案】A

【解析】抗原提呈细胞是能够加工抗原并以抗原肽-MHC 分子复合物形式将抗原提呈给 T 细胞的一类细胞，在机体免疫识别、免疫应答和免疫调节中起重要作用。

7.【答案】D

【解析】NK 细胞来源于骨髓淋巴样干细胞。NK 细胞不表达特异性抗原识别受体，而是通过表面活化性受体和抑制性受体对自身与非己成分进行识别并直接杀伤肿瘤和病毒感染的靶细胞。

8.【答案】D

【解析】免疫球蛋白（Ig）是在抗原刺激下，由 B 细胞或记忆 B 细胞增生分化成浆细胞所产生的、可与相应抗原发生特异性结合的物质。故选 D。

9.【答案】B

10.【答案】A

【解析】迟发型超敏反应是 T 细胞介导的免疫应答，与抗体和补体无关。T 细胞活化后释放的 IFN-γ 可使巨噬细胞活化，进一步释放促炎症细胞因子 IL-1 和 IL-6，加重炎症反应。故选 A。

11.【答案】C

【解析】DTH 即迟发型超敏反应，不属于体液免疫。故选 C。

12.【答案】D

【解析】TAP只参与内源性抗原提呈。故选D。

13.【答案】C

【解析】CTL为细胞毒性T细胞。它是随血液循环到达特异性抗原部位发挥效应功能的细胞。

14.【答案】C

【解析】类毒素是指具有免疫原性，无毒性的物质。故选C。

15.【答案】D

16.【答案】E

【解析】病原体感染可导致牙髓病（牙髓炎、牙髓坏死和牙髓退变）、根尖周病以及牙周病。免疫应答一方面抵抗细菌感染，另一方面造成组织炎症损伤，免疫保护和免疫破坏机制不平衡则表现为各种口腔病变。

【B_1型题】

17.【答案】D

【解析】巨噬细胞具有非特异性吞噬杀伤和抗原提呈作用，并且可以清除循环中的免疫复合物。

18.【答案】C

【解析】NK细胞来源于骨髓样淋巴细胞，故选C。

19.【答案】A

【解析】中性粒细胞在急性炎症中起关键作用，故选A。

20.【答案】E

【解析】嗜碱性粒细胞可引起急性超敏反应，故选E。

21.【答案】D

22.【答案】A

【解析】自身抗体能够刺激机体产生免疫应答，故选A。

23.【答案】C

【解析】超抗原是只需极低浓度，即可激活多克隆T细胞的物质，故选C。

24.【答案】E

【解析】异嗜性抗原是指与种属无关的人、动物、微生物之间的共同抗原，故选E。

25.【答案】D

【解析】独特性抗原是指存在于TCR或BCR可变区的抗原决定簇，故选D。

26.【答案】B

【解析】ABO血型抗原属于同种异型抗原，故选B。

第十四章　超敏反应

【A_1型题】

1.【答案】B

【解析】免疫复合物型超敏反应即Ⅲ型超敏反应，有关疾病有Arthus反应、类Arthus反应、血清病、链球菌感染后肾小球肾炎。

2.【答案】A

3.【答案】A

4.【答案】E

【解析】嗜碱性粒细胞胞质中的颗粒含有多种生物活性物质，如组胺、过敏性慢反应物质和嗜酸性粒细胞趋化因子A等，从而引起哮喘反应。故选E。

5.【答案】D

【解析】参与Ⅰ型超敏反应的细胞有肥大细胞、嗜碱性粒细胞、嗜酸性粒细胞。中性粒细胞不参与此反应。故选D。

6.【答案】A

【解析】LTs（包括白三烯）是引起迟发型反应的主要介质，可使支气管平滑肌强烈持久收缩，使支气管毛细血管扩张，黏膜腺体分泌增加，诱发哮喘。故选A。

7.【答案】A

8.【答案】E

【解析】超敏反应是机体受到某些抗原刺激时，出现生理功能紊乱或组织细胞损伤等异常的适应性免疫应答。故选E。

9.【答案】B

【解析】嗜酸性粒细胞释放组胺酶和芳基硫酸酯酶，可以灭活肥大细胞释放的组胺和LT，对Ⅰ型超敏反应起到抑制作用。

10.【答案】C

11.【答案】D

【解析】IgE为亲细胞抗体，它可在不结合抗原的情况下，通过Fc段与肥大细胞或嗜碱性粒细胞表面的高亲和力IgE Fc受体（FcεRⅠ）结合，而使机体处于致敏状态。故选D。

12.【答案】E

【解析】超敏反应分为Ⅰ、Ⅱ、Ⅲ、Ⅳ型。药物过敏性口炎是通过口服、注射或局部涂搽、含漱等不同途径进入体内，使过敏体质者发生超敏反应而引起的口腔黏膜及皮肤的超敏反应性疾病，多属Ⅰ型超敏反应。

13.【答案】C

【解析】Ⅲ型超敏反应的启动是由抗原抗体结合形成免疫复合物。该复合物沉积于毛细血管基膜，激活补体，引起组织损伤和炎症反应。故选C。

14.【答案】C

【解析】Ⅲ型超敏反应又称免疫复合物型或血管炎型超敏反应，是由抗原和抗体形成中等大小的可溶性免疫复合物沉积于局部或全身多处毛细血管基膜后，激活补体，并在中性粒细胞、血小板、嗜碱性粒细胞等效应细胞参与下，引起以充血、水肿、局部坏死和中性粒细胞浸润为主要特征的炎症反应和组织损伤。故选C。

15.【答案】E

【解析】Ⅰ型超敏反应又称超

敏反应，特点是由 IgE 介导，肥大细胞和嗜碱性粒细胞释放活性介质引起局部或全身反应，反应快，消退快，常引起生理功能紊乱，几乎不发生组织细胞严重损伤，具有免疫明显的个体差异和遗传倾向。故选 E。

16.【答案】D

【解析】Ⅰ型超敏反应特点是由 IgE 介导的。故选 D。

17.【答案】A

【解析】Ⅳ型超敏反应是由 T 细胞介导的免疫应答，与抗体和补体无关。故选 A。

18.【答案】B

【解析】属于Ⅰ型超敏反应的疾病有药物和血清过敏性休克、呼吸道过敏反应（变应性鼻炎、过敏性哮喘）、消化道过敏反应、皮肤过敏反应（荨麻疹、血管神经性水肿）。故选 B。

19.【答案】D

【解析】引起支气管哮喘的免疫球蛋白是 IgE。故选 D。

20.【答案】B

【解析】Ⅲ型超敏反应常见疾病有 Arthus 反应、类 Arthus 反应、血清病、链球菌感染后肾小球肾炎。故选 B。

21.【答案】C

【解析】Ⅱ型超敏反应又称为溶细胞型或细胞毒型超敏反应，特点是由 IgG 或 IgM 类抗体与靶细胞表面相应抗原结合后，在补体、吞噬细胞和 NK 细胞参与下，引起的以细胞溶解或组织损伤为主要病理性免疫反应。常见疾病有输血反应、新生儿溶血症、自身免疫性溶血性贫血、药物过敏性白细胞减少症（溶血性贫血、粒细胞减少症或血小板减少性紫癜）、肺出血-肾炎综合征。

【A_2 型题】

22.【答案】C

【解析】能够刺激支气管平滑肌收缩，使毛细血管通透性增强、促进内分泌的作用是 LTs（白三烯）。故选 C。

23.【答案】E

【解析】青霉素引起的过敏性休克是由于支气管平滑肌收缩、腺体分泌增加、毛细血管扩张、血管通透性增加共同引起的。

24.【答案】D

【解析】对异种血清过敏时，可采用异种血清脱敏疗法，即采用小剂量、短间隔、多次注射抗毒素血清的方法进行脱敏治疗。

25.【答案】D

【解析】导致肠道维生素 B_{12} 吸收障碍所引起的贫血为恶性贫血。故选 D。

26.【答案】B

【解析】类 Arthus 反应出现在胰岛素依赖型糖尿病患者反复注射胰岛素后，可刺激机体产生相应 IgG1 类抗体，若再次注射，在局部出现红肿、出血和坏死等炎症反应。故选 B。

【B_1 型题】

27.【答案】A

28.【答案】B

29.【答案】C

30.【答案】E

31.【答案】D

32.【答案】D

33.【答案】D

34.【答案】A

35.【答案】B

36.【答案】C

37.【答案】B

38.【答案】C

第十五章　自身免疫和自身免疫病

【A_1 型题】

1.【答案】A

【解析】自身免疫病是在某些内因和外因诱发下，自身免疫耐受状态被打破，持续迁延的自身免疫对自身抗原产生异常的免疫应答，造成自身细胞破坏、组织损伤或功能异常，导致的临床病症。其基本特征有患者体内可检测到高价的自身抗体和/或自身反应性 T 细胞，这是本病的最重要特征。其他特征还有，自身抗体和/或自身反应性 T 细胞介导对自身细胞或自身成分的免疫应答造成损伤或功能障碍；病情转归与自身免疫应答强度相关；应用免疫抑制剂治疗有效；病变组织中有 Ig 沉积或淋巴细胞浸润；通过血清或淋巴细胞可以被动转移疾病。故选 A。

2.【答案】E

【解析】自身免疫病分为器官特异性自身免疫病和全身性自身免疫病。器官特异性自身免疫病是指患者的病变一般局限于某一特定的器官，由针对特定器官的靶抗原的自身免疫反应引起。如弥漫性甲状腺肿。其他选项均为全身性自身免疫病。

3.【答案】B

【解析】器官非特异性自身免疫病为全身性自身免疫病，类风湿关节炎为全身性自身免疫病，而重症肌无力、1 型糖尿病、甲亢和桥本甲状腺炎均为器官特异性自身免疫病。故选 B。

4.【答案】A

【解析】Graves 病是由血清中针对促甲状腺素受体的自身抗体（IgG）所引起的、以甲状腺功能亢进为特征的自身免疫病。

5.【答案】E

【解析】口腔天疱疮是一种口腔黏膜大疱病，受累组织部位以软腭、颊、龈为主，张力性水疱位于正常或炎症性口腔黏膜上，免疫病理学检查在基底膜带有IgG和C3线状沉积。损害周围存在大量嗜酸性粒细胞及脱颗粒现象，因此，有可能Ⅰ型超敏反应参与皮损形成。

6.【答案】A

【B_1型题】

7.【答案】A

【解析】慢性甲状腺炎是机体甲状腺球蛋白和过氧化物酶成为自身抗体而引发的甲状腺功能减退，故选A。

8.【答案】C

【解析】系统性红斑狼疮SLE是由多种抗DNA和抗组蛋白的自身抗体与相应抗原形成大量的免疫复合物沉积在皮肤、肾小球、关节、脑等部位的小血管壁，激活补体，造成这种细胞损伤所引起的全身性自身免疫病。故选C。

9.【答案】B

【解析】与系统性红斑狼疮病情相关的抗体是抗DNA和抗组蛋白抗体，故选B。

10.【答案】D

【解析】与血栓形成、血小板减少及流产相关的抗体是抗心磷脂抗体。故选D。

第十六章　免疫缺陷病

【A_1型题】

1.【答案】C

【解析】免疫缺陷病是由于遗传因素或其他多种原因造成免疫系统先天发育不全或后天损伤而导致的免疫成分缺失、免疫功能障碍所引起的临床综合征。其共同特点有反复、慢性和难以控制的感染；伴发自身免疫、超敏反应和炎症性疾病；易发肿瘤；有遗传倾向。没有常患心血管病的特点。故选C。

2.【答案】E

【解析】原发性免疫缺陷病是由于免疫系统遗传基因异常或先天性发育障碍而致的免疫功能不全引起的疾病，有T、B细胞联合免疫缺陷、抗体缺陷性免疫缺陷病、免疫失调性疾病、吞噬细胞数量、功能先天性缺陷、天然免疫缺陷、自身炎症性反应性疾病和补体缺陷。最常出现的疾病是反复感染。故选E。

3.【答案】E

【解析】X连锁无丙种球蛋白血症属于以抗体缺陷为主的免疫缺陷病。其发病机制是B细胞的信号转导分子酪氨酸激酶基因缺陷。表现为所有血清免疫球蛋白降低伴B细胞显著降低或缺如为特征，即B细胞缺陷性病。

4.【答案】D

5.【答案】A

【解析】AIDS是获得性免疫缺陷综合征。主要侵犯宿主的$CD4^+$细胞（T细胞、单核/巨噬细胞、树突状细胞和神经胶质细胞等）。不侵犯$CD8^+$ T细胞、B细胞、NK细胞和浆细胞。故选A。

6.【答案】A

【解析】感染HIV的$CD4^+$ T细胞表面表达gp120分子，与周围未感染细胞的CD4分子结合，导致细胞融合或形成多核巨细胞，加速细胞死亡。故选A。

7.【答案】A

【解析】选择性IgA缺陷病属于以抗体缺陷为主的免疫缺陷病，即B细胞缺陷病。故选A。

8.【答案】D

9.【答案】D

【解析】AIDS属于继发性免疫缺陷病，其他备选答案均属于原发性免疫缺陷病。故选D。

10.【答案】E

【解析】慢性肉芽肿病为X连锁遗传病，其本质为吞噬细胞功能缺陷性疾病。故选E。

11.【答案】E

【解析】HIV感染的免疫学诊断方法有病毒抗原、抗病毒抗体、检测病毒核酸、检测免疫细胞数目和功能。其中，抗病毒抗体检测初筛方法为ELISA。免疫PCR属于病毒载量测定，用于检测HIV抗原；免疫荧光法检测、放射免疫法测定和免疫印迹法检测均属于抗HIV抗体确认检测方法。

【A_2型题】

12.【答案】A

【解析】反复感染儿童，淋巴组织中缺乏mIg阳性细胞，血清免疫球蛋白含量低，T细胞功能正常，该患者表现符合X连锁无丙种球蛋白血症。故选A。

13.【答案】B

【解析】DiGeorge表现为T细胞缺陷、B细胞正常，有特殊面貌，有低钙性抽搐；Wiskott Aldrich综合征即血小板减少，引起出血，形成紫癜，严重的湿疹，反复多发性感染；共济失调-毛细血管扩张症，又称Louis-Bar综合征，是以进行性小脑共济失调、眼与皮肤的毛细血管扩张和反复呼吸道感染为特征的少见病；慢性肉芽肿病是吞噬细胞缺陷病，表现为反复发作的严重化脓感染，淋巴结、肺、脾、肝、骨髓形成色素性类脂组织细胞浸润和包绕的化脓性肉芽肿。而全身组织发育不良、易反复感染及自身免疫病或肿瘤的疾病属于T、B细胞重症联合免疫缺陷病。故选B。

【B_1型题】

14.【答案】A

15.【答案】B

16.【答案】C

第十七章　肿瘤免疫

【A_1型题】

1.【答案】B

2.【答案】A

【解析】适应性免疫效应细胞包括$CD8^+$CTL、$CD4^+$Th，固有免疫细胞包括NK细胞、巨噬细胞和γδT细胞、NKT细胞等参与机体的抗肿瘤作用。其中，$CD8^+$CTL属于特异性杀肿瘤细胞。其他选项中的细胞均属于非特异性杀肿瘤细胞。故选A。

3.【答案】E

【解析】肿瘤抗原有肿瘤特异性抗原TSA，即肿瘤细胞特有而不存在于正常细胞的一类抗原；肿瘤相关抗原TAA，是肿瘤细胞和正常细胞均表达的抗原，只有表达量的差异无严格肿瘤特异性，癌胚抗原、组织特异性分化抗原和过量表达抗原属于此类抗原。TSA是肿瘤免疫诊断和治疗的有效靶点。故选E。

4.【答案】B

【解析】物理、化学等因素诱导基因突变，此类肿瘤抗原是细胞癌变过程中新合成的蛋白质分子，其特异性强，但抗原性弱，机体可产生一定程度的特异性免疫应答。故选B。

5.【答案】C

【解析】癌胚抗原是指在胚胎发育阶段由胚胎组织产生的正常成分，出生后消失，而癌变后又重新合成而大量产生的抗原。结肠癌细胞表达CEA其含量升高可作为肿瘤诊断、复发和预后判断的辅助性指标。故选C。血清中甲胎蛋白AFP水平（但不是AFP抗体水平）升高对原发性肝癌有诊断意义。

6.【答案】C

【解析】NK细胞抗肿瘤的作用是ADCC、Fas/FasL途径、穿孔素-颗粒酶途径和通过黏附分子结合靶细胞，再释放TNF等细胞因子杀伤靶细胞。故选C。

7.【答案】C

【解析】肿瘤细胞通过自身改变适应机体内环境，不仅不能诱导机体产生有效免疫应答反应而且能够抵抗免疫系统的清除。其机制有肿瘤细胞抗原缺失和抗原调变；MHC Ⅰ类分子表达低下；共刺激信号异常；表达或分泌免疫抑制分子；抗凋亡作用；表达FasL和抑制性分子；主动诱导荷瘤机体产生Treg和髓源性抑制细胞抑制机体免疫应答。故选C。

8.【答案】B

【解析】机体抗肿瘤的主要免疫效应是以免疫效应细胞包括T细胞介导的特异性抗肿瘤免疫和固有免疫细胞抗肿瘤免疫。由于肿瘤抗原的免疫原性弱，抗体不是肿瘤免疫的重要效应因素。只有活化的巨噬细胞才能杀伤肿瘤细胞；诊断肿瘤主要依赖肿瘤相关抗原，如AFP，CEA等；临床使用细胞因子治疗属于被动免疫治疗。故选B。

9.【答案】C

【解析】肿瘤过继免疫疗法是将肿瘤浸润淋巴细胞（TIL）过继输入荷瘤宿主体内，具有一定的抗肿瘤效果。故选C。

10.【答案】D

【解析】肿瘤治疗包括主动免疫治疗、非特异性免疫治疗、抗肿瘤导向治疗和过继免疫治疗。故选D，血浆置换不属于肿瘤治疗。

【B_1型题】

11.【答案】C

12.【答案】A

13.【答案】D

14.【答案】B

15.【答案】C

【解析】病毒感染与某些肿瘤发生有密切关系，其中，原发性肝癌与乙型肝炎病毒感染相关。B淋巴细胞瘤与EBV相关。T淋巴细胞白血病与人嗜T淋巴细胞病毒有关。子宫颈癌与人乳头瘤病毒感染有关。

16.【答案】A

17.【答案】E

18.【答案】B

第十八章　移植免疫

【A_1型题】

1.【答案】C

2.【答案】D

3.【答案】D

【解析】HVGR为宿主抗移植物反应，是宿主免疫系统对移植物发动攻击，导致移植物被排斥。骨髓移植的主要障碍是GVHR移植物抗宿主反应。故选D。

4.【答案】A

【A_2型题】

5.【答案】B

6.【答案】C

【B_1型题】

7.【答案】C

【解析】同种移植发生排斥反应的原因是MHC不匹配。

8.【答案】B

【解析】异种移植发生急性排斥反应原因是受者体内有抗体供者组织抗原和抗体存在。故选B。

第十九章　免疫学检测技术

【A_1型题】

1.【答案】D

【解析】抗原抗体反应的特异性是由抗原表位与抗体的CDR互补结合（抗原抗体的构象）所决定的。与其他因素无关。故选D。

2.【答案】B

【解析】抗原抗体结合是特异性的；抗原抗体按照一定比例结合；反应受电解质、温度和酸碱度的影响；抗原抗体结合是非共价结合，是可逆的。故选B。

3.【答案】B

【解析】单向琼脂扩散是用于检测血清中的免疫球蛋白、补体C3、癌胚抗原、AFP或其他可溶性抗原的定量测定。故选B。双向琼脂扩散用于鉴定不同样品中抗原或抗体是完全相同、部分相同或完全不同，可对复杂抗原或抗体成分进行纯度鉴定；鉴定菌种或人的ABO血型、肥达反应、布鲁菌瑞特实验均为直接凝集实验；间接凝集实验是检测类风湿因子。故选B。

4.【答案】A

【解析】用于鉴定菌种或人的ABO血型、肥达反应、布鲁菌瑞特实验均为直接凝集实验。

5.【答案】C

【解析】间接ELISA用于检测体液中特异性抗体或用于单克隆抗体筛选和鉴定。故选C。

6.【答案】C

7.【答案】E

【解析】用于吞噬功能测定方法有氯化硝基四氮唑蓝实验和吞噬细胞吞噬实验。^{3}H-TdR掺入法用于测定细胞增生水平。ELISA方法测定抗原或抗体含量。免疫PCR测定是利用抗原抗体反应的特异性和PCR扩增反应的极高灵敏性而建立的一种微量抗原检测技术。MTT法是测定细胞增生的方法。故选E。

8.【答案】B

【解析】MTT法也是测定细胞增生的方法。故选B。

9.【答案】D

【解析】结核菌素试验是迟发型超敏反应实验。故选D。

10.【答案】C

【解析】蛋白免疫印迹法是测定蛋白样品中某种蛋白含量的最佳方法。斑点杂交是测定核酸（DNA、RNA）的半定量方法。Southern blotting是测定DNA序列定位的方法。故选C。

11.【答案】C

【解析】测定CTL杀伤活性的方法是乳酸脱氢酶释放法。细胞被杀伤时细胞膜通透性改变，LDH从细胞内释放至培养液里，通过测定形成的有色化合物的光密度，可以计算效应细胞的细胞毒活性。故选C。

12.【答案】A

【解析】流式细胞仪可以鉴定荧光抗体单色、双色或多色标记的细胞，可进行细胞周期、细胞凋亡分析。用于T细胞亚群检测。细胞毒实验检测杀伤细胞的活性；MTT法测定细胞的增生能力；凝集反应测定抗原抗体反应；沉淀反应测定血清免疫球蛋白、抗原效价。故选A。

【B_1型题】

13.【答案】C

【解析】血清免疫球蛋白测定是反映体液免疫功能，故选C。

14.【答案】A

【解析】皮肤迟发型超敏反应是细胞免疫测定，故选A。

15.【答案】A

16.【答案】D

17.【答案】E

18.【答案】B

第二十章 免疫学防治

【A_1 型题】

1.【答案】B

【解析】人工主动免疫是指用疫苗接种机体，使之主动产生适应性免疫应答，从而预防或治疗疾病的措施。类毒素属于疫苗，注射类毒素属于主动免疫；抗毒素是特异性抗体，注射抗毒素即人工被动免疫；丙种球蛋白和胎盘球蛋白注射均能产生人工被动免疫；细胞因子治疗也属于分子治疗。故选B。

2.【答案】D

【解析】注射免疫球蛋白属于人工被动免疫。故选D。

3.【答案】D

【解析】人体免疫球蛋白属于抗毒素，产生被动免疫而不是主动免疫。故选D。

4.【答案】C

【解析】注射抗毒素血清和丙种球蛋白属于人工被动免疫；接种疫苗和类毒素属于人工主动免疫；胎儿经过胎盘血流从母体得到的抗体属于自然被动免疫。

5.【答案】E

【解析】灭活疫苗即死疫苗，是选用免疫原性强的病原体，经人工大量培养后，用理化方法灭活制成。BCG、小儿麻痹糖丸、鼠疫疫苗、麻疹疫苗均属于减毒活疫苗，而伤寒疫苗属于灭活疫苗。故选E。

6.【答案】B

【解析】隐性感染——自然主动免疫；接种疫苗——人工主动免疫；接种类毒素——人工主动免疫；注射抗毒素——人工被动免疫；从初乳中获得SIgA——自然被动免疫。故选B。

7.【答案】C

【解析】密切接触者应该采取被动免疫的保护性措施，即注射抗毒素。类毒素属于主动免疫，其产生抗体需要一定时间；丙种球蛋白和胎盘球蛋白属于非特异性抗体，保护性弱；BCG是结核减毒活疫苗，对白喉没有保护性免疫作用。故选C。

8.【答案】A

【解析】伤寒疫苗、百日咳疫苗及森林脑炎疫苗属于灭活疫苗，鼠疫疫苗属于减毒活疫苗。

【B_1 型题】

9.【答案】D

【解析】过继免疫是指将免疫细胞如LAK、TIL注射入机体而产生的免疫治疗，故选D。

10.【答案】B

【解析】用TNF单抗治疗类风湿关节炎为分子治疗，故选B。

11.【答案】A

【解析】用卡介苗治疗癌症属于应用生物应答调节剂进行的免疫治疗，故选A。

12.【答案】E

【解析】破伤风治疗使用抗毒素，属于人工被动免疫，即应用抗体进行的治疗，故选E。

13.【答案】C

【解析】毛细胞白血病使用干扰素治疗属于分子治疗中的细胞因子治疗，故选C。

14.【答案】A

【解析】左旋咪唑能够激活吞噬细胞的吞噬功能，促进T细胞产生IL-2等细胞因子，增强NK细胞的活性，故属于免疫增强剂。

15.【答案】D

【解析】FK-506能够阻断T细胞内IL-2依赖的T细胞活化，属于免疫抑制剂，故选D。

16.【答案】B

【解析】卡介苗属于减毒活疫苗，故选B。

17.【答案】C

【解析】狂犬疫苗属于灭活疫苗，故选C。

18.【答案】E

【解析】DNA疫苗是用编码病原体有效免疫原的基因与细菌质粒构建成重组体，经注射等途径进入机体，重组质粒转染宿主细胞，使其表达能诱导有效保护性免疫应答的抗原，从而诱导机体产生适应性免疫。重组乙型肝炎病毒表面抗原属于DNA疫苗。

第八篇 药 理 学

第一章 药物效应动力学

【A_1型题】

1.【答案】E

【解析】治疗指数是药物LD_{50}/ED_{50}的比值，用以表示药物的安全性。治疗指数大的药物相对治疗指数小的药物安全。

2.【答案】A

【解析】受体激动剂是既有亲和力又有内在活性的药物，它们能与受体结合并激动受体而产生效应。又分完全激动剂和部分激动剂。完全激动剂具有较强亲和力和较强内在活性；部分激动剂则是有较强亲和力但内在活性不强，当与激动剂同时应用时可以拮抗激动剂的部分效应。故选A。

3.【答案】B

【解析】受体阻断药又叫受体拮抗剂，是能与受体结合，有较强亲和力而无内在活性的药物。少数拮抗剂以拮抗作用为主，同时尚有较弱的内在活性，即有较弱的激动受体作用。故选B。

4.【答案】C

【解析】半数有效量是指能引起50%实验动物出现阳性反应时的药物剂量。如效应为死亡，则称为半数致死量。故选C。

5.【答案】E

【解析】通常将药物LD_{50}/ED_{50}的比值称为治疗指数，用以表示药物的安全性。故选E。

6.【答案】A

【解析】药物的副反应是指由于药物的选择性低，药理效应涉及多个器官，当某一效应用作治疗目的时，其他效应就成为副反应。副反应是在治疗剂量下发生的，是药物本身固有的作用，多数较轻微，可以预料。故选A。

7.【答案】D

【解析】凡与用药目的无关、并为患者带来不适或痛苦的反应统称为不良反应。不良反应是药物固有的效应，一般情况下是可以预知的，但不一定能够避免。少数严重不良反应较难恢复。不良反应包括：副反应、毒性反应、后遗效应、停药反应、超敏反应和特异质反应。故选D。

【B_1型题】

8.【答案】C

【解析】停药反应是指突然停药后原有疾病加剧，又称回跃反应。故选C。

9.【答案】D

【解析】超敏反应是一类免疫反应。非肽类药物作为半抗原与机体蛋白结合为抗原后，经过接触10天左右的敏感化过程而发生的反应，也称过敏反应。常见于过敏体质患者。反应的性质与药物原有效应无关，用药理拮抗剂解救无效。反应的严重程度差异很大，与剂量无关。故选D。

10.【答案】A

【解析】毒性反应是指在剂量过大或药物在体内蓄积过多时发生的危害性反应，一般较严重。可以预知。故选A。

11.【答案】B

【解析】后遗效应是指停药后血药浓度已降至阈浓度以下时残存的药理效应。故选B。

12.【答案】E

【解析】特异质反应是少数患者对某些药物反应特别敏感，反应性质也可能与常人不同，但与药物固有的药理作用基本一致，反应严重程度与剂量成正比，药理性拮抗剂救治可能有效。是一类先天遗传异常所致的反应。

第二章 药物代谢动力学

【A_1型题】

1.【答案】E

【解析】药物生物利用度是指药物经血管外途径给药后吸收进入全身血液循环（体循环）的相对量和速度。故选E。

2.【答案】D

【解析】药物自用药部位进入血液循环的过程称为吸收。血管外给药途径均存在吸收过程。不同给药途径具有不同的吸收过程。如口服给药，其从胃肠道吸收入门静脉到达全身血液循环之前先经过肝脏代谢，如果肝脏代谢能力很强或由胆汁排泄量大，使得进入血液循环的有效药物量明显减少，这种作用称为首关消除。首关消除高时，机体可利用的有效药物量少，即生物利用度低。

3.【答案】E

【解析】绝大多数药物属于弱酸性或弱碱性有机化合物，在体液中均有不同程度的解离。药物解离程度取决于体液 pH 和药物本身的解离常数。解离常数的负对数值为 pKa，表示药物的解离度，指药物解离 50% 时所在体液的 pH。弱酸性药物的 pKa = pH - log[A-]/[HA]，解离百分率为[A-]/[HA] = 10pH - pKa，血浆 pH 为 7.4，即该药物的解离百分率约为 99.99%。故选 E。

4.【答案】C

【解析】口服给药后，从胃肠道吸收进入门静脉系统后先通过肝脏代谢，如果肝脏代谢能力很强或由胆汁排泄量大，进入全身血液循环内的有效药物量明显减少，这种作用称为首关消除。硝酸甘油口服后进入体循环的药量约为 10%，说明该药物的首关消除明显。故选 C。

5.【答案】E

【解析】舌下给药由颊黏膜吸收，直接进入全身循环，没有首关消除作用。吸入给药时药物吸收不经过胃肠道，直接吸入肺泡，肺泡面积很大，肺血流量丰富。药物直接进入血液循环。也没有首关消除作用。静脉给药时药物避开了吸收屏障直接进入血液循环，没有吸收过程，即没有首关消除作用。皮下给药后，药物也主要经过局部毛细血管而进入血液循环，没有首关消除作用。只有口服给药后，药物从胃肠道吸收入门静脉后，先进入肝脏代谢。因而，其进入血液循环的量会减少。故选 E。

6.【答案】D

【解析】影响药物转运的因素有：药物脂溶性、药物的解离度、体液 pH、血脑屏障。胎盘屏障是指胎盘绒毛与子宫血窦之间的屏障。而该结构对药物转运并无屏障作用，胎盘对药物的通透性与一般毛细血管无明显差别，几乎所有药物都能穿透胎盘进入胎儿体内。因此，影响药物转运的因素不包括胎盘屏障。故选 D。

7.【答案】D

【解析】大多数药物治疗是采用多次给药方式。按照一级动力学规律消除的药物，其体内药物总量随着不断给药而逐步增多，直至从体内消除的药物量和进入体内的药物量相等时，体内药物总量不再增加而达到稳定状态，此时的血浆药物浓度称为稳态浓度。多次给药后药物达到稳态浓度的时间取决于药物的消除半衰期。提高给药频率或增加给药剂量均不能使稳态浓度提前到达，而只能改变体内药物总量或峰浓度与谷浓度之差。根据半衰期可确定给药间隔时间，通常给药间隔时间约为一个半衰期。故选 D。

8.【答案】D

【解析】脑组织内的毛细血管内皮细胞紧密相连，内皮细胞之间无间隙，且毛细血管外表面几乎均为星形胶质细胞包围，这种特殊结构形成了血浆与脑脊液之间的屏障。此屏障阻碍许多大分子、水溶性或解离型药物通过，只有脂溶性高的药物残留以简单扩散方式通过血脑屏障。与血浆蛋白结合型药物不能跨膜转运，从而影响药物在体内的分布转运速度及作用强度和消除速率。

9.【答案】C

【解析】一级消除动力学是体内药物按恒定比例消除，在单位时间类的消除量与血浆药物浓度成正比。而血浆消除半衰期是血浆药物浓度下降一半所需要的时间。按照一级动力学消除的药物其半衰期为常数，不受药物初始浓度和给药间隔的影响。大多数药物在体内均按照一级动力学消除。单位时间内实际消除的药量递减。一些药物在体内可表现为混合动力学，即在低浓度时，按一级动力学消除，达到一定高浓度或高剂量时，消除能力饱和，单位时间类消除的药物量不再改变，按零级动力学消除。混合动力学过程可用米-曼方程式表述。一般来讲，药物在剂量和给药间隔时间不变时，经过 4~5 个半衰期，可达到稳态浓度的 94% 和 97%。故选 C。

【B_1 型题】

10.【答案】D

【解析】半衰期是指血浆药物浓度下降一半所需要的时间。清除率是指机体消除器官在单位时间内清除药物的血浆容积，即单位时间内有多少体积血浆中所含药物被机体清除，是体内肝脏、肾脏和其他所有消除器官消除药物的总和。消除速率常数 Kc 反映体内药物消除速率，为负数，表示药物经消除而减少。零级动力学消除是药物在体内以恒定的速率消除，即不论血浆药物浓度高低，单位时间内消除的药物量不变。通常是药物在体内消除能力达到饱和所致。一级动力学消除是体内药物按恒定比例消除，在单位时间内消除量与血浆药物浓度成正比。按照一级动力学消除的药物，其 $t_{1/2}$ 为一个常数，不受药物初始浓度和给药剂量的影响。

11.【答案】E

12.【答案】E

第三章 胆碱受体激动药

【A_1 型题】

1.【答案】C

【解析】毛果芸香碱是生物碱类的胆碱受体激动剂。能直接作用于副交感神经节后纤维支配的效应器官M胆碱受体，对眼的作用有缩瞳、降低眼内压、调节痉挛。故选C。

2.【答案】B

【解析】毛果芸香碱临床上主要用于青光眼、虹膜睫状体炎。

3.【答案】B

【解析】虹膜有辐射肌和环状肌。辐射肌上有交感神经肾上腺素能α_1受体，环状肌上分布的则是副交感的胆碱能M受体。

4.【答案】E

【解析】毛果芸香碱对眼睛的调节作用是睫状肌收缩、悬韧带放松、晶状体变凸。这种作用称为调节痉挛。故选E。

第四章 抗胆碱酯酶药和胆碱酯酶复活药

【A_1 型题】

1.【答案】D

【解析】新斯的明是易逆性抗胆碱酯酶药物。它通过抑制骨骼肌神经肌肉接头的乙酰胆碱酯酶而兴奋骨骼肌。故选D。

2.【答案】C

【解析】新斯的明的药理作用是与胆碱酯酶可逆性结合，从而抑制胆碱酯酶的活性，使神经肌肉接头处乙酰胆碱堆积，导致骨骼肌收缩力增强。故选C。

3.【答案】C

【解析】有机磷农药进入人体后其亲电子性的磷原子与乙酰胆碱酯酶酯解部位上的氧原子以共价键结合，形成难以水解的磷酰化乙酰胆碱酯酶，使其失去水解乙酰胆碱的能力，造成乙酰胆碱在体内大量集聚引起一系列中毒症状。故选C。

4.【答案】B

【解析】胆碱酯酶复活药是一类能使被有机磷酸酯类抑制的乙酰胆碱酯酶恢复活性的药物。目前常用的药物有氯解磷定、碘解磷定和双复磷。故选B。

5.【答案】D

【解析】有机磷酸酯类在碱性溶液中分解失效，经口急性中毒时应该用2%碳酸氢钠溶液或1%盐水洗胃。但美曲膦酯在碱性溶液中会转化为毒性更强的敌敌畏，故应用清水或生理盐水洗胃。故选D。

6.【答案】D

【解析】有机磷酸酯类急性中毒经吸入或眼部接触后首先出现眼部症状，表现为瞳孔明显缩小、眼球疼痛、结膜充血、睫状肌痉挛、视物模糊等。腺体分泌增加，支气管平滑肌收缩、呼吸困难。经胃肠道摄入时，首先出现厌食、恶心、呕吐、腹痛腹泻。出现肌无力、不自主肌束抽搐、震颤；严重中毒时，出现自主神经节先兴奋后抑制状态，出现口吐白沫、流泪、阴茎勃起、大汗淋漓、大小便失禁、心率减慢、血压下降。

7.【答案】E

【解析】有机磷酸酯类中毒表现多样化，主要为毒蕈碱样（M样）和烟碱样（N样）症状。M样症状有流涎、流泪、恶心、呕吐、头痛、视觉障碍、腹部绞痛、腹泻、支气管痉挛、心动过缓、血压下降和休克。骨骼肌运动终板上是N受体。N受体兴奋出现肌肉震颤。肌肉震颤不是M样症状。故选E。

8.【答案】D

【解析】重症肌无力为神经肌肉接头传递障碍所致的慢性疾病，表现为受累骨骼肌极易疲劳。新斯的明为易逆性抗乙酰胆碱酯酶药物。它通过与胆碱酯酶可逆性结合，从而抑制胆碱酯酶的活性，使神经肌肉接头处乙酰胆碱堆积，而发挥拟胆碱作用，对骨骼肌兴奋作用较强。毛果芸香碱为胆碱受体激动剂，主要用于眼科；乙酰胆碱为胆碱受体激动剂，但其性质不稳定，极易被体内乙酰胆碱酯酶水解，且作用广泛，选择性差，故无临床实用价值；毒扁豆碱也是易逆性胆碱酯酶抑制剂，其作用类似新斯的明，通过抑制胆碱酯酶而发挥作用，但本身没有直接兴奋受体的作用，全身毒性反应比新斯的明严重，不作为首选。肾上腺素为肾上腺素受体激动剂，对骨骼肌没有直接兴奋作用。故选D。

第五章　M胆碱受体阻断药

【A_1 型题】

1.【答案】A

【解析】阿托品是M胆碱受体竞争性拮抗剂，对多种内脏平滑肌有松弛作用，对胃肠道平滑肌作用最强。故选A。对胆管和子宫平滑肌作用较弱，B不符合。对支气管平滑肌作用不明显，C错误。可降低尿道、膀胱的张力和收缩，D错误；对幽门括约肌作用弱，E错误。

2.【答案】C

【解析】阿托品的禁忌证是青光眼和前列腺肥大。故选C。胃痉挛、虹膜睫状体炎和缓慢性心律失常均是阿托品的适应证，故不选A、B和E。胆绞痛时单独使用阿托品效果不佳，需合并使用阿片类镇痛药。故不选D。

3.【答案】B

【解析】阿托品能够使迷走神经过度兴奋引起的心动缓慢患者心率加快，故A不符合。阿托品可以使瞳孔扩大，虹膜退向四周，前房角变窄，影响房水回流入巩膜静脉窦，故使眼内压升高，故选B。阿托品可以引起唾液腺分泌减少，出现口干，故不选C。阿托品对眼睛作用是扩瞳、调节麻痹（出现视物模糊），故不选D、E。

4.【答案】C

【解析】阿托品抗休克的机制是解除血管痉挛、舒张外周血管、改善微循环。故选C。

5.【答案】A

【解析】毛果芸香碱是胆碱受体激动剂，可以对抗阿托品中毒时的眼部不良反应。故选A。酚妥拉明是肾上腺素受体拮抗剂，不能直接对抗阿托品的M胆碱阻断作用。故B不对。东莨菪碱、后马托品和山莨菪碱都是M胆碱受体拮抗剂，与阿托品类似，不能使用，故不选C、D、E。

6.【答案】D

【解析】阿托品主要用于流行性脑脊髓炎、中毒性菌痢、中毒性肺炎所致的感染性休克。对于其他类型的休克不使用。故选D。

第六章　肾上腺素受体激动药

【A_1 型题】

1.【答案】D

【解析】肾上腺素、异丙肾上腺素、麻黄碱、多巴胺和去甲肾上腺素均为肾上腺素能受体激动剂。它们的区别是其对α、β受体的选择性不同。除了多巴胺以外，其他药物均不能兴奋多巴胺受体。故没有舒张肾血管增加肾血流量的作用。故选D。

2.【答案】C

【解析】肾上腺素对α、β受体均有激动作用。首选治疗过敏性休克。故选C。去甲肾上腺素和异丙肾上腺素则分别主要激动α受体或β受体。故不选A和B。多巴胺可以激动α及β受体和多巴胺受体，但其主要用于感染性休克、心源性休克及失血性休克。故不选D。麻黄碱对α、β受体均有激动作用，但其作用较肾上腺素弱。过敏性休克不首选使用麻黄碱。麻黄碱主要用于支气管哮喘治疗、缓解皮肤黏膜充血水肿。故不选E。

3.【答案】A

【解析】休克伴有急性肾衰竭最好选用可以同时激动α及β受体和多巴胺受体的多巴胺。它可以在抗休克的同时，舒张肾血管，增加肾血流量。故选A。多巴酚丁胺其化学结构类似多巴胺，但其主要激动β_1受体。主要用于治疗心肌梗死并发心力衰竭。故不选B。肾上腺素主要用于过敏性休克治疗。故不选C。间羟胺主要激动α受体，其收缩血管作用较去甲肾上腺素弱。故不选D。阿托品为胆碱受体阻断药，主要用于感染性休克，不能舒张肾血管。故不选E。

4.【答案】E

【解析】静脉滴注去甲肾上腺素可以收缩血管升高血压，但不能治疗心搏骤停。故不选A。舌下含异丙肾上腺素主要用于治疗房室传导阻滞。故不选B。地高辛为正性肌力药物，通过抑制心肌细胞膜上的钠钾ATP酶活性，最终导致细胞内钙离子浓度增加，心肌收缩力增强。静滴地高辛用于治疗慢性充血性心力衰竭，故不选C。尼可刹米为呼吸兴奋剂，可兴奋延髓呼吸中枢，使呼吸加深加快。肌注尼可刹米用于解救药物中毒引起的呼吸抑制。故不选D。肾上腺素可同时激动α、β受体，心内注射用于各种原因引起的心搏骤停。故选E。

5.【答案】C

【解析】肾上腺素激动α、β受体临床用于治疗心搏骤停、过敏性休克、延长麻醉药物作用时间及治疗青光眼。故不选A。去甲肾上腺素用于早期神经源性休克、嗜铬细胞瘤切除术后及药物中毒时的低血压。故不选B。异丙肾上腺素用于心搏骤停、房室传导阻滞、支气管哮喘及低输出量性感染性休克。故选C。阿托品用于解除平滑肌痉挛、抑制腺体分泌、治疗缓慢性心律失常、感染性休克治疗及解救有机磷酸酯中毒。故不选D。氨茶碱用于治疗支气管哮喘。故不选E。

6.【答案】A

【解析】多巴胺主要激动α、β受体及外周多巴胺受体，并能促进神经末梢释放去甲肾上腺素。其药理作用：低浓度时可使肾、肠系膜及冠脉血管扩张，高浓度时，使心肌收缩力增强，心排血量增加；对血管的作用是使收缩压增高，舒张压不变，脉压加大；对肾脏是使肾血管舒张，肾血流量增加，肾小球滤过率增加，使尿量增加。故A不是多巴胺的药理作用。该题选A。多巴胺对血管平滑肌β_2受体作用很弱。可以直接激动心脏β_1受体，也能激动血管平滑肌的多巴胺受体，能够促进去甲肾上腺素释放。

7.【答案】D

【解析】多巴胺激动血管上的多巴胺受体而引起血管舒张。故选D。多巴胺也能够激动β受体，产生兴奋心脏的作用，但不能舒张血管。故不选A。多巴胺兴奋α受体，不是阻断该受体，故B不选。多巴胺不能激动M受体，故不选C。多巴胺能够使神经末梢释放去甲肾上腺素，不能使组胺释放，故不选E。

8.【答案】A

【解析】多巴胺能够舒张肾血管，增加肾血流量，故可以与利尿药配伍增加尿量。其他药物均不能激动多巴胺受体，不能舒张肾血管。

9.【答案】A

【解析】肾上腺素与局麻药物配伍可延缓局麻药的吸收，延长局麻作用时间。其他药物没有此作用。

10.【答案】B

【解析】去甲肾上腺素由于其强烈血管收缩作用，在静脉滴注时间长、浓度过高或药液漏出血管，可引起局部组织缺血坏死。故不宜做肌内注射。其他药物没有此作用。

【A_2型题】

11.【答案】D

【解析】患者出现心搏骤停，应该心内注射肾上腺素，恢复心跳，其他药物不能使心脏复跳。

12.【答案】C

【解析】青霉素过敏性休克应该使用肾上腺素进行抢救。其他药物没有抗过敏性休克作用。

13.【答案】B

【解析】患者为三度房室传导阻滞，应该使用异丙肾上腺素治疗。其他药物没有此作用。

14.【答案】D

【解析】患者为感染性休克。有四肢厥冷、口唇发绀，为微循环障碍表现，需要使用阿托品以改善微循环。其他药物没有改善微循环的作用。故选D。

【B_1型题】

15.【答案】C

【解析】支气管平滑肌上的β_2受体激动后，会引起平滑肌舒张。故选C。

16.【答案】A

【解析】α受体激动后血管平滑肌收缩。故选A。

17.【答案】E

【解析】N_2受体主要分布于神经肌肉接头处，激动后骨骼肌收缩。故选E。

第七章 肾上腺素受体阻断药

【A_1型题】

1.【答案】C

【解析】外周血管痉挛性疾病需要使用α受体阻断药来舒张血管，而酚妥拉明为α受体阻断药，故选C。山莨菪碱是胆碱受体阻断药，异丙肾上腺素是肾上腺素受体激动药，普萘洛尔是β肾上腺素受体阻断药，间羟胺是α受体肾上腺素能激动药。

2.【答案】B

【解析】支气管平滑肌细胞上主要分布的是β_2肾上腺素能受体。能够诱发支气管哮喘的药物属于β_2肾上腺素受体阻断药，普萘洛尔属于此类药，故选B。酚妥拉明和酚苄明为α受体阻断药，对支气管平滑肌没有作用。故不选A与C。洛贝林为呼吸兴奋剂，能够刺激颈动脉窦和主动脉体化学感受器，反射性地兴奋呼吸中枢，也能反射性的兴奋迷走神经及血管运动中枢。对支气管平滑肌没有直接作用。故不选D。阿托品为M胆碱受体阻断药，主要作用于眼睛和骨骼肌，对支气管平滑肌没有明显作用。故不选E。

3.【答案】D

【解析】能反转肾上腺素升压作用的药物是具有α肾上腺素受体阻断作用的药物，故选D。

4.【答案】B

【解析】β肾上腺素受体阻断药能够阻断支气管平滑肌的β_2受体，使支气管平滑肌收缩，从而诱发或加重支气管哮喘。故选 B。其他选项均不是 β 肾上腺素受体阻断药的作用。

5.【答案】D

【解析】β 肾上腺素受体阻断药能够阻断心脏的 β_1 受体，出现心脏抑制，特别是加重房室传导阻滞。故有房室传导阻滞时禁用 β 肾上腺素受体阻断药。故选 D。其他选项都可以使用 β 肾上腺素受体阻断药。

6.【答案】B

【解析】普萘洛尔属于非选择性 β 肾上腺素受体阻断药，对 β_1、β_2 受体均有阻断作用。使用后，心率减慢，心肌收缩力和心排出量降低，冠脉血流量下降，心肌氧耗量减少；反射性引起交感神经兴奋，使血管收缩；能阻断肾小球旁器细胞 β_1 受体而抑制肾素释放。能够阻断支气管平滑肌细胞 β_2 受体，收缩支气管平滑肌而不是舒张支气管平滑肌。

7.【答案】C

【解析】具有 α 肾上腺素受体阻断作用的 β 受体阻断药有拉贝洛尔、阿罗洛尔和卡维地洛。

8.【答案】E

【解析】普萘洛尔口服吸收大于 90%，但首关消除率高，生物利用度仅 30%；它是非选择性 β 受体阻断药；没有内在拟交感活性；不能用于哮喘患者，可诱发或加重哮喘症状。故选 E。

9.【答案】A

【解析】普萘洛尔具有抗血小板聚集、降低眼内压、减少肾素释放及抑制脂肪分解的作用。没有内在拟交感活性。故选 A。

10.【答案】E

【解析】β 受体阻断药的适应证有心律失常（快速型心律失常，如窦性心动过速）、心绞痛和心肌梗死、高血压、充血性心力衰竭、甲状腺功能亢进等。支气管哮喘是 β 受体阻断药的禁忌证。

【B_1 型题】

11.【答案】E

12.【答案】A

13.【答案】B

第八章 局部麻醉药

【A_1 型题】

1.【答案】B

【解析】神经细胞动作电位的产生是由于神经受刺激时引起细胞膜通透性改变，产生 Na^+ 内流和 K^+ 外流。局麻药的作用是阻止这种通透性的改变，使 Na^+ 在其作用期间不能进入细胞。即阻止 Na^+ 内流。故选 B。

2.【答案】E

【解析】丁卡因为亲脂性药物，脂溶性高，穿透力强，适应证是表面麻醉。作用较普鲁卡因强 10 倍。毒性大，不用于浸润麻醉。故选 E。

3.【答案】C

【解析】毒性最大的局麻药是丁卡因。其他药物毒性均小于丁卡因。故选 C。

4.【答案】B

【解析】局麻药中，作用快、作用强、持续时间长且安全范围大的药物是利多卡因。故选 B。

5.【答案】A

【解析】普鲁卡因亲脂性低、对黏膜穿透力弱，一般不用于表面麻醉。故选 A。

第九章 镇静催眠药

【A_1 型题】

1.【答案】A

【解析】地西泮抗焦虑的作用是通过对边缘系统中 BZ 受体的作用而实现的。故选 A。

2.【答案】C

【解析】地西泮肌内注射吸收缓慢而不规则；静脉注射速度过快可引起呼吸和循环抑制，口服没有此作用；它是治疗癫痫持续状态的首选药物；主要活性代谢产物为去甲西泮、奥沙西泮和替马西泮。地西泮没有全身麻醉作用。故选 C。

3.【答案】D

【解析】苯二氮䓬类的作用机制是与受体结合后促进 GABA 与其受体结合，增加 Cl^- 通道开放频率。故选 D。

4.【答案】B

【解析】地西泮具有镇静、催眠、抗焦虑、抗惊厥及抗癫痫。

5.【答案】E

【解析】苯二氮䓬类药物对睡眠的影响是明显缩短入睡时间，显著延长睡眠持续时间。主要是延长非快动眼睡眠的第二期。对快动眼睡眠影响小。停药后出现反跳性快动眼睡眠延长较轻。

第十章 抗癫痫药和抗惊厥药

【A₁型题】

1.【答案】C

【解析】苯妥英钠刺激性强，不宜肌内注射，A选项正确。无镇静催眠作用，B选项正确；其抗癫痫作用与其膜稳定作用有关，它可降低细胞膜对Na^+、Ca^{2+}的通透性，抑制Na^+、Ca^{2+}内流，导致动作电位不宜产生。与钠通道开放无关，C选项错误。血药浓度过高时按照零级动力学消除，D选项正确；可以诱导肝药酶产生，E选项正确。故选C。

2.【答案】C

【解析】广谱抗癫痫药是丙戊酸钠，它对各种类型癫痫都有效。苯巴比妥对癫痫大发作及癫痫持续状态有效；苯妥英钠对大发作和局限性发作首选，对小发作无效；硝西泮用于小发作；乙琥胺小发作首选。故选C。

3.【答案】A

【解析】乙琥胺是癫痫小发作首选药物。其他药物对小发作非首选或无效。故选A。

4.【答案】D

【解析】苯二氮䓬类具有抗焦虑、镇静催眠、抗惊厥、抗癫痫（癫痫持续状态首选）作用。其他药物非首选。故选D。

【A₂型题】

5.【答案】D

【解析】巴比妥中毒的解救包括人工呼吸、给氧等支持治疗，洗胃、洗肠，应用利尿剂加速毒物排泄，给5%碳酸氢钠液静滴以碱化尿液加速排泄，可酌用中枢兴奋剂。氯化铵可以使尿液酸化，不利于巴比妥的排泄。

【B₁型题】

6.【答案】D

【解析】对各种类型癫痫都有效的药物是丙戊酸钠，故选D。

7.【答案】B

【解析】能诱导肝药酶加速自身代谢的药物是苯妥英钠。

8.【答案】A

【解析】癫痫小发作首选乙琥胺，故选A。

第十一章 治疗中枢神经系统退行性疾病药

【A₁型题】

1.【答案】A

【解析】卡比多巴又称甲基多巴。它不能通过血脑屏障，与左旋多巴合用时能抑制外周氨基酸脱羧酶活性，使左旋多巴进入中枢神经系统的药量增加，使其不良反应明显减少。故选A。

2.【答案】E

【解析】左旋多巴为多巴胺的前体，通过血脑屏障后，脑内的酪氨酸羟化酶将左旋多巴转化为多巴胺，补充纹状体中多巴胺不足而发挥治疗作用。用药后，对患者的肌肉僵直和运动困难疗效好，对静止性肌肉震颤疗效差。可依次改善肌肉强直和运动迟缓，运动功能如姿态、步态联合动作、面部表情、言语、书写、吞咽、呼吸均可改善。故选E。

3.【答案】A

【解析】苯海索通过阻断中枢胆碱受体而拮抗黑质-纹状体通路中乙酰胆碱的作用。即中枢性抗胆碱作用。故选A。

4.【答案】C

【解析】左旋多巴为多巴胺的前体，通过血脑屏障后，脑内的酪氨酸羟化酶将左旋多巴转化为多巴胺，补充纹状体中多巴胺不足而发挥治疗作用。故选C。

5.【答案】C

【解析】苯海索通过阻断中枢胆碱受体而拮抗黑质-纹状体通路中乙酰胆碱的作用。疗效不如左旋多巴，对肌肉震颤和僵直有效，对动作迟缓无效。对氯丙嗪引起的震颤麻痹有效。外周抗胆碱作用为阿托品的1/10~1/3。故选C。

【A₂型题】

6.【答案】A

【解析】氯丙嗪属于吩噻嗪类抗精神病药，它能够阻断黑质-纹状体多巴胺通路功能，对抗左旋多巴的疗效。因此，本患者长期服用氯丙嗪，其产生的肌肉震颤动作迟缓只能使用苯海索治疗。

第十二章　抗精神失常药

【A_1 型题】

1.【答案】A

【解析】碳酸锂用于抗躁狂症，对抑郁症也有效，称为情绪稳定药（心境稳定剂）。氢氧化铝为抗酸剂，用于治疗胃十二指肠溃疡。硫酸镁静脉注射用于抗惊厥。苯妥英钠为抗癫痫药。氟哌啶醇为抗精神病药。故选 A。

2.【答案】D

【解析】氯丙嗪为用于抗精神分裂症（对兴奋、激越、焦虑、攻击、躁狂等症状）、呕吐（对药物和疾病引起的呕吐）和顽固性呃逆、低温麻醉与人工冬眠。对晕动症引起的呕吐无效。故选 D。

3.【答案】A

【解析】氯丙嗪主要拮抗脑内边缘系统多巴胺受体，也能拮抗肾上腺素 α 受体和 M 胆碱受体。氯丙嗪可直接抑制呕吐中枢，但不能对抗前庭刺激引起的呕吐。可降低发热机体和正常机体的体温。还能抑制糖皮质激素的分泌。能够增强镇静催眠药的作用。

4.【答案】C

【解析】长期服用氯丙嗪后，可出现帕金森综合征、静坐不能、急性肌张力障碍。这些症状停药后可以消除。但长期服用停药后还会出现迟发型运动障碍，这些症状停药后无法消除。抗多巴胺药物可以缓解。直立性低血压在开始使用后即可产生。故选 C。

5.【答案】B

【解析】氯丙嗪引起的血压下降与其拮抗肾上腺素 α 受体密切相关。应该使用肾上腺素 α 受体激动剂来对抗。但不能使用肾上腺素。因为肾上腺素能够同时激动肾上腺素 α、β 受体，而出现肾上腺素升压作用的翻转，使血压进一步下降。其他药物没有这种作用。故选 B。

6.【答案】C

【解析】氯丙嗪抗精神病作用机制是通过拮抗中脑-边缘系统和中脑-皮质系统的 D_2 受体而发挥作用。故选 C。

7.【答案】B

【解析】氯丙嗪引起的锥体外系反应是由于其拮抗了黑质-纹状体通路的 D_2 受体，使纹状体中的多巴胺功能减弱、乙酰胆碱功能增强而引起的。故选 B。

8.【答案】E

【解析】多巴胺、肾上腺素和麻黄碱可以同时激动肾上腺素 α、β 受体，会加重氯丙嗪的症状。而异丙肾上腺素仅能够激动 β 受体，没有对抗氯丙嗪的作用。氯丙嗪引起的低血压状态可以用去甲肾上腺素来对抗。因为氯丙嗪引起的血压下降与其拮抗肾上腺素 α 受体密切相关。应该使用肾上腺素 α 受体激动剂来对抗。

9.【答案】A

【解析】碳酸锂中毒首先出现胃肠道症状如，恶心、呕吐、腹痛、腹泻，严重时出现精神紊乱、震颤明显、发音困难、惊厥、昏迷等。不会出现共济失调、定向障碍、下肢水肿和多尿等症状。

10.【答案】A

【B_1 型题】

11.【答案】A

【解析】躁狂症首选碳酸锂，故选 A。

12.【答案】B

【解析】丙米嗪又称米帕明，用于各种原因引起的抑郁症，对内源性抑郁症、更年期抑郁症效果较好。抑郁症首选丙米嗪。

13.【答案】D

【解析】氯丙嗪的作用机制是阻断中枢 D_2 受体，故选 D。

14.【答案】A

【解析】丙米嗪对心肌有奎尼丁样抑制作用。故选 A。

15.【答案】B

【解析】碳酸锂能够抑制神经末梢 NA 和多巴胺释放，使突触间隙 NA 和多巴胺浓度下降。

第十三章　镇　痛　药

【A_1 型题】

1.【答案】B

【解析】吗啡对中枢神经系统的作用是镇痛、镇静、镇咳、缩瞳、致呕、抑制呼吸等。故选 B。

2.【答案】B

【解析】吗啡通过激动脊髓胶质区、丘脑内侧、脑室及导水管周围灰质的阿片受体而发挥镇痛作用。故选 B。

3.【答案】A

【解析】吗啡禁用于分娩镇痛和哺乳期镇痛、禁用于支气管哮喘和肺心病患者。颅脑损伤致颅内压增高患者、肝功能严重减退及新生儿和婴儿禁用。故选 A。

4.【答案】E

【解析】吗啡镇痛的适应证为：严重创伤、烧伤、手术引起的剧痛，晚期癌症疼痛。故选 E。

其他选项为禁忌。

5.【答案】D

【解析】哌替啶为人工合成镇痛药，与吗啡作用基本相同。心源性哮喘是由左心衰竭引起急性肺水肿而出现呼吸困难，其治疗应用强心苷、氨茶碱及吸氧，静脉注射吗啡能够迅速缓解患者气促和窒息感，促进肺水肿液的吸收。其他药物均为肾上腺素受体激动剂。

6.【答案】B

【解析】哌替啶为人工合成吗啡类似物，能够提高胃肠平滑肌和括约肌的张力。故在治疗胆绞痛时，需要联合使用阿托品。单独使用会引起胆道括约肌痉挛。

7.【答案】B

【解析】吗啡为成瘾性镇痛药，对海洛因成瘾无治疗作用。美沙酮为阿片受体激动剂，口服美沙酮后再注射吗啡则不能出现欣快感，也不出现戒断症状，使得吗啡的成瘾性减弱并能减少吗啡或海洛因成瘾者自我注射带来的血液传播性疾病的危险，故广泛用于治疗吗啡和海洛因成瘾。故选B。哌替啶是吗啡类似物。纳曲酮为与纳洛酮类似，是吗啡受体拮抗剂，用于吗啡急性中毒。曲马多为可待因类似物。用于中重度疼痛。故选B。

8.【答案】D

【解析】吗啡、芬太尼和哌替啶都具有明显的成瘾性。美沙酮成瘾性出现较慢，但仍具有成瘾性。喷他佐辛是目前成瘾性最小的镇痛药。故选D。

9.【答案】C

【解析】哌替啶临床适应证有镇痛、心源性哮喘、麻醉前给药和人工冬眠。支气管哮喘不能使用哌替啶，它能够增加支气管平滑肌收缩，诱发或加重支气管哮喘。故选C。

10.【答案】E

【解析】吗啡禁用于分娩痛是因为吗啡能对抗缩宫素对子宫的兴奋作用而延长产程，且吗啡能够透过胎盘屏障进入胎儿体内，抑制新生儿的呼吸。故选E。

【A_2型题】

11.【答案】B

【解析】吗啡用于心源性哮喘阿托品是胆碱受体阻断药，去甲肾上腺素是α受体激动药，卡托普利是血管紧张素转换酶抑制剂，纳洛酮是阿片受体拮抗药，都不能使用。故选B。

【B_1型题】

12.【答案】E

【解析】阿片受体阻滞剂是纳洛酮，故选E。

13.【答案】D

【解析】镇痛作用最强的药物是芬太尼，其镇痛效力是吗啡的100倍，故选D。

第十四章　解热镇痛抗炎药

【A_1型题】

1.【答案】C

【解析】阿司匹林的不良反应有胃肠道反应、加重出血倾向（出血时间延长）、水杨酸反应、过敏反应（荨麻疹、血管神经性水肿、过敏性休克、诱发哮喘）、瑞夷综合征及对肾脏影响。溶血性贫血不是阿司匹林的不良反应。

2.【答案】C

【解析】解热镇痛抗炎药的作用机制是抑制PG生物合成。

3.【答案】D

【解析】解热镇痛药对于炎症和组织损伤引起的疼痛有效，对尖锐性一过性疼痛（直接刺激神经末梢）无效。镇痛的机制是抑制PG合成，使局部痛觉感受器对缓激肽等致痛物质引起的痛觉敏感性降低。镇痛部位主要在外周。其抗炎作用与其抑制COX活性、抑制PG合成有关。故并非对所有炎症均有效。其解热、镇痛、抗炎作用都与抑制PG合成有关。不能直接抑制缓激肽的生物合成。

4.【答案】A

【解析】胃肠道功能紊乱是该类药物的最常见不良反应。对乙酰氨基酚无明显胃肠道刺激，不宜使用阿司匹林的头痛、发热患者，适用本药；吲哚美辛不良反应发生率高；保泰松具有很强的抗炎抗风湿作用，不良反应多见；吡罗昔康、为非甾体抗炎药，长期服用可出现胃溃疡和大出血；布洛芬最常见的是胃肠道反应，长期使用可引起胃出血。故选A。

5.【答案】B

【解析】抑制PG合成作用最强的药物是吲哚美辛，其抗炎作用比阿司匹林强10~40倍。

6.【答案】B

【解析】低浓度（小剂量）阿司匹林具有抑制血小板COX，减少TXA_2的合成。故选B。

7.【答案】A

8.【答案】B

【解析】对乙酰氨基酚抗炎作用极弱，它不用于治疗风湿性关节炎。故选B。

9.【答案】A

【解析】引起水杨酸反应的药物是阿司匹林，其他药物不易出现。

10.【答案】D

【解析】阿司匹林的作用有抑

制环加氧酶COX，抗炎抗风湿，抑制PG合成，造成胃黏膜损伤，低剂量即可抑制血小板COX活性减少TXA_2合成，影响血小板聚集，抗血栓形成。高剂量可以抑制血管壁细胞的COX，减少PGI_2合成。故选D。

【A_2型题】

11.【答案】E

【解析】吡罗昔康主要用于治疗风湿性及类风湿关节炎。故选E。阿司匹林主要用于解热镇痛和急性风湿热。对乙酰氨基酚主要用于退热和镇痛，没有抗风湿作用。布洛芬主要用于风湿性关节炎，不用于类风湿关节炎。吗啡是镇痛药，不用于类风湿关节炎。

12.【答案】A

【解析】阿司匹林主要用于解热镇痛和急性风湿热。故选A。布洛芬主要用于风湿性关节炎；对乙酰氨基酚主要用于退热和镇痛；保泰松具有抗炎抗风湿作用，解热作用弱，用于风湿性及类风湿关节炎、强直性脊柱炎。吲哚美辛抗炎及镇痛作用强，但不良反应多。

13.【答案】E

【解析】服用阿司匹林后出现不适、呼吸困难、大汗等症状属于阿司匹林哮喘，是由于其抑制PG合成，由花生四烯酸生成白三烯及其他脂氧酶代谢产物增多，内源性支气管收缩物质居于优势，导致支气管痉挛，诱发哮喘。

第十五章　钙通道阻滞药

【A_1型题】

1.【答案】E

【解析】维拉帕米是对心肌收缩力抑制最强的钙通道阻滞药。其次是地尔硫䓬；硝苯地平、尼群地平和尼莫地平没有此作用。

2.【答案】C

3.【答案】C

4.【答案】D

【解析】维拉帕米具有负性频率和负性传导作用。对于治疗室上性心动过速疗效最好。

5.【答案】A

【解析】阵发性室上性心动过速首选维拉帕米。故选A。

6.【答案】E

7.【答案】A

8.【答案】D

【解析】选择性钙通道阻滞药是硝苯地平。故选D。

9.【答案】D

【解析】硝苯地平是二氢吡啶类钙通道阻滞药，口服吸收迅速完全，可用于治疗高血压和心绞痛，主要不良反应是低血压。但对于心律失常没有治疗作用。

10.【答案】B

【解析】维拉帕米是治疗室上性心动过速的首选药，能改善心室的舒张功能，能增加缺血心肌的冠脉流量，对肥厚型心肌病有效。禁用于严重心衰患者。

【A_2型题】

11.【答案】C

【解析】维拉帕米可以减慢房室传导速度。故选C。其他药物没有此作用。

12.【答案】E

【解析】氟桂利嗪能够防治脑血管痉挛。故选E。

【B_1型题】

13.【答案】A

【解析】选择性舒张脑血管的药物是氟桂利嗪，故选A。

14.【答案】E

【解析】半衰期最长的药物是氨氯地平，故选E。

15.【答案】B

【解析】易引起反射性交感神经兴奋、心率加快的药物是硝苯地平，故选B。

16.【答案】A

【解析】非选择性钙通道阻滞药是氟桂利嗪，故选A。

第十六章　抗心律失常药

【A_1型题】

1.【答案】E

【解析】Na^+通道阻滞剂能够阻滞Na^+通道，可延长有效不应期；普萘洛尔能够激活L型Ca^{2+}通道，增加Ca^{2+}内流。胺碘酮通过阻滞K^+而延长心室肌APD。Mg^{2+}通道和Cl^-通道与抗心律失常作用无关。故选E。

2.【答案】B

【解析】地高辛属于强心苷类药物，中毒引起的心律失常以室性心律失常为主。苯妥英钠能够与强心苷竞争Na^+-K^+-ATP酶，抑制强心苷中毒所致的迟后除极。

3.【答案】D

【解析】普萘洛尔能够降低窦房结、心房和浦肯野纤维的自律性，减少儿茶酚胺所致的迟后除极发生，减慢房室结传导，延长房室交界细胞的有效不应期。但不能延长浦肯野纤维的有效不应期。故选D。

4.【答案】C

【解析】广谱抗心律失常且半衰期长的药物是胺碘酮。故选C。

5.【答案】C

【解析】利多卡因对室性心动过速有效，对室上性心动过速无效。故选C。

6.【答案】A

【解析】胺碘酮为延长动作电位时程（延长APD）药，可以阻滞Na^+内流。故选A。

7.【答案】A

【解析】地高辛引起的窦性心动过缓和轻度房室传导阻滞最好选用阿托品。故选A。

8.【答案】C

【解析】奎尼丁的不良反应很多，有腹泻、金鸡纳反应、心脏毒性。最严重的不良反应是奎尼丁晕厥。故选C。

9.【答案】D

【解析】利多卡因对缺血或强心苷中毒引起的除极化型心律失常有较强的抑制作用。急性心肌梗死引起的室性心动过速首选药是利多卡因。故选D。

10.【答案】C

【解析】奎尼丁为钠通道阻滞药，是广谱抗心律失常药，用于心房扑动、心房颤动、室上性和室性心动过速的转复和预防。苯妥英钠也是钠通道阻滞剂，主要用于治疗室性心律失常，特别是对强心苷中毒所致的室性心律失常有效，也可用于心肌梗死、心脏手术、心导管术所致的室性心律失常。维拉帕米具有负性传导作用，能够延长房室传导时间，故是治疗阵发性室上性心动过速的首选药。故选C。普萘洛尔是β肾上腺素受体阻断药，通过减慢心率、抑制细胞内钙超载、减少后除极等作用治疗心律失常。利多卡因也是钠通道阻滞药，用于治疗室性心律失常，如心脏手术、心导管术、急性心肌梗死或强心苷中毒所致的室性心动过速或心室纤颤。

11.【答案】E

【解析】利多卡因对室性心动过速或心室纤颤有效，对心房颤动无效。故选E。

【A_2型题】

12.【答案】D

【解析】甲亢患者，心率快、有心肌缺血和心律不齐。宜选用普萘洛尔。它能够治疗交感神经兴奋性过高、甲亢引起的窦性心动过速，同时改善心肌缺血。

13.【答案】A

【解析】胺碘酮是广谱抗心律失常药物，对心房扑动、心房颤动、室上性心动过速和室性心动过速有效。索他洛尔治疗各种严重室性心律失常。美西律治疗心肌梗死后的室性心律失常。奎尼丁为广谱抗心律失常药，用于心房颤动、心房扑动、室上性和室性心动过速的转复和预防。普罗帕酮用于维持室上性心动过速的窦性心律。故选A。

14.【答案】C

【解析】有心肌缺血同时有阵发性室上性心动过速，应该选用维拉帕米。故选C。

【B_1型题】

15.【答案】D

【解析】可影响甲状腺功能的药物是胺碘酮（会发生甲状腺功能亢进），故选D。

16.【答案】D

【解析】可引起肺纤维化的药物是胺碘酮，故选D。

17.【答案】B

【解析】长期使用可引起全身红斑狼疮样综合征的药物是普鲁卡因胺。故选B。

第十七章　治疗心力衰竭的药物

【A_1型题】

1.【答案】E

【解析】强心苷属于正性肌力药物。对于有心房颤动伴心室率快的心力衰竭疗效较好，对瓣膜病、风湿性心脏病（高度二尖瓣狭窄病例除外）、冠心病和高血压心脏病所致心功能不全疗效好。对肺源性心脏病、活动性心肌炎或严重心肌损伤疗效差。对扩张型心肌病、心肌肥厚、舒张性心力衰竭则不宜使用。故选E。

2.【答案】B

【解析】达到稳态需要5个半衰期，33×5 = 165小时，6天左右。故选B。

3.【答案】B

【解析】强心苷作用是正性肌力、负性传导、负性频率，安全范围小。故选B。

4.【答案】A

【解析】地高辛中毒引起的心动过速，应该采用停药、给予补钾、使用苯妥英钠、使用地高辛特异性抗体。不能使用利尿剂，会造成血钾进一步下降，加重中毒。故选A。

5.【答案】B

【解析】强心苷心脏毒性的发生机制是抑制心肌细胞Na^+-K^+-ATP酶。故选B。

6.【答案】C

【解析】地高辛治疗心房颤动的主要作用是减慢房室传导，增加房室结中隐匿性传导、减慢心室率、增加心排血量，从而改善循环障碍。故选 C。

7.【答案】D

【解析】强心苷引起的房室传导阻滞最好选用阿托品。故选 D。

8.【答案】C

【解析】能够扩张小静脉及小动脉，作用强大而短暂，用于治疗慢性心功能不全急性发作的扩血管药是硝普钠。故选 C。

9.【答案】A

【解析】奎尼丁能增加地高辛血药浓度。其他药物不能。故选 A。

【A_2 型题】

10.【答案】A

【解析】有高血压、心肌肥大的慢性心功能不全患者，最好选用血管紧张素转换酶抑制剂，如卡托普利。故选 A。

11.【答案】C

【解析】慢性心功能不全的风湿性心脏病患者，已经使用了强心苷和利尿剂，心功能不全加重，此时应该使用硝普钠来降低左室舒张期充盈压。故选 C。

12.【答案】E

【解析】风湿性心脏病患者已经使用地高辛，病情好转后出现恶心、黄视、心电图出现地高辛中毒表现，房室传导延长，除了停药外，还需要使用阿托品治疗。

【B_1 型题】

13.【答案】B

【解析】具有抑制磷酸二酯酶，扩张血管和正性肌力作用的药物是氨茶碱，故选 B。

14.【答案】C

【解析】抑制血管紧张素转换酶，防止和逆转心室肥厚药物是卡托普利，故选 C。

15.【答案】E

【解析】扩张小动脉和小静脉，作用强、快、短的扩血管药是硝普钠，故选 E。

第十八章　抗心绞痛药

【A_1 型题】

1.【答案】E

【解析】硝酸甘油的作用机制是降低心肌氧耗量、扩张冠脉，增加缺血区血液灌注，降低左室充盈压，增加心内膜供血。改善左室顺应性、保护缺血心肌细胞，减轻缺血性损伤。会反射性引起交感神经兴奋。故选 E。

2.【答案】D

【解析】硝酸甘油舒张血管平滑肌的机制是药物进入体内后生成 NO，舒张平滑肌细胞。故选 D。

3.【答案】E

【解析】硝酸甘油与 β 受体阻断药合用的理由是二者均可使心肌氧耗量下降，有协同作用。

4.【答案】D

【解析】钙通道阻滞剂能够显著解除冠状动脉痉挛，变异性心绞痛首选药物是硝苯地平。

5.【答案】D

【A_2 型题】

6.【答案】D

【解析】高血压性心脏病患者，发生心绞痛伴有心律失常，合理的治疗方案是硝酸甘油加普萘洛尔。故选 D。

【B_1 型题】

7.【答案】A

【解析】连续使用最易产生耐受性的药物是硝酸甘油，故选 A。

8.【答案】B

【解析】不宜用于变异性心绞痛的药物是普萘洛尔。故选 B。

第十九章　抗高血压药

【A_1 型题】

1.【答案】B

【解析】卡托普利常见的不良反应有刺激性干咳。其他不良反应还有：首剂低血压、高血钾、低血糖、肾功能损伤、血管神经性水肿、致畸。故选 B。

2.【答案】E

【解析】血管紧张素Ⅱ受体阻断药是氯沙坦。故选 E。

3.【答案】E

【解析】哌唑嗪为 α 受体阻断药，通过阻断受体而降低血管阻力而降低血压。它的不良反应为首剂现象，即首次服用本药后会出现低血压，服用数次后该现象即可消失。故选 E。

4.【答案】B

【解析】氢氯噻嗪为利尿剂，可以用于高血压，但可导致高血糖和高血脂。其他药物没有影响血糖的作用。

5.【答案】B

【解析】同时具有抗心律失常、抗高血压、抗心绞痛的药物是普萘洛尔。故选 B。

6.【答案】D

【解析】普萘洛尔具有减少心排出量、抑制肾素释放降低肾素活性，在多个水平上（中枢、压力感受器反射及外周神经）抑制交感神经活性，增加前列腺素的合成，能够阻断突触前膜 β_2 受体。氢氯噻嗪、可乐定和利血平均没有抑制肾素释放作用。肼屈嗪长期使用能够增加肾素分泌。因此，减少去甲肾上腺素的释放最明显的药物是普萘洛尔。

7.【答案】C

【解析】普萘洛尔为β受体阻断药。它能够减少心排出量、抑制肾素分泌、在多个水平上（中枢、压力感受器反射及外周神经）抑制交感神经活性，增加前列腺素的合成。能够阻断突触前膜 β_2 受体，减少去甲肾上腺素的释放；其生物利用度低且个体差异大。降压作用持续时间长，能诱发支气管哮喘。长期应用后突然停药，可引起反跳现象，使原来病情加重。因此，病情控制后应逐渐减量直至停药。故选C。

8.【答案】B

【解析】卡托普利作用原理是抑制血管紧张素转换酶抑制剂。

9.【答案】E

【解析】硝普钠属于硝基扩血管药，注射进入体内后产生NO而舒张平滑肌细胞从而降低血压。对小动脉小静脉有同样舒张作用，用于高血压急症、合并心衰等。连续使用数日，体内 SCN^- 蓄积。其作用迅速但持续时间短。

10.【答案】C

【解析】氢氯噻嗪为利尿剂，可以用于高血压，但可导致高血糖和高血脂。故不符合题意。不选A。利舍平与胍乙啶均是去甲肾上腺素能神经末梢阻断药，通过影响儿茶酚胺的贮存及释放而产生降低血压作用。用于重症高血压。对伴有糖尿病和肾功能不全者不宜使用。故不选B和D。卡托普利为血管紧张素转换酶抑制药，在降低血压的同时，还能治疗糖尿病肾病及其他肾病。故选C。哌唑嗪为α受体阻断药，通过阻断受体而降低血管阻力而降低血压。没有降低血糖和改善肾功能作用，故不选E。

11.【答案】A

【解析】抗高血压联合用药最佳配伍是利尿药+钙通道阻滞药+β受体阻断药，故选A。

12.【答案】D

【解析】血管紧张素转换酶抑制药具有抗高血压，同时能够防止甚至逆转血管壁增厚和心肌肥大，故选D。

13.【答案】C

14.【答案】D

【解析】长期使用利尿剂降压机制是细胞内 Na^+ 浓度降低，导致细胞内 Ca^{2+} 浓度降低，血管平滑肌对缩血管物质反应性减弱。

15.【答案】B

【解析】不良反应为便秘的降压药物是钙离子拮抗剂——维拉帕米。故选B。

【A_2 型题】

16.【答案】C

【解析】患者高血压伴有心肌肥厚，应该选用血管紧张素转换酶抑制药——卡托普利。故选C。

17.【答案】D

【解析】患者高血压伴有频发的室上性心动过速，应该选择维拉帕米，故选D。

18.【答案】C

【解析】患者糖尿病伴高血压，应该选择血管紧张素Ⅱ受体阻断药——氯沙坦。故选C。

19.【答案】A

【解析】患者高血压伴有窦性心动过速，应该选用利尿药+β受体阻断药，故选A。

【B_1 型题】

20.【答案】E

【解析】因血管紧张素转换酶抑制药ACEI能够引起胎儿畸形。妊娠患者最不宜选择降压药物是血管紧张素转换酶抑制药。

21.【答案】C

【解析】β受体阻断药能够诱发或加重支气管哮喘，哮喘患者最不宜选用的降压药是β受体阻断药。故选C。

第二十章 利尿药和脱水药

【A_1 型题】

1.【答案】C

【解析】甘露醇注射后，血浆渗透压升高，血容量增加，血液黏稠度降低，增加循环血容量及肾小球滤过率，肾小管液渗透压升高，水和NaCl在髓袢升支粗段及近曲小管的重吸收减少。

2.【答案】E

【解析】甘露醇具有脱水作用和利尿作用。均需要静脉给药。在体内不被代谢，且不易透过毛细血管，通过提高血浆渗透压而发挥作用。在肾小管不被重吸收。

3.【答案】B

【解析】噻嗪类利尿药的作用是利尿、抗利尿（减少尿崩症患者的尿量及口渴症状）和降压。同时，能够抑制碳酸酐酶活性，但该作用不是其利尿的主要机制。

其利尿作用主要是通过抑制远曲小管 NaCl 重吸收。这一作用受肾小球滤过作用的影响。肾功能受损，则该药的利尿作用受影响。该药的不良反应有电解质紊乱、高尿酸血症、代谢改变（高血糖、高血脂）、过敏反应。故选 B。

4.【答案】A

【解析】噻嗪类利尿药能够升高患者血糖，故伴有糖尿病的水肿患者不宜选用该药物。故选 A。

5.【答案】D

【解析】氨苯蝶啶属于保钾利尿药。使用后可以产生高钾血症。无抗醛固酮作用。不良反应少，无低氯碱血症、低血钠症及高血糖反应。故选 D。

6.【答案】C

【解析】袢利尿药如呋塞米，由于其强大的排钠排水作用，最易引起电解质紊乱。用于治疗肺水肿和其他严重水肿及急性高血钙。故选 C。

7.【答案】D

【解析】长期应用后，易致高血钾的药物是保钾利尿药——螺内酯。故选 D。

8.【答案】B

【解析】能够引起男性乳房发育和女性多毛症的药物是螺内酯。

9.【答案】A

【解析】能够治疗肺水肿的利尿药是袢利尿药——呋塞米。

【A_2 型题】

10.【答案】B

【解析】患者因外伤出血，现血压降低、尿少，能够避免肾衰竭的药物是呋塞米。故选 B。

11.【答案】C

【解析】风湿性心脏病心衰患者伴下肢水肿，血浆醛固酮高，应该使用的利尿剂是拮抗醛固酮作用的螺内酯。故选 C。

【B_1 型题】

12.【答案】D

【解析】对抗醛固酮作用的药物是螺内酯，故选 D。

13.【答案】D

【解析】发挥作用最慢的药物是螺内酯，其起效慢，服药后 1~2 天起效，2~4 天达最大效应。

14.【答案】A

【解析】作为基础降压药的是氢氯噻嗪。故选 A。

第二十一章　调血脂药和抗动脉粥样硬化药

【A_1 型题】

1.【答案】D

【解析】通过抑制胆固醇合成关键酶 HMG-CoA 还原酶，降低总胆固醇和低密度脂蛋白最明显的药物是乐伐他汀，故选 D。

2.【答案】D

【解析】抑制 HMG-CoA 还原酶的药物是他汀类，如乐伐他汀。

3.【答案】B

【解析】HMG-CoA 还原酶抑制剂的药理作用是阻断 HMG-CoA 转化为甲羟戊酸。故选 B。

4.【答案】A

【解析】影响胆固醇吸收的药物是考来烯胺。故选 A。

5.【答案】E

【解析】通过抗氧化作用而抗动脉粥样硬化的药物是普罗布考。故选 E。

【B_1 型题】

6.【答案】D

【解析】HMG-CoA 还原酶抑制剂是他汀类药物，备选答案中是乐伐他汀，故选 D。

7.【答案】E

【解析】通过抗氧化作用而抗动脉粥样硬化的药物是普罗布考。

8.【答案】D

【解析】抑制胆固醇合成的药物也是他汀类，故选 D。

第二十二章　作用于血液及造血器官的药物

【A_1 型题】

1.【答案】B

【解析】肝素是带有大量阴电荷的大分子物质，在体内体外均具有强大的抗凝作用。其抗凝作用依赖于激活血浆中的抗凝血酶Ⅲ（AT-Ⅲ）。肝素的其他作用有促进血管内皮细胞释放脂蛋白酯酶，水解血中的乳糜微粒和 VLDL 发挥调血脂作用；抑制炎症介质活性和炎症细胞活动，呈现抗炎作用；抑制血管平滑肌细胞增生，抗血管内皮增生；抑制血小板聚集等。故选 B。

2.【答案】D

【解析】肝素的不良反应首先是出血。可以静脉注射鱼精蛋白，该蛋白为碱性，带有正电荷，能够与肝素形成稳定复合物而使肝素失活。故选 D。

3.【答案】A

【解析】AT-Ⅲ是凝血酶和凝血因子Ⅻα、Ⅺα、Ⅸα、Ⅹα 的抑制剂。它与凝血酶及凝血因子结合后形成复合物而使其灭活，即封闭了凝血因子活性中心。

4.【答案】E

【解析】肝素在体内体外均有抗凝作用；肝素口服不被吸收；肝素的半衰期与剂量有关，剂量越大半衰期越长；肝素长期应用可引起骨质疏松；肝素通过抗凝血酶Ⅲ发挥作用。故选 E。

5.【答案】B

【解析】双香豆素是维生素 K 拮抗剂。它抑制维生素 K 在肝脏由环氧化物向氢醌型转化，从而阻止维生素 K 的反复利用。而维生素 K 是 γ-羧化酶的辅酶，该酶能够影响凝血因子Ⅱ、Ⅶ、Ⅸ、Ⅹ及抗凝血蛋白 C 和抗凝血蛋白 S 的 γ-羧化作用（活化），使这些因子停留于无凝血的前体阶段，从而影响凝血过程。故选 B。

6.【答案】C

【解析】香豆素对已经活化的凝血因子无作用，故其口服后需要 12~24 小时才起效，可以维持 3~4 天。是口服抗凝药。其作用通过拮抗维生素 K 而起效，故维生素 K 可对抗其抗凝作用。只在体内有抗凝作用。华法林比双香豆素起效快，维持时间短。

7.【答案】D

【解析】右旋糖酐是葡萄糖的聚合物。其分子量大，能提高血浆胶体渗透压而扩充血容量、维持血压。故失血性休克扩充血容量的药物是右旋糖酐。故选 D。

8.【答案】A

9.【答案】C

【解析】双香豆素为维生素 K 的拮抗剂。其药物过量时可以用维生素 K 来对抗。故选 C。

10.【答案】B

【B_1 型题】

11.【答案】A

12.【答案】C

13.【答案】D

14.【答案】A

【解析】长期缓慢失血致贫血用铁剂。此时是缺铁性贫血。

15.【答案】D

【解析】预防新生儿出血用维生素 K，故选 D。

16.【答案】C

【解析】恶性贫血是由于维生素 B_{12} 缺乏引起，故选 C。

17.【答案】B

【解析】巨幼细胞贫血用叶酸。叶酸缺乏引起巨幼细胞贫血。故选 B。

18.【答案】D

【解析】香豆素类药物过量选用维生素 K。因为香豆素是维生素 K 的拮抗药。故选 D。

第二十三章　组胺受体阻断药

【A_1 型题】

1.【答案】B

【解析】激活 H_1 组胺受体可使支气管与胃肠道平滑肌兴奋、毛细管通透性增加及部分血管扩张。H_1 组胺受体阻断药能够对抗组胺引起的支气管、胃肠道平滑肌的收缩，抑制局部毛细血管扩张及通透性增加引起的水肿。主要用于皮肤黏膜超敏反应性疾病。

2.【答案】C

【解析】异丙嗪为第一代组胺 H_1 受体阻断药。有明显的中枢抑制作用；不能抑制胃酸分泌；有抗过敏作用；有防晕止吐作用。

3.【答案】D

【解析】苯海拉明也是第一代组胺 H_1 受体阻断药。具有中枢抑制作用。可用于失眠、荨麻疹和变应性鼻炎治疗。不能抑制胃酸分泌。对胃及十二指肠溃疡没有作用。故选 D。

4.【答案】A

【解析】组胺激活 H_2 受体，由 cAMP 介导产生胃酸分泌、部分血管扩张等作用。雷尼替丁是组胺 H_2 受体阻断药。用于治疗胃及十二指肠溃疡，对反流性胃炎有效；长期应用可影响内分泌系统（拮抗雄激素受体），使男性乳房发育、女性溢乳。不能治疗皮肤黏膜过敏症。故选 A。

5.【答案】C

【解析】雷尼替丁是 H_2 受体阻断药。可抑制胃酸分泌，作用较西咪替丁强；基础胃酸分泌及夜间胃酸分泌均有抑制作用；肝功能不全时，半衰期明显延长；不能中和胃酸，不能减轻胃酸对溃疡面的刺激作用。故选 C。

第二十四章　作用于呼吸系统药物

【A_1 型题】

1.【答案】E

【解析】H_2 受体阻断药能够抑制胃酸分泌，用于治疗胃及十二指肠溃疡。对支气管平滑肌没有作用，故选 E。β_2 受体激动药、M 受体阻断药、磷酸二酯酶抑制药及稳定肥大细胞膜的药物均属于平喘药。

2.【答案】C

【解析】茶碱是磷酸二酯酶抑制药；肾上腺素对α、β受体均有激动作用（非选择性）；$β_2$受体选择性激动药是沙丁胺醇；异丙肾上腺素是β受体非选择性激动药；色甘酸钠是抑制肥大细胞脱颗粒药。故选C。

3.【答案】D

【解析】阿托品是M胆碱受体阻滞药，对支气管平滑肌的作用很弱，且具有明显的不良反应。不用于支气管哮喘的治疗。用于治疗支气管哮喘的M胆碱阻滞药物是异丙托溴铵、氧托溴铵和噻托溴铵。故选D。

4.【答案】C

【解析】急性哮喘发作需要使用能够迅速舒张支气管平滑肌的药物，且需采用吸入的方式给药。首选沙丁胺醇吸入。色甘酸钠不能直接舒张支气管平滑肌，故不采用。故选C。

5.【答案】D

【解析】用于预防I型超敏反应所致哮喘的药物是色甘酸钠。色甘酸钠能抑制抗原及非特异性刺激引起的气道痉挛。故选D。

6.【答案】C

【解析】色甘酸钠作用机制是稳定肥大细胞膜，抑制肥大细胞脱颗粒，减少肥大细胞由抗原诱发的过敏介质释放；抑制气道感觉神经末梢功能与气道神经源性炎症；阻断炎症细胞介导的反应。

7.【答案】B

【解析】氨茶碱是磷酸二酯酶抑制剂。其平喘的机制是抑制PDE活性，使细胞内cAMP水平升高而舒张支气管平滑肌。它还能阻断腺苷受体，减轻内源性腺苷所致的气道收缩作用；它还具有免疫调节和抗炎作用。抑制肥大细胞、嗜酸性粒细胞、巨噬细胞、T淋巴细胞的功能，减少炎症介质的释放，降低微血管通透性而降低气道炎症反应。故选B。

第二十五章　作用于消化系统的药物

【A_1型题】

1.【答案】C

【解析】奥美拉唑是质子泵抑制药，对胃酸分泌有强大而持久的抑制作用。故选C。西咪替丁和雷尼替丁为H_2受体阻断药，其对胃酸分泌的抑制作用主要是针对基础胃酸分泌及夜间胃酸分泌。哌仑西平是M_1受体阻断药，通过阻断胃壁细胞上的M_1受体而抑制胃酸分泌。丙谷胺为促胃液素受体拮抗剂。能够抑制由促胃液素引起的胃酸分泌。促胃液素对胃酸分泌的影响是间接通过激活胃壁细胞膜上的H_2受体而促进胃酸分泌。故丙谷胺的作用较弱。

2.【答案】E

【解析】同时具有抑制胃酸分泌及抗幽门螺杆菌的药物是奥美拉唑。氢氧化铝只能中和胃酸，缓解疼痛；米索前列醇与胃壁细胞前列腺素受体结合，抑制胃酸分泌。西咪替丁H_2受体阻断药，阻断H_2受体而抑制胃酸分泌。哌仑西平是M_1受体阻断药，通过阻断胃壁细胞上的M_1受体而抑制胃酸分泌。故选E。

3.【答案】B

【解析】奥美拉唑通过抑制胃壁细胞H^+泵的功能而发挥作用。

4.【答案】D

【解析】奥美拉唑不是H_2受体阻断药。故选D。

5.【答案】C

【解析】奥美拉唑的不良反应有头痛、头晕、失眠、外周神经炎、恶心、呕吐、腹胀、男性乳房发育、溶血性贫血等。胃黏膜出血不是其不良反应。

第二十六章　子宫平滑肌兴奋药

【A_1型题】

1.【答案】D

【解析】麦角胺能使脑血管收缩，减少脑动脉搏动幅度，减轻偏头痛，可用于偏头痛的诊断及其发作时的治疗。

2.【答案】C

【解析】小剂量缩宫素对无产道障碍、胎位正常、头盆相称、宫缩乏力难产者具有促进分娩作用。对于死胎、过期妊娠或其他原因需提前终止妊娠者，可用缩宫素引产。

第二十七章 肾上腺皮质激素类药物

【A₁型题】

1.【答案】D

【解析】糖皮质激素的作用包括对代谢的影响（升高血糖、加速蛋白质分解、脂肪重新分布、潴钠排钾）、抗炎作用、免疫抑制（小剂量抑制细胞免疫，大剂量抑制体液免疫）、抗过敏作用和抗休克作用等，A错误。能提高机体对细胞内毒素的耐受力，对外毒素无防御作用，B错误。可刺激胃酸和胃蛋白酶分泌，抑制胃黏液分泌，C错误。可提高中枢兴奋性，引起欣快、激动、失眠等，偶可诱发精神失常，D正确。刺激骨髓中性粒细胞释放，降低其游走、吞噬、消化和糖酵解，E不正确。故选D。

2.【答案】B

【解析】耐药性是指病原微生物或肿瘤细胞对化疗药物敏感性降低，使正常剂量的药物不再发挥作用，A错误。糖皮质激素长期使用后，突然停药后出现的反跳现象是患者对激素产生依赖或病情尚未完全控制，B正确。长期使用糖皮质激素后，会产生类肾上腺皮质功能亢进综合征，这是由于过量激素引起脂肪代谢和水盐代谢紊乱的结果。并非为真正的肾上腺皮质功能亢进，C错误。长期使用糖皮质激素后，由于反馈性地抑制垂体-肾上腺皮质轴导致肾上腺皮质萎缩，会造成肾上腺皮质功能不全，D错误。长期使用糖皮质激素后，由于其对垂体的抑制，垂体分泌的ACTH减少，这种减少是由于负反馈的作用，而不是垂体自身的作用。故E不正确。故选B。

3.【答案】D

【解析】糖皮质激素能够提高机体对细菌内毒素的耐受性，但对细菌外毒素没有防御作用。

4.【答案】B

【解析】糖皮质激素临床用于严重感染或炎症，免疫相关疾病（自身免疫性疾病、过敏性疾病、器官移植排斥反应），抗休克治疗，血液病（儿童急性淋巴细胞性白血病、再生障碍性贫血、粒细胞减少症、过敏性紫癜），局部应用及替代疗法。故选B。

5.【答案】A

【解析】糖皮质激素的不良反应可以诱发或加重感染。故不能用于水痘和带状疱疹。属于禁忌证。故选A。其他选项均为糖皮质激素的临床适应证。

6.【答案】D

【解析】泼尼松和可的松需要在肝脏转化生成泼尼松龙或氢化可的松才有活性。故严重肝功能不全的患者不宜使用泼尼松或可的松，而需要使用泼尼松龙或氢化可的松。除了泼尼松，其他备选药物均为已有活性的药物。

7.【答案】E

【解析】长期大量使用糖皮质激素，会产生水钠潴留。会出现低血钾、高血压、高血糖、低血钙。故选E。

8.【答案】A

【解析】糖皮质激素抗炎作用表现在抑制各种原因（物理、化学、免疫及病原微生物）引起的炎症反应。炎症早期，减轻渗出和水肿，减少炎症因子释放，改善红、肿、热、痛等症状。后期，抑制肉芽组织增生、防止粘连及瘢痕形成，减轻后遗症，降低机体防御功能，延迟伤口愈合。不能抑制病原体的生长也不能直接杀灭病原体。故选A。

9.【答案】A

【解析】糖皮质激素的禁忌证有：严重精神病和癫痫、活动性消化性溃疡、胃肠吻合术、骨折、创伤修复期、角膜溃疡、肾上腺皮质功能亢进、严重高血压、糖尿病、孕妇、抗菌药物不能控制的感染，如水痘、麻疹、真菌感染等。急性血行播散型肺结核不是禁忌证。故选A。

【A₂型题】

10.【答案】D

【解析】老年男性患者，患类风湿关节炎，已经服用糖皮质激素和解热镇痛抗炎药物5个月，现出现骨折，是由于药物引起的骨质疏松所致。能够引起骨质疏松的药物是泼尼松。其他4种药物均为解热镇痛抗炎药，没有引起骨质疏松的作用。故选D。

11.【答案】B

【解析】年轻女性患者，不规则发热伴有关节红肿热痛，同时患有迁延性肝炎。需要使用糖皮质激素和解热镇痛抗炎药，但不能使用需要肝脏代谢后才具有活性的药物。而泼尼松是需要在肝脏代谢成泼尼松龙后才发挥作用。

【B₁型题】

12.【答案】B

【解析】全身用药抗炎作用强持续时间最长的糖皮质激素是地塞米松，故选B。

13.【答案】D

【解析】不能全身应用只能外用的糖皮质激素是氟轻松。

第二十八章　甲状腺激素及抗甲状腺药

【A_1 型题】

1.【答案】C

【解析】甲状腺激素的药理作用有维持正常生长发育，促进代谢和产热；提高机体交感-肾上腺系统的反应性。没有维持血液系统功能正常的作用。故选 C。

2.【答案】D

【解析】甲硫氧嘧啶、甲巯咪唑和卡比马唑均为抗甲状腺素药物。碘制剂是碘缺乏时用来补充碘的制剂，没有治疗黏液性水肿的作用。黏液性水肿是成人甲状腺功能不全时出现的病症。需要补充甲状腺素。故选 D。

3.【答案】B

【解析】T_3 作用快而强，维持时间短，半衰期为 2 天；T_4 作用弱而慢，维持时间长，半衰期 5 天。故选 B。

4.【答案】C

【解析】甲巯咪唑和卡比马唑没有抑制外周组织 T_4 转化为 T_3 并能够抑制免疫球蛋白生成的作用。碘化物是用于补碘的药物，没有抗甲状腺素作用。普萘洛尔是肾上腺素 β 受体阻断药，没有抑制甲状腺素合成作用，但能抑制外周组织 T_4 转化为 T_3，它用于对抗甲状腺素过量产生的心绞痛、心力衰竭等情况。丙硫氧嘧啶的作用是抑制甲状腺激素合成、抑制外周组织 T_4 转化为 T_3 并能够抑制免疫球蛋白生成。故选 C。

5.【答案】A

【解析】小剂量碘化物是合成甲状腺激素的原料，用于碘缺乏时补碘，预防单纯性甲状腺肿。大剂量碘有抗甲状腺作用，通过抑制甲状腺球蛋白 TG 的水解而抑制甲状腺激素的释放，还能拮抗 TSH 促进甲状腺激素的释放作用，减少甲状腺激素的合成。但是，当腺泡细胞内碘离子浓度增高到一定程度，细胞摄碘自动降低，使胞内碘离子浓度下降，从而失去抑制激素合成作用。故碘化物不能单独用于甲亢的治疗。

6.【答案】A

【解析】青少年甲亢治疗主要采用内科抗甲状腺药物丙硫氧嘧啶治疗，而不采用外科手术或放射性碘 ^{131}I。普萘洛尔只是用于甲状腺激素过量时。碘化物一般用于甲亢手术术前准备和甲状腺危象时。故选 A。

7.【答案】A

【解析】普萘洛尔为 β 肾上腺素受体阻断药，它有缓解甲亢患者交感神经兴奋的症状，还能抑制外周组织 T_4 转化为 T_3，减少 T_3 生成。与抗甲状腺药物不同，它不会引起粒细胞缺乏。故选 A。其他备选药物均为抗甲状腺药物。

【A_2 型题】

8.【答案】C

【解析】中年女性患者，患甲亢需行手术治疗。术前准备需要使用大剂量碘化物来抑制 TSH 对腺体的增生，使腺体缩小利于手术进行，同时配合使用抗甲状腺药物防止发生甲状腺危象。

【B_1 型题】

9.【答案】C

【解析】单纯性甲状腺肿使用甲状腺素，故选 C。

10.【答案】B

【解析】甲亢危象选用抗甲状腺药物丙硫氧嘧啶，故选 B。

11.【答案】B

【解析】硫脲类抗甲状腺药物的不良反应是粒细胞缺乏。

12.【答案】C

【解析】^{131}I 的不良反应是甲状腺功能减退。故选 C。

第二十九章　胰岛素和其他降血糖药

【A_1 型题】

1.【答案】B

【解析】胰岛素的作用是促进脂肪合成，抑制脂肪分解；促进糖原合成和贮存，加速糖氧化和酵解，抑制糖异生而降低血糖；增加蛋白质合成，抑制蛋白质分解；加快心率；促进钾离子进入细胞，降低血钾浓度。故选 B。

2.【答案】C

【解析】首选胰岛素的疾病是幼年重型糖尿病、合并严重感染的糖尿病、需要手术的糖尿病、合并妊娠的糖尿病。轻型糖尿病不需要使用胰岛素。故选 C。

3.【答案】E

【解析】胰岛素的不良反应有低血糖、过敏反应、胰岛素抵抗（急性抵抗和慢性抵抗）、脂肪萎缩。肝损伤不是胰岛素的不良反应。故选 E。

4.【答案】A

【解析】有严重肝病的糖尿病患者禁用氯磺丙脲。因为氯磺丙脲能够造成肝损害。甲苯磺丁脲则没有此作用。双胍类药物也不会引起肝损害。胰岛素也没有肝脏损害。故选A。

5.【答案】B

【解析】磺酰脲类药物的药理作用是刺激胰岛B细胞释放胰岛素；降低血清糖原水平；增加胰岛素与靶组织的结合能力。

6.【答案】B

【解析】同时具有降血糖和抗利尿作用的药物是氯磺丙脲，它能够促进ADH分泌并增强其作用，用于尿崩症。故选B。

7.【答案】E

【解析】引起胰岛素抵抗的诱因有感染、手术、创伤、酮症酸中毒。暴饮暴食不会引起胰岛素抵抗。故选E。

8.【答案】E

【解析】阿卡波糖是α-葡萄糖苷酶抑制剂，它能够在小肠上皮刷状缘与碳水化合物竞争糖苷水解酶，从而减慢碳水化合物水解及产生葡萄糖的速度，延缓葡萄糖的吸收，可降低餐后血糖。格列本脲和甲苯磺丁脲为磺酰脲类降糖药，不良反应常见有肝损害和白细胞、血小板减少和溶血性贫血等。能够引起乳酸血症的药物是双胍类降糖药苯乙双胍。该类药物能够促进脂肪组织摄取葡萄糖，降低葡萄糖在肠道的吸收及糖原异生，抑制胰高血糖素释放。不良反应有乳酸性酸中毒、酮血症等。故选E。

9.【答案】A

【解析】二甲双胍为双胍类降糖药，该类药物能够促进脂肪组织摄取葡萄糖，降低葡萄糖在肠道的吸收及糖原异生，抑制胰高血糖素释放。用于肥胖及单独饮食控制无效的糖尿病患者。没有促进胰岛素分泌的作用，也不会加重肥胖。故选A。

【A_2型题】

10.【答案】E

【解析】2型糖尿病患者，肥胖，饮食控制无效，应该选用双胍类降糖药，如二甲双胍，它适用于肥胖及饮食控制无效的轻型糖尿病患者。故选E。其他备选药物均为磺酰脲类降糖药。它们用于无肥胖的2型糖尿病患者。

第三十章 β-内酰胺类抗生素

【A_1型题】

1.【答案】C

【解析】β-内酰胺类抗生素抗菌作用的机制是作用于细菌菌体内的青霉素结合蛋白，抑制细菌细胞壁合成，菌体失去渗透屏障而膨胀、裂解，同时，借助细菌的自溶酶，溶解菌体而产生抗菌作用。故选C。

2.【答案】C

【解析】β-内酰胺类抗生素耐药产生的原因是耐药菌产生β-内酰胺酶，该酶能使药物分子中的β-内酰胺环水解裂开，失去抗菌活性；还可以与药物结合，使药物无法进入细菌发挥作用；细菌改变PBPs（结构改变、合成量增加或产生新的PBPs），使其与抗生素结合减少而失去抗菌作用。

3.【答案】B

【解析】青霉素为窄谱青霉素类。仅对G^+球菌和杆菌有效，部分G^-杆菌和球菌有效。对青霉素最敏感的细菌是螺旋体，对立克次体、支原体、衣原体和真菌无作用。故选B。

4.【答案】D

【解析】青霉素最适宜治疗溶血性链球菌感染。伤寒、副伤寒、肺炎克雷伯菌、布鲁菌细菌性痢疾等均不是青霉素的敏感细菌。故选D。

5.【答案】A

【解析】对幽门螺杆菌有强杀菌作用的是阿莫西林。青霉素、红霉素和氨苄西林没有杀幽门螺杆菌作用。奥美拉唑为抑制胃酸分泌药物，在体外也有抗幽门螺杆菌作用。但此作用非杀菌作用。

6.【答案】E

【解析】能够治疗伤寒的青霉素类药物是广谱青霉素类的氨苄西林。故选E。

7.【答案】D

【解析】第一代头孢菌素大量使用时可损害肾小球近曲小管细胞而出现肾脏毒性。故肾功能不全患者禁用第一代头孢菌素。

8.【答案】B

【解析】具有抗铜绿假单胞菌的头孢类药物是头孢他啶。

9.【答案】E

【解析】使用青霉素治疗后会出现赫氏反应的是梅毒。该反应是由于用药后，大量病原体被杀死后释放的物质，表现为全身不适、寒战、发热、咽痛、肌痛、心跳加快等症状。钩端螺旋体、雅司、鼠咬热或炭疽感染治疗时也会出现赫氏反应。故选E。

10.【答案】B

【解析】第三代头孢菌素的特点是抗菌谱广、杀菌力强、对β-内酰胺酶较稳定，过敏反应少。对革兰阴性菌作用强。故选B。

第三十一章　大环内酯类、林可霉素类及多肽类抗生素

【A_1 型题】

1.【答案】A

【解析】克林霉素的抗菌谱是各种厌氧菌、需氧革兰阳性菌、部分革兰阴性球菌、支原体、沙眼衣原体。对立克次体无效。

2.【答案】C

【解析】大环内酯类对革兰阳性球菌、革兰阴性球菌、衣原体、支原体和军团菌有效。对大肠埃希菌、变形杆菌等革兰阴性杆菌无效。故选C。

3.【答案】D

【解析】可以治疗军团菌、衣原体、支原体的药物是大环内酯类，故选D。

4.【答案】B

【解析】阿莫西林对支原体无效。头孢曲松是第三代头孢菌素，主要是对革兰阴性菌如肠杆菌、铜绿假单胞菌及厌氧菌有效；林可霉素用于厌氧菌和需氧球菌感染。万古霉素用于革兰阳性菌严重感染，如败血症、心内膜炎、骨髓炎、呼吸道感染。肺部支原体感染使用红霉素。故选B。

5.【答案】A

【解析】红霉素的临床用于耐青霉素的金黄色葡萄球菌感染和对青霉素过敏者，也用于厌氧菌引起的口腔感染和肺炎支原体、肺炎衣原体、溶脲脲原体所致呼吸道、泌尿道感染。故选A。

【A_2 型题】

6.【答案】E

【解析】儿童患支气管肺炎，对青霉素过敏。应使用红霉素。

7.【答案】B

第三十二章　氨基糖苷类抗生素

【A_1 型题】

1.【答案】E

2.【答案】C

【解析】氨基糖苷类药物在体内分布于细胞外液，在肾皮层和内耳内外淋巴液有高浓度聚集。可透过胎盘屏障并聚积在胎儿血浆和羊水，不能透过血脑屏障。故选C。

3.【答案】A

【解析】首先链霉素的疾病是土拉菌和鼠疫。故选A。

4.【答案】E

5.【答案】D

【A_2 型题】

6.【答案】A

【解析】风湿性心脏病患者有感染性心内膜炎表现，为甲型溶血性链球菌感染，应该链霉素与青霉素联合应用。故选A。

7.【答案】C

【解析】患者为革兰阴性败血症、免疫缺陷、高热，应该选用联合用药：阿米卡星+头孢曲松。

【B_1 型题】

8.【答案】B

【解析】呋塞米为袢利尿剂，具有耳毒性，而氨基糖苷类抗生素也具有耳毒性，氨基糖苷类抗生素+呋塞米，会增加耳毒性，故选B。

9.【答案】E

【解析】氨基糖苷类抗生素有神经肌肉麻痹作用，氨基糖苷类抗生素+骨骼肌松弛药，会增加神经-肌肉接头阻滞，故选E。

10.【答案】A

【解析】庆大霉素和多黏菌素均具有肾毒性，庆大霉素+多黏菌素会增加肾毒性，故选A。

11.【答案】C

【解析】链霉素和异烟肼均可以治疗结核病，且联合用药可以增加疗效，延缓结核分枝杆菌对药物耐药性才产生，故选C。

第三十三章　四环素类

【A_1 型题】

1.【答案】B

【解析】立克次体感染四环素为首选药。故选B。

2.【答案】D

【A_2 型题】

3.【答案】C

【解析】慢性肾炎合并胆囊炎

应该使用多西环素。多西环素适合于肾外感染伴肾衰竭以及胆道感染。故选C。

4.【答案】E

【解析】老年患者，高热、头痛，对青霉素无效，有皮疹，外斐反应阳性，诊断斑疹伤寒。应该使用多西环素治疗。故选E。

【B_1型题】

5.【答案】E

【解析】抗菌作用强能产生前庭反应的药物是米诺环素。

6.【答案】D

【解析】能引起骨、牙齿发育障碍的药物是四环素。故选D。

第三十四章 人工合成的抗菌药物

【A_1型题】

1.【答案】E

【解析】喹诺酮类抗菌机制是抑制细菌DNA回旋酶。故选E。

2.【答案】E

【解析】磺胺类药物同时服用碳酸氢钠的目的是碱化尿液，以增加磺胺类药物在溶解度，避免形成结石损伤尿道。故选E。

3.【答案】D

4.【答案】E

【解析】磺胺类药物与甲氧苄啶组成复方制剂的理由是两药的药代参数相近，且作用靶点协同（磺胺类抑制二氢蝶酸合酶，甲氧苄啶抑制二氢叶酸还原酶），两药合用扩大抗菌谱，减少耐药产生。

5.【答案】B

【解析】影响软骨发育的药物是喹诺酮类药物。孕妇及哺乳妇女不宜使用。故选B。

6.【答案】C

【解析】磺胺类抗菌机制是抑制二氢蝶酸合酶，故选C。

【B_1型题】

7.【答案】A

8.【答案】C

9.【答案】D

10.【答案】E

第三十五章 抗真菌药和抗病毒药

【A_1型题】

1.【答案】D

【解析】氟康唑是广谱抗真菌药，对隐球菌、念珠菌、球孢子菌抗菌效果好，是治疗艾滋病患者隐球菌性脑膜炎的首选药物。

2.【答案】D

【解析】咪唑类抗真菌药物氟康唑口服静脉给药均有效，对正常及炎症脑膜均有强大穿透力，脑脊液中药物浓度高，不良反应少。故选D。

3.【答案】E

【解析】毒性大，仅局部使用的抗病毒药是碘苷，用于治疗眼部和皮肤疱疹病毒和牛痘病毒感染，对急性上皮型疱疹性角膜炎效果好。故选E。

【A_2型题】

4.【答案】B

【解析】老年男性，患糖尿病合并皮肤感染，长期服用四环素，出现白念珠菌感染，应该使用制霉菌素。故选B。两性霉素静脉注射用于深部真菌感染。灰黄霉素用于皮肤真菌感染。阿昔洛韦和利巴韦林为抗病毒药物。

第三十六章 抗结核病药

【A_1型题】

1.【答案】C

【解析】链霉素在体内仅有抑菌作用，疗效不及异烟肼和利福平。穿透力弱，不易渗入细胞、纤维化及干酪化病灶，不易透过血脑屏障和细胞膜，易产生耐药，不良反应多，一般与其他抗结核药联合使用。不是首选药物。A不符合。利福平对静止期和繁殖期的结核分枝杆菌均有作用，还对麻风菌、多种革兰阳性阴性菌有效。单独使用易产生耐药性，可增加链霉素和异烟肼的抗菌活性，不是首选，B不符合。异烟肼对结核分枝杆菌高度选择性，对活动前结核有强大杀菌作用，对各种结核病均为首选，C符合。乙胺丁醇干扰细菌RNA合成，抑制结核分枝杆菌生长，对其他细菌无效。单独使用易产生耐药。用于与异烟肼和利福平联合治疗结核或用于对链霉素和异烟肼无效的患者。不是首选。D不符合。吡嗪酰胺单独使用易耐药，与异烟肼和利福平有协同作用，非首选，E不符合。

2.【答案】A

【解析】有抗结核分枝杆菌作用同时还能够对其他细菌有效的药物是利福平。A符合。对氨基水杨酸为二线抗结核药。对结核分枝杆菌有抑菌作用，对其他细菌无效。B不符合。吡嗪酰胺和乙胺丁醇均对其他细菌无效。C、E不符合。链霉素对金葡菌无效。D不符合。

3.【答案】E

【解析】可治疗麻风的广谱抗菌药是利福平。其他备选药物均没有治疗麻风作用。故选E。

4.【答案】D

【解析】因为异烟肼的结构与维生素B_6相似，使用异烟肼后机体对维生素B_6排泄增加，导致维生素B_6缺乏而引起周围神经炎。补充维生素B_6是避免出现缺乏而引起的不良反应（神经毒性）。

【A_2型题】

5.【答案】C

【解析】利福平是肝药酶诱导剂，能够加速降糖药的代谢，同时，它还有明显的肝毒性。

6.【答案】E

【解析】抗结核药物中，只有异烟肼具有影响神经系统功能的不良反应。这是由于异烟肼与维生素B_6结构相似，使用异烟肼后会导致维生素B_6排泄增加，体内缺乏维生素B_6，使中枢神经系统中γ氨基丁酸减少而出现神经过度兴奋。故选E。

【B_1型题】

7.【答案】A

【解析】异烟肼使用后增加机体对维生素B_6的排泄，使维生素B_6缺乏，主要引起外周神经炎。

8.【答案】C

【解析】利福平大剂量、间隔给药后会有流感样综合征。

9.【答案】B

【解析】乙胺丁醇的严重不良反应是球后视神经炎。故选B。

10.【答案】D

【解析】链霉素不良反应是耳毒性，引起耳鸣、耳聋。故选D。

第三十七章　抗　疟　药

【A_1型题】

1.【答案】C

【解析】氯喹对各种疟原虫的红细胞内期的裂殖体有杀灭作用，能控制疟疾临床发作，不能用于病因预防及控制远期复发和传播。不能根治间日疟。对阿米巴肝脓肿有效，对肠道阿米巴无效。故A、B不符合。青蒿素对各种疟原虫的红细胞内期有杀灭作用，对红细胞外期无效，易复发。伯氨喹用于控制疟疾复发和传播，可杀灭疟原虫的配子体，对红细胞内期疟原虫无效，可引起急性溶血。乙胺嘧啶用于病因性预防，抑制疟原虫的增殖，对成熟裂殖体无效。DE不符合。故选C。

2.【答案】C

【解析】病因性预防的药物是乙胺嘧啶。故选C。

3.【答案】D

【解析】奎宁是从金鸡纳树皮中提取的生物碱。是最早用于治疗疟疾的药物。对红细胞内期的裂殖体有杀灭作用，是治疗恶性疟的主要药物，用于耐氯喹或多药的恶性疟。不是病因性预防药物。不良反应有金鸡纳反应，可致心肌抑制。故选D。

【A_2型题】

4.【答案】E

【解析】疟疾患者昏迷，使用奎宁治疗后出现寒战、高热、血红蛋白尿，需要更换抗疟药物。氯喹与奎宁相同，对奎宁耐药的不能使用氯喹。青蒿素可透过血脑屏障，对脑性疟抢救效果好。故选E。甲氟喹没有抗脑性疟作用，伯氨喹是控制复发的药物；乙胺嘧啶是病因性预防药物。

【B_1型题】

5.【答案】A

【解析】疗效高、生效快、控制疟疾首选的药物是氯喹。

6.【答案】C

【解析】可根治间日疟和控制疟疾传播的药物是伯氨喹。

7.【答案】A

【解析】可用于治疗阿米巴肝脓肿的药物是氯喹，故选A。

8.【答案】D

【解析】可引起巨幼细胞贫血的药物是乙胺嘧啶，故选D。

第三十八章 抗恶性肿瘤药

【A_1型题】

1.【答案】E

【解析】甲氨蝶呤是二氢叶酸还原酶抑制剂。抗肿瘤的机制是抑制二氢叶酸还原酶的活性，使脱氧胸苷酸合成受阻，DNA合成障碍。故选E。

2.【答案】B

【解析】长春新碱是抑制蛋白质合成与功能的药物，是微管蛋白活性抑制剂。主要作用于细胞周期的M期（有丝分裂期）。因此，用于M期的抗癌药是长春新碱。故选B。

3.【答案】B

【解析】环磷酰胺是影响DNA结构与功能的药物。它在体外无活性，进入体内后，在肝脏被微粒体细胞色素P450氧化成醛磷酰胺，进入肿瘤细胞后再分解成磷酰胺氮芥而发挥作用。故选B。

4.【答案】B

【解析】环磷酰胺大剂量使用后会产生大量代谢产物丙烯醛，经泌尿道排泄时损伤膀胱而引起出血，因此最容易引起出血性膀胱炎的药物是环磷酰胺。故选B。

5.【答案】D

【解析】5-氟尿嘧啶是胸苷酸合成酶抑制剂。其主要不良反应是对骨髓和消化道毒性。出现腹泻者应立即停药。故选D。

6.【答案】C

【解析】体外没有抗肿瘤活性的药物是环磷酰胺。它需要在体内被肝脏代谢生成中间产物，然后在肿瘤细胞内生成活性产物磷酰胺氮芥发挥抗肿瘤作用。

7.【答案】B

【解析】放线菌属属于干扰转录过程和阻止RNA合成的药物。它嵌入DNA双螺旋中鸟嘌呤和胞嘧啶之间，与DNA结合成复合体，阻碍RNA多聚酶的功能，阻止mRNA的合成（破坏模板）。

8.【答案】B

【解析】甲氨蝶呤抗肿瘤的机制是抑制二氢叶酸还原酶的活性，使脱氧胸苷酸合成受阻，DNA合成障碍。故选B。

9.【答案】D

【解析】羟基脲属于核苷酸还原酶抑制剂，其抗肿瘤机制是抑制核苷酸还原酶的活性，阻止胞苷酸转变为脱氧胞苷酸，而抑制DNA合成。故选D。

【B_1型题】

10.【答案】A

11.【答案】B

12.【答案】B

13.【答案】D

第三部分
临床医学综合

第九篇 诊 断 学

【A_1 型题】

1.【答案】C

【解析】以口腔温度为标准，可将发热分为低热（37.3～38.0℃）、中等度热（38.1～39.0℃）、高热（39.1～41.0℃）和超高热（>41℃）。

2.【答案】E

【解析】食管及纵隔病变引起的胸痛多在胸骨后，食管炎多呈烧灼痛。由于反流物刺激食管，反流性食管炎可见胸骨后烧灼样痛。

3.【答案】C

【解析】混合性呼吸困难主要是由于肺或胸膜腔病变使呼吸面积减少导致换气功能障碍所致。常见于重症肺炎、重症肺结核、大面积肺栓塞（梗死）、弥漫性肺间质疾病、大量胸腔积液、气胸、广泛性胸膜增厚等。

4.【答案】C

【解析】皮肤黏膜出血表现为血液淤积于皮肤或黏膜下，形成红色或暗红色斑，压之不退色，视出血面积大小可分为瘀点（直径不超过 2mm）、紫癜（直径 2～5mm）和瘀斑（直径大于 5mm）。

【A_2 型题】

5.【答案】E

【解析】弛张热是临床常见热型，体温常在 39℃以上，波动幅度大，24 小时内波动范围超过 2℃，但都在正常水平以上。故选 E。

第十篇 内 科 学

第一节 慢性支气管炎

【A_1型题】

1.【答案】C

【解析】慢性支气管炎的特点是缓慢起病，病程长，反复急性发作而使病情加重。主要症状为咳嗽、咳痰或伴有喘息。急性加重的主要原因是呼吸道感染，病原体可以是细菌、病毒、衣原体等。急性发作期主要表现为咳嗽、咳痰、喘息等症状突然加重。

2.【答案】D

【解析】慢性支气管炎的痰液一般为白色黏液和浆液泡沫性，偶可带血。清晨排痰较多，起床后或体位变动可刺激排痰。急性加重期常为黏液脓性痰。D项描述错误。

3.【答案】D

4.【答案】B

【解析】慢性支气管炎的X线检查早期可无异常。反复发作者表现为肺纹理增粗、紊乱，呈网状或条索状、斑点状阴影，以双下肺野明显。故选B。

5.【答案】A

【解析】慢性支气管的诊断依据咳嗽、咳痰或伴有喘息，每年发病持续3个月，连续2年或2年以上的病史和症状，并排除其他可以引起类似症状的慢性疾病。故选A。

6.【答案】B

7.【答案】D

【解析】支气管扩张的典型表现为反复大量咳脓痰或反复咯血。X线胸片示肺纹理增粗或呈卷发状。高分辨螺旋CT示支气管呈囊柱状扩张为其特征性表现，可以与慢性支气管炎相鉴别。故选D。

8.【答案】B

9.【答案】A

【解析】慢性支气管炎急性加重期的治疗如下。①控制感染：视感染的主要致病菌和严重程度或根据病原菌药敏结果选用抗菌药物。急性感染控制后，应及时停用抗生素，以免长期应用引起二重感染和细菌耐药。②祛痰、镇咳：对急性发作期患者在抗感染治疗的同时，应用祛痰药及镇咳药物，以改善症状。③解痉、平喘：常选用氨茶碱口服，或β_2受体激动剂吸入。缓解期的治疗如下。①戒烟：避免吸入有害气体和其他有害颗粒。②增强体质，预防感冒。③反复呼吸道感染者可试用免疫调节剂或中药治疗。A项说法错误。故选A。

【A_2型题】

10.【答案】A

【A_3/A_4型题】

11.【答案】C

【解析】该患者有吸烟高危因素史，咳嗽、咳痰2年以上，考虑为慢性支气管炎。3天来患者咳嗽加重，伴咳黄痰。查体双肺有干湿啰音，血白细胞计数增加，胸片无异常，考虑为慢性支气管炎急性加重期。故选C。

12.【答案】D

【解析】慢性支气管炎早期肺功能检查多无异常。有小气道阻塞时，表现为最大呼气流速-容量曲线在75%和50%容量时明显降低，闭合气量和闭合容量明显增高。当使用支气管扩张药后$FEV_1/FVC<0.7$提示已发展为慢性阻塞性肺疾病。故选D。

第二节 慢性阻塞性肺疾病

【A_1型题】

1.【答案】C

【解析】慢性阻塞性肺疾病（慢阻肺，COPD）是以持续气流受限为特征的可以预防和治疗的疾病，其气流受限多呈进行性发展，与气道和肺组织对香烟烟雾等有害气体或有害颗粒的异常慢性炎症反应有关。病变多累及肺部，并可引起肺外各器官的损害。故选C。

2.【答案】C

【解析】慢阻肺的主要症状如下。①慢性咳嗽：常晨间咳嗽明显，夜间有阵咳或排痰。②咳痰：一般为白色黏液或浆液泡沫性痰，偶可带血丝，清晨排痰较多。急性发作期痰量变多，可有脓性痰。③气短或呼吸困难：早期在较剧烈活动时出现，后逐渐加重，以致在日常活动甚至休息时也感到气短，是慢阻肺的标志性症状。④喘息和胸闷：部分患者特别是重度患者或急性加重时出现喘息。⑤晚期患者有体重下降、食欲缺乏等。故选C。

3.【答案】E

4.【答案】A

5.【答案】D

【解析】COPD 常见并发症如下。①慢性呼吸衰竭：常在慢性阻塞性肺疾病急性加重时发生，其症状明显加重，发生低氧血症和/或高碳酸血症，出现缺氧和二氧化碳潴留的临床表现。②自发性气胸：如有突然加重的呼吸困难，并伴有明显的发绀，患侧肺部叩诊为鼓音，听诊呼吸音减弱或消失，应考虑并发自发性气胸。③慢性肺源性心脏病：由于慢阻肺肺部病变引起肺血管床减少及缺氧致肺动脉收缩、血管重塑，导致肺动脉高压、右心室肥厚扩张，最终发生右心功能不全。而支气管扩张不是 COPD 的并发症。故选 D。

6.【答案】C

【解析】慢阻肺与慢性支气管炎和肺气肿有密切关系。当慢性支气管炎、肺气肿患者肺功能检查出现持续气流受限时，则能诊断为慢阻肺；如患者只有慢性支气管炎和/或肺气肿，而无持续气流受限，则不能诊断为慢阻肺。故选 C。

7.【答案】D

8.【答案】C

【解析】慢性阻塞性肺疾病的诊断主要根据吸烟等高危因素史、临床症状、体征及肺功能检查等，并排除可以引起类似症状和肺功能改变的其他疾病，综合分析确定。肺功能检查见持续气流受限是慢阻肺诊断的必备条件，吸入支气管扩张药后 $FEV_1/FVC<0.7$ 为确定存在持续气流受限的界限。故选 C。

9.【答案】A

【解析】慢阻肺患者肺功能评估可使用 GOLD 分级：吸入支气管扩张药后 $FEV_1/FVC<0.7$；再依据其 FEV_1 下降程度进行气流受限的严重程度分级，见下表。故选 A。

慢阻肺患者气流受限严重程度的肺功能分级

肺功能分级	患者肺功能 FEV_1 占预计值的百分比（FEV_1% pred）
GOLD 1 级：轻度	FEV_1%pred≥80%
GOLD 2 级：中度	50%≤FEV_1% pred<80%
GOLD 3 级：重度	30%≤FEV_1% pred<50%
GOLD 4 级：极重度	FEV_1%pred<30%

10.【答案】A

11.【答案】E

12.【答案】E

【解析】家庭氧疗对慢阻肺并发慢性呼吸衰竭者可提高生活质量和生存率。使用家庭氧疗的指征为：① PaO_2 ≤ 55mmHg 或 SaO_2 ≤ 88%，有或没有高碳酸血症。② PaO_2 55~60mmHg，或 SaO_2<89%，并有肺动脉高压、心力衰竭所致水肿或红细胞增多症。一般用鼻导管吸氧，氧流量为 1.0~2.0L/min，吸氧时间 10~15 h/d。目的是使患者在静息状态下，达到 PaO_2 ≥60mmHg 和/或使 SaO_2 升至 90%以上。E 项错误。故选 E。

13.【答案】C

【解析】慢阻肺早期胸片可无异常变化，以后可出现肺纹理增粗、紊乱等非特异性改变，也可出现两肺透明度增加、肋间隙变宽、膈肌位置下移等肺气肿改变。而两肺多发性空洞多为肺结核的表现。故选 C。

【A_2 型题】

14.【答案】E

【解析】根据患者的病史及体征，目前考虑诊断为慢性阻塞性肺疾病急性加重期，进一步需行肺功能等辅助检查明确诊断。慢阻肺急性加重期的治疗应以抗感染治疗为主，并辅以吸氧及使用支气管扩张药、糖皮质激素及祛痰药物治疗。故选 E。

15.【答案】D

16.【答案】E

【解析】该患者有吸烟高危因素史，并有咳嗽、咳痰、气促典型病史，近 2 天受凉后出现急性加重的症状。查体有双肺语颤减弱及干湿啰音等肺气肿及急性感染的体征。肺功能检查提示有持续气流受限，故考虑诊断为慢性阻塞性肺疾病急性加重期。故选 E。

17.【答案】C

【解析】患者有慢性咳嗽、咳痰的病史。阻塞性通气功能障碍的肺功能检查结果特点为肺活量（VC）正常或减低、第一秒用力呼气量（FEV_1）减低、残气量（RV）增加、肺总量（TLC）正常或增加、残气容积/肺总量（RV/TLC）明显升高，此患者的肺功能检查结果示 VC 为预计值的 85%（正常），FEV_1/FVC 为 52%（明显降低），符合阻塞性通气功能障碍的特点。故选 C。

18.【答案】C

【解析】慢阻肺患者有突然加重的呼吸困难，并伴有明显发绀、胸痛，应考虑并发了自发性气胸，进一步可通过 X 线胸片明确诊断。故选 C。

19.【答案】D

20.【答案】D

【解析】患者有慢性咳嗽、咳痰、喘息病史，X 线胸片提示肺气肿改变，右上圆形透亮区考虑为肺大疱，故考虑诊断为慢性阻塞性肺疾病。故选 D。

21.【答案】C

【解析】患者有慢性咳嗽的病史，查体有桶状胸，X 线胸片示肺气肿改变，肺功能检查提示为慢阻肺，中度气流受限，考虑诊断为慢性阻塞性肺疾病。故选 C。

【A_3/A_4型题】

22.【答案】C

【解析】结合患者慢性咳嗽、咳痰及喘息的病史，双肺干湿啰音的体征及胸片双下肺纹理增强，考虑诊断为慢性阻塞性肺疾病。故选C。

23.【答案】E

【解析】COPD早期胸片可无变化，以后可出现肺纹理增粗、紊乱等非特异性改变，也可出现肺气肿改变。X线胸片改变对COPD诊断特异性不高，但对于与其他肺疾病的鉴别具有非常重要的价值，对于明确自发性气胸、肺炎等并发症也十分有用。故选E。

24.【答案】A

【解析】根据题干，考虑患者目前处于慢阻肺稳定期。在稳定期，支气管扩张药是现有控制症状的主要措施，药物有β_2肾上腺素受体激动剂、抗胆碱能药及茶碱类。故选A。

25.【答案】C

【解析】患者有吸烟高危因素史，有慢性咳嗽、咳痰的病史，病情加重1周。查体有双肺叩诊过清音及双下肺湿啰音体征，考虑为慢性阻塞性肺疾病急性加重期。由于COPD肺病变引起肺血管床减少及缺氧致肺动脉痉挛、血管重塑，导致肺动脉高压、右心室肥厚扩大，最终发生右心功能不全。该患者已出现心悸、气促、双下肢水肿及口唇发绀、颈静脉充盈的右心功能不全的症状和体征，考虑已并发了慢性肺源性心脏病。故选C。

26.【答案】A

【解析】慢性阻塞性肺疾病的诊断主要根据吸烟等高危因素史、临床症状、体征及肺功能检查等综合分析确定。持续气流受限是COPD诊断的必备条件。吸入支气管扩张药后$FEV_1/FVC<70\%$及$FEV_1<80\%$预计值可确定为持续气流受限。故选A。

27.【答案】A

【解析】该患者为慢阻肺急性加重期，此时的治疗应以抗感染治疗及改善呼吸功能为主。故选A。

28.【答案】A

【解析】慢阻肺患者突然出现呼吸困难加重，查体右肺呼吸音较前明显减弱，考虑并发了气胸，应行胸部X线片明确诊断。故选A。

29.【答案】C

【解析】慢阻肺患者病情进展，出现缺氧和二氧化碳潴留，发展为慢性呼吸衰竭。Ⅱ型呼吸衰竭即高碳酸性呼吸衰竭，血气分析特点是$PaO_2<60mmHg$，同时伴有$PaCO_2>50mmHg$，本患者血气分析符合Ⅱ型呼吸衰竭特点。慢性呼吸衰竭伴二氧化碳潴留时，随$PaCO_2$升高可并发肺性脑病，肺性脑病表现为神志淡漠、肌肉震颤或扑翼样震颤、间歇抽搐、昏睡，甚至昏迷等。故选C。

30.【答案】B

31.【答案】C

32.【答案】A

第三节 慢性肺源性心脏病

【A_1型题】

1.【答案】E

【解析】肺心病肺、心功能代偿期的体征：可有不同程度的发绀，原发肺脏疾病体征，如肺气肿体征，干湿啰音，$P_2>A_2$，三尖瓣区可出现收缩期杂音或剑突下心脏搏动增强，提示有右心室肥厚。部分患者因肺气肿使胸膜腔内压升高，阻碍腔静脉回流，可有颈静脉充盈甚至怒张，或使横膈下降致肝界下移。故选E。

2.【答案】D

【解析】剑突下出现心脏收缩期搏动提示右心室肥厚，D项错误，其余选项描述均正确。

3.【答案】D

【解析】根据患者有慢性支气管炎、肺气肿病史，或其他胸肺疾病病史，并出现肺动脉高压、右心室增大或右心功能不全的征象，如$P_2>A_2$、颈静脉怒张、肝大压痛、肝颈静脉反流征阳性、下肢水肿及体静脉压升高等，心电图、X线胸片、超声心动图有肺动脉增宽和右心肥大肥厚的征象，可以作出诊断。故选D。

4.【答案】D

【解析】超声心动图诊断肺心病的阳性率为60.6%~87.0%。肺心病的超声心动图诊断标准如下：①右心室流出道内径≥30mm。②右心室内径≥20mm。③右心室前壁厚度≥5mm或前壁搏动幅度增强。④左、右心室内径比值<2。⑤右肺动脉内径≥18mm或肺动脉干≥20mm。⑥右心室流出道/左心房内径>1.4。⑦肺动脉瓣曲线出现肺动脉高压征象者（a波低平或<2mm，或有收缩中期关闭征等）。故选D。

5.【答案】C

6.【答案】C

【解析】肺心病失代偿期常合并各种类型的酸碱失衡及电解质紊乱。呼吸性酸中毒以通畅气道，纠正缺氧和解除二氧化碳潴留为主。呼吸性酸中毒并代谢性酸中毒通常需补碱治疗。呼吸性酸中毒并代谢性碱中毒常合并低钠、低钾、低氯等电解质紊乱，应根据具体情况进行补充。故选C。

7.【答案】E

【解析】慢性肺源性心脏病肺、心功能失代偿期的治疗原则是积极控制感染，通畅呼吸道，改善呼吸功能，纠正缺氧和二氧化碳潴留，控制呼吸和心力衰竭，防治并发症。呼吸系统感染是引起慢性肺心病急性加重致肺、心功能失代偿的常见原因，需积极控制感染。控制感染参考痰菌培养及药敏试验选择抗生素。

8.【答案】C

9.【答案】E

10.【答案】D

【解析】血管扩张药可减轻心脏前、后负荷，降低心肌氧耗量，增加心肌收缩力，对部分顽固性心力衰竭有一定效果，但并不像治疗其他心脏病那样效果明显。血管扩张药在扩张肺动脉的同时也扩张体动脉，往往造成体循环血压下降，反射性产生心率增快、氧分压下降、二氧化碳分压上升等不良反应。因而限制了血管扩张药在慢性肺心病的临床应用。

【A_2 型题】

11.【答案】D

【解析】水合氯醛为催眠药、抗惊厥药，其催眠作用温和，不缩短快速动眼睡眠，无明显后遗作用。苯巴比妥为常用的长效镇静催眠药，具有镇静、催眠、抗癫痫及抗惊厥作用。氯丙嗪属二甲胺族吩噻嗪类药物，镇静作用明显。异丙嗪较易进入脑组织，故有明显的镇静作用；能加强催眠药、镇痛药及麻醉药的中枢抑制作用。哌替啶是一种镇痛药，但镇静、麻醉作用较小。肺源性心脏病患者使用镇静剂易诱发肺性脑病，因此，此患者应使用水合氯醛。故选D。

12.【答案】E

【解析】该患者为慢性肺源性心脏病急性加重，血气分析示：pH下降，$PaCO_2$升高，HCO_3^-略升高，符合急性失代偿性呼吸性酸中毒的血气特点，治疗上应该以改善通气功能为主。故选E。

13.【答案】E

【解析】该患者血气分析示：pH升高，$PaCO_2$下降，HCO_3^-略下降，符合急性呼吸性碱中毒的血气特点。因患者使用呼吸机治疗，目前处于过度通气状态，应减少潮气量。故选E。

14.【答案】C

【解析】肺心病患者，出现头痛、恶心、烦躁等症状，伴随血压升高、心率加快，考虑为肺心病肺、心功能失代偿期。此期的治疗原则为积极控制感染，通畅呼吸道，改善呼吸功能，纠正缺氧和二氧化碳潴留，控制呼吸衰竭和心力衰竭，防治并发症。

15.【答案】E

【解析】肺心病患者出现兴奋躁动，血气示 $PaO_2 < 60mmHg$，$PaCO_2 > 50mmHg$，pH升高，BE增加，血钾、血氯降低，考虑诊断为肺心病并发Ⅱ型呼吸衰竭，肺性脑病，呼吸性酸中毒合并代谢性碱中毒，低钾、低氯血症。该患者可能在治疗过程中利尿不当造成低血钾、低血氯，进而引起代谢性碱中毒，目前患者BE明显增加，伴pH升高，考虑以碱中毒为主，治疗上应补充电解质及纠正碱中毒。故选E。

16.【答案】E

【解析】肺心病患者，出现昏迷、双侧瞳孔不等大、对光反射迟钝等体征，考虑为肺性脑病并发了脑疝，应用甘露醇脱水降颅压治疗。故选E。

17.【答案】A

【解析】患者有COPD病史30余年，现出现昏迷，查体有肺动脉高压的体征，考虑可能并发了呼吸衰竭、肺性脑病，应首先查血气分析。故选A。

18.【答案】E

【解析】根据题干可知患者目前感染已被控制、用利尿药后心力衰竭症状无改善，符合使用正性肌力药物的用药指征。肺心病患者对洋地黄类药物的耐受性很低，疗效较差，且易发生心律失常。正性肌力药的剂量宜小，一般约为常规剂量的1/2或2/3量，同时选用作用快、排泄快的洋地黄类药物，如毒毛花苷K 0.125～0.250mg，或毛花苷C 0.2～0.4mg加于10%葡萄糖液内静脉缓慢注射。故选E。

19.【答案】D

【解析】根据题干描述患者的病史、体征考虑诊断为肺源性心脏病肺、心功能失代偿期。此期的治疗原则为积极控制感染，通畅呼吸道，改善呼吸功能，纠正缺氧和二氧化碳潴留，控制呼吸衰竭和心力衰竭，防治并发症。呼吸系统感染是引起慢性肺源性心脏病急性加重致肺、心功能失代偿的常见原因，需积极控制感染。故选D。

20.【答案】C

【A_3/A_4 型题】

21.【答案】C

22.【答案】C

【解析】COPD患者，由于呼吸道阻塞，肺泡通气量下降，CO_2潴留，导致呼吸性酸中毒；又由于缺氧，体内乳酸堆积，导致代谢性酸中毒。血气改变的特点为：$PaCO_2$上升、正常或轻度下降，pH明显降低，AB、SB、BB减少、正常或轻度升高，BE负值增大。本例患者血气符合呼吸性酸中毒合并代谢性酸中毒的特点。

23.【答案】B

【解析】患者血气结果显示 $PaO_2 < 60mmHg$，$PaCO_2 > 50mmHg$，且 $PaCO_2$ 明显升高，考虑并发了Ⅱ型呼吸衰竭，并已出现了肺性脑病的症状、体征，应立即给予改善通气及低流量吸氧治疗。故选B。

24.【答案】A

25.【答案】B

26.【答案】D

【B_1 型题】

27.【答案】A

【解析】肺血管阻力增加的解剖学因素：①长期反复发作的慢性阻塞性肺疾病及支气管周围炎。②肺气肿导致肺泡内压增高，压迫肺泡毛细血管，造成毛细血管管腔狭窄或闭塞。肺泡壁破裂造成毛细血管网的毁损，肺泡毛细血管床减损超过70%时肺循环阻力增大。③肺血管重构：慢性缺氧使肺血管收缩，管壁张力增高，同时缺氧时肺内产生多种生长因子（如多肽生长因子），可直接刺激管壁平滑肌细胞、内膜弹性纤维及胶原纤维增生。④血栓形成。

28.【答案】B

【解析】肺血管阻力增加的功能性因素：缺氧、高碳酸血症和呼吸性酸中毒使肺血管收缩、痉挛，其中缺氧是肺动脉高压形成最重要的因素。故选B。

29.【答案】A

【解析】临床常见的引起代谢性碱中毒的原因，包括大量丢失胃液、严重低血钾或低血氯、库欣综合征等经肾脏丢失 H^+ 以及输入过多碱性物质等，大量利尿后容易造成低氯性碱中毒。故选A。

30.【答案】E

【解析】引起代谢性酸中毒主要由于机体产酸过多、排酸障碍和碱性物质损失过多等原因造成。产酸过多可见于糖尿病，禁食时间过长，急、慢性酒精中毒所致的酮症酸中毒；高热、外伤、严重感染与休克、缺氧、大量使用水杨酸类药物等可出现乳酸酸中毒；肾脏疾病所致尿毒症和碱的丢失以及酸摄入过多等导致酸中毒。故选E。

31.【答案】C

32.【答案】B

第四节 支气管哮喘

【A_1 型题】

1.【答案】D

【解析】典型症状为发作性伴有哮鸣音的呼气性呼吸困难。症状可在数分钟内发生，并持续数小时至数天，用平喘药治疗后缓解或自行缓解。在夜间及凌晨发作或加重是哮喘的特征。有些青少年，其哮喘症状表现为运动时出现，称为运动性哮喘。此外，临床上还存在没有喘息症状的不典型哮喘，患者可表现为发作性咳嗽、胸闷或其他症状。对以咳嗽为唯一症状的不典型哮喘称为咳嗽变异性哮喘；对以胸闷为唯一症状的不典型哮喘称为胸闷变异性哮喘。故选D。

2.【答案】C

【解析】支气管哮喘的体征：发作时胸部呈过度充气状态，典型的体征是双肺可闻及广泛的哮鸣音，呼气音延长。但非常严重的哮喘发作，哮鸣音反而减弱，甚至消失，表现为“沉默肺”，是病情危重的表现。非发作期体检可无异常。故选C。

3.【答案】B

4.【答案】B

5.【答案】E

【A_2 型题】

6.【答案】A

7.【答案】C

【解析】该患者有劳累后心悸、气短的病史，并出现夜间阵发性呼吸困难，查体有心率增快及双肺哮鸣音、肺底湿啰音，符合急性左心衰竭的病史、体征，考虑该诊断，进一步可行胸片、心电图、超声心动图、B型尿钠肽（BNP）等相关检查协助确诊。

8.【答案】E

【解析】患者为支气管哮喘重症发作，血气分析示 $PaCO_2$ 60mmHg，明显升高，表明有二氧化碳潴留，有气道阻塞的可能，为病情严重的主要依据。故选E。

【A_3/A_4 型题】

9.【答案】B

【解析】支气管哮喘诊断标准：①反复发作喘息、气急、胸闷或咳嗽，多与接触变应原、冷空气、物理、化学性刺激、病毒性上呼吸道感染、运动等有关。②发作时在双肺可闻及散在或弥漫性，以呼气相为主的哮鸣音，呼气相延长。③上述症状可经治疗缓解或自行缓解。④除外其他疾病所引起的喘息、气急、胸闷和咳嗽。⑤临床表现不典型者（如无明显喘息或体征）应有下列三项中至少一项阳性：支气管激发试验或运动试验阳性；支气管舒张试验阳性；昼夜PEF变异率≥20%。符合①~④条或④、⑤条者，可以诊断为支气管哮喘。该患者符合支气管哮喘的诊断。

10.【答案】D

11.【答案】B

12.【答案】C

【解析】支气管舒张试验用以测定气道可逆性。常用的吸入支气管扩张药有沙丁胺醇、特布他林。当吸入支气管扩张药20分钟后重复测定肺功能，FEV_1 较用药前增加≥12%，且其绝对值增加

≥200ml，判断结果为阳性，提示存在可逆性的气道阻塞。故选C。

【B_1 型题】

13.【答案】A

14.【答案】B

【解析】急性左心衰竭表现为突发严重呼吸困难，呼吸频率常达每分钟30~40次，强迫坐位、面色灰白、发绀、大汗、烦躁，同时频繁咳嗽，咳粉红色泡沫状痰。听诊时两肺满布湿啰音和哮鸣音，心尖部第一心音减弱，频率快，同时有舒张早期第三心音奔马律，肺动脉瓣第二心音亢进。故选B。

15.【答案】D

16.【答案】C

17.【答案】E

【解析】原发性支气管肺癌原发肿瘤引起的症状和体征如下。①咳嗽：常为无痰或少痰的刺激性干咳，当肿瘤引起支气管狭窄后可加重咳嗽，多为持续性，呈高调金属音性咳嗽或刺激性呛咳。②痰血或咯血：多见于中央型肺癌。③气短或喘鸣：可有呼吸困难、气短、喘息，偶尔表现为喘鸣，听诊时可发现局限或单侧哮鸣音。④发热。⑤体重下降。

第五节　支气管扩张

【A_1 型题】

1.【答案】E

【解析】诱发支气管扩张的感染因素包括细菌、真菌、分枝杆菌、病毒，其中细菌主要为铜绿假单胞菌、流感嗜血杆菌、卡他莫拉菌、肺炎克雷伯菌及金黄色葡萄球菌。对于反复感染者应考虑覆盖铜绿假单胞菌，故选E。

2.【答案】C

3.【答案】B

4.【答案】D

【解析】可明确支气管扩张诊断的影像学检查为支气管造影，但由于是创伤性检查，现已被高分辨CT（HRCT）取代，后者也可在横断面上清楚地显示扩张的支气管。由于HRCT无创、易重复、易被患者接受，现已成为支气管扩张的主要诊断方法。故选D。

5.【答案】C

【解析】支气管扩张的治疗：①治疗基础疾病。②控制感染。③改善气流受限。④清除气道分泌物。⑤治疗咯血。⑥外科治疗。故选C。

6.【答案】E

【解析】支气管扩张手术治疗禁忌证：①患者一般情况差，合并心、肝、肾功能不全，不能耐受手术者。②双侧广泛性支气管扩张，心肺功能明显损害者。③合并肺气肿，哮喘或有肺心病的老年人。④支气管扩张合并急性感染，未得到控制者。故选E。

7.【答案】A

【解析】支气管扩张合并咯血时慎用镇咳药，以免因抑制咳嗽反射及呼吸中枢，使血块不能排出而引起窒息。故选A。

8.【答案】E

【解析】支气管扩张早期可无异常肺部体征，病变重或继发感染时常可闻及下胸部、背部固定而持久的局限性粗湿啰音，有时可闻及哮鸣音，部分慢性患者伴有杵状指（趾）。出现肺气肿、肺心病等并发症时有相应体征。故选E。

【A_2 型题】

9.【答案】B

【解析】患者有反复咳嗽、咳脓痰病史，并伴有咯血，考虑诊断为支气管扩张症，支气管扩张症早期可无阳性体征，胸部X线片可表现为正常，本患者进一步可行HRCT以明确诊断。故选B。

10.【答案】C

11.【答案】C

12.【答案】E

【解析】患者支气管扩张，病变累及多个肺叶，不适宜手术治疗。手术治疗适用于病变局限者，故E说法错误，其他几项均为本患者的治疗措施。故选E。

13.【答案】D

【解析】支气管扩张症咯血患者，如积血不能及时咯出，血块可阻塞气道，出现胸闷、听诊呼吸音减弱等相应症状、体征。故选D。

【A_3/A_4 型题】

14.【答案】B

【解析】患者有典型的咳嗽、咳脓痰的病史，此次发病有发热及咳脓臭痰。查体：左肺下背部呼吸音弱，可闻及湿啰音，病史、体征符合支气管扩张症的诊断。现有发热及脓臭痰，考虑继发感染。故选B。

15.【答案】D

【解析】支气管扩张症出现痰量及其脓性成分增加等急性感染征象时需应用抗生素。可依据痰革兰染色和痰培养指导抗生素应用，但在开始时常需给予经验治疗（如给予氨苄西林、阿莫西林或头孢克洛）。存在铜绿假单胞菌感染时，可选择口服喹诺酮类，静脉给予氨基糖苷类或第三代头孢菌素。对于慢性咳脓痰的患者，还可考虑使用疗程更长的抗生素或间断并规则使用单一抗生素以及轮换使用抗生素。丁胺卡那为氨基糖苷类抗生素，故本患者抗生素可选择哌拉西林/他唑巴坦+丁胺卡那。故选 D。

16.【答案】B

【解析】HRCT 可在横断面上清楚地显示扩张的支气管，且由于其无创、易重复、易被患者接受等特点，现已成为支气管扩张症的主要诊断方法。其他如纤维支气管镜检查、胸部 X 线检查、痰液检查、肺功能检查等都有助于支气管扩张症的诊断，但不如 HRCT 特异性高。故选 B。

17.【答案】B

18.【答案】A

19.【答案】A

【解析】支气管扩张症咯血患者，首先应注意保持呼吸道通畅，避免发生血块阻塞气道而引起窒息，其他治疗包括口服止血药物，静脉滴注垂体后叶素或酚妥拉明，若经内科治疗无效，咯血量大，可考虑介入栓塞治疗或手术治疗。故选 A。

【B_1 型题】

20.【答案】A

【解析】慢性支气管炎多发生在中年以上的患者，在气候多变的冬、春季节咳嗽、咳痰明显，或伴有喘息，多为白色黏液痰，听诊双肺可闻及散在干湿啰音。连续 2 年或 2 年以上。故选 A。

21.【答案】B

【解析】肺脓肿起病急，有高热、咳嗽、大量脓臭痰；X 线检查可见局部浓密炎症阴影，内有空腔液平。急性肺脓肿经有效抗生素治疗后，炎症可完全吸收消退。若为慢性肺脓肿则以往多有急性肺脓肿的病史。故选 B。

22.【答案】E

23.【答案】C

【解析】肺结核常有低热、盗汗、乏力、消瘦等结核毒性症状，查体时干湿啰音多位于上肺局部，X 线胸片和痰培养可作出诊断。故选 C。

第六节 肺 炎

【A_1 型题】

1.【答案】D

【解析】肺炎链球菌肺炎治疗首选青霉素，对青霉素过敏者，或耐青霉素或多重耐药菌株感染者，可用呼吸喹诺酮类、头孢噻肟或头孢曲松等药物，多重耐药菌株感染者可用万古霉素、替考拉宁或利奈唑胺。故选 D。

2.【答案】D

【解析】医院获得性肺炎中无感染高危因素患者的常见病原体依次为肺炎链球菌、流感嗜血杆菌、金黄色葡萄球菌、大肠埃希菌、肺炎克雷伯菌等；有感染高危因素患者的常见病原体为金黄色葡萄球菌、铜绿假单胞菌、肠杆菌属、肺炎克雷伯菌。故选 D。

3.【答案】D

4.【答案】E

【解析】根据典型症状与体征，结合胸部 X 线检查，易作出初步诊断。而病原菌检测是确诊本病的主要依据。A、B、C、D 项内容均是肺炎链球菌肺炎的临床特点，但对于诊断该病都不是最有价值的。故选 E。

5.【答案】D

6.【答案】E

7.【答案】A

【解析】肺炎链球菌肺炎抗感染治疗首选青霉素，用药途径及剂量视病情轻重及有无并发症而定，对于并发休克的患者应使用静脉给药，并延长疗程。对青霉素过敏者，或耐青霉素或多重耐药菌株感染者，可用呼吸喹诺酮类、头孢噻肟或头孢曲松等药物，多重耐药菌株感染者可用万古霉素、替考拉宁等。确定病原菌后应根据药敏结果调整抗生素。A 说法错误，不应使用妥布霉素。

8.【答案】D

9.【答案】D

【A_2 型题】

10.【答案】D

【解析】患者发病前有淋雨史，有典型的畏寒、发热、咳嗽、胸痛、气短的症状。查体有左肺下部叩诊浊音及湿啰音，血白细胞明显增加，胸片有左肺下叶大片致密影，结合以上典型的病史、体征及辅助检查考虑诊断为左下肺炎链球菌肺炎，进一步可行病原菌检测以明确诊断。故选 D。

11.【答案】E

【解析】本患者为肺炎链球菌肺炎，治疗首选青霉素，如果青霉素耐药或过敏再考虑使用头孢曲松等药物。因患者有肾炎病史，且化验示蛋白（++），应避免使用庆大霉素、链霉素、SMZ-TMP 等具有肾脏损害的药物。故选 E。

12.【答案】A

【A_3/A_4 型题】

13.【答案】C

【解析】肺炎链球菌肺炎经抗生素治疗后，高热常在 24 小时内消退，或数日内逐渐下降。若体温降而复升或 3 天后仍不降者，应考虑肺炎链球菌的肺外感染，如脓胸、心包炎或关节炎等。持续发热应寻找其他原因。10%～20%肺炎链球菌肺炎伴发胸腔积液，应酌情取胸液检查及培养以确定其性质。若治疗不当，约5%并发脓胸，应积极排脓引流。

14.【答案】D

15.【答案】E

【解析】肺炎抗生素疗程需要7～10天或更长疗程，出现并发症后疗程可能会更长，具体时间根据临床症状、体征恢复情况及X线吸收情况而定，故E项说法错误，其余各项均为正确的治疗方法。

【B_1型题】

16.【答案】A

17.【答案】B

18.【答案】C

19.【答案】B

第七节 肺 结 核

【A_1型题】

1.【答案】A

2.【答案】A

【解析】卡介苗接种对预防成年人肺结核的效果很差，但对预防由血行播散引起的结核性脑膜炎和粟粒型结核有一定作用。新生儿进行卡介苗接种后，仍须注意采取与肺结核患者隔离的措施。可见A项错误，故选A。

3.【答案】A

【解析】结核病的传染源主要是带菌者，所以控制结核病流行的最根本措施是治愈痰涂片阳性患者。故选A。

4.【答案】C

5.【答案】C

【解析】糖皮质激素在结核病的应用主要是利用其抗炎、抗毒作用。仅用于结核毒性症状严重者。必须确保在有效抗结核药物治疗的情况下使用。使用剂量依病情而定，一般用泼尼松口服每日20mg，顿服，1～2周，以后每周递减5mg，用药时间为4～8周。并不能与抗结核药一起发挥协同制菌作用，C错误，故选C。

6.【答案】C

7.【答案】D

【解析】A选项患者发热、咳嗽，PPD试验强阳性，提示活动性肺结核可能，需抗结核治疗。B选项患者胸片显示结核病灶好转中，需继续规律治疗。C选项继发型肺结核患者近1个月出现午后发热、乏力等症状，可疑结核分枝杆菌重新活动而致结核病复发，需抗结核治疗。E选项患者症状为咯血，痰涂片阳性，为肺结核排菌患者，具有传染性，需抗结核治疗。而D选项结核性胸膜炎患者经系统化疗10个月，胸膜肥厚粘连，可停药。故选D。

8.【答案】D

【解析】咯血是肺结核的常见症状，在活动性和痰涂阳肺结核患者中，咯血症状分别占30%和40%。咯血处置措施要注意镇静、止血，患侧卧位，预防和抢救因咯血所致的窒息并防止肺结核播散。在大咯血时，患者突然停止咯血，并出现呼吸急促、面色苍白、口唇发绀、烦躁不安等症状时，常为咯血窒息，应及时抢救。使患者保持头低足高45°的俯卧位，同时拍击健侧背部，充分体位引流，尽快使积血和血块由气管排出，或直接刺激咽部以咳出血块。有条件时可进行气管插管，硬质支气管镜吸引或气管切开。综上可见，大咯血抢救措施最重要的原则是保持呼吸道通畅。

9.【答案】D

【解析】纤维空洞性肺结核的特点是病程长，反复进展恶化，肺组织破坏重，肺功能严重受损，双侧或单侧出现纤维厚壁空洞和广泛的纤维增生，造成肺门抬高和肺纹理呈垂柳样，患侧肺组织收缩，纵隔向患侧移位，常见胸膜粘连和代偿性肺气肿。故选D。

10.【答案】D

【解析】支气管扩张病变早期或干性支气管扩张可无异常肺部体征，病变重或继发感染时常可闻及下胸部、背部固定而持久的局限性粗湿啰音。肺结核引起的支气管扩张湿啰音多见于肩胛间区。故选D。

11.【答案】E

【解析】初治涂阳肺结核治疗方案含初治涂阴有空洞形成或血行播散型肺结核。包括每日用药方案和间歇用药方案。两种方案所含药物相同。①强化期：异烟肼、利福平、吡嗪酰胺和乙胺丁醇，2个月。②巩固期：异烟肼、利福平，4个月。故选E。

12.【答案】E

【解析】肺结核的一般症状在合理化疗下很快减轻或消失，无须特殊处理。咯血是肺结核的常见症状。咯血处置措施为注意镇静、止血，患侧卧位，预防和抢救因咯血所致的窒息并防止肺结核播散。一般少量咯血，多以安慰患者、消除紧张、卧床休息为主。可用氨基己酸、氨甲苯酸（止血芳酸）、酚磺乙胺（止血敏）等药物止血。大咯血时先用垂体后叶素5～10U加入25%葡萄糖液40ml中缓慢静脉注射，一般为15～20分钟，然后将垂体后叶素加入5%葡萄糖液按0.1U/(kg·h)速度静脉滴注。垂体后叶素收缩小动脉，使肺循环血量减少而达到较好止血效果。可见，咳痰带血少量患者的治疗应以安慰患者、消除紧张、卧床休息为主。故选E。

【A_2型题】

13.【答案】C

14.【答案】B

【解析】肺炎多起病急，可有咳嗽、咳痰、发热，自然病程大致1~2周。发病5~10天，体温可自行骤降或逐渐消退；肺脓肿起病急，有高热、咳嗽、大量脓臭痰；支气管扩张多表现为慢性咳嗽、大量脓痰与体位改变有关及反复咯血；肺结核常有低热、盗汗、乏力、消瘦等结核毒性症状，干湿啰音多位于上肺局部；肺癌可表现为咳嗽、血痰或咯血、发热、体重下降等。该患者为青年男性，病史3个月，症状为：咳嗽、痰中带血、乏力、体重下降，体征为双侧颈淋巴结增大、右上肺少许湿啰音，症状及体征均缺乏特异性。综合其发病年龄、临床特点，考虑肺结核可能性大。

15.【答案】A

【解析】链霉素的不良反应主要为耳毒性、前庭功能损害和肾毒性等，该患者应停用链霉素。结合本节A_1型题的第11题解析，可采用异烟肼、利福平、乙胺丁醇、吡嗪酰胺联合治疗方案。故选A。

16.【答案】A

【解析】原发型肺结核含原发复合征及胸内淋巴结结核。多见于少年儿童，无症状或症状轻微，多有结核病家庭接触史，结核菌素试验多为强阳性，X线胸片表现为哑铃型阴影，即原发病灶、引流淋巴管炎和肿大的肺门淋巴结，形成典型的原发复合征。原发病灶一般吸收较快，可不留任何痕迹。若X线胸片只有肺门淋巴结肿大，则诊断为胸内淋巴结结核。该患者为少年女性，病史1个月，症状为低热、咳嗽；查体见消瘦、右颈部淋巴结增大；胸片示右肺门淋巴结肿大，右上肺钙化灶，考虑原发病灶已钙化愈合。符合上述原发性肺结核的特点。首先考虑诊断本病。故选A。

17.【答案】C

【A_3/A_4型题】

18.【答案】A

【解析】青年男性患者，胸片及痰菌检查均支持诊断肺结核。抗结核治疗两周后仍有低热、盗汗。考虑诊断无误，因抗结核治疗方案至少需要用药6个月，该例患者治疗时间尚短，需继续治疗观察疗效。

19.【答案】D

20.【答案】D

【解析】链霉素的不良反应主要为耳毒性、前庭功能损害和肾毒性等。该患者用药20天后出现眩晕，考虑为前庭功能异常所致，需停用链霉素。故选D。

21.【答案】A

【解析】血行播散型肺结核含急性血行播散型肺结核（急性粟粒型肺结核）及亚急性、慢性血行播散型肺结核。急性血行播散型肺结核多同时伴有原发型肺结核。由病变中和淋巴结内的结核分枝杆菌侵入血管所致。起病急，持续高热，中毒症状严重，一半以上的小儿和成人合并结核性脑膜炎。虽然病变侵及两肺，但极少有呼吸困难。全身浅表淋巴结肿大、肝脾大，有时可发现皮肤淡红色粟粒疹，可出现颈项强直等脑膜刺激征。部分患者结核菌素试验阴性，随病情好转可转为阳性。X线胸片和CT检查开始为肺纹理重，在症状出现两周左右可发现由肺尖至肺底呈大小、密度和分布三均匀的粟粒状结节阴影，结节直径2mm左右。该患者为中年男性，既往喉结核病史，曾行不规则抗结核治疗，结合症状特点及胸片检查，诊断首先考虑血行播散型肺结核。故选A。

22.【答案】A

【解析】初治涂阳肺结核治疗方案含初治涂阴有空洞形成或粟粒型肺结核。包括每日用药方案和间歇用药方案。每日用药方案如下。①强化期：异烟肼、利福平、吡嗪酰胺和乙胺丁醇，顿服，2个月。②巩固期：异烟肼、利福平，顿服，4个月。简写为2HRZE/4HR。该例为血行播散型肺结核，可选择上述抗结核方案治疗，故选A。

23.【答案】C

【B_1型题】

24.【答案】B

25.【答案】D

26.【答案】E

【解析】支气管扩张常常是位于段或亚段支气管管壁的破坏和炎性改变，受累管壁的结构，包括软骨、肌肉和弹性组织破坏被纤维组织替代。扩张的支气管内可积聚稠厚脓性分泌物，其外周气道也往往被分泌物阻塞或被纤维组织闭塞所替代。肺结核纤维组织增生可引起支气管扩张症。

27.【答案】A

28.【答案】C

第八节 肺 癌

【A_1 型题】

1.【答案】D

【解析】咳嗽为肺癌早期症状，常为无痰或少痰的刺激性干咳。血痰或咯血多见于中央型肺癌。肿瘤向管腔内生长者可有间歇或持续性痰中带血，如果表面糜烂严重侵蚀大血管，则可引起大咯血。故选 D。

2.【答案】C

【解析】肺尖部肺癌又称肺上沟瘤，易压迫颈部交感神经，引起病侧眼睑下垂、瞳孔缩小、眼球内陷，同侧额部与胸壁少汗或无汗。也常有肿瘤压迫臂丛神经造成以腋下为主、向上肢内侧放射的火灼样疼痛，在夜间尤甚。故选 C。

3.【答案】B

【解析】周围型肺癌 X 线胸片早期多呈局限性小斑片状阴影，边缘不清，密度较淡，易误诊为炎症或结核。随着肿瘤增大，阴影渐增大，密度增高，呈圆形或类圆形，边缘常呈分叶状，伴有脐凹或细毛刺。故选 B。

4.【答案】C

【解析】鳞状细胞癌与吸烟关系密切，男性占多数。大多起源于较大的支气管，常为中心型肺癌。鳞癌的分化程度不一，生长速度较缓慢，病程较长，肿块较大时可以发生中心坏死，形成厚壁空洞。通常先经淋巴转移，血行转移发生较晚。对放、化疗较敏感。由此可见，只有 C 项错误，故选 C。

5.【答案】D

【解析】鳞癌发生血行转移较晚（A 错误）；大细胞癌的转移较小细胞未分化癌晚，手术切除机会较大（B 错误）；腺癌早期即可侵犯血管、淋巴管，常在原发瘤引起症状前即已转移（C 错误）；小细胞癌为神经内分泌起源，恶性程度高，生长快，较早出现淋巴和血行转移（D 正确）；纵隔和气管旁及颈部淋巴结转移一般发生在肺癌同侧，但也可以在对侧，即交叉转移（E 错误）。故选 D。

6.【答案】C

7.【答案】E

【解析】肺癌放射治疗的禁忌证：①癌性空洞和巨大癌肿。②高度肺气肿。③健康情况不佳，呈现恶病质。④癌变范围广泛。⑤全身或胸膜、肺广泛转移者。只有 E 项不是其禁忌证，故选 E。

8.【答案】A

【解析】腺癌近年来发病率上升明显，已超过鳞癌成为最常见的肺癌。故选 A。

9.【答案】B

10.【答案】D

11.【答案】C

【解析】鳞癌包括乳头状型、透明细胞型、小细胞型和基底细胞样型。以中央型肺癌多见，并有向管腔内生长的倾向，早期常引起支气管狭窄导致肺不张或阻塞性肺炎。故选 C。

12.【答案】A

【解析】放射治疗是肺癌局部治疗手段之一。在各种类型的肺癌中，小细胞癌对放射疗法敏感性较高，鳞癌次之。故选 A。

13.【答案】B

【解析】根据题干给出的信息，肺癌分期应该属于 I 期，治疗应为手术治疗。肺癌患者癌变位于一个肺叶内，但已侵及局部主支气管或中间支气管，为了保留正常的邻近肺叶，避免做一侧全肺切除术，可以切除病变的肺叶及一段受累的支气管，再吻合支气管上下切端，即支气管袖状肺叶切除术。故选 B。

【A_2 型题】

14.【答案】D

【解析】无明显诱因的刺激性咳嗽持续 2~3 周，治疗无效；原有慢性呼吸道疾病，咳嗽性质改变；短期内持续或反复痰中带血或咯血，且无其他原因可解释时均应考虑肺癌的可能，题干描述支持上述情况。且此患者胸片提示右肺上叶有块状阴影，更应怀疑肺癌诊断。故选 D。

15.【答案】D

16.【答案】E

【解析】肺癌非转移性胸外表现称之为副癌综合征，主要为以下几方面表现。①肥大性肺性骨关节病。②异位促性腺激素：主要为男性轻度乳房发育和增生性骨关节病。③分泌促肾上腺皮质激素样物：小细胞肺癌或支气管类癌是引起库欣综合征的最常见细胞类型。④分泌抗利尿激素。⑤神经肌肉综合征：包括小脑皮质变性、脊髓小脑变性、周围神经病变、重症肌无力和肌病等。⑥高钙血症。⑦类癌综合征。Horner 综合征属于肺癌肺外胸腔内扩展引起的症状，故选 E。

17.【答案】C

【解析】肺癌胸腔外转移的症状、体征可见于 3%~10%的患者。以小细胞肺癌居多，其次为未分化大细胞肺癌、腺癌、鳞癌。故选 C。

18.【答案】C

【解析】肥大性肺性骨关节病属于肺癌非转移性胸外表现，即类癌综合征的一种，不属于肺癌压迫侵犯邻近器官、组织或发生远处转移时的征象。故选C。

19.【答案】A

20.【答案】D

【解析】根据题干提供信息，老年男性，低热、咳嗽、痰中带血的病史及胸片示阻塞性肺不张与胸腔积液，考虑诊断为肺癌。支气管镜检查对诊断、确定病变范围、明确手术指征与方式有帮助。纤支镜检查时的灌洗物、刷检物的细胞学检查也可对诊断提供重要帮助。故选D。

21.【答案】A

【解析】交叉转移是支气管肺癌淋巴转移的一种。纵隔和支气管以及颈部淋巴结转移一般发生在肺癌同侧，但也可以在对侧，即所谓交叉转移。故选A。

22.【答案】C

【解析】肺尖部肺癌又称肺上沟瘤（Pancoast瘤），易压迫颈部交感神经，引起病侧眼睑下垂、瞳孔缩小、眼球内陷，同侧额部与胸壁少汗或无汗。也常有肿瘤压迫臂丛神经造成以腋下为主、向上肢内侧放射的火灼样疼痛，在夜间尤甚。该患者的症状、体征及辅助检查符合肺上沟瘤的特点，故选C。

23.【答案】D

【解析】根据题干提供的患者病程的特点，目前应怀疑肺癌的诊断，若确定诊断需进行支气管镜检查。故选D。

24.【答案】B

【解析】肺癌患者最典型的表现就是干咳、痰中带血丝，其纤维支气管镜检查可见气管黏膜增厚，管壁出现纵行皱襞，管腔呈漏斗样狭窄。目前患者出现大量胸腔积液，红细胞沉降率加快，白细胞不高，考虑为肺癌并发癌性胸腔积液。故选B。

【A_3/A_4型题】

25.【答案】A

26.【答案】C

27.【答案】D

【解析】患者老年男性，咳嗽、痰中带血丝病史，胸片见右肺上叶片状阴影，以上符合中央型肺癌的特点。肺癌脱落的癌细胞可以随痰液咳出，痰细胞学检查查找到癌细胞可以明确诊断。中央型肺癌，特别是伴有血痰的病例，痰中找到癌细胞的机会较高。故选D。

28.【答案】E

29.【答案】E

30.【答案】A

【解析】患者中年男性，有长期吸烟史，有咳嗽、咳痰、痰中带血丝的症状，初步考虑为肺癌，为明确诊断应行支气管镜检查。故选A。

31.【答案】C

【解析】由于肺鳞癌发生转移晚，切除后预后较佳，所以手术治疗是首选的治疗方法。对于所有Ⅰ期、Ⅱ期和经过选择的ⅢA期患者，都应当进行手术治疗。争取根治性切除肿瘤并清扫区域内淋巴结。故选C。

【B_1型题】

32.【答案】A

【解析】青年男性，有低热、乏力的全身中毒症状，并有咳嗽、痰中带血丝的呼吸道症状，胸片示双肺片状阴影，轮廓模糊，初步考虑为肺结核的可能性大，故应进行结核菌素试验协助诊断。故选A。

33.【答案】D

【解析】对于突发畏寒、高热、咳嗽和咳大量脓痰等病史的患者，其血白细胞总数及中性粒细胞显著增加，X线胸片示浓密的炎性阴影中有空腔、气液平面，可以作出急性肺脓肿的诊断。根据题干描述的该患者的临床特点，考虑诊断为肺脓肿，应行痰培养及药敏检查以明确治病菌，协助治疗。故选D。

34.【答案】C

第九节 肺血栓栓塞症

【A_1型题】

1.【答案】E

【解析】肺栓塞是以各种栓子阻塞肺动脉系统为其发病原因的一组疾病或临床综合征的总称，包括肺血栓栓塞症（PTE）、脂肪栓塞综合征、羊水栓塞、空气栓塞等。不包括深静脉血栓形成（DVT）。故选E。

2.【答案】A

3.【答案】C

【解析】DVT和PTE具有共同的危险因素，即静脉血栓栓塞症（VTE）的危险因素，包括任何可以导致静脉血液淤滞、静脉系统内皮损伤和血液高凝状态的因素。危险因素包括原发性和继发性两类。原发性危险因素由遗传变异引起；继发性危险因素是指后天获得的易发生DVT和PTE的多种病理和病理生理改变。上述危险因素既可以单独存在，也可以同时存在、协同作用。只有C说法正确，故选C。

4.【答案】C

【解析】引起PTE的血栓可以

来源于下腔静脉径路、上腔静脉径路或右心腔，其中大部分来源于下肢深静脉，特别是从腘静脉上端到髂静脉段的下肢近端深静脉（占50%~90%）。几乎不来自左心腔。故选C。

5.【答案】A

【解析】肺动脉的血栓栓塞既可以是单一部位的，也可以是多部位的。病理检查发现多部位或双侧性的血栓栓塞更为常见。一般认为栓塞更易发生于右侧和下肺叶。发生栓塞后有可能在栓塞局部继发血栓形成，参与发病过程。故选A。

6.【答案】E

7.【答案】D

【解析】PTE常见症状如下。①不明原因的呼吸困难及气促：尤以活动后明显，为PTE最多见的症状。②胸痛：包括胸膜炎性胸痛或心绞痛样疼痛。③晕厥：可为PTE的唯一或首发症状。④烦躁不安、惊恐甚至濒死感。⑤咯血：常为小量咯血，大咯血少见。⑥咳嗽、心悸等。各病例可出现以上症状的不同组合。临床上有时出现所谓"三联征"，即同时出现呼吸困难、胸痛及咯血，但仅见于约20%的患者。可见心绞痛不是其常见症状，故选D。

8.【答案】E

【解析】PTE的体征有以下几个方面。①呼吸系统体征：以呼吸急促最常见。另有发绀，肺部哮鸣音和/或细湿啰音，或胸腔积液的相应体征。②循环系统体征：心动过速，血压变化，严重时可出现血压下降甚至休克；颈静脉充盈或异常搏动，肺动脉瓣区第二心音（P_2）亢进或分裂，三尖瓣区收缩期杂音。③其他：可伴发热，多为低热，少数患者有38℃以上的发热。可见频发期前收缩不是其常见体征，故选E。

9.【答案】C

【解析】疑诊PTE患者应进行如下检查：①血浆D-二聚体。②动脉血气分析。③心电图。④X线胸片。⑤超声心动图。进一步确诊包括以下4项检查：①螺旋CT。②放射性核素。③磁共振显像（MRI）。④肺动脉造影。其中1项阳性即可明确诊断。不包括肺活检。故选C。

10.【答案】E

11.【答案】D

【解析】肺血栓栓塞症的溶栓治疗指征：溶栓时间窗一般规定为14天以内。目前公认的溶栓治疗适应证为大块肺血栓栓塞症，其特征为右心功能不全，伴低血压或心源性休克。对此类患者如无治疗禁忌证，应积极、迅速给予溶栓治疗。故选D。

12.【答案】B

【解析】PTE溶栓治疗的绝对禁忌证有活动性内出血和近期自发性颅内出血。相对禁忌证有：2周内的大手术、分娩、有创检查；10天内的胃肠道出血；15天内的严重创伤；1个月内的神经外科或眼科手术；难于控制的重度高血压（收缩压>180mmHg，舒张压>110mmHg）；3个月内的缺血性脑卒中；创伤性心肺复苏；血小板计数<100×10^9/L；抗凝过程中；心包炎或心包积液；妊娠；细菌性心内膜炎；严重肝、肾功能不全；糖尿病出血性视网膜病变；高龄等。A、C、D、E均为溶栓禁忌证，故选B。

【A_2型题】

13.【答案】D

【解析】对于急性肺栓塞的溶栓治疗：使用尿激酶、链激酶溶栓时无须同时使用肝素治疗，但以rt-PA溶栓，当rt-PA注射结束后，应继续使用肝素，故选D。

第十节 呼吸衰竭

【A_1型题】

1.【答案】C

【解析】肺性脑病的症状主要系缺氧和高碳酸血症引起的二氧化碳麻醉所致。而高血压脑病系由血压突然升高超过脑血流自动调节的阈值而引起的一系列暂时性脑循环功能障碍的临床表现。发绀是缺氧的特征性表现，高血压脑病时不会出现。故选C。

2.【答案】E

3.【答案】B

【解析】失代偿性呼吸性酸中毒临床多见，由于通气不畅导致CO_2潴留，表现为pH降低，$PaCO_2$升高，HCO_3^-升高，血氯略低，血钾略高。故选B。

4.【答案】D

【解析】慢性呼吸衰竭患者使用快速利尿剂可使痰液黏稠，气道阻力增加，不利于呼吸道通畅。其他各项均利于慢性呼吸衰竭患者呼吸道通畅。故选D。

5.【答案】E

6.【答案】C

【解析】急性呼吸衰竭的临床表现主要是低氧血症所致的呼吸困难和多器官功能障碍。①呼吸困难：是呼吸衰竭最早出现的症状。多数患者有明显的呼吸困难。②发绀：是缺氧的典型表现。③精神神经症状。④循环系统表现：多数患者有心动过速；严重低氧血症、酸中毒可引起心肌损害，亦可引起周围循环衰竭、血压下降、心律失常、心搏停止。⑤消化和泌尿系统表现：严重呼吸衰竭对肝、肾功能都有影响。故选C。

7.【答案】B

【解析】Ⅱ型呼衰不仅有缺氧又有二氧化碳滞留，长期二氧化碳滞留，呼吸中枢对其敏感性下降，而且动脉二氧化碳分压升高超过一定的限度，即可对呼吸有抑制作用，呼吸中枢兴奋性的维护只有依靠缺氧对外周感受器的刺激，这种患者给氧宜低浓度、低流量，既要改善严重的缺氧血症，又要维持缺氧状态对呼吸的刺激作用，避免迅速纠正缺氧造成 $PaCO_2$ 的进一步升高。因此，对Ⅱ型呼吸衰竭患者应给予低浓度、低流量鼻导管持续吸氧，以免缺氧纠正过快引起呼吸中枢抑制。故B项有误。

8.【答案】E

【解析】肺性脑病的发病机制主要是肺部损害致二氧化碳潴留及缺氧，引起高碳酸血症及低氧血症。治疗上应首先改善通气功能，其他包括治疗原发病、抗感染、纠正酸碱平衡失调及对症支持治疗。故选E。

9.【答案】E

【解析】呼吸衰竭按发病机制可分为通气性呼吸衰竭和换气性呼吸衰竭，也可分为泵衰竭和肺衰竭。通常泵衰竭主要引起通气功能障碍，肺泡通气量减少会引起 PaO_2 下降和 $PaCO_2$ 上升，从而引起缺氧和 CO_2 潴留，表现为Ⅱ型呼吸衰竭。严重的气道阻塞性疾病（如COPD）影响通气功能，造成Ⅱ型呼吸衰竭。故选E。

10.【答案】A

11.【答案】E

【解析】肺弥散障碍系指 O_2、CO_2 等气体通过肺泡膜进行交换的物理弥散过程发生障碍。静息状态时，流经肺泡壁毛细血管的血液与肺泡接触的时间约为0.72秒，而 O_2 完成气体交换的时间为0.25～0.30秒，CO_2 则只需0.13秒，并且 O_2 的弥散能力仅为 CO_2 的1/20，故在弥散障碍时，通常以低氧血症为主。故选E。

12.【答案】E

【解析】呼吸兴奋剂主要适用于以中枢抑制为主、通气量不足引起的呼吸衰竭，对以肺换气功能障碍为主所导致的呼吸衰竭患者，不宜使用。选项中只有E项慢性肺源性心脏病引起的呼吸衰竭是因通气功能障碍而引起的呼吸衰竭，故选E。

13.【答案】C

14.【答案】A

15.【答案】E

【解析】对慢性呼吸衰竭患者使用呼吸中枢兴奋剂时，应注意保持呼吸道通畅，必要时可加大吸氧浓度（40%），因为呼吸中枢兴奋剂的使用可使机体氧耗量增大。故选E。

16.【答案】B

【解析】肺内动-静脉解剖分流增加时肺动脉内的静脉血未经氧合直接流入肺静脉，导致 PaO_2 降低，是通气/血流比例失调的特例，常见于肺动静脉瘘。在这种情况下，提高吸氧浓度并不能提高分流静脉血的血氧分压。分流量越大，吸氧后提高动脉血氧分压的效果越差；若分流量超过30%，吸氧并不能明显提高 PaO_2。故选B。

【A_2 型题】

17.【答案】D

【解析】患者有慢性咳嗽的病史，此次发病出现呼吸困难、发绀、发热、嗜睡。血气分析：PaO_2 35mmHg（< 60mmHg），$PaCO_2$ 70mmHg（>50mmHg），结合患者已出现意识障碍，故目前考虑诊断为Ⅱ型呼吸衰竭、肺性脑病。故选D。

18.【答案】C

【解析】呼吸衰竭是各种原因引起的肺通气和/或换气功能严重障碍，以致不能进行有效的气体交换，导致缺氧伴（或不伴）二氧化碳潴留，从而引起一系列生理功能和代谢紊乱的临床综合征。在海平大气压下，干净息条件下呼吸室内空气，并排除心内解剖分流和原发于心排血量降低等情况后，动脉血氧分压（PaO_2）低于8kPa（60mmHg），或伴有二氧化碳分压（$PaCO_2$）高于6.65kPa（50mmHg），即为呼吸衰竭。Ⅰ型呼吸衰竭：缺氧无 CO_2 潴留，见于换气功能障碍（通气/血流比例失调、弥散功能损害和肺动-静脉样分流）。Ⅱ型呼吸衰竭：系肺泡通气不足所致的缺 O_2 和 CO_2 潴留。本例患者动脉血气分析示pH 7.10，PaO_2 54mmHg，$PaCO_2$ 103mmHg，属于Ⅱ型呼吸衰竭，其发病机制为肺泡通气量减少（C）。

19.【答案】E

【解析】该患者有肺心病的病史，血气分析示：PaO_2 55mmHg（< 60mmHg），$PaCO_2$ 75mmHg（>50mmHg），判断该患者为Ⅱ型呼衰，加上pH 7.2（正常值7.35～7.45）偏酸，考虑为呼吸性酸中毒。酸碱平衡紊乱时易致心律失常，目前治疗关键是用5%碳酸氢钠纠酸，酸中毒纠正后心律失常可纠正。故选E。

20.【答案】B

【解析】患者血气分析：pH 7.48（正常值7.35～7.45），略升高；$PaCO_2$ 66mmHg（正常35～45mmHg），升高，提示呼吸性酸中毒；HCO_3^- 44mmol/L（正常22～27mmol/L），升高，提示代谢性碱中毒；BE +9mmol/L（正常±2.3mmol/L），正值增大，提示代谢性碱中毒。故此患者为呼吸性酸中毒合并代谢性碱中毒。故选 B。

21.【答案】D

【解析】该患者 pH 略下降，PaO_2及 $PaCO_2$均为临界值，目前的治疗应以改善通气为主，不需要给予碱性药物。故选 D。

22.【答案】E

【解析】利尿剂可抑制肾小管氯化钠和水的重吸收，保钠排钾作用增强，导致低血钾，低血钾使H^+转移入细胞，并增加肾脏泌H^+与重吸收HCO_3^-，导致代谢性碱中毒。使用大剂量利尿剂后可经肾脏丢失大量Cl^-，而使细胞外液Cl^-减少，进而发生代谢性碱中毒。代碱时 pH 降低，BE 正值增加，K^+、Cl^-降低。因患者为肺心病患者，因此会有CO_2潴留，表现为$PaCO_2$及CO_2结合力升高。患者出现了谵妄、抽搐等碱中毒的症状，故血气表现上应为呼酸合并代碱，以碱中毒为主，pH 应升高。综上所述，患者的血气分析应为 E 项。

23.【答案】E

【解析】结合患者慢性咳嗽、咳痰、喘息的病史及桶状胸、双肺哮鸣音的体征考虑为 COPD，血气分析示 PaO_2 58mmHg（<60mmHg），$PaCO_2$ 55mmHg（>50mmHg），考虑为Ⅱ型呼吸衰竭。患者为阻塞性通气功能障碍，肺功能中肺活量（VC）、第一秒用力肺活量占用力肺活量的百分比（FEV_1%）均降低，残气量/肺总量比值（RV/TLC）升高。故选 E。

24.【答案】E

【解析】肺心病患者出现意识障碍，血气分析示 $PaCO_2$ 110mmHg（正常值35~45mmHg），明显升高，考虑为肺性脑病。其血钠、血钾、血尿素氮及血浆渗透压均在正常范围，因此不考虑因肾衰竭或电解质紊乱引起的意识障碍。故选 E。

25.【答案】B

26.【答案】A

【解析】根据急性呼吸窘迫综合征（ARDS）柏林定义，满足如下 4 项条件方可诊断 ARDS：①明确诱因下 1 周内出现的急性或进展性呼吸困难。②胸部 X 线平片/胸部 CT 显示双肺浸润影，不能完全用胸腔积液、肺叶/全肺不张和结节影解释。③呼吸衰竭不能完全用心力衰竭和液体负荷过重解释。④低氧血症。患者有 COPD 的病史，此次胆石症手术为诱因，1 周内出现了明显的呼吸困难，初步考虑为 ARDS，进一步需行 X 线胸片及血气分析等检查以协助诊断。故选 A。

27.【答案】E

【解析】患者有 COPD 病史，目前出现意识障碍。血气分析示 pH 明显降低，提示为酸中毒；$PaCO_2$明显升高，提示呼吸性酸中毒；HCO_3^-降低及 BE 负值增加，均提示代谢性酸中毒；故此患者酸碱失衡类型为呼吸性酸中毒合并代谢性酸中毒。故选 E。

28.【答案】A

【解析】肺心病患者，血气分析示 pH 在正常范围；$PaCO_2$明显升高，提示呼吸性酸中毒；HCO_3^-升高及 BE 正值增加，均提示代谢性碱中毒。故本患者酸碱失衡类型应为呼吸性酸中毒合并代谢性碱中毒。故选 A。

【A_3/A_4 型题】

29.【答案】B

【解析】患者血气分析示 pH 降低，提示为酸中毒；$PaCO_2$明显升高，提示呼吸性酸中毒；BE 负值增加，均提示代谢性酸中毒。故本患者酸碱失衡类型应为呼吸性酸中毒合并代谢性酸中毒。

30.【答案】B

31.【答案】D

【解析】患者症状、体征明显改善，但是仍有发热，应行 X 线胸片检查以排除结核、肿瘤等其他可引起发热的疾病。故选 D。

32.【答案】E

【解析】患者有 COPD 及冠心病病史，现出现呼吸困难，查体有球结膜水肿、血压升高、心率加快、下肺湿啰音、肝大及下肢水肿的心衰体征，考虑为全心衰竭；患者有呼吸困难、意识障碍的症状，查体有昏迷、口唇发绀的体征，考虑为肺心病并发了呼吸衰竭、肺性脑病。故选 E。

33.【答案】D

34.【答案】A

【解析】患者目前已出现了肺性脑病，说明有明显的二氧化碳潴留，治疗上首要解决的问题就是通畅呼吸道，促进二氧化碳排出，故选 A。

35.【答案】A

【解析】该患者为肺心病、呼吸衰竭、肺性脑病、心衰患者，治疗过程中可能会使用呼吸机机械通气及利尿剂。在呼吸机通气期间，可以引起 HCO_3^-增多，导致 pH 升高，可出现代谢性碱中毒。利尿剂亦可引起代谢性碱中毒。该患者的谵语、躁动的症状即为代谢性碱中毒的症状，因本身有二氧化碳潴留，可有呼吸性酸中毒，故考虑目前为呼吸性酸中毒合并代谢性碱中毒。故选 A。

36.【答案】D

【解析】目前患者可能合并了代谢性碱中毒，应立即抽血化验血清电解质、肾功能及血气分析，以了解酸碱失衡及电解质紊乱程度，再给予相应的治疗。故选 D。

【B_1 型题】

37.【答案】D

38.【答案】C

第十一节 急性呼吸窘迫综合征

【A_1型题】

1.【答案】A

【解析】ARDS最有效的治疗措施尽早机械通气，给予呼气末正压和小潮气量通气。故选A。

2.【答案】D

【解析】ARDS的常见危险因素：肺炎、非肺源性感染中毒症、胃内容吸入、大面积创伤、肺挫伤、胰腺炎、吸入性肺损伤、重度烧伤、非心源性休克、药物过量、输血相关急性肺损伤、肺血管炎、溺水。可见心源性休克不是其危险因素。故选D。

3.【答案】C

4.【答案】D

【解析】ARDS多于原发病起病后72小时内发生，几乎不超过7天。除原发病的相应症状和体征外，最早出现的症状是呼吸加快，并呈进行性加重的呼吸困难、发绀，常伴有烦躁、焦虑、出汗等。故选D。

5.【答案】C

【解析】ARDS典型的血气改变为PaO_2降低，$PaCO_2$降低，pH升高。故选C。

6.【答案】D

【解析】ARDS时行床边呼吸功能监测显示：血管外肺水增加、肺顺应性降低、出现明显的肺内右向左分流，但无呼吸气流受限。D项错误，故选D。

7.【答案】A

【解析】根据ARDS柏林定义，满足如下4项条件方可诊断ARDS：①明确诱因下1周内出现的急性或进展性呼吸困难。②胸部X线平片/胸部CT显示双肺浸润影，不能完全用胸腔积液、肺叶/全肺不张和结节影解释。③呼吸衰竭不能完全用心力衰竭和液体负荷过重解释。④低氧血症。A项不符合诊断标准，应为1周，故选A。

8.【答案】D

【解析】建立ARDS诊断时必须排除大面积肺不张、弥漫性肺泡出血、高原肺水肿和心源性肺水肿等。不包括肺癌，故选D。

9.【答案】A

【解析】ARDS的治疗原则与一般急性呼吸衰竭相同。主要治疗措施包括：积极治疗原发病，氧疗，机械通气以及调节液体平衡等。不包括治疗心力衰竭，故选A。

10.【答案】B

11.【答案】B

【解析】正压通气治疗可促进二氧化碳的排出，改善通气，适用于高碳酸血症患者。B错误，故选B。

第十二节 胸腔积液

【A_1型题】

1.【答案】D

【解析】进行性血胸的判定标准：①持续脉搏加快、血压降低，或虽经补充血容量血压仍不稳定。②闭式胸腔引流量>200ml/h，持续3小时。③血红蛋白、红细胞计数、血细胞比容进行性降低。④虽然胸穿或引流均无液体流出，但X线检查胸腔积液影像继续增大。

【B_1型题】

2.【答案】C

3.【答案】D

【考点】脓胸的治疗

【解析】急性脓胸的治疗原则是：选用敏感抗生素，彻底排净脓液，使肺早日复张，控制原发感染、全身支持治疗，故2题选C。慢性脓胸的治疗原则是：改善全身状况，消除中毒症状和营养不良，消灭致病原因和脓腔，尽力使受压的肺复张，恢复肺功能，故3题选D。

第十三节 冠状动脉粥样硬化性心脏病

【A_1型题】

1.【答案】A

【解析】心肌梗死的部位与闭塞的冠状动脉供血区域一致，窦房结的血液供应由横贯该结中心的一条窦房结动脉供应，这条动脉多数来自右冠状动脉。故选A。

2.【答案】D

3.【答案】C

【解析】STEMI溶栓禁忌证：①既往发生过出血性脑卒中，6个月内发生过缺血性脑卒中或脑血管事件。②中枢神经系统受损、颅内肿瘤或畸形。③近期（2～4周）有活动性内脏出血。④未排除主动脉夹层。⑤入院时严重且未控制的高血压（>180/110

mmHg）或慢性严重高血压病史。⑥目前正在使用治疗剂量的抗凝药或已知有出血倾向。⑦近期（2~4 周）创伤史，包括头部外伤、创伤性心肺复苏或较长时间（>10 分钟）的心肺复苏。⑧近期（<3 周）外科大手术。⑨近期（<2 周）曾有在不能压迫部位的大血管行穿刺术。故选 C。

4.【答案】A

【解析】急性 ST 段抬高型心肌梗死（STEMI）是指急性心肌缺血性坏死，大多是在冠脉病变的基础上，发生冠脉血供急剧减少或中断，使心肌严重而持久地急性缺血所致。通常原因为在冠脉不稳定斑块破裂、糜烂基础上继发血栓形成导致冠状动脉血管持续、完全闭塞。故选 A。

5.【答案】D

【解析】异丙肾上腺素为一种 β 受体激动剂，可致心率加快，心率加快可使心肌氧耗增加，从而加重心肌缺血缺氧，导致心梗患者病情加重，心梗患者应禁用。故选 D。

6.【答案】D

7.【答案】E

【解析】急性心肌梗死的并发症包括乳头肌功能失调或乳头肌断裂、心脏破裂、栓塞、心室壁瘤和心肌梗死后综合征。其中最常见的是心脏乳头肌功能失调或断裂，发生率高达 50%。故选 E。

8.【答案】C

【解析】STEMI 起病数小时内，可尚无异常或出现异常高大两支不对称的 T 波，为超急性期改变。故选 C。

9.【答案】E

10.【答案】B

【解析】疼痛是 AMI 最先出现的症状，多发生于清晨，且常发生于安静时，程度较重，持续时间较长，可达数小时或更长，休息和含用硝酸甘油片多不能缓解。患者常烦躁不安、出汗、恐惧，胸闷或有濒死感。故选 B。

11.【答案】E

【解析】根据冠状动脉造影直接判断再通，或根据：①心电图抬高的 ST 段于 2 小时内回降>50%。②胸痛 2 小时内基本消失。③2 小时内出现再灌注性心律失常（短暂的加速性室性自主节律，房室或束支传导阻滞突然消失，或下后壁心肌梗死的患者出现一过性窦性心动过缓、窦房传导阻滞或低血压状态）。④血清 CK-MB 酶峰值提前出现（14 小时内）等间接判断血栓是否溶解。故选 E。

12.【答案】E

【解析】急性心肌梗死（AMI）后血清心肌坏死标志物的变化为：①肌红蛋白起病后 2 小时内升高，12 小时内达高峰；24~48 小时内恢复正常。②肌钙蛋白 I（cTnI）或 T（cTnT）起病 3~4 小时后升高，cTnI 于 11~24 小时达高峰，7~10 天降至正常；cTnT 于 24~48 小时达高峰，10~14 天降至正常。③肌酸激酶同工酶 CK-MB 在起病后 4 小时内增高，16~24 小时达高峰，3~4 天恢复正常。可见最晚恢复正常的为肌钙蛋白，故选 E。

13.【答案】C

14.【答案】B

【解析】急性心包炎尤其是急性非特异性心包炎可有较剧烈而持久的心前区疼痛。但心包炎的疼痛与发热同时出现，呼吸和咳嗽时加重，早期即有心包摩擦音，后者和疼痛在心包腔出现渗液时均消失；全身症状一般不如 MI 严重；心电图除 aVR 外，其余导联均有 ST 段弓背向下的抬高，T 波倒置，无异常 Q 波出现。而 STEMI 的心电图 ST 段为弓背向上太高。故选 B。

15.【答案】D

【解析】对 STEMI，治疗原则是尽快恢复心肌的血液灌注以挽救濒死的心肌、防止梗死扩大或缩小心肌缺血范围，保护和维持心脏功能，及时处理严重心律失常、泵衰竭和各种并发症。故选 D。

16.【答案】E

【解析】STEMI 的并发症有乳头肌功能失调或断裂、心脏破裂、栓塞、心室壁瘤及心肌梗死后综合征，不包括主动脉窦瘤破裂。故选 E。

17.【答案】A

【解析】急性心肌梗死时血中儿茶酚胺浓度增高而心肌的应激性增高，常伴有低血钾，洋地黄增加缺血心肌的应激性，可能导致或加重心律失常。另外，洋地黄类药物可增加心肌收缩力和外周阻力，因而增加了心肌氧耗量。故急性心肌梗死后 24 小时内避免使用洋地黄类药物，故选 A。

18.【答案】C

【A_2 型题】

19.【答案】D

【解析】根据患者的症状及体征考虑为心搏骤停，应立即予心肺复苏。故选 D。

20.【答案】C

【解析】本例心电图提示Ⅱ、Ⅲ和 aVF 导致 ST 段下斜型压低 0.2mV，提示心脏下壁心肌缺血。V_1~V_6 导致 ST 段弓背向上抬高 0.3~0.5mV 提示急性广泛前壁心肌梗死。目前最关键的治疗是采取心肌再灌注疗法可有效地解除疼痛。故选 C。

21.【答案】E

【解析】见表 10-1。

表 10-1 ST 段抬高型心肌梗死的心电图定位诊断

导联	前间壁	局限前壁	前侧壁	广泛前壁	下壁	下间壁	下侧壁	高侧壁	正后壁
V_1	+			+		+			
V_2	+			+		+			
V_3	+	+		+		+			
V_4		+		+					
V_5		+	+	+			+		
V_6			+				+		
V_7			+				+		+
V_8									+
aVR									
aVL		±	+	±	−	−	−	+	
aVF					+	+	+	−	
Ⅰ		±	+	±	−	−	−	+	
Ⅱ					+	+	+	−	
Ⅲ					+	+	+	−	

注："+"为正面改变，表示典型 ST 段抬高、Q 波及 T 波变化；"−"为反面改变，表示 QRS 主波向上，ST 段压低及与"+"部位的 T 波方向相反的 T 波；"±"为可能有正面改变。

22.【答案】D

【解析】根据有无心力衰竭表现及其相应的血流动力学改变严重程度，AMI 引起的心力衰竭按 Killip 分级法可分为：①Ⅰ级，尚无明显心力衰竭。②Ⅱ级，有左心衰竭，肺部啰音＜50% 肺野。③Ⅲ级，有急性肺水肿，全肺满布干湿啰音。④Ⅳ级，有心源性休克等不同程度或阶段的血流动力学变化。根据题干描述，患者的心功能分级应为 Killip 分级Ⅱ级。故选 D。

23.【答案】C

【解析】心肌梗死后综合征发生率约为 10%。于 MI 后数周至数月内出现，可反复发生，表现为心包炎、胸膜炎或肺炎，有发热、胸痛等症状，可能为机体对坏死物质的过敏反应。故选 C。

24.【答案】E

25.【答案】A

【解析】CK-MB 虽不如 cTnT、cTnI 敏感，但对早期（＜4 小时）AMI 的诊断有较重要价值。故选 A。

26.【答案】E

【解析】患者既往有高血压病史，突然出现呼吸困难，心电图示 V_7、V_8 出现 Q 波，并有心肌酶的升高，考虑为急性心肌梗死，定位应为正后壁。故选 E。

27.【答案】E

【解析】此患者持续胸痛不缓解，心电图示胸导 T 波高尖，考虑为急性心肌梗死超急性期。在急性心肌梗死最初几个小时，使用 β 受体阻断药可以缩小梗死面积，并能缓解疼痛，减少镇静剂的应用。在无禁忌证的情况下要尽早常规应用。先静脉推注，后改口服。故选 E。

28.【答案】B

【解析】患者突发剧烈胸痛伴心肌酶升高，考虑为急性心肌梗死，发病即出现颈静脉充盈、肝大等右心衰竭症状，考虑为急性右心肌梗死。故选 B。

29.【答案】C

【解析】患者急起剧烈胸痛，考虑为急性心肌梗死，出现尿量减少、脉细弱、肺动脉楔压（PCWP）及左室舒张末压明显升高，可能合并了心源性休克及急性左心衰，此时应直接实施 PCI 而非溶栓。故选 C。

【A_3/A_4 型题】

30.【答案】B

31.【答案】D

32.【答案】C

【解析】急性心肌梗死患者一旦发现室性期前收缩或室性心动过速，立即用利多卡因 50～100mg 静脉注射，每 5～10 分钟重复 1 次，至期前收缩消失或总量已达 300mg，继以 1～3mg/min 的速度静脉滴注维持（100mg 加入 5% 葡萄糖液 100ml，滴注 1～3ml/min）。如室性心律失常反复可用胺碘酮治疗。故选 C。

33.【答案】B

【解析】心源性休克的治疗：①补充血容量。②应用升压药，补充血容量后血压仍不升，而肺小动脉楔压和心排血量正常时，提示周围血管张力不足，可用多巴胺静脉滴注。③应用血管扩张剂，经上述处理血压仍不升，而肺动脉楔压（PCWP）增高，心排血量低或周围血管显著收缩以致四肢厥冷并有发绀时，可使用血管扩张剂。④治疗休克的其他措施包括纠正酸中毒、避免脑缺血、保护肾功能，必要时应用洋地黄制剂等。休克患者不宜使用呋塞米，故选 B。

34.【答案】D

35.【答案】A

【解析】对 STEMI 患者进行溶栓治疗的适应证：①两个或两个以上相邻导联 ST 段抬高（胸导联 ≥0.2mV，肢导联 ≥0.1mV），或病史提示 AMI 伴左束支传导阻滞，起病时间 <12 小时，患者年龄 <75岁。②ST 段显著抬高的 MI 患者年龄 >75 岁，经慎重权衡利弊仍可考虑。③STEMI，发病时间已达 12~24 小时，但如仍有进行性缺血性胸痛，广泛 ST 段抬高者也可考虑。根据题干描述，患者为急性下壁心肌梗死，符合溶栓的适应证。故选 A。

36.【答案】D

【解析】急性心肌梗死患者发生三度房室传导阻滞，伴有血流动力学障碍，宜用人工心脏起搏器。故选 D。

第十四节　自体瓣膜感染性心内膜炎

【A_1 型题】

1.【答案】B

【解析】链球菌和葡萄球菌是引起感染性心内膜炎的主要病原微生物。急性者主要由金黄色葡萄球菌引起，少数由肺炎链球菌、淋球菌、A 族链球菌和流感杆菌等所致。故选 B。

2.【答案】B

【解析】亚急性感染性心内膜炎主要发生于器质性心脏病，首先为心脏瓣膜病，尤其是二尖瓣和主动脉瓣；其次为先天性心血管病，如室间隔缺损、动脉导管未闭、法洛四联症和主动脉缩窄。

3.【答案】D

4.【答案】A

5.【答案】A

6.【答案】B

【解析】在病原菌尚未培养出时，亚急性感染性心内膜炎按常见的致病菌——链球菌的用药方案治疗，以青霉素为主或加庆大霉素。故选 B。

7.【答案】C

8.【答案】B

9.【答案】A

【解析】感染性心内膜炎的心脏并发症包括：①心力衰竭，为最常见并发症。②心肌脓肿。③急性心肌梗死，大多由冠状动脉栓塞引起。④化脓性心包炎。⑤心肌炎。无冠心病，故选 A。

10.【答案】B

【解析】感染性心内膜炎的抗生素用药原则为：①早期应用，在连续送 3~5 次血培养后即可开始治疗。②充分用药，选用杀菌性抗微生物药物，大剂量和长疗程，旨在完全消灭藏于赘生物内的致病菌。③静脉用药为主，保持高而稳定的血药浓度。④病原微生物不明时，急性者选用针对金黄色葡萄球菌、链球菌和革兰阴性杆菌均有效的广谱抗生素，亚急性者选用针对大多数链球菌（包括肠球菌）的抗生素。⑤已分离出病原微生物时，应根据致病微生物对药物的敏感程度选择抗微生物药物。B 项不是其原则。

11.【答案】B

【解析】感染性心内膜炎 Duke 诊断标准的主要标准为：①血培养阳性。②心内膜受累证据，包括超声心动图异常（赘生物、脓肿、人工瓣膜裂开）及新出现的瓣膜反流。故选 B。

12.【答案】D

13.【答案】B

【A_2 型题】

14.【答案】E

15.【答案】A

【解析】感染性心内膜炎时，赘生物常位于血流从高压腔经病变瓣口或先天缺损至低压腔产生高速射流和湍流的下游，如二尖瓣关闭不全的瓣叶心房面、主动脉瓣关闭不全的瓣叶心室面和室间隔缺损的间隔右心室侧，因此瓣膜关闭不全较瓣膜狭窄多见，A 项错误，故选 A。

16.【答案】A

【A_3/A_4 型题】

17.【答案】E

18.【答案】C

19.【答案】C

【解析】血培养是诊断菌血症和感染性心内膜炎的最重要方法。对于未经治疗的亚急性患者，应在第一日间隔 1 小时采血 1 次，共 3 次。如次日未见细菌生长，重复采血 3 次后，开始抗生素治疗。已用过抗生素者，停药 2~7 天后采血。急性患者应在入院后 3 小时内，每隔 1 小时 1 次共取 3 个血标本后开始治疗。故选 C。

20.【答案】E

21.【答案】A

【解析】青年女性，风心病患者，此次出现发热，查体有心脏杂音及贫血的体征，考虑感染性心内膜炎的可能性大，入院后应首先查血培养以明确诊断。

22.【答案】C

23.【答案】D

【B_1型题】

24.【答案】B

【解析】脾大见于15%~50%、病程>6周的患者，多见于亚急性感染性心内膜炎，急性者少见。故选B。

25.【答案】E

【解析】链球菌感染最直接的证据是在咽部培养出A组R溶血性链球菌。抗链球菌抗体效价升高也是新近链球菌感染的可靠指标，链球菌感染后约2周，大多数风湿热患者的ASO效价明显升高。故选E。

第十五节　原发性高血压

【A_1型题】

1.【答案】A

2.【答案】E

【解析】β受体阻断药是肥厚梗阻性心肌病的一线治疗用药，可改善心室松弛，增加心室舒张期充盈时间，减少室性及室上性心动过速，高血压伴肥厚梗阻性心肌病时最适合使用β受体阻断药。故选E。

3.【答案】C

4.【答案】D

【解析】高血压的预后不仅与血压升高水平有关，而且与其他心血管危险因素存在以及靶器官损害程度有关。具体分层标准根据血压升高水平（1、2、3级）、其他心血管危险因素、糖尿病、靶器官损害以及并发症情况。

5.【答案】D

【解析】用于高血压危险分层的并发症：心脏疾病（心绞痛，心肌梗死，冠状动脉血运重建，心力衰竭）；脑血管疾病（脑出血，缺血性脑卒中，短暂性脑缺血发作）；肾脏疾病（糖尿病肾病，血肌酐升高男性超过133μmol/L或女性超过124μmol/L，临床蛋白尿>300mg/24h）；血管疾病（主动脉夹层，外周血管病）；高血压性视网膜病变（出血或渗出，视盘水肿）。故选D。

6.【答案】A

7.【答案】B

【解析】患者心脏彩超示室间隔与左室后壁之比为1∶4，考虑为肥厚型心肌病，依那普利属于血管紧张素转换酶抑制剂，具有逆转心室肥厚的作用。故选B。

8.【答案】C

【解析】长期高血压者，应用降压药使血压短时间内骤降至正常水平，虽有助于改善衰竭脏器的功能，但降压过快又会显著减少脏器的灌注，加重和诱发靶器官的功能障碍，如肾功能不全。

9.【答案】B

【A_2型题】

10.【答案】B

【解析】高血压合并稳定型心绞痛的降压治疗，应选择β受体阻断药和长效钙通道阻滞药；发生过心肌梗死者，应选择ACEI和β受体阻断药，可预防心室重塑。该患者心率偏快，对于心率偏快的高血压患者是β受体阻断药的适应证。故选B。

11.【答案】A

【解析】β受体阻断药对老年人高血压疗效相对较差。虽然糖尿病不是使用β受体阻断药的禁忌证，但它增加胰岛素抵抗，还可能掩盖和延长降糖治疗过程中的低血糖症，故合并糖尿病者不宜使用。阿替洛尔为β受体阻断药，故选A。

12.【答案】C

【解析】根据高血压分级标准，3级高血压：收缩压≥140mmHg和/或舒张压≥110mmHg。

【A_3/A_4型题】

13.【答案】E

【解析】老年男性患者，既往高血压病史多年，此次突然出现意识障碍及偏侧肢体瘫痪，应考虑为高血压的并发症急性脑血管病，为急性脑出血的可能性大，进一步应行头颅CT以明确诊断。

14.【答案】A

【解析】急性脑出血属于高血压急症。高血压急症时短时间内血压急骤下降，有可能使重要器官的血流灌注明显减少，应采取逐步控制性降压，初始阶段（数分钟到1小时内）血压控制的目标为平均动脉压的降低幅度不超过治疗前水平的25%。患者治疗前平均动脉压约为150mmHg［(200+2×120）/3］，降低25%后平均动脉压约为110mmHg，推算血压应为150/90mmHg。故选A。

15.【答案】C

【B_1型题】

16.【答案】B

17.【答案】C

18.【答案】E

19.【答案】A

【解析】虽然糖尿病不是使用β受体滞断剂的禁忌证，但它增加胰岛素抵抗，还可能掩盖和延长降糖治疗过程中的低血糖症，故不宜使用。普萘洛尔属于β受体阻断药，故选A。

20.【答案】D

【解析】地尔硫䓬在肝内代谢，由肾和胆汁排泄。肝、肾功能受损患者用本品应谨慎。

21.【答案】E

第十六节　高血压急症

【A_2型题】

【答案】C

【解析】高血压急症是指原发性或继发性高血压患者，在某些诱因作用下，血压突然明显升高（一般超过180/120mmHg），伴有进行性心、脑、肾等重要靶器官功能不全的表现。高血压患者突然出现头痛、呕吐、多汗、面色苍白、视物模糊，血压250/120mmHg，首先考虑高血压急症可能。

第十七节　心搏骤停

【A_1型题】

1.【答案】E

【解析】心肺复苏是指在发生心搏骤停后旨在提高生存率的一系列救治行为，救治顺序为C—A—B，即胸外按压→开放气道→人工呼吸。一旦确立心搏骤停的诊断，应立即进行。

【A_2型题】

2.【答案】C

【解析】患者突然意识丧失，对呼唤和推搡无反应，考虑心搏骤停可能。应立即进行识别，医务人员可检查大动脉搏动，检查时间不应超过10秒，如10秒内未明确扪及大动脉（如颈动脉）搏动，应立即开始心肺复苏。

第十八节　急慢性胃炎

【A_1型题】

1.【答案】D

【解析】慢性胃炎患者的症状多为非特异性，可表现为中上腹不适、饱胀、钝痛、烧灼痛等，也可呈食欲缺乏、嗳气、反酸、胃烧灼、恶心、呕吐等消化不良症状。体征多不明显，有时上腹轻压痛。恶性贫血者常有全身衰弱、疲软、可出现明显的食欲缺乏、体重减轻、贫血，一般消化道症状较少。右季肋部痛是肝脏疾病的临床表现。

2.【答案】A

【解析】A型萎缩性胃炎病变主要见于胃体部，多呈弥漫性分布，胃窦黏膜一般正常，血清壁细胞抗体阳性，血清促胃液素增高，胃酸和内因子分泌减少或缺少，易发生恶性贫血，又称为自身免疫性胃炎。

【A_2型题】

3.【答案】E

【解析】胃镜下慢性萎缩性胃炎可见黏膜呈颗粒状，黏膜血管显露，色泽灰暗、皱襞细小，该患者胃镜检查结果符合慢性萎缩性胃炎。

第十九节　消化性溃疡

【A_1型题】

1.【答案】C

【解析】上腹痛是消化性溃疡的主要症状，但部分患者可无症状或症状较轻以至不为患者所注意，约15%消化性溃疡患者可无症状，而以出血、穿孔等并发症为首发症状。NSAID引起的溃疡近半数无症状。胃溃疡多为进食后疼痛，十二指肠溃疡多表现为空腹痛即餐后2~4小时及午夜痛，腹痛多为进食或服用抗酸药所缓解，典型节律性表现在DU多见。十二指肠或胃后壁的溃疡深至浆膜层时已与邻近的组织或器官发生粘连，穿孔时胃肠内容物不流入腹腔，称为慢性穿孔，又称为穿透性溃疡。发生在球部远段十二指肠的溃疡称球后溃疡，多发生在十二指肠乳头的近端，对药物治疗反应较差，较易并发出血。C项描述错误，故选C。

2.【答案】E

【解析】溃疡病灶向深部发展穿透浆膜层则并发穿孔。溃疡穿孔临床上可分为急性、亚急性和慢性三种类型，以第一种常见。急性穿孔的溃疡常位于十二指肠前壁或胃前壁，发生穿孔后胃肠的内容物漏入腹腔而引起急性腹膜炎。十二指肠或胃后壁的溃疡深至浆膜层时已与邻近的组织或器官发生粘连，穿孔时胃肠内容物不流入腹腔，称为慢性穿孔，又称为穿透性溃疡。这种穿透性溃疡改变了腹痛规律，变得顽固而持续，疼痛常放射至背部。邻近后壁的穿孔或游离穿孔较小，只引起局限性腹膜炎时称亚急性穿孔，症状较急性穿孔轻而体征较局限，且易漏诊。故选E。

3.【答案】C

【解析】由于内科治疗的进展，消化性溃疡目前外科手术主要限于少数有并发症的患者，包括：①大量出血经内科治疗无效。②急性穿孔。③瘢痕性幽门梗阻。④胃溃疡癌变。⑤严格内科治疗无效的顽固性溃疡。故选C。

4.【答案】A

【解析】胃溃疡腹痛没有十二指肠溃疡腹痛那样有规律，腹痛多发生在进餐后0.5~1小时，持续1~2小时，进食不能缓解疼痛，甚至加剧疼痛。而十二指肠溃疡患者多表现为饥饿痛即空腹痛，与基础胃酸分泌过高有关，服用抗酸药物或进食能使疼痛缓解。故选A。

5.【答案】C

【解析】消化性溃疡主要指发生在胃和十二指肠的慢性溃疡，溃疡的黏膜缺损超过黏膜肌层，不同于糜烂。故选C。

6.【答案】A

【解析】胃大部切除术，在我国是治疗胃十二指肠溃疡首选术式。胃溃疡常用的手术方式是远端胃大部切除术，胃肠道重建以胃十二指肠吻合（毕Ⅰ式）为宜。即将远端胃大部切除后，残胃与十二指肠吻合。优点是吻合后的胃肠道接近于正常解剖生理状态，食物经吻合口进入十二指肠，减少胆汁、胰液反流入残胃，术后因胃肠功能紊乱而引起的并发症较少。该术式是胃溃疡的优选术式。故选A。

7.【答案】D

【解析】消化性溃疡主要指发生在胃和十二指肠的慢性溃疡，即胃溃疡（GU）和十二指肠溃疡（DU），因溃疡形成与胃酸/胃蛋白酶的消化作用有关而得名。故选D。

8.【答案】C

9.【答案】D

【解析】对幽门螺杆菌感染引起的消化性溃疡，根除幽门螺杆菌不但可促进溃疡愈合，而且可预防溃疡复发，从而彻底治愈溃疡。因此，凡有幽门螺杆菌感染的消化性溃疡，无论初发或复发、活动或静止、有无并发症，均应予以根除幽门螺杆菌治疗。有效根除幽门螺杆菌及彻底停服NSAID，可消除消化性溃疡的两大常见病因，因而能大大减少溃疡复发。下列情况则需用长程维持治疗来预防溃疡复发：①不能停用NSAID的溃疡患者，无论幽门螺杆菌阳性还是阴性。②幽门螺杆菌相关溃疡，幽门螺杆菌感染未能被根除。③幽门螺杆菌阴性的溃疡（非幽门螺杆菌、非NSAID溃疡）。④幽门螺杆菌相关溃疡，幽门螺杆菌虽已被根除，但曾有严重并发症的高龄或有严重伴随病患者。而胃镜证实溃疡愈合，若危险因素不去除，仍有可能会复发。故选D。

10.【答案】C

【解析】DU多发生在球部，前壁比较常见；GU多在胃角和胃窦小弯。故选C。

11.【答案】D

12.【答案】B

【解析】幽门管位于胃远端，与十二指肠交界，长约2cm。幽门管溃疡与DU相似，胃酸分泌一般较高。幽门管溃疡上腹痛的节律性不明显，对药物治疗反应较差，呕吐较多见，较易发生幽门梗阻、出血和穿孔等并发症。故选B。

13.【答案】B

【解析】90%的十二指肠溃疡穿孔发生在球部前壁；而胃溃疡穿孔60%发生在胃小弯，且多位于幽门附近小弯侧，40%分布于胃窦及其他各部。故选B。

14.【答案】A

【解析】上消化道疾病及全身性疾病均可引起上消化道出血。临床上常见的病因包括消化性溃疡、食管胃底静脉曲张破裂、急性糜烂出血性胃炎和胃癌。上述疾病中消化性溃疡发病率最高，因而消化性溃疡已成为上消化道出血的最常见病因。故选A。

15.【答案】D

16.【答案】C

【解析】接近一半患者的溃疡穿孔可自行闭合或经非手术治疗而闭合。非手术治疗的具体适应证如下：①穿孔超过24小时，临床表现轻，腹膜炎体征趋于局限者。②一般情况好，症状体征较轻的空腹穿孔。③不属于顽固性溃疡，不伴有溃疡出血、幽门梗阻、可疑癌变等情况。④全身条件差，难以耐受麻醉与手术者。综上可见，非手术治疗不适用于顽固性溃疡、饮食后穿孔、伴有出血、幽门梗阻、疑有癌变等情况的穿孔患者。故选C。

17.【答案】D

【解析】治疗消化性溃疡的药

物可分为抑制胃酸分泌的药物和保护胃黏膜的药物两大类，主要起缓解症状和促进溃疡愈合的作用，常与根除幽门螺杆菌治疗配合使用。抗酸药具中和胃酸作用，可迅速缓解疼痛症状，但一般剂量难以促进溃疡愈合，目前多作为加强镇痛的辅助治疗。故选 D。

18.【答案】B

【解析】消化性溃疡主要指发生在胃和十二指肠的慢性溃疡，即胃溃疡（GU）和十二指肠溃疡（DU），因溃疡形成与胃酸/胃蛋白酶的消化作用有关而得名。消化性溃疡的最终形成是由于胃酸/胃蛋白酶对黏膜自身消化所致。因胃蛋白酶活性是 pH 依赖性的，在 pH>4 时便失去活性，因此在探讨消化性溃疡发病机制和治疗措施时主要考虑胃酸。无酸情况下罕有溃疡发生以及抑制胃酸分泌药物能促进溃疡愈合的事实均确证胃酸在溃疡形成过程中的决定性作用，是溃疡形成的直接原因。故选 B。

19.【答案】B

【解析】幽门梗阻伴有恶心、呕吐，患者严重呕吐时可致低钾血症，“H^+-K^+”交换致低氯低钾性碱中毒。故选 B。

20.【答案】C

【解析】消化性溃疡的并发症主要包括：①出血。②穿孔。③幽门梗阻。④癌变。溃疡侵蚀周围血管可引起出血。出血是消化性溃疡最常见的并发症。溃疡病灶向深部发展穿透浆膜层则并发穿孔。急性穿孔的溃疡常位于十二指肠前壁或胃前壁。溃疡急性发作时可因炎性水肿和幽门部痉挛而引起暂时性梗阻，可随炎症的好转而缓解；慢性梗阻主要由于瘢痕收缩而呈持久性。少数 GU 可发生癌变，DU 则否。故选 C。

21.【答案】E

【解析】GU 患者基础酸排量（BAO）及最大排酸量（MAO）多属正常或偏低。GU 多发生于胃角和胃窦小弯。GU 患者行 X 线钡餐检查可见龛影，龛影的形成是胃溃疡所致胃壁局限性缺损被造影剂钡剂充填后所形成的影像，从侧面观察可发现龛影突出胃壁轮廓之外。胃溃疡好发于 40～60 岁，而十二指肠溃疡好发于青少年，胃溃疡的平均发病年龄较十二指肠溃疡约推迟 10 年，十二指肠溃疡的起病与精神神经因素关系相对比较密切。E 项表述正确。故选 E。

22.【答案】D

【解析】急性穿孔后，有强烈刺激性的胃酸、胆汁、胰液等消化液和食物溢入腹腔，引起化学性腹膜炎，导致剧烈的腹痛和大量腹腔渗出液。突发上腹部剧烈疼痛并迅速扩展为全腹疼痛伴腹膜刺激征是上消化道穿孔特征性的临床表现。体检时患者全腹痛、反跳痛，腹肌紧张呈“板样”强直，尤以右上腹最明显。叩诊肝浊音界缩小或消失，可有移动性浊音；听诊肠鸣音消失或明显减弱。患者有发热。立位 X 线检查，80%的患者可见膈下新月状游离气体影。答案 5 个选项中，腹肌强直为腹膜炎的特征，因穿孔后消化液漏入腹腔所致，发生于穿孔后即刻，是最早出现的体征。故选 D。

23.【答案】D

【解析】上腹痛是消化性溃疡的主要症状，发作时上腹痛呈节律性，表现为空腹痛即餐后 2～4 小时或/及午夜痛，腹痛多为进食或服用抗酸药所缓解，典型节律性腹痛表现在 DU 多见。故选 D。

24.【答案】B

【解析】十二指肠溃疡手术治疗的适应证主要是出现严重并发症：急性穿孔、大出血和瘢痕性幽门梗阻，以及经正规内科治疗无效的顽固性溃疡。对十二指肠溃疡常采用减少胃酸分泌的策略，阻断迷走神经对壁细胞的刺激、降低胃窦部促胃液素的分泌以及减少壁细胞的数量。手术方法主要有胃大部切除术和选择性或高选择性迷走神经切断术。也可以采用迷走神经干切断术加幽门成形或迷走神经干切断术加胃窦切除术。十二指肠溃疡并发幽门梗阻宜首选胃大部切除术。故选 B。

25.【答案】A

【解析】约 2/3 的胃大部切除术后吻合口溃疡发生在术后 2 年以内，其部位多为吻合口附近的空肠侧。故选 A。

26.【答案】C

【解析】DU 大多发生在十二指肠球部，发生在球部远段十二指肠的溃疡称球后溃疡，多发生在十二指肠乳头的近端。其具有 DU 的临床特点，但午夜痛及背部放射痛多见，对药物治疗反应较差，较易并发出血。故选 C。

27.【答案】E

【解析】突发上腹剧痛，腹式呼吸消失，上腹部压痛、反跳痛，肝浊音界消失均为消化性溃疡穿孔的临床表现。但前四项非消化性溃疡穿孔患者的特异性表现，其他急腹症继发腹膜炎亦可有上述临床表现。而肝浊音界消失是因为消化道穿孔后气体进入腹膜腔导致，为本病的特异性表现，对其诊断最具价值。故选 E。

【A_2 型题】

28.【答案】A

【解析】发生在球部远段十二指肠的溃疡称球后溃疡。多发生在十二指肠乳头的近端。具 DU 的临床特点，午夜痛及背部放射痛多见，对药物治疗反应较差，较易并发出血。患者中年女性，慢性病程，反复右上腹痛，向背部放射，伴上消化道出血3次，BAO、PAO均升高。拟诊断为消化性溃疡并发上消化道出血。但行钡透检查2次，十二指肠及胃均未见异常。结合本患者临床表现，考虑可诊断十二指肠球后溃疡。故选A。

29.【答案】C

【解析】中年男性，突发上腹剧痛。查体：全腹压痛、反跳痛、肌紧张，为急性腹膜炎的典型临床表现。结合患者有胃溃疡病史，考虑拟诊为胃溃疡并发穿孔。该病影像学检查的表现应为膈下出现游离气体，可确诊。所以该患者应急诊行立位腹平片检查以明确诊断。故选C。

30.【答案】A

31.【答案】B

【解析】中年男性患者，胃溃疡病史25年，反复发作，抑酸对症治疗好转，近2个月发作腹痛，内科治疗8周效果差，伴进行性消瘦，需高度怀疑胃溃疡癌变可能。故选B。

32.【答案】D

【解析】中年女性，临床表现为间断上腹痛，多于餐前发作，进食后缓解，考虑为十二指肠溃疡可能性大，结合患者钡餐透视结果示十二指肠球变形，考虑拟诊十二指肠球溃疡是合理的。故选D。

33.【答案】A

【解析】中年男性，间歇性上腹痛3年，常见病因为消化性溃疡。患者近来出现呕吐，吐后自觉症状缓解，呕吐物有酸臭味。查体腹部有振水音，需考虑消化性溃疡并发幽门梗阻可能。依据：溃疡急性发作时可因炎性水肿和幽门部痉挛而引起暂时性梗阻，可随炎症的好转而缓解；慢性梗阻主要由于瘢痕收缩而呈持久性。幽门梗阻临床表现为：餐后上腹饱胀、上腹疼痛加重，伴有恶心、呕吐，大量呕吐后症状可以改善，呕吐物含发酵酸性宿食。体检可见胃型和胃蠕动波，清晨空腹时检查胃内有振水声。该患者症状、体征符合其特点，考虑该诊断。故选A。

34.【答案】C

【解析】中年男性，上腹痛1周，伴反酸，突发疼痛加重，伴呕血，考虑为上消化道出血。上消化道出血临床上最常见的病因是消化性溃疡、食管胃底静脉曲张破裂、急性糜烂出血性胃炎和胃癌。结合患者病史，考虑消化性溃疡可能性大。故选C。

35.【答案】B

【解析】青年女性患者，病史2个月，症状表现为餐前上腹痛，进食后缓解，伴反酸，呈十二指肠溃疡（DU）的典型节律性腹痛特点。结合钡透结果示十二指肠球变形，考虑诊断为十二指肠球溃疡。故选B。

36.【答案】C

【解析】中年女性患者，病史3个月，症状表现为饥饿时上腹痛，进食缓解，有时反酸，为十二指肠溃疡（DU）的典型节律性腹痛特点。本病发作时上腹痛呈节律性，表现为空腹痛即餐后2~4小时或/及午夜痛，腹痛多在进食或服用抗酸药后缓解。溃疡活动时上腹部可有局限性轻压痛。结合患者病史，需考虑十二指肠溃疡可能。故选C。

37.【答案】B

【解析】溃疡侵蚀周围血管可引起出血，出血是消化性溃疡最常见的并发症，而消化性溃疡也是上消化道大出血最常见的病因（约占所有病因的50%）。该患者为青壮年男性，间歇性上腹痛2年，近2天疼痛加重，突然呕血及黑粪，考虑其上消化道出血的最可能病因为消化性溃疡。故选B。

38.【答案】C

39.【答案】C

【解析】消化性溃疡穿孔多在夜间空腹或饱食后突然发生，表现为骤起上腹部刀割样剧痛，迅速波及全腹，在站立位X线检查时，80%的患者可见膈下新月状游离气体影。该患者青年男性，饱食后发病，结合症状及X线表现，可诊断胃十二指肠溃疡穿孔。故选C。

【A_3/A_4型题】

40.【答案】B

41.【答案】A

42.【答案】B

【解析】溃疡穿孔多在夜间空腹或饱食后突然发生，表现为骤起上腹部刀割样剧痛，迅速波及全腹，患者疼痛难忍，可有面色苍白、出冷汗、脉搏细速、血压下降等表现。常伴恶心、呕吐。当胃内容物沿右结肠旁沟向下流注时，可出现右下腹痛，疼痛也可放射至肩部。体检时患者表情痛苦，腹式呼吸减弱或消失；全腹压痛、反跳痛，腹肌紧张呈“板样”强直，尤以右上腹最明显。叩诊肝浊音界缩小或消失，可有移动性浊音；听诊肠鸣音消失或明显减弱。实验室检查示白细胞计数增加。在站立位X线检查时，80%的患者可见膈下新月状游离气体影。该患者青年男性，为十二指肠溃疡易发人群，其病史及体格检查、化验检查与上述相符合。最可能的诊断是十二指肠溃疡急性穿孔。故选B。

43.【答案】D

【解析】突发上腹部剧烈疼痛并迅速扩展为全腹疼痛伴腹膜刺激征等上消化道穿孔的特征性的临床表现，结合X线检查腹部发现膈下游离气体，诊断性腹腔穿刺抽出液含胆汁或食物残渣，消化性溃疡穿孔不难作出正确诊断。

可疑溃疡穿孔首选的检查应为立位腹部平片。故选 D。

44.【答案】B

第二十节 肝 硬 化

【A_1 型题】

1.【答案】C

【解析】引起肝硬化病因很多，在我国以病毒性肝炎为主，欧美国家以慢性酒精中毒多见。

2.【答案】C

【解析】肝硬化失代偿期诊断主要依据是腹水形成，此时门静脉高压，侧支循环建立。其他几项非本病特异征象。

3.【答案】C

【解析】肝硬化肝实质损害的最重要依据是清蛋白减少，凝血酶原时间延长。故选 C。

4.【答案】C

【解析】早期肝硬化在影像学上可无明显异常，但已经有了病理学上的改变，只有通过活检才可以明确诊断。故选 C。

5.【答案】E

6.【答案】C

7.【答案】A

【A_3/A_4 型题】

8.【答案】B

【解析】清蛋白明显降低提示肝细胞合成蛋白能力下降，提示肝功能受损；转氨酶明显提高提示现症有肝细胞大量坏死，也提示仍有相当数量的肝细胞存活。重度肝硬化转氨酶可不升或降低；重度黄疸提示肝功能受损；大量腹水是失代偿的表现；扑翼样震颤是失代偿的表现。

9.【答案】E

10.【答案】C

第二十一节 炎症性肠病

【A_1 型题】

1.【答案】A

2.【答案】D

3.【答案】E

【解析】溃疡性结肠炎主要为内科治疗，治疗目的是控制急性发作，维持缓解，减少复发，防治并发症。所以 E 选项错误，故选 E。

4.【答案】D

【解析】溃疡性结肠炎的并发症中毒性巨结肠多发生在暴发型或重症溃疡性结肠炎患者。此时结肠病变广泛而严重，累及肌层与肠肌神经丛，肠壁张力减退，结肠蠕动消失，肠内容物与气体大量积聚，引起急性结肠扩张，一般以横结肠为最严重。常因低钾、钡剂灌肠、使用抗胆碱能药物或阿片类制剂而诱发。临床表现为病情急剧恶化，毒血症明显，有脱水与电解质平衡紊乱，出现鼓肠、腹部压痛，肠鸣音消失。血常规白细胞计数显著增多。X 线腹部平片可见结肠扩大、结肠袋形消失。本并发症预后差，易引起急性肠穿孔，是溃疡性结肠炎最严重的并发症，故选 D。

5.【答案】C

【解析】中毒性巨结肠常因低钾、钡剂灌肠、使用抗胆碱能药物或阿片类制剂而诱发。临床表现为病情急剧恶化，毒血症明显，有脱水与电解质平衡紊乱，出现鼓肠、腹部压痛、肠鸣音消失。故选 C。

6.【答案】B

【解析】克罗恩病、肠结核、血吸虫病一般无里急后重表现，而溃疡性结肠炎累及直肠会有里急后重症状。故选 B。

7.【答案】E

8.【答案】B

9.【答案】D

【解析】克罗恩病的手术指征：药物治疗无效、合并消化道梗阻、穿孔、消化道瘘、腹腔脓肿、难以控制的消化道出血，应选用手术治疗，尤其是疑有癌变者须尽早手术治疗。故选 D。

10.【答案】B

11.【答案】B

【解析】溃疡性结肠炎的结肠病变一般限于黏膜与黏膜下层，很少深入肌层，所以并发结肠穿孔、瘘管或周围脓肿少见。少数暴发型或重症患者病变涉及结肠全层，可发生中毒性巨结肠，肠壁重度充血、肠腔膨大、肠壁变薄，溃疡累及肌层至浆膜层，常并发急性穿孔。故选 B。

12.【答案】C

【解析】溃疡性结肠炎所见 X 线征主要有：①黏膜粗乱和/或颗粒样改变。②多发性浅溃疡，表现为管壁边缘毛糙呈毛刺状或锯齿状以及见小龛影，亦可有炎症性息肉而表现为多个小的圆或卵圆形充盈缺损。③肠管缩短，结肠袋消失，肠壁变硬，可呈铅管状。结肠镜检查比 X 线钡剂灌肠检查准确，有条件宜做结肠镜全结肠检查，检查有困难时辅以钡剂灌肠检查。病变部位呈跳跃征象是肠结核的X线钡餐造影表现，故选C。

13.【答案】A

【解析】糖皮质激素对急性发作期有较好疗效。适用于对氨基水杨酸制剂疗效不佳的轻、中度患者，特别适用于重度患者及急性暴发型患者。一般予口服泼尼松40~60mg/d；重症患者先予较大剂量静脉滴注，如氢化可的松300mg/d、甲泼尼龙48mg/d或地塞米松10mg/d，7~10天后改为口服泼尼松60mg/d。病情缓解后以每1~2周减少5~10mg用量至停药。减量期间加用氨基水杨酸制剂逐渐接替激素治疗。故选A。

14.【答案】E

【解析】WHO提出克罗恩病的诊断要点：①病变呈非连续性或节段性病变。②铺路石样表现或纵行溃疡。③肠壁全层性炎症。④非干酪性肉芽肿。⑤裂沟、瘘管。⑥肛门部病变。具有上述①②③者为疑诊；再加上④⑤⑥三项中任意一项者可确诊；有④项者，只要加上①②③三项中的任何两项亦可确诊。故选E。

15.【答案】D

【解析】溃疡性结肠炎的紧急手术指征为：并发大出血、肠穿孔、重型者，特别是合并中毒性巨结肠经积极内科治疗无效且伴严重毒血症状者。择期手术指征：并发癌变、脓肿与瘘管形成、顽固性全结肠炎等内科治疗效果不理想者。故选D。

16.【答案】D

【解析】克罗恩病是一种病因尚不十分清楚的胃肠道慢性炎性肉芽肿性疾病。故选D。

17.【答案】E

18.【答案】C

【解析】克罗恩病的并发症以肠梗阻最常见，其次是腹腔内脓肿，偶可并发急性穿孔或大量便血。直肠或结肠黏膜受累者可发生癌变。故选C。

19.【答案】B

【解析】氨基水杨酸制剂柳氮磺吡啶（SASP）是治疗克罗恩病的首选药物。该药口服后大部分到达结肠，经肠菌分解为5-氨基水杨酸（5-ASA）与磺胺吡啶，前者是主要有效成分，其滞留在结肠内与肠上皮接触而发挥抗炎作用。该药适用于轻度回结肠型及轻、中度结肠型患者。糖皮质激素对急性发作期有较好疗效。适用于对氨基水杨酸制剂疗效不佳的轻、中度患者，特别适用于重度患者及急性暴发型患者。免疫抑制剂硫唑嘌呤或巯嘌呤可试用于对激素治疗效果不佳或对激素依赖的慢性持续型病例，加用这类药物后可逐渐减少激素用量甚至停用，故选B。

【A_2型题】

20.【答案】E

【解析】溃疡型结肠炎具有持续或反复发作腹泻和黏液脓血便、腹痛、里急后重，伴有（或不伴）不同程度全身症状，X线钡剂灌肠检查可有炎症性息肉而表现为多个小的圆或卵圆形充盈缺损。首先考虑诊断溃疡型结肠炎。肠结核一般不会出现便血，暂不考虑肠结核的诊断，可以排除B、D选项。该患者X线钡剂灌肠检查距肛门25cm，排除A、C项诊断。故选E。

21.【答案】B

【解析】溃疡性结肠炎具有持续或反复发作腹泻和黏液脓血便、腹痛、里急后重，具有以下结肠镜检查重要改变中至少1项及黏膜活检组织学所见可以诊断本病：①黏膜血管纹理模糊、紊乱或消失、充血、水肿、易脆、出血及脓性分泌物附着，并常见黏膜粗糙，呈细颗粒状。②病变明显处见弥漫性糜烂和多发性浅溃疡。③慢性病变见假息肉及桥状黏膜，结肠袋往往变浅、变钝或消失。患者结肠镜检查符合溃疡性结肠炎诊断。故选B。

22.【答案】E

【解析】参见本节A_2型题的第2题解析，该患者诊断为溃疡性结肠炎。氨基水杨酸制剂柳氮磺吡啶（SASP）是治疗本病的常用药物。适用于轻、中度患者或重度经糖皮质激素治疗已有缓解者。故选E。

23.【答案】B

24.【答案】C

【解析】根据症状及结肠镜检查结果，可诊断溃疡性结肠炎。其临床分度如下。①轻度：腹泻每日4次以下，便血轻或无，无发热、脉速，贫血无或轻，红细胞沉降率正常。②重度：腹泻每日6次以上，并有明显黏液脓血便，体温>37.5℃、脉搏>90次/分，血红蛋白<100g/L，红细胞沉降率>30mm/h。③中度：介于轻度与重度之间。根据症状，该患者属于轻度。故选C。

25.【答案】C

26.【答案】B

【解析】患者表现为溃疡性结肠炎症状，但本次结肠镜下表现并无黏膜血管纹理模糊、紊乱或消失、充血、水肿、易脆、出血及脓性分泌物附着，以及黏膜粗糙呈细颗粒状等表现，只能疑诊为溃疡性结肠炎。故选B。

【B_1型题】

27.【答案】A

28.【答案】B

29.【答案】C

30.【答案】A

【解析】克罗恩病X线表现为肠道炎性病变，可见黏膜皱襞粗乱、纵行性溃疡或裂沟、鹅卵石征、假息肉、多发性狭窄或肠壁僵硬、瘘管形成等X线征象，病变呈节段性分布。溃疡性结肠炎所见X线征象主要有：①黏膜粗乱和/或颗粒样改变。②多发性浅溃疡，表现为管壁边缘毛糙呈毛刺状或锯齿状以及见小龛影，亦可有炎症性息肉而表现为多个小的圆或卵圆形充盈缺损。③肠管缩短，结肠袋消失，肠壁变硬，可呈铅管状。C选项为溃疡性肠结核表现。在溃疡型肠结核，钡剂于病变肠段呈现激惹征象，排空很快，充盈不佳，而在病变的上、下肠段则钡剂充盈良好，称为X线钡影跳跃征象。D选项为增生性肠结核表现。故选A。

第二十二节 慢性肾衰竭

【A_1型题】

1.【答案】B

【解析】慢性肾衰竭（CRF）患者血液系统异常主要表现为肾性贫血和出血倾向。大多数患者一般均有轻、中度贫血，其原因主要由于促红细胞生成素缺乏，故称为肾性贫血。如同时伴有缺铁、营养不良、出血等因素，可加重贫血程度。晚期CRF患者出现血小板功能异常，有出血倾向，如皮下或黏膜出血点、瘀斑、胃肠道出血、脑出血等。故选B。

2.【答案】D

【解析】慢性肾衰竭渐进性发展的危险因素有高血糖、高血压、蛋白尿、低蛋白血症、吸烟、贫血、高脂血症、高同型半胱氨酸血症、老年、营养不良、尿毒症毒素蓄积等。慢性肾衰竭急性加重的危险因素包括：累及肾脏的疾病（原发性或继发性肾小球肾炎、高血压、糖尿病、缺血性肾病）复发或加重；有效血容量不足（低血压、脱水、大出血或休克等）；肾脏局部血供急剧减少（肾动脉狭窄患者应用ACEI、ARB等药物）；严重高血压未能控制；肾毒性药物；泌尿道梗阻；其他（严重感染、高钙血症、肝衰竭、心力衰竭等）。故选D。

3.【答案】B

【解析】肾性骨营养不良包括纤维囊性骨炎、骨生成不良、骨软化症及骨质疏松症。在透析前患者中骨骼X线发现异常者约35%，但出现骨痛、行走不便和自发性骨折相当少见。而骨活检约90%可发现异常，故早期诊断要靠骨活检。纤维囊性骨炎主要由于甲状旁腺素（PTH）过高引起，易发生骨盐溶化、肋骨骨折。X线检查可见骨骼囊样缺损及骨质疏松表现。故选B。

第二十三节 贫血概论

【A_1型题】

1.【答案】B

2.【答案】C

【解析】根据病因及发病机制，贫血分为红细胞生成减少性贫血、红细胞破坏过多性贫血和失血性贫血。故选C。

3.【答案】A

4.【答案】A

【解析】红细胞生成分化的异常有两个方面：一是红细胞内合成较多的2,3-二磷酸甘油酸，以降低血红蛋白对氧的亲和力，使氧解离曲线右移，组织获得更多的氧；二是因贫血种类不同而异的改变，如红细胞膜、酶、血红蛋白的异常以及某些贫血时并发的白细胞和血小板质的改变。故选A。

第二十四节 缺铁性贫血

【A_1型题】

1.【答案】D

【解析】缺铁性贫血（IDA）的临床表现如下。①贫血表现：常见乏力、易倦、头昏、头痛、耳鸣、心悸、气促、食欲缺乏等；伴苍白、心率增快。②组织缺铁表现：精神行为异常，如烦躁、易怒、注意力不集中、异食癖；体力、耐力下降；易感染；儿童生长发育迟缓、智力低下；口腔炎、舌炎、舌乳头萎缩、口角炎、缺铁性吞咽困难；毛发干枯、脱落；皮肤干燥、皱缩；指（趾）甲缺乏光泽、脆薄易裂，重者指（趾）甲变平，甚至凹下呈勺状（匙状甲）。③缺铁原发病表现。故选D。

2.【答案】D

【解析】缺铁性贫血时血红蛋白、红细胞均减少，以血红蛋白减少更为明显。轻度贫血时红细胞形态无明显异常，中度以上贫血时红细胞体积减小，中心淡染区扩大，严重时红细胞可呈环状，并有嗜多色性红细胞及点彩红细胞增多。网织红细胞轻度增多或正常。白细胞计数及分类一般正常。血小板计数一般正常。故选D。

3.【答案】D

【解析】缺铁在早期会动员体内的铁储存，因而骨髓贮存铁是减少或者缺乏的，而其他的各项在最初不会有明显变化，故选D。

4.【答案】C

【解析】IDA早期为铁消耗期或称隐性缺铁前期，特点是血清铁水平正常，血清铁蛋白降低，骨髓铁储备减少，形态学改变为正细胞正色素性贫血。病情继续发展则进入隐性缺铁期，又称为缺铁性红细胞生成期，此期铁储备消耗竭，运铁蛋白饱和度降低，红细胞游离原卟啉升高，但血红蛋白仍保持在正常范围内。如缺铁继续加重，血红蛋白低于正常则进入IDA期。故选C。

5.【答案】E

【解析】缺铁性贫血患者是先出现贮存铁减少，继之血清铁减少，然后再出现贫血，故选E。

6.【答案】D

【解析】缺铁性贫血时，血清铁降低对诊断最有意义，其他还有总铁结合力升高，转铁蛋白饱和度降低和血清铁蛋白降低。故选D。

7.【答案】C

【解析】缺铁性贫血时，血清铁低于8.95μmol/L，总铁结合力升高，大于64.44μmol/L；转铁蛋白饱和度降低，小于15%，sTfR浓度超过8mg/L。血清铁蛋白低于12μg/L。故选C。

【A_2型题】

8.【答案】D

【解析】缺铁性贫血呈小细胞低色素性贫血，平均红细胞体积低于80fl，平均红细胞血红蛋白量小于27pg，平均红细胞血红蛋白浓度小于32%，血片中可见红细胞体积小、中央淡染区扩大。网织红细胞数多正常或轻度增加。白细胞和血小板计数可正常或减低，也有部分患者血小板计数升高。故此患者应考虑缺铁性贫血。故选D。

9.【答案】B

【解析】此患者考虑为缺铁性贫血，口服铁剂有效，首先表现为外周血网织红细胞增多，高峰在开始服药后5～10天，2周后血红蛋白浓度上升。此患者口服铁剂7天，表现为网织红细胞升高，血红蛋白较前无变化。故选B。

10.【答案】C

【解析】此患者存在月经过多导致失血，贫血，网织红细胞正常，血清铁降低，总铁结合力升高，故考虑为缺铁性贫血。故选C。

11.【答案】C

【解析】缺铁性贫血是体内铁的储存不能满足正常红细胞生成的需要而发生的贫血。是由于铁摄入量不足、吸收量减少、需要量增加、铁利用障碍或丢失过多所致。形态学表现为小细胞低色素性贫血。此患者青年女性，贫血，白细胞正常，血清铁降低，故考虑可能为缺铁性贫血，故选C。

12.【答案】B

【解析】此患者长期胃痛伴间断黑粪，考虑为消化性溃疡并出血，存在慢性失血，血常规示白细胞和血小板正常，血红蛋白明显减少，贫血考虑为缺铁性贫血的可能性大。故选B。

第二十五节　再生障碍性贫血

【A_1型题】

1.【答案】D

2.【答案】B

3.【答案】C

【解析】再生障碍性贫血（AA，简称再障）诊断标准：①全血细胞减少，网织红细胞绝对值减少。②一般无脾大。③骨髓检查显示至少一部位增生减低或重度减低（如增生活跃，巨核细胞应明显减少，骨髓小粒成分中应见非造血细胞增多。有条件者应做骨髓活检等检查）。④能除外其他引起全血细胞减少的疾病，如阵发性睡眠性血红蛋白尿、骨髓增生异常综合征中的难治性贫血、急性造血功能停滞、骨髓纤维化、急性白血病、恶性组织细胞病等。⑤一般抗贫血药物治疗无效。故选C。

4.【答案】C

【解析】再障的骨髓活检显示造血组织均匀减少。故选C。

5.【答案】E

6.【答案】D

【解析】再生障碍性贫血的血象：呈全血细胞减少，贫血属正常细胞型，亦可呈轻度大红细胞。红细胞轻度大小不一，但无明显畸形及多染现象，一般无幼红细胞出现。网织红细胞显著减少。骨髓象：急性型呈多部位增生减低或重度减低，三系造血细胞明显减少，尤其是巨核细胞和幼红细胞；非造血细胞增多，尤为淋巴细胞增多。慢性型不同部位穿刺所得骨髓象很不一致，可从增生不良到增生象，但至少要有一个部位增生不良；如增生良好，晚幼红细胞比例常增多，其核不规则分叶状，呈现脱核障碍，但巨核细胞明显减少。骨髓涂片肉眼观察油滴增多，骨髓小粒镜检非造血细胞和脂肪细胞增多，一般在60%以上。故选D。

7.【答案】E

8.【答案】A

9.【答案】C

【解析】部分PNH患者可有全血细胞减少，有时在某一时期亦可发生骨髓增生低下，容易与再障相混淆。此外，再障与阵发性睡眠性血红蛋白尿有时可同时存在或互相转化。二者鉴别点为：PNH常有轻度黄疸，网织红细胞常有轻度增多，酸化血清溶血试验（Ham试验）、糖水试验、尿含铁血黄素试验均阳性，而再障则为阴性。故选C。

10.【答案】A

【解析】慢性再障性贫血的首选治疗药物应是雄激素，其治疗机制可能是直接刺激骨髓造血及增加EPO的作用。故选A。

11.【答案】B

【解析】急性重型再障以上呼吸道感染最常见，其次为牙龈炎、支气管炎、扁桃体炎，而肺炎、败血症等重症感染少见。常见感染菌种为革兰阴性杆菌和各类球菌。故选B。

12.【答案】C

【A_3/A_4型题】

13.【答案】B

14.【答案】C

15.【答案】D

16.【答案】A

【解析】此患者的临床表现为发热、鼻出血、皮肤紫癜，查体浅表淋巴结不大，化验示贫血、白细胞和血小板均降低，三系降低提示骨髓增生障碍，合并右下肺炎，考虑为急性再生障碍性贫血，预后不良，如不积极治疗多于6~12个月内死亡。故选A。

第二十六节 白 血 病

【A_1型题】

1.【答案】E

2.【答案】E

3.【答案】B

4.【答案】A

【解析】急性白血病是造血干细胞的恶性克隆性疾病，发病时骨髓中异常的原始细胞及幼稚细胞大量增殖并抑制正常造血，广泛浸润肝、脾、淋巴结等脏器。表现为贫血、出血、感染和浸润等征象。急性白血病患者正常骨髓造血受抑制，可出现贫血。故选A。

5.【答案】B

【解析】急性白血病患者中，大量白血病细胞在血管中淤滞及浸润、血小板减少、凝血异常及感染是出血的主要原因。故选B。

6.【答案】D

【解析】急性髓细胞白血病（AML）M_3亚型（急性早幼粒细胞白血病）的出血比急性淋巴细胞白血病ALL和AML其他亚型更严重而多见，其明显出血往往与血小板减少的程度不相适应，这是因为白血病细胞破坏，大量促凝物质和组织因子释放可发生弥散性血管内凝血伴原发纤维蛋白溶解。AML-M_3是最易发生DIC的白血病。故选D。

7.【答案】C

8.【答案】A

【解析】急性淋巴细胞白血病是一种起源于淋巴细胞的B系或T系细胞在骨髓内异常增生的恶性肿瘤性疾病。异常增生的原始细胞可在骨髓聚集并抑制正常造血功能，同时也可侵及骨髓外的组织，如脑膜、淋巴结、性腺、肝等。表现为贫血、出血、感染和浸润征象。为儿童最常见的急性白血病。故选A。

9.【答案】C

【解析】M_3为急性早幼粒细胞白血病，POX、SB、AS-D-NCE和ACP染色均呈阳性或强阳性反应。AS-D-NAE可呈阳性反应，但不被氟化钠抑制，α-萘酚丁酸酯酶染色阴性。髓系标志为主，CD13、CD33、MPO、CD68等阳性，而HLA-DR、CD34为阴性。故选C。

【A_2型题】

10.【答案】D

【解析】此患者表现为贫血、出血、胸骨痛，化验示白细胞、血红蛋白及血小板均降低，且可见幼稚细胞，符合急性白血病的特征，故最可能为急性白血病。故选D。

11.【答案】D

【解析】常见AL的细胞化学鉴别见表10-2，故选D。

表10-2 常见AL的细胞化学鉴别

	急淋白血病	急粒白血病	急单白血病
髓过氧化物酶（MPO）	(-)	分化差的原始细胞（-）~（+） 分化好的原始细胞（+）~（+++）	(-)~(+)
糖原染色（PAS）	(+) 成块或粗颗粒状	(-) 或 (+) 弥漫性淡红色或细颗粒状	(-) 或 (+) 弥漫性淡红色或细颗粒状
非特异性酯酶（NSE）	(-)	(-)~(+) NaF抑制<50%	(+) NaF抑制≥50%

12.【答案】A

【解析】M_2（急性粒细胞白血病部分分化型）：原粒细胞（Ⅰ型+Ⅱ型）占30%~89%（NEC），单核细胞<20%，其他粒细胞>10%。故选A。

13.【答案】C

【解析】M_5（急性单核细胞白血病）：骨髓原单核、幼单核≥30%（NEC）。如果原单核细胞（Ⅰ型+Ⅱ型）≥80%为M_5a，<80%为M_5b。故选C。

14.【答案】A

【解析】出血、贫血、感染、骨髓原始细胞明显增多，考虑急性白血病。POX（-），非特异性酯酶（-），考虑为急性淋巴细胞白血病。故选A。

15.【答案】C

【A_3/A_4型题】

16.【答案】E

【解析】患者中年男性，发热、咽痛，抗生素无效。查体：颈部浅表淋巴结肿大，下肢瘀斑。患者贫血、出血、感染，外周血白细胞及原始细胞明显增多，符合急性白血病的特征，考虑为急性白血病。故选E。

17.【答案】B

【解析】此患者贫血、出血、感染，外周血原始细胞明显增多，考虑为急性白血病，故体检中应注意有无胸骨压痛，故选B。

18.【答案】E

【解析】此患者考虑为急性白血病，故明确诊断需要骨髓穿刺了解骨髓情况。故选E。

【B_1型题】

19.【答案】D

【解析】再生障碍性贫血患者的骨髓抑制，骨髓增生低下，造血细胞减少。故选D。

20.【答案】B

21.【答案】A

【解析】Auer小体：在瑞氏或吉姆萨的血或骨髓涂片中，白细胞胞质中出现染红色细杆状物质，1条或数条不等，长1~6μm，称为Auer小体（棒状小体），这种Auer小体出现在急性髓细胞白血病（AML）、急性单核细胞白血病中，在骨髓增生异常综合征（MDS）的RAEB-t型也可检出。故选A。

22.【答案】C

【解析】急性早幼粒细胞白血病是急性髓细胞白血病的一种特殊类型，被FAB协作组定为急性髓细胞白血病M_3型。外周血：贫血，白细胞数量的变化，并可见幼稚细胞，血小板减少。骨髓象：以异常的颗粒增多的早幼粒细胞增生为主>30%，多数>50%，且细胞形态较一致，原始细胞以下各阶段细胞较少，细胞核形态多不规则，有内外浆，外浆中无颗粒，内浆中有大小不均的颗粒。故选C。

第二十七节 淋巴瘤

【A_1型题】

1.【答案】D

【解析】间变大细胞淋巴瘤占所有非霍奇金淋巴瘤的2%~7%。免疫表型可为T细胞型，临床发展迅速。故选D。

2.【答案】A

【解析】R-S细胞见于霍奇金淋巴瘤，是霍奇金淋巴瘤含有的一种独特的瘤巨细胞。瘤组织中常有多种炎症细胞浸润和纤维化。R-S细胞对霍奇金淋巴瘤最具有诊断意义。故选A。

3.【答案】C

【解析】滤泡性小裂细胞型：低度恶性。小无裂细胞型：高度恶性。免疫母细胞型：高度恶性。小淋巴细胞型：低度恶性。弥漫小裂细胞型：中度恶性。故选C。

4.【答案】D

【解析】淋巴瘤的首发症状常是无痛性颈部或锁骨上淋巴结进行性肿大。故选D。

【A_2 型题】

5.【答案】A

【解析】此患者考虑为霍奇金淋巴瘤，治疗选用 MOPP 疗效最快。故选 A。

6.【答案】E

【解析】Ⅰ期：病变限于单个淋巴结（Ⅰ）或淋巴结以外的单个器官或部位（ⅠE）。Ⅱ期：病变侵犯横膈同一侧的 2 个或更多的淋巴结区（Ⅱ）；或限局侵犯淋巴结以外的单个器官或部位，伴横膈同一侧的 1 个或更多的淋巴结区（ⅡE）。Ⅲ期：病变侵犯两侧淋巴结（Ⅲ）；或同时侵犯淋巴结以外的单个限局器官或部位（ⅢE）；或侵犯脾（ⅢS）；或两者都受侵（ⅢE）。Ⅳ期：弥漫性病变，侵及 1 个或多个淋巴结以外的器官或部位，伴有或不伴有淋巴结受侵。每个分期可按症状分为 A、B 两组。A 组：无 B 组所述症状。B 组：发热（38℃ 以上）、盗汗、6 个月内体重下降>10%。故选 E。

7.【答案】D

【解析】此患者右颈部肿块，病理检查为大细胞性淋巴瘤，早期霍奇金淋巴瘤的治疗给予适量全身化疗，放疗趋向于降低放疗的总剂量，缩小照射野的范围。故选 D。

【A_3/A_4 型题】

8.【答案】D

【解析】此患者中年男性，高热、皮肤瘙痒、右颈及锁骨上淋巴结肿大，无压痛，化验示贫血，无痛性淋巴结增大，伴发热，皮肤瘙痒，贫血，骨髓中找到 R-S 细胞，故考虑为淋巴瘤。故选 D。

9.【答案】C

【解析】此患者根据目前的症状、体征及辅助检查，考虑为淋巴瘤可能性大，但明确诊断需行淋巴结活检，霍奇金淋巴瘤的基本病理形态学改变是在以多种炎症细胞的混合增生背景中见到诊断性的 R-S 细胞及其变异型细胞。非霍奇金淋巴瘤淋巴结或组织病理见正常淋巴结或组织结构破坏，肿瘤细胞散在或弥漫浸润，根据不同的病理类型有各自独特的病理表现和免疫表型。故选 C。

10.【答案】E

11.【答案】A

【解析】霍奇金淋巴瘤是相对少见但治愈率较高的恶性肿瘤，治疗上主要采用化疗加放疗的综合治疗。MOPP 方案是主要化疗方案，但由于 MOPP 治疗延续 3 个月以上的患者第二肿瘤的发生率为 3%~5%，不孕率高达 50%，故目前 ABVD 已替代 MOPP 方案成为霍奇金淋巴瘤的首选化疗方案。

【B_1 型题】

12.【答案】D

【解析】ABVD 方案是霍奇金淋巴瘤的主要化疗方案。故选 D。

13.【答案】A

【解析】非霍奇金淋巴瘤常用 CHOP 化疗方案。故选 A。

14.【答案】E

15.【答案】B

16.【答案】B

17.【答案】A

第二十八节　多发性骨髓瘤

【A_1 型题】

【答案】D

【解析】多发性骨髓瘤的临床表现包括骨骼损害、贫血、肾功能损害、高钙血症、感染、高黏滞综合征、出血倾向、淀粉样变性、神经系统损害、髓外浸润。故选 D。

第二十九节　原发免疫性血小板减少症（ITP）

【A_1 型题】

1.【答案】E

【解析】原发免疫性血小板减少症（ITP）是一组免疫介导的血小板过度破坏所致的出血性疾病。以广泛皮肤黏膜及内脏出血、血小板减少、骨髓巨核细胞发育成熟障碍、血小板生存时间缩短及血小板膜糖蛋白特异性自身抗体出现等为特征。故选 E。

2.【答案】D

【解析】ITP 患者骨髓增生活跃，巨核细胞一般明显增多，有时正常，较为突出的改变是巨核细胞的核质成熟不平衡，胞质中颗粒较少，产血小板巨核细胞明显减少或缺乏。ITP 患者做骨髓检查为了除外血小板减少的其他疾病。故选 D。

3.【答案】A

【解析】ITP 一般起病隐袭，表现为散在的皮肤出血点及其他较轻的出血症状，如鼻出血、牙龈出血等。紫癜及瘀斑可出现在任何部位的皮肤或黏膜，但常见于下肢及上肢远端。血小板数在 $(20\sim50)\times10^9/L$，轻度外伤即可引起出血，少数为自发性出血，如瘀斑、瘀点等，血小板数小于

20×10^9/L，有严重出血的危险，血小板数小于 10×10^9/L，可能出现颅内出血。但ITP患者较少出现肌肉血肿。故选A。

4.【答案】C

【解析】ITP患者骨髓增生活跃，巨核细胞一般明显增多，有时正常，产血小板巨核细胞明显减少或缺乏。故选C。

【A_2型题】

5.【答案】B

【解析】患者有鼻出血及躯干四肢瘀点、瘀斑，化验示血小板减少，出血时间延长，血小板功能正常，骨髓象增生，巨核细胞数量增多，幼稚巨核细胞增多，产血小板型巨核细胞显著减少，故考虑为急性ITP。故选B。

【A_3/A_4型题】

6.【答案】E

【解析】ITP诊断要点：①至少2次化验血小板计数减少，血细胞形态无异常。②体检脾一般不大。③骨髓检查巨核细胞数正常或增多，有成熟障碍。④排除其他继发性血小板减少症。故选E。

7.【答案】E

【解析】ITP的实验室检查如下。①血小板：血小板计数减少，血小板平均体积偏大，出血时间延长，血小板的功能一般正常。②骨髓象：骨髓巨核细胞数量正常或增加，巨核细胞发育成熟障碍，幼稚巨核细胞增多，有血小板形成的巨核细胞显著减少，红系及粒、单核系正常。③血小板动力学：超过2/3的患者动力学无明显加速。④血浆血小板生成素水平：与正常人无统计学差异。⑤其他：可有程度不等的正常细胞或小细胞低色素性贫血，少数可发现自身免疫性溶血的证据。故选E。

8.【答案】A

【解析】此患者考虑为原发免疫性血小板减少症，糖皮质激素一般情况下为首选治疗，近期有效率约为80%。故选A。

9.【答案】C

10.【答案】A

【解析】此患者青年女性，牙龈出血、月经过多，双下肢散在出血点及紫癜，查体是肝、脾不大、贫血、血小板减少，白细胞及其分类正常，尿常规正常，故考虑为原发免疫性血小板减少症，进一步明确诊断需做骨髓检查，骨髓象为巨核细胞数正常或增多，有成熟障碍。故选A。

11.【答案】D

12.【答案】E

【解析】ITP的一线治疗为糖皮质激素和静脉输注免疫球蛋白；二线治疗为脾切除，药物治疗（抗CD20单克隆抗体、血小板生成药物、长春新碱、环孢素A、硫唑嘌呤、环磷酰胺、霉酚酸酯等免疫抑制剂等）。故选E。

第三十节 血 友 病

【A_1型题】

1.【答案】C

【解析】凝血酶原时间是外源凝血系统较为敏感和最为常用的筛选试验。主要反映外源性凝血是否正常。凝血酶原时间延长见于先天性凝血因子缺乏，获得性凝血因子缺乏如继发性或原发性纤维蛋白溶解功能亢进、严重肝病等，使用肝素等。凝血酶原时间缩短见于妇女口服避孕药、血栓栓塞性疾病及高凝状态等。血友病患者PT正常，APTT延长。故选C。

【A_2型题】

2.【答案】D

【解析】患者幼年发病，关节出血而没有皮肤出血及紫癜，PT正常，凝血时间延长，提示患者可能为Ⅷ因子缺乏的血友病，而血友病主要的障碍就是Ⅷ因子缺乏或者活性差，影响了内源性凝血的途径，为凝血活酶生成障碍。故选D。

【B_1型题】

3.【答案】C

【解析】过敏性紫癜是一种常见的血管超敏反应性疾病，因机体对某些致敏物质产生超敏反应，导致毛细血管脆性及通透性增加，血液外渗，产生紫癜、黏膜及某些器官出血，可同时伴有血管神经性水肿、荨麻疹等其他过敏表现。故选C。

4.【答案】B

5.【答案】A

【解析】DIC是以微血管体系损伤为病理基础，凝血及纤溶系统被激活，导致全身微血管血栓形成，凝血因子大量消耗并激发纤溶亢进，引起全身出血及微循环衰竭的临床综合征。故选A。

6.【答案】D

第三十一节　弥散性血管内凝血（DIC）

【A_1 型题】

1.【答案】E

2.【答案】D

【解析】抗凝治疗是终止 DIC 病理过程，减轻器官损伤，重建凝血-抗凝平衡的重要措施。DIC 的抗凝治疗应在处理基础疾病的前提下，与凝血因子补充同步进行。临床常用的抗凝药为肝素，包括普通肝素和低分子量肝素。故选 D。

【A_2 型题】

3.【答案】B

【解析】消耗性低凝状态：出血倾向，血小板及多种凝血因子水平低下，此期持续时间较长，常构成 DIC 的主要临床特点及实验室检测异常。故选 B。

【A_3/A_4 型题】

4.【答案】D

【解析】患者存在多发性出血倾向，休克，血小板下降，凝血酶原时间延长 3 秒以上，骨髓穿刺示增生活跃，巨核细胞多，故考虑为 DIC。故选 D。

5.【答案】B

【解析】此患者考虑为 DIC，进一步应查 D-二聚体或 3P 试验明确诊断。D-二聚体升高或 3P 试验阳性可协助诊断。D-二聚体是深静脉血栓、肺栓塞、DIC 的关键指标。3P 试验阳性常见于 DIC 伴继发性纤溶的早期。故选 B。

6.【答案】D

7.【答案】E

【解析】此患者考虑为 DIC，抗凝治疗是终止 DIC 病理过程、减轻器官损伤、重建凝血-抗凝平衡的重要措施。常用普通肝素和低分子肝素。故选 E。

第三十二节　甲状腺功能亢进症

【A_1 型题】

1.【答案】E

【解析】妊娠期雌激素刺激肝脏甲状腺激素结合球蛋白（TBG）增高，引起血清 TT_4 和 TT_3 增高，所以妊娠期甲亢的诊断应依赖血清 FT_4、FT_3 和 TSH。故选 E。

2.【答案】B

3.【答案】B

4.【答案】A

5.【答案】A

【解析】甲亢诊断：①高代谢症状和体征。②甲状腺肿大。③血清 TT_4、FT_4 增高，TSH 减低。故选 A。

第三十三节　甲状腺结节

【A_1 型题】

1.【答案】E

2.【答案】D

【A_2 型题】

3.【答案】C

【解析】患者检查发现右侧甲状腺结节，且患者有食量增加，易怒等表现，考虑甲状腺结节合并甲亢可能性大，FT_3、FT_4 和 TSH 对甲亢有诊断意义。故选 C。

【A_3/A_4 型题】

4.【答案】C

【解析】甲状腺细针抽吸细胞学检查是诊断甲状腺结节最准确、最经济的方法。故选 C。

5.【答案】D

6.【答案】B

第三十四节　原发性肾上腺皮质功能减退症

【A_1 型题】

1.【答案】C

【解析】原发性肾上腺皮质功能减退症最具特征性者为全身皮肤色素加深，暴露处、摩擦处、乳晕、瘢痕等处尤为明显，黏膜色素沉着见于齿龈、舌部、颊黏膜等处，系垂体 ACTH、黑素细胞刺激素（MSH）分泌增多所致。故选 C。

【B_1 型题】

2.【答案】A

【解析】原发性肾上腺皮质功能减退症，最具特征性者为全身皮肤色素加深，暴露处、摩擦处、乳晕、瘢痕等处尤为明显，黏膜色素沉着见于齿龈、舌部、颊黏膜等处，系垂体ACTH、黑素细胞刺激素（MSH）分泌增多所致。故选A。

3.【答案】B

【解析】继发性慢性肾上腺皮质功能减退症，无色素沉着，且皮色变浅，甚至苍白无华，水、盐代谢紊乱较轻，血糖波动大，低血糖倾向明显；兼有多腺体功能障碍；血浆ACTH明显降低。故选B。

第三十五节　糖　尿　病

【A_1 型题】

1.【答案】C

2.【答案】D

【解析】糖尿病酮症酸中毒一般采用小剂量短效胰岛素，每小时每千克体重0.1U，成人体重在40～60kg，故每小时静脉滴注4～6U。故选D。

3.【答案】E

【解析】糖尿病酮症酸中毒（DKA）为最常见的糖尿病急症，临床表现为早期“三多一少”症状加重；酸中毒失代偿后，病情迅速恶化，疲乏、食欲减退、恶心、呕吐、多尿、口干、头痛、嗜睡、呼吸深快、呼气中有烂苹果味（丙酮）；后期严重失水，尿量减少，眼眶下陷，皮肤、黏膜干燥，血压下降，心率加快，四肢厥冷；晚期不同程度意识障碍，反射迟钝、消失，昏迷。感染等诱因引起的临床表现可被DKA的表现所掩盖。少数患者表现为腹痛，酷似急腹症，易误诊。虽患者常有感染，但其临床表现可被DKA的表现所掩盖且往往因外周血管扩张而体温不高，甚至偏低，是预后不良的表现。故选E。

4.【答案】D

【解析】糖尿病酮症酸中毒主要由酮体中酸性代谢产物引起，经输液和胰岛素治疗后，酮体水平下降，酸中毒可自行纠正，一般不必补碱。严重酸中毒影响心血管、呼吸和神经系统功能，应给予相应治疗，但补碱不宜过多、过快，补碱指征为血pH＜7.1，HCO_3^-＜5mmol/L。补碱过多、过快，可产生不利影响，包括脑脊液反常性酸中毒加重、组织缺氧加重、血钾下降和反跳性碱中毒等。故选D。

5.【答案】C

6.【答案】B

7.【答案】B

【解析】西格列汀二肽基肽酶4（DPP-4）抑制剂，在2型糖尿病患者中可通过增加活性肠促胰岛激素的水平而改善血糖控制。肠促胰岛激素包括胰高糖素样多肽-1（GLP-1）和葡萄糖依赖性促胰岛素分泌多肽（GIP），由肠道全天释放，并且在进餐后水平升高。GLP-1可以抑制胰腺α细胞分泌胰高糖素。胰高糖素浓度的降低和胰岛素水平的升高可降低肝葡萄糖生成，从而降低血糖水平。故选B。

8.【答案】D

【解析】糖化血红蛋白（GHbA1）是葡萄糖或其他糖与血红蛋白的氨基发生非酶催化反应（一种不可逆的蛋白糖化反应）的产物，其量与血糖浓度呈正相关。GHbA1有a、b、c 3种，以GHbA1c（HbA1c）最为主要。正常人HbA1c占血红蛋白总量的3%～6%，不同实验室之间其参考值有一定差异。血糖控制不良者HbA1c升高，并与血糖升高的程度和持续时间相关。由于红细胞在血循环中的寿命约为120天，因此HbA1c反映患者近8～12周平均血糖水平，为糖尿病控制情况的主要监测指标之一。对大多数非妊娠成人，HbA1c<7.0%，而相对于病程短、预期寿命长、无明显CVD等患者可考虑更严格的HbA1c目标，对于有严重低血糖病史、预期寿命有限、已有显著微血管或大血管并发症糖尿病病程长的患者，应采用较为宽松的HbA1c目标。故选D。

9.【答案】B

10.【答案】E

11.【答案】D

12.【答案】D

13.【答案】B

【解析】糖尿病诊断以血糖异常升高作为依据，血糖的正常值和糖代谢异常的诊断切点是依据血糖值与糖尿病和糖尿病特异性并发症（如视网膜病变）发生风险的关系来确定。故选B。

14.【答案】E

【解析】高渗昏迷的胰岛素治疗方法与DKA相似，目前均采用小剂量（短效）胰岛素治疗方案。鱼精蛋白锌胰岛素（PZI）为长效胰岛素。故选E。

15.【答案】C

【解析】微血管病变是糖尿病的特异性并发症，其典型改变是微循环障碍和微血管基底膜增厚。微血管病变可累及全身各组织器官，主要表现在视网膜、肾、神经和心肌组织，其中以糖尿病肾病和视网膜病尤为重要。故选 C。

16.【答案】C

【解析】由于胎儿先天性畸形危险性最大的时期是停经 9 周前及受孕 7 周内，因而糖尿病妇女应于接受胰岛素治疗使血糖控制达标后才受孕。孕前应进行全面检查，由内分泌医师和妇产科医师共同决定是否适合妊娠。应选用胰岛素控制血糖。密切监测孕妇血糖水平，避免低血糖。通常孕 36 周前早产婴儿死亡率较高，38 周后胎儿宫内死亡率增高，故主张选择 36～38 周进行引产或剖宫产。但目前认为应根据胎儿和母亲的具体情况综合考虑，特别是妊娠期糖尿病，可争取足月妊娠自然分娩。产后注意对新生儿低血糖症的预防和处理。故选 C。

17.【答案】D

18.【答案】B

【解析】妊娠期糖尿病是指妊娠期间发生的不同程度的糖代谢异常。不包括孕前已诊断或已患糖尿病的患者，后者称为糖尿病合并妊娠。故选 B。

19.【答案】E

20.【答案】D

【解析】糖尿病的诊断标准为：糖尿病症状加任意时间血浆葡萄糖≥11.1mmol/L 或空腹血糖（FPG）≥7.0mmol/L 或 OGTT 2h PG≥11.1mmol/L。需再测一次予以证实，诊断才能成立。随机血糖是指不考虑上次用餐时间，一天中任意时间的血糖。故选 D。

【A_2 型题】

21.【答案】A

【解析】糖尿病患者自主神经病变较常见，并可较早出现，影响胃肠、心血管、泌尿生殖系统功能。临床表现为瞳孔改变（缩小且不规则、光反射消失、调节反射存在），排汗异常（无汗、少汗或多汗），胃排空延迟（胃轻瘫）、腹泻（饭后或午夜）、便秘等，直立性低血压、持续心动过速、心搏间距延长等，以及残尿量增加、尿失禁、尿潴留、阳痿等。故选 A。

22.【答案】A

【解析】患者为青少年，有明显的症状，经胰岛素治疗，症状时轻时重，提示 1 型糖尿病的可能性大。眼睑及下肢水肿，乏力，腰痛，BP160/100mmHg，尿蛋白（++），颗粒管型少许，尿糖（++），均提示肾脏损害，且患者病史已经 10 年，符合糖尿病肾病的诊断。故选 A。

23.【答案】D

【解析】糖尿病的诊断标准为：糖尿病症状加任意时间血浆葡萄糖（PG）≥11.1mmol/L，或空腹血糖≥7.0mmol/L，或口服葡萄糖耐量试验（OGTT）2hPG≥11.1mmol/L。需重复一次确认，诊断才能成立。故选 D。

24.【答案】B

【解析】OGTT 2h PG＜7.7 mmol/为正常糖耐量；7.8～11.0mmol/L 为糖耐量低减（IGT）；≥11.1mmol/L 应考虑糖尿病。故选 B。

25.【答案】C

【解析】患者，妊娠后出现“三多”症状，空腹血糖 11.7mmol/L，餐后 2 小时血糖 16.3mmol/L，尿糖（+++），可诊断为糖尿病，因其既往无糖尿病，故为妊娠期糖尿病。故选 C。

26.【答案】C

【解析】双胍类药物能增强无氧酵解，抑制肝脏及肌肉对乳酸的摄取，抑制糖异生作用，故有致乳酸性酸中毒的作用。乳酸性酸中毒的临床表现特异性不强，视病因不同而异。症状轻者可仅有恶心、腹痛、食欲下降、头昏、嗜睡、呼吸稍深快。病情较重或严重患者可有恶心、呕吐、头痛、头昏、全身酸软、口唇发绀、低血压、体温低、脉弱、心率快、脱水、呼吸深大、意识障碍、四肢反射减弱、瞳孔扩大、深度昏迷或休克。糖尿病酮症酸中毒昏迷：①尿酮体强阳性。②呼吸有酮味。③血压低而尿量仍多。④血糖多数为 16.7～33.3mmol/L，有时可达 55.5mmol/L 以上。非酮症高渗性糖尿病昏迷：①多见于老年人。②约 2/3 患者于发病前无糖尿病史，或仅有轻度症状。③常见诱因为急性胃肠炎。④无酮症或较轻。血尿素氮及肌酐升高。⑤突出表现为血糖常高于 33.3mmol/L 以上，一般为 33.3～66.6mmol/L。⑥血钠升高可达 155mmol/L。糖尿病肾病尿毒症昏迷：①明显的“三多一少”症状，常见于病史超过 10 年的患者，是 1 型糖尿病的主要死亡原因。②眼睑及下肢水肿、腰痛、高血压。③尿蛋白、管型。故选 C。

27.【答案】E

【解析】此患者单独使用二甲双胍治疗后，空腹血糖现在正常范围，但餐后 2 小时血糖均高，且糖化血红蛋白偏高，说明近期血糖控制均不理想，因患者现空腹血糖正常而餐后 2 小时血糖高，故应加用 α 葡萄糖苷酶抑制剂，因其尤其适用于空腹血糖正常（或不太高）而餐后血糖明显升高者。故选 E。

28.【答案】B

【解析】饮食治疗是糖尿病一项重要的基础治疗措施，应长期严格执行。患者胰岛素释放试验低平型，提示内源性胰岛素分泌不足，应给予胰岛素治疗，此时用格列吡嗪效果差。血糖常在 16.7mmol/L 以上，易出现酮症，胰岛素释放试验低平型的患者，因缺乏内源性胰岛素去促使骨骼肌吸收利用葡萄糖，因此机体所需能量将由脂肪动员和分解的方式产生，大量脂肪酸在肝脏经 β

氧化产生大量酮体，导致酮症的产生。所以易产生酮症的患者在进行运动前，必须要使血糖在16.7mmol/L以下，血酮、尿酮阴性，方可适当运动。故选B。

29.【答案】E

【解析】患者夜间有低血糖，晨起又出现高血糖，考虑Somogyi效应。Somogyi效应即在夜间曾有低血糖，在睡眠中未被察觉，但导致体内胰岛素拮抗素激素分泌增加，继而发生低血糖后的反跳性高血糖。应减少睡前胰岛素剂量，或睡前加餐。故选E。

30.【答案】D

31.【答案】C

【解析】糖尿病患者如需施行择期大手术，尤其是在全身麻醉下施行手术，应至少在手术前3天即开始使用或改用胰岛素治疗，宜选用短效胰岛素或联合应用短效和中效制剂，术后恢复期再调整糖尿病治疗方案。故选C。

32.【答案】B

33.【答案】E

【解析】糖尿病患者在急性应激时，如重症感染、急性心肌梗死、脑卒中或急症手术等，容易促使代谢紊乱迅速恶化。此时不论哪一种类型糖尿病，也不论原用哪一类药物，均应按实际需要，使用胰岛素治疗以度过急性期，待急性并发症痊愈或缓解后再调整糖尿病治疗方案。故选E。

34.【答案】D

35.【答案】E

【解析】患者45岁，肥胖，空腹血糖8.3mmol/L，提示2型糖尿病。部分2型糖尿病患者在患病初期由于餐后胰岛素分泌高峰延迟，可出现反应性低血糖，大多发生在餐后2~4小时，尤以单纯进食碳水化合物时为著。主要表现为发作性的心悸、出汗、乏力，有“不由自主”感。故选E。

36.【答案】C

【解析】患者进食减少后仍按原剂量注射胰岛素而出现低血糖症，急诊处理应滴注葡萄糖以纠正低血糖。故选C。

【A_3/A_4型题】

37.【答案】D

【解析】患者45岁，肥胖，近期出现口渴症状，尿糖阳性，空腹血糖7.9mmol/L，餐后2小时血糖12.1mmol/L，符合2型糖尿病的诊断。故选D。

38.【答案】D

39.【答案】B

40.【答案】C

【解析】患者为1型糖尿病，根据此次发病的症状特点及辅助检查结果考虑发生了酮症酸中毒。目前对患者合理的胰岛素使用方案是静脉小剂量短效胰岛素治疗，故选C。

41.【答案】B

【解析】酮症酸中毒经输液（通常使用生理盐水）和胰岛素治疗后，酮体水平下降，酸中毒纠正，一般不必补碱，小剂量补碱指征为pH<7.1，HCO_3^-<5mmol/L。但酮症酸中毒患者有不同程度失钾，治疗开始即予静脉补钾。故选B。

第三十六节 系统性红斑狼疮

【A_1型题】

1.【答案】D

2.【答案】A

3.【答案】C

第三十七节 精神障碍

【A_1型题】

【答案】D

第三十八节 精神障碍症状学

【A_1型题】

1.【答案】A

2.【答案】E

3.【答案】E

4.【答案】C

5.【答案】B

6.【答案】D

7.【答案】D

8.【答案】C

9.【答案】C

【解析】思维形式障碍主要为思维过程的联想和逻辑障碍。常见的症状如下：思维奔逸、思维迟缓、思维贫乏、思维散漫、思维破裂、语词杂拌、思维不连贯、思维中断、思维被夺、思维插入、强制性思维和病理性赘述、思维化声、语词新作、象征性思维。

10.【答案】D

【解析】原发性妄想是没有发生基础的妄想。表现为内容不可理解，不能用既往经历、当前处境及其他心理活动等加以解释。原发性妄想是精神分裂症的典型症状，对精神分裂症具有重要诊断价值。

【A_2 型题】

11.【答案】A

【解析】焦虑是指在缺乏相应的客观刺激情况下出现的内心不安状态。表现为患者顾虑重重、紧张恐惧，坐立不安，严重时可表现为搓手顿足，惶惶不可终日，似有大祸临头的感觉。

12.【答案】A

【解析】思维破裂表现为患者的言语或书写内容有结构完整的句子，但各句含意互不相关，变成了语句堆积，整段内容令人不能理解。

13.【答案】C

【解析】原发性妄想是没有发生基础的妄想。表现为内容不可理解，不能用既往经历、当前处境及其他心理活动等加以解释。

14.【答案】C

【解析】思维奔逸指思维联想速度加快、数量增多和转换加速。患者表现为特别健谈，说话滔滔不绝，口若悬河，感到脑子特别灵活，就像机器加了"润滑油"一样难以停顿下来。患者说话的语速快，语量多，主题极易随环境而发生改变（随境转移），也可有音韵联想（音联），或字意联想（意联）。

15.【答案】C

【解析】意志减退指意志活动的减少。表现为动机不足，缺乏积极主动性及进取心，对周围一切事物缺乏兴趣，不愿活动，工作学习感到非常吃力，严重时整日呆坐或卧床不起，日常生活也懒于料理。

16.【答案】D

【解析】关系妄想是指患者认为周围环境中所发生的与自己无关的事情均与自己有关。如认为周围人的谈话是在议论自己，别人的咳嗽是针对自己的，甚至认为电视上播出的和报纸上登载的内容也与自己有关。

17.【答案】B

【解析】思维贫乏指联想概念与词汇贫乏，患者感到脑子空空荡荡，没有什么思想。表现为寡言少语，谈话时言语内容空洞单调或词穷句短，回答问题简单，严重者对什么问题都回答"不知道"。

18.【答案】A

【解析】错觉是对客观事物歪曲的知觉。多见于器质性精神障碍的谵妄状态。

19.【答案】B

【解析】情感淡漠是指对外界刺激缺乏相应的情感反应，缺乏内心体验。表现为面部表情呆板、对周围发生的事物漠不关心，即使对与自身有密切利害关系的事情也如此。

20.【答案】D

【解析】思维破裂表现为患者的言语或书写内容有结构完整的句子，但各句含意互不相关，变成了语句的堆积，整段内容令人不能理解。

21.【答案】B

【解析】假性幻觉是存在于自己的主观空间内，不通过感觉器官而获得的幻觉。其特点为幻觉内容往往比较模糊、不清晰和不完整，故患者常常描述为没有通过耳朵或眼睛，大脑内就隐约出现了某种声音或影像。

22.【答案】E

【解析】思维破裂表现为患者的言语或书写内容有结构完整的句子，但各句含意互不相关，变成了语句堆积，整段内容令人不能理解。

23.【答案】C

【解析】意志增强指意志活动增多。表现为在病态情感或妄想的支配下，患者持续地坚持某些行为，具有极大的顽固性。

24.【答案】B

【解析】原发性妄想是没有发生基础的妄想。表现为内容不可理解，不能用既往经历、当前处境及其他心理活动等加以解释。

25.【答案】A

【解析】情感低落是负性情感活动的明显增强。表现为忧愁、苦闷、唉声叹气、暗自落泪等，有时感到前途灰暗，没有希望，严重时可因悲观绝望而出现自杀企图及行为。

26.【答案】E

【解析】病理性赘述指思维联想活动迂回曲折，联想枝节过多。表现为患者对某种事物做不必要的过分详尽的描述，言语啰嗦，但最终能够回答出有关问题。如果要求患者简明扼要，患者则无法做到。

【B_1 型题】

27.【答案】D

【解析】思维被夺属于思维联想障碍，患者感到自己思想被某种外力突然抽走。思维被洞悉指患者觉察到内心所想的事情，虽然没有说出，也没有用文字书写出来，但被别人知道了。思维贫乏指联想概念与词汇贫乏，患者感到脑子空空荡荡，没有什么思想。思维散漫表现为在交谈时，患者联想松弛，内容散漫，缺乏主题，话题转换缺乏必要的联系。思维迟缓指思维联想速度减慢、数量减少和转换困难，表现为语量少，语速慢，语音低和反应迟缓。

28.【答案】C

29.【答案】E

【解析】强制性思维是思维联想的自主性障碍。表现为患者感到脑内涌现大量无现实意义、不属于自己的联想，是被外力强加的。思维插入属于思维联想障碍，表现为患者感到有某种不属于自己的思想被强行塞入。联想散漫是思维的连贯性障碍，即联想概念之间缺乏必要的联系。思维奔逸是思维联想速度加快、数量增多和转换加速。强迫思维指在患者脑中反复出现的某一概念或相同内容的思维，明知不合理和没有必要，但又无法摆脱，常伴有痛苦体验。

30.【答案】D

31.【答案】C

【解析】物理影响妄想又称被控制感，患者感到自己的思想、情感或意志行为受到某种外界力量的控制而身不由己。强制性思维是思维联想的自主性障碍。表现为患者感到脑内涌现大量无现实意义、不属于自己的联想，是被外力强加的。痴呆是指较严重的、持续的认知障碍。临床上以缓慢出现的智能减退为主要特征，伴有不同程度的人格改变，但无意识障碍。关系妄想指患者认为周围环境中所发生的与自己无关的事情均与自己有关。木僵指动作行为和言语活动被完全抑制。表现为患者不语、不动、不饮、不食，肌张力增高，面部表情固定，对刺激缺乏反应，经常保持一种固定姿势，甚至大、小便潴留。

32.【答案】C

33.【答案】A

34.【答案】B

35.【答案】D

36.【答案】B

【解析】情感淡漠指对外界刺激缺乏相应的情感反应，缺乏内心体验。表现为面部表情呆板，对周围发生的事物漠不关心，即使对与自身有密切利害关系的事情也如此。多见于晚期精神分裂症。情感低落是负性情感活动的明显增强。表现为忧愁、苦闷、唉声叹气、暗自落泪等，有时感到前途灰暗，没有希望，严重时可因悲观绝望而出现自杀企图及行为。多见于抑郁发作。情绪高涨是正性情感活动的明显增强。表现为不同程度的、与周围环境不相称的病态喜悦，患者自我感觉良好，整日喜笑颜开，谈话时语音高昂，眉飞色舞，表情丰富。多见于躁狂发作。情感不稳是情感活动的稳定性障碍，表现为患者的情感反应极易发生变化，从一个极端波动至另一极端，显得喜怒无常，变化莫测。多见于脑器质性精神障碍。恐惧指面临某种事物或处境时出现的紧张不安反应。病态的恐惧是指与现实威胁不相符的恐惧反应，表现为过分害怕，提心吊胆，且常伴有明显的自主神经功能紊乱症状。多见于恐惧症。

37.【答案】A

38.【答案】C

39.【答案】A

【解析】思维破裂为思维的连贯性障碍，即联想概念之间缺乏必要的联系。妄想内容与事实不符，缺乏客观现实基础，但患者仍坚信不疑。刻板言语指患者机械刻板地反复重复某一单调的言语。强迫思维指在患者脑中反复出现的某一概念或相同内容的思维，明知不合理和没有必要，但又无法摆脱，常伴有痛苦体验。

40.【答案】E

41.【答案】D

42.【答案】B

第三十九节　精神障碍的检查和诊断

【A_1 型题】

1.【答案】E

2.【答案】D

第四十节　脑　卒　中

【A_1 型题】

1.【答案】E

【解析】脑膜刺激征见于脑膜炎、蛛网膜下腔出血、脑水肿及颅内压增高。

2.【答案】E

【解析】急性脑梗死溶栓治疗禁忌之一是发病至静脉溶栓治疗开始的最大可能时间超过4.5小时。急性脑梗死患者在发病24小时后逐渐显示低密度梗死灶，如果患者头部CT出现低密度灶，则提示发病时间超过4.5小时，此时已不适合溶栓治疗。

3.【答案】E

【解析】脑梗死多数病例发病24小时后逐渐显示低密度梗死灶，发病后2~15日可见均匀片状或楔形的明显低密度灶。

4.【答案】B

【解析】绝大多数高血压脑出血发生在基底核的壳核及内囊区，约占ICH的70%。

5.【答案】D

【解析】脑出血最常见的病因是高血压合并细小动脉硬化。

6.【答案】E

【解析】脑出血总体预后较差。脑水肿、颅内压增高和脑疝形成是致死的主要原因。预后与出血量、出血部位、意识状态及有无并发症有关。

7.【答案】C

【解析】CT扫描时诊断脑出血的首选方法，起病后即可见高密度异常影，CT可清楚显示出血部位、出血量大小、血肿形态，是否破入脑室以及血肿周围有无低密度水肿带和占位效应等。病灶多呈圆形或卵圆形均匀高密度区，边界清楚，脑室大量积血时多呈高密度铸型，脑室扩大。

8.【答案】E

【解析】脑水肿可使颅内压增高，并致脑疝形成，是影响脑出血死亡率及功能恢复的主要因素。

【A_2型题】

9.【答案】B

【解析】患者为青年女性，有心源性疾病，活动中急性起病，无前驱症状，突发右侧肢体活动不灵，考虑脑栓塞。

10.【答案】D

【解析】青壮年男性，有心脏病史，骤然起病，数分钟出现抽搐、偏瘫等局灶神经功能缺损，考虑为脑栓塞。

11.【答案】A

【解析】CT是高密度影，提出脑出血，双侧瞳孔不等大，右侧光反射消失，提示脑疝发生。

12.【答案】B

【解析】CT示高密度影，提示脑出血，此时不易抗凝治疗，容易引起再出血。

13.【答案】C

【解析】患者CT显示左侧豆状核区有高密度影，考虑为基底节区壳核出血。左侧脑室体部有高密度影，考虑为继发性脑室出血，双侧瞳孔不等大，左侧光反应消失，则为颞叶钩回疝形成。

【A_3/A_4型题】

14.【答案】A

15.【答案】C

16.【答案】A

【解析】脑出血最主要的处理是降颅压，预防脑水肿和脑疝形成。

17.【答案】A

【解析】CT示高密度影提示脑出血。

18.【答案】A

【解析】患者左侧瞳孔散大，对光反射消失，可考虑颞叶钩回疝。

19.【答案】C

【B_1型题】

20.【答案】C

【解析】蛛网膜下腔出血：突然发生的持续性剧烈头痛、呕吐、脑膜刺激征阳性，伴或不伴意识障碍，检查无局灶性神经系统体征，应高度怀疑蛛网膜下腔出血。同时CT证实脑池和蛛网膜下腔高密度征象或腰穿检查示压力增高和血性脑脊液等科临床确诊。

21.【答案】A

【解析】脑血栓形成：中年以上的高血压及动脉硬化患者，静息状态下或睡眠中急性起病，迅速出现局灶性脑损害的症状和体征，并能用某一动脉供血区功能损伤解释。

22.【答案】A

【解析】脑出血：中老年患者在活动中或情绪激动时突然发病，迅速出现局灶性神经功能缺损症状以及头痛、呕吐等颅高压症状应考虑出血的可能，结合头颅CT检查可明确诊断。

23.【答案】B

24.【答案】D

【解析】脑栓塞：骤然起病，数秒至数分钟达到高峰，出现偏瘫、失语等局灶性神经功能缺损，有栓子来源的基础疾病，如果心脏病，严重的骨折等，可初步作出临床诊断。

第四十一节　三叉神经痛

【A_1型题】

1.【答案】C

【解析】继发性三叉神经痛为持续性，伴患侧面部感觉减退、角膜反射迟钝等，常合并其他脑神经损害症状。原发性三叉神经痛神经系统检查无阳性体征。

2.【答案】B

【解析】卡马西平为治疗原发性三叉神经痛的首选治疗药物，有效率可达70%~80%。

3.【答案】C

【解析】面部感觉减退为继发性三叉神经痛的症状。

【A_2型题】

4.【答案】A

【解析】三叉神经感觉纤维支配头皮前部和面部的皮肤；运动神经纤维支配咀嚼肌和鼓膜张肌等。翼内、外肌的功能是将下颌推向前下，故一侧神经麻痹时，张口时下颌向患侧偏斜。当三叉神经第1支（眼神经）或面神经损害时，可出现同侧直接角膜反射消失、间接角膜反射存在。因此该患者病损部位在左侧三叉神经。

【A_3/A_4型题】

5.【答案】B

【解析】三叉神经痛常局限于三叉神经第1支或第2支分布区，以上颌支、下颌支多见。

6.【答案】C

【解析】三叉神经痛常与牙痛相鉴别。X线检查可发现龋齿、肿瘤等有助于鉴别。

7.【答案】C

【解析】原发性三叉神经痛面部感觉减退、角膜反射正常。

8.【答案】B

【解析】经皮半月神经节射频电凝疗法适用于年老体衰有系统疾病、不能耐受手术者。三叉神经显微血管减压术，镇痛同时不产生感觉及运动障碍，但可出现听力减退、气栓及滑车神经、展神经、面神经暂时性麻痹等并发症。

第四十二节　偏　头　痛

【A_1型题】

1.【答案】D

【解析】无先兆偏头痛是最常见的偏头痛类型，约占偏头痛的80%。临床表现为反复发作的一侧或双侧额颞部疼痛，呈搏动性，常伴有恶心、呕吐、畏光、出汗、全身不适、头皮触痛等症状。

2.【答案】E

3.【答案】C

【解析】偏头痛并发症包括：①慢性偏头痛。②偏头痛持续状态。③无梗死的持续先兆。④偏头痛性脑梗死。⑤偏头痛诱发的痫样发作。

4.【答案】E

【解析】偏头痛血管学说认为偏头痛是原发性血管性疾病，由血管舒缩功能障碍引起。颅内血管收缩引起偏头痛先兆症状，随后颅外、颅内血管扩张导致搏动性的头痛产生。因此偏头痛发作时禁用血管扩张药。

【A_2型题】

5.【答案】A

【解析】患者头痛为单侧性，搏动性，持续10小时，神经系统检查无异常，脑电图正常，可排除癫痫精神运动性发作和颅内占位性病变，故考虑诊断为偏头痛。

6.【答案】E

【解析】患者反复发作性头痛3年，发作前有先兆症状，头痛呈搏动性，伴恶心、呕吐，考虑诊断为偏头痛。

7.【答案】B

【解析】麦角类制剂为5-HT_1受体非选择性激动剂，其半衰期长、治疗偏头痛的复发率低，适用于发作持续时间长的患者。

【B_1型题】

8.【答案】A

【解析】轻-中度头痛单用非甾体类抗炎药有效。中-重度头痛可选用偏头痛特异性治疗药物。麦角类制剂为5-HT_1受体非选择性激动剂，曲普坦类为5-$HT_{1B/1D}$受体选择性激动剂。偏头痛预防性治疗可选用β肾上腺素能受体阻断药普萘洛尔和美托洛尔；钙通道阻滞药氟桂利嗪和维拉帕米；抗癫痫药丙戊酸、托吡酯和加巴喷丁；抗抑郁药阿米替林；5-HT受体阻断药苯噻啶。

9.【答案】B

10.【答案】D

11.【答案】C

第四十三节　传染病学总论

【A_1型题】

1.【答案】B

【解析】早期明确传染病的诊断有助于患者的隔离和治疗。传染病的诊断要综合分析下列三个方面的资料：①临床资料。②流行病学资料。③实验室及其他检查资料。故选B。

2.【答案】C

【解析】①甲类传染病是指鼠疫、霍乱。②乙类传染病是指严重急性呼吸综合征、艾滋病、病毒性肝炎、脊髓灰质炎、人感染高致病性禽流感、甲型H1N1流感、麻疹、流行性出血热、狂犬病、流行性乙型脑炎、登革热、炭疽、细菌性和阿米巴性痢疾、肺结核、伤寒和副伤寒、流行性脑脊髓膜炎、百日咳、白喉、新生儿破伤风、猩红热、布氏菌病、淋病、梅毒、钩端螺旋体病、血吸虫病、疟疾。③丙类传染病是指流行性感冒、流行性腮腺炎、风疹、急性出血性结膜炎、麻风病、流行性和地方性斑疹伤寒、黑热病、包虫病、丝虫病，除霍乱、细菌性和阿米巴性痢疾、伤寒和副伤寒以外的感染性腹泻病、手足口病。故选 C。

3.【答案】D

4.【答案】B

5.【答案】A

6.【答案】C

【解析】传染病的流行过程就是传染病在人群中发生、发展和转归的过程。流行过程的发生需要有三个基本条件，包括传染源、传染途径和人群易感性。这三个环节必须同时存在，若切断任何一个环节，流行即告终止。流行过程本身又受社会因素和自然因素的影响。故选 C。

7.【答案】B

【解析】感染过程可出现五种不同的结局：①清除病原体。②隐性感染，在大多数病毒性传染病中隐性感染是最常见的表现形式，其数量常远远超过显性感染（10 倍以上）。③显性感染。④病原携带状态。⑤潜伏性感染。故选 B。

8.【答案】A

【解析】传染病的预防也是传染病工作者的一项重要任务。作为传染源的传染病患者总是由临床工作者首先发现因而及时报告和隔离患者就成为临床工作者不可推卸的责任。同时，应当针对构成传染病流行过程的三个基本环节采取综合性措施，并且根据各种传染病的特点，针对传播的主导环节，采取适当的措施，防止传染病继续传播：①管理传染源。②切断传播途径。③保护易感人群。故选 A。

9.【答案】B

【解析】治疗传染病的目的不仅在于促进患者康复而且还在于控制传染源，防止进一步传播。要坚持综合治疗的原则，即治疗与护理，隔离与消毒并重，一般治疗、对症治疗与病原治疗并重的原则。故选 B。

10.【答案】C

11.【答案】B

【解析】潜伏性感染又称潜在性感染，病原体感染人体后，寄生于某些部位，由于机体免疫功能足以将病原体局限化而不引起显性感染，但又不足以将病原体清除时，病原体便可长期潜伏起来，待机体免疫功能下降时，则可引起显性感染。故选 B。

12.【答案】C

13.【答案】E

【解析】感染是病原体与人体之间相互作用、相互斗争的过程。引起感染的病原体可来自宿主体外，也可来自宿主体内。来自宿主体外病原体引起的感染称为传染，传染主要指病原体通过一定方式从一个宿主个体到另一个宿主个体的感染。故选 E。

14.【答案】C

【解析】传染病与其他疾病的主要区别在于其具有下列四个基本特征：①病原体。②传染性。③流行病学特征。④感染后免疫。故选 C。

15.【答案】A

【A_2 型题】

16.【答案】E

17.【答案】D

【解析】患者持续发热 17 天伴腹泻，肥达反应“O”1∶160，“H”1∶320，符合伤寒的特点，患者 6 个月前有血吸虫疫水接触史并伴有肝大，考虑伤寒合并血吸虫病可能性大。故选 D。

18.【答案】C

【解析】患者急性起病，有黄疸，肝性脑病及凝血机制障碍等肝衰竭表现，故考虑急性重型肝炎可能性大。故选 C。

19.【答案】E

【解析】患者 8 月发病，以高热、抽搐、休克症状为主，血白细胞 $21\times10^9/L$，符合休克型中毒性菌痢的特点，考虑中毒性菌痢可能性大。故选 E。

20.【答案】D

【解析】病原体携带状态是指病原体侵入人体后，可以停留在入侵部位或侵入较远的脏器继续生长、繁殖，人体不出现任何的疾病状态，但能携带并排出病原体，成为传染病流行的传染源。患者 HBsAg 阳性，而无临床症状，考虑为病原体携带状态。故选 D。

【A_3/A_4 型题】

21.【答案】C

【解析】患者有发热、出血、肾损害的临床表现，考虑流行性出血热即肾综合征出血热的可能性大。尿中突然出现大量蛋白尿对诊断有很大帮助，血尿素氮及肌酐在低血压休克期开始升高，移行期末达高峰，多尿后期开始下降。故应行尿常规及肾功能检查以协助诊断。故选 C。

22.【答案】B

【解析】该患者目前处于发热期，治疗如下。①抗病毒。②减轻外渗：每天输平衡盐溶液或盐水 1000ml 左右，可给予路丁、维生素 C 等。③改善中毒症状。④预防 DIC。故选 B。

23.【答案】B

【解析】患者持续发热，表情淡漠，肝、脾大、白细胞减少，提示伤寒的可能性大。由于骨髓中的单核吞噬细胞吞噬伤寒杆菌较多，伤寒杆菌存在的时间也较长，所以，骨髓培养的阳性率比血培养稍高，可达80%~95%。对血培养阴性或使用过抗菌药物诊断有困难的疑似患者，骨髓培养更有助于诊断。故选B。

24.【答案】D

【解析】目前，在没有伤寒药物敏感性试验的结果之前，伤寒经验治疗的首选药物推荐使用第三代喹诺酮类药物，儿童和孕妇伤寒患者宜首先选用第三代头孢菌素。故选D。

【B_1型题】

25.【答案】C

【解析】在感染过程中IgM首先出现，但持续时间不长，是近期感染的标志。IgG随后出现，并持续较长时间，IgG是唯一能通过胎盘的抗体。IgA主要是呼吸道和消化道黏膜上的局部抗体。IgE则主要作用于入侵的原虫和蠕虫。故选C。

26.【答案】A

27.【答案】B

第四十四节 病毒性肝炎

【A_1型题】

1.【答案】E

【解析】急性丙型肝炎病毒（HCV）感染一般临床表现较轻，也可能出现较重的临床表现，但很少出现重型肝炎，且往往几周后随着GPT的降低，症状更加隐匿。丙型肝炎的慢性化率为60%~85%。HCV相关肝细胞癌发生率在感染30年后平均为1%~3%，主要见于肝硬化和进展性肝纤维化患者，一旦发展为肝硬化，肝癌的年发生率为1%~7%。故选E。

2.【答案】C

【解析】输血后肝炎70%以上是丙型肝炎。故选C。

3.【答案】E

4.【答案】C

【解析】重型肝炎出血主要是因为肝细胞坏死时凝血因子合成减少所致。故选C。

5.【答案】D

【解析】乙型肝炎疫苗为主动免疫，免疫球蛋白属于被动免疫。故选D。

6.【答案】E

【解析】甲型肝炎病毒（HAV）归类于微小RNA病毒科的嗜肝RNA病毒属。很多灵长类动物，如黑猩猩、狨猴、狒狒等均对HAV易感。在细胞培养中，HAV复制生长缓慢，接种后约4周才可检出抗原，效价低，很少释放到细胞外，一般不引起细胞病变，经多次传代后，HAV的致病性大大减弱甚至消失。在血清型方面，能感染人的血清型只有1个，因此只有1个抗原抗体系统。故选E。

7.【答案】E

8.【答案】B

【解析】GPT在肝细胞损伤时释放入血，是目前临床上反映肝细胞功能的最常用指标，对肝病诊断的特异性比GOT高。故选B。

9.【答案】C

10.【答案】B

11.【答案】B

【解析】抗HBs是一种保护性抗体，在急性感染后期，HBsAg转阴后一段时间开始出现，6~12个月内逐步上升至高峰，可持续多年。故选B。

12.【答案】E

13.【答案】E

【解析】甲型肝炎主要由粪-口途径传播。乙型肝炎的主要传播途径有：①母婴传播。②血液、体液传播。③其他途径传播。丙型肝炎主要传播途径有：①输血及血制品。②注射、针刺、器官移植、骨髓移植、血液透析。③生活密切接触传播。④性传播。⑤母婴传播。丁型肝炎传播途径与乙型肝炎相似。戊型肝炎传播途径与甲型肝炎相似。故选E。

14.【答案】E

15.【答案】B

16.【答案】A

【解析】高蛋白饮食容易诱发肝性脑病。故选A。

17.【答案】B

【解析】甲型肝炎无病毒携带状态，传染源为急性期患者和隐性感染者，后者数量远较前者多，故选B。

18.【答案】C

19.【答案】D

20.【答案】A

【解析】重型肝炎患者ACT快速下降，胆红素不断升高的“胆酶分离”现象，提示肝细胞大量坏死。故选A。

21.【答案】B

【解析】急性肝炎包括急性黄疸型肝炎和急性无黄疸型肝炎，其中急性黄疸型肝炎总病程一般为2~4个月，急性无黄疸型肝炎恢复较快，病程多在3个月内。故选B。

【A_2型题】

22.【答案】B

【解析】抗HAV-IgG阳性是既往感染甲型肝炎或免疫接种后的标志，HBeAg阳性表示患者处于高感染低应答期。故选B。

23.【答案】B

【解析】急性肝炎病程超过6个月，而目前仍有肝炎症状、体征及肝功能异常者，可以诊断为慢性肝炎。慢性肝炎根据病情轻重可分为轻、中、重三度：①轻度：病情较轻，可反复出现乏力、头晕、食欲减退、厌油、尿黄、肝区不适、睡眠欠佳、肝稍大有轻触痛，可有轻度脾大。部分病例症状、体征缺如。肝功能指标仅1项或2项轻度异常。②中度：症状、体征、实验室检查居于轻度和重度之间。③重度：有明显或持续的肝炎症状，如乏力、食欲减退、腹胀、尿黄、便溏等，伴有肝病面容、肝掌、蜘蛛痣、脾大，GPT和/或GOT反复或持续升高，清蛋白降低、丙种球蛋白明显升高。故选B。

24.【答案】C

【解析】患者慢性乙肝病史，近1周出现黄疸加深，腹水及凝血酶原活动度30%等肝衰竭症候群，符合慢加急性肝衰竭的诊断。故选C。

25.【答案】A

【解析】HCV RNA阳性是丙肝病毒感染和复制的直接标志。抗HCV阳性不是保护性抗体，是HCV感染的标志。抗HBc-IgG阳性提示为以往感染，无传染性。故选A。

26.【答案】E

【解析】患者有黄疸表现。抗HAV-IgM阳性是新近甲型肝炎感染的证据。无症状携带者和慢性患者HBsAg可持续多年存在。抗HBc-IgG阳性提示为以往感染，无传染性。故选E。

27.【答案】C

【解析】抗HAV-IgM阳性是新近甲型肝炎感染的证据，患者无黄染，尿胆红素定量正常，考虑为急性甲型无黄疸型肝炎。抗HBs阳性表示对HBV有免疫力，可见于乙型肝炎恢复期、既往感染或乙肝疫苗接种后。故选C。

28.【答案】A

【解析】患者慢性乙型肝炎，伴恶心、呕吐，尿色加深，抗HEV-IgM阳性是近期HEV感染的标志。故选A。

29.【答案】E

【解析】HBeAg的存在表示病毒复制活跃且有较强的传染性。故选E。

30.【答案】E

【A_3/A_4型题】

31.【答案】A

【解析】患者起病急，周身乏力，食欲缺乏，恶心呕吐，尿色加深，皮肤巩膜黄染，肝大可扪及，并有轻度叩痛，符合急性黄疸型肝炎的临床表现。故选A。

32.【答案】B

【解析】抗-HAVIgM阳性是新近感染甲型肝炎的证据。抗-HBs阳性表示对HBV有免疫力，见于乙型肝炎恢复期、既往感染及乙肝疫苗接种后。故选B。

33.【答案】A

【B_1型题】

34.【答案】B

【解析】乙型肝炎病毒为DNA病毒，甲、丙、丁、戊型肝炎病毒均为RNA病毒。故选B。

35.【答案】D

【解析】丁型肝炎病毒是一种缺陷病毒，在血液中由HBsAg包被，其复制、表达抗原及引起肝损害须有HBV及其他嗜肝DNA病毒的辅佐。故选D。

36.【答案】C

【解析】输血后肝炎70%以上是丙型肝炎。故选C。

37.【答案】B

38.【答案】C

【解析】HCV基因组具有显著的异质性，同一基因组不同区段变异程度有显著差别。故选C。

39.【答案】D

【解析】甲、戊型不转为慢性，成年急性乙型肝炎约10%转为慢性，丙型超过50%，丁型约70%转为慢性。故选D。

40.【答案】E

41.【答案】A

42.【答案】B

【解析】HBsAg本身只有抗原性，无传染性。抗-HBs是一种保护性抗体，其阳性表示对HBV有免疫力。故选B。

43.【答案】C

【解析】HBeAg的存在表示患者处于高感染低应答期，病毒复制活跃且有较强的传染性。故选C。

44.【答案】C

45.【答案】E

46.【答案】A

47.【答案】E

【解析】乙型肝炎的主要传播途径有：①母婴传播。②血液、体液传播。③其他途径传播。故选E。

48.【答案】C

【解析】丙型肝炎主要传播途径有：①输血及血制品。②注射、针刺、器官移植、骨髓移植、血液透析。③生活密切接触传播。④性传播。⑤母婴传播。故选C。

49.【答案】A

【解析】戊型肝炎传播途径与甲型肝炎相似。故选A。

第四十五节 细菌性痢疾

【A_1型题】

1.【答案】B

【解析】细菌性痢疾简称菌痢，是由志贺菌（又称痢疾杆菌）引起的肠道传染病。菌痢主要通过消化道传播，全年散发，夏、秋季可引起流行。故选B。

2.【答案】A

3.【答案】E

4.【答案】B

【解析】菌痢的潜伏期一般为1～4天，短者数小时，长者可达7天。粪便镜检可见白细胞（≥15个/HP）、脓细胞和少数红细胞，如有巨噬细胞则有助于诊断。其主要病理变化为直肠、乙状结肠的炎症与溃疡。故选B。

5.【答案】C

6.【答案】E

7.【答案】A

8.【答案】E

9.【答案】B

【解析】菌痢反复发作或迁延不愈达2个月以上者，即为慢性菌痢。根据临床表现可分为三型：①慢性迁延型。②急性发作型。③慢性隐匿型。故选B。

【A_2型题】

10.【答案】A

【解析】急性菌痢，根据毒血症和肠道症状轻重，可分成四型：①普通型：起病急，有畏寒、发热，体温可达39℃以上，伴头痛、乏力、食欲减退，并出现腹痛、腹泻，多先为稀水样便，1～2天后转成黏液脓血便，每天排便十余次至数十次，便量少，有时为脓血便，此时里急后重明显。常伴有肠鸣音亢进，左下腹压痛。自然病程1～2周，多数可自行恢复，少数转为慢性。②轻型（非典型）：全身中毒症状轻微，可无发热或仅有低热。表现为急性腹泻，每天排便10次以内，稀便有黏液但无脓血。有轻微腹痛及左下腹压痛，里急后重较轻或缺如。1周左右可自愈，少数转为慢性。③重型：多见于老年、体弱、营养不良患者，急起发热，腹泻每天30次以上，为稀水脓血便，偶尔排出片状假膜，甚至大便失禁，腹痛、里急后重明显。后期可出现严重腹胀及中毒性肠麻痹，常伴呕吐，严重失水可引起外周循环衰竭。④中毒型菌痢：以2～7岁儿童多见，成人偶有发生。起病急骤，突起畏寒、高热，病势凶险，全身中毒症状严重，可有嗜睡、昏迷及抽搐，迅速发生呼吸和循环衰竭，临床以严重毒血症状、休克和/或中毒性脑病为主，而局部肠道症状很轻或缺如。开始时可无腹痛及腹泻症状，但发病24小时内可出现痢疾样粪便。中按临床表现分为三型：休克型、脑型（呼吸衰竭型）及混合型。故选A。

11.【答案】A

12.【答案】C

【解析】患者起病急，高热，呕吐，抽搐，迅速出现循环衰竭，再结合年龄和发病季节，符合中毒性菌痢休克型的诊断。故选C。

13.【答案】B

【解析】菌痢的治疗，喹诺酮药物，抗菌谱广，口服吸收好，不良反应小，耐药菌株相对较少，可作为首选药物。故选B。

14.【答案】B

【A_3/A_4型题】

15.【答案】A

【解析】患者腹泻，排黏液脓血便，里急后重，伴寒战、发热，符合菌痢的诊断。故选A。

16.【答案】D

【解析】粪便培养出痢疾杆菌可以确诊。故选D。

17.【答案】E

【解析】菌痢的治疗，喹诺酮药物，抗菌谱广，口服吸收好，不良反应小，耐药菌株相对较少，可作为首选药物。故选E。

18.【答案】A

【B_1型题】

19.【答案】C

【解析】志贺菌血清型繁多，根据生化反应和O抗原不同，将志贺菌属分为4个血清型，即痢疾志贺菌、福氏志贺菌、鲍氏志贺菌和宋内志贺菌，又依次称为A、B、C、D群。我国以福氏和宋内志贺菌占优势。福氏志贺菌感染易转为慢性；宋内志贺菌感染引起症状轻，多呈不典型发作；痢疾志贺菌的毒力最强，可引起严重症状。志贺菌所有菌株都能产生内毒素，内毒素是引起全身反应如发热，毒血症及休克的重要因素，外毒素又称志贺毒素，有肠毒性、神经毒性和细胞毒性，分别导致相应临床症状。故选C。

20.【答案】D

21.【答案】A

第四十六节 艾 滋 病

【A_1 型题】

1.【答案】E

【解析】卡氏肺孢子菌肺炎（PCP）占艾滋病肺部感染的70%~80%，是艾滋病患者最常见的机会性感染及主要死亡原因（占机会性感染死亡病例的1/2），表现为发热、干咳、渐进性呼吸困难和发绀，X线片变化较迟（间质性肺炎），支气管灌洗液查病原可作快速诊断。

【A_2 型题】

2.【答案】D

【解析】患者有非洲工作史，出现不规则发热，咳嗽半年，间断腹泻，大便无脓血，体重减轻，最可能是艾滋病。首选抗HIV检测，若抗HIV由阴性转为阳性即可确诊。

第十一篇 外 科 学

第一节 无 菌 术

【A_1 型题】

【答案】C

【解析】高压蒸汽灭菌法适用于大多数医用物品，包括手术器械、消毒衣巾及布类敷料等的灭菌。已灭菌的物品应注明有效日期，通常为2周。

第二节 水和钠的代谢紊乱

【A_1 型题】

1.【答案】C

2.【答案】C

3.【答案】A

4.【答案】C

5.【答案】E

6.【答案】D

【解析】高渗性缺水又称原发性缺水。虽有水和钠的同时丢失，但因缺水更多，故血清钠高于正常范围，细胞外液的渗透压升高。机体对高渗性缺水的代偿机制是：高渗状态刺激位于视丘下部的口渴中枢，患者感到口渴而饮水，使体内水分增加，以降低细胞外液渗透压。故选D。

7.【答案】A

【解析】高渗性缺水，血钠（>145mmol/L）和血浆渗透压均升高（>310mOsm/L），尿量减少，尿比重升高。等渗性失水，血钠、血浆渗透压正常，尿量少，尿钠少或正常。低渗性失水，血钠（<130mmol/L）和血浆渗透压降低（<280mOsm/L），尿量减少，尿比重低。故选A。

8.【答案】C

9.【答案】C

10.【答案】A

11.【答案】A

【解析】等渗性缺水的病因如下。①消化道丢失：呕吐、腹泻、胃肠引流（减压、造瘘）或肠梗阻等致消化液丢失。②皮肤丢失：大面积烧伤、剥脱性皮炎等渗出性皮肤病变。③组织间液贮积：胸、腹腔炎性渗出液的引流，反复大量放胸腔积液、腹水等。故选A。

【A_3/A_4 型题】

12.【答案】B

【解析】高渗性失水的表现程度如下。①轻度：失水多于失钠，细胞外液量减少，渗透压升高。当失水量达体重的2%~3%时，渴感中枢兴奋，刺激抗利尿激素释放，水重吸收增加，尿量减少，尿比重增高。如伴有多饮，一般不造成细胞外液容量不足和渗透压异常，如伴渴感减退，可发生高渗性失水。②中度：当失水量达体重的4%~6%时，醛固酮分泌增加和血浆渗透压升高，此时口渴严重，咽下困难，声音嘶哑；有效循环容量不足，心率加快；皮肤干燥、弹性下降；进而因细胞内失水出现乏力、头晕、烦躁。③重度：当失水量达7%~14%时，脑细胞失水严重，出现神经系统异常症状如躁狂、谵妄、定向力失常、幻觉、晕厥和脱水热。当失水量超过15%时，可出现高渗性昏迷、低血容量性休克、尿闭及急性肾衰竭。故选B。

13.【答案】C

【解析】补液总量应包括已丢失液体量及继续丢失的液体量两部分。已丢失量有4种计算方法：①依据失水程度：轻度失水相当于体重的2%~3%；中度失水相当于体重的4%~6%，即2400~3600ml；重度失水相当于体重的7%~14%，更严重者可达15%以上。②依据体重减少量。③依据血钠浓度：有3种计算方法，a. 丢失量=正常体液总量-现有体液总量。正常体液总量=原体重×0.6。现有体液总量=正常血清钠÷实测血清钠×正常体液总量；b. 丢失量=（实测血清钠-正常血清钠）×现体重×0.6÷正常血清钠；c. 丢失量=现体重×K×（实测血清钠-正常血清钠）。公式中的系数K在男性为4，在女性为3；d. 依据血细胞比容适用于估计低渗性失水的失水量。继续丢失量是指就诊后发生的继续丢失量，包括生理需要量（约1500ml/d）及继续发生的病理丢失量（如大量出汗、肺呼出、呕吐等）。本题不包括当天生理需要量，依据失水程度估算，该患者符合中度失水，失水相当于体重的4%~6%，即2400~3600ml。故选C。

14.【答案】C

【解析】宜在尿量>30ml/h后补钾，一般浓度为3g/L，当尿量>500ml/d时，日补钾量可达10~12g。故选C。

【B_1 型题】

15.【答案】C

16.【答案】A

17.【答案】B

18.【答案】D

【解析】水过多是指机体摄入或输入水过多，以致水在体内潴留，引起血液渗透压下降和循环血量增多的一种病理状态。若过多的水进入细胞内，导致细胞内水过多则称为水中毒。水过多和水中毒是稀释性低钠血症的病理表现。故选D。

第三节　低钾血症

【A_1 型题】

1.【答案】B

【解析】代谢性酸中毒时钾转移到细胞外，H^+进入细胞内，血pH降低，血清钾升高。故选B。

2.【答案】C

【解析】血钾降至3.5mmol/L时，T波宽而低、Q-T间期延长，出现U波；重者T波倒置，ST段下移，出现多源性期前收缩或室性心动过速；更严重者可因心室扑动、心室颤动、心搏骤停或休克而猝死。故选C。

3.【答案】E

4.【答案】E

【解析】肾衰竭，少尿可由于肾排钾减少而导致高钾血症。故选E。

【B_1 型题】

5.【答案】C

6.【答案】B

【解析】①高渗性失水以补水为主，补钠为辅。②等渗性失水补充等渗溶液为主，首选0.9%氯化钠液，但长期使用可引起高氯性酸中毒。因为正常细胞外液的钠、氯比值是7∶5，下述配方更符合生理需要：0.9%氯化钠液1000ml+5%葡萄糖液500ml+5%碳酸氢钠液100ml。③低渗性失水补充高渗液为主。故选B。

7.【答案】D

【解析】高钾血症对机体的主要威胁是心脏抑制，治疗原则是迅速降低血钾水平，保护心脏。葡萄糖和胰岛素使血清钾转移至细胞内，降低血钾水平。故选D。

8.【答案】A

第四节　代谢性酸中毒

【A_1 型题】

1.【答案】A

【解析】代谢性酸中毒是细胞外液H^+增加或HCO_3^-丢失而引起的以血浆HCO_3^-浓度原发性减少为特征的酸碱平衡紊乱类型。故选A。

2.【答案】D

【B_1 型题】

3.【答案】D

【解析】低渗性缺水的主要病因有：①胃肠道消化液持续性丢失，如反复呕吐、长期胃肠减压引流或慢性肠梗阻，以致大量钠随消化液而排出。②大创面的慢性渗液。③应用排钠利尿剂时，未注意补给适量的钠盐，以致体内缺钠程度多于缺水。④等渗性缺水治疗时补充水分过多。故选D。

4.【答案】B

【解析】代谢性酸中毒的主要病因：①碱性物质丢失过多，见于腹泻、肠瘘、胆瘘和胰瘘等，经粪便、消化液大量丢失HCO_3^-。②酸性物质过多失血性及感染性休克致急性循环衰竭、组织缺血缺氧，可使丙酮酸及乳酸大量产生，发生乳酸性酸中毒，这在外科很常见。糖尿病或长期不能进食，体内脂肪分解过多，可形成大量酮体，引起酮症酸中毒。抽搐、心搏骤停等也能同样引起体内有机酸的过多形成。为某些治疗的需要，应用氯化钱或盐酸精氨酸过多，以致血中Cl^-增多，也可引起酸中毒。③肾功能不全由于肾小管功能障碍，内生性H^+不能排出体外，或HCO_3^-吸收减少，均可致酸中毒。其中，远曲小管性酸中毒系泌H^+功能障碍所致，近曲小管性酸中毒则是HCO_3^-再吸收功能障碍所致。故选B。

5.【答案】E

【解析】高钾血症的常见原因为：①进入体内（或血液内）的钾量太多，如口服或静脉输入氯化钾，使用含钾药物，以及大量输入保存期较久的库血等。②肾排钾功能减退，如急性及慢性肾衰竭、应用保钾利尿剂以及盐皮质激素不足等。③细胞内钾的移出，如溶血、组织损伤（如挤压综合征），以及酸中毒等。故选E。

第五节 休　克

【A_1型题】

1.【答案】B

2.【答案】C

【解析】氧供给不足和需求增加是休克的本质，产生炎症介质是休克的特征，因此恢复对组织细胞的供氧、促进其有效的利用，重新建立氧的供需平衡和保持正常的细胞功能是治疗休克的关键环节。故选C。

3.【答案】C

【解析】补液试验：取等渗盐水250ml，于5~10分钟内经静脉注入。如血压升高而中心静脉压不变，提示血容量不足；如血压不变而中心静脉压升高3~5cmH_2O，则提示心功能不全。故选C。

4.【答案】C

【解析】患者血压正常而中心静脉压高，处理见表11-1。

表11-1　中心静脉压与补液的关系

中心静脉压	血压	原因	处理原则
低	低	血容量严重不足	充分补液
低	正常	血容量不足	适当补液
高	低	心功能不全或血容量相对过多	给强心药物，纠正酸中毒，舒张血管
高	正常	容量血管过度收缩	舒张血管
正常	低	心功能不全或血容量不足	补液试验

5.【答案】E

【解析】休克患者出现尿少可能提示为血容量不足，若血容量充足仍尿少，则提示有急性肾功能损害，酌情给利尿剂。E项错误，故选E。

6.【答案】A

【解析】休克诊断的关键是应早期及时发现休克。要点是凡遇到严重损伤、大量出血、重度感染以及过敏患者和有心脏病史者，应想到并发休克的可能。临床观察中，对于有出汗、兴奋、心率加快、脉压小或尿少等症状者，应疑有休克。若患者出现神志淡漠、反应迟钝、皮肤苍白、呼吸浅快、收缩压降至90mmHg以下及尿少者，则标志患者已进入休克抑制期。因此诊断休克的主要依据是根据患者的临床表现，故选A。

7.【答案】D

【解析】微静脉的功能在于其舒缩状态可影响毛细血管血压，从而影响体液交换和静脉回心血量。微动脉和微静脉之间可以通过直捷通路和动-静脉吻合支相互沟通。它们都为微循环提供了一条不经真毛细血管网的快速通路，可使一部分血液由动脉迅速流入静脉而返回心脏。休克早期时，机体处于一个代偿状态，微静脉扩张，以维持回心血量，若微静脉收缩，则影响回心血量。D项错误，故选D。

8.【答案】C

9.【答案】B

【解析】一般情况下，左心室冠脉血流量在收缩期为舒张期的20%~30%，可见影响冠脉血流量的主要因素是舒张压的高低和心脏舒张期的长短。故选B。

10.【答案】C

【解析】休克早期，血容量减少，醛固酮分泌增加，减少了钠和水的排泄，故尿钠减少。C项错误，故选C。

11.【答案】E

【解析】中心静脉压代表了右心房或者胸腔段腔静脉内压力的变化，可反映全身血容量与右心功能之间的关系。CVP的正常值为5~10cmH_2O。当CVP<5cmH_2O时，表示血容量不足；高于15cmH_2O时，则提示心功能不全、静脉过度收缩或肺循环阻力增高；若CVP超过20cmH_2O时，则表示存在充血性心力衰竭。故E选项符合题意。

12.【答案】C

13.【答案】D

【解析】有效循环血容量锐减及组织灌注不足是各类休克共同的病理生理基础。故选D。

14.【答案】E

15.【答案】C

【解析】治疗休克重点是恢复灌注和对组织提供足够的氧。近年强调氧供应和氧消耗超常值的复苏概念，应达到以下标准：DO_2 > 600 ml/（min · m^2），VO_2 > 170 ml/（min · m^2），心脏指数 CI>4.5 L/（min·m^2）；最终目的是防止多器官功能障碍综合征（MODS）。故选 C。

16.【答案】B

【A_3/A_4 型题】

17.【答案】A

【解析】中度休克表现为神志尚清楚，表情淡漠，很口渴，皮肤苍白，发冷，脉搏 100～200 次/分，收缩压为 70～90mmHg，脉压小，表浅静脉塌陷，毛细血管充盈迟缓，尿少，估计失血量为 800～1600ml（20%～40%）。此患者符合中度休克的特点，故选 A。

18.【答案】C

19.【答案】E

【解析】患者急性失血性休克，失血量超过全身血容量的 30%应予输血治疗。故选 E。

20.【答案】B

【解析】在休克代偿期由于机体对有效循环血容量减少的早期有相应的代偿能力，患者的中枢神经系统兴奋性提高，交感-肾上腺轴兴奋。表现为精神紧张、兴奋或烦躁不安、皮肤苍白、四肢厥冷、心率加快、脉压小、呼吸加快、尿量减少等。根据题干描述的特点，患者应该处于休克代偿期。故选 B。

21.【答案】E

【解析】在休克代偿期由于内脏小动、静脉血管平滑肌及毛细血管前括约肌受儿茶酚胺等激素的影响发生强烈收缩，动静脉间短路开放，结果外周血管阻力和回心血量均有所增加。E 错误，故选 E。

22.【答案】E

【解析】弥散性血管内凝血的实验室检查同时有下列三项以上异常：①血小板<100×10^9/L 或进行性下降，肝病、白血病患者血小板<50×10^9/L。②血浆纤维蛋白原含量<1.5g/L 或进行性下降，或>4g/L，白血病及其他恶性肿瘤患者<1.8g/L，肝病患者<1.0g/L。③3P 试验阳性或血浆 FDP>20mg/L，肝病、白血病患者 FDP>60mg/L，或 D-二聚体水平升高或阳性。④凝血酶原时间（PT）缩短或延长 3 秒以上，肝病患者延长 5 秒以上，或 APTT 缩短或延长 10 秒以上。可见只有 E 项是无意义的，故选 E。

23.【答案】E

【解析】患者处于休克代偿期，血压经代偿后尚可维持，应积极治疗原发病，同时补充血容量，对症支持治疗。间羟胺属于血管活性药物，应在充分容量复苏的前提下再应用，故是错误的，故选 E。

【B_1 型题】

24.【答案】B

【解析】尿少通常是早期休克和休克复苏不完全的表现。尿量<25ml/h、比重增加者表明仍存在肾血管收缩和供血量不足；血压正常但尿量仍少且比重偏低者，提示有急性肾损伤可能。当尿量维持在 30ml/h 以上时，则休克已纠正。CVP<5cmH_2O 时，表示血容量不足；高于 15 cmH_2O 时，则提示心功能不全、静脉过度收缩或肺循环阻力增高；若 CVP 超过 20cmH_2O 时，则表示存在充血性心力衰竭。可见中心静脉压偏低、尿量少时提示血容量不足。故 B 选项符合题意。

25.【答案】D

26.【答案】E

第六节　外科感染总论

【A_1 型题】

1.【答案】E

【解析】预防手术后感染的措施如下。①防止病原微生物侵入：a. 加强卫生宣教，注意个人清洁和公共卫生，减少体表、体内病原微生物滞留；b. 严格规范的无菌手术操作，及时地正确处理各种新鲜伤口清创，清除污染的细菌和异物，去除血块与无活力组织，减少组织创伤，正确使用引流有助于防止与减少创口感染。②增强机体的抗感染能力。③切断病原菌传播环节。故选 E。

2.【答案】E

3.【答案】E

4.【答案】C

【解析】外科感染按病菌种类和病变性质可分为：①非特异性感染：亦称化脓性感染或一般性感染，占外科感染的大多数。致病菌有金黄葡萄球菌、溶血性链球菌、大肠埃希菌、变形杆菌、铜绿假单胞菌等，可由单一病菌导致感染，也可由几种病菌共同致病形成混合感染。②特异性感染：结核、破伤风、气性坏疽、炭疽、念珠菌病等属特异性感染，引起感染的致病菌如结核分枝杆菌、破伤风梭菌、产气荚膜梭菌、炭疽杆菌、白念珠菌等的致病作用不同于一般性感染的病菌，可以引起较为独特的病变。故选 C。

5.【答案】D

6.【答案】C

7.【答案】C

【A_3/A_4型题】

8.【答案】E

9.【答案】E

【解析】患儿出现转移性脓肿，故考虑脓毒血症可能性大。故选E。

10.【答案】C

第七节 浅部组织细菌性感染

【A_1型题】

1.【答案】C

【解析】丹毒是皮肤淋巴管网的急性炎症感染，为乙型溶血性链球菌侵袭所致。好发部位是下肢与面部。起病急，开始即可有畏寒、发热、头痛、全身不适等。病变多见于下肢，表现为片状皮肤红疹、微隆起、色鲜红、中间稍淡、境界较清楚。局部有烧灼样疼痛，病变范围向外周扩展时，中央红肿消退而转变为棕黄。有的可起水疱，附近淋巴结常肿大、有触痛，但皮肤和淋巴结少见化脓破溃。故选C。

2.【答案】B

3.【答案】C

【解析】痈的治疗：初期仅有红肿时，可用50%硫酸镁湿敷，鱼石脂软膏、金黄散等敷贴，也可以碘附原液稀释10倍后每日涂3次。同时静脉给予抗生素，争取病变范围缩小。已出现多个脓点、表面紫褐色或已破溃流脓时，需要及时切开改善引流。在静脉麻醉下做“+”或“++”形切口切开引流，切口线应超出病变边缘皮肤，清除已化脓和尚未成脓、但已失活的组织；然后填塞生理盐水纱条，外加干纱布绷带包扎。故选C。

第八节 脓毒症

【A_1型题】

1.【答案】D

【解析】全身性感染的常见致病菌：①革兰染色阴性杆菌，当代外科感染中革兰阴性杆菌感染已超越革兰阳性球菌，常见为大肠埃希菌、铜绿假单胞菌、变形杆菌，克雷伯菌、肠杆菌等。②革兰染色阳性球菌，较常见的有3种：金黄葡萄球菌、表皮葡萄球菌、肠球菌。③无芽孢厌氧菌，常见的无芽孢厌氧菌是拟杆菌、梭状杆菌、厌氧葡萄球菌和厌氧链球菌。④真菌。破伤风梭菌是有芽孢厌氧菌，由它引起的破伤风是常和创伤相关联的一种特异性感染。故选D。

【A_3/A_4型题】

2.【答案】C

3.【答案】E

【解析】确定致病菌应做体液和分泌物的细菌培养，但由于在发生脓毒症前多数患者已经抗菌药物治疗，以至血液培养常得不到阳性结果，故应多次、最好在发生寒战、发热时抽血做细菌培养，可提高阳性率。对多次血液细菌培养阴性者，应考虑厌氧菌或真菌性脓毒症，可抽血做厌氧性培养，或做尿和血液真菌检查和培养。故选E。

4.【答案】E

第九节 骨与关节化脓性感染

【A_1型题】

1.【答案】B

【解析】急性化脓性骨髓炎以金黄色葡萄球菌为最多。

2.【答案】A

第十节 特殊性感染

【A_1型题】

1.【答案】D

【解析】破伤风的前驱症状是全身乏力、头晕、头痛、咀嚼无力、局部肌肉发紧、扯痛、反射亢进等。典型症状是在肌紧张性收缩（肌强直、发硬）的基础上，阵发性强烈痉挛，通常最先受影响的肌群是咀嚼肌，随后顺序为面部表情肌、颈、背、腹、四肢肌，最后为膈肌。发作时神志清楚，表情痛苦。强烈的肌痉挛，可使肌断裂，甚至发生骨折。膀胱括约肌挛缩可引起尿潴留。故选 D。

2.【答案】A

3.【答案】B

【解析】气性坏疽类感染首选青霉素。

4.【答案】E

第十一节 创伤和战伤

【A_1 型题】

1.【答案】A

2.【答案】D

3.【答案】E

4.【答案】D

5.【答案】C

6.【答案】D

7.【答案】E

8.【答案】D

9.【答案】C

10.【答案】E

11.【答案】B

12.【答案】E

【A_2 型题】

13.【答案】B

14.【答案】B

15.【答案】B

【A_3/A_4 型题】

16.【答案】B

17.【答案】D

【解析】患者目前四肢活动好，无异常活动、畸形、骨擦音及骨擦感等骨折的特征，暂不考虑左股骨骨折。

18.【答案】E

【解析】患者目前血压正常，心率无明显增快，无休克表现，不需输血。故选 E。

19.【答案】E

20.【答案】D

21.【答案】B

22.【答案】B

23.【答案】C

【B_1 型题】

24.【答案】A

【解析】根据创伤和外科手术中污染的可能性将手术切口分为三类：①Ⅰ类切口即无菌切口。如颅脑、视觉器官、四肢躯干及不切开空腔脏器的胸、腹部手术切口。②Ⅱ类切口即可能污染的切口。即手术切口部位有污染的可能。如手术中必须切开或离断与体表相通连并有污染可能的空腔器疗的手术切口。包括消化道、呼吸道、泌尿道、阴道等以及阴囊、会阴部等不易彻底消毒皮肤的切口。③Ⅲ类切口即污染切口。即在邻近感染区域组织及直接暴露于感染物的切口。如各个系统或部位的脓肿切开引流，化脓性腹膜炎等手术切口均属此类。切口愈合分为三级。①甲级：愈合优良，即没有不良反应的初级愈合，用“甲”字表示。②乙级：愈合欠佳，即愈合有缺点，但切口未化脓。为了反应愈合欠佳具体情况，可备注说明，如血肿、积液、皮肤坏死、切口破裂等，用“乙”字表示。③丙级：切口化脓，并因化脓需要敞开切口或切开引流者。用“丙”字表示。

25.【答案】C

26.【答案】E

27.【答案】E

28.【答案】A

29.【答案】A

30.【答案】C

31.【答案】A

第十二节 火 器 伤

【A_1 型题】

1.【答案】C

【解析】初期处理火器伤清创后伤口一般不做一期缝合，可做延期处理。但头、胸、腹及关节的伤口均应缝闭其体腔同时保持一定的引流。故选 C。

2.【答案】C

【解析】大多数火器伤需要清创，一般应在伤后 8~12 小时内施行。清创后伤口一般不做一期缝合，可做延期处理火器伤二期处理。①火器伤伤口的延期缝合：在清创处理后 4~7 天，伤口已有少量的肉芽组织形成，如创面无大量的脓液或渗液，周围组织无明显的炎症，可缝合伤口。伤口可能接近一期愈合。②二期缝合：清创后伤口发生感染，或因为其他原因错过了延期缝合的时机，此后所实行的伤口缝合称为二期缝合。早二期缝合在初期清创处理后 8~14 天内缝合；晚二期缝合在初期清创处理 14 天后缝合。故选 C。

第十三节 热力烧伤

【A_1 型题】

1.【答案】E

2.【答案】C

【解析】组织烧伤后的立即反应是体液渗出，一般要持续36～48小时。小面积浅度烧伤，体液的渗出量有限，通过人体的代偿，不致影响全身的有效循环血量。烧伤面积大而深者，由于体液的大量渗出和其他血流动力学的变化，可急剧发生休克。烧伤早期的休克基本属于低血容量性休克，但与一般急性失血不同之处在于体液的渗出是逐步的，伤后2～3小时最为急剧，8小时达高峰，随后逐渐减缓，至48小时渐趋恢复，渗出于组织间的水肿液开始回收。故选C。

3.【答案】C

4.【答案】C

5.【答案】E

6.【答案】A

7.【答案】D

【解析】感染是救治烧伤中突出的问题。烧伤死亡原因中，感染居首位（占51.8%）。故选D。

8.【答案】C

【解析】烧伤深度的识别采用三度四分法，即Ⅰ度、浅Ⅱ度、深Ⅱ度和Ⅲ度烧伤。Ⅰ度烧伤：仅伤及表皮浅层，生发层健在，再生能力强。表面红斑状、干燥，烧灼感，3～7天脱屑痊愈，短期内有色素沉着。浅Ⅱ度：伤及表皮的生发层、真皮乳头层。局部红肿明显，大小不一的水疱形成，内含淡黄色澄清液体，水疱皮如剥脱，创面红润、潮湿、疼痛明显。上皮再生靠残存的表皮生发层和皮肤附件（汗腺、毛囊）的上皮增生，如不感染，1～2周内愈合，一般不留瘢痕，多数有色素沉着。深Ⅱ度：伤及皮肤的真皮层，介于浅Ⅱ度和Ⅲ度之间，深浅不尽一致，也可有水疱，但去疱皮后，创面微湿，红白相间，痛觉较迟钝。由于真皮层内有残存的皮肤附件，可赖其上皮增殖形成上皮小岛，如不感染，可融合修复，需时3～4周。但常有瘢痕增生。Ⅲ度烧伤：是全皮层烧伤甚至达到皮下、肌肉或骨骼。创面无水疱，呈蜡白或焦黄色甚至炭化，痛觉消失，局部温度低，皮层凝固性坏死后形成焦痂，触之如皮革，痂下可显树枝状栓塞的血管。因皮肤及其附件已全部烧毁，无上皮再生的来源，必须靠植皮而愈合。只有很局限的小面积Ⅲ度烧伤，才有可能靠周围健康皮肤的上皮爬行而收缩愈合。

9.【答案】A

10.【答案】B

11.【答案】B

【A_2 型题】

12.【答案】E

13.【答案】D

14.【答案】B

【A_3/A_4 型题】

15.【答案】E

16.【答案】C

17.【答案】B

18.【答案】D

19.【答案】C

【解析】中国新九分法：将成人体表面积分为11个9%的等份，另加1%构成100%的体表面积，其中头面颈部为9%（发部3%、面部3%、颈部3%），双上肢为2个9%（双上臂7%，双前臂6%，双手5%），躯干前后（各占13%）及会阴（占1%）为3个9%，双下肢包括臀部为5个9%+1%=46%（双大腿21%，双小腿13%，双臀和双足在成年男性分别为5%和7%，在成年女性各占6%）。儿童头大，下肢小，可按下法计算：头颈部面积=[9+（12－年龄）]%，双下肢面积=[46-（12－年龄）]%。患者烧伤面积为双大腿+双小腿+双足=21%+13%+7%=41%。

20.【答案】C

【解析】烧伤第一个24小时补充晶体液、胶体液量=1.5×41×50+2000=5075ml。故选C。

21.【答案】C

22.【答案】B

23.【答案】E

【B_1 型题】

24.【答案】C

25.【答案】A

26.【答案】D

27.【答案】B

28.【答案】A

29.【答案】B

30.【答案】D

31.【答案】D

32.【答案】C

33.【答案】B

34.【答案】A

35.【答案】B

36.【答案】B

37.【答案】B

第十四节 气 胸

【A_1 型题】

1.【答案】C

【解析】开放性气胸应尽快封闭胸壁创口，变开放性气胸为闭合性气胸。可用多层清洁布块或厚纱布垫，在患者深呼气末敷盖创口并包扎固定。故选 C。

2.【答案】C

3.【答案】B

【解析】张力性气胸破裂口呈单向活瓣或活塞作用，吸气时胸廓扩大，胸膜腔内压变小，空气进入胸膜腔；呼气时胸膜腔内压升高，压迫活瓣使之关闭，致使胸膜腔内空气越积越多，内压持续升高，使肺脏受压，纵隔向健侧移位，影响心脏血液回流。由此可见，张力性气胸时纵隔向健侧移位，而不是左右摆动，B 项错误，故选 B。

4.【答案】E

【解析】张力性气胸出现呼吸困难等病情危急情况，应迅速解除胸腔内正压以避免发生严重并发症，紧急时亦需立即胸腔穿刺排气，无其他抽气设备时，为了抢救患者生命，可用粗针头迅速刺入胸膜腔以达到暂时减压的目的。故选 E。

【A_2 型题】

5.【答案】D

【解析】根据患者的症状、体征及辅助检查结果考虑为张力性气胸。张力性气胸的急救治疗原则为立即排气，降低胸膜腔内压力。在紧急状况下，可用粗针头在伤侧第 2 肋间锁骨中线处刺入胸膜腔，有喷射状气体排出，即能收到排气减压效果。故选 D。

【B_1 型题】

6.【答案】C

【解析】进行性出血应在补液、输血、纠正低血容量休克的同时，及时胸腔镜或开胸探查，查找出血部位，给予缝合止血。故选 C。

7.【答案】E

【解析】正常人在吸气时胸廓抬起，呼气时胸壁下降；反常呼吸运动正好相反，在吸气时胸廓下降，呼气时胸壁抬起。在多处多根肋骨骨折时，胸廓的完整性遭到破坏，导致胸部伤处软组织失去胸廓的支撑，出现反常呼吸，又被称为连枷胸。故选 E。

第十五节 急性胆囊炎

【A_1 型题】

1.【答案】C

【A_2 型题】

2.【答案】C

【解析】患者急性胆囊炎经非手术治疗无好转，病情加重，体温升高，白细胞数增多，出现腹膜刺激症状，提示可能出现胆囊坏疽、穿孔或胆囊积脓，对高危患者或局部粘连解剖不清者，可先行造口术减压引流，3 个月后再行胆囊切除。故选 C。

第十六节 急性阑尾炎

【A_1 型题】

1.【答案】B

【解析】阑尾炎典型的腹痛发作始于上腹，逐渐移向脐部，数小时（6~8 小时）后转移并局限在右下腹。此过程的时间长短取决于病变发展的程度和阑尾位置。70%~80%的患者具有这种典型的转移性腹痛的特点。右下腹压痛是急性阑尾炎最常见的重要体征。压痛点通常位于麦氏点，可随阑尾位置的变异而改变，但压痛点始终在一个固定的位置上。发病早期腹痛尚未转移至右下腹时，右下腹便可出现固定压痛。压痛的程度与病变的程度相关。腰大肌试验和闭孔内肌试验阳性可作为辅助诊断。故选 B。

2.【答案】A

3.【答案】B

【解析】小儿急性阑尾炎由于小儿大网膜发育不全，不能起到足够的保护作用，加之患儿也不能清楚地提供病史，最易穿孔形成弥漫性腹膜炎。其临床特点：①病情发展较快且较重，早期即出现高热、呕吐等症状。②右下腹体征不明显、不典型，但有局部压痛和肌紧张，是小儿阑尾炎的重要体征。③穿孔率较高，并发症和死亡率也较高。故选B。

4.【答案】B

5.【答案】E

【A_3/A_4型题】

6.【答案】C

【解析】患者转移性右下腹疼痛，伴恶心、呕吐，发热，出现腹膜刺激症状，提示阑尾炎可能性大。故选C。

7.【答案】B

【解析】绝大多数急性阑尾炎一旦确诊，应早期施行阑尾切除术。故选B。

8.【答案】A

9.【答案】E

【解析】阑尾炎切除术后并发症包括：①出血。②切口感染：是最常见的术后并发症。③粘连性肠梗阻：也是阑尾切除术后的较常见并发症，与局部炎症重、手术损伤、切口异物、术后卧床等多种原因有关。④阑尾残株炎。⑤粪瘘：很少见。故选E。

第十七节 腹外伤

【A_1型题】

1.【答案】E

2.【答案】D

3.【答案】E

4.【答案】E

5.【答案】A

【A_2型题】

6.【答案】C

【解析】患者有上腹部外伤史，查体见面色苍白、四肢厥冷、血压下降、脉率增快等休克征象，全腹轻度压痛、肌紧张及反跳痛，考虑腹腔实质性脏器损伤导致腹腔内出血可能性大。故选C。

7.【答案】D

【解析】患者有胸腹部外伤史，X线检查：右侧膈肌升高及右7、8、9肋骨骨折，提示肝破裂的可能性大。故选D。

第十八节 颅内肿瘤

【A_1型题】

1.【答案】A

【解析】颈内动脉系统动脉瘤，约占颅内动脉瘤的90%，包括颈内动脉-后交通动脉瘤，大脑前动脉-前交通动脉瘤，大脑中动脉动脉瘤，其中以大脑中动脉最好发。

2.【答案】C

【解析】来自神经系统胶质细胞和神经元细胞，统称胶质瘤，是颅内最常见恶性肿瘤，占颅内肿瘤的40%～50%。

3.【答案】C

【解析】顶叶的中央前、后回肿瘤可发生一侧肢体运动和感觉障碍。

4.【答案】A

5.【答案】D

6.【答案】A

7.【答案】E

【解析】停经泌乳综合征见于泌乳素腺瘤，为蝶鞍区垂体肿瘤的一种。

8.【答案】A

【解析】一侧枕叶视中枢完全损害，可引起对侧偏盲，多见于枕叶肿瘤压迫。

第十九节 颅底骨折

【A_1型题】

1.【答案】B

【解析】颅前窝骨折累及眶顶和筛骨，可有鼻出血、眶周广泛淤血斑（“熊猫眼”征）及广泛球结膜下淤血斑等表现。

【A_2型题】

2.【答案】C

【解析】颅底骨折合并脑脊液漏时，患者须取头高位并绝对卧床休息，避免用力咳嗽、打喷嚏和擤鼻涕，同时给予抗生素预防颅内感染治疗，一般不堵塞或冲洗破口处，不做腰穿。

第十二篇　妇产科学

第一节　女性生殖系统生理

【A_1 型题】

1.【答案】D

2.【答案】B

【解析】卵巢主要分泌雌激素、孕激素和少量雄激素。①雌激素在卵泡期随卵泡发育逐渐增多，排卵前形成第一次高峰；排卵后黄体分泌雌激素，约在黄体成熟时形成第二次高峰，此峰值较平坦，峰的均值低于另一高峰；月经前雌激素水平降至最低。雌激素主要包括雌二醇、雌酮和雌三醇。②孕激素在排卵后由黄体分泌，至黄体成熟时形成高峰，以后逐渐下降。孕激素主要是孕酮。③卵巢能分泌少量雄激素，主要是睾酮。故选B。

3.【答案】C

【解析】功能层子宫内膜剥脱随月经血排出，仅留下基底层，在雌激素作用下内膜逐渐增厚，子宫内膜的增生与修复在月经期即已开始。月经周期的第15～23天，黄体形成，分泌孕激素和雌激素，子宫内膜继续增厚，为孕卵着床和发育提供充足营养。故选C。

4.【答案】C

5.【答案】C

【解析】黄体生成素（LH）能促进卵泡发育及成熟、促进排卵并形成黄体。故选C。

6.【答案】A

7.【答案】E

8.【答案】B

【解析】排卵前随雌激素水平逐渐增高，宫颈黏液分泌量增加、稀薄透明，至排卵期拉丝可达10cm以上，取黏液涂于玻片，干燥后可见羊齿植物叶状结晶；排卵后受孕激素影响，黏液分泌量减少、黏稠，拉丝易断，涂片可见成排的椭圆体。故选B。

9.【答案】A

【解析】雌激素的生理作用如下：①作用于生殖系统，促进子宫发育，增加子宫平滑肌收缩力及对缩宫素的敏感性；促进子宫内膜增生及修复；使子宫颈口松弛，宫颈黏液量增加、稀薄、易拉丝；促进输卵管发育；促进阴道上皮增生角化，增加细胞内糖原，增强局部抵抗力；可协同卵泡刺激素（FSH）促进卵泡发育；促进外生殖器官发育。②作用于乳腺，促进乳腺腺管增生，使乳头、乳晕着色。③代谢作用，促进钙盐和磷盐在骨质中的沉积；促进水、钠潴留。④参与下丘脑、垂体的正负反馈性调节。故选A。

10.【答案】C

【解析】绝经过渡期指开始出现绝经趋势直至最后一次月经的时期，一般自40岁开始，可历时10～20年。绝经开始表现为月经不规律，最终因卵巢功能衰竭，月经永久性停止，一般绝经年龄在44～54岁。世界卫生组织（WHO）将卵巢功能开始衰退至绝经后1年的时间称为围绝经期。此期由于卵巢功能逐渐减退，雌激素水平明显降低。无排卵性功血主要发生于青春期和围绝经期。故选C。

11.【答案】B

【解析】子宫内膜的周期性变化受雌激素、孕激素的影响，子宫颈黏液、输卵管及阴道黏膜也发生周期性变化。故选B。

12.【答案】A

13.【答案】D

【解析】发育成熟的卵细胞被排出卵巢的过程称排卵，多发生在下次月经来潮前14日左右。孕激素使女性体温发生改变，其兴奋下丘脑体温调节中枢，使女性排卵后基础体温升高0.3～0.5℃，可作为判断排卵日期的标志之一。故选D。

14.【答案】C

【解析】排卵前随着雌激素水平逐渐增高，宫颈黏液分泌量增加、稀薄透明，至排卵期拉丝可达10cm以上，取黏液涂于玻片，干燥后可见“羊齿植物叶”状结晶。故选C。

15.【答案】D

【解析】卵巢分泌雌激素、孕激素，后两者又通过正、负反馈作用影响下丘脑及垂体的分泌功能，从而保证月经周期的循环变化。故选D。

16.【答案】C

【解析】卵巢能分泌少量雄激素——睾酮，睾酮主要来自肾上腺皮质，卵巢也分泌一部分。睾酮不仅是合成雌激素的前体，而且也是维持女性正常生殖功能的重要激素。雌激素虽能使生殖器官发育完善及与孕激素可使月经周期的各种特征完整地表现出来，但这并不意味雌激素和孕激素能代表全部卵巢功能，仍可存在某些特征的贫乏，如阴毛稀少。临床验证垂体功能减退患者若单用雌激素治疗，往往不生长阴毛和腋毛，同时加用少量雄激素，则能促进阴毛和腋毛的生长。此外，少女在青春期生长迅速，也有雄激素的影响。雄激素为雌激素拮抗物：在雄激素影响的基础上，可减缓子宫及其内膜的生长及增生，抑制阴道上皮的增生和角化，促使阴蒂、阴唇和阴阜的发育。但若长期使用，可出现男性化的表现。故选C。

17.【答案】C

【解析】雌激素在月经中期可起正反馈作用。在卵泡开始发育时，雌激素分泌量很少，随着卵泡渐趋成熟，雌激素分泌也逐渐增加，于排卵前形成一高峰，排卵后分泌稍减少，在排卵后7～8日黄体成熟时，形成又一高峰，但第二高峰较平坦，峰的均值低于第一高峰。黄体萎缩时，雌激素水平急骤下降，在月经前达最低水平。故选C。

18.【答案】A

19.【答案】D

【解析】孕激素的生理作用如下：①作用于生殖系统，使子宫肌纤维松弛，抑制子宫收缩，降低妊娠子宫对缩宫素的敏感性；使子宫内膜在增生的基础上转化为分泌状态；使子宫颈口闭合，黏液减少、质稠，拉丝易断；抑制输卵管收缩；促进阴道上皮细胞的脱落。②作用于乳腺，促进乳腺腺泡的发育。③代谢作用，促进水、钠排泄。④参与下丘脑、垂体的正、负反馈性调节。⑤使女性体温发生改变，其兴奋下丘脑体温调节中枢，使女性排卵后基础体温升高0.3～0.5℃，可作为判断排卵日期的标志之一。故选D。

20.【答案】B

【解析】女婴出生时卵泡总数约200万个，至青春期卵泡总数下降至约30万，性成熟期每月一般只有一个优势卵泡可以成熟并排卵，妇女一生中有400～500个卵泡发育成熟，其余卵泡自行退化。故选B。

【A_2型题】

21.【答案】B

【解析】阴道黏膜排卵前在雌激素作用下阴道上皮增生、角化，细胞内糖原在阴道杆菌作用下分解成乳酸，使阴道处于酸性环境，防止致病菌的繁殖；排卵后在孕激素的作用下阴道上皮细胞大量脱落。临床上可通过检查阴道脱落细胞了解排卵情况及雌激素水平。故选B。

22.【答案】E

【解析】排卵后受孕激素影响，黏液分泌量减少、黏稠、拉丝易断。涂片检查时结晶逐渐模糊。至月经周期第22日左右完全消失，可见成排的椭圆体。患者宫颈黏液涂片见大量椭圆体结晶，所以患者现在处于月经周期第22日。故选E。

23.【答案】E

【解析】患者停经40天，基础体温未升高，提示无排卵，且年龄50岁，无排卵性功血可能性大。宫颈黏液涂片可见“羊齿植物叶”状结晶，提示雌激素水平增高，子宫内膜呈增生过长图像。故选E。

【A_3/A_4型题】

24.【答案】C

【解析】分段诊刮适应证：子宫异常出血或阴道排液者，证实或排除子宫内膜癌或其他病变（如子宫内膜炎、流产等）；功能失调性子宫出血或怀疑子宫性闭经者，了解子宫内膜变化及其对性激素的反应；女性不孕症患者，了解有无排卵及子宫内膜病变；功能失调性子宫出血或疑有宫腔内组织残留致长期多量出血者，刮宫有助于诊断并可快速止血。故选C。

25.【答案】D

【解析】患者，45岁，不规则阴道流血1年多，加重20多天，伴贫血，且排出器质性病变，且基础体温单相，无排卵性功血的可能性大。故选D。

26.【答案】E

【解析】无排卵性功血患者治疗原则为：青春期和育龄期功血应以止血、调整月经、促使卵巢功能恢复为原则；绝经过渡期功血以止血、调整月经、减少经量，防止子宫内膜病变为原则。故选E。

【B_1型题】

27.【答案】C

【解析】雄激素功能为维持女性正常生育功能，维持第二性征，促进阴毛、腋毛的生长。促进蛋白质合成，促进肌肉和骨骼的发育，在青春期后可导致骨骺愈合，促进红细胞生成，促进血红蛋白及骨髓的红细胞增生。故选C。

28.【答案】B

【解析】孕激素对阴道上皮的作用是使增生阴道上皮中层和表层细胞脱落加快。故选B。

29.【答案】A

【解析】雌激素对阴道上皮的作用是促进阴道上皮增生和角化。故选A。

第二节 妊娠生理与妊娠诊断

【A_1 型题】

1.【答案】B

【解析】受精卵着床后10周血清HCG浓度达最高峰，持续约10日迅速下降，一般于产后2周内消失。故选B。

2.【答案】D

【解析】胎盘附着部位全部修复要至产后6周。故选D。

3.【答案】B

【解析】人绒毛膜促性腺激素（HCG）均由α与β亚基组成，α亚基几乎相同，相互间能发生交叉反应，β-HCG亚基羧基端最后的24个氨基酸片段为其所有，故临床利用β-HCG特异抗血清即可检测母体血清β-HCG。故选B。

4.【答案】B

【解析】妊娠期垂体增大，妊娠后期尤为明显。催乳素自妊娠7周开始增多，随妊娠进展逐渐增加分泌量，妊娠足月分娩前达高峰约150μg/L，为非孕妇女的10倍。PRL促进乳腺发育，为产后泌乳做准备。分娩后若不哺乳，于产后3周内降至非孕时水平，哺乳者多在停止哺乳后一段时间内降至非孕时水平。故选B。

5.【答案】E

【解析】整个孕期卵巢略增大，排卵和新卵泡发育停止。妊娠6~7周前孕妇卵巢中的妊娠黄体产生雌激素及孕激素，以维持妊娠。妊娠10周后胎盘形成，取代黄体功能，黄体萎缩。故选E。

6.【答案】C

【解析】胎儿血自脐动脉至绒毛毛细血管网，与绒毛间隙间的母血进行物质交换，含氧量高且营养物质丰富的血液经脐静脉返回胎儿体内。故选C。

7.【答案】C

【解析】受精后第6日受精卵滋养层形成时，胚胎合体滋养细胞开始分泌微量HCG。故选C。

8.【答案】D

【解析】子宫肌壁厚度非孕时约1cm，妊娠中期逐渐增厚达2.0~2.5cm，妊娠末期至足月厚度为1.0~1.5cm或更薄。D项错误，故选D。

9.【答案】A

【解析】妊娠期肾脏略增大，肾血浆流量（RPF）及肾小球滤过率（GFR）于妊娠早期均增加，妊娠期间维持高水平，与非孕时相比，RPF约增加35%，GFR约增加50%。故选A。

10.【答案】C

【解析】受精卵着床必须具备的条件有：①透明带消失。②囊胚细胞滋养细胞分化出合体滋养细胞。③囊胚和子宫内膜同步发育且相互协调。④孕妇体内分泌足够量的孕酮。子宫有一个极短的窗口期允许受精卵着床。故选C。

11.【答案】B

【解析】血容量自妊娠6周起开始增加，至32~34周达高峰，约增加35%，平均增加1500ml，直至分娩。故选B。

12.【答案】A

【解析】胎盘由胎儿部分的羊膜、叶状绒毛膜和母体部分的底蜕膜构成。故选A。

13.【答案】B

14.【答案】D

【解析】自胚胎11~12周开始卵原细胞进入第一次减数分裂，并静止于前期双线期。故选D。

15.【答案】D

【解析】妊娠早期的羊水主要来源是母体血清经胎膜进入羊膜腔的透析液。妊娠中期以后胎儿尿液成为羊水的主要来源。妊娠晚期胎儿肺参与羊水的生成。此外，羊膜、脐带华通胶及胎儿皮肤渗出液也参与少量羊水的形成。故选D。

16.【答案】C

【解析】妊娠期凝血因子Ⅱ、Ⅴ、Ⅶ、Ⅷ、Ⅸ、Ⅹ均增加，使血液处于高凝状态，血小板数量轻度减少。妊娠后期红细胞沉降率加快，可达100mm/h。故选C。

17.【答案】E

【解析】乳腺细胞膜有垂体催乳激素受体，细胞质内有雌激素和孕激素受体，胎盘形成后大量雌激素、孕激素、人胎盘生乳素产生，刺激乳腺腺管和腺泡发育，垂体催乳激素、胰岛素、皮质醇、甲状腺激素等也参与其中。妊娠晚期接近分娩时挤压乳房可有少量淡黄色稀薄液体溢出，称为初乳。产前无乳汁分泌可能与大量雌、孕激素抑制乳汁生成有关。分娩后新生儿频繁吸吮乳头，乳汁开始分泌。故选E。

18.【答案】E

【解析】当胎盘剥离娩出后，产妇血中胎盘生乳素、雌激素、孕激素水平急剧下降，缩宫素增加，抑制下丘脑分泌的催乳素因子释放，低雌激素、高泌乳素水平导致乳汁开始分泌。故选E。

19.【答案】E

【A_2 型题】

20.【答案】C

【解析】脐带表面有羊膜覆盖，呈灰白色，里面中央有一条脐静脉，两侧有两条脐动脉。故选C。

21.【答案】B

【解析】预产期以末次月经第1日算起，月份减3或加9，日数加7。若为农历，则月份减3或加9，日数加15。患者末次月经（LMP）4月1日，排卵应在4月15日左右，受精约16日，着床为22~23日。故选B。

22.【答案】D

【B_1型题】

23.【答案】C

【解析】乳头、乳晕着色加深，乳头变大，易勃起。乳晕外围的皮脂腺肥大形成散在结节状隆起，称为蒙氏结节。故选C。

24.【答案】D

【解析】自妊娠12~14周起，子宫可出现不规律无痛性收缩，持续时间不足30秒，不伴有宫颈扩张，宫腔压力低于25mmHg，属于生理性无痛宫缩，称为Braxton Hicks收缩。故选D。

第三节 自然流产

【A_1型题】

1.【答案】C

【解析】晚期复发性流产常见于子宫解剖异常、子宫肌瘤、自身免疫异常等。故选C。

2.【答案】D

3.【答案】D

【解析】流产的治疗：①先兆流产：保胎治疗者，需绝对卧床休息，禁止性生活，减少刺激。必要时给予黄体酮、维生素E及对胎儿危害小的镇静剂。②难免流产及不全流产：一旦确诊，应尽早清除宫腔内胚胎组织。有休克者应输血、输液抗休克同时实施清宫术，术后应用缩宫素和抗生素，以防大出血和感染。③完全流产：随诊观察，不需特殊处理。④复发性流产：认真查找原因，进行针对性治疗。宫颈功能不全者宜在妊娠14~18周行宫颈环扎术。⑤流产合并感染：积极控制感染，尽快清除宫腔残留组织。故选D。

4.【答案】B

【解析】宫颈妊娠确诊后可行搔刮宫颈管术或行吸刮宫颈管术，术前应该做好输血准备或于术前行子宫动脉栓塞术以减少术中出血；术后用纱布条填塞宫颈管创面，或者应用小水囊压迫止血。故选B。

5.【答案】A

【解析】流产合并感染应该积极控制感染，尽快清除宫腔残留组织。若阴道流血不多，先选用广谱抗生素2~3日，待感染控制后再行刮宫。若阴道流血量多，静脉滴注抗生素及输血的同时，先用卵圆钳将宫腔内残留大块组织夹出，且不可用刮匙全面搔刮宫腔，以免造成感染扩散。术后继续用广谱抗生素，待感染控制后彻底刮宫。故选A。

6.【答案】C

【解析】胚胎或胎儿染色体异常是早期流产的最常见原因，占50%~60%。染色体异常包括数目异常与结构异常，多为数目异常。染色体异常主要与遗传因素有关，此外，感染、药物因素亦可导致胚胎染色体异常。故选C。

7.【答案】C

【解析】难免流产时阴道流血增加，下腹痛加剧。妇科检查宫颈口已扩张，有时可见胚胎组织堵塞宫颈口内，子宫大小与停经周数相符或稍小。故选C。

8.【答案】B

9.【答案】A

【解析】流产发生时间不同，病理变化也不同。孕8周前的早期流产，胚胎多先死亡，继而底蜕膜出血，胚胎与宫壁分离后刺激子宫收缩，此时胎盘绒毛发育不成熟，与子宫蜕膜联系不牢固，故妊娠物多能完全排出，出血不多。妊娠8~12周胎盘绒毛发育茂盛，与底蜕膜联系较牢，此时发生流产，胎盘绒毛不易完全从子宫壁剥离，部分组织残留在宫腔内而影响子宫收缩，造成出血不止。而妊娠12周以后，胎盘已完全形成，其流产过程与足月产相似，先出现子宫收缩，继而胎儿及胎盘组织排出。故选A。

10.【答案】D

【解析】先兆流产停经后出现少量阴道流血，出血量少于月经量，有时伴下腹轻微酸胀痛，无妊娠物排出。妇科检查：宫颈口关闭，胎膜未破，子宫大小与停经周数相符。难免流产已不可避免。患者阴道流血量增多，下腹部阵发性疼痛加剧或出现阴道流液（胎膜破裂）。妇科检查：宫颈口已扩张，有时可见胚胎组织堵塞宫颈口内，子宫大小与停经周数相符或稍小。故两者的主要鉴别点是宫口开大与否。故选D。

11.【答案】C

【解析】复发性流产指同一性伴侣连续发生3次及以上的自然流产。复发性流产大多数为早期流产，其原因多为染色体异常、免疫因素、黄体功能不全、甲状腺功能低下等；晚期复发性流产常见于子宫解剖异常、子宫肌瘤、自身免疫异常等。故选C。

12.【答案】A

【解析】凡妊娠不足28周、

胎儿体重不足1000g而终止者，称流产。故选A。

13.【答案】A

【解析】稽留流产时间过长，坏死退化的胎盘蜕膜释放凝血酶进入血液循环而引起弥散性血管内凝血，造成严重出血。故选A。

14.【答案】B

【解析】患者体温升高，白细胞总数增加，有感染的指征。因此必须先抗感染，再刮宫。故选B。

15.【答案】C

【解析】稽留流产子宫小于12周者，可行刮宫术，术中肌内注射缩宫素，手术应该特别小心，避免子宫穿孔，一次不能刮净，于5~7日后再次刮宫。故选C。

【A_2型题】

16.【答案】A

【解析】难免流产患者阴道流血量增多，下腹部阵发性疼痛加剧或出现阴道流液（胎膜破裂）。妇科检查：宫颈口已扩张，有时可见胚胎组织堵塞宫颈口内，子宫大小与停经周数相符或稍小。患者有停经史，阴道流血多。妇科检查宫口开，有组织堵塞。符合“难免流产”的诊断。故选A。

17.【答案】C

18.【答案】A

【解析】稽留流产又称过期流产，指胚胎或胎儿已死亡滞留在宫腔尚未自然排出者。患者可有先兆流产症状，但随着孕周增加，子宫不增大反而缩小，早孕反应消失。若已到中期妊娠，孕妇腹部不见增大，无胎动感或胎动消失。妇科检查：宫口未开，子宫较停经周数小，未闻及胎心音。若胎儿死于宫腔过久，可发生凝血功能障碍。患者妊娠19周，但子宫只有8周大小。B超检查无胎心。符合“稽留流产”的诊断。故选A。

19.【答案】D

20.【答案】E

【解析】患者停经16周，阴道少量流血量1月余。妇科检查子宫大小明显小于停经周数。符合“稽留流产”的诊断。故选E。

21.【答案】A

【解析】患者有停经史，现阴道大出血，血压下降。妇科检查可见胚胎组织堵塞宫颈口内，子宫大小小于停经周数，符合“不全流产”的诊断。且患者畏寒、发热、子宫压痛，白细胞数升高。符合“不全流产伴感染”的诊断。不全流产一旦确诊，应尽早清除宫腔内胚胎组织。有休克者应输血、输液抗休克同时实施清宫术，术后应用缩宫素和抗生素，以防止大出血和感染发生。故选A。

22.【答案】C

【解析】患者有停经史、阴道流血、腹痛、宫口开、有组织堵塞宫口，子宫大小与妊娠周数相符。符合“难免流产”的诊断。故选C。

23.【答案】A

【解析】难免流产阴道流血量增多，下腹部阵发性疼痛加剧或出现阴道流液（胎膜破裂）。妇科检查：宫颈口已扩张，有时可见胚胎组织堵塞宫颈口内，子宫大小与停经周数相符或稍小。故选A。

【A_3/A_4型题】

24.【答案】D

【解析】复发性流产指同一性伴侣连续发生3次及以上的自然流产。患者有3次晚期自然流产史，现在妊娠4月余，又出现阴道流血、下腹下坠感。符合“复发性流产”的诊断。故选D。

25.【答案】E

【解析】患者子宫符合孕周大小，宫口开大约2cm，提示宫颈功能不全。宫颈功能不全者宜在妊娠14~18周之间行宫颈环扎术。故选E。

26.【答案】E

27.【答案】A

【解析】患者阴道流血量增多，下腹部阵发性疼痛加剧。妇科检查：宫颈口已扩张，可见胚胎组织堵塞宫颈口内，子宫大小与停经周数相符。符合“难免流产”的诊断。故选A。

28.【答案】A

【解析】难免流产一旦确诊，应尽早清除宫腔内胚胎组织。有休克者应输血、输液抗休克同时实施清宫术，术后应用缩宫素和抗生素，以防大出血和感染。故选A。

29.【答案】B

30.【答案】C

【解析】现在检测阴道液体pH，以明确是否发生胎膜早破。故选C。

31.【答案】C

【解析】患者现在妊娠4月余，若发生胎膜早破，不可能继续妊娠，所以应该行引产术。故选C。

32.【答案】B

【解析】患者有停经史，阴道流血不止伴腹痛，有组织排出。符合“不全流产”的诊断。故选B。

33.【答案】A

【解析】B型超声检查可以观察有无妊娠囊、妊娠囊形态及大小、有无胎心搏动，确定流产类型。故选A。

34.【答案】A

【解析】不全流产一旦确诊，应尽早清除宫腔内胚胎组织。故选A。

【B_1型题】

35.【答案】B

【解析】患者子宫大小小于妊娠月份。故选B。

36.【答案】C

37.【答案】E

38.【答案】A

【解析】稽留流产坏死退化的胎盘蜕膜释放凝血酶进入血液循环而引起弥散性血管内凝血。故选A。

39.【答案】B

【解析】不全流产患者阴道出血量多或持续不止，下腹部疼痛较重，出血过多可致休克。故选B。

第四节 异位妊娠

【A_1型题】

1.【答案】A

【解析】输卵管妊娠流产多见于妊娠8~12周的输卵管壶腹部妊娠。故选A。

2.【答案】C

【解析】输卵管妊娠子宫稍大变软。胚胎死亡后，常有不规则阴道流血，呈暗红或深褐色，一般不超过月经量。阴道流血可伴有蜕膜管型或蜕膜碎片排出。故选C。

3.【答案】D

【解析】血β-HCG测定是早期诊断异位妊娠的重要方法。故选D。

4.【答案】B

【解析】输卵管妊娠流产手术治疗适用于：①生命体征改变或腹腔出血量较多者。②诊断不明确者。③异位妊娠病变进展者（如血HCG升高明显、附件区包块增大）。④药物治疗禁忌证或无效。⑤随诊不可靠者。故选B。

5.【答案】B

【解析】输卵管妊娠流产若胚胎受损或死亡，滋养细胞活力消失，蜕膜自宫壁剥离而发生阴道流血。故选B。

6.【答案】C

【解析】正常妊娠时，受精卵着床于子宫体腔内。受精卵在子宫体腔以外着床称为异位妊娠。故选C。

7.【答案】E

【解析】输卵管妊娠的发生部位以壶腹部最多见，约占78%，其次为峡部，伞部及间质部妊娠少见。故选E。

8.【答案】E

【解析】阴道后穹隆穿刺是一种简单可靠的诊断方法，主要用于怀疑腹腔有内出血的患者。内出血易积聚于子宫直肠陷凹，可经阴道后穹隆穿刺抽出血液。若抽出暗红色不凝血有助于诊断，但穿刺阴性不能排除输卵管妊娠。故选E。

9.【答案】B

【解析】输卵管妊娠流产未破裂，经阴道后穹隆穿刺抽不出血液，但不能排除输卵管妊娠。故选B。

10.【答案】A

【解析】输卵管妊娠根治手术适用于无生育要求的输卵管妊娠、内出血并发休克的急症患者。应在积极纠正休克时，迅速打开腹腔，提出病变输卵管，用卵圆钳钳夹出血部位，暂时控制出血，并加快输血、输液，待血压上升后继续手术切除输卵管，并酌情处理对侧输卵管。故选A。

【A_2型题】

11.【答案】B

【解析】输卵管妊娠多有6~8周停经史。输卵管妊娠发生流产或破裂前，常表现为一侧下腹部隐痛或酸胀感；发生流产或破裂后，患者突感一侧下腹部撕裂样疼痛。胚胎死亡后，常有不规则阴道流血，呈暗红或深褐色，一般不超过月经量。若出血多，患者可有面色苍白、出冷汗、脉搏细数、血压下降等休克表现。有腹腔内出血时，患者下腹部有明显压痛及反跳痛，尤以患侧为重。出血较多时，叩诊有移动性浊音。发生流产或破裂者，阴道后穹隆饱满，有触痛。宫颈举痛阳性。子宫稍大变软，内出血多时，检查子宫有漂浮感，在子宫一侧可触及边界不清楚，触痛明显的包块。患者有停经史、突发腹痛、休克体征、宫颈举痛阳性、附件包块。符合“输卵管妊娠”的诊断。故选B。

12.【答案】E

【解析】患者有停经史，妇科检查子宫稍大、附件包块，且β-HCG阳性，人流未见绒毛。符合“输卵管妊娠”的诊断。故选E。

13.【答案】D

【解析】陈旧性宫外孕发生输卵管妊娠流产或破裂时，由于反复内出血形成盆腔血肿未吸收，时间长血肿可机化变硬，并与周围组织粘连形成包块。患者有停经史，下腹隐痛，现阴道少量流血。符合“陈旧性宫外孕”的诊断。故选D。

【A_3/A_4型题】

14.【答案】D

【解析】据题意分析：患者停经40天+突发右下腹剧痛4小时伴头晕及肛门坠胀感及休克征+下腹部压痛及反跳痛（+），右侧为著，肌紧张不明显，移动性浊音（+），以及宫颈举痛，宫体稍大，右附件区触及有压痛的不规则包块，最可能的诊断是输卵管妊娠破裂，故选 D。

15.【答案】E

【解析】对于输卵管妊娠破裂疑有腹腔内出血的患者，经阴道后穹隆穿刺抽出暗红色不凝血，说明有血腹症存在，是一种简单可靠的诊断方法。故选 E。

16.【答案】A

【解析】对于生命体征不稳定或有腹腔内出血征象的输卵管妊娠破裂患者应首选手术治疗。故选 A。

17.【答案】C

【解析】患者有停经史，不规则阴道流血，现突发腹痛、有休克症状。子宫正常大小、软，附件包块，且 β-HCG 阳性、后穹隆穿刺抽出不凝血。符合“输卵管妊娠破裂”的诊断。故选 C。

18.【答案】A

【解析】患者诊断明确，有休克征象，为了抢救生命，必须抗休克同时手术。故选 A。

19.【答案】C

【解析】患者有子宫、阴道畸形，B 超示宫腔内未见胎囊，但宫旁肿块有胚胎图像。符合“子宫残角妊娠”的诊断。故选 C。

20.【答案】B

【解析】胚胎于子宫残角内无法继续生长发育，所以应该切除子宫残角，以免再次妊娠时又发生子宫残角妊娠。故选 B。

第五节 前置胎盘

【A_1 型题】

1.【答案】D

【解析】B 型超声检查可清楚看到胎盘与宫颈口的关系，并能明确前置胎盘的类型。其方法简单可靠，且无损伤性，是目前最常用的诊断前置胎盘方法。前置胎盘应该减少刺激，避免增加腹压的动作，严禁肛查及阴道检查，以免诱发活动性出血。故选 D。

2.【答案】D

【解析】一般完全性前置胎盘、部分性前置胎盘或伴有胎儿窘迫多以剖宫产结束分娩；边缘性前置胎盘出血不多，胎心无异常者可经阴道试产，若试产失败，应立即改剖宫产结束分娩。故选 D。

3.【答案】B

【解析】边缘性前置胎盘出血不多，胎心无异常者可经阴道试产，若试产失败，应立即改剖宫产结束分娩。故选 B。

4.【答案】E

【解析】前置胎盘阴道流血多，出现失血性休克者，无论胎儿成熟与否，均应行剖宫产术终止妊娠。故选 E。

5.【答案】D

【解析】完全性前置胎盘又称中央性前置胎盘，宫颈内口全部被胎盘组织所覆盖。因此不可能胎头已经衔接。故选 D。

6.【答案】C

【解析】完全性前置胎盘宫颈内口全部被胎盘组织所覆盖，因此初次出血时间早，多在妊娠 28 周左右，反复出血次数频繁，量较多，一次性大出血可致休克。故选 C。

7.【答案】D

【解析】前置胎盘子宫软无压痛，大小与停经周数相符，胎位清楚，因子宫下段有胎盘占据，影响胎先露入盆，先露高浮，常伴有胎位异常，出血量少时胎心音无异常，出血量多时可发生胎儿窘迫，出现胎心音异常，甚至宫内死亡。故选 D。

【A_2 型题】

8.【答案】A

【解析】患者虽然为部分性前置胎盘，但宫口 4cm，S+2，估计能在短时间内结束分娩，可在输血、输液的条件下人工破膜，破膜后胎头下降压迫前置胎盘部位而止血，并可促进子宫收缩加快产程。故选 A。

9.【答案】B

【解析】孕妇诊断为“妊娠 36 周、前置胎盘”。现阴道出血多、血压下降，虽然宫口 4cm，但 S-2，估计短时间不能经阴道分娩，所以应该立即行剖宫产结束分娩。故选 B。

10.【答案】C

【解析】前置胎盘患者禁止行肛诊、阴道检查。B 型超声检查可清楚看到胎盘与宫颈口的关系，并能明确前置胎盘的类型。其方法简单可靠，且无损伤性，是目前最常用的诊断方法。故选 C。

11.【答案】D

【解析】孕妇符合“孕 39 周，前置胎盘”的诊断。阴道流血多，出现失血性休克者，无论胎儿成熟与否，均应终止妊娠。患者无宫缩，估计短时间不能经阴道分娩，应立即行剖宫产结束分娩。故选 D。

12.【答案】E

【解析】孕妇符合“妊娠 33 周，前置胎盘，臀位”的诊断。期待疗法适用于阴道流血量不多，全身情况良好，胎儿存活但体重<2000g，妊娠<34 周的孕妇。患者妊娠 33 周，少量阴道流血，生命体征平稳，胎心好，可

行期待疗法，待胎儿成熟再决定分娩时机与方式。故选 E。

13.【答案】A

14.【答案】C

【解析】孕妇妊娠 30 周，无痛性阴道流血，前置胎盘诊断的可能性大。B 型超声检查可清楚看到胎盘与宫颈口的关系，并能明确前置胎盘的类型。故选 C。

15.【答案】C

【解析】孕妇妊娠晚期发生无痛性阴道流血，符合“前置胎盘”的诊断。前置胎盘阴道流血多，出现失血性休克者，无论胎儿成熟与否，均应终止妊娠并应同时输血、补液纠正休克。故选 C。

【A_3/A_4 型题】

16.【答案】B

【解析】妊娠晚期或临产时发生无诱因、无痛性、反复阴道流血是前置胎盘的典型症状。故选 B。

17.【答案】C

【解析】B 型超声检查可清楚看到胎盘与宫颈口的关系，并能明确前置胎盘的类型。故选 C。

18.【答案】E

【解析】前置胎盘应该减少刺激，避免增加腹压的动作，严禁肛查及阴道检查，以免诱发活动性出血；加强营养，给予高蛋白、高维生素及富含铁的食物。故选 E。

19.【答案】B

【解析】患者晚期发生无诱因、无痛性、反复阴道流血。符合“前置胎盘”的诊断。前置胎盘时先露已衔接的可能性很小。故选 B。

20.【答案】C

21.【答案】D

【解析】孕妇诊断“前置胎盘合并休克”现胎心加快。阴道流血多，出现失血性休克者，无论胎儿成熟与否均应终止妊娠。故选 D。

第六节　子痫前期-子痫

【A_1 型题】

1.【答案】D

【解析】注射硫酸镁时应该注意观察：①患者膝反射存在。②呼吸≥16 次/分。③尿量≥17ml/h 或≥400ml/24h。若以上指征改变，提示出现硫酸镁毒性反应，而最先出现的毒性反应是膝反射减弱或消失。故选 D。

2.【答案】D

3.【答案】C

【解析】重度子痫前期；出现下述任一不良情况可诊断：①血压持续升高：收缩压≥160mmHg 和/或舒张压≥110mmHg。②蛋白尿≥5.0g/24h 或随机蛋白尿≥(+++)。③持续性头痛或视觉障碍或其他脑神经症状。④持续性上腹部疼痛，肝包膜下血肿或肝破裂症状。⑤肝脏功能异常。⑥肾功能异常。⑦低蛋白血症伴胸腔积液或腹水。⑧血液系统异常。⑨心力衰竭、肺水肿。⑩胎儿生长受限或羊水过少。⑪早发型即妊娠 34 周以前发病。故选 C。

4.【答案】C

【解析】妊娠期高血压疾病终止妊娠的指征：妊娠期高血压疾病、轻度子痫前期的孕妇可期待至足月。重度子痫前期患者：①妊娠不足 26 周经治疗病情不稳定者建议终止妊娠。②妊娠 26~28 周根据母、胎情况及当地母儿诊治能力决定是否期待治疗。③妊娠 28~34 周，如病情不稳定，经积极治疗 24~48 小时病情仍加重，促胎肺成熟后终止妊娠。④子痫前期患者孕周已超过 34 周，胎儿成熟后可考虑终止妊娠。⑤妊娠 37 周后的重度子痫前期患者应终止妊娠。⑥子痫控制后 2 小时可考虑终止妊娠。故选 C。

5.【答案】D

【A_2 型题】

6.【答案】D

第七节　子宫肌瘤

【A_1 型题】

1.【答案】C

【解析】经量增多及经期延长为子宫肌瘤最常见症状，多见于较大肌壁间肌瘤和黏膜下肌瘤。故选 C。

2.【答案】E

【解析】较大的浆膜下肌瘤或肌壁间肌瘤使子宫增大超过 3 个月妊娠大小时，可在下腹扪及包块；若黏膜下肌瘤脱出至阴道内或阴道外口，患者可有阴道内异物感，并可触及肿物。故选 E。

3.【答案】C

【解析】子宫黏膜下肌瘤的临床表现：①白带增多。②不孕。③继发性贫血。④月经改变。为最常见的症状，表现为月经周期缩短，经量增多，经期延长，不规则阴道流血等。故选 C。

4.【答案】B

【解析】子宫肌瘤患者长期经量增多可继发贫血，出现乏力、心悸等症状。故选 B。

5.【答案】E

【解析】黏膜下和引起宫腔变形的肌壁间肌瘤可以引起不孕或流产。故选 E。

6.【答案】D

【解析】子宫肌瘤红色样变多见于妊娠期或产褥期，是一种特殊类型的肌瘤坏死。但采取保守治疗通常可以缓解。故选 D。

7.【答案】E

【解析】子宫肌瘤肉瘤样变少见，见于绝经后妇女，其伴有疼痛和阴道出血。故选 E。

【A_2 型题】

8.【答案】B

【解析】患者不规则出血，阴道有脱出物，“子宫黏膜下肌瘤”的可能性大，可以手术摘除并送病理检查，以明确诊断。黏膜下肌瘤可经阴道或宫腔镜切除，术后有 50%左右复发。故选 B。

9.【答案】B

【解析】肌瘤可压迫输卵管或改变宫腔形状，引起不孕或流产。患者有习惯性流产史，且 B 超提示肌壁间肌瘤。患者年轻，有生育要求，所以应行肌瘤剜除术。肌瘤剜除术适用于希望保留生育功能的患者，可经腹或经腹腔镜下切除肌瘤。故选 B。

10.【答案】B

【解析】子宫肌瘤红色样变多见于妊娠期或产褥期，是一种特殊类型的肌瘤坏死，患者可有剧烈腹痛伴恶心、呕吐、发热，白细胞数增加，检查发现肌瘤迅速增大、压痛。本产妇临床表现和妇科检查符合“妊娠合并子宫肌瘤红色样变”的诊断。故选 B。

【A_3/A_4 型题】

11.【答案】C

【解析】经量增多及经期延长为子宫肌瘤最常见症状，多见于较大肌壁间肌瘤和黏膜下肌瘤。妇科检查：较大的浆膜下肌瘤或肌壁间肌瘤使子宫增大超过 3 个月妊娠大小时，可在下腹扪及包块。患者经量多，妇科检查子宫增大、凹凸不平。符合“多发性子宫肌瘤”的诊断。故选 C。

12.【答案】D

【解析】子宫肌瘤手术治疗适应证：月经过多而致严重贫血，药物治疗无效；腹痛严重或蒂扭转引起的急性腹痛；肿瘤引起压迫症状；证实肌瘤导致反复流产或不孕；疑有肌瘤恶变者，则需手术治疗。常用的手术方式有以下 2 种。①肌瘤切除术：适用于希望保留生育功能的患者，可经腹或经腹腔镜下切除肌瘤；黏膜下肌瘤可经阴道或宫腔镜切除，术后有 50%左右复发。②子宫切除术：疑有肌瘤恶变，且不需要保留生育功能的患者，可行子宫切除术。患者 40 岁，无生育要求，且为多发性子宫肌瘤，可行子宫切除术。故选 D。

【B_1 型题】

13.【答案】A

【解析】子宫肌瘤小且无明显症状或已接近绝经期的妇女一般不需要治疗，每 3~6 个月随访一次。故选 A。

14.【答案】D

【解析】患者子宫肌瘤体积大，无生育要求，可行子宫切除术。故选 D。

15.【答案】E

【解析】疑有肌瘤恶变，且不需要保留生育功能的患者，可行子宫切除术加双侧附件切除术。故选 E。

16.【答案】C

第八节 排卵障碍性子宫出血

【A_1 型题】

1.【答案】C

【解析】宫颈黏液结晶检查、阴道脱落细胞检查等可以提示有无排卵。阴道脱落细胞涂片：无排卵性异常子宫出血时反映有雌激素作用；黄体功能不全时反映孕激素作用不足，缺乏典型的细胞堆集和皱褶。故选 C。

2.【答案】C

【解析】促排卵常用药物有氯米芬、人绒毛膜促性腺激素(hCG)、人绝经期促性腺激素和促性腺激素释放激素激动剂。促进卵泡发育首选氯米芬，hCG 可以促进月经中期 LH 峰值形成，刺激黄体功能形成。故选 C。

3.【答案】B

4.【答案】C

【解析】排卵障碍性子宫出血多发生于生育期妇女。子宫内膜形态一般表现为分泌期内膜，可能存在腺体分泌不良，间质水肿不明显或腺体与间质发育不同步，内膜活检显示分泌反应落后 2 日。其表现如下。①月经过多：表现为月经周期和经期正常但经量增多。②黄体功能不足：表现为月经周期缩短。③子宫内膜不规则脱落：表现为月经周期正常，经期延长且经量增多。④围排卵期出血：在排卵前后出血，出血时间不超过 7 日，量少。排卵障碍性子宫出血黄体功能发育不良者基础体温虽呈双相型，但排卵后体温上升缓慢，或上升幅度偏低，高温相维持9~10日即下降。故选C。

【A_2型题】

5.【答案】E

【解析】患者月经不调，但基础体温双相，诊断为“排卵障碍性子宫出血”，但黄体期短，提示黄体功能不足。黄体功能不足可应用低剂量雌激素、氯米芬等促进卵泡发育，还可以在排卵后使用HCG、天然黄体酮等延长黄体期，也可口服避孕药。故选E。

6.【答案】A

【解析】排卵障碍性子宫出血有时月经周期虽在正常范围内，但卵泡期延长，黄体期缩短，患者不易受孕或易早期流产。患者有习惯性流产史，基础体温双相，高温相短，符合“黄体功能不足”的诊断。故选A。

7.【答案】D

【解析】患者月经周期延长，基础体温双相。符合“排卵障碍性子宫出血”的诊断，但高温相下降迟缓，提示子宫内膜不规则脱落。故选D。

8.【答案】C

【解析】患者月经周期正常，经期延长，基础体温双相。符合“排卵障碍性子宫出血”的诊断，但高温相下降迟缓，提示子宫内膜不规则脱落。月经第5天子宫内膜有增生及分泌表现。故选C。

【B_1型题】

9.【答案】B

10.【答案】A

第九节 激素避孕

【A_1型题】

1.【答案】E

【解析】探亲避孕药主要有抑制排卵、改变子宫内膜形态与功能、宫颈黏液变稠的作用。故选E。

【A_2型题】

2.【答案】C

【解析】探亲避孕药口服方法为在探亲前1日或当日中午服1片，以后每晚服1片，每月不少于12片。如探亲结束未服完12片，则需每日服1片，直至服满12片。故选C。

3.【答案】C

【解析】宫内节育器禁忌证：①妊娠或可疑妊娠者。②月经过频、经量过多或不规则阴道流血者。③生殖器官肿瘤，急、慢性生殖器官炎症，子宫畸形者。④产后或流产后疑有妊娠组织残留或感染者。⑤宫颈内口过松、重度宫颈裂伤或Ⅲ度子宫脱垂者。⑥患严重全身性疾病者。⑦铜过敏者禁止放置含铜IUD。患者子宫脱垂，所以不适合上宫内节育器。安全期避孕并不十分可靠，不推荐使用。阴道隔膜供应少，且患者阴道前后壁膨出，不适合使用。故选C。

第十节 子宫颈癌

【A_1型题】

1.【答案】E

【解析】宫颈癌ⅠA1期为间质浸润深度≤3mm，宽度≤7mm。故选E。

2.【答案】E

【解析】宫颈癌与HPV感染、性生活紊乱、性生活过早（≤16岁）、慢性宫颈炎、性传播疾病、经济状况低下、吸烟、口服避孕药和免疫抑制有关。故选E。

3.【答案】E

4.【答案】D

【解析】在原始鳞-柱交接部和生理性鳞-柱交接部之间形成的区域称为移行带区，也称转化区，是宫颈癌的好发部位。故选D。

5.【答案】C

【解析】宫颈癌转移途径主要为直接蔓延和淋巴转移，血行转移较少见，直接蔓延最常见。①直接蔓延：癌组织直接侵犯邻近器官和组织，常向下累及阴道壁，少数向上经子宫颈管累及宫腔，向两侧扩散到宫颈旁和阴道旁组织，甚至延伸至骨盆壁；晚期可向前、后蔓延侵犯膀胱、直肠。②淋巴转移：癌灶局部浸润后浸入淋巴管形成瘤栓，随淋巴液引流进入局部淋巴结，在淋巴管内扩散。③血行转移：较见少，晚期可转移至肺、肝或骨骼等。故选C。

6.【答案】D

7.【答案】D

【解析】宫颈癌早期病例应采用宫颈细胞学检查和/或高危型HPV-DNA检测、阴道镜检查及宫颈活组织检查的“三阶梯检查法”，宫颈癌确诊依据为活组织检查。故选D。

8.【答案】B

【解析】宫颈癌的预后与临床期别、病理类型等密切相关，有淋巴结转移者预后差。故选 B。

9.【答案】C

【解析】宫颈癌阴道流血常表现为接触性出血，即性交或妇科检查后阴道流血，量少。也可表现为不规则阴道流血，或经量增多、经期延长。老年患者可出现绝经后不规则阴道流血。随着病灶扩大，阴道流血量可逐渐增多，一旦病灶侵蚀大血管，可导致阴道大流血，甚至危及生命。故选 C。

10.【答案】A

11.【答案】D

12.【答案】B

【A_2 型题】

13.【答案】B

【解析】宫颈癌ⅡB 为有宫旁浸润，但未达盆壁。患者左侧宫旁组织厚硬。符合"宫颈癌ⅡB 期"的诊断。故选 B。

14.【答案】D

【解析】患者阴道穹隆部有浸润，但未及盆壁。符合"宫颈癌ⅡB 期"的诊断。放射治疗适用于各期宫颈癌患者。主要用于有手术禁忌证、年老或晚期不能手术以及术后需做补充治疗的患者。故选 D。

15.【答案】D

【解析】本题患者也合并其他系统疾病，不能手术，所以选择放疗。故选 D。

16.【答案】A

【A_3/A_4 型题】

17.【答案】D

【解析】宫颈癌ⅢB 期为肿瘤扩展到骨盆壁和/或累及阴道下 1/3 和/或引起肾盂积水或肾无功能。患者宫旁浸润达盆腔。符合"宫颈癌ⅢB 期"的诊断。故选 D。

18.【答案】D

【解析】放射治疗适用于各期宫颈癌患者。主要用于有手术禁忌证、年老或晚期不能手术以及术后需做补充治疗的患者。故选 D。

19.【答案】B

【解析】宫颈癌ⅠA1 期为间质浸润深度≤3mm、宽度≤7mm。患者宫颈间质浸润深度<3mm。符合"宫颈癌ⅠA1 期"的诊断。故选 B。

20.【答案】E

【解析】宫颈癌ⅠA1 期多主张行全子宫切除术，对要求保留生育功能的年轻患者，可在充分沟通的前提下行宫颈锥形切除术，术后定期随访。故选 E。

21.【答案】B

【解析】宫颈癌ⅠA2 期为间质浸润深度>3mm 至≤5mm，宽度≤7mm。患者癌细胞突破基底膜 3~5mm。符合"宫颈癌ⅠA2 期"的诊断。故选 B。

22.【答案】D

【解析】宫颈癌ⅠA2 期至ⅡA2 期原则上行广泛性子宫切除术及盆腔淋巴结切除术，必要时采取新辅助化疗后再行手术。故选 D。

23.【答案】B

【B_1 型题】

24.【答案】C

【解析】宫颈癌ⅡB 期为有宫旁浸润，但未达盆壁。故选 C。

25.【答案】A

【解析】宫颈癌ⅠA 期为肉眼未见癌灶，仅为镜下浸润癌。故选 A。

26.【答案】B

【解析】宫颈癌ⅡA 期为病灶侵犯阴道上 2/3，无明显宫旁浸润。故选 B。

27.【答案】D

【解析】宫颈癌ⅢA 期为肿瘤累及阴道下 1/3，没有扩展到骨盆壁。故选 D。

28.【答案】E

【解析】宫颈癌ⅣA 期为肿瘤侵犯邻近的盆腔器官。故选 E。

29.【答案】C

【解析】早期病例应采用宫颈细胞学检查和/或高危型 HPV-DNA 检测、阴道镜检查及宫颈活组织检查的"三阶梯检查法"，宫颈癌确诊依据为活组织检查。故选 C。

30.【答案】A

31.【答案】D

【解析】宫颈癌ⅠB 期原则上行广泛性子宫切除术及盆腔淋巴结切除术，必要时采取新辅助化疗后再行手术。故选 D。

32.【答案】E

【解析】宫颈癌ⅠA2 期原则上行改良性子宫切除术及盆腔淋巴结切除术，必要时采取新辅助化疗后再行手术。故选 E。

33.【答案】A

【解析】宫颈癌是最常见的妇科恶性肿瘤，高发年龄为 30~55 岁，严重威胁广大妇女的生命健康。故选 A。

34.【答案】E

【解析】由于卵巢位于盆腔深部，体积小，无法直接扪及和窥视，导致早期病变不易发现。卵巢恶性肿瘤一旦发现时，往往已属晚期，其治疗效果和预后不佳，死亡率居妇科恶性肿瘤之首，已成为严重威胁妇女生命和健康的主要肿瘤。故选 E。

35.【答案】D

36.【答案】A

【解析】政府高度重视宫颈癌的普查、普治工作，大力开展宫颈细胞学筛查，使宫颈癌及 CIN 得以早期发现、早期诊断和早期治疗，晚期宫颈癌的发病率和死亡率明显下降。故选 A。

第十三篇 儿 科 学

第一节 小儿年龄分期

【A_1 型题】

1.【答案】C

【解析】新生儿期为自胎儿娩出脐带结扎时开始至28天之前，按年龄划分，此期实际包含在婴儿期内。故选C。

2.【答案】A

【解析】自出生到1周岁之前为婴儿期。此期是生长发育极其迅速的阶段，因此对营养的需求量相对较高。故选A。

3.【答案】D

【解析】自1岁至满3周岁之前为幼儿期。此期体格生长发育速度较前稍减慢，而智能发育迅速，同时活动范围渐广，接触社会事物渐多。故选D。

第二节 小儿生长发育规律

【A_1 型题】

【答案】A

【解析】小儿生长发育遵循由上到下、由近到远、由粗到细、由低级到高级、由简单到复杂的规律。故选A。

第三节 体格生长常用指标

【A_1 型题】

1.【答案】B

【解析】2岁至青春前期体重增长减慢，年增长值约2kg。故选B。

2.【答案】C

【解析】婴儿出生时身长平均为50cm，生后第1年身长增长最快，约为25cm；第2年身长增长速度减慢，为10~12cm，即2岁时身长约87cm；2岁以后身高每年增长6~7cm。故选C。

3.【答案】E

【解析】12个月婴儿体重为10kg；1~12岁体重（kg）=年龄（岁）×2+8。故选E。

【A_2 型题】

4.【答案】C

【解析】婴儿出生时头围相对大，平均33~34cm，1岁时头围约为46cm；出生时胸围32cm，略小于头围1~2cm。1岁左右胸围约等于头围，为46cm。故选C。

5.【答案】C

【解析】1岁至青春前期胸围应大于头围，约为头围+年龄-1cm，即该男孩胸围为53+9-1=61（cm）。故选C。

6.【答案】D

【解析】2~12岁身高为年龄（岁）×7+75，即该女孩身长为7×5+75=110（cm）；1~12岁体重为年龄（岁）×2+8，即该女孩体重为5×2+8=18（kg）。故选D。

7.【答案】E

【解析】正常4岁小儿身高为4×7+75=103（cm）；体重为4×2+8=16（kg）。有人认为在无条件测量体重和身高的地方，可用测量左上臂围来筛查1~5岁儿童营养状况：大于13.5cm为营养良好；12.5~13.5cm为营养中等；小于12.5cm为营养不良。此小儿体重、身高符合正常小儿的发育规律，上臂围13cm为营养中等。故选E。

【A_3/A_4 型题】

8.【答案】A

【解析】婴儿生后1周内可出现暂时性体重下降或称生理性体重下降，约在生后第3~4日达最低点，以后逐渐回升，至出生后第7~10日应恢复到出生时的体重。此小儿体重与出生时的体重一样。故选A。

9.【答案】C

【解析】婴儿生后1周内因奶量摄入不足、水分丢失、胎粪排出，可出现暂时性体重下降或称生理性体重下降，约在生后第3~4日达最低点，下降范围为3%~9%。故选C。

第四节 骨骼发育

【A_1 型题】

1.【答案】D

【解析】婴儿出生时前囟1~2cm，以后随颅骨生长而增大，6月龄左右逐渐骨化而变小，最迟于2岁闭合。故选D。

2.【答案】D

【解析】腕部于出生时无骨化中心，其出生后的出现次序为：头状骨、钩骨（3个月左右）、下桡骨骺（约1岁）、三角骨（2.0~2.5岁）、月骨（3岁左右）、大小多角骨（3.5~5.0岁）、舟骨（5~6岁）、下尺骨骺（6~7岁）、豆状骨（9~10岁）。10岁时出全，共10个。故1~9岁腕部骨化中心的数目大约为其岁数加1。故选D。

3.【答案】D

【解析】前囟检查在儿科临床很重要，如脑发育不良时头围小、前囟小或关闭早，甲状腺功能减退时前囟闭合延迟，颅内压增高时前囟饱满，脱水时前囟凹陷。故选D。

【A_3/A_4 型题】

4.【答案】D

【解析】1~9岁腕部骨化中心的数目大约为小儿岁数加1。故此小儿年龄为7-1=6（岁），身高为6×7+75=117（cm），体重为6×2+8=20（kg）。此小儿体重、身高均符合6岁的发育规律。故选D。

5.【答案】C

【解析】腕部于出生时无骨化中心，其出生后的出现次序为：头状骨、钩骨（3个月左右）、下桡骨骺（约1岁）、三角骨（2.0~2.5岁）、月骨（3岁左右）、大小多角骨（3.5~5.0岁）、舟骨（5~6岁）、下尺骨骺（6~7岁）、豆状骨（9~10岁）。10岁时出全，共10个。故选C。

第五节 运动和语言发育

【A_1 型题】

1.【答案】A

【解析】语言的发育与大脑、咽喉部肌肉的正常发育及听觉的完善有关。要经过发音、理解和表达三个阶段。故选A。

【A_2 型题】

2.【答案】B

【解析】正常小儿6月龄能独坐一会；用手摇玩具；能认识熟人和陌生人；自拉衣服；自握足玩。此小儿符合6月龄神经精神的发育规律。正常小儿前囟出生时1~2cm，以后随颅骨生长而增大，6月龄左右逐渐骨化而变小。此小儿符合6月龄小儿前囟的发育规律。故选B。

3.【答案】D

【解析】正常小儿7月龄会翻身；自己独坐很久；将玩具从一手换入另一手；能发“爸爸”“妈妈”等复音，但无意识；能听懂自己的名字；自握饼干吃。此小儿符合7月龄小儿神经精神的发育规律。故选D。

4.【答案】C

【解析】正常小儿12月龄会独走；弯腰拾东西；会将圈套在木棍上；能叫出物品的名字，如灯、碗；指出自己的手、眼；对人和事物有喜憎之分；穿衣能合作，用杯喝水。此小儿符合12月龄小儿神经精神的发育规律，且12月龄小儿体重为10kg。故选C。

第六节 儿童保健原则

【A_1 型题】

1.【答案】B

【解析】见表13-1。

表 13-1 我国卫健委规定的儿童计划免疫程序

年龄	接种疫苗
出生	卡介苗 乙肝疫苗
1个月	乙肝疫苗
2个月	脊髓灰质炎三价混合疫苗
3个月	脊髓灰质炎三价混合疫苗、百白破混合制剂
4个月	脊髓灰质炎三价混合疫苗、百白破混合制剂
5个月	百白破混合制剂
6个月	乙肝疫苗
8个月	麻疹疫苗
1.5~2.0岁	百白破混合制剂复种
4岁	脊髓灰质炎三价混合疫苗复种
6岁	麻疹疫苗复种、百白破混合制剂复种

故选B。

2.【答案】A

3.【答案】A

4.【答案】B

5.【答案】B

第七节 儿童营养基础

【A₁型题】

1.【答案】E

【解析】2岁儿童膳食中宏量营养素比例应当适当，即蛋白质应占总能量的10%~15%，脂类占总能量的25%~30%，碳水化合物占总能量的50%~60%。

2.【答案】C

3.【答案】C

【A₂型题】

4.【答案】C

【B₁型题】

5.【答案】A

【解析】小儿每日水的需要量如下。故选A。

年龄	需水量（ml/kg）
<1岁	120~160
1~3岁	100~140
4~9岁	70~110
10~14岁	50~90

6.【答案】E

7.【答案】D

8.【答案】C

第八节 婴儿喂养方法

【A₁型题】

1.【答案】D

【解析】牛乳中的乳糖含量低于人乳，主要为甲型乳糖，有利大肠埃希菌的生长。故选D。

【A₂型题】

2.【答案】C

【解析】婴儿需8%糖牛乳100ml/（kg·d），此小儿体重为5kg，所以糖牛乳量为500ml。故选C。

3.【答案】C

【解析】婴儿需8%糖牛乳100ml/（kg·d）。全牛奶喂养时，因蛋白质与矿物质浓度较高，应两次喂哺之间加水，使奶与水量（总液量）达150ml/（kg·d）。6×100=600ml，6×150=900ml，900−600=300ml。故选C。

4.【答案】E

【解析】患儿由于喂养不当导致营养摄入不足，皮下脂肪减少，符合“营养不良”的诊断。营养不良的早期表现为体重不增或减轻。故选E。

【B_1 型题】

5.【答案】D

6.【答案】C

7.【答案】E

8.【答案】B

第九节 维生素D缺乏性佝偻病

【A_1 型题】

1.【答案】D

【解析】初期佝偻病多见于6个月以内的婴幼儿，特别是3个月以内的小婴儿。多为神经兴奋性增高的表现，如易激惹、烦闹、汗多刺激头皮而摇头等。但这些并非佝偻病的特异症状，仅作为临床早期诊断的参考依据。故选D。

2.【答案】B

【解析】6月龄以内婴儿的佝偻病以颅骨改变为主，前囟边较软、颅骨薄，检查者用双手固定婴儿头部，指尖稍用力压迫枕骨或顶骨的后部，可有压乒乓球样的感觉。6月龄以后，尽管病情仍在进展，但颅骨软化消失。故选B。

3.【答案】B

【解析】佝偻病活动期给予维生素D的治疗目的在于控制活动期，防止骨骼畸形。治疗的原则应以口服为主，一般剂量为每日50~125μg（2000~5000IU），1月后改预防量400IU/d。故选B。

4.【答案】C

【解析】佝偻病激期X线显示长骨钙化带消失，干骺端呈毛刷样、杯口状改变；骨骺软骨盘（生长板）增宽（>2mm）；骨质稀疏，骨皮质变薄；可有骨干弯曲畸形或青枝骨折，骨折可无临床症状。故选C。

5.【答案】A

【解析】当重症佝偻病有并发症或无法口服（维生素D）者可大剂量肌内注射维生素D 20万~30万IU 1次，3个月后改预防量。故选A。

6.【答案】A

【解析】皮肤的光照合成是人类维生素D的主要来源。人类皮肤中的7-脱氢胆固醇，是维生素D生物合成的前体，经日光中紫外线（波长290~320nm）照射变为胆骨化醇，即内源性维生素D_3。皮肤产生维生素D_3的量与日照时间、波长、暴露皮肤的面积有关。故选A。

7.【答案】A

8.【答案】D

【解析】血清25-(OH)D_3水平为最可靠的诊断标准，但很多单位不能检测。血生化与骨骼X线的检查为维生素D缺乏诊断的“金标准”。故选D。

9.【答案】B

【解析】佝偻病活动早期维生素D治疗原则应以口服为主，1月后改预防量。故选B。

10.【答案】A

【解析】佝偻病恢复期治疗2~3周后骨骼X线改变有所改善，出现不规则的钙化线，以后钙化带致密增厚，骨骺软骨盘<2mm，逐渐恢复正常。故选A。

【A_2 型题】

11.【答案】B

【解析】佝偻病活动期（激期）X线显示长骨钙化带消失，干骺端呈毛刷样、杯口状改变；骨骺软骨盘（生长板）增宽（>2mm）；骨质稀疏，骨皮质变薄；可有骨干弯曲畸形或青枝骨折，骨折可无临床症状。严重佝偻病可有肋膈沟或郝氏沟、方头。血钙稍降低，血磷明显降低。患儿临床表现、体征、化验检查符合“佝偻病活动期（激期）”的诊断。故选B。

12.【答案】D

【解析】佝偻病活动期（激期）可出现PTH功能亢进和钙、磷代谢失常的典型骨骼改变；出现佝偻病串珠，手、足镯等症状。血钙稍降低，血磷明显降低。患儿临床表现、体征、化验检查符合“佝偻病活动期（激期）”的诊断。故选D。

13.【答案】D

【解析】患儿冬季出生，因紫外线不能透过玻璃窗，婴幼儿被长期过多的留在室内活动，使内源性维生素D生成不足。大城市高大建筑可阻挡日光照射，大气污染如烟雾、尘埃可吸收部分紫外线。气候的影响，如冬季日照短，紫外线较弱，亦可影响部分内源性维生素D的生成。佝偻病早期多见6个月以内，特别是3个月以内小婴儿。多为神经兴奋性增高的表现，如易激惹、烦闹、汗多刺激头皮而摇头等。但这些并非佝偻病的特异症状，仅作为临床早期诊断的参考依据。此期常无骨骼病变，骨骼X线可正常，或钙化带稍模糊；血清25-(OH)D_3下降，PTH升高，一过性血钙下降，血磷降低，碱性磷酸酶正常或稍高。患儿临床表现、体征、化验检查符合“佝偻病早期”的诊断。故选D。

14.【答案】D

【解析】当重症佝偻病有并发

症或无法口服维生素D者，可大剂量肌内注射维生素D20万～30万IU 1次，3个月后改预防量。此患儿出现肺炎的症状与体征，故可以采取上述措施。故选D。

15.【答案】C

【解析】佝偻病正确的诊断必须依据维生素D缺乏的病因、临床表现、血生化及骨骼X线检查。血生化与骨骼X线的检查为诊断的"金标准"。故选C。

【A_3/A_4型题】

16.【答案】D

【解析】患儿由于未添加辅食致营养摄入不足。佝偻病初期（早期）多为神经兴奋性增高的表现，如易激惹、烦闹、汗多刺激头皮而摇头等。早期维生素D缺乏的婴儿未经治疗，病情继续加重，可出现PTH功能亢进和钙、磷代谢失常的典型骨骼改变。6月龄以后，尽管病情仍在进展，但颅骨软化消失。正常婴儿的骨缝周围亦可有乒乓球样感觉。额骨和顶骨中心部分常常逐渐增厚，至7～8个月时，变成"方盒样"头型即方颅（从上向下看），头围也较正常增大。该患儿符合"佝偻病初期（早期）"的诊断。故选D。

17.【答案】A

18.【答案】E

【解析】佝偻病病因如下。①围生期维生素D不足：母亲妊娠期，特别是妊娠后期维生素D营养不足，如母亲严重营养不良、肝肾疾病、慢性腹泻，以及早产、双胎均可使得婴儿的体内维生素D贮存不足。②日照不足：因紫外线不能通过玻璃窗，婴幼儿被长期留在室内活动，使内源性维生素D生成不足。大城市高大建筑可阻挡日光照射，大气污染如烟雾、尘埃可吸收部分紫外线。气候的影响，如冬季日照短、紫外线较弱，亦可影响部分内源性维生素D的生成。③生长速度快，需要增加：如早产及双胎婴儿生后生长发育快，需要维生素D多，且体内贮存的维生素D不足。婴儿早期生长速度较快，也易发生佝偻病。重度营养不良婴儿生长迟缓，发生佝偻病者不多。④食物中补充维生素D不足：因天然食物中含维生素D少，即使纯母乳喂养，婴儿若户外活动少亦易患佝偻病。⑤疾病影响：胃肠道或肝胆疾病影响维生素D吸收，如婴儿肝炎综合征、慢性腹泻等，肝、肾严重损害可致维生素D羟化障碍，1，25-$(OH)_2D_3$生成不足而引起佝偻病。长期服用抗惊厥药物可使体内维生素D不足，如苯妥英钠、苯巴比妥，可刺激肝细胞微粒体的氧化酶系统活性增加，使维生素D和25-$(OH)D_3$加速分解为无活性的代谢产物。糖皮质激素有对抗维生素D对钙的转运作用。故选E。

第十节 川崎病

【A_1型题】

1.【答案】B

2.【答案】B

第十一节 急性上呼吸道感染

【A_1型题】

1.【答案】B

【解析】各种病毒和细菌均可引起急性上呼吸道感染，但90%以上为病毒，主要有鼻病毒、呼吸道合胞病毒、流感病毒、副流感病毒、腺病毒、冠状病毒等。故选B。

【A_2型题】

2.【答案】B

【解析】一般类型上感全身症状多有发热，体温可高达39～40℃，热程2～3天至1周左右，起病1～2天可因高热引起惊厥。体格检查可见咽部充血，扁桃体肿大。肺部听诊一般正常。患儿符合高热引起惊厥的表现。患儿白细胞数正常，脑膜刺激征阴性可以排除中毒性脑病、脑炎。故选B。

第十二节　肺　炎

【A_1 型题】

1.【答案】C

【解析】支气管肺炎合并心力衰竭的表现：①安静状态下呼吸突然加快，>60 次/分。②安静状态下心率突然加快，>180 次/分。③极度烦躁不安，明显发绀，面色苍白或发灰，指（趾）甲微血管再充盈时间延长。以上三项不能用发热、肺炎本身和其他并发症解释者。④心音低钝、奔马律，颈静脉怒张。⑤迅速肝大。⑥少尿或无尿，眼睑或双下肢水肿。具备前 5 项即可诊断为肺炎合并心力衰竭。

【A_2 型题】

2.【答案】A

【解析】呼吸道合胞病毒肺炎多见于婴幼儿，尤以 1 岁以内婴儿多见。轻症患者发热、呼吸困难等症状不重；中、重度患者发热可为低至中度，亦可高热，有较明显的呼吸困难、喘憋、口唇发绀、鼻翼扇动、三凹征等。喘憋严重时可合并心力衰竭、呼吸衰竭。肺部听诊多可闻及中、细湿啰音，亦可闻及哮鸣音、呼气性喘鸣。胸部 X 线检查两肺可见小点片状、斑片状阴影，部分患儿有不同程度的肺气肿。根据该患儿的表现，最可能为呼吸道合胞病毒肺炎。

第十三节　幼儿急疹

【A_1 型题】

1.【答案】D

【解析】幼儿急疹发热期突起高热，体温 39～40℃，可伴有惊厥，耳后枕部淋巴结可肿大，常伴有轻度腹泻。发热 3～5 天体温骤退，同时出现皮疹。皮疹呈红色斑疹或斑丘疹，很少融合。主要见于躯干、颈部、上肢。皮疹于 1～3 天消退，无色素沉着，也无脱皮。

【A_3/A_4 型题】

2.【答案】E

【解析】幼儿急疹多见于 6～18 个月儿童，突起高热，体温 39～40℃，持续 3～5 天，可伴有惊厥。咽峡部充血、头颈部浅表淋巴结轻度肿大、轻微腹泻。热退疹出。皮疹呈红色斑疹或斑丘疹，很少融合。主要见于躯干、颈部、上肢。根据患儿表现，最可能是幼儿急疹。

3.【答案】E

【解析】幼儿急疹又称婴儿玫瑰疹，是一种婴幼儿时期的急性出疹性传染病。病原菌为人类疱疹病毒 6 型。

第四部分

预防医学综合

第十四篇　预防医学

第一章　绪　　论

【A₁型题】

1.【答案】E

【解析】预防医学是以预防为主的思想，运用多个学科的理论和方法来探究社会环境和人的行为及生物遗传因素对人群健康和疾病作用的规律，分析这些主要致病因素对人群健康的影响。

2.【答案】B

【解析】"生态健康"模式为"环境-人群-健康"，强调环境与人群的相互依赖、相互作用和协调发展，并以人群健康为目的。

3.【答案】C

4.【答案】D

【解析】世界卫生组织1948年提出的关于健康的概念，即"身体、健康和社会适应各方面均处于完好状态，而不只是无病或虚弱"。故选D。

5.【答案】B

第二章　医学统计学方法

【A₁型题】

1.【答案】D

【解析】个体之间存在差异，抽样就不可避免产生抽样误差，样本之间的差异，是本质上的差异还是纯抽样误差，需进行假设检验。故选D。

2.【答案】D

【解析】将出生体重变为等级变量，围产期是否死亡为二分类变量，进行交叉分类列联表的关联分析，检验出生体重的等级变量（如低出生体重、正常体重）与围产期是否死亡的关联性。

3.【答案】E

【解析】变异系数主要用于量纲不同的变量间，或均数差别较大的变量间变异程度的比较。是变异的大小（S）相对于其平均水平（$\bar{X}$）的百分比，没有单位，消除量纲的影响。故选E。

4.【答案】D

【解析】统计学是一门处理数据中变异性的科学与艺术。

5.【答案】E

【解析】两个独立样本的比较，服从正态分布，用t检验，分子为两样本均数之差，分母是样本均数之差的标准差，统计量实为用标准差度量的均数之差。

6.【答案】A

【解析】界值1.96对应的正态曲线双侧面积为0.05，则在区间范围内的面积为0.95。故选A。

7.【答案】A

【解析】结局变量为有序变量，取值存在次序，资料为等级资料。故选A。

8.【答案】E

【解析】统计工作步骤：统计设计；收集资料；整理资料；分析资料。故选E。

9.【答案】C

【解析】看研究对象内部结构是否相同，若不同，则需进行标准化后再做比较。故选C。

10.【答案】C

【解析】若数据X服从正态分布，依正态分布的规律计算医学参考值范围。因正态分布变量X在区间$\mu \pm 1.96\sigma$上取值的概率为0.95，双侧医学参考值范围近似估计为$\bar{X} \pm 1.96S$。故选C。

11.【答案】A

【解析】来自同一总体的两样本，抽样误差小的样本均数更接近总体均数。故选A。

12.【答案】A

13.【答案】C

【解析】当样本量大时，频率接近于概率，取值范围0和1之间，概率常用P表示。故选C。

14.【答案】D

【解析】卡方检验统计量 $\chi^2>\chi^2_{(0.05)}$，落在0.05对应的界值的右侧，则对应的面积小于0.05，即 P 值<0.05。故选D。

15.【答案】B

16.【答案】B

【解析】B项是样本均数的标准差，即均数的标准误，反映均数抽样误差的大小。故选B。

17.【答案】A

【解析】同一批资料做总体相关系数的假设检验和总体回归系数的假设检验分别得到的统计量值是相等的。鉴于相关系数的假设检验的简便性，可用相关系数的假设检验来回答回归系数假设检验的问题。故选A。

18.【答案】D

【解析】由于生物固有的个体变异的存在，从某一总体中随机抽取一个样本，所得样本统计量与相应的总体参数不同，即抽样误差。故选D。

19.【答案】B

【解析】第一类误差指如果实际情况与原假设 H_0 一致，仅仅由于抽样的原因，使得统计量的观察值落到拒绝域，拒绝原本正确的 H_0，导致推断结论错误。概率用α表示，大小与检验水准相同。

20.【答案】B

【解析】均数表示集中趋势，标准差表示离散程度。故选B。

【A_2 型题】

21.【答案】E

【解析】线图用线段的升降表示统计指标的变化趋势。此资料以年份为横轴，病死率为纵轴画线图。半对数线图在比较几组数据的变化速度时，尤其几组数据相差悬殊时适用。故选E。

22.【答案】B

【解析】中位数将原始观察值从小到大或从大到小排序后，位次居中的数。故选B。

23.【答案】C

【解析】根据参考值范围公式 $\bar{X}\pm1.96S$，可推导出 $29.45-18.39=2\times1.96S$，得出 $S=2.82$。

24.【答案】B

【解析】根据配对设计，假设检验统计量 t 值的计算公式 $t=\dfrac{\bar{d}-0}{Sd/\sqrt{n}}$，算得4.19，大于 t 分布上0.05的界值，则 $P<0.05$。

25.【答案】E

【解析】甲乙两疗法的病情程度构成不同，不可比，采用直接标化法，以其中一个疗法的病情构成为标准，两疗法的标化治愈率相同。故选E。

26.【答案】B

【解析】χ^2 大于界值，$P<0.05$，拒绝零假设 $\pi_1=\pi_2$。

27.【答案】C

【解析】两药物的治愈率需进行假设检验，χ^2 可以比较两药物治愈率的差异，因总例数为140>40，四格表中理论频数均大于5，不需校正。故选C。

28.【答案】B

【解析】行合计最小值及列合计最小值所对应的格子中的理论数为4.0563<5，需采用校正公式，χ^2 为3.069，而 $\chi^2_{(0.05,\ 1)}=3.84$，则 $P>0.05$。故选B。

29.【答案】A

【A_3/A_4 型题】

30.【答案】A

【解析】收集资料通过合理可靠的手段与渠道获得研究所需的原始数据，采用专门手段收集，如专题调查、专项实验、统计报表、工作记录和数据库等收集。

31.【答案】E

32.【答案】C

【解析】对体重指数≥25与<25的两个总体糖尿病患病率 π 进行假设检验（双侧），不是 P。

33.【答案】E

【解析】样本量足够大（100例以上），近似正态分布，u 值 $>u_{0.01/2}=2.58$，$P<0.01$。

34.【答案】A

35.【答案】D

【解析】建立疗法为甲乙、治疗结果有无治愈的2×2四格表，定性资料分析采用 χ^2 检验。

【B_1 型题】

36.【答案】A

【解析】收集资料是通过合理可靠的手段与渠道获得研究所需的原始数据。故选A。

37.【答案】C

【解析】整理资料是指对收集到的原始资料去伪存真、归类整理汇总的过程。故选C。

38.【答案】E

【解析】分析资料是对资料的统计分析，包括统计描述与统计推断。故选E。

39.【答案】C

【解析】抗体效价原始值分布不对称，但经对数转换后呈对称分布，用几何均数表示其平均水平。故选C。

40.【答案】A

【解析】血红蛋白含量服从正态分布，为对称分布资料，用算术均数表示平均水平。故选A。

41.【答案】B

【解析】中位数适用于各种分布的资料，特别是偏峰分布资料。

42.【答案】C

【解析】两小样本均数比较，若两总体方差相等，用两样本联合估计的方差计算样本均数之差的标准差。故选C。

43.【答案】D

【解析】两大样本均数比较，样本均数的差服从（近似服从）正态分布，不需要假定方差相等和联合估计方差。故选D。

44.【答案】B

【解析】配对资料是对差值的总体均数是否为“0”进行假设检验。故选B。

45.【答案】A

【解析】表示一定时期内，在可能发生某病的一定人群中新发生某病的强度。发病率是表示发病危险的直接指标，可用于探讨疾病的危险因素。故选A。

46.【答案】C

【解析】构成比表示事物内部各部分所占的比例。故选C。

47.【答案】B

【解析】相对比是指两个有关联的指标之比，简称比；两个指标的性质可以相同，也可以不同。

48.【答案】B

【解析】若四格表有理论数 $1\leqslant T<5$，则用校正公式。故选B。

49.【答案】E

【解析】若四格表中有理论数 $T<1$ 或总例数 $n<40$，则用fisher精确概率法。故选E。

50.【答案】D

【解析】独立样本R×C列联表用选项D中公式计算统计量 χ^2。

第三章　流行病学原理和方法

【A_1型题】

1.【答案】E

【解析】若数据服从正态分布，选用 $\bar{X}\pm1.96S$ 估计，若为偏态分布，则采用百分位数法；无须算出抽样误差。故选E。

2.【答案】A

【解析】以社区为基础的病例对照研究，可以较好地确定源人群、保证病例与对照来自同一源人群；发病监测系统登记的是新发病例，而死亡检测系统登记死亡病例，未考虑尚存活的乳腺癌患者，故最理想的病例是地区发病监测系统的患者。故选A。

3.【答案】B

【解析】发病率是一定期间内，一定范围人群中某病新发生病例出现的频率；诊断符合率是筛查试验判定的结果与标准诊断的结果相同的人数占总受检人数的比例。

4.【答案】B

【解析】诊断符合率是筛查试验判定的结果与标准诊断的结果相同的人数占总受检人数的比例。

5.【答案】E

【解析】抽样误差 $S_{\bar{x}}$ 反映样本均数估计总体均数的可靠性。

6.【答案】C

【解析】目前流行病学的病因是：那些能使人群发病概率增加的因素。故选C。

7.【答案】A

【解析】提高灵敏度，尽量降低漏诊率，发现更多患者。

8.【答案】C

【解析】病例对照研究是一种回顾性的、由结果探索病因的研究方法。不能测定暴露组和非暴露组疾病的率。

9.【答案】D

【解析】横断面研究得到的是某一时点是否患病的情况，不能获得发病率资料。选择最合适的指标为患病率，故选D。

10.【答案】E

【解析】灵敏度为实际有病而按该筛检试验的标准被正确地判为有病的百分比。故选E。

11.【答案】A

【解析】罹患率是测量某人群某病新病例发生频率的指标，通常指在某一局限范围短时间内的发病率。故选A。

12.【答案】E

【解析】关联的可重复性是病因推断的标准之一，即在不同研究背景下、不同研究者用不同的研究方法均可获得一致性的结论。E选项是不正确的，在不同地区，关联是可重复的，不具有地区性。

13.【答案】A

【解析】对偏态分布资料，常将中位数和四分位数间距结合起来描述资料的集中趋势和离散趋势。故选A。

14.【答案】E

【解析】效果指标是现场试验和社区试验评价效果的指标之一，即对照组发病率与实验组发病率之比。故选E。

15.【答案】A

【解析】实施筛检有三个最基本的条件：适当的筛检方法、确诊方法和有效的治疗手段。仅A项宫颈癌同时满足既是重大公共卫生问题，且目前筛检及早诊早治技术成熟，能及时、有效地发现和治疗癌前病变，防止宫颈癌发生。故选A。

16.【答案】D

【解析】病死率为一定时期内因某病死亡者占该病患者的比例，表示某病患者因该病死亡的危险性。故选D。

17.【答案】C

【解析】双盲指研究对象和观察者都不知道分组情况，也不知道研究对象接受的处理措施。A是单盲，指研究对象不知道自己所在分组和所接受的处理，但观察者和资料收集分析者知道。

18.【答案】D

【解析】临床试验属于实验性研究，包括四个原则：对照、随机化、盲法、重复。故选D。

19.【答案】C

20.【答案】C

【解析】筛检试验的评价分别从真实性、可靠性、预测值、阳性结果截断值的确定四个方面来评价，而筛检效果的评价分别从收益（或收获量）、生物学效果（如病死率、死亡率等）与卫生经济学效果评价（如成本-效果分析、成本-效益分析等）。故选 C。

21.【答案】D

【解析】特异度指实际无病按该筛检标准被正确地判为无病的百分比。反映筛检试验确定非患者的能力。故选 D。

22.【答案】A

【解析】中位数是表示集中趋势的指标。故选 A。

23.【答案】B

【解析】合计率时，分子之和除以分母之和，不能简单地将分别计算的率相加后求平均。

24.【答案】E

【解析】流行指某地区某病的发病率显著超过该病历年发病率水平；暴发是在一局部地区或集体单位中，短时间内突然发生很多症状相同的患者；大流行指发病率显著超过历年发病水平，蔓延迅速，涉及地区广；散发指发病率呈历年一般水平，在时间和地点上散在发生。

【A_2 型题】

25.【答案】B

【解析】根据单纯随机抽样方法估计总体率的样本量计算公式，含预期现患率、容许误差（精确性）、显著性水平 α；把握度也是影响样本量估计的因素。故选 B。

26.【答案】A

27.【答案】A

【解析】队列研究多为抽样研究，当发现两组率有差别时，首先要考虑抽样误差的可能性，需进行统计学检验。故选 A。

【A_3/A_4 型题】

28.【答案】A

【解析】A 项为数据管理工作。

29.【答案】B

【解析】分析资料对资料的统计分析，包括统计描述与统计推断。故选 B。

30.【答案】E

【解析】现况研究是分析性研究的基础，通过描述腹泻及可能的暴露因素的分布情况，提出病因假设，为进一步调查研究提供线索。故选 E。

31.【答案】A

【解析】根据已发生的疾病（腹泻）有无，将学生分为病例组与对照组，追溯既往某段时期内某厂饮料的饮用情况，来分析二者的关系。病例对照研究广泛地应用于暴发调查。故选 A。

32.【答案】A

【解析】临床试验是流行病学研究的高级阶段，在病因研究中，通过施加干预，可以验证饮料饮用的致病作用。故选 A。

33.【答案】A

【解析】发病率为一定期间内，一定范围人群中某病新发生病例出现的频率。此题的发病率为 2018 年这一年新发病例 200 人与年中人口 1000 万的比。

34.【答案】D

【解析】患病率为某特定时间内总人口中某病新旧病例所占的比例。此题的患病率，因发生、死亡事件均匀分布在全年中，分子为年初病例 800 人与新发病例 200 人的和，分母为年中人口 1000 万。故选 D。

35.【答案】E

【解析】死亡率为一定期间内，某人群中总死亡人数在该人群中所占比例。此题死亡率为死亡人数 40 与年中人口数 1000 人的比。故选 E。

36.【答案】B

【解析】灵敏度为患者中被正确诊断为阳性的比例 300/500。

37.【答案】A

【解析】此题为阳性预测值，指筛检试验阳性者患目标疾病的可能性。此题为 300/（300+50）。

38.【答案】E

【解析】此题为阴性预测值，指筛检试验阴性者不患目标疾病的可能性。此题为 450/（450 + 200）。故选 E。

【B_1 型题】

39.【答案】B

40.【答案】C

41.【答案】A

42.【答案】D

【解析】构成比表示事物内部各部分所占的比例，此题为各科患者数与总患者数的比。故选 D。

43.【答案】B

【解析】病死率为一定时期内因某病死亡者占该病患者的比例。反映疾病的严重程度。故选 B。

44.【答案】A

【解析】生存率指接受某种治疗的患者中，经 n 年随访尚存活的患者数所占的比例，反映疾病对生命的危害程度，评价远期疗效。故选 A。

45.【答案】E

【解析】题意指时点患病率。

46.【答案】D

【解析】病例对照研究的研究时序是由果及因。故选 D。

47.【答案】B

【解析】队列研究的研究时序是由因及果。故选 B。

48.【答案】E

【解析】现况研究是暴露因素与结局在同一时点获得，难以确定前因后果的时序关系。此题确定参考值范围，可通过现况研究获得身高、体重的分布，采用百分位数法或正态分布法获得参考值范围。故选E。

49.【答案】A

【解析】漏诊率指假阴性率，指实际有病，根据筛检试验被确定为无病的百分比。故选A。

50.【答案】C

51.【答案】E

【解析】阳性预测值指筛检试验阳性者患目标疾病的可能性。

第四章 临床预防服务

【A_1型题】

1.【答案】C

【解析】大豆提供丰富的优质蛋白质，保健功能越来越被认识。

2.【答案】E

【解析】提倡在社区、组织，以社区、学校、医院、工厂等场所为载体，以全人群为干预对象，采取包括政策、环境改变为主的综合策略来开展控烟工作。

3.【答案】E

【解析】体力活动是控制体重的关键，从事静坐职业者一周每天都要有60分钟的体力活动。

4.【答案】E

【解析】5A戒烟法：①询问，识别吸烟者，询问并记录患者吸烟情况。②建议，积极劝说所有吸烟者戒烟。③评估，每位吸烟者的戒烟动机与意愿。④帮助，提供戒烟帮助。故选E。

5.【答案】C

【解析】“烟草依赖”已被WHO作为一种疾病，列入国际疾病分类（ICD-10）F17.2，属精神神经疾病。故选C。

6.【答案】D

【解析】静坐生活方式指：在工作、家务、交通行程期间或在休闲时间内，不进行任何体力活动或仅有非常少的体力活动。

7.【答案】B

【解析】烟草中焦油是烟草燃烧后产生的黑色物质，是引起肺癌和喉癌的主要原因。故选B。

8.【答案】C

9.【答案】D

10.【答案】D

11.【答案】A

12.【答案】C

【解析】吸烟是最可预防的导致人类早亡或致残因素。故选C。

13.【答案】B

【解析】WHO将5月31日为世界无烟日。故选B。

14.【答案】C

【解析】骑自行车为中等强度的体力活动。故选C。

15.【答案】C

【解析】重点在于帮助制订戒烟计划、处理出现的戒断症状、指导使用辅助戒烟药物、咨询指导服务等。

16.【答案】C

17.【答案】E

【解析】静坐生活方式同时又进食高脂肪膳食，最直接后果是引起体重增加及代谢紊乱，进而导致肥胖、血胆固醇及血糖水平升高。故选E。

18.【答案】B

【解析】健康相关行为是指任何与疾病预防、增进健康、维护健康及恢复健康相关的行动。

19.【答案】C

【解析】“知－信－行”是知识、信念、行动简称。

20.【答案】D

21.【答案】B

22.【答案】B

【解析】美国卫生总署1996年推荐体力活动的标准：每个成年人在一周的每一天或绝大部分天内都应该有累计30分钟的中等强度的体力活动。故选B。

23.【答案】C

【解析】健康咨询是临床场所尤其是初级卫生保健场所帮助个体及家庭改变不良行为最常用的健康教育方式。咨询的成功取决于咨询者的交流技巧。故选C。

24.【答案】A

【解析】合理营养指人体每天从食物中摄入的能量和各种营养素的量及其相互间的比例能满足在不同生理阶段、不同劳动环境及不同劳动强度下的需要，并使机体处于良好的健康状态。

25.【答案】B

【解析】烟草烟雾中的主要有害物质有尼古丁、烟焦油、一氧化碳、多种有毒化合物、放射性物质、有害金属及其他有害物质。

26.【答案】C

【解析】2000年，中国营养学会建议碳水化合物提供能量占膳食总能量的55%~65%。富含碳水化合物主要有面粉、大米、玉米、土豆、红薯等食物。故选C。

27.【答案】B

【解析】为创造健康支持环境：创造安全、舒适、满意、愉悦的工作和生活条件，减少病因和疾病危险因素，降低疾病威胁。

28.【答案】D

【解析】针对不愿戒烟者的快速干预策略为5R：Relevance，Risks，Rewards，Roadblocks，Repetition。

29.【答案】D

30.【答案】C

【解析】5A模式：评估、建议、协商、帮助、安排随访。评估行为现状、知识、技能、自信心。故选C。

【B_1型题】

31.【答案】E

【解析】健康教育通过信息传播和行为干预帮助个人和群体采纳有利于健康的行为和生活方式。要注重行为改变。故选E。

32.【答案】B

【解析】健康促进要求改变影响人们健康的社会和物质环境条件，促进人们维护和提高自身健康。故选B。

33.【答案】B

【解析】健康促进的5个活动领域包括创造健康支持环境。

34.【答案】B

【解析】定期体检为健康行为。故选B。

35.【答案】C

【解析】静坐生活方式最终会导致冠心病、缺血性卒中、糖尿病、乳腺癌、大肠癌、骨质疏松等。故选C。

36.【答案】B

【解析】定期体检为第二级预防，在无症状人群中尽早发现、诊断与处理无症状的患者，被称为健康行为。故选B。

37.【答案】B

【解析】提高烟草单位价格、政府立法提高烟草税，是减少新吸烟者的策略及措施。故选B。

38.【答案】A

【解析】在制定区域内禁止和限制吸烟的政策、规章制度和法律，是减少被动吸烟的策略及措施。故选A。

39.【答案】E

【解析】利用标签等醒目标志督促卫生保健服务提供者劝阻吸烟的提醒系统、卫生保健服务提供者控烟培训及有或无患者健康教育等内容的多措施戒烟干预，是适合于卫生保健系统水平上开展戒烟的系统策略及措施。

第五章　社区公共卫生

【A_1型题】

1.【答案】E

【解析】沙门菌属是肠杆菌科，是寄生于人和动物肠道的革兰阴性杆菌。常引起食物中毒的细菌有鼠伤寒、猪霍乱、肠炎沙门菌。故选E。

2.【答案】A

【解析】地方病是指各种原因所致的具有地方性发病特点的疾病，与地球化学、生物因素密切相关的地方病。故选A。

3.【答案】E

【解析】垂直传播指病原体通过母体传给子代的传播。包括经胎盘传播、上行性传播和分娩引起的3种方式。故选E。

4.【答案】C

【解析】经空气传播的传染病流行特征：①因为传播途径易实现，传播广泛，发病率高。②冬春季高发。③少年儿童多见。④在未免疫预防人群中，发病率呈周期性升高现象。⑤受居住条件和人口密度的影响。故选C。

5.【答案】D

【解析】毒蕈中毒类型：胃肠型、神经精神型、溶血型、中毒肝炎型。故选D。

6.【答案】D

【解析】“五苗防七病”：乙肝疫苗、卡介苗、脊灰疫苗、百白破疫苗、麻疹疫苗。故选D。

7.【答案】D

【解析】细菌性食物中毒指食入细菌性中毒食品引起的食物中毒，是食物中毒中最常见的一类。

8.【答案】D

【解析】因水污染而通过水传播疾病的属于生物性污染，生物性污染分为病原体污染、真菌污染、藻类污染。故选D。

9.【答案】E

【解析】突发公共卫生事件的主要特征：突发性、准备和预防的困难性、表现呈多样性、处置和结局的复杂性、群体性、后果的严重性。故选E。

10.【答案】B

【解析】轻度、中度中毒者，治愈后可恢复原工作，不必调离铅作业。故选B。

11.【答案】B

【解析】二次污染物指一次污染物在环境中可发生物理、化学、生物学等作用，生成理化特性与原来完全不同的新的物质，如光化学烟雾、甲基汞等。故选B。

12.【答案】B

【解析】慢性铅中毒对造血系统引起轻度贫血，多呈低色素正常细胞型贫血，亦有呈小细胞性贫血。故选B。

13.【答案】C

【解析】食物中毒的发病特点：发病与食物有关；潜伏期短，发病突然，呈暴发性；中毒患者临床表现相似；人与人之间无传染性。故选C。

14.【答案】B

【解析】铅中毒机制研究中，铅对卟啉代谢和血红素合成影响的研究最为深入，出现卟啉代谢紊乱是铅中毒重要和较早的变化之一。故选B。

15.【答案】A

【解析】2003年5月9日国务院公布施行《突发公共卫生事件应急条例》。故选A。

16.【答案】D

【解析】镉主要蓄积在肾脏和肝脏。故选D。

17.【答案】E

【解析】河豚中毒机制：可直接作用于胃肠道，引起局部刺激作用；选择性地阻断细胞膜对Na^+的通透性，使神经传导阻断，呈麻痹状态。故选E。

18.【答案】B

【解析】慢性汞中毒典型临床表现为易兴奋症、震颤和口腔炎。

19.【答案】B

【解析】砷是确认的人类致癌物，职业暴露主要致肺癌、皮肤癌，也可致膀胱癌。故选B。

20.【答案】C

【解析】河豚毒素在体内分布广泛，以内脏为主，卵巢毒性最大，肝脏次之。故选C。

21.【答案】D

【解析】传染源指体内有病原体生长、繁殖并且能排除病原体的人和动物。故选D。

22.【答案】D

【解析】传播途径是指病原体从传染源排出后，侵入新的易感宿主前，在外环境中所经历的全部过程。故选D。

23.【答案】B

【解析】流行过程必须具备传染源、传播途径和易感人群三个基本环节。故选B。

24.【答案】E

【解析】食物中毒指摄入含有生物性、化学性有毒有害物质的食品或把有毒有害物质当做食品摄入后所出现的非传染性急性、亚急性疾病，不包括因暴饮暴食、食源性肠道传染病、寄生虫病、摄入有毒有害物质而引起的慢性疾病。

【A_2型题】

25.【答案】C

【解析】此为事故性排放引发的急性中毒事件。故选C。

26.【答案】D

【解析】沙门菌属食物中毒主要为动物性食品，特别是畜肉类，其次为禽肉、蛋类、乳类及其制品；临床表现：呕吐、腹泻、腹痛，水样便，少数带有黏液或血，体温升高，可达38～40℃。因此患者最可能是沙门菌属食物中毒。

27.【答案】C

【解析】慢性铅中毒的早期表现为乏力、关节肌肉酸痛、胃肠道症状；继而出现头晕、头痛等神经症表现，肢端麻木、四肢末端呈手套、袜套样感觉障碍等中枢周围神经病表现。

28.【答案】E

【解析】卡介苗：出生时；乙肝疫苗：出生时、1个月、6个月；脊髓灰质炎疫苗：2个月、3个月、4个月；百白破疫苗：3个月、4个月、5个月；麻疹减毒活疫苗：8个月，6~7岁复种。

第六章　卫生服务体系与卫生管理

【A_1型题】

1.【答案】D

2.【答案】D

3.【答案】D

4.【答案】E

【解析】社会医疗保险是公益性，非营利性。

5.【答案】C

【解析】社会医疗保险的特点主要有：①国家立法强制。②强调个人医疗保险责任，权利与义务统一。③保险基金由国家、单位、个人分担。④实行社会统筹，互助共济。⑤保险覆盖面广。⑥实行现收现付制。⑦由中介实施，政府宏观管理。故C项赔付的长期性不对，是现收现付。

6.【答案】B

【解析】目前我国医疗保障制度采取的是以社会医疗保障为主的模式。

7.【答案】A

【解析】预付制是指在医疗服务发生之前，医疗保险机构按照一定标准，向被保险人或医疗服务提供者预先支付医疗费用，如总额预付、按病种付费、按服务单元付费等。A项为后付法。

8.【答案】E

【解析】医疗保险需方支付有：①扣除方式（起付线）。②共付方式。③限额方式。④混合方式。

【B_1型题】

9.【答案】A

【解析】国家医疗保险是指医疗保险基金由国家财政支出，通过中央或地方政府直接拨给医疗服务提供者，全体公民基本不需要支付医疗费用。

10.【答案】C

【解析】商业医疗保险是将医疗保险当作一种特殊商品，主要通过市场机制来筹集医疗费用和提供医疗服务，并对医疗保险和医疗服务实行市场调节的医疗保险制度。

11.【答案】D

【解析】储蓄医疗保险是指国家通过立法强制实施，由单位（雇主）与个人（雇员）缴费，以个人的名义建立保险储蓄账户，支付个人及家庭医疗费用的医疗保险制度。

12.【答案】B

【解析】社会医疗保障是指国家通过立法强制实施，由单位（雇主）与个人（雇员）缴纳和政府补助建立医疗保险基金。

13.【答案】C

【解析】按服务人次支付方式（平均定额付费）：制定每一门诊人次或每一住院人次的费用支付标准，社会医疗保险机构根据医疗服务供方实际提供的服务人次，按照每一人次费用支付标准向医疗服务供方支付医疗服务费用。

14.【答案】B

【解析】按住院床日付费是指在住院治疗中，根据病情的严重程度和治疗中的进展情况进行分类，对各类疾病规定各床日收（付费）标准，医疗保险方和患者根据实际住院天数、付费标准和规定补偿比与医疗机构结算。

15.【答案】A

【解析】按病种付费指根据国际疾病分类法，按诊断将住院患者的疾病分组，每组再依据疾病轻重程度及有无并发症、并发症分级，对每组不同级别制定相应服务价格，并按该价格向医院一次性支付医疗费用。

16.【答案】D

【解析】按人头付费指医疗保险机构根据被保险人的人数及每个人的支付定额标准，预先向提供服务的医院支付一笔固定的医疗费用，医院按照合同提供服务，不再另行收费。

17.【答案】E

【解析】总额预付指根据与医院协商确定的年度医疗费用预算总额进行支付，医院为保险人提供规定的医疗服务，不再另行收费。

第五部分

口腔医学综合

第十五篇　口腔组织病理学

第一章　牙体组织

第一节　牙　釉　质

【A_1 型题】

1.【答案】E

【解析】釉质牙本质界是来自上皮和外间充质两种不同矿化组织的交界面，其外形呈连续的贝壳状而不是一条直线。扫描电镜可见釉质牙本质界处的牙釉质形成许多弧形外突，与其相对的是牙本质表面的小凹。

2.【答案】D

【解析】牙釉质的生长线又名芮氏线，镜下观察横磨片时，此线呈深褐色同心圆状排列，类似树的年轮。牙釉质生长线是牙釉质周期性的生长速率改变所形成的间歇线，其宽度和间距因发育状况而不等，代表牙釉质 5~10 天沉积的厚度。

3.【答案】B

【解析】与釉柱排列方向相关的结构有绞釉、施雷格线和无釉柱釉质 3 种。釉柱自釉质牙本质界至牙表面的行程并不是完全呈直线，近表面 1/3 较直，而内 2/3 弯曲，在牙切缘及牙尖处绞绕弯曲更为明显，称为绞釉，可以增强牙釉质对咬合力的抵抗。根据题意，由于近表面 1/2 较直。

4.【答案】B

【解析】牙釉质是全身唯一无细胞性、由上皮细胞（成釉细胞）分泌继而矿化的组织。故选 B。

5.【答案】C

【解析】釉板是片状、贯穿整个牙釉质厚度的结构缺陷。釉板的发生可能来自一组釉柱的成熟不全，牙釉质蛋白的含量较高，或者是由于牙萌出后牙釉质因负重而产生的裂隙，其中含有来自唾液和口腔的有机物。釉板内含有较多的有机物，可成为龋致病菌侵入的途径。故选 C。

6.【答案】D

【解析】成熟牙釉质重量的 96%~97% 为无机物，其余为有机物和水。故选 D。

7.【答案】C

【解析】参见 A_1 型题第 3 题解析。

8.【答案】E

【B_1 型题】

9.【答案】A

【解析】在磨片上近釉质牙本质界内 1/3 的釉质中，类似于草丛的结构称釉丛，可能属于釉质发育的缺陷，矿化程度低。故选 A。

10.【答案】B

【解析】釉梭是起始于釉质牙本质界伸向釉质的纺锤状结构，形成于牙釉质发育的早期。此时成牙本质细胞的突起穿过基底膜，伸向前成釉细胞之间，牙釉质形成时此末端膨大的突起即留在牙釉质中。故选 B。

11.【答案】C

【解析】釉板是片状、贯穿整个牙釉质厚度的结构缺陷，自牙釉质表面延伸至牙釉质的不同深度，可达釉质牙本质界。在磨片中观察呈裂隙状结构。釉板内含有较多的有机物，可成为龋致病菌侵入的途径。故选 C。

12.【答案】E

【解析】参见 A_1 型题第 2 题解析。

13.【答案】D

【解析】参见 A_1 型题第 1 题解析。

第二节　牙　本　质

【A_1 型题】

1.【答案】B

【解析】四环素色素在牙体内的沉着随时间而增加，方式是沿牙本质生长线沉积于牙本质内。故选 B。

2.【答案】C

【解析】管周牙本质钙化程度高，含胶原纤维少。管间牙本质的胶原纤维较多，矿化较管周牙本质低。球间牙本质指钙质小球之间不规则形未钙化或低钙化区，其矿化程度最低。故选 C。

3.【答案】E

【解析】牙本质小管为贯通于牙本质全层的管状空间，充满了组织液和一定量的成牙本质细胞突起。故选 E。

4.【答案】B

【解析】牙本质是构成牙主体的硬组织，其冠部和根部分别由牙釉质和牙骨质覆盖，其中央的牙髓腔内有牙髓组织。牙槽骨属于牙周组织。故选 B。

5.【答案】C

【解析】牙本质主要是球形钙化，由很多钙质小球融合而成。当牙本质钙化不良时，钙质小球之间遗留一些未被钙化的间质，称为球间牙本质。故选 C。

6.【答案】B

【解析】当牙釉质表面遭受破坏时，其深部牙本质暴露，成牙本质细胞受到刺激，部分发生变性，牙髓深部的未分化的间充质细胞移向，该处取代变性细胞而分化为成牙本质细胞，分泌牙本质基质，继而矿化形成修复性牙本质。其牙本质小管的数目明显少于正常牙本质，而且明显弯曲。故选 B。

7.【答案】A

【解析】在牙纵磨片中见牙根部牙本质透明层内侧有一层颗粒状的未矿化区，称托姆斯颗粒层。有人认为是成牙本质细胞末端的膨大，或为牙本质小管末端形成的袢；也有人认为是小的球间牙本质，或是真正的空隙。故选 A。

8.【答案】E

【解析】牙本质的钙化主要是球形钙化，以钙质小球为中心最后再融合而成，在牙本质钙化不良时，钙化团之间遗留一些未被钙化的间质，称为球间牙本质。原发性牙本质是指牙根发育完成以前形成的牙本质，排除 A；罩牙本质是指紧邻釉质牙本质界的最先形成的原发性牙本质，排除 B；前期牙本质是指刚刚形成尚未矿化的牙本质，排除 C；硬化牙本质是指病理刺激下，牙本质小管封闭的牙本质，排除 D。故选 E。

【B_1 型题】

9.【答案】A

【解析】位于管周牙本质之间的牙本质称为管间牙本质。故选 A。

10.【答案】E

【解析】在镜下观察牙本质的横磨片时，管周牙本质呈环形透明带，它构成牙本质小管的壁，其矿化程度高，含胶原纤维极少。故选 E。

11.【答案】C

【解析】牙本质的形成是一个有序的过程，即成牙本质细胞分泌基质并进一步矿化。在成牙本质细胞和矿化牙本质之间总有一层尚未矿化的牙本质存在，称为前期牙本质。故选 C。

12.【答案】B

【解析】参见 A_1 型题第 8 题解析。

13.【答案】A

【解析】牙根发育完成，牙和对殆牙建立了咬合关系之后形成的牙本质为继发性牙本质。故选 A。

14.【答案】C

【解析】参见 A_1 型题第 8 题解析。

15.【答案】B

【解析】在修复性牙本质形成过程中，成牙本质细胞包埋于形成很快的间质中，细胞变性后，在该处遗留一个空隙，很像骨组织，称为骨样牙本质。故选 B。

16.【答案】D

【解析】当牙本质在受到磨损和较缓慢的刺激后，可引起牙本质小管内的成牙本质细胞突起变性，有矿物盐沉着而矿化封闭小管。由于其与周围间质的折光率没有明显差异，在磨片上呈透明状而称之为透明牙本质。故选 D。

17.【答案】E

【解析】当牙釉质表面遭受破坏时，其深部牙本质暴露，成牙本质细胞受到刺激，部分发生变性。牙髓深部未分化的间充质细胞移向该处取代变性细胞而分化为成牙本质细胞，分泌牙本质基质，继而矿化，形成修复性牙本质。故选 E。

第三节 牙 髓

【A_1型题】

1.【答案】D

【解析】牙髓是来源于外间充质的疏松结缔组织。主要功能是形成牙本质、营养、感觉、防御及修复。故选D。

2.【答案】C

【解析】此题是记忆型题，需自行加强记忆。故选C。

【B_1型题】

3.【答案】B

【解析】成牙本质细胞位于牙髓周围，呈柱状紧接前期牙本质排列成一层。故选B。

4.【答案】A

【解析】成纤维细胞是牙髓中的主要细胞，又称牙髓细胞。故选A。

5.【答案】D

【解析】未分化间充质细胞是牙髓干细胞，有高度增殖、自我更新的能力和多分化的潜能。在牙髓损伤和修复过程中，可以自我复制并向成牙本质细胞、成纤维细胞等功能细胞分化，替代受损细胞，维持局部组织稳态平衡。故选D。

6.【答案】C

【解析】巨噬细胞在牙髓成纤维细胞更新时能吞噬死亡细胞，也可在炎症时发挥作用。故选C。

第四节 牙骨质

【A_1型题】

1.【答案】D

【解析】牙骨质的组织学结构与密质骨相似，由细胞（牙骨质细胞）和矿化的细胞间质组成。不同于骨的是牙骨质无哈弗斯系统，也无血管和神经。牙骨质细胞间质内的纤维主要由成牙骨质细胞和牙周膜成纤维细胞产生的胶原纤维所构成，后者又称为穿通纤维。故选D。

2.【答案】B

【解析】埋在牙骨质和牙槽骨中的纤维称为穿通纤维。牙骨质龋时，细菌产生的酸及代谢产物沿穿通纤维向深层进展。故选B。

第二章 牙周组织

第一节 牙 龈

【A_1型题】

1.【答案】C

【解析】牙龈的组织学特点：牙龈是口腔黏膜的一部分，由上皮层和固有层组成，无黏膜下层；其中牙龈上皮暴露于口腔的部分，为复层鳞状上皮，表面有角化或不全角化；牙龈固有层由致密的结缔组织构成，含有丰富的胶原纤维。故选C。

2.【答案】E

【解析】牙釉质发育完成后，成釉细胞、中间层细胞和星网状层与外釉上皮细胞结合，形成一层鳞状上皮覆盖在釉小皮上，称为缩余釉上皮。当牙萌出到口腔中其在牙颈部形成牙龈的结合上皮。故选E。

【B_1型题】

3.【答案】E

【解析】越隔组是横跨牙槽中隔，连接相邻两牙的纤维。故选E。

4.【答案】B

【解析】牙槽龈组自牙槽嵴向牙冠方向展开，穿过固有层止于游离龈和附着龈的固有层中。故选B。

5.【答案】A

【解析】龈牙组自牙颈部牙骨质向牙冠方向散开，止于游离龈和附着龈的固有层，是牙龈纤维中数目最多的一组。故选A。

6.【答案】C

【解析】环形组位于牙颈周围的游离龈中，呈环形排列。故选C。

7.【答案】D

【解析】牙骨膜组自牙颈部的牙骨质越过牙槽突外侧皮质骨骨膜，进入牙槽突、前庭肌和口底。故选D。

第二节　牙　周　膜

【A_1 型题】

1.【答案】B

【解析】牙周上皮剩余位于牙周膜中，邻近牙骨质的纤维间隙中。是牙根发育期上皮根鞘残留下的上皮细胞。故选 B。

2.【答案】A

【解析】牙周膜有丰富的神经，来自牙间神经和根尖神经，伴随血管分布。牙周膜神经纤维大部分是感觉神经纤维，自主神经少。故选 A。

3.【答案】E

【解析】牙周膜主要具有支持、感觉、营养和形成功能。故选 E。

【B_1 型题】

4.【答案】C

【解析】斜行组是牙周膜中数量最多、力量最强的一组纤维，起于牙骨质，以约 45°角向牙槽嵴顶走行，止于牙槽骨。故选 C。

5.【答案】E

【解析】根尖组纤维起于根尖区牙骨质，呈放射状止于根尖周围的牙槽骨，具有固定根尖的作用。故选 E。

6.【答案】D

【解析】根间组纤维只存在于多根牙，起自根分叉处的牙根间骨骼顶，止于根分叉区牙骨质，防止牙根向冠方移动。故选 D。

7.【答案】A

【解析】牙槽嵴组纤维起于釉质牙骨质界下方的牙骨质，向外下方走行，止于牙槽嵴顶。故选 A。

8.【答案】B

【解析】水平组纤维起于牙骨质，呈水平方向走行，止于牙槽骨，是维持牙直立的主要力量。故选 B。

第三节　牙　槽　骨

【A_1 型题】

1.【答案】A

【解析】牙槽骨为适应内、外环境的变化，在一生中不断发生改建。实际上牙槽骨的改建在牙冠发育完成、牙开始萌出时就开始了，D 正确。牙槽骨在受压的情况下发生吸收，在受到牵拉时新生，B 正确。牙槽骨是高度可塑性组织，也是人体骨最活跃的部分，C 正确。牙骨质在使骨吸收的压力下不易吸收，因此可允许牙在正畸治疗中进行移动，E 正确。一般情况下牙槽骨的吸收与新生保持动态平衡，故 A 错误。

2.【答案】E

【解析】固有牙槽骨衬于牙槽窝内壁，包绕牙根与牙周膜相邻；是一层多孔的骨板，又称筛状板；在 X 线片表现为围绕牙周膜外侧的一条白色阻射线，称硬骨板；由于有大量的穿通纤维埋入，又称为束骨。邻近骨髓侧的固有牙槽骨由骨板和哈弗斯系统构成。故选 E。

第四节　种植体周围组织

【A_1 型题】

【答案】C

【解析】种植体周围软组织在外观和结构上与正常的牙龈相似，厚度为 2 毫米至数毫米。种植体周围牙龈沟的内表面被覆连续的沟上皮，沟上皮底部的根尖部分延续为长结合上皮。电镜下长结合上皮与种植体之间有基板和半桥粒连接。中性粒细胞和单核细胞也可以穿过长结合上皮进入龈沟。与天然牙不同，种植体的长结合上皮并不向根方移动。种植体的牙龈上皮也不总是角化性上皮。故选 C。

第三章 口腔黏膜

第一节 组织结构

【A_1型题】

1.【答案】D

2.【答案】D

【解析】基底层位于上皮的最内层，借基底膜与固有层结缔组织相连。基底细胞和邻近的棘层细胞有增殖能力，称为生发层。故选D。

3.【答案】B

【解析】固有层的基本细胞成分有成纤维细胞、巨噬细胞、肥大细胞和炎症细胞。基底细胞属于上皮层。故选B。

第二节 分类及结构特点

【A_1型题】

1.【答案】D

【解析】舌腹黏膜属于被覆黏膜。

2.【答案】D

【解析】口腔黏膜根据其所在的部位和功能可分为三类：咀嚼黏膜、被覆黏膜、特殊黏膜。唇红部向外与唇部皮肤相延续，表皮有角化；硬腭、牙龈黏膜属于咀嚼黏膜，在咀嚼时承受压力和摩擦，上皮有角化；舌腹属于被覆黏膜，无角化；舌背属于特殊黏膜，上皮有角化。故选D。

3.【答案】B

【解析】咀嚼黏膜包括牙龈和硬腭黏膜，特殊黏膜即舌背黏膜，口腔黏膜中除咀嚼黏膜和舌背黏膜以外均为被覆黏膜。故选B。

【B_1型题】

4.【答案】A

【解析】丝状乳头数目最多，遍布于舌背，舌尖部最多。其体积较小，末端具有毛刷样突起。故选A。

5.【答案】D

【解析】叶状乳头位于舌侧缘后部，在人类退化为5~8条平行排列的皱襞。故选D。

6.【答案】C

【解析】轮廓乳头在舌乳头中体积最大，数目最少，为8~12个，沿界沟前方排成一列。故选C。

7.【答案】B

【解析】菌状乳头数目较少，分散于丝状乳头之间，位于舌尖和舌侧缘，色泽较红，呈圆形、头大、颈细的突起状。故选B。

8.【答案】E

【解析】味蕾是味觉感受器，位于上皮内的卵圆形小体。主要分布于轮廓乳头靠近轮廓沟的侧壁上皮。故选E。

9.【答案】B

【解析】舌背黏膜表面有许多小突起，称为舌乳头。舌乳头分为丝状乳头、菌状乳头、轮廓乳头和叶状乳头等。味蕾主要分布于轮廓乳头，故味蕾最多的部位为舌背。故选B。

10.【答案】C

【解析】咀嚼黏膜包括硬腭和牙龈黏膜。故选C。

第三节 口腔黏膜的功能和增龄变化

【A_1型题】

【答案】C

【解析】朗格汉斯细胞是一种树突状细胞，位于口腔黏膜上皮的深部。在透射电镜下观察时显示胞质内有特殊的朗格汉斯颗粒，它们的功能和细胞的表面特征与巨噬细胞类似，是一种抗原提呈细胞，与黏膜的免疫功能有关。

第四章　唾　液　腺

第一节　一般组织学结构

【A_1 型题】

1.【答案】C

【解析】混合性腺泡由黏液细胞和浆液细胞组成。黏液细胞组成腺泡大部分，紧接闰管；浆液细胞呈新月状位于腺泡的盲端表面，又名半月板。故选 C。

2.【答案】E

【解析】肌上皮细胞主要位于腺泡及闰管的外表面、腺泡和小导管的腺上皮与基膜之间。细胞体积小，形态扁平，4~8 支突起呈放射状包绕于腺泡表面，形似篮子，又称篮细胞。故选 E。

3.【答案】A

【解析】闰管是导管最细小的终末分支部分，连接腺泡和导管。故选 A。

【B_1 型题】

4.【答案】B

【解析】黏液细胞胞质内含丰富的黏原颗粒，阿辛蓝、黏液卡红和 PAS 染色阳性。电镜下细胞内充满透明的分泌颗粒，形状不规则，聚集在细胞顶端。故选 B。

5.【答案】A

【解析】浆液细胞胞质嗜碱性，含 PAS 阳性的分泌颗粒即酶原颗粒。电镜下此颗粒位于细胞顶端，有单位膜包绕。故选 A。

6.【答案】C

【解析】闰管是导管最细小的终末分支部分，连接腺泡和导管。

7.【答案】E

8.【答案】D

【解析】分泌管与闰管相延续，其细胞的基底部有垂直于基底面的纵纹，所以分泌管又称纹管。故选 D。

第二节　分布及组织学特点

【A_1 型题】

1.【答案】B

【解析】腮腺全部由浆液腺泡组成，属于纯浆液腺。故选 B。

2.【答案】D

【解析】电镜下，见近基板处的细胞膜反复向细胞内折返，形成平行排列的与基板垂直的皱褶，皱褶内胞质中含大量垂直排列的线粒体。此结构特点构成了光学显微镜下的纵纹。近腔面胞质中含滑面内质网、游离核糖体、溶酶体等；胞核周围见高尔基体和粗面内质网。腔面处胞质形成微绒毛。细胞间有桥粒连接。分泌管的结构特点说明其具有转运电解质和水的功能。故选 D。

【B_1 型题】

3.【答案】A

【解析】唾液腺除腮腺、下颌下腺、舌下腺三对大唾液腺外，还有很多小唾液腺。腮腺全部由浆液腺泡组成，属于纯浆液腺；下颌下腺是混合性腺，以浆液性腺泡为主；舌下腺属于混合性腺，以黏液性腺泡为主。故选 A。

4.【答案】B

5.【答案】C

6.【答案】D

第五章　口腔颌面部发育

第一节　神经嵴、鳃弓和咽囊

【A_1 型题】

1.【答案】C

【解析】胚胎第 4 周时，原始咽部的间叶细胞迅速增生，形成左右对称的背腹走向的 6 对柱状隆起，称为鳃弓。故选 C。

2.【答案】E

【解析】来自第一鳃弓的 2 个侧舌隆突和 1 个奇结节形成舌前 2/3，即舌体；来自第二鳃弓的联合突和来自第三、四鳃弓的腮下隆起形成舌后1/3，即舌根。故选E。

第二节 面部的发育

【A₁型题】

1.【答案】D

【解析】面部的发育始于胚胎第3周，此时前脑的下端出现额鼻突。有迁移的神经嵴细胞的增生，在额鼻突两侧的下方出现第一鳃弓，即下颌突。此时形成了最初的口腔即原口或口凹。

2.【答案】B

【解析】颌面部的发育始于胚胎第3周，此时前脑的下端出现额鼻突。故选B。

3.【答案】A

【解析】在胚胎的第6周，面部的突起一面继续生长，一面与相邻或对侧的突起联合，在胚胎第6~7周时，面部各突起如未能正常联合，则形成面部发育异常。故选A。

【B₁型题】

4.【答案】A

5.【答案】D

6.【答案】C

7.【答案】E

8.【答案】B

第三节 腭的发育

【A₁型题】

1.【答案】D

【解析】胚胎第6周，在嗅窝下方，球状突在与对侧球状突及上颌突联合过程中，不断向口腔侧增生，形成了前腭突或原发腭。故选D。

2.【答案】A

【解析】在胚胎第7周，从左右两个上颌突的口腔侧中部向原始口腔内各长出一个突起，称为侧腭突或继发腭。故选A。

第四节 舌的发育

【A₁型题】

1.【答案】B

【解析】第二鳃弓生长速度快，朝向胚胎的尾端，覆盖了第二、三、四鳃沟和第三、四、五鳃弓，并与颈部组织融合。残余形成囊肿或窦道。故选B。

2.【答案】B

【解析】约在胚胎24天，口凹出现，此时第一鳃弓称为下颌突。在胚胎第4周，在下颌突的原始口腔侧，内部间充质不断增生，形成侧舌隆突和奇结节，将发育形成舌体。故选B。

第五节 唾液腺和口腔黏膜的发育

【A₁型题】

1.【答案】C

【解析】腮腺发育最早，约在胚胎第6周开始。故选C。

2.【答案】A

【解析】腮腺在胚胎第6周、下颌下腺在第6周末、舌下腺在第7~8周开始发育，小唾液腺发育较晚，约在第12周。故选A。

第六节 颌骨的发育

【A₁型题】

1.【答案】A

【解析】下颌骨的发育来自第一鳃弓。故选A。

2.【答案】C

【解析】在胚胎第6周，第一鳃弓软骨（Meckel cartilage或下颌软骨）形成。在其侧方位于切牙神经和颏神经的夹角处，出现结缔组织细胞致密区，第7周时，细胞致密区分化出成骨细胞，出现膜内骨化，形成最初的下颌骨。上颌骨的发育晚于下颌骨。

第六章　牙的发育

第一节　牙胚的发生及分化

【A_1 型题】

1. 【答案】E

【解析】成釉器的蕾状期在胚胎第8周，牙板的20个定点上牙板末端膨大，上皮细胞增生突入外胚间充质中，形成圆形或卵圆形的上皮芽，形状如花蕾，这是乳牙早期的成釉器。故选E。

2. 【答案】D

【解析】本题考点为牙胚化过程中，成釉器组织结构特点。在钟状期晚期，成釉器的体积增大，外釉上皮由先前的立方状转变为矮立方状并呈皱褶样排列，以增大与牙囊的接触面积；同时包绕在皱褶中的牙囊组织中有较多的血管。此种结构有利于成釉器从牙囊中吸取营养，为釉质的形成创造条件。故选D。

【B_1 型题】

3. 【答案】B

【解析】完整的牙胚由三部分组成：①成釉器，起源于口腔外胚层，形成牙釉质。②牙乳头，起源于外胚间充质，形成牙髓和牙本质。③牙囊，起源于外胚间充质，形成牙骨质、牙周膜和固有牙槽骨。故选B。

4. 【答案】A

【解析】在未来的牙槽突区，深层的外胚间充质细胞诱导上皮增生，开始仅在上下颌弓的特定点上局部增生，很快增厚的上皮相互连接，依照颌骨的外形，形成一马蹄形上皮带，称为原发性上皮带。故选A。

5. 【答案】E

【解析】牙囊包绕于成釉器及牙乳头的外周，主要由来源于外胚间充质的牙囊细胞组成。

6. 【答案】E

7. 【答案】D

第二节　牙体、牙周组织的形成

【A_1 型题】

1. 【答案】C

【解析】牙板向深层的结缔组织内伸延，在其最末端细胞增生，进一步发育成牙胚。牙胚由3部分组成，其中牙囊形成牙骨、牙周膜和固有牙槽骨。故选C。

2. 【答案】E

【解析】牙釉质发育完成后，成釉细胞、中间层细胞和星网状层与外釉上皮细胞结合，形成一层鳞状上皮覆盖在釉小皮上，称为缩余釉上皮。故选E。

3. 【答案】E

【解析】上皮根鞘离开牙冠向牙髓方向成45°弯曲，形成一盘状结构，弯曲的部分称为上皮隔。上皮隔围成向牙髓开放的孔，就是未来的根尖孔。牙根的长度、弯曲度、厚度和牙根的数量，都是由上皮隔和邻近的外胚间充质细胞所决定的。故选E。

4. 【答案】D

【解析】牙体硬组织中牙本质最先形成。在钟状期的晚期，牙本质首先在邻近内釉上皮内凹面（切缘和牙尖部位）的牙乳头中形成。故选D。

【B_1 型题】

5. 【答案】A

【解析】完整的牙胚由三部分组成：①成釉器，起源于口腔外胚层，形成牙釉质。②牙乳头，起源于外胚间充质，形成牙髓和牙本质。③牙囊，起源于外胚间充质，形成牙骨质、牙周膜和固有牙槽骨。故选A。

6. 【答案】B

7. 【答案】C

8. 【答案】B

9. 【答案】C

10. 【答案】C

11. 【答案】E

【解析】当根部牙本质形成时，包绕牙根的上皮根鞘断裂形成网状，这时牙囊细胞穿过根鞘上皮，进入新形成的根部牙本质表面，并分化为成牙骨质细胞，而剩余的上皮细胞进一步离开牙根表面，并保留在发育的牙周膜中，这就是牙周上皮剩余，又称为马拉瑟上皮剩余。故选E。

12. 【答案】D

【解析】到钟状期末，牙板被间充质侵入而断裂，并逐渐退化和消失。有时残留的牙板上皮细胞团未能正常退化，以上皮岛或上皮团的形式存在于颌骨或牙龈中。镜下这些上皮细胞团类似于腺体，称为Serres上皮剩余。

第三节　牙的萌出和替换

【A₁型题】

1.【答案】D

【解析】牙萌出具有下列生理特点：①牙萌出有较明确的时间和顺序。②下颌牙萌出时间较上颌同名牙早。③牙萌出都是左右对称同时萌出。一般女性萌出较早于男性。乳牙的萌出顺序为乳中切牙、乳侧切牙、第一乳磨牙、乳尖牙、第二乳磨牙，通常下颌牙萌出早于上颌同名牙。恒牙的萌出顺序：上颌6→1→2→4→3→5→7或6→1→2→4→5→3→7；下颌多为6→1→2→3→4→5→7或6→1→2→4→3→5→7。最早萌出的恒牙是第一磨牙，即六龄齿。

2.【答案】C

【解析】乳牙的临床牙位表示：A为乳中切牙，B为乳侧切牙，C为乳尖牙，D为第一乳磨牙，E为第二乳磨牙。乳牙的萌出顺序：乳中切牙（6~8个月），乳侧切牙（8~10个月），第一乳磨牙（12~16个月），乳尖牙（16~20个月），第二乳磨牙（20~24个月），可表示为ABDCE。

第七章　牙的发育异常

第一节　牙结构异常

【A₁型题】

1.【答案】E

【解析】牙釉质形成缺陷症的遗传类型有常染色体显性遗传、常染色体隐性遗传、X性连锁显性遗传、X性连锁隐性遗传和X性连锁遗传五种类型。故选E。

2.【答案】C

【解析】氟牙症属于一种牙釉质的发育障碍。在牙发育阶段，由于机体摄入过多的氟，损伤了成釉细胞，导致牙釉质形成不全和钙化不全。故选C。

3.【答案】C

【解析】牙釉质结构异常常见的有Turner牙、先天性梅毒牙、氟牙症、牙釉质混浊症和牙釉质形成缺陷症。故选C。

第二节　牙　变　色

【A₁型题】

【答案】B

第八章　龋　　病

第一节　牙釉质龋

【A₁型题】

1.【答案】C

【解析】牙釉质龋其病损区可区分为4层，即透明层、暗层、病损体部和表层。病损体部是病损区范围最大的一层，从表层下一直延伸到靠近暗层。故选C。

2.【答案】D

【解析】釉柱在平滑面从釉质牙本质界向牙齿表面呈放射状排列，故平滑面龋时，细菌和细菌产生的酸沿着釉柱间质逐渐向深层进展，形成了尖端向着釉质牙本质界，基底部向着牙釉质表面的三角形。

3.【答案】E

【解析】牙釉质平滑面龋暗层

是由脱矿和再矿化形成的。牙釉质脱矿形成小孔，小孔再矿化形成微孔。故选 E。

第二节　牙本质龋

【A₁ 型题】

1.【答案】A

2.【答案】C

【解析】因色素沉着而呈淡黄色的改变见于牙本质龋的脱矿层。故选 C。

第三节　牙骨质龋

【A₁ 型题】

【答案】B

【解析】埋在牙骨质和牙槽骨中的纤维称穿通纤维。牙骨质龋时，细菌产生的酸及代谢产物沿穿通纤维向深层进展。故选 B。

第九章　牙　髓　病

第一节　牙　髓　炎

【A₁ 型题】

1.【答案】E

【解析】急性牙髓炎后期，炎症可迅速扩展到全部牙髓，中性粒细胞充满整个牙髓腔，形成数小脓肿，使整个牙髓组织迅速液化坏死。故选 E。

2.【答案】D

【解析】龋病病理变化为组织脱矿；牙髓变性病理变化主要为牙髓钙化和成牙本质细胞空泡性；慢性牙髓炎病理特点是有炎症细胞浸润、纤维增生和肉芽组织形成；急性牙髓炎主要病理特征是中性粒细胞浸润。故选 D。

【A₂ 型题】

3.【答案】D

【解析】慢性增生性牙髓炎多见于儿童及青少年，常发生于乳磨牙和第一恒磨牙。患牙有较大的穿髓孔，患者多无明显疼痛，增生的牙龈呈暗红或粉红色，呈肉粒大小充满整个龋洞，进食易出血，对温度刺激表现为钝痛，由于增生的牙髓组织中神经纤维少，对刺激不敏感，探痛不明显。该患者符合慢性增生性牙髓炎的临床表现。故选 D。

第二节　牙髓变性和坏死

【A₁ 型题】

1.【答案】B

【解析】中性粒细胞聚集属于牙髓的急性炎症。故选 B。

【B₁ 型题】

2.【答案】C

【解析】牙髓变性有：①牙髓钙化（髓石和弥漫性钙化）。②成牙本质细胞空泡性变。③牙髓网状萎缩。④牙髓纤维性变。

3.【答案】E

【解析】牙周病的主要病理变化为牙周袋形成和牙槽骨吸收。

4.【答案】B

【解析】含牙囊肿的纤维囊壁中可见牙源性上皮岛。故选 B。

5.【答案】A

【解析】中性粒细胞聚集形成脓肿。故选 A。

6.【答案】D

【解析】透明小体为弓形或环状的均质嗜伊红染色的小体，可见于根尖周囊肿的上皮衬里和纤维囊。故选 D。

第十章 根尖周炎

【A₁型题】

1.【答案】C

【解析】急性根尖周炎的病理变化为根尖周组织血管扩张充血、组织水肿、中性粒细胞浸润、脓肿形成进而坏死。故选C。

2.【答案】B

3.【答案】B

【解析】慢性根尖周炎的主要病理变化之一是牙槽骨吸收，因此其主要的诊断依据是根尖周X线透射区。

第十一章 牙周组织疾病

第一节 牙 龈 病

【A₁型题】

1.【答案】D

【解析】慢性龈炎是牙龈的慢性炎症，故炎细胞浸润是其主要病理变化。故选D。

2.【答案】B

【解析】牙龈增生是指由多种原因引发的以纤维结缔组织增生为主要病理改变的疾病。故选B。

3.【答案】C

【解析】牙龈瘤来源于牙周膜及牙龈的结缔组织，因其无肿瘤的生物学特征和结构，故为非真性肿瘤，但切除后易复发。故选C。

第二节 牙 周 炎

【A₁型题】

1.【答案】E

【解析】活动期牙周炎时，牙槽骨吸收、破坏导致牙周膜间隙增宽。故选E。

2.【答案】D

【解析】结合上皮向根方增生形成牙周袋。故选D。

3.【答案】C

【解析】牙周炎的主要病理变化是牙周袋形成和牙槽骨吸收。骨上袋是牙周炎的一种表现，即牙周袋的底部位于牙槽嵴顶的上方，同时伴有牙槽骨的水平吸收，牙槽骨的高度降低，因此C正确。A、B、E未涉及牙槽骨吸收，为非正确答案。D代表牙周炎时牙槽骨水平吸收导致的骨下袋，因此D也错误。故选C。

【A₂型题】

4.【答案】B

【解析】慢性龈炎主要见于口腔卫生不良者，主要分为两种类型，炎性水肿型表现为龈缘红肿、光亮、松软、易出血，纤维增生型一般病程漫长，龈缘肿胀、坚实，呈炎症性增生。牙周炎在发展过程中可逐渐出现咀嚼无力、牙龈肿胀、出血、牙周袋溢脓、口臭、牙松动以及牙伸长、倾斜、移位等，严重者可发生牙脱落。该患者有伴发症状，牙周溢脓，牙齿松动。故选B。

第十二章 口腔黏膜病

第一节 基本病理变化

【A₁型题】

1.【答案】D

【解析】棘层细胞松解是指黏膜上皮的棘层发生病变，棘细胞间联系力松弛、断裂，甚至形成上皮内疱，主要见于天疱疮。故选D。

2.【答案】B

3.【答案】A

【解析】黏膜扁平苔藓的病理诊断要点：①上皮钉突增生延长呈锯齿状。②上皮基底细胞液化消失。③上皮下淋巴细胞呈带状浸润。故选A。

4.【答案】B

【解析】糜烂为上皮浅层破坏，未侵犯上皮全层。故选B。

5.【答案】C

6.【答案】D

【解析】角化不良即错角化，是上皮棘层或基底层内个别或一群细胞发生角化。故选D。

7.【答案】C

【解析】原位癌即重度上皮异型增生，即异常增生的细胞累及上皮全层，但未突破基底膜。

【B_1型题】

8.【答案】C

【解析】良性黏膜类天疱疮的主要病理变化是基层下疱形成。

9.【答案】B

10.【答案】E

【解析】红斑的病理变化为上皮萎缩、上皮异常增生、原位癌或早期浸润癌。故选E。

11.【答案】D

【解析】黏膜扁平苔藓的病理诊断要点：上皮钉突呈锯齿状、上皮基底细胞液化消失、上皮下淋巴细胞呈带状浸润。故选D。

12.【答案】A

【解析】天疱疮的主要病理变化是棘层松解和上皮内疱形成。

第二节　常见口腔黏膜病

【A_1型题】

1.【答案】B

【解析】口腔黏膜下纤维化的主要病理变化为纤维变性。

2.【答案】E

【解析】红斑的病理变化为：上皮萎缩、上皮异常增生、原位癌或早期浸润癌。故选E。

3.【答案】D

【解析】白斑属于癌前病变，尤其是非均质性白斑和发生在口底、舌腹和舌侧缘的白斑要特别警惕，癌变率为3%～5%。故选D。

4.【答案】E

【解析】慢性盘状红斑狼疮的病理变化：①上皮表面角化，可见角质栓塞。②基底细胞液化变性。③血管扩张，可见玻璃样血栓。④血管周围有类纤维蛋白沉积。⑤胶原纤维肿胀、变性、断裂。故选E。

5.【答案】D

6.【答案】B

【B_1型题】

7.【答案】E

8.【答案】A

9.【答案】B

10.【答案】D

11.【答案】C

第三节　艾滋病的口腔表现

【A_1型题】

1.【答案】A

【解析】人类免疫缺陷病毒（HIV）感染者由于全身免疫功能降低，很容易造成口腔内的机遇性感染，包括真菌、病毒、细菌。其中，白念珠菌起重要作用。故选A。

2.【答案】E

【解析】上皮内可见PAS染色强阳性的真菌菌丝是口腔念珠菌病的病理变化。

第十三章　颌骨疾病

第一节　颌骨骨髓炎

【A_1型题】

1.【答案】C

【解析】放射性骨髓炎的主要病理变化是骨的变性和坏死。

2.【答案】E

3.【答案】B

【解析】慢性化脓性骨髓炎的主要病理表现是骨吸收和死骨形成。

4.【答案】E

【解析】结核性骨髓炎的病理特征：①形成结核性肉芽组织、中央可见干酪样坏死。②死骨形成。③冷脓肿形成。故选E。

第二节 颌骨的非肿瘤性疾病

【A_1 型题】

1.【答案】C

【解析】纤维结构不良中的骨小梁由纤维结缔组织化生而来，故骨小梁周围没有成排的成骨细胞。故选 C。

2.【答案】A

【解析】电镜下朗格汉斯细胞胞质内可见棒状或球拍状的朗格汉斯颗粒，又称 Birbeck 颗粒。

3.【答案】D

【A_2 型题】

4.【答案】B

【解析】巨细胞肉芽肿好发于下颌骨的前牙区，颌骨吸收破坏，并使颌骨膨隆。病理变化为肉眼观骨质膨隆，可有出血、坏死和囊性变。镜下见病变由纤维结缔组织构成，其中含有多核巨细胞。血管较丰富，并常见出血。巨细胞分布不均匀，数量少，而且多核巨细胞较小，所含细胞核的数量也少。故选 B。

第十四章 唾液腺疾病

第一节 唾液腺非肿瘤性疾病

【A_1 型题】

1.【答案】A

2.【答案】B

【解析】舍格伦综合征的病理诊断要点是上皮肌上皮岛的形成。

第二节 唾液腺肿瘤

【A_1 型题】

1.【答案】E

【解析】唾液腺腺样囊性癌由肿瘤性腺上皮细胞和肌上皮细胞构成。其中肿瘤性肌上皮细胞有分泌功能，其产物的蓄积形成了筛状结构。故选 E。

2.【答案】D

【解析】舍格伦综合征的病变从小叶中心开始，向周边扩展。故选 D。

3.【答案】E

【解析】筛孔状结构是唾液腺腺样囊性癌的病理变化之一。

4.【答案】A

【解析】腺样囊性癌肿瘤常沿神经扩散，发生在腮腺的腺样囊性癌可致面神经麻痹，并可沿面神经扩展而累及乳突和颞骨；颌下腺或舌下腺的腺样囊性癌，可沿舌神经或舌下神经扩展至距原发肿瘤较远的部位，并造成患侧舌知觉和运动障碍。故选 A。

5.【答案】B

【解析】唾液腺嗜酸性腺瘤中的大嗜酸性粒细胞胞质中含有嗜伊红颗粒。故选 B。

6.【答案】C

【解析】唾液腺造影的适应证：唾液腺慢性炎症、舍格伦综合征、唾液腺良性肥大、肿瘤、涎瘘、导管阴性结石，以及需要确定唾液腺周围组织病变是否已侵及腺体及导管。唾液腺急性炎症时禁用唾液腺造影。故选 C。

7.【答案】A

【解析】唾液腺基底细胞腺瘤分为实性型、小梁型、膜性型和管状型。故选 A。

8.【答案】E

9.【答案】D

10.【答案】B

【解析】Warthin 瘤由上皮和淋巴样组织构成。故选 B。

11.【答案】D

【解析】唾液腺黏液表皮样癌由黏液细胞、表皮样细胞和中间细胞构成。故选 D。

12.【答案】C

13.【答案】C

14.【答案】A

【解析】黏液表皮样癌镜下观察：肿瘤由表皮样细胞、黏液细胞和中间细胞构成。根据三种细胞的比例和分化，可将其分为高、中、低分化三种。所以此题不选 B、C、D、E，此题应选 A。

15.【答案】E

【解析】唾液腺恶性多形性腺瘤包括多形性腺瘤癌变（包括非侵袭性癌即原位癌、侵袭性癌）、癌肉瘤、转移性多形性腺瘤。

【A_2 型题】

16.【答案】E

【解析】腺淋巴瘤的临床表现：①男女之比约为5∶1，多数年龄为41～70岁，平均年龄56岁。②肿瘤生长缓慢、无痛，多位于腮腺包膜下，触诊质硬或有波动感。肿块时大时小，有消长史是该肿瘤突出的临床特点之一。病理表现：肿瘤由上皮和淋巴样组织组成；上皮形成不规则的大腺管或囊腔并呈乳头状突入管腔内，其上皮细胞排列成假复层；间质中除有一些纤维结缔组织外，尚有许多细胞密集成大小不等的团块，其细胞成分包括淋巴细胞、浆细胞、肥大细胞及巨噬细胞，亦可见淋巴滤泡形成。故此题选E。

【A_3/A_4 型题】

17.【答案】D

【解析】根据描述的临床表现及病理变化可知该患者为多形性腺瘤，病理变化为肉眼观察，多呈不规则结节状，剖面多为实性，灰白色，可见囊腔形成，囊腔内含有透明黏液，有时可见浅蓝色透明的软骨样组织，肿瘤周围有厚薄不一的包膜，多数肿瘤包膜完整。光镜下观察肿瘤细胞的类型多样，组织结构复杂，其基本结构为腺上皮、肌上皮、黏液、黏液样组织和软骨样组织。

18.【答案】A

【解析】多形性腺瘤来自闰管或闰管储备细胞，它既可向上皮分化，又可向肌上皮细胞分化，肿瘤性肌上皮细胞进一步形成黏液样组织，从而形成了肿瘤的多形性结构。故选A。

【B_1 型题】

19.【答案】B

【解析】牙瘤是成牙组织的错构瘤或发育畸形，分为混合型牙瘤和组合型牙瘤。组合型牙瘤是由许多牙样小体构成。故选B。

20.【答案】E

【解析】影细胞是牙源性钙化囊性瘤的病理诊断要点。故选E。

21.【答案】A

【解析】肿瘤细胞中含有嗜碱性的酶原颗粒是唾液腺腺泡细胞癌的病理诊断要点。

22.【答案】C

【解析】唾液腺多形性腺瘤病理变化：①腺管样结构。②肌上皮结构。③黏液样组织。④软骨样组织。故选C。

23.【答案】D

【解析】唾液腺腺样囊性癌由肿瘤性腺上皮细胞和肿瘤性肌上皮细胞构成，排列成管状、筛状和实性巢等不同的形态结构。

第十五章　口腔颌面部囊肿

第一节　牙源性囊肿

【A_1 型题】

1.【答案】D

【解析】黏液囊肿可分为2类，即外渗性黏液囊肿和潴留性黏液囊肿，前者占黏液囊肿的80%以上，病理特点为无上皮衬里。故选D。

2.【答案】E

3.【答案】A

【解析】萌出囊肿是发生于覆盖在一个正在萌出的乳牙或恒牙牙冠表面的黏膜软组织内，是发生于骨外软组织内的含牙囊肿。衬里上皮具有缩余釉上皮特征。

第二节　非牙源性囊肿

【A_1 型题】

1.【答案】D

【解析】甲状舌管囊肿纤维囊壁含有甲状腺或黏液腺组织；皮样囊肿纤维囊壁含有皮肤附属器；表皮样囊肿纤维囊壁没有皮肤附属器；鳃裂囊肿纤维囊壁含有大量淋巴样组织；鼻腭管囊肿纤维囊壁含有粗大的血管和神经。

2.【答案】B

3.【答案】B

【A_2 型题】

4.【答案】A

【解析】鼻腭管囊肿可发生于任何年龄，临床上最常见的表现为腭中线前部的肿胀，有时可伴疼痛或瘘管形成。鼻腭管囊肿可见内衬复层鳞状上皮、含黏液细胞的假复层纤毛柱状上皮、立方上皮或柱状上皮，这些上皮类型可单独或联合存在。故选A。

【B_1型题】

5.【答案】B

【解析】透明小体为弓形线状或环状的均质状、嗜伊红染色的小体。常见于根尖周囊肿上皮衬里和纤维囊壁。故选B。

6.【答案】A

【解析】甲状舌管囊肿纤维囊壁含有甲状腺或黏液腺组织。

7.【答案】C

8.【答案】E

【解析】皮样囊肿纤维囊壁内含有皮肤附属器。故选E。

9.【答案】D

【解析】牙龈瘤分为三型：血管性龈瘤、纤维性龈瘤、巨细胞性龈瘤。其中巨细胞性龈瘤含有多核破骨细胞样细胞。故选D。

第十六章 牙源性肿瘤

第一节 良性牙源性肿瘤

【A_1型题】

1.【答案】E

【解析】牙源性纤维瘤是一个广义的概念，包含不同的类型：牙源性龈上皮错构瘤、周边性牙源性纤维瘤、牙源性颗粒细胞瘤、非肿瘤性牙滤泡增生及WHO型牙源性纤维瘤。故选E。

2.【答案】E

【解析】牙源性角化囊性瘤病理特征：①上皮衬里较薄、厚度一致。②上皮表面呈波浪状或皱褶状，多呈不全角化。③棘细胞水肿。④基底细胞核远离基底膜。⑤纤维囊壁中含有子囊或牙源性上皮岛。故选E。

3.【答案】A

【解析】影细胞是牙源性钙化囊性瘤的病理诊断要点；牙源性黏液瘤由梭形或星形的细胞构成；天疱疮细胞常见于天疱疮；嗜酸性粒细胞和朗格汉斯细胞常见于朗格汉斯细胞病。故选A。

4.【答案】E

【解析】影细胞是牙源性钙化囊性瘤的病理诊断要点。故选E。

5.【答案】D

【解析】外周型成釉细胞瘤是指发生于牙龈或牙槽黏膜而未侵犯颌骨的一类成釉细胞瘤。

6.【答案】C

【解析】肌上皮细胞主要位于唾液腺腺泡及小导管的腺上皮与基底膜之间。其发生的肿瘤属于唾液腺肿瘤。故选C。

7.【答案】D

【解析】痣样基底细胞癌综合征包括：①多发性皮肤基底细胞癌。②颌骨多发性牙源性角化囊性瘤。③骨骼异常。④额部、颞顶部隆起。⑤钙磷代谢异常。

8.【答案】B

【解析】牙源性角化囊性瘤复发的原因：①囊壁薄、易破碎，手术难以完整摘除。②囊壁内含有微小子囊或牙源性上皮岛。③肿瘤沿骨小梁之间生长。④口腔黏膜上皮基底细胞的增殖。故选B。

9.【答案】C

【解析】牙源性腺样瘤生长缓慢，一般无明显症状。10~19岁女性多见。上颌尖牙区为好发部位，常伴阻生牙。故选C。

10.【答案】B

【解析】牙源性钙化上皮瘤病理变化：①肿瘤细胞边界清晰，多边形，可见细胞间桥。②肿瘤组织内可见淀粉样物质。故选B。

11.【答案】A

【解析】颗粒细胞型成釉细胞瘤肿瘤细胞可发生颗粒性变；棘皮瘤型成釉细胞肿瘤细胞可发生鳞状化生，形成角化珠；滤泡型成釉细胞瘤上皮团块中央可发生囊性变。故选A。

【B_1型题】

12.【答案】D

【解析】牙源性钙化上皮瘤病理变化：①肿瘤细胞边界清晰，多边形，可见细胞间桥。②肿瘤组织内可见淀粉样物质。故选D。

13.【答案】C

【解析】牙源性腺样瘤病理变化：①结节状实性细胞巢即玫瑰花样结构。②腺管样结构。③梁状或筛状结构。④小结节。

14.【答案】A

【解析】滤泡或丛状型成釉细胞瘤的病理变化：①团块或网状连结周边的细胞柱状，细胞核远离基底膜。②中央的细胞类似于星网状层细胞。③团块中央或间质可发生囊性变。故选A。

15.【答案】E

【解析】唾液腺多形性腺瘤病理变化：①腺管样结构（双层导管结构）。②肌上皮结构。③黏液样组织。④软骨样组织。故选E。

16.【答案】B

【解析】恶性多形性腺瘤分为多形性腺瘤癌变、癌肉瘤、转移性多形性腺瘤三种类型。故选B。

第二节　恶性牙源性肿瘤

【A_1 型题】

【答案】D

第三节　纤维——骨性病损

【A_1 型题】

【答案】B

第十七章　口腔黏膜上皮肿瘤和瘤样病变

第一节　良性病变

【A_1 型题】

1.【答案】E

【解析】寻常疣病变为外生性，增生的复层鳞状上皮呈指状突起，其中心为血管结缔组织支持。上皮表层通常有不全角化或正角化，也可能无角化。故选 E。

2.【答案】A

【解析】疣状癌是一种非转移性的高分化鳞状细胞癌的亚型，以外生性、疣状缓慢生长和边缘推压为特征，以老年男性下唇多见，颊、舌背、牙龈、牙槽黏膜均可发生。

第二节　恶性肿瘤

【A_1 型题】

1.【答案】D

【解析】口腔鳞状细胞癌包括舌癌、牙龈癌、颊癌、口底癌、唇癌等，其中唇癌的转移一般较其他口腔癌为少见，且转移时间较迟。故选 D。

2.【答案】D

3.【答案】E

【解析】原位癌即上皮重度异常增生，异常增生细胞累及上皮全层，但未突破基底膜。一旦突破基底膜即为浸润癌。故选 E。

4.【答案】D

【解析】上皮细胞不典型增生即上皮细胞丧失正常细胞成熟及分化过程。故选 D。

5.【答案】E

【解析】疣状癌是鳞癌的一个特殊类型，其特征是疣状外观，生长缓慢，具有慢性侵袭性；病理上一般分化程度较高。肿瘤以宽束条状向深层侵犯，呈局部破坏性推进生长，符合题目描述，所以 E 正确。口腔鳞状细胞癌包括多种分型，低分化性，所以 A 不选；基底细胞癌、梭形细胞癌和未分化癌是低分化鳞状细胞癌，所以 B、C、D 不选，此题应选 E。

6.【答案】A

【解析】恶性黑色素瘤远处转移最常见的部位是肺，其次为肝脏、脑，骨、腹膜后均较少见。

【A_2 型题】

7.【答案】C

【解析】鳞状细胞癌的主要病理变化是异常增生的上皮细胞突破基底膜向间质浸润性生长，具有形成细胞间桥和不同程度角化的特点。根据肿瘤的恶性程度将口腔鳞癌分为高、中、低分化三级。故选 C。

第十八章 口腔软组织和淋巴造血系统肿瘤与瘤样病变

第一节 良性病变

【A_1型题】

1.【答案】B

2.【答案】D

3.【答案】A

【解析】动静脉性血管瘤含有大小不等的动脉和静脉。故选A。

第二节 恶性肿瘤

【A_1型题】

【答案】A

【解析】弥漫性大B细胞淋巴瘤在结内结外均可发生。

第十六篇　口腔解剖生理学

第一章　牙体解剖生理

第一节　牙的演化

【A_1型题】

【答案】B

【解析】牙的演化特点包括：①由同形牙到异形牙。②牙数由多到少。③替换次数由多到少。④牙根从无到有。⑤牙的分布从广泛到集中。

第二节　牙体解剖的一般概念

【A_1型题】

1.【答案】B

2.【答案】D

【解析】部位记录法中D代表患者的左下区。

3.【答案】D

4.【答案】D

【解析】切牙唇侧外形高点在颈1/3，切牙舌侧外形高点在颈1/3，尖牙外形高点在舌隆突，磨牙舌侧在中1/3。故选D。

5.【答案】C

【解析】牙尖是指牙冠上近似锥体形，突出成尖的部分。

6.【答案】E

【解析】上颌第一磨牙的特点：①4个尖，近中舌尖最大，近中颊尖稍大于远中颊尖，远中舌尖最小；在近中舌尖的舌侧有时有第五尖。②每一牙尖顶有三角嵴，远中颊尖三角嵴与近中舌尖三角嵴形成斜嵴，斜嵴将面分成近中窝及远中窝两部分。③面上的发育沟有颊沟、近中沟及远中舌沟。④根在根柱以上分叉为3根，即近中颊根、远中颊根、舌根，均呈扁形，舌根最大。

7.【答案】D

【解析】下颌第一前磨牙冠部，颊尖长大、尖而突，舌尖短小、低而圆，即颊尖偏向牙长轴的舌侧，所以D正确。下颌第一前磨牙面观，颊尖占4/5，舌尖不发达，整个面自然接触区向舌侧收缩明显，尤其近中侧，颊尖远大于舌尖，A、B说法均不准确，E颊尖偏向颊侧弄颠倒了。

8.【答案】C

9.【答案】C

10.【答案】C

【解析】上下颌后牙相对而发生咀嚼作用的一面称之为𬌗面。发育沟是指牙生长发育时，两生长叶相连所形成的明显而有规则的浅沟。点隙为3条或3条以上发育沟的汇合处所成的点状凹陷，所以选项C正确。

11.【答案】B

【解析】牙冠的凹陷部分包括窝、沟、发育沟、副沟、裂、点隙。其中点隙是3条或3条以上的发育沟相交所成的点状凹陷，所以B正确。窝为牙面不规则的，略圆形的凹陷，所以A错误；外展隙指接触区向周围展开的空隙，所以C错误；楔状隙是两牙之间的间隙，又称为邻间隙，所以D、E错误。

12.【答案】C

13.【答案】C

【解析】上颌第一磨牙𬌗面有中央窝和远中窝。𬌗面共3条发育沟：颊沟、近中沟和远中舌沟。

14.【答案】C

【解析】舌面隆突系前牙舌面近颈缘部的半月形突起。

15.【答案】E

【解析】牙的功能包括咀嚼，发音和言语，保持面部的协调美观。故选E。

第三节　牙体外形及生理意义

1.【答案】C

【解析】牙齿形态异常包括畸形牙尖与畸形窝，过大牙、过小牙及锥型牙，双牙畸形，弯曲牙，牙髓腔异常。故选C。

2.【答案】D

3.【答案】D

【解析】由远中颊尖三角嵴与近中舌尖三角嵴相连成嵴，成为斜嵴，为上颌第一磨牙的解剖标志。

4.【答案】A

【解析】上颌尖牙具有支撑口角的作用。

5.【答案】D

【解析】下颌第二前磨牙牙冠外形是方圆，牙冠的厚度、宽度和高度相近，颊、舌面大小约相等。故选D。

6.【答案】C

【解析】下颌第一乳磨牙牙冠近中舌尖长而尖，远中舌尖小而圆。

7.【答案】A

【解析】正常的邻面突度形成良好的邻面接触关系，可防止食物嵌塞、龈乳头受压萎缩及牙槽突受压降低，可维持牙弓完整稳定，利于分散𬌗力。

8.【答案】D

9.【答案】A

10.【答案】B

【解析】上颌中切牙牙冠的切颈径大于近远中径。

11.【答案】E

【解析】上颌侧切牙的根长大于冠长。

12.【答案】A

【解析】上颌中切牙牙根偶见弯向唇侧、舌侧和远中唇侧者。

13.【答案】C

【解析】乳牙在口内最多存留约10年。

14.【答案】D

【解析】下颌第二磨牙咬合面似“田”字形。

15.【答案】C

【解析】下颌侧切牙的舌窝浅。

16.【答案】B

17.【答案】C

【解析】上颌尖牙唇面的外形高点位于中1/3与颈1/3交接处的唇轴嵴上。

18.【答案】E

【解析】第三磨牙咬合面牙尖、嵴、窝不清晰。

19.【答案】D

【解析】腭大孔位于上颌第三磨牙的腭侧。

20.【答案】C

【解析】下颌第一乳磨牙特点是𬌗面为不规则的四边形，所以A不正确；颊面四边形，近中边缘嵴平直，远中边缘嵴却极短且突，远中边缘嵴大于近中边缘嵴，所以B、D错误；近中颊颈嵴突出，所以C正确；牙根有近中、远中两个根，扁宽，分叉大，所以E不正确，故选C。

21.【答案】D

【解析】下颌切牙舌侧为牙结石的好发部位。

22.【答案】A

【解析】腮腺导管口正对上颌第二磨牙的颊面。

23.【答案】C

【解析】上颌第一前磨牙的颊尖偏远中。

24.【答案】B

【解析】卡式尖位于上颌第一磨牙近中舌尖的舌侧。

25.【答案】A

【解析】在正常接触区的周围有呈“V”字形的空隙，称为楔状隙。

26.【答案】C

【解析】乳牙冠根分明。

27.【答案】B

28.【答案】A

【解析】近远中斜缘长度之比约为1：2。

【B_1型题】

29.【答案】A

30.【答案】A

31.【答案】E

32.【答案】B

33.【答案】B

34.【答案】C

35.【答案】A

36.【答案】E

37.【答案】B

38.【答案】D

39.【答案】B

40.【答案】C

41.【答案】A

42.【答案】C

43.【答案】E

44.【答案】D

45.【答案】C

46.【答案】B

第四节 髓腔形态及应用解剖

【A_1型题】

1.【答案】A

【解析】根管最狭窄的地方又称为生理性狭窄，位于距根尖孔1mm处。

2.【答案】C

3.【答案】B

4.【答案】B

【解析】乳牙髓腔较恒牙小。

5.【答案】A

6.【答案】C

【解析】乳牙髓腔的特点是：髓室大、髓壁薄、髓角高、根管粗、根管方向斜度较大，根尖孔亦大。

7.【答案】C

【B_1型题】

8.【答案】A

9.【答案】C

第二章　𬌗与颌位

第一节　牙　　列

【A_1型题】

1.【答案】B
2.【答案】C
3.【答案】B
【解析】在牙列完整对称、牙尖协调，功能潜力相等及咬合运动无障碍的情况下，应是多向双侧交替咀嚼。故选B。
4.【答案】A
【解析】该曲线切牙段较平直，从尖牙向后经前磨牙至第一磨牙的远颊尖逐渐降低，然后第二、第三磨牙的颊尖又逐渐升高。
5.【答案】C
6.【答案】D

第二节　𬌗

1.【答案】A
2.【答案】A
3.【答案】B
4.【答案】B
【解析】正常的覆𬌗覆盖，可以提高咀嚼效率，同时可以保护唇、颊、舌组织。
5.【答案】A
6.【答案】D
7.【答案】D
8.【答案】D

第三节　颌　　位

【A_1型题】

1.【答案】D
【解析】3种可重复的基本颌位：牙尖交错位（ICP）、后退接触位（RCP）、下颌姿势位（MPP）。RCP与ICP主要为水平方向关系，MPP与ICP为垂直方向的关系。故选D。
2.【答案】C

【A_2型题】

3.【答案】A
【解析】人直立或端坐，两眼平视前方，不咀嚼、不吞咽、不说话，下颌处于休息状态，上下牙不接触时，下颌所处的位置称为下颌姿势位。

【B_1型题】

4.【答案】C
5.【答案】A
6.【答案】E
7.【答案】C
8.【答案】B
9.【答案】A
10.【答案】A
11.【答案】B

第三章　口腔颌面颈部解剖

第一节　颌面部骨

【A_1型题】

1.【答案】D
【解析】熟悉下颌骨外形解剖结构后只有D颏孔位于下颌骨体外面。
2.【答案】C
【解析】上颌第一磨牙根尖距上颌窦下壁最近。
3.【答案】A
【解析】上颌骨在承受咀嚼压力明显的部位，骨质比较厚，以利于将咀嚼压力传导至颅底，形成三对支柱，均下起上颌骨牙槽突，上达颅底。故A正确。
4.【答案】B
【解析】下颌骨的薄弱部位是：正中联合、颏孔区、下颌角、髁突颈部。

5.【答案】C

6.【答案】A

【解析】下颌骨是颌面部骨中唯一能活动的骨，分为水平部和垂直部，下颌切迹为喙突和髁突之间凹陷部分，位于下颌骨外侧，故A正确。下颌孔位于下颌支内面中央略偏后上方，呈漏斗状，开口朝向后上方；孔的前方有下颌小舌，为蝶下颌韧带附着处；下颌孔的前上方有由喙突和髁突分别往后下方和前下方汇合而成的骨嵴，称为下颌隆突；故B、C、D、E错误。

7.【答案】E

【解析】下颌孔后下方骨面比较粗糙，称为翼肌粗隆，为翼内肌的附着处。故选E，其余选项均叙述正确。

8.【答案】C

9.【答案】E

【解析】腭大孔位于硬腭后缘前方约0.5cm处，上颌骨牙槽突与腭骨之间，内有腭前神经走行，位于上颌第三磨牙腭侧龈缘至腭中线弓形连线的中点。A未明确说明是上颌第三磨牙对应的位置，所以不正确。

10.【答案】B

11.【答案】D

【解析】蝶骨的结构包括中央的体部、一对小翼、一对大翼以及蝶骨体和大翼交界处向下伸出的两个翼突。

12.【答案】C

【解析】乳突切迹位于颞骨乳突部，并不在岩部。

13.【答案】C

【解析】腭骨位于上颌骨的后方，为成对的“L”形骨板，构成鼻腔外侧壁及骨腭的后部，并参与颞下窝和腭窝的构成。水平部构成硬腭后1/4，垂直部上缘有蝶突和眶突，两突之间的凹陷为蝶腭切迹。

14.【答案】E

【解析】腭骨的外侧缘与上颌骨牙槽突共同构成腭大孔。切牙孔位于腭中缝前端，向上后通入两侧切牙管，无腭骨参与。

15.【答案】A

【解析】眶上裂位于蝶骨大翼与小翼之间的裂隙，其余均为干扰项。

16.【答案】B

【解析】只有翼腭沟位于上颌骨的内面，上颌骨的前面是眶下孔、尖牙窝，后面为上颌结节、牙槽孔。

17.【答案】E

【解析】上颌骨后面参与颞下窝前壁的构成。上颌体后面与前面在外侧的移行处有颧牙槽嵴。后面有比较粗糙的圆形隆起，称为上颌结节。后面的中部有数个小骨孔，称为牙槽孔。

18.【答案】C

【解析】眶下孔位于眶下缘中点下方约0.5cm处，孔内有眶下神经、血管通过，眶下孔向后外上通过眶下管，行眶下神经阻滞麻醉时进针应向后外上。

19.【答案】E

【解析】上颌骨的前面在尖牙窝的上方有一椭圆形的眶下孔，而无眶下窝的解剖结构，因此A错误。上颌骨没有关节，自然也没有关节窝，因此B错误。翼腭窝是由上颌骨、腭骨和蝶骨翼突围成的，不是上颌骨上的结构，因此C错误。翼肌窝位于下颌骨，因此D错误。尖牙窝位于上颌骨前面切牙窝的外侧，尖牙肌起于此，因此E正确。

20.【答案】B

【解析】A下颏棘为颏舌骨肌的起点。D下颌支的外面下颌角处有茎突下颌韧带附着。E关节翼肌窝为翼外肌的附着处。

【B_1型题】

21.【答案】D

22.【答案】C

23.【答案】B

24.【答案】E

25.【答案】A

26.【答案】A

【解析】牙槽突又称牙槽骨，呈弓形，为上颌骨包绕牙根周围的突起部分。

27.【答案】C

【解析】牙槽嵴指牙槽窝的游离缘。

28.【答案】E

【解析】牙根间隔指多根牙诸牙根之间的牙槽突。

29.【答案】D

【解析】牙槽间隔指两牙之间的牙槽突。

30.【答案】B

【解析】牙槽窝为牙槽突容纳牙根的部分。

31.【答案】A

【解析】切牙乳头亦称腭乳头，为一黏膜隆起，位于腭中缝前端，深面为切牙孔，切牙乳头是鼻腭神经局部麻醉的表面标志。

32.【答案】C

【解析】牙槽窝的形态、大小、数目和深度与所容纳的牙根相适应，其中以上颌尖牙牙槽窝最深，上颌第一磨牙牙槽窝最大。

33.【答案】D

【解析】在眶下孔下方的骨面上有一较深的窝称为尖牙窝。

34.【答案】E

【解析】上颌窦的下壁由前向后盖过上颌第二前磨牙到上颌第三磨牙的根尖，其中以上颌第一磨牙根尖距上颌窦下壁最近。

35.【答案】E

36.【答案】A

【解析】颞肌纤维起自整个颞窝及颞深筋膜的深面。

37.【答案】D

【解析】翼内肌的深头起自翼外板的内面和腭骨锥突，浅头起自腭骨锥突和上颌结节。

38.【答案】C

【解析】上颌神经经圆孔达翼腭窝上部。

39.【答案】B

【解析】下颌神经穿圆孔出颅进入颞下窝。

40.【答案】B

41.【答案】C

42.【答案】A

43.【答案】D

44.【答案】E

第二节　颞下颌关节

1.【答案】B

【解析】颞下颌关节由上方的颞骨关节窝及关节结节、下方的下颌骨髁突、居于两者之间的关节盘，以及关节囊和囊外韧带所构成。

2.【答案】C

【解析】颞下颌关节为人体最复杂的关节之一，髁状突略呈椭圆形，侧面观，一横嵴将髁突顶分为前后两个斜面，前斜面较小，为功能面，是关节的负重区，许多关节病最早破坏此区，后斜面较大。关节结节位于颧弓根部，分 2 个斜面，前斜面斜度较小，后斜面是关节的负重区，所以颞下颌关节的功能面是关节结节后斜面和髁状突前斜面。因此 C 正确，A、B、D、E 均错误。

3.【答案】B

【解析】关节盘矢状方向上分为前、中、后三带，只有中带没有血管神经分布，而前带和后带，可有少许神经、血管分布。

4.【答案】D

5.【答案】C

【解析】颞下颌关节的运动形式可以是：单纯转动运动、单纯滑动运动或者滑动兼转动。所以 C 叙述错误。

6.【答案】B

【解析】从后退接触位做小开口运动，两侧髁突仅转动，活动发生在关节上腔，所以不正确。

7.【答案】D

【解析】颞下颌关节主要的囊外韧带，每侧各有 3 条：颞下颌韧带、蝶下颌韧带、茎突下颌韧带。

8.【答案】C

【解析】颞下颌关节主要有 3 条神经分布，即耳颞神经、颞深神经、咬肌神经。

9.【答案】A

【解析】颞下颌关节的血供主要来自颞浅动脉及上颌动脉的关节支。

【B_1 型题】

10.【答案】B

【解析】从后退接触位开始，在此范围内髁突在关节下腔做单纯的转动。

11.【答案】C

【解析】下颌侧方运动时工作侧髁突以转动为主，非工作侧髁突向前内下滑行。

12.【答案】D

【解析】下颌前伸运动时为双侧同时转动和滑动运动。

第三节　口颌面颈部肌

1.【答案】D

【解析】舌骨上肌群位于舌骨与下颌骨、颅底之间，包括二腹肌、下颌舌骨肌、颏舌骨肌、茎突舌骨肌。

2.【答案】B

【解析】侧拉和下降口角的应该是口周围肌下组及颊肌以及颈阔肌的部分肌束。颏肌起自下颌骨侧切牙和中切牙根尖处的牙槽突骨面，止于颏部皮下，作用是收缩时，上提颏部皮肤前伸下唇。

3.【答案】A

【解析】翼外肌位于颞下窝，翼外肌的主要作用是牵引髁突和关节盘向前下，因此双侧收缩可使下颌向前向下运动，单侧收缩可使下颌向对侧运动。故选 A。

4.【答案】E

5.【答案】A

【解析】头颈部肌系统中与口颌系统功能相关的肌链有 3 条，即水平肌链、垂直肌链和姿态肌链。水平肌链：由口轮匝肌、颊肌和咽上缩肌从前向后呈环状连接组成，类似括约肌；垂直肌链：由腭帆张肌、腭帆提肌、腭垂肌、腭咽肌和腭舌肌组成，使软腭发音和吞咽；姿态肌链：由连接头颈部的多组肌群构成，和胸锁乳突肌等支持和平衡头的垂直位置。

6.【答案】B

【解析】口轮匝肌呈扁环形排列，主要作用是闭唇，封闭口腔，并参与吮吸、进食、咀嚼与发音。

7.【答案】A

【解析】舌肌为横纹肌，构成舌的主体，分为舌内肌和舌外肌两部分。舌内肌收缩时改变舌的形态，舌外肌收缩时改变舌的位置。

8.【答案】D

【解析】翼内肌起始或附着的骨有上颧骨、下颌骨、腭骨、蝶骨等。故选 D。

9.【答案】A

【解析】软腭肌均为骨骼肌，由腭帆张肌、腭帆提肌、腭垂肌、腭舌肌和腭咽肌组成。

10.【答案】D

11.【答案】D

【解析】耳周围肌在人类耳周围肌群已基本退化。

12.【答案】D

【解析】提下颌肌即参与闭口肌群，只有 D 翼内肌为正确答案。

13.【答案】B

【解析】下颌舌骨肌起于下颌骨内面的内斜线全程，肌纤维行向后内下方止于舌骨体的前面，所以内斜线又称下颌舌骨线。

14.【答案】C

15.【答案】C

【解析】翼内肌有深浅两个头，深头起自翼外板的内面和腭骨的锥突，浅头起自腭骨锥突和上颌结节，止于下颌角内面的翼肌粗隆，所以只有 C 翼外板外面不正确。

16.【答案】D

【解析】翼外肌位于颞下窝，有上下两头，上头较小，起自蝶骨大翼的颞下面和颞下嵴，下头较大，起自翼外板的外侧面，所以 D 正确，A、B、C、E 均错误。

17.【答案】E

【解析】狭义的咀嚼肌仅包括咬肌、颞肌、翼内肌、翼外肌四对肌肉。

18.【答案】E

【B_1 型题】

19.【答案】D

20.【答案】C

21.【答案】B

【解析】熟悉翼内肌、翼外肌和颞肌的起止点即可选出正确答案。

22.【答案】B

【解析】腭帆提肌的主要作用是上提软腭并参与咽侧壁的内向收缩，在发音时是完成腭咽闭合的最重要的肌肉之一。

23.【答案】A

【解析】腭帆张肌位于腭帆提肌的前侧和外侧，其纤维逐渐形成肌腱绕过翼钩几乎成直角转向中线，组成了腭腱膜的主要成分。

24.【答案】A

25.【答案】B

26.【答案】C

27.【答案】D

28.【答案】E

【解析】咬肌、颞肌、翼内肌和翼外肌均有下颌侧方运动的功能，排除法亦可选出正确答案。

29.【答案】E

第四节 唾液腺

【A_1 型题】

【答案】D

【解析】口腔内有三对大唾液腺（腮腺、下颌下腺、舌下腺）和众多的小唾液腺（唇腺、颊腺、腭腺和舌腺）。正常人腮腺和下颌下腺分泌唾液的量占全唾液分泌量的 90%。

第五节 血管

1.【答案】B

【解析】面后静脉又称下颌后静脉，由颞浅静脉和上颌静脉（又称颌内静脉）在腮腺内于下颌骨髁突颈部后方合成，在腮腺下端穿出，继续下行经二腹肌和茎突舌骨肌浅或深面至下颌角，所以 B 正确。

2.【答案】E

【解析】颈外动脉分为甲状腺上动脉、舌动脉、面动脉、上颌动脉、咽升动脉、枕动脉、耳后动脉、颞浅动脉，所以 E 眼动脉为错误答案。

3.【答案】C

【解析】面动脉或称颌外动脉。

4.【答案】D

【解析】上颌动脉或称颌内动脉。

5.【答案】C

【解析】舌动脉于平舌骨大角尖处，自颈外动脉前壁发出，舌动脉在行程中以舌骨舌肌为界分为三段。舌动脉于舌骨舌肌前缘处分成舌下动脉、舌深动脉两终支。

6.【答案】C

【解析】颈内、颈外动脉的鉴别：颈内动脉初在颈外动脉的后外侧，继而转至其后外侧。颈内动脉在颈部无分支，颈外动脉在颈部发出一系列分支。暂时阻断颈外动脉，同时触摸颞浅动脉或面动脉，如无搏动，即可证实被阻断的动脉即颈外动脉。

7.【答案】E

【解析】面动脉的主要分支有下唇动脉、上唇动脉、内眦动脉、颏下动脉、腭升动脉。

8.【答案】E

【解析】上颌动脉翼腭段的分

支包括上牙槽后动脉、眶下动脉、腭降动脉、蝶腭动脉。

9.【答案】A

【解析】上牙槽后动脉分布于上颌磨牙、前磨牙及上颌窦黏膜。

10.【答案】A

11.【答案】B

【解析】掌握上颌动脉的位置走行特点即可选出答案。

12.【答案】C

13.【答案】C

【解析】翼静脉丛位于颞下窝内，相当于上颌结节后上方处，凡与上颌动脉分支伴行的静脉均参与此静脉丛的构成。该静脉丛向后汇集成上颌静脉，回流到下颌后静脉。

14.【答案】E

【解析】翼静脉丛与颅内外静脉有广泛的交通，其血液主要是向后外经上颌静脉汇入下颌后静脉，向前也可经面深静脉通入面静脉，亦可向上通过卵圆孔网和破裂孔导血管等处的静脉，与海绵窦交通。

15.【答案】E

【解析】要求知道颅内外静脉的交通，枕骨大孔周围也有错综复杂的静脉网，这些静脉网连接着椎管内静脉丛，所以E不正确。

【A_2型题】

16.【答案】E

【解析】面动脉在咬肌附着处前缘，绕过下颌骨体的下缘上升至面部，主要分支有上、下唇动脉、内眦动脉、颏下动脉、腭升动脉。面横动脉在咬肌浅面，经颧弓与腮腺导管之间水平前行，面横动脉位置较为恒定，横行越过颊部与邻近动脉又有丰富的吻合，是面部皮瓣的营养血管。因患者是抽吸颧弓下方脂肪时发生出血，所以不难判断损伤的是面横动脉。故选E。

【B_1型题】

17.【答案】D

18.【答案】B

19.【答案】A

20.【答案】E

21.【答案】C

【解析】上颌动脉第一段又称下颌段，其主要分支为脑膜中动脉、下牙槽动脉；第二段又名翼肌段；第三段即翼腭段，其主要分支为上牙槽后动脉、眶下动脉、腭降动脉和蝶腭动脉。

22.【答案】D

23.【答案】A

24.【答案】B

25.【答案】B

26.【答案】C

27.【答案】D

28.【答案】A

29.【答案】B

30.【答案】E

31.【答案】C

【解析】眶下神经经过眶下沟、眶下管出眶下孔至面部，上颌神经经圆孔达翼腭窝上部，下颌神经穿卵圆孔出颅，进入颞下窝。面神经出茎乳孔，终支呈扇形分布于面部表情肌，脑膜中动脉向上穿棘孔入颅腔。

32.【答案】E

33.【答案】E

【解析】上颌牙齿的血管来自上牙槽前、后动脉，是上颌动脉的分支，而下颌牙齿的动脉来自下牙槽动脉，也是上颌动脉的分支。

第六节　头颈部淋巴结和淋巴管

【A_1型题】

1.【答案】D

【解析】舌前2/3的边缘或外侧淋巴管一部分至下颌下淋巴结，另一部分淋巴管引流至颈深上淋巴结。舌后1/3的淋巴管引流至两侧颈深上淋巴结。

2.【答案】D

【解析】腭分为前2/3的硬腭及后1/3的软腭两部分。硬腭的淋巴回流主要引流至颈深上淋巴结，软腭的淋巴回流主要引流至颈深上淋巴结。

第七节　神　　经

【A_1型题】

1.【答案】B

【解析】面神经为混合性神经包含特殊内脏运动纤维、副交感纤维、味觉纤维和一般躯体感觉纤维合并而成。

2.【答案】B

【解析】临床在行下颌下区切口时，为避免损伤下颌缘支，应在下颌骨下缘下方15mm处切口。

3.【答案】D

【解析】眼神经、上颌神经、上牙槽后神经、腭前神经、耳颞神经、颊神经、舌神经、鼻腭神经为感觉性神经，鼓索、下牙槽神经、面神经、舌咽神经、迷走神经为混合性神经。

4.【答案】D

【解析】面神经运动纤维支配面部表情肌、颈阔肌、镫骨肌、二腹肌后腹和茎突舌骨肌。而咀嚼肌大部分由三叉神经的运动纤维支配，D错误。

5.【答案】E

【解析】上颌神经依其行程分为四段包括颅中窝段、翼腭窝段、眶下管段、面段。

6.【答案】D

【解析】鼻腭神经、腭前神经分布于上颌尖牙腭侧的黏骨膜及牙龈，上牙槽前神经分布于上颌尖牙的牙髓及其牙周膜、牙槽骨、唇侧牙龈。故拔除上颌尖时需麻醉上牙槽前神经、腭前神经、鼻腭神经，故选D。

7.【答案】E

8.【答案】B

【解析】面神经管段的分支为岩大神经、镫骨肌神经、鼓索，所以B错误，其余均正确。

9.【答案】D

【解析】颞深神经为分布于颞肌的运动神经，其余均为支配下颌牙齿、牙龈的神经。

10.【答案】C

【解析】蝶腭神经为上颌神经的分支。

11.【答案】C

【解析】面神经为混合性神经。

12.【答案】C

【解析】掌握面神经的分支。耳颞神经属三叉神经的下颌神经的分支。

13.【答案】C

14.【答案】E

【解析】颞深神经属下颌神经的分支，和题干不符。

15.【答案】B

【解析】下颌神经前干中大部分为运动纤维，颊神经是唯一的感觉神经。

16.【答案】B

【解析】下牙槽神经分布于下颌第一前磨牙的牙髓及其牙周膜、牙槽骨，颊侧牙龈，舌神经分布于下颌第一前磨牙的舌侧牙龈。故选B。

17.【答案】E

【解析】若上颌神经在圆孔处受损，则在上颌神经分布的区域均会受累，上唇有上颌神经的分支，故会出现上唇麻木。其余均不是。

18.【答案】A

【解析】面神经出茎乳孔后分成颞支、颧支、颊支、下颌缘支、颈支。

19.【答案】D

【解析】颊神经是下颌神经前干中唯一的感觉神经，不会出现与运动功能相关，所以D答案不正确。

20.【答案】C

【解析】上颌神经属于三叉神经的一支，三叉神经大部分为感觉纤维，小部分为运动纤维，不含交感与副交感神经纤维，因此B、D错误。三叉神经分出3支，分别是眼神经、上颌神经和下颌神经，其中眼神经和上颌神经都是感觉神经，只有下颌神经为混合性神经，因此C正确，A、E错误。故选C。

21.【答案】A

22.【答案】C

【解析】眼神经属感觉性神经；上颌神经为感觉性神经；下颌神经为以感觉神经为主的混合性神经，是三叉神经中最大的分支。

【A_2型题】

23.【答案】A

【解析】下牙槽神经分布于双侧下颌。

$\overline{1-8}|$及其牙周膜、牙槽骨；舌神经分布于双侧下颌。

$\overline{1-8}|$的舌侧牙龈、口底及舌前2/3的黏膜、舌下腺和下颌下腺；下牙槽神经的下颌舌骨肌支分布于下颌舌骨肌及二腹肌前腹；颏神经分布于双侧下颌。

$\overline{1-4}|$的唇颊侧牙龈及下唇黏膜、皮肤及颏部皮肤；颊神经分布于双侧下颌。

$\overline{5-8}|$的颊侧牙龈、颊部的皮肤和黏膜。由此可排除B、C、D、E。下颌管在下第三磨牙下方距根尖很近，拔阻生智齿时要注意避免损伤下牙槽神经，故选A。

【B_1型题】

24.【答案】D

25.【答案】A

26.【答案】C

27.【答案】B

28.【答案】E

29.【答案】E

30.【答案】D

31.【答案】C

32.【答案】A

【解析】颞支损伤，同侧额纹消失；颧支损伤，眼睑不能闭合；颊支损伤可出现鼻唇沟变浅或消失、鼓腮无力、上唇运动力减弱或偏斜以及食物积存于颊龈沟等症状；下颌缘支损伤，可导致患侧口角下垂及流涎。

33.【答案】D

34.【答案】B

35.【答案】A

36.【答案】C

【解析】舌下神经仅含运动神经纤维，支配舌运动；面神经其运动纤维支配面部表情肌的运动；三叉神经属混合性神经，运动纤维支配咀嚼肌的运动；舌咽神经为混合性神经。

37.【答案】E

38.【答案】B

【解析】腭前神经出腭大孔向前，行于上颌骨腭突下面纵行的沟内；鼻腭神经，经切牙管出切牙孔。

第八节　口腔局部解剖

【A_1 型题】

1.【答案】D

【解析】大张口时，平对上下颌后，牙𬌗面间可见三角形隆起，深面为颊脂垫所衬托，称颊垫，其颊垫尖指向后方，邻近翼下颌皱襞的前缘，约相当于下颌孔平面，也是下牙槽神经阻滞麻醉的重要标志。

2.【答案】B

3.【答案】B

【解析】只有 B 位置正确，其余选项均是解剖位置叙述不准确。

4.【答案】B

【解析】腭肌位于软腭的后 2/3，前续腭腱膜，共 5 对，分别是腭帆张肌、腭帆提肌、腭舌肌、腭咽肌和腭垂肌。

5.【答案】B

6.【答案】E

【解析】硬腭是由上颌骨腭突及腭骨水平板构成骨性支架。

7.【答案】D

【解析】菌状乳头数目较少，色红，有味蕾，司味觉；丝状乳头数目最多，但体积甚小，司一般感觉；叶状乳头，含味蕾，司味觉；轮廓乳头体积最大位于界沟前方，沟内有味蕾，司味觉。

8.【答案】E

9.【答案】D

【解析】唇的组织结构由外向内分为五层：皮肤层富有毛囊、皮脂腺和汗腺等结构；皮下较疏松；肌层主要是口轮匝肌；黏膜下层内含上下唇动脉及黏液腺；黏膜有黏液腺开口，排出黏液，润滑黏膜。

10.【答案】E

【解析】舌下区的黏膜深面从两侧向中线顺序排列的结构有舌下腺、下颌下腺深部、下颌下腺管、舌神经、舌下神经及舌下神经伴行静脉以及舌动脉。可见距中线最远的是 E 下颌下腺深部。

11.【答案】C

【解析】翼下颌皱襞是翼下颌韧带衬托的、延伸于上颌结节后内方与磨牙后垫后方之间的黏膜皱襞，是下牙槽神经阻滞麻醉的参考标志，也是翼下颌间隙及咽旁间隙口内切开的有关标志。

12.【答案】E

13.【答案】A

14.【答案】D

15.【答案】C

【解析】舌的淋巴管极为丰富，引流具有一定的规律：越近舌尖而起的淋巴管，其注入的颈深上淋巴管所在的部位越低；越近舌根而起的淋巴管，其注入的颈深上淋巴结所在的部位越高。

16.【答案】B

【解析】硬腭口腔黏膜下层前后部各不相同，前部含有少量脂肪，无腺体；后部则含有较多腭腺。将黏膜同骨膜视为完整的一层而称为黏骨膜。所以腭腺肿瘤多位于硬腭后部，B 错误。

17.【答案】B

【解析】静止状态下口角的位置在尖牙与第一前磨牙之间。

18.【答案】C

【解析】舌背是舌的上面，“∧”形界沟将舌分为前 2/3 的舌体（舌的口部）和后 1/3 的舌根（舌的咽部）两部分，在界沟的尖端有舌盲孔，为胚胎甲状舌管咽端的痕迹。

19.【答案】B

20.【答案】B

【解析】口腔的前界为唇，经上下唇间的口裂与外界相通，后经咽门通向口咽部，两侧壁为颊，上顶和下底分别为腭及舌下区域，牙列的舌侧部分称为固有口腔。所以 B 错误。

21.【答案】A

22.【答案】C

【解析】在口腔前庭内可见口腔前庭沟、上唇及下唇系带、颊系带、腮腺管乳头、磨牙后区、翼下颌皱襞和颊脂垫尖等。翼下颌韧带衬托于翼下颌皱襞下方，不能直接被看到。

【B_1 型题】

23.【答案】E

24.【答案】E

第九节　面部局部解剖

【A_1 型题】

1.【答案】E

【解析】腮腺浅叶前缘有多根神经血管，还有腮腺管，从上向下依次为面横动脉、面神经颧支、面神经上颊支、腮腺管、面神经下颊支及下颌缘支。在腮腺前缘，有时有副腮腺，但下颌后静脉前支在腮腺下缘，故选 E。

2.【答案】A

【解析】掌握腮腺鞘的特点后不难选出 A 答案。

3.【答案】B

【解析】腮腺咬肌区后界为胸

锁乳突肌、乳突及二腹肌后腹的前缘，所以B答案叙述不准确。

4.【答案】D

【解析】腮腺管开口于上颌第二磨牙牙冠颊面相对应的颊黏膜处，开口处的黏膜略有隆起，称为腮腺管乳头。

5.【答案】C

【解析】咬肌在颞肌的浅面，所以选C选项，其余结构均位于颞肌深面。

6.【答案】C

【解析】睑内侧联合为上下睑在内侧的结合处。内眦为睑内侧联合处所成的角点。C答案属概念错误。

7.【答案】C

【解析】眶下孔位于眶下缘中点下约0.5cm，其体表投影为自鼻尖至睑外侧联合连线的中点。

8.【答案】C

【解析】腮腺管的体表投影：耳垂下缘至鼻翼下缘与口角间中点连线的中1/3段。

9.【答案】C

【解析】茎突诸肌及颈内静脉紧邻腮腺深叶的深面，更深层则为颈内动脉和第Ⅸ~Ⅻ对脑神经。

10.【答案】D

【解析】面侧深区位于腮腺咬肌区前部的深面。前为上颌骨的深面，后界为腮腺深叶，内为翼外板，外以下颌支为界。该区亦即颞下间隙及翼颌间隙的范围。

11.【答案】C

【解析】在面侧深区：颞深前后神经和咬肌神经从翼外肌上缘穿出，分别布于颞肌和咬肌；颊神经从翼外肌两头之间穿出，翼外肌下缘有舌神经和下牙槽神经穿出。

12.【答案】A

【解析】腮腺深叶的深面与茎突诸肌及围以蜂窝组织的深部血管、神经（颈内动脉、颈内静脉和第Ⅸ~Ⅻ对脑神经）相毗邻，腮腺犹如侧卧其上，故称上述结构称为“腮腺床”。

13.【答案】D

【解析】面部皮肤血管密集，血运丰富，组织再生和抗感染能力强，有利于创口愈合，但创伤时出血亦较多。所以D错误，其余均是面部软组织的特点。

14.【答案】A

【解析】在腮腺深叶深面，只有副神经在颈内静脉上段浅面越过至后部支配斜方肌的运动。

【B_1型题】

15.【答案】D

16.【答案】B

17.【答案】A

18.【答案】E

19.【答案】C

20.【答案】D

21.【答案】C

22.【答案】E

第十节　颈部局部解剖

1.【答案】D

【解析】考查对颈部境界和分区的知识点，颈侧区包括胸锁乳突肌区和颈后三角。故选D。

2.【答案】C

【解析】舌骨位于颈前区的软组织内，其高度约相当于第3颈椎平面。舌骨大角是寻找或结扎舌动脉的重要标志。颈总动脉分叉处约平甲状软骨上缘。环状软骨位于甲状软骨的下方，其位置约相当于第六颈椎平面。

3.【答案】B

【解析】颈深筋膜浅层在斜方肌、胸锁乳突肌、腮腺及下颌下腺四处分为两层包被形成鞘膜。

4.【答案】E

【解析】椎前筋膜又名颈深筋膜深层，覆盖于椎前肌和斜角肌的浅面，上达颅底，下续胸内筋膜。

5.【答案】B

【解析】颈深筋膜浅层又称为颈深筋膜封套层或包围层，故选B。

6.【答案】E

【解析】颈动脉鞘或称颈鞘、颈血管鞘，呈管状。在鞘内包含有颈内静脉、颈内动脉、颈总动脉和迷走神经。只有E答案可选。

7.【答案】D

【解析】下颌下三角又称下颌下区，位于舌骨上区内。由下颌骨下缘、二腹肌前腹和二腹肌后腹围成。其底由下颌舌骨肌、舌骨舌肌及咽上缩肌等构成。

8.【答案】B

【解析】下颌下三角包含有下颌下腺、下颌下淋巴结、面静脉、面动脉、舌神经、下颌下腺管及舌下神经。B答案位于舌下区内，故选B。

9.【答案】D

【解析】由于下颌下淋巴结与下颌下腺关系密切，位置可能位于下颌下腺内，故在口腔颌面部恶性肿瘤转移时，常将下颌下淋巴结连同下颌下腺一并摘除。

10.【答案】B

【解析】在舌骨舌肌浅面自上而下依次排列为舌神经、下颌下腺导管及舌下神经。只有B答案正确。

11.【答案】B

【解析】临床行气管切开术时应注意下列四点：①采取头正中后仰位，以免伤及颈总动脉并使气管位置变浅。②多在第3~5气管软骨环的范围内切开，不宜过深，以免刺伤气管后壁，甚至伤及食管。③勿切环状软骨，以免术后发生喉狭窄。④亦不应低于第5气管软骨环，以免引起头臂干等损伤。B答案位置不正确，故选B。

12.【答案】A

【解析】在气管颈段第2~4气管软骨环的前方，有甲状腺峡部横过，此处因有左右甲状腺上下动脉的分支吻合，故切断后易引起出血。

13.【答案】E

【解析】颈总动脉约平甲状软骨上缘处，分为颈内动脉和颈外动脉。颈内动脉初起在颈外动脉的后外侧，继而转至其后内侧。E答案位置叙述不准确。

【B_1型题】

14.【答案】A

15.【答案】C

16.【答案】D

17.【答案】E

【解析】根据对颈筋膜的概念知识直接可选出答案。

第四章　口腔功能

第一节　下颌运动

【A_1型题】

1.【答案】A

2.【答案】C

3.【答案】E

【解析】下颌运动有四个制约因素：①右侧颞下颌关节。②左侧颞下颌关节。③𬌗。④神经肌肉结构。

4.【答案】A

【B_1型题】

5.【答案】E

6.【答案】B

7.【答案】C

第二节　咀　嚼

【A_1型题】

1.【答案】B

【解析】咀嚼肌收缩所发挥的最大力是咀嚼肌力。咀嚼压力也叫𬌗力，是咀嚼时牙齿实际承受的咀嚼力量；咀嚼肌力也叫咀嚼力，是指咀嚼肌收缩所能发挥的最大力；最大𬌗力也叫牙周潜力，是指牙周组织能承受的最大力。

2.【答案】A

【解析】上下牙咬合时，牙周组织所承受的实际咀嚼力量，临床上称为咀嚼压力，亦称𬌗力。

3.【答案】E

【解析】咀嚼效率是指机体在一定时间内，对定量食物咀细的程度。影响咀嚼效率的因素有牙齿的功能性接触面积，牙周组织，颞下颌关节疾患，全身性疾患或口腔内软组织炎症、外伤后遗症等，其他如疲劳、精神紧张等，所以E正确。

4.【答案】B

【解析】咬合力的影响因素包括性别、年龄、咀嚼习惯、牙位、牙体牙周情况、颞下颌关节等，故选B。

5.【答案】D

【解析】牙齿缺失咀嚼效率自然降低。

6.【答案】E

7.【答案】C

8.【答案】E

【B_1型题】

9.【答案】A

10.【答案】C

11.【答案】D

12.【答案】A

13.【答案】D

第三节　吞咽、呼吸及言语

【A_1型题】

【答案】B

【解析】老年人咳嗽反射强度降低，时间缩短。

第四节 唾液的分泌和功能

【A_1型题】

【答案】B

【解析】唾液的作用包括润滑作用、保护作用、缓冲作用、消化作用、清洁作用、抗菌作用、咀嚼的辅助作用、溶酶作用、黏附和固位作用、缩短凝血时间作用、排泄作用、体液的调节作用和内分泌作用等。

第五节 口腔感觉

【A_1型题】

1.【答案】A

【解析】牙髓及牙周膜的痛觉感受器密度从高到低依次的部位为前牙、前磨牙、磨牙。

2.【答案】B

【解析】梭形末梢，分布于牙周膜内，感受牙体受力的方向、大小等感觉，参与本体感觉及定位，是牙周本体感觉的主要感受器。

3.【答案】A

【解析】口腔感觉主要包括痛觉、温度觉（冷觉、热觉）、触压觉、本体感觉和味觉。口腔一般感觉的敏感性依次为：痛觉>压觉>冷觉>温觉。

第十七篇　牙体牙髓病学

第一章　龋　病

第一节　概　述

【A_1 型题】

1.【答案】D

【解析】龋病在以细菌为主的多因素作用下，牙无机物脱矿、有机物分解，导致牙体硬组织发生慢性、进行性、破坏性的一种疾病，故选 D。

2.【答案】B

【解析】静止龋指在龋进展过程中，由于局部环境发生变化，隐蔽部位变为开放状态，致龋因素消失，病变停止进展并再矿化，但已造成的牙体实质性缺损仍保持原状，B 选项正确。与机体抵抗力无关，故 A 错误。口内的致龋菌数量并未减少，而是龋患部位的致龋菌不能聚集，故 C 错误。唾液流量的增加有很好的冲刷作用，但是对于没有暴露的环境没有用，故 D 错误。摄糖总量减少没有使龋患环境暴露到自洁区或菌斑无法聚集等致龋环境，故 E 错误。

3.【答案】B

【解析】龋病病因四联因素理论：龋病是一种多因素性疾病，通过宿主、微生物和饮食的相互作用，经过一定时间龋病就会形成。

4.【答案】C

【解析】氟的抗龋机制主要是在牙齿表面形成氟磷灰石，具有更强的抗酸能力。

5.【答案】E

【解析】龋损形成的过程包括硬组织脱矿、崩解，色素沉着，牙釉质再矿化，修复性牙本质形成。

6.【答案】A

【解析】菌斑中的细菌代谢碳水化合物产酸，但由于菌斑基质的屏障作用，这些酸不易扩散，因而导致局部 pH 下降，造成牙体硬组织脱矿，最终形成龋齿。

【B_1 型题】

7.【答案】A

8.【答案】D

9.【答案】E

10.【答案】C

第二节　临床表现及诊断

【A_1 型题】

1.【答案】C

【解析】急性龋病变进展快，多见于儿童或青年人，病变的牙组织颜色浅，质地软而湿润，容易受到感染而发生牙髓病变。在面部及颈部接受放射治疗的患者和患舍格伦综合征的患者及由于其他原因引起唾液分泌减少的患者，其龋病发展迅猛，且常累及多数牙齿，称为猖獗龋。故选 C。

2.【答案】E

【解析】平滑面浅龋和轻度釉质发育不全均可有色、形改变（均可呈白垩色、黄褐色或褐色斑点）；但平滑面浅龋同时有质的改变，即釉质疏松粗糙或变软，而轻度釉质发育不全探诊患处时表现为质硬而光滑。此外，釉质发育不全好发于前牙及前磨牙的唇、颊面牙颈部，且多见几个牙同时发生；而浅龋下颌多于上颌，后牙多于前牙，好发于窝沟、邻接面和牙颈部。故选 E。

3.【答案】D

【解析】龋病治疗后，在充填体的周围或下方再次发生龋坏，称为继发龋。X 线检查法可识别龋损的部位、范围及有无邻面龋、继发龋。故选 D。

4.【答案】B

【解析】龋病发展到某一阶段时，由于病变环境发生变化，隐蔽部位变得开放，原有致病条件发生改变，龋病不再继续进行，龋损仍保持原状，这种特殊龋损称为静止龋。

5.【答案】A

【解析】B 为可复性牙髓炎，C、D 一般为慢性牙髓炎，E 为牙髓坏死或根尖炎。

6.【答案】E

【解析】龋病治疗后，由于充填物边缘或窝洞周围牙体组织破裂，形成菌斑滞留区，或修复材料与牙体组织不密合，留有小的缝隙，这些都可能成为致病条件，产生龋病，称继发龋。

7.【答案】A

【解析】龋病好发牙面居首位的是殆面，其次是邻面。

8.【答案】D

【解析】A为Ⅰ类洞，B为Ⅱ类洞，C为Ⅲ类洞。

9.【答案】D

【解析】窝洞的固位形包括：侧壁固位、倒凹固位、鸠尾固位、梯形固位。

10.【答案】B

【解析】常用方法有视诊、探诊、温度刺激试验、X线检查及透照。

11.【答案】B

【解析】A是按发病情况和进展速度分类，C是按牙面分类，D是按龋损解剖部位分类，E是按龋坏组织性质分类。

【A_2型题】

12.【答案】C

【解析】龋病进展到牙本质深层时为深龋。遇冷热、化学刺激时较为敏感。

第三节 治疗

【A_1型题】

1.【答案】D

【解析】对已形成实质性缺损的牙齿，充填术是目前应用最广泛且成效较好的方法，其基本过程可分为两步：先去除龋坏组织和失去支持的薄弱牙体组织，并按一定要求将窝洞制成合理的形态；然后以充填材料填充恢复其固有形态和功能。故选D。

2.【答案】C

【解析】龈壁应与牙长轴垂直，并有一定深度，不得少于1mm。

3.【答案】C

【解析】龋病治疗分为非手术治疗和修复治疗。非手术治疗包括药物治疗、再矿化治疗、预防性树脂充填术。

4.【答案】B

5.【答案】A

【解析】B、C、D为银汞充填要求，E为复合树脂充填要求。

6.【答案】D

【解析】充填悬突位于邻面颈部，易刺激牙龈形成牙龈炎和牙周炎。

7.【答案】E

【解析】A、B、D为银汞充填要求。

8.【答案】B

【解析】龋病药物治疗的常用药物包括氟化物和硝酸银。

9.【答案】A

【解析】Ⅰ类洞为发生在所有牙面发育点隙裂沟的龋损所备成的洞。包括磨牙和前磨牙的殆面洞、上前牙腭面洞、下磨牙颊面殆2/3的颊面洞和颊殆面洞、上磨牙腭面洞殆2/3的腭面洞和腭殆面洞。

10.【答案】C

【解析】由于黏结修复术要求洞缘的釉质部分作斜面，以便酸蚀后扩大嵌合固位的面积，增加固位力，故A、B错误；修复前牙切角缺损时，在进行酸蚀前要求磨除少量正常釉质；由于黏结修复，备洞时，不必形成盒状洞形，也可以不做预防性扩展，故C正确，D错误。复合树脂作黏结修复时，中龋就需要作垫底，要求同其他材料充填时，不能过多地覆盖洞壁牙本质，以免影响固位效果，故E错误。本题应选C。

11.【答案】B

【解析】因为银汞是温度的良导体，如不垫底，会对牙髓造成刺激。

12.【答案】D

【解析】可见光波一般仅能深入复合树脂2mm，故超过此深度的窝洞应分层固化。

13.【答案】D

【解析】连续磨除会产生大量的热，对牙髓造成刺激。

【A_2型题】

14.【答案】A

【解析】患牙无自发痛，冷热诊无反应，刺激入洞一过性敏感，故为深龋。对深龋治疗方法的选择，主要考虑患者有无明显的主观症状和洞底软龋是否能够去净。患者的症状具有激发痛性质，但程度不严重，刺激去除后，疼痛立即消除，洞底软龋能够彻底去净。这类病例，可以双层垫底，一次完成充填治疗。故选A。

第四节 综合型题

【A_3/A_4型题】

1.【答案】A

【解析】急性龋病变进展较快，病变组织颜色较浅，质地较软而且湿润，很容易用挖器剔除。

2.【答案】B

【解析】因穿髓孔较小，又是年轻恒牙，最好的处理是保髓治疗，最常用的盖髓剂是氢氧化钙。

3.【答案】A

【解析】慢性闭锁性牙髓炎无明显自发痛，有长期的冷、热刺激痛，去净腐质后无肉眼可见的穿髓孔。可查及深龋洞等牙体硬组织疾患。

4.【答案】E

【解析】龈乳头炎可出现剧烈的自发性疼痛，性质为持续性胀痛，检查时可见患处两邻牙间有食物嵌塞。龋坏深达牙本质浅层为中龋，不会引起自发性胀痛。

5.【答案】B

6.【答案】D

【解析】龈乳头炎的治疗首先要去除嵌塞的食物，待牙龈炎症状缓解后再进行充填治疗。

第二章　牙发育异常

第一节　牙釉质发育不全

【A_1 型题】

1.【答案】E

2.【答案】B

【解析】中度牙釉质发育不全的临床表现为：①牙釉面出现实质性陷窝状或带状缺损。②色泽改变加重，为黄、棕或深褐色。③有明显的带状沟或横沟，可能为单行或数行。

第二节　氟　牙　症

【A_1 型题】

1.【答案】E

【解析】氟牙症临床表现的特点是在同一时期萌出的釉质上有白垩色到褐色的斑块，其对摩擦的耐受性差，但对酸蚀的抵抗力强，故E正确，C错误。乳牙的发生分别在胚胎期和乳婴期，而胎盘对氟有一定的屏障作用，因此氟牙症一般均见于恒牙，故B错误。氟牙症发生在多数牙，而釉质发育不全可发生在单个牙或一组牙，这也是两者的鉴别点之一，故D错误。四环素牙的特点是早期在阳光照射下呈明亮的黄色荧光，以后逐渐由黄色变成棕褐色或深灰色，故A错误。

2.【答案】B

【解析】氟牙症侵犯的牙齿为患者生活在高氟区时，处于釉质发育矿化期的牙齿，儿童7~10岁第三恒磨牙矿化，即为最晚的矿化恒牙，所以在6~7岁以后迁入高氟区可能完全没有斑釉变化，而在此之前生活在高氟区，恒牙萌出后都会出现不同程度氟牙症。

3.【答案】B

【解析】氟牙症多见于恒牙，发生在乳牙者甚少。对摩擦的耐受性差，但对酸蚀的抵抗力强。因氟牙症是地方病，人们常在某一地区生活多年，故常侵犯全口牙齿。

【A_2 型题】

4.【答案】B

【解析】浅龋、静止龋牙表面均有缺损，不光滑。四环素牙无地区性，表现为恒牙列全口均发生。釉质发育不全轻症仅有色泽和透明度的改变，形成白垩状釉质；重症牙面有实质性缺损。

第三节　四 环 素 牙

【A_1 型题】

1.【答案】C

【解析】为防止四环素牙的发生，妊娠和哺乳的妇女以及8岁以下的小儿不宜使用四环素类药物。

2.【答案】D

【解析】四环素牙的临床表现：牙着色，初呈黄色，在阳光照射下则呈现明亮的黄色荧光，以后逐渐由黄色变成棕褐色或深灰色。一般说来，前牙比后牙着色明显；乳牙着色又比恒牙明显，因为乳牙的釉质较薄、较透明，不易遮盖牙本质中四环素结合物的颜色。牙着色程度与四环素的种类、剂量和给药次数有关。一般认为，缩水四环素、地美环素。盐酸四环素引起的着色比土霉素、金霉素明显。在恒牙，四环素的疗程数与着色程度呈正比关系，但是一个短期内的大剂量服用比长期给服相等的总剂量作用更大。

在牙着色的同时，还有骨组织的着色；然而牙的着色都是永久的。此外，四环素还可在母体通过胎盘引起乳牙着色。四环素对牙的主要影响是着色，有时也合并釉质发育不全。牙本质着色比釉质严重，故D是不正确。

第四节 遗传性乳光牙本质

【A_1型题】

【答案】B

【解析】遗传性乳光牙本质即牙本质形成缺陷症Ⅱ型。牙本质小管数目减少、紊乱，小管形态不规则、管径变大。釉质牙本质界呈直线，表面釉质易剥脱。

第五节 畸形中央尖

【A_1型题】

1.【答案】E

【解析】畸形中央尖多见于下颌前磨牙，尤以第二前磨牙最多见，偶见于上颌前磨牙。

【A_2型题】

2.【答案】B

【解析】畸形中央尖多见于下颌前磨牙，常为对称性发生。一般均位于咬合面中央窝处，呈圆锥形突起。此外，该尖也可出现于颊嵴、舌嵴、近中窝和远中窝。中央尖高度1~3mm，形态可为圆锥形、圆柱形或半球形等。X线检查可见髓室顶中心有向咬合面中央部突起的畸形部分，并常见未发育完成呈喇叭形的根尖部。

第六节 牙内陷

【A_1型题】

1.【答案】C

【解析】牙内陷临床上可分为：畸形舌侧窝、畸形根面沟、畸形舌侧尖和牙中牙。牙中牙是牙内陷最严重的一种。融合牙、双生牙、畸形中央尖均属于牙形态异常，额外牙属于牙数目异常。

2.【答案】D

【解析】根据牙内陷的深浅程度及其形态变异，临床上可分为：畸形舌侧窝、畸形根面沟、畸形舌侧尖和牙中牙。其中，畸形舌侧窝是牙内陷最轻的一种，牙中牙是牙内陷最严重的一种。

第七节 先天性梅毒牙

【A_1型题】

【答案】D

【解析】先天性梅毒牙是由于梅毒螺旋体感染牙胚，侵犯成釉器使牙釉质发育障碍，在恒切牙、第一恒磨牙牙釉质产生特征性发育不全改变。病变切牙称哈钦森切牙，恒磨牙的病变称桑葚牙。

第八节 综合题型

【B_1型题】

1.【答案】D

【解析】由于致病因素出现在牙发育期会导致牙釉质发育不全，故受累牙往往呈对称性。如11、13、16、21、23、26、31、32、33、36、41、42、43、46的切缘或牙尖出现牙釉质发育不全，表示致病因素发生在1岁以内。因12、22釉质和牙本质在出生后1年左右才开始沉积，所以12、22的切缘被累及时，可推断致病因素已延续到出生后第2年。如前牙未受累，主要表现在14、15、17、24、25、27、34、35、37、44、45、47，则致病因素发生在2~3岁以后。

2.【答案】B

【解析】梅毒牙多见于11、16、21、26、31、32、36、41、42、46，少见于乳牙列。因梅毒对组织损害最严重的时期，是在胚胎末期及出生后第1个月。

3.【答案】C

【解析】畸形中央尖多见于下颌前磨牙，尤以第二前磨牙最多见，偶见于上颌前磨牙。

4.【答案】B

【解析】双生牙是一个牙蕾发生内陷、卷曲，分裂形成两个形状相似的牙齿的形态异常。两个完全或不完全分开的牙冠在同一个牙根上，有一个根管。

5.【答案】E

【解析】在牙齿发育、矿化期间服用了四环素族药物，使牙齿的颜色和结构发生改变的疾病称为四环素牙。

6.【答案】A

【解析】遗传性乳光牙本质为遗传性牙本质发育不全Ⅱ型。临床表现为牙冠呈微黄色半透明，光照下呈现乳光。釉质易从牙本质表面分离脱落使牙本质暴露，从而发生严重的咀嚼磨损。

第三章　牙急性损伤

第一节　牙　震　荡

【A_1 型题】

【答案】A

【解析】牙震荡是牙周膜的轻度损伤，通常不伴牙体组织的缺损。是由较轻外力，如在进食时骤然咀嚼硬物或较轻的外力撞击等所致。

第二节　牙　　折

【A_1 型题】

1.【答案】A

【解析】外伤性根折多见于牙根完全形成的成人牙，因为年轻恒牙的支持组织不如根形成后牢固，C 正确。引起根折的外力多为直接打击和面部着地时的撞击。最常见者为根尖 1/3，其折裂线与牙长轴垂直或有一定斜度，外伤性纵折很少见，B 正确。部分根折患牙牙髓活力测试无反应，但 6~8 周后可出现反应。据推测，无活力反应是牙髓在外伤时血管和神经受损伤所引起的“休克”所致，E 正确，随其“休克”的逐渐恢复而再出现活力反应。根折恒牙的牙髓坏死率为 20%~24%，D 正确，而无根折外伤恒牙的牙髓坏死率为 38%~59%。A 是错误的。

【A_2 型题】

2.【答案】A

【解析】根折的治疗首先应是促进其自然愈合，即使牙似乎很稳固，也应尽早用夹板固定，以防活动。对根尖 1/3 折断，在许多情况下只上夹板固定，无须牙髓治疗，有可能出现修复并维持牙髓活力。

第三节　牙脱位和牙脱臼

【A_1 型题】

1.【答案】D

【解析】嵌入性脱位表现为牙齿向深部嵌入，临床牙冠变短，𬌗面或切缘低于正常牙；多见于乳牙和年轻恒牙；在复位后 2 周内应行根管治疗术，但对年轻恒牙，不可强行拉出复位，以免造成更大的创伤，诱发牙根和边缘牙槽突的吸收。故选 D。

2.【答案】C

【解析】完全脱位的外伤牙进行再植，效果好的是在脱臼后 2 小时内；在口外停留 2 小时以上，95% 的患牙发生根吸收；如果超过 2 小时就诊，应在体外完成根管治疗术后再行植入。故选 C。

第四章 牙慢性损伤

第一节 楔状缺损

【A_1型题】

1.【答案】A

【解析】临床上充填楔状缺损时，选用何种材料应遵循以下原则：①重视美观：前牙颜色接近于正常牙色，修复后的牙齿能增加美的感觉。②注重职业、工种要求：最好选用较理想的复合树脂充填缺损。③注意耐磨性：抗压耐磨性好的材料是银汞合金，适用于磨牙颈部、𬌗面洞的充填。如果口内牙齿上有义齿支托或卡环通过缺损区，应该考虑选用耐磨损材料，如前牙使用光固化复合树脂，后牙应用银汞合金材料充填。故最佳的材料是树脂改性的玻璃离子黏固粉。故选A。

2.【答案】B

【解析】楔状缺损多见于中年以上患者，由于其不恰当的刷牙方法、特殊牙弓形态、酸蚀等原因造成，所以最常发生于前磨牙，其次为尖牙、第一恒磨牙，有时范围涉及第二恒磨牙以前的全部牙齿，侧切牙、中切牙也可发生，故B正确。

【A_2型题】

3.【答案】D

【解析】楔状缺损病因包括内、外两个方面。内因主要是：因牙齿唇颊面牙颈部长期拉应力的应力集中，牙颈部釉质薄，甚至缺如，加之被龈沟包绕，龈沟内有酸性渗出物。外因主要有：牙刷毛的硬度、牙膏中颗粒的直径、刷牙的力度呈正相关关系。

第二节 磨损

【A_1型题】

1.【答案】C

【解析】牙体缺损常见的原因是龋病，其次是外伤、磨损、楔状缺损、酸蚀和发育畸形等。牙周炎主要是由局部因素引起的牙周支持组织（牙龈、牙周膜、牙槽骨和牙骨质）的慢性炎性。

2.【答案】E

【解析】磨损是指主要由机械摩擦作用造成的牙体硬组织渐进性丧失的疾病。在正常生理咀嚼过程中，有生理性磨损。病理性磨损主要有牙齿组织结构不完善、咬合关系不良、硬食习惯，不良习惯如工作时紧咬牙或磨牙以及系统性疾病等。

【A_2型题】

3.【答案】D

【解析】后牙𬌗面釉质磨损可引起牙本质过敏，临床症状的特点是激发痛，以机械刺激最为显著；临床检查可用探针探及敏感点或敏感区，可引起患者特殊的酸、“软”、痛症状。症状较轻者可用抗过敏牙膏等；中、重度患者可由医师使用药物脱敏治疗或激光治疗；长期不愈的重症患者，必要时采取有创性的治疗如根管治疗等。

第三节 酸蚀症

【A_1型题】

1.【答案】E

2.【答案】C

【解析】酸蚀症分级标准如下。①1度：仅牙釉质受累。②2度：仅牙釉质丧失。③3度：牙釉质和牙本质丧失，牙本质丧失面积小于牙表面积的1/2。④4度：牙釉质和牙本质丧失，牙本质丧失面积大于牙表面积的1/2。⑤5度：牙釉质大部分丧失，牙本质丧失至继发牙本质暴露或牙髓暴露，牙髓受累。

第四节　牙隐裂

【A_1 型题】

1.【答案】E

【解析】隐裂纹达牙本质并逐渐加深的过程可延续数年，并可先后出现牙本质过敏症、根周膜炎等症状，也可并发牙髓和根尖周疾病。

2.【答案】B

【解析】牙隐裂好发于中老年患者的后牙咬合面，以上颌第一磨牙最常见，因此B正确。下颌第一磨牙、下颌第二磨牙、上颌第二磨牙及上颌前磨牙也可发生隐裂，但不如上颌第一磨牙常见。

3.【答案】C

【解析】牙隐裂隐裂线不明显，隐裂线较浅时，患者可无明显的临床症状。此时探诊、咬诊、冷热诊以及电活力检测均无明显异常，只有碘酊染色可发现明显的裂纹。

第五节　牙根纵裂

【A_1 型题】

1.【答案】C

2.【答案】E

【答案】牙根纵裂以下颌第一磨牙多见。故本题答案选E。

第六节　创伤性牙根横折

【A_1 型题】

【答案】A

【解析】创伤性根折多见于牙根完全形成的成人牙，因为年轻恒牙的支持组织不如根形成后牢固。引起根折的外力多为直接打击和面部着地时的撞击。最常见者为根尖1/3，其折裂线与牙长轴垂直或有一定斜度，创伤性纵折很少见。部分根折患牙牙髓活力测验无反应，但6~8周后可出现反应。据推测，无活力反应是牙髓在外伤时血管和神经受损伤所引起的“休克”所致。随其“休克”的逐渐恢复而再出现活力反应。根折恒牙的牙髓坏死率为20%~24%。而无根折外伤恒牙的牙髓坏死率为38%~59%。根折的折裂线与牙长轴垂直或有一定斜度，外伤性纵折很少见，A是错误的。

第五章　牙本质敏感症

牙本质敏感症

【A_1 型题】

1.【答案】D

【解析】牙本质过敏者表现为激发痛，以机械刺激最为显著，其次为冷、酸、甜等，刺激去除后疼痛立即消失。

2.【答案】C

【解析】因牙本质过敏者临床症状的特点是激发痛，以机械刺激最为显著，临床检查可用探针探及敏感点或敏感区，可引起患者特殊的“酸”“软”“痛”症状。

3.【答案】C

【解析】症状较轻者、敏感区广泛或位于龈下者，可首选家中自用脱敏剂，如抗牙本质过敏牙膏；中、重度患者，可由医师使用药物脱敏治疗或激光治疗；长期不愈的重症患者，必要时采取有创性的治疗如根管治疗等。

4.【答案】D

【解析】牙本质敏感症主要表现为激发痛，以机械刺激最为显著，其次为冷、酸、甜等，刺激除去后疼痛立即消失。

5.【答案】B

【解析】龈上洁治术后遗留的牙根暴露及敏感区，可用氟化物或氢氧化钙等药物做脱敏治疗。

6.【答案】C

【解析】因为牙本质敏感症患牙的过敏点对机械刺激最敏感，所以牙本质敏感症最可靠的诊断方法是探诊，所以C正确。牙本质敏感的患者可以主诉对冷和酸敏感，但用常规的温度实验却不可能诊断牙本质敏感症，因此B、E错误。咬诊适用于牙隐裂，不用于牙本质敏感症的诊断，A错误。叩诊主要是检查根尖周组织，因此D错误。本题应选C。

【A_2型题】

7.【答案】C

【解析】后牙𬌗面牙釉质磨损可引起牙本质过敏，临床症状的特点是激发痛，以机械刺激最为显著；临床检查可用探针探及敏感点或敏感区，可引起患者特殊的“酸”“软”“痛”症状。该患者临床检查未发现明显龋洞，因此排除浅龋、中龋；叩诊（-）、冷诊（-），因此排除可复性牙髓炎；牙齿无松动，无明显牙周炎，排除逆行性牙髓炎。

第六章　牙　髓　病

第一节　概　　述

【A_1型题】

1.【答案】E

【解析】细菌可通过暴露的牙本质小管进入牙髓，牙髓暴露后，口腔内的细菌可直接进入牙髓引起牙髓感染。牙周病患牙的牙周袋内的细菌和毒素可以通过患牙的侧支根管或副根管进入牙髓。当牙髓受外伤或有病变时，可以把血液中的细菌吸收过来，也就是嗜菌作用引起牙髓感染。

2.【答案】E

【解析】临床对牙髓疾病的热诊方法是热牙胶法，对于一些金属全冠患牙可用橡皮轮打磨生热法，对于烤瓷冠患牙可用热水的方法。也可用加热的金属器械或电子加热器把热传导到牙髓观察患牙的反应。

3.【答案】C

【解析】牙髓温度测试法：正常牙髓对20~50℃接近口温的水不感到疼痛，10~20℃的冷水和50~60℃的热水很少引起疼痛，故以低于10℃为冷刺激，高于60℃为热刺激。故本题答案为C。

4.【答案】E

【解析】牙髓温度测验应将冰棒或热牙胶置于被测牙齿的唇颊或舌腭侧釉质完整的中1/3处，因为这些牙面不受磨耗等因素的影响且易于操作。

5.【答案】D

【解析】干髓术后患牙牙髓坏死，牙髓活力电测验为真阴性。

6.【答案】E

【解析】备洞试验是诊断牙髓活力最可靠的检查方法，但会损坏牙体组织，故只有在其他方法不能判定时使用。

7.【答案】D

【解析】X线检查显示患牙根尖区骨质破坏的影像是慢性根尖周炎确诊的关键依据。

8.【答案】B

9.【答案】B

【解析】因为这个位置离牙髓比较近，测试相对比较敏感。

第二节　可复性牙髓炎

【A_1型题】

1.【答案】C

【解析】温度刺激出现疼痛，但刺激去除后疼痛即可消失是可复性牙髓炎的典型临床表现。牙髓正常时不产生疼痛或仅有不适；牙髓坏死后温度刺激没有反应；慢性牙髓炎或牙髓钙化对温度刺激产生的疼痛，在刺激去除后疼痛要持续一段时间。

2.【答案】E

【解析】可复性牙髓炎典型临床表现是：①对温度刺激有一过性敏感，同时绝没有自发性疼痛，这也是同不可复性牙髓炎的鉴别要点。②在检查时患牙有牙体或牙周的病变。③牙髓对外界刺激敏感，因此牙髓电活力测试阈值低。

3.【答案】A

【解析】可复性牙髓炎对冷、热、酸、甜都敏感，尤其对温度刺激敏感。可复性牙髓炎是牙髓的早期炎症，根尖周没有病变，因此叩诊、咬诊不疼痛。龋洞没有露髓，探诊时不敏感。

4.【答案】C

【A_2型题】

5.【答案】B

【解析】冷诊（++），冷水不进入龋洞即出现疼痛排除深龋；龋坏达牙本质深层排除中龋；牙本质过敏往往对探触等机械刺激和酸甜等化学刺激更敏感；患牙无自发痛史，冷刺激去除后无迟缓痛排除慢性牙髓炎；诊断可复性牙髓炎，故选 B。

【A_3/A_4 型题】

6.【答案】B

【解析】对温度刺激一过性敏感是可复性牙髓炎典型临床表现。

7.【答案】B

【解析】间接盖髓术能促进修复性牙本质形成，防止牙髓暴露以保存活髓。

8.【答案】D

第三节　急性牙髓炎

【A_1 型题】

1.【答案】E

【解析】急性牙髓炎疼痛有四大特点：①自发性阵发性疼痛。②温度刺激疼痛或使疼痛加剧。③夜间痛。④疼痛不能定位。

2.【答案】B

【解析】若牙髓出现化脓或部分坏死，病变产物中有气体，受热膨胀使髓腔压力进一步增高，产生剧痛；冷刺激可使气体体积收缩，压力减小，疼痛缓解。

3.【答案】C

【解析】牙髓病临床诊断的核心程序为：①问诊，了解主诉、获取初步印象。②结合临床检查，排查病因，寻找可疑患牙。③通过牙髓温度测验，验证可疑患牙。

4.【答案】A

5.【答案】E

【解析】急性牙髓炎处于早期阶段时患牙对叩诊无不适反应。

6.【答案】C

【解析】急性牙髓炎患牙进行冷热诊时，反应极其敏感或表现为激发痛，刺激去除后仍有延续性疼痛，故冷热诊可以帮助定位患牙。

7.【答案】D

【解析】三叉神经痛表现为突发的电击样或针刺样疼痛，与急性牙髓炎类似。三叉神经痛有以下特点：①有疼痛扳机点。②每次发作时间短，最多数秒。③较少在夜间发作。④冷热刺激不引发疼痛。

【A_2 型题】

8.【答案】A

【解析】自发性疼痛、冷热刺激加重是急性牙髓炎的典型疼痛特点。

9.【答案】C

【解析】患者为自发性、持续性疼痛，咬合加重，可定位患牙；冷热诊敏感，无激发痛；牙龈红肿、触痛，食物嵌塞；因此诊断为龈乳头炎。

【A_3/A_4 型题】

10.【答案】A

【解析】患者疼痛特点：自发痛、夜间痛、放射痛，冷刺激加重为急性牙髓炎的典型表现。

11.【答案】C

【解析】因为患牙对冷刺激比较敏感。

12.【答案】B

【解析】急性牙髓炎应急处理的目的是：引流炎症渗出物，缓解髓腔高压以减轻疼痛。

13.【答案】D

【解析】进行温度测验，进一步定位患牙。

14.【答案】A

【解析】症状及检查具有急性牙髓炎特点。

15.【答案】A

【解析】急性牙髓炎的应急处理是开髓引流。

第四节　慢性牙髓炎

【A_1 型题】

1.【答案】D

【解析】慢性增生性牙髓炎多见于青少年，因其根尖孔粗大、血运丰富，有较大的穿髓孔，使炎性牙髓组织增生呈息肉状，经穿髓孔突出，又称为牙髓息肉。

2.【答案】D

【解析】慢性增生性牙髓炎多见于青少年，因其根尖孔粗大、血运丰富，当穿髓孔较大时，足以允许炎症牙髓增生成息肉状，并自髓腔突出，一般无自发痛，进食时可引起疼痛，偶有出血现象。

3.【答案】A

4.【答案】E

【解析】牙髓坏死不会有温度刺激，可复性牙髓炎、急性牙髓炎温度刺激比较敏感。

5.【答案】D

6.【答案】A

【解析】慢性溃疡性牙髓炎多可见深龋洞或其他近髓的牙体损害，去除腐质见穿髓孔，故髓腔压力一般不会太高，多无自发痛。

7.【答案】B

【解析】因为溃疡型牙髓炎牙髓暴露，所以对温度刺激比较明显。

8.【答案】E

【解析】牙髓息肉与牙周膜息肉鉴别：先通过X线片观察患牙根分叉区髓底影像的连续性，再用探针探查息肉蒂部以判断息肉来源。

9.【答案】C

【解析】闭锁型牙髓炎肯定不会有穿髓孔。

【A_2型题】

10.【答案】D

【解析】X线片显示根尖周有低密度影像，故诊断为慢性根尖周炎。其余四项均无此影像。

11.【答案】E

【解析】右上牙未见任何牙体疾病，且冷热诊正常，排除牙髓炎及根尖炎。但右上4、5、6均叩痛，且右面颊部压痛，疼痛部位对应上颌窦区域，故诊断为急性上颌窦炎。

12.【答案】D

【解析】患者的症状和检查完全符合慢性溃疡性牙髓炎：食物嵌入性痛，有穿髓孔并且探痛，叩诊不适。

第五节 残髓炎

【A_1型题】

1.【答案】E

【解析】残髓炎诊断要点：①有牙髓治疗史。②有牙髓炎症状。③强温度刺激患牙有迟缓性痛及叩诊疼痛。④探查根管有疼痛感觉，完善处理后症状消失方可确诊。

【A_2型题】

2.【答案】B

【解析】根据患者牙髓治疗史，有热刺激痛、自发钝痛，咬合不适，首先考虑为残髓炎，故B正确。继发龋无咬物不适，不选A。急性牙髓炎的疼痛剧烈，不选C。急性根尖周炎有自发性、持续性剧烈跳痛，不敢咬合，无刺激痛，不选D。慢性根尖周炎一般无自觉症状，X线片上的表现才可以诊断，不选E。

第六节 逆行性牙髓炎

【A_1型题】

1.【答案】D

【解析】逆行性牙髓炎感染来源于患牙牙周病所致的深牙周袋。临床表现为自发性阵发性痛，冷热刺激痛，放射痛，夜间痛等急性牙髓炎症状，也可表现为慢性牙髓炎的表现，即冷、热刺激敏感或激发痛，以及不典型的自发痛或胀痛，这些表现与牙髓炎的表现类似，但逆行性牙髓炎临床检查可见深达根尖部牙周袋或较为严重的根分叉病变，无引发牙髓炎的深龋或其他牙体硬组织疾病，故本题选D。

2.【答案】C

【A_2型题】

3.【答案】C

【解析】患者为急性牙髓炎的典型疼痛症状，临床检查发现患牙无牙体疾患，探及深牙周带，牙周病变严重，故诊断为逆行性牙髓炎。

4.【答案】E

第七节 牙髓坏死

【A_1型题】

1.【答案】D

【解析】牙髓坏死患牙一般无自觉症状，也可见牙冠变为粉红色或暗红色、灰黄色，失去光泽。牙髓活力测验无反应。冷热测无反应。叩诊同正常对照牙或不适感。牙龈无根尖来源的瘘管。

2.【答案】E

【解析】牙髓坏死是牙髓组织的死亡，多由各型牙髓炎转化而来。其次为外伤所致，也可能由于修复材料如硅黏固粉、复合树脂等的化学刺激而致。

【A_2型题】

3.【答案】C

【解析】患牙有外伤史，现存在牙体变色，且电活力测试阴性，说明牙髓已经坏死；X线片显示根尖周未见异常，排除慢性根尖周炎，故诊断为牙髓坏死。

第八节 牙髓钙化

【A_1 型题】

1.【答案】D

【解析】牙髓钙化时X线片显示髓腔内有阻射的钙化物（髓石），或呈弥漫性阻射影像而致使原髓腔处的透射区消失。

2.【答案】C

【解析】牙髓充血、牙髓炎和牙髓坏死在X线上没有异常表现，因此A、B、D错误。弥散性牙髓钙化在X线片上表现为髓腔内散在的粟粒状密度增高影，有时整个髓腔影像消失，代之以均匀致密影像，因此C正确。牙内吸收表现为髓腔有局部扩大呈圆形、卵圆形密度减低影像，因此E错误。

【A_2 型题】

3.【答案】B

【解析】左上第一磨牙牙体未见明显异常，疼痛与温度测试无关，牙髓活力测验表现为迟钝，排除选项C、D。对该牙进行局部麻醉可缓解疼痛，排除选项A、E。X线片示髓腔内有阻射的钙化物说明是牙髓钙化。因髓石压迫牙髓神经可引起的放射性痛。诊断由X线检查，并在排除其他可能引起放射性痛的原因后，经过牙髓治疗疼痛消失后方能确定。

第九节 综合型题

【B_1 型题】

1.【答案】B

【解析】慢性根尖周病的患牙根尖区会有骨质的改变，所以X线诊断最明确。

2.【答案】D

【解析】当上下颌均存在可疑患牙时，可采用选择性麻醉确诊患牙。一般对上颌牙进行有效的局麻，若疼痛消失，则上颌牙为痛源牙；若疼痛仍存在，则下颌牙为痛源牙。

3.【答案】C

【解析】牙隐裂的检查方法是染色法和咬诊。

4.【答案】A

【解析】牙髓电诊法（电活力测试）可以判断牙髓“生”或“死”的状态。

5.【答案】C

【解析】急性牙髓炎时对温度非常敏感，也非常有特点。

6.【答案】E

7.【答案】B

【解析】牙本质敏感症对探、触等机械刺激更为敏感，可出现酸、软、痛等症状从而进行诊断。

8.【答案】B

9.【答案】C

10.【答案】A

11.【答案】D

第七章 根尖周病

第一节 概 述

【A_1 型题】

1.【答案】E

【解析】根尖周病治疗原则是清除感染、防止再感染，所以E正确。控制感染不够彻底，根尖周病的病因多数是来自根管的细菌感染，要求彻底清除感染原，所以A、D错误。无痛操作、封闭根管，以及无菌操作、消灭无效腔也很重要，主要也是为清除感染、防止再感染，因此B、C错误。

2.【答案】C

【解析】根管内为厌氧环境，是厌氧菌为主的混合感染，但主要致病菌是专性厌氧菌。

3.【答案】C

第二节 急性根尖周炎

【A₁型题】

1.【答案】B

【解析】急性根尖周炎时，感染局限在局部，开通髓腔，彻底去除、清理根管系统内坏死的牙髓，穿通根尖孔，使炎症的渗出物或脓液通过根管系得以引流，从而减轻根尖部的压力，使疼痛得到缓解，B正确。调整咬合不能从根本上解决疼痛问题，故排除A。急性根尖周炎牙髓一般已经坏死，不需要进行失活，故排除C。根管冲洗、封药都是开髓引流之后进行的治疗工作，并非应急措施，故此题选B。

2.【答案】A

【解析】扪诊有波动感是急性根尖周炎脓肿切开的指征。

3.【答案】B

【解析】根尖周有渗出，导致咬合时加重。

4.【答案】D

【解析】D是慢性根尖周炎的临床表现。

5.【答案】B

【A₂型题】

6.【答案】A

【解析】本患者患牙叩痛及咬合痛明显，且患牙有明显浮出感，是典型的根尖周炎症状表现。急性根尖周炎按其发展过程可分为浆液性和化脓性。急性浆液性根尖周炎可由牙髓炎或咬合创伤等引起，可发生于活髓牙或失活牙上。主要症状是咬合痛。患者多有牙髓病史、外伤史、不完善的牙髓治疗史；初期只有轻微疼痛或不适，咬紧牙反而感觉舒适；继而发生钝痛、咬合痛，患牙有浮起、伸长感，疼痛为持续性、自发性、局限性的，牙位明确；口腔检查可见患牙叩痛剧烈，甚至松动，扪压根尖相应部位也会引起疼痛，牙髓活力测试多无反应，年轻恒牙或乳牙在牙髓坏死前可有反应；可查到患牙有龋坏、充填体，其他牙体硬组织疾病，牙冠变色或深的牙周袋。

第三节 慢性根尖周炎

【A₁型题】

1.【答案】B

【解析】根尖周肉芽肿内的一个重要特征是有上皮存在，其上皮绝大多数来自牙周膜的牙周上皮剩余。牙周上皮剩余是牙根发育期上皮根鞘残留下的上皮细胞。平时上皮剩余呈静止状态，在受到炎症刺激时，上皮增殖成为颌骨囊肿和牙源性肿瘤的来源。

2.【答案】E

【解析】慢性根尖周炎临床上分为根尖周肉芽肿、慢性根尖周脓肿、根尖周囊肿三种。三者的区别主要是X线透射区边界情况：根尖周肉芽肿的根尖部有圆形的透射影像，边界清晰；慢性根尖周脓肿的透影区边界不清楚，周围骨质较疏松而呈云雾状；根尖周囊肿可见较大的圆形透影区，边界清楚，并有一圈由致密骨组成的阻射白线围绕。

3.【答案】E

4.【答案】B

【解析】慢性根尖周炎病中最常见的是根尖周肉芽肿型。

5.【答案】C

6.【答案】B

【解析】根尖周炎时多为死髓牙，如果不合并牙周炎时，做活力检测、牙松动检查常为阴性。

7.【答案】E

【解析】慢性根尖周炎X线片是重要的诊断标准。X线检查结果示：①根尖周肉芽肿的患牙根尖部有圆形的透射影像，边界清晰。周围骨质正常或稍显致密，投影区范围小，直径一般不超过1cm。②慢性根尖周脓肿的透影区边界不清楚，形态也不规则，周围骨质较疏松而呈云雾状。③根尖周囊肿可见较大的圆形透影区，边界清楚，有一圈由致密骨组成的阻射白线围绕。④根尖周致密骨炎表现为根尖部局限性的骨质致密阻射影像。

【A₂型题】

8.【答案】C

【解析】患牙并无明显的夜间痛、放射痛及冷热刺激痛，故可以排除牙髓炎；同时，配合X线片中明显的透射区影像，故说明此患牙为慢性根尖周炎，患者并未表现出任何急性炎症症状，故选C。

【B₁型题】

9.【答案】E

10.【答案】C

11.【答案】B

12.【答案】D

第八章　牙　吸　收

【A_1 型题】

1.【答案】E

【解析】牙内吸收的原因尚不明了，但多发生于受过外伤的牙、再植牙及做过活髓切断术或盖髓术的牙。

2.【答案】D

【解析】牙内吸收是指正常的牙髓组织变为肉芽组织，其中的破牙本质细胞从髓腔内部开始吸收牙体硬组织，使髓腔壁变薄，严重者可造成病理性牙折。

第九章　牙髓根尖周病的治疗

第一节　总　论

【A_1 型题】

【答案】A

【解析】保存活髓使牙根继续发育形成，待牙根发育完成后，再做根管治疗。

第二节　成人恒牙活髓保存治疗要点

【A_1 型题】

1.【答案】A

【解析】目前氢氧化钙制剂是最常应用的盖髓剂，其刺激性小，并有促进组织再生功能。

2.【答案】D

3.【答案】D

【解析】行盖髓术时，要严格遵守无菌操作，无痛操作。首先用锐利的挖匙或球钻轻轻除去腐质，用接近体温的生理盐水缓慢地冲洗窝洞，隔湿，用消毒棉球拭干窝洞，在近髓处或已暴露的牙髓创面上敷盖髓剂，露髓孔上方不要加压，用氧化锌丁香油糊剂暂封窝洞。其中，无菌操作是直接盖髓术成功的基本要求。

第三节　急症处理

【A_1 型题】

1.【答案】B

【解析】牙髓炎时压力高是疼痛的最主要原因，通过开髓引流减压，达到迅速镇痛效果。

2.【答案】D

【解析】急性根尖周炎最有效地应急处理是D，其他几项是辅助治疗。

3.【答案】C

【解析】急性根尖脓肿局部扪诊有波动感，穿刺有脓液抽出，即可切开排脓。

【A_2 型题】

4.【答案】E

5.【答案】C

【解析】甲醛甲酚（FC）药反复使用，可能因自身为抗原物质，出现抗原反应，疼痛加重。

第四节　根管治疗术与根管治疗后牙体缺损的修复原则

【A_1 型题】

1.【答案】E

【解析】根管治疗最严重的意外是器械误吞误吸，可能危及生命，必须高度重视。

2.【答案】D

3.【答案】E

【解析】根充时机不包括根尖病变缩小。

4.【答案】D

5.【答案】B

【解析】B适合做牙齿漂白。

6.【答案】E

【解析】后牙的根管工作长度是洞缘某点到根尖狭窄部长度。

7.【答案】B

【解析】B为常用根管消毒方法。其余几项也可用做根管消毒。

8.【答案】D

9.【答案】C

【解析】根管闭锁的根尖周炎应选用根尖周手术治疗。

10.【答案】A

【解析】塑化治疗时牙髓应尽量去净，以利于更好地达到塑化效果，避免塑化不全。

11.【答案】C

【解析】根尖部预备时主尖挫应比初尖挫至少大3个号。

12.【答案】E

【解析】根管预备应按工作长度尽可能止于根尖狭窄区，根尖孔应注意保护，不能被破坏。

13.【答案】D

【解析】前牙的根管工作长度是切端到根尖狭窄处的长度。

14.【答案】B

15.【答案】B

【解析】根充要严密并能保持长久。

16.【答案】E

17.【答案】D

【解析】根充应为恰充，即到达根尖狭窄区，距根尖0.5~2.0mm。

18.【答案】E

19.【答案】A

20.【答案】B

【解析】根管再治疗的患牙，在根管充填前如需进行诊间封药，目前临床上常用的药物为氢氧化钙和2%氯己定。氯己定对粪肠球菌有强的杀菌作用，可以用氯己定将氢氧化钙调拌呈糊剂，然后用螺旋充填器输送入根管内。封药时间为1~2周。

【B_1型题】

21.【答案】A

22.【答案】B

23.【答案】C

24.【答案】E

25.【答案】D

26.【答案】B

27.【答案】A

28.【答案】D

第五节 根尖手术

【A_1型题】

【答案】B

【解析】根尖周手术是根管治疗的补充和辅助治疗，根管堵塞不通时难达到完善的根管治疗，因此有根尖周炎的患牙可选择根尖切除术加根尖倒充术。

第六节 综合型题

【A_3/A_4型题】

1.【答案】B

【解析】患者的疼痛症状符合急性牙髓炎或慢性牙髓炎的急性发作，冠周炎不会引起温度刺激疼痛。

2.【答案】C

【解析】急性牙髓炎的应急处理应该是开髓引流。

3.【答案】E

【解析】急性期缓解后，应该行患牙的根管治疗。右下第三磨牙为阻生智齿应拔出。

4.【答案】B

【解析】急性化脓性根尖周炎初期根尖脓肿阶段，自发性持续性剧烈跳痛，叩痛（+++），松动Ⅲ度，轻度扪痛，根尖部牙龈潮红。发展至骨膜下脓肿阶段，仍有剧烈跳痛、叩痛、松动等症状，患者呈痛苦面容，根尖区牙龈潮红、肿胀，黏膜转折处变浅、变平，扪痛并有深部波动感，相应面颊部软组织呈反应性水肿，区域淋巴结肿大、扪痛；下磨牙患病时可伴有开口受限、全身不适、体温升高、白细胞计数增多，严重病例可伴发颌面相应处的蜂窝织炎。至黏膜下脓肿阶段疼痛及叩痛减轻，根尖区黏膜呈局限的半球形隆起，扪诊有明显波动感，全身症状缓解。

5.【答案】D

【解析】急性化脓性根尖周炎应急处理是开髓开放、切开引流、消炎镇痛。

6.【答案】A

【解析】虽然瘘管的位置在46近中根尖区，但X线片显示是44的问题，所以主诉牙是44。

7.【答案】E

【解析】慢性根尖周脓肿的透影区边界不清楚，形态也不规则，周围骨质较疏松而呈云雾状。

8.【答案】C

【解析】慢性根尖周脓肿应该做完善的根管治疗。

【B_1型题】

9.【答案】B

10.【答案】D

11.【答案】A

12.【答案】C

第十八篇　牙周病学

第一章　概　　述

第一节　牙周疾病的流行状况和分类演变

【A_1 型题】

【答案】D

【解析】牙周疾病广义是指包括所有牙周组织疾病在内的各类患者，患病率高达90%以上，可以说是人类最常见的慢性病、口腔的第一位疾病；狭义是指累及深部牙周组织结构破坏、临床类型较重的牙周炎，其患病率也在40%以上，这是牙齿丧失的首要元凶。

第二节　牙周疾病的病因学

【A_1 型题】

1.【答案】D

【解析】牙周病的局部促进因素包括牙石、解剖因素、牙齿位置异常（拥挤和错殆畸形）、其他诱因（治疗等）、殆创伤、食物嵌塞、不良习惯、牙面着色。细菌是牙周病的主要病因而不是促进因素。

2.【答案】E

【解析】菌斑致病学说包括非特异性菌斑学说、特异性菌斑学说、菌群失调学说，非特异性菌斑学说认为牙周病的发生发展是由于菌斑内总体微生物联合效应的结果；特异性菌斑学说认为菌斑不是均质的细菌团块，在牙周健康区与病损区、不同类型牙周病的病损区之间，菌斑微生物的构成不同，在为数众多的口腔微生物中，绝大多数细菌是正常菌丛，仅有少数具有毒力能损害防御功能的致病菌起关键作用；菌群失调学说认为牙周炎是由于口腔中的正常菌群在龈下定居，其中毒力较大的细菌出现的频率高，所占的比例和绝对数也高，并具有干扰宿主防御系统的能力，因此在发病中起的作用较另一些细菌大，实质上就是菌群失调的观点，也就是说，牙周炎是一种机会性感染。

3.【答案】E

【解析】菌斑微生物是牙周病始动因素的证据包括：①实验性龈炎观察。②流行病学调查。③机械除菌或抗菌治疗效果。④动物实验研究。⑤宿主免疫反应。

4.【答案】E

【解析】牙周膜内的纤维有5组：牙槽嵴组、水平组、斜行组、根尖组及根间组。牵引力、斜向力、垂直压力、水平压力均能通过这5组纤维得到缓冲。但是这5组纤维中没有缓冲扭力和旋转力的纤维，因此扭力和旋转力对牙周组织损伤最大。

5.【答案】B

【解析】在生理状态下牙有一定的动度，主要是水平方向，但在病理情况下牙松动超过生理范围。引起牙齿松动的原因包括：牙槽骨吸收、殆创伤、牙周膜急性炎症、牙周翻瓣手术后及女性激素水平变化，因此A、C、D、E均正确。但牙周袋深部刮治，不会引起牙松动，本题应选B。

6.【答案】E

【解析】牙周病的始动因子是牙菌斑，因此牙周病的预防重点集中在控制菌斑，因此A、D错误。菌斑不能消除，因为菌斑在被完全消除后会很快再形成，消除菌斑是不可能的，只要控制菌斑即可预防牙周病，因此B错误。牙周病的致病菌在正常情况下也存在于口腔中，因此控制致病菌也是不可行的，所以C错误。

7.【答案】A

【解析】牙龈卟啉单胞菌是慢性牙周炎病变区或活动部位最主要的优势菌，是目前公认的牙周致病菌之一。

8.【答案】D

【解析】牙周炎患者由于牙间乳头退缩和支持组织高度降低，使龈外展隙增大，进食时，唇、颊和舌的活动可将食物压入牙间隙造成水平性食物嵌塞。

9.【答案】B

【解析】吸烟是牙周炎发生发展的一个重要危险因素。吸烟导致牙周病发病的机制现普遍认为：吸烟影响局部血液循环，影响体液免疫、细胞免疫和炎症过程，尤其是削弱口腔中性粒细胞的趋化和吞噬功能。

10.【答案】C

【解析】龈下菌斑位于龈缘以下，分布在龈沟或牙周袋内，主要为革兰阴性兼性厌氧菌及专性厌氧菌。

11.【答案】A

【解析】根尖孔是牙周组织和牙髓的重要通道，血管、神经和淋巴通过根尖孔互相交通，使感染和炎症容易交互扩散。故选A。

12.【答案】B

【解析】中性多形核白细胞（PMN）在控制牙周微生物中发挥着重要作用，其在吞噬和杀死细菌的同时，通过释放组织降解酶造成局部组织的损害。故选B。

13.【答案】D

【解析】正畸治疗必须在牙周炎症已控制，刺激因素及深牙周袋已消除，牙龈保持在健康状态，患者已掌握菌斑控制方法之时方能开始。

【A_2型题】

14.【答案】C

【解析】龈缘附近的牙面上堆积的牙菌斑是慢性龈炎的始动因子，其他如牙石、食物嵌塞等因素可促进菌斑的积聚。

15.【答案】C

【解析】左下8正位且无对颌牙而伸长，使左下7、8边缘嵴高度不一致，造成垂直型食物嵌塞。故选C。

16.【答案】C

【解析】吸烟是牙周炎发生发展的一个重要危险因素，不仅提高了牙周炎的发病率，还会加重病变的严重程度，也影响牙周炎的治疗效果，使牙周炎易复发。

【B_1型题】

17.【答案】E

【解析】在妊娠期龈炎，中间普氏菌常为主要优势菌，因为妊娠期孕激素增多，可利用孕激素来满足其对维生素K的需要，导致其明显增加，分娩后会减少。

18.【答案】B

19.【答案】D

【解析】伴放线聚集杆菌是牙周病的重要致病菌之一，目前公认其与牙周炎（特别是侵袭性牙周炎）关系密切。

第三节 牙周疾病的检查

【A_1型题】

1.【答案】C

【解析】牙周探诊最佳力量为20~25g。

2.【答案】D

【解析】附着丧失是牙周支持组织破坏的结果。故选D。

3.【答案】E

【解析】牙槽骨吸收方式和程度，X线片可显示：主要为牙龈附近近远中的骨质破坏情况，而颊舌侧骨板与牙齿及骨组织重叠则显示不清晰。牙周炎的骨吸收的最初表现为牙槽嵴顶的硬骨板消失，或嵴顶模糊呈虫蚀状。

4.【答案】E

【解析】A、B、C、D都是牙周炎影响全身疾病可能机制。

5.【答案】A

【解析】龈下牙石位于牙周袋内的根面上。故选A。

6.【答案】D

【解析】X线片主要显示牙齿近远中的骨质情况，颊舌侧骨板因牙与骨组织重叠而显示不清晰。

7.【答案】B

【解析】单纯性牙龈增生形成的是假性牙周袋。故选B。

8.【答案】E

【解析】暴露于牙周袋内的根面壁可出现结构改变、化学改变和细胞毒性改变等，不能形成新附着。

9.【答案】C

【解析】真性牙周袋和假性牙周袋区别在于牙周附着是否丧失。

10.【答案】E

【解析】凹坑状骨吸收不能在X线片上显示。故选E。

11.【答案】E

【解析】修复体存在以上问题都有可能造成牙龈炎症和牙周破坏。故选E。

12.【答案】E

【解析】叩诊法是检查根尖周炎或牙周膜炎症时的方法，不是咬合检查的方法。故选E。

13.【答案】D

【解析】牙周组织愈合过程中只有牙周膜细胞具有牙周组织再生的潜能。故选D。

14.【答案】B

15.【答案】D

【解析】检查牙周袋深度应用牙周探针。故选D。

16.【答案】A

【解析】扭转力对牙周组织的损伤最大。故选A。

17.【答案】C

【解析】复杂袋是一种螺旋形袋，起源于一个牙面，但扭曲回旋于一个以上的牙面或根分叉区。

18.【答案】D

【解析】龈沟液渗出增多是牙龈炎症的重要指征之一，测定龈沟液的量可以作为炎症程度的一个较敏感的客观指标。故选D。

【A₂型题】

19.【答案】E

【解析】有无附着丧失，即上皮附着水平是否位于正常的釉质牙骨质界处，是区别牙龈炎与早期牙周炎的一个重要标志。

第二章　牙龈疾病

第一节　慢性龈炎

【A_1型题】

1.【答案】C

【解析】慢性龈炎又称慢性龈缘炎、边缘性龈炎、单纯性龈炎，可以是局部或全口的，是最常见的牙龈病。故选C。

2.【答案】E

【解析】慢性龈缘炎自觉症状不明显，龈缘及龈乳头发红，肿大、突出，质地松软，严重者可累及附着龈，牙龈容易探诊出血，龈沟加深形成龈袋，若向下发展出现结合上皮的根向移位，则发展为牙周炎。故选E。

3.【答案】D

【解析】在牙周炎快速进展时，非附着龈下菌斑明显增多，毒力增强，与牙槽骨的快速破坏有关，与牙周炎的发生发展关系密切。非附着性菌斑是龈缘以下位于附着性龈下菌斑的表面或直接与龈沟上皮、袋内上皮接触的龈下菌斑，为结构较松散的菌群，主要为革兰阴性厌氧菌，如牙龈卟啉单胞菌、福赛坦菌和具核梭杆菌等，还包括许多能动菌和螺旋体。故选D。

4.【答案】B

【解析】慢性龈炎的鉴别诊断包括早期牙周炎、侵袭性牙周炎、急性坏死性溃疡性龈炎、血液病引起的牙龈出血。故选B。

5.【答案】E

【解析】慢性龈炎的治疗原则：①去除病因，通过洁治术彻底去除菌斑、牙石。②药物治疗：3% H_2O_2 冲洗，龈沟上碘制剂。③对于少数牙龈增生的患者，炎症消退后仍不能恢复正常的，可行牙龈成形术。④口腔卫生宣教、控制菌斑，保持良好的口腔卫生情况，防止复发。故选E。

6.【答案】E

【解析】氯己定能较好地抑制龈上菌斑形成和控制龈炎，平均达到60%。使用0.12%～0.20%氯己定液含漱，每天2次，每次10ml，每次1分钟，可以抑制菌斑形成。当与氟化亚锡一起用于控制菌斑时，应在用氯己定含漱后30～60分钟再用氟化亚锡，以防止作用相互抵消。

【A_2型题】

7.【答案】C

【解析】该患者病因明确，口腔卫生差，全口牙石较多，牙龈红肿，有刺激性出血，仅有龈袋形成，未见牙槽骨吸收。故选C。

第二节　青春期龈炎

【A_1型题】

1.【答案】E

【解析】局部因素：菌斑是青春期龈炎的主要病因。由于乳恒牙的更替、牙齿排列不齐、口呼吸及戴矫治器等，造成牙齿不易清洁，加之青春期患者不易保持良好的口腔卫生习惯，如刷牙、用牙线等，易造成菌斑的滞留，引起牙龈炎，而牙石一般较少。全身因素：青春期少年体内性激素水平的变化，是青春期龈炎发生的全身因素。故选E。

2.【答案】C

【解析】青春期龈炎的患者自觉症状不明显，牙龈发胀，多发于唇侧牙龈。牙龈色红，发亮，龈乳头呈球形突出，质地松软，牙龈出血明显，触之极易出血。口腔卫生比较好，炎症程度与其口腔卫生不相符。故选C。

3.【答案】B

【解析】青春期龈炎的治疗和预后包括：①首先进行洁治术去除菌斑、牙石等刺激因素。②对于接受正畸治疗的青少年，应积极治愈已存在的牙龈炎症，使其掌握正确的菌斑控制方法，并在矫治过程中定期进行牙周检查和治疗。③改正不良习惯，纠正不良矫正器。④经上述治疗后仍有牙龈外形过度肥大增生者则需手术切除，则行牙龈切除术。由于和青春期内分泌的改变相关，容易复发。故选B。

【A_2型题】

4.【答案】D

【解析】患者16岁，处于青春期，有口呼吸的因素，前牙牙龈红肿肥大，以唇侧明显，且易出血，符合青春期龈炎的病因及临床表现。故选D。

第三节　妊娠期龈炎

【A_1型题】

1.【答案】D

【解析】妊娠本身不会引起龈炎，只是由于妊娠时性激素水平的改变，使原有慢性炎症加重，因此妊娠期龈炎的直接病因仍然是牙菌斑，此外还和全身内分泌改变，即体内性激素水平的变化有关，故D正确。创伤、食物嵌塞、不良修复体均和妊娠期龈炎无密切关系，故此题选D。

2.【答案】D

【解析】妊娠期牙龈炎是在原有龈炎基础上，于妊娠第2个月迅速发展，第8个月达到高峰。主要表现在龈缘和牙间乳头肿胀，鲜红发亮，松软，轻触极易出血，有时可有自发出血。妊娠期龈瘤常发生于单个龈乳头，明显肿大，生长迅速，质软，可有蒂，鲜红或暗紫色，表面发亮，有的可见其分叶状位于肥大的牙龈处，体积大时可妨碍进食，需手术切除，分娩后，可自行缩小。故选D。

3.【答案】A

【解析】妊娠期龈炎患者龈下菌斑中细菌的组成发生了变化，中间普氏菌明显增多成为龈下优势菌，该菌的数量、比例及妊娠期龈炎的临床症状随妊娠月份及血中黄体酮水平的升高而变化；分娩后，中间普氏菌的数量降至妊娠前水平，临床症状也随之减轻。因此，中间普氏菌被认为是与妊娠期龈炎关系最密切的细菌。

4.【答案】C

【解析】妊娠期龈瘤常发生于单个龈乳头，明显肿大，生长迅速，质软，可有蒂，鲜红或暗紫色，表面发亮，有的可见分叶状位于肥大的牙龈处，体积大时可妨碍进食，需手术切除，分娩后，可自行缩小。手术最佳时间为妊娠4~6个月。故选C。

5.【答案】A

【解析】妊娠期龈瘤应与化脓性肉芽肿相鉴别。化脓性肉芽肿的临床表现为：个别牙龈乳头的无痛性肿胀、突起的瘤样物，有蒂或无蒂，牙龈颜色鲜红或暗红，质地松软极易出血。多数病变表面有溃疡和脓性渗出物，一般多可找到局部刺激因素；发生于非妊娠妇女；其治疗为消除局部刺激因素，并切除病损。妊娠期龈瘤的临床表现与化脓性肉芽肿十分相似，因此有人将妊娠期龈瘤称为妊娠期化脓性肉芽肿。

【A_2型题】

6.【答案】B

【解析】妊娠期牙龈炎是在原有龈炎基础上，于妊娠第2个月迅速发展，第8个月达到高峰。主要表现在龈缘和牙间乳头肿胀，鲜红发亮，松软，轻触极易出血，有时可有自发出血。妊娠期龈瘤常发生于单个龈乳头，明显肿大，生长迅速，质软，可有蒂，鲜红或暗紫色，表面发亮，体积大时可妨碍进食，需手术切除。患者为育龄期妇女，故选B。

7.【答案】E

【A_3/A_4型题】

8.【答案】B

9.【答案】D

10.【答案】A

【解析】该患者26岁，为育龄期妇女，在未确认是否怀孕前，避免行X线片检查，妊娠期牙龈炎主要表现为龈缘和牙间乳头肿胀，鲜红发亮，松软，轻触极易出血，有时可有自发出血。

第四节　白血病的龈病损

【A_1型题】

1.【答案】E

【解析】白血病患者的牙龈病损表现为：①牙间乳头、边缘、附着龈肿大，常为全口性。②颜色苍白或暗红、发绀，质地松软而脆弱，表面光滑。③龈缘组织坏死、溃疡和假膜覆盖，有口臭。④有明显出血倾向，不易止血。⑤患者伴发热，局部淋巴结肿大，疲乏，贫血。故选E。

2.【答案】B

【解析】白血病患者的牙龈病损的治疗包括：①保守为主，切忌手术（一般不作洁治，尤其是急性期患者）。②局部用药，3%过氧化氢溶液轻轻清洗坏死龈缘，敷以碘制剂，0.12%~0.20%氯己定溶液含漱。③口腔卫生指导。

【A_3/A_4 型题】

3.【答案】C

【解析】根据患者年龄处于育龄期、发病时间短、发病迅速，临床表现全口牙龈普遍增生肥大，颜色暗灰，探诊易出血，牙石少量，炎症程度与口腔卫生不成正比，需询问可疑服药史及近期全身状况，以排除急性坏死性龈炎和药物增生性龈炎，根据病程及临床表现选择C。

4.【答案】A

【解析】白血病患者常因牙龈肿胀、出血不止或坏死疼痛而首先到口腔科就诊。

第五节 药物性牙龈肥大

【A_1 型题】

1.【答案】D

【解析】患者一般无明显的自觉症状，仅觉因牙龈的肥厚而影响唇舌运动及咀嚼。牙龈颜色呈淡粉红色，龈缘肥厚，龈乳头呈球形突出，并且相邻乳头可相互连接将牙面覆盖，呈分叶状或桑葚状，重者波及附着龈，增生牙龈与正常牙龈间有深沟为界限，质地坚实，略有弹性。牙龈增生挤压可致牙齿移位。牙龈仅表现增生肥大，不形成牙周袋。

2.【答案】A

【解析】长期服用抗癫痫药物苯妥英钠、钙通道阻滞剂、免疫抑制剂等是药物性牙龈肥大的主要原因。引起牙龈肥大的降压药有硝苯地平、苯磺酸氨氯地平片等这一类钙通道阻滞剂；临床上常表现为牙龈边缘和牙龈乳头增生，从最初的小球状逐渐融合、增大，覆盖部分牙面。质地坚韧、略有弹性，无痛，一般不出血。环孢素为免疫抑制剂，常用于器官移植或某些自身免疫性疾病患者。如果钙通道阻滞剂和免疫抑制剂两药联合应用，会增加牙龈肥大的发生率和严重程度。

3.【答案】A

【解析】该病临床表现主要为全口牙龈普遍增生肥大，需与其相鉴别的是遗传性牙龈纤维瘤病和以牙龈增生为主要表现的慢性龈炎。

【A_3/A_4 型题】

4.【答案】D

5.【答案】E

6.【答案】B

【解析】根据该患者高血压病史及服药史，以及临床表现其均符合药物性牙龈肥大的诊断。根据患者年龄及高血压病史，最可能服用的药物为降压药硝苯地平。该病的治疗需停用或更换引起牙龈增生肥大的药物；通过洁治、刮治以消除菌斑、牙石，并消除其他一切导致菌斑滞留的因素；局部药物治疗、口腔卫生宣教、定期复查；必要时可行牙龈切除并成形的手术治疗。

第六节 牙龈纤维瘤病

【A_1 型题】

1.【答案】C

【解析】牙龈纤维瘤病，又名家族性或特发性牙龈纤维瘤病，为牙龈组织的弥漫性纤维结缔组织增生，较为罕见。该病病因不明，有家族倾向，可能与遗传有关。故选C。

2.【答案】E

【解析】该病增生牙龈覆盖牙冠，影响美观、进食，恒牙萌出后即发生，也可发生于乳牙期，影响恒牙萌出。牙龈颜色发白或正常，普遍增生，甚至达膜龈联合，以上颌磨牙腭侧最为严重，表面光滑或呈结节状，点彩明显，质地坚硬，有弹性。因挤压可导致牙齿移位，探诊不易出血。

3.【答案】C

【解析】该病临床表现主要为全口牙龈普遍增生，需与其相鉴别的是药物性牙龈增生肥大和以牙龈增生为主要表现的慢性龈炎。

【A_2 型题】

4.【答案】E

第七节 坏死性溃疡性龈炎

【A_1型题】

1.【答案】D

【解析】急性坏死溃疡性牙龈炎的致病微生物是梭形杆菌和螺旋体，均是厌氧微生物，而甲硝唑是抗厌氧微生物的最佳药物，因此D正确。而其他的四环素、金霉素、磺胺类、青霉素都不是抗厌氧微生物的最佳药物。

2.【答案】D

【解析】该病病变区的细菌学涂片检查可见大量梭形杆菌、螺旋体与坏死组织及其他细菌混杂，这有助于本病的诊断。故选D。

3.【答案】D

4.【答案】E

【解析】因该病起病急，病程短及特殊的临床表现，需与慢性龈炎、疱疹性龈口炎、急性白血病的牙龈病损、艾滋病患者的机会性感染相鉴别。故选E。

【A_3/A_4型题】

5.【答案】D

6.【答案】C

7.【答案】C

【解析】该患者为青壮年男性，近期工作压力过大，且有长期大量吸烟史，根据临床表现可考虑急性坏死性溃疡性龈炎。该病病变区的细菌学涂片检查可见大量梭形杆菌和螺旋体与坏死组织及其他细菌混杂，这有助于本病的诊断。该病急性期应首先轻轻去除牙龈乳头及龈缘的坏死组织，并初步去除大块的龈上牙石，3% H_2O_2 冲洗，1.0%～1.5% H_2O_2 含漱，病程一般1～2天即可控制。

第八节 急性龈乳头炎

【A_1型题】

1.【答案】C

【解析】急性龈乳头炎龈乳头红肿、突出，触痛明显，易出血，局部剧烈疼痛，常表现为跳痛、自发痛，有时可似牙髓炎疼痛——遇冷、热刺激痛，因急性炎症引起牙周深层组织炎症，出现叩痛。

【A_2型题】

2.【答案】D

【解析】该患者病因明确，有异物刺激史。牙间乳头红肿，探触痛明显，易出血，叩痛阳性，已排除龋病、非龋性疾病、牙周病，那么最可能的诊断就是急性龈乳头炎。

3.【答案】C

【解析】急性龈乳头炎的治疗必须明确病因，首先消除病因，去除局部刺激因素，以消除或缓解龈乳头的急性炎症，辅以3% H_2O_2 冲洗、上药。

第九节 牙 龈 瘤

【A_1型题】

【答案】C

【解析】牙龈瘤是牙龈上（特别是龈乳头处）局限生长的慢性炎症反应性瘤样增生物，来源于牙周膜及牙龈的结缔组织，但切除后易复发。

第十节 综 合 型 题

【B_1型题】

1.【答案】D

2.【答案】B

3.【答案】E

4.【答案】A

【解析】牙龈纤维瘤病的临床表现是：牙龈颜色发白或正常，普遍增生，增生牙龈覆盖牙冠，以上颌磨牙腭侧最为严重。药物性牙龈肥大的临床表现是：龈缘肥厚，龈乳头呈球形突出，并且相邻乳头可相互连接将牙面覆盖，呈分叶状或桑葚状。白血病的牙龈表现是：牙间乳头、边缘、附着龈肿大，可覆盖部分牙面，常为全口性，颜色苍白或暗红、发绀，质地松软而脆弱，可伴有松动。青春期龈炎的临床表现是：牙龈发胀，多发于唇侧牙龈，牙龈色红，发亮，龈乳头呈球形突出。故选 A。

5.【答案】D

6.【答案】A

7.【答案】E

【解析】急性坏死性溃疡性牙龈炎好发于青壮年，以男性吸烟者多见。青春期龈炎好发于青春期的少年。牙龈纤维瘤病幼年即可发病。故选 E。

第三章　牙　周　炎

第一节　慢性牙周炎

【A_1 型题】

1.【答案】C

【解析】牙周袋和牙槽骨吸收是慢性牙周炎的主要特点，也是早期的主要表现，故选 C；牙松动、牙移位为晚期表现，排除 A、B；根分叉病变为牙周炎发展到较重程度后病变累及多根牙根分叉区所致，排除 D；牙周脓肿也为晚期表现，排除 E。

2.【答案】E

【解析】慢性牙周炎患者自觉牙龈出血，一般有多年刺激性出血史，主要是袋内龈下牙石的刺激。深牙周袋可造成牙周溢脓及牙周脓肿形成，出现咀嚼疼痛。由于牙颈部及牙根暴露、根分叉暴露、牙周脓肿等造成疼痛。因附着丧失造成牙齿松动、移位，出现咀嚼无力。故选 E。

3.【答案】E

【解析】慢性牙周炎的临床表现可以是一颗牙、一组牙或全口牙发生，一般前牙区及后磨牙区较多见，主要看刺激因素分布情况。临床主要特征：牙龈炎症、牙周袋形成、附着丧失、牙槽骨吸收、牙齿松动。牙龈鲜红或暗红，比龈缘炎重，范围更广泛，可到附着龈；结合上皮向根方增殖和移位形成真性牙周袋；牙龈的炎症穿过血管周围疏松的组织而进入牙槽骨，造成牙槽骨水平或垂直吸收；由于牙槽骨吸收及继发殆创伤造成牙齿松动。

4.【答案】C

5.【答案】B

6.【答案】B

【解析】牙周炎的程度划分。轻度：牙龈有炎症和探诊出血，牙周袋≤4mm，附着丧失 1~2mm，X 线片显示牙槽骨吸收不超过根长的 1/3，可有口臭。中度：牙周袋≤6mm，附着丧失 3~4mm，X 线片显示牙槽骨吸收超过根长的 1/3，但不超过根长的 1/2，牙齿可有轻度松动，多根牙的根分叉区可有轻度病变，牙龈有炎症和探诊出血，也可有脓液。重度：牙周袋>6mm，附着丧失≥5mm，X 线片显示牙槽骨吸收超过根长的 1/2，多根牙有根分叉区病变，牙多有松动，炎症明显或已发生牙周脓肿。

7.【答案】D

【解析】慢性牙周炎的局部治疗：①彻底清除牙石，平整根面。②牙周袋及根面的药物处理。③必要时行牙周手术。④通过松牙固定术、牙周夹板等建立平衡的殆关系。⑤尽早拔除不能保留的患牙以利于邻牙的治疗和组织修复。故选 D。

8.【答案】E

【解析】重度牙周炎可全身服用抗菌药物，对于一些有全身疾病的牙周炎患者需同时控制全身疾病，如糖尿病、重度心血管疾病等，吸烟者对牙周治疗的反应较差，应劝患者戒烟。故选 E。

9.【答案】D

【解析】悬吊缝合是利用术区的牙齿来悬吊固定龈瓣。适用于颊、舌两侧龈瓣高度不一致时，使每侧龈瓣分别在所复位的水平紧密地贴合于牙与骨面，不易发生松脱或过大张力。

【A_2 型题】

10.【答案】E

【解析】该患者病程长，临床检查有牙龈退缩、牙周袋形成，符合慢性牙周炎的临床表现，故诊断为慢性牙周炎。故选 E。

11.【答案】E

【解析】该患者虽为育龄期妇女，但临床表现已出现附着丧失、牙周袋形成、牙龈退缩，故诊断为慢性牙周炎。故选 E。

12.【答案】A

【解析】该患者病程 1~2 年，牙齿松动，出现咀嚼无力，且前牙出现移位，均由于附着丧失、牙槽骨吸收造成，并为全口性，符合慢性牙周炎的诊断。故选 A。

第二节 侵袭性牙周炎

【A_1 型题】

1.【答案】A

【解析】侵袭性牙周炎的主要致病菌是伴放线聚集杆菌。有研究表明患者外周血中的中性粒细胞和单核细胞的趋化功能异常，这种缺陷带有家族性。宿主自身的易感因素可降低宿主对致病菌的防御能力和组织修复力，也可加重牙周组织的炎症反应和破坏。

2.【答案】C

【解析】国外的大量研究表明伴放线聚集杆菌是侵袭性牙周炎的主要致病菌，依据如下：侵袭性牙周炎患者的龈下菌斑中伴放线聚集杆菌的检出率高于慢性牙周炎和健康牙。经过有效的牙周治疗后，该菌消失或极度减少；当病变复发时，该菌又出现。

3.【答案】E

【解析】局限型侵袭性牙周炎的临床特点：①年龄与性别：发生于青春期前后，也可发生于35岁以上的成年人，女性多于男性。②牙周组织破坏程度与局部刺激物的量不成正比，尤其是早期一般卫生较好。③好发牙位：全口患牙一般不超过14个，典型的患牙局限于第一恒磨牙和上下切牙，多左右对称。④X线的典型表现：第一磨牙弧形吸收，近、远中均有垂直吸收，切牙区水平吸收，牙周膜间隙增宽、硬骨板模糊、骨小梁疏松。⑤病程进展很快，牙周破坏速度比慢性牙周炎快3~4倍。⑥早期即出现牙齿松动和移位：牙龈无明显炎症时即可见牙松动度增大，以后逐渐明显。⑦家族聚集性：同胞有50%患病机会。故选E。

4.【答案】E

5.【答案】E

【解析】侵袭性牙周炎的治疗：①早期治疗、防止复发。一般2~3个月复查1次，基本的治疗方法同慢性牙周炎，有的还需用翻瓣术清除入侵的微生物。②全身抗菌药物的应用。③调整机体防御功能：中医中药全身调理，劝患者戒烟。④正畸治疗。对于病情不太重而有牙移位、倾斜的患者采用。⑤定期维护，防止复发。

6.【答案】C

【A_2 型题】

7.【答案】E

【解析】侵袭性牙周炎的治疗包括：①早期治疗，防止复发。一般采用洁治、刮治、根面平整等基础治疗。②抗菌药物的应用。③调整机体防御功能。④牙移位的矫正治疗。⑤疗效维护。

8.【答案】B

【解析】患者年龄为21岁，牙槽骨吸收程度严重，X线片表现为双侧下颌第一磨牙为弧形吸收至根长的1/2，上颌第一磨牙及下切牙的牙槽骨吸收为根长的1/3，病变程度与年龄不符，符合侵袭性牙周炎的表现。故选B。

9.【答案】A

【解析】四环素族药物对多种牙周可疑致病菌有抑制作用，特别对伴放线聚集杆菌（Aa）具有较强的抑制作用。故选A。

第四章 反映全身疾病的牙周炎

第一节 掌跖角化-牙周破坏综合征

【A_1 型题】

【答案】B

【解析】掌跖角化-牙周破坏综合征的临床表现包括：①皮肤过度角化：手掌、足底、膝部、肘部。②皮肤角化与口腔损害同时发生：2~4岁发病，最早可11月龄发生。③严重的牙周组织破坏：深牙周袋形成，溢脓、口臭、牙齿脱落。④乳牙脱落后，症状完全消失。恒牙萌出后，症状再现，直至脱落。故选B。

第二节 Down综合征

【A_1型题】

1.【答案】E

【解析】艾滋病是一种由艾滋病病毒（HIV）引起的传染病，HIV是一种能攻击人体免疫系统的病毒，但不引起人体智力改变，排除A。掌跖角化-牙周破坏综合征其特点是手掌和足跖部的皮肤过度角化，乳牙和恒牙牙周组织快速严重破坏，但患者智力正常，排除B。梅毒是由苍白螺旋体引起的慢性、系统性性传播疾病，不符合本题题干，排除C。糖尿病是一组以高血糖为特征的代谢性疾病，不符合本题，排除D。Down综合征又称小儿唐氏综合征，存活者有明显的智能落后、特殊面容、生长发育障碍和多发畸形，近100%患者均有严重的牙周炎，且其牙周破坏程度远超过菌斑、牙石等局部刺激物的量，符合本题，故选E。

2.【答案】D

【解析】Down综合征的特点：①家族性：常染色体异常。②发育迟缓，智能低下，体型小。③面部扁平，眶距增宽，鼻梁低宽。④上颌发育不足、萌牙较迟、牙体解剖外形异常、错𬌗畸形、牙间隙较大。⑤牙周破坏程度远超过菌斑、牙石等局部刺激物的量：牙龈高度水肿，全口牙深牙周袋及炎症，牙体松动、溢脓、口臭。故选D。

第三节 艾滋病

【A_1型题】

1.【答案】A

【解析】艾滋病的病原体为HIV，目前认为与HIV有关的牙周病损有三种：线性牙龈红斑、坏死性溃疡性龈炎、坏死性溃疡性牙周炎。线性牙龈红斑是指在牙龈缘处有明显的鲜红的宽2~3mm的红边，在附着龈上可呈瘀斑状，极易出血。对常规治疗反应不佳，此阶段一般无牙槽骨吸收。近年来已知其与口腔白念珠菌感染有关。

2.【答案】A

【解析】艾滋病的牙周治疗包括：①常规牙周治疗：洁、刮治。②全身抗菌药：甲硝唑，200mg，3次/日，5~7日。③0.12%~2%的氯已定含漱液含漱。故选A。

第五章 牙周炎的伴发病变

第一节 根分叉病变

【A_1型题】

1.【答案】B

【解析】各种类型的牙周炎都可以引起根分叉病变，主要是牙周袋波及根分叉所致，下颌第一磨牙发病率最高，上颌前磨牙最低。发生率随年龄增大而上升。

2.【答案】C

【解析】根分叉病变根据其损害程度可分为四度：Ⅰ度（轻度）：仅有软组织损害，局限在根分叉区，有浅的牙周袋，探针可探到根分叉外形，尖端刚刚触及根分叉，但不能进入，X线片显示无明显骨破坏。Ⅱ度（中度）：软硬组织均有轻度损害，有中等深度牙周袋，颊、舌侧骨组织均已有吸收，却尚未相通，探针可探入少许，X线片显示牙周膜增宽或骨密度略降低。Ⅲ度（重度）：病变累及全部根分叉区，感染使根分叉骨嵴顶破坏，探针可颊舌向贯通，通过根分叉区，X线片显示根分叉阴影扩大，骨质消失至透射区。Ⅳ度：根间骨隔破坏，根分叉部暴露于口腔，肉眼即可看到，X线片显示根分叉骨破坏阴影较大。故选C。

3.【答案】B

【解析】Ⅲ度根分叉病变的治疗：清除根分叉区的菌斑、牙石，下颌磨牙可用颊侧根向复位翻瓣术、舌侧袋壁切除术，仅一根病变严重可行截根术，使分叉区暴露。故选B。

第二节 牙周脓肿

【A_1 型题】

1.【答案】C

【解析】牙周脓肿和牙槽脓肿的鉴别，牙周脓肿的感染来源是牙周袋，而牙槽脓肿的感染来源是牙髓病或根尖周围病变，所以C正确。牙髓病或根尖周围病变是牙槽脓肿的感染来源，所以A、B错误。血源性感染、外伤性感染与两者鉴别无关，所以D、E错误。

2.【答案】B

【解析】急性牙周脓肿的治疗原则是镇痛、防止感染扩散以及使脓液引流。当脓液形成，出现波动时，可根据脓肿的部位及表面黏膜的厚薄，选择从牙周袋内或牙龈表面切开引流。慢性牙周脓肿可在洁治的基础上直接进行牙周手术，根据不同情况，做脓肿切除术，或翻瓣手术除净根面的菌斑牙石。因此本题应选B。

3.【答案】E

【解析】牙周脓肿的基础病变是慢性牙周炎，一般具有深的牙周袋，其临床表现在患牙的唇颊侧或舌腭侧牙龈形成椭圆形或半球状的肿胀突起。牙龈发红、水肿，表面光亮。脓肿的早期，炎症浸润广泛（E错误），使组织张力较大，疼痛较剧烈，可有搏动性疼痛。患牙有“浮起感”，叩痛，松动明显。脓肿的后期，脓液局限，脓肿表面较软，扪诊可有波动感（C正确），疼痛稍减轻，此时轻压牙龈可有脓液从袋内流出，或脓肿自行从表面破溃，脓肿消退。

【A_2 型题】

4.【答案】D

【解析】牙周脓肿感染来源于牙周袋，一般无龋，牙髓有活力；脓肿部位局限于牙周袋壁，近龈缘，叩痛相对较轻；牙松动度较明显，消肿后仍松动；X线片显示牙槽骨嵴有破坏，可有骨下袋；病程相对较短，一般3~4天可破溃。故选D。

【A_3/A_4 型题】

5.【答案】D

6.【答案】A

【解析】急性牙周脓肿的治疗：初期可去除刺激物，局部冲洗，袋内上防腐收敛药，0.12%氯己定含漱剂含漱，全身以抗生素或支持疗法，调磨患牙明显的早接触点。后期脓肿形成后，可于牙龈表面切开引流。故选A。

7.【答案】B

【解析】患者左下6、7间牙龈反复肿胀，由肿胀部位可高度怀疑是由食物嵌塞引起的牙周脓肿。因为牙体病变引起的牙槽脓肿范围较弥散，中心位于龈颊沟附近。故选B。

8.【答案】E

【解析】该患者的食物嵌塞的原因可分为以下三个方面：①左下6、7失去正常的接触关系，出现缝隙，可由不良修复体和充填体未恢复接触区造成。②来自对𬌗牙的楔力或异常的𬌗力。③左下6、7由于邻面和𬌗面的磨损而使食物外溢道消失，致使食物被挤入牙间隙。故选E。

9.【答案】C

【解析】该患者牙龈反复肿胀、牙周溢脓、牙齿松动移位，符合牙周脓肿的诊断，其所患有的全身系统性疾病如高血压、心脏病不会造成牙周组织的损害。但糖尿病可降低机体对牙周局部刺激因子的抵抗力，使牙槽骨加速吸收，组织愈合缓慢，并经常出现牙周脓肿，糖尿病患者的牙周炎范围和程度均高于无糖尿病患者，牙周组织炎症重，龈缘红肿呈肉芽状增生，易出血和发生牙周脓肿。故怀疑患者可能患有糖尿病。故选C。

10.【答案】A

【解析】诊断糖尿病最有效的检查为血、尿糖的水平检测。

11.【答案】B

【解析】因患者有高血压病史，需长期服用降压药，同时伴有牙龈增生肥大的表现，疑与服用降压药硝基吡啶密切相关。其他系统疾病的治疗药物目前未发现可造成牙周炎患者牙龈肥大的表现。故选B。

12.【答案】E

【解析】该病的治疗需停用或更换引起牙龈增生肥大的药物；通过牙周基础治疗洁治、刮治以消除菌斑、牙石，并消除其他一切导致菌斑滞留的因素；局部药物治疗、含漱剂含漱、口腔卫生宣教、定期复查；必要时可行牙龈切除并成形的手术治疗。

第三节 牙周-牙髓联合病变

【A_1 型题】

1.【答案】E

【解析】牙周-牙髓联合病变的感染途径有：①侧支根管、副根管：根尖1/3区占17%，多根牙的根分叉区也有较多的侧支根管。②牙本质小管：牙颈部的牙骨质很薄，易被刮除或磨除，甚至10%的牙齿在牙颈部无牙骨质，药物、细菌毒物可双向渗透。③根尖孔：牙周组织和牙髓的重要通道。故选E。

2.【答案】D

【解析】逆行性牙髓炎是由于深牙周袋内的细菌、毒素通过根尖孔或根尖1/3的侧支根管进入牙髓，引起慢性炎症，也可急性发作为牙髓炎。检查可见患牙有深达根尖区的牙周袋或严重的牙龈退缩，松动大于Ⅱ度。故选D。

【A_2 型题】

3.【答案】E

【解析】该患者牙床反复肿胀、松动半年，检查有深牙周袋、溢脓，松动、叩痛等表现，说明患者有严重牙周病变。同时患牙有龋，牙髓无活力，结合X线片提示根尖区及牙槽骨嵴大面积吸收，可知该牙同时具有牙周-牙髓联合损害。故选E。

4.【答案】D

【解析】该患者右下后牙冷热刺激痛2周，自发痛2天，符合牙髓炎的诊断。同时检查见右下第一磨牙有深牙周袋，X线片可见根分叉病变，已排除牙源性疾病及根尖周病变，故该病为牙周-牙髓联合病变。故选D。

【A_3/A_4 型题】

5.【答案】C

【解析】该患者左下后牙冷热刺激痛3周，自发痛3天，符合牙髓炎的诊断。同时检查见左下第一磨牙有深近根尖的牙周袋，根分叉病变Ⅱ度，X线片见根分叉区骨吸收已近根尖，又已排除龋源性疾病及根尖周病变。故该病为牙周-牙髓联合病变。

6.【答案】E

【解析】该患者牙周病变严重，牙周袋深达根尖，且有Ⅱ度根分叉病变，故其感染途径有：牙周袋内毒素通过牙本质小管感染、根尖1/3的侧支根管、根分叉区副根管、根尖孔。故选E。

7.【答案】B

【解析】该患者牙周病变严重，牙周袋深达根尖，牙髓活力测验无反应，需采用根管治疗，以彻底消除并封闭牙周-牙髓之间的感染途径。故选B。

8.【答案】A

【解析】该病需做牙周基础治疗：消除袋内感染、局部用药、调𬌗等，牙髓活力检测无活力，同时需根管治疗、牙周基础治疗后观察，不必立即行牙周翻瓣术。若炎症未控制，必要时行牙周翻瓣术。故选A。

第六章 种植体周围组织及其疾病

【A_1 型题】

1.【答案】E

【解析】由于钛种植体表面易磨损，传统的金属刮治器不能用于种植体，会损伤钛表面，形成粗糙面，促使菌斑沉积。

2.【答案】E

3.【答案】E

【解析】氯己定的应用：在探诊出血阳性，探诊深度4~5mm，有或无溢脓的种植体部位，除机械治疗外，还应使用氯己定治疗。每日用0.12%~0.20%氯己定含漱，种植体周袋部位用0.2%~0.5%氯己定龈下冲洗，或在感染部位局部应用0.2%氯己定凝胶。一般需3~4周的抗菌剂治疗，可获得治疗效果。

4.【答案】B

【解析】咬合负载过重是种植体周围炎发病的重要促进因素。

5.【答案】E

【解析】治疗种植体周围组织病变的基本原则是持之以恒地彻底去除菌斑，控制感染，消除种植体周袋，制止骨丧失，诱导骨再生。

第七章 牙周医学

【A₁型题】

1.【答案】A

2.【答案】D

【解析】对戴有某些类型心脏起搏器（无屏蔽功能）的患者不得使用超声洁牙机等电子仪器，以免干扰起搏器的功能。

第八章 牙周健康与修复治疗的关系

【A₁型题】

1.【答案】E

【解析】修复体龈缘的位置与咬合力的大小无关。故选E。

2.【答案】E

【解析】牙冠延长术术后修复体的制作，应待组织充分愈合，重建后再开始，不宜过早。一般在术后4~6周组织愈合，龈缘位置基本稳定，在术后6周至6个月时，仍可有<1mm的变化，因此最好能够在手术后1~2周先戴临时冠，永久修复体在术后6周再开始，设计美容的修复应至少在术后2个月开始。故此题选E。

第十九篇　儿童口腔医学

第一章　龋　病

第一节　乳　牙　龋

【A_1 型题】

1.【答案】D

【解析】不锈钢全冠修复牙体适应证：①大面积龋坏的乳牙或年轻恒牙的修复。②不能用复合树脂修复的乳牙、恒牙釉质发育不全。③遗传性牙齿畸形的修复，如牙本质发育缺陷及牙釉质发育缺陷。④牙髓治疗后，面临冠折危险的乳牙和年轻恒牙的修复等。其优点是：①牙体制备所去除的组织较少。②较容易恢复牙齿解剖外形、近远中径和功能。③操作比较简单。

2.【答案】B

【解析】乳牙牙髓切断术是在局麻下去除冠方牙髓组织，用药物处理牙髓创面以保存根部健康牙髓组织的治疗方法。适应证：乳牙深龋露髓或外伤露髓者，不能进行直接盖髓者；乳牙部分冠髓牙髓炎。

3.【答案】B

【解析】磷酸锌水门汀调和时会释放游离磷酸，呈较强的酸性，pH 为 1~2，调和 3 分钟后 pH 为 3.5，1 小时后 pH 为 4，24 小时后 pH 可升到 6~7，48 小时接近中性。水门汀早期的游离酸渗透入牙本质小管内可刺激牙髓。因此当剩余牙本质较薄时，磷酸锌水门汀可能引发牙髓炎。如果牙髓组织已经受损，则该反应不可逆，会造成牙髓的坏死。粉液比越低，刺激性越大。

4.【答案】E

【解析】充填治疗法即去除龋蚀的病变组织、制备洞型，用牙科材料充填恢复其牙体外形。常用充填材料有：光固化复合树脂、玻璃离子水门汀（GIC）、复合体、银汞合金等。

5.【答案】E

【解析】低龄儿童龋是小于 6 岁的儿童，只要在任何一颗乳牙上出现一个或者一个以上的龋（无论是否成为龋洞）、失（因龋所致）、补牙面，即为低龄儿童龋。重度低龄儿童龋是 3 周岁或者更小年龄的儿童出现光滑面龋。

6.【答案】A

【解析】奶瓶龋又称喂养龋，是低龄儿童龋的一种，主要由于不良的喂养习惯所致。不良喂养习惯是指：含奶瓶入睡，牙齿萌出后喂夜奶，延长母乳或奶瓶喂养时间，过多饮用含糖饮料等，一种早期累及上颌乳前牙的龋损类型。

7.【答案】A

【解析】乳牙列中患龋以上颌乳切牙、下颌乳磨牙多见，其次是上颌乳磨牙、上颌乳尖牙，下颌乳尖牙和下颌乳切牙较少。乳磨牙冠部点隙裂沟多，易于滞留菌斑及食物残渣，成为不洁区。上颌乳切牙易发生奶瓶龋。

8.【答案】D

【解析】以上药物均含氟，可用于乳牙浅龋的治疗。38% 氟化氨银具有腐蚀性和刺激性，涂布于牙齿上可使牙齿变黑，使用时一定要保护好口腔黏膜，并严禁使用于恒牙，因此 D 正确。

9.【答案】C

【解析】我国乳牙患龋情况报道显示：1 岁左右起即直线上升，7、8 岁时达到高峰，此后由于乳牙、恒牙的替换，新生恒牙的陆续萌出，乳牙患龋率下降。

10.【答案】C

【解析】乳牙患龋特点：①患龋率高，发病时间早。②发展速度快，乳牙釉质牙本质薄，矿化程度低。③乳牙龋进展快。④龋齿多发，龋坏范围广。⑤修复性牙本质形成活跃。呈急性龋、湿性龋；特殊类型喂养龋包括：奶瓶龋、环状龋。

11.【答案】B

【解析】间接盖髓术是在洞底近髓的牙本质表面上覆盖一层护髓材料，以隔绝外界刺激通过牙本质小管影响牙髓的方法，促进软化性牙本质再矿化和修复性牙本质形成。可用于乳牙深龋近髓病变。

12.【答案】C

【解析】氟化氨银涂布时，形成氟化钙和磷酸银，增加牙齿的抗酸能力。此外，氟化银中的银离子与有机质中的蛋白质作用，形成蛋白银而起作用，但是，氟化银对软组织有腐蚀作用和使牙齿局部着色变黑，影响美观。

13.【答案】C

【解析】乳牙牙釉质及牙本质均较薄，龋洞制备洞形也相对较浅，出于固位考虑一般深龋洞亦可单层垫底，近髓龋洞也可采用双层垫底。

14.【答案】B

【解析】窝沟封闭术是窝沟龋的有效预防方法，对年龄的要求：乳磨牙，3~4 岁时适宜作窝沟封闭；第一恒磨牙，6~7 岁时适宜作窝沟封闭。故选 B。

15.【答案】B

【解析】治疗的药物主要是氟化物。以涂药方法治疗龋病主要适用于龋损面广泛的浅龋或剥脱状的环状龋，不易制备洞型的乳牙。初期龋及龋坏广泛的牙本质龋，釉质大面积剥脱，不易形成固位洞型，多见于乳前牙邻面及唇面。主要用于龋易感儿童治疗后的预防和正常儿童龋病的预防。一般多用于距离替换期较近的乳切牙等。

【A_2 型题】

16.【答案】D

【解析】奶瓶龋主要由不良喂养习惯所致：含奶瓶入睡、牙齿萌出后喂夜奶，延长母乳喂养时间或奶瓶喂养时间、过多饮用含糖饮料等。多表现为环状龋，乳前牙唇面、邻面龋较快发展成围绕牙冠的环形龋，呈卷脱状，多见于冠中 1/3 至颈 1/3 处。

【B_1 型题】

17.【答案】E

18.【答案】D

19.【答案】A

20.【答案】C

【解析】主要由于乳牙的解剖形态决定易患龋部位。①乳磨牙殆面窝沟点隙多，不易清洁，易于积聚食物残渣和菌斑。近中面颊舌径特别小，易于自洁。②唇面轴脊明显，将唇面分为近远中两个面，远中缘与颈缘稍凸。③上颌乳中切唇面近颈缘处隆起。④乳磨牙殆面窝沟点隙多，不易清洁，易于积聚食物残渣和菌斑。远中面颊舌径特别小，易于自洁。

21.【答案】C

【解析】乳磨牙咬合力较大，承担着儿童的主要咀嚼功能，要求充填材料有一定的抗压性和耐磨性，同时希望刺激性较小，由玻璃离子和树脂复合而成的“复合体”较适合。

22.【答案】E

【解析】聚羧酸锌黏固粉具有良好的黏结性能和生物学性能，可以作为深龋充填时的直接垫底。

23.【答案】D

【解析】前牙主要考虑美观问题。纳米树脂有填料颗粒小磨光度高，多种颜色型号等优点，可以完美修复前牙缺损。

24.【答案】B

【解析】氢氧化钙具有稳定的促进牙髓、牙本质修复的作用特性。可以做直接盖髓剂。

25.【答案】A

【解析】丁香油黏固粉含有丁香酚，对发炎的牙髓具有一定的镇痛和安抚作用。

第二节　年轻恒牙龋

【A_1 型题】

1.【答案】E

【解析】由于乳牙牙体硬组织矿化度低，又易脱钙，常见龋蚀进展快，呈急性龋、湿性龋。牙体因龋蚀能很快崩坏，在短期内易转变为牙髓炎、根尖周炎和残根残冠等。所以 A、B、C、D 正确，E 错误。

2.【答案】D

【解析】当牙根形成达全长的 2/3 时，牙胚突破牙龈显露于口腔，根尖孔呈喇叭口状，一般经过 2~3 年，根尖部才完全形成。牙本质和牙骨质还在继续形成，年轻恒牙要经过 3~5 年才达到与成人相似。

3.【答案】E

【解析】混合牙列的恒牙充填修复治疗中目的是：①恢复咀嚼功能。②恢复牙表面接触点，以防食物嵌塞。③恢复牙冠解剖外形。④恢复牙齿高度。

【A_2 型题】

4.【答案】E

【解析】根据临床表现可诊断为深龋或可复性牙髓牙，下第一双尖牙在 10~12 岁左右萌出，牙根发育完成需要萌出后 3~5 年，从年龄判断患牙为年轻恒牙，治疗原则为尽力保存活髓组织，以保证牙根的继续发育和生理性牙本质形成。年轻恒牙修复能力强，深龋治疗时可考虑二次去腐。

第二章　牙髓病和根尖周病

第一节　乳　牙

【A_1型题】

1.【答案】D

【解析】乳牙根管治疗术是指通过根管预备和药物消毒去除根管内感染物质对根尖周组织的不良刺激，并用可吸收的充填材料充填根管，防止发生根尖周病或促进根尖周病愈合，是目前治疗乳牙根尖周病最有效的方法。

2.【答案】B

【解析】乳牙牙髓切断术是在局麻下去除冠方牙髓组织，用药物如甲醛甲酚、硫酸亚铁、氢氧化钙制剂处理牙髓创面以保存根部健康牙髓组织的治疗方法。适应证：乳牙深龋露髓或外伤露髓者，不能进行直接盖髓者；乳牙部分冠髓牙髓炎。

3.【答案】D

【解析】在乳牙的替换中，由于乳牙根的生理性吸收，继承恒牙方可萌出在正常位置上，因此乳牙的根管充填材料仅可采用可吸收的、不影响乳恒牙交替的糊剂充填。

4.【答案】D

【解析】乳牙活髓切断常用药物：甲醛甲酚、戊二醛、氢氧化钙制剂等，金属砷它能使牙髓失活，达到杀死牙髓的目的。但是它具有很强的渗透性，对很多组织都有毒性，而且可呈跳跃性失活。故选D。

5.【答案】C

【解析】由于乳牙牙髓组织疏松，血运丰富，根管系统复杂，侧支根管及副根管多，相互交叉，牙髓的感染可很快地扩散到根尖周组织，儿童牙周组织具有牙槽骨疏松，骨皮质薄、血运丰富等特点，根尖周感染易扩散到骨膜下导致牙龈局部肿胀或瘘管形成。

6.【答案】D

【解析】急性牙髓炎常表现为自发痛、阵发痛及夜间痛，当炎症波及根尖周组织或根分歧部位，可出现叩诊不适。牙髓坏死常可引起根尖周炎症而出现咀嚼时疼痛。肿胀多由于炎症累及根尖周组织，并扩散到黏骨膜下导致软组织肿胀。

7.【答案】B

【解析】乳牙的牙髓组织细胞和血管成分多、血运丰富、活力旺盛、抗感染能力及修复能力均强，从而牙髓感染易转为慢性，处于持续状态，易成为慢性牙髓炎；乳牙牙髓神经纤维少，对外来刺激上的反应不如恒牙敏感。

8.【答案】B

【解析】乳牙根尖孔大，血运丰富，药物扩散快，若使用三氧化二砷，很快扩散到根尖组织，引起化学性根尖周炎，而其毒性作用又无自限性，破坏深部组织，故乳牙禁用三氧化二砷，故选B。

【A_2型题】

9.【答案】C

【解析】深龋只有激发痛，无自发痛。急性牙髓炎多是由于牙髓受到急剧的物理损伤、化学刺激以及感染的情况下发生。龋源性牙髓炎多是慢性牙髓炎，出现急性症状时（夜间自发痛）多数是慢性牙髓炎急性发作。无咬合痛，不符合急性根尖周炎症状。

第二节　年轻恒牙

【A_1型题】

1.【答案】D

【解析】空管药物疗法是根管预备消毒后，在根管口覆盖药物，不进行根管充填塑化而促使根尖周病变愈合的一种方法。恒磨牙急慢性根尖周炎均可采用空管药物治疗，其主要优点是操作比较简单，不需要完善的根管充填，减少操作时间及治疗次数，其远期疗效也较理想，所以D正确。

2.【答案】D

【解析】年轻恒牙牙髓治疗原则：尽量多地保存活髓，尤其是保存活的牙乳头，使牙根能继续发育完成和生理性牙本质形成。如不能保存全部活髓，也应保存根部活髓，如不能保存根部活髓，也应保存牙齿。

3.【答案】D

【解析】年轻恒牙牙髓治疗原则：尽量多地保存活髓，尤其是保存活的牙乳头，使牙根能继续发育完成和生理性牙本质形成。如不能保存全部活髓，也应保存根部活髓，如不能保存根部活髓，也应保存牙齿。

4.【答案】C

【解析】年轻恒牙牙髓病治疗

包括：间接牙髓治疗术、直接盖髓术、牙髓切断术、根尖诱导成形术以及牙髓再血管化治疗。对于根尖呈喇叭口状的年轻恒牙，干髓术会破坏牙乳头。

5.【答案】C

【解析】年轻恒牙牙髓治疗原则：尽量多地保存活髓，尤其是保存活的牙乳头，使牙根能继续发育完成和生理性牙本质形成。本题考查的是间接盖髓术的适应证，年轻恒牙的可复性牙髓炎应采取保髓治疗，深龋引起的可复性牙髓炎牙髓活力正常，应首选间接盖髓术治疗。

【A_3/A_4 型题】

6.【答案】B

【解析】牙髓是年轻恒牙继续发育的保障，年轻恒牙冠折露髓后应尽可能保存活髓。年轻恒牙的牙髓组织抵抗力较强，穿髓孔不大（1mm 以内）且外伤时间短（1~2 小时）内，可进行直接盖髓治疗。本病例穿髓孔较大，不适合。牙髓切断术或部分牙髓切断术是年轻恒牙露髓后首选治疗方法。

7.【答案】B

【解析】年轻恒牙活髓保存成功要素：治疗前的临床诊断；治疗中的无菌操作和最低程度损伤；良好的盖髓剂和良好的牙齿封闭性。

8.【答案】C

【解析】患儿 8 岁，不宜做全冠修复，为保持美观，可行固位钉固位，复合树脂充填。待患儿成年后，可行局麻备牙，全冠修复；前期治疗为活髓切断术，不可行桩冠修复；切角嵌体固位差，一般不选择。

9.【答案】E

【解析】牙髓病诊断包括收集病史：疼痛发作方式、时间、频率，疼痛能否定位，疼痛的程度；临床检查：软组织肿胀和瘘管；叩诊和松动度检查；露髓和出血；牙髓活力测试。X 线检查。此题应选 E。

10.【答案】B

【解析】患儿起病急骤，伴有软组织红肿，临床症状符合急性根尖周炎。自发剧烈疼痛，咀嚼痛、咬合痛，牙龈肿胀。无龋洞，急性牙髓炎可能性小。

11.【答案】D

【解析】前磨牙发生畸形中央尖折断的概率较高。对于前磨牙对温度敏感，或者出现牙髓或根尖周炎症表现，而没有明显龋坏或其他硬组织缺损的患者，应考虑为畸形中央尖折断。

第三章 咬合发育问题

【A_1 型题】

1.【答案】B

【解析】造成乳牙早失的原因：严重龋病、牙髓病及根尖周病变；恒牙异位萌出，造成乳牙牙根过早脱落；乳牙外伤；先天性缺失。其中严重龋病、牙髓病及根尖周病变为最常见原因。

2.【答案】E

【解析】乳牙根尖周的破坏，可能会影响继承恒牙牙胚的发育，可使其出现釉质发育不全，又称 Turner's 牙。但乳牙早失本身不会影响恒牙的釉质发育。乳牙早失后间隙变小或丧失对殆牙伸长、邻牙倾斜、继承恒牙早萌。

3.【答案】E

【解析】本题所给出的 5 个答案都是是否制作间隙保持器需要考虑的因素。但是功能性间隙保持器的适应证是：不论单侧、双侧，凡乳牙丧失两颗以上者；双侧性多个乳牙丧失者；乳前牙丧失者。在 5 个备选答案中只有 E 选项符合功能性间隙保持器的适应证。因此本题应选 E。

【A_2 型题】

4.【答案】B

【解析】丝圈式缺隙保持器的适应证为：单侧第一乳磨牙早失；第一恒磨牙萌出后，单侧第二乳磨牙早失。此题中患儿 7 岁，距后继恒牙萌出还有 5 年左右。保持器应及早安装避免间隙丧失及后继恒牙的早萌。

【A_3/A_4 型题】

5.【答案】C

【解析】乳牙外伤多因患儿幼小，如不能合作，不宜进行保守治疗，可以拔牙，一般前牙缺失在正常发育情形下，影响不大。为避免操作及炎症对继承恒牙胚造成不良影响，一般乳牙外伤脱位不主张再植。

6.【答案】A

【解析】乳牙外伤后需考虑对继承恒牙胚的影响及其影响程度，定期复查，密切观察乳牙外伤可能对继承恒牙造成的伤害。一般前牙缺失在正常发育情形下，影响不大，可以不做缺席保持器。

7.【答案】C

【解析】儿童牙齿早失后，为了防止邻牙向缺隙部位倾斜和对颌牙伸长，应设计间隙保持器来保持早失牙齿的近远中和垂直间隙，保证继承恒牙的正常萌出。丝圈式缺隙保持器适应证：单侧第一乳磨牙早失；第一恒磨牙萌出后，单侧第二乳磨牙早失。

【B_1 型题】

8.【答案】D

【解析】远中导板式间隙保持器的适应证是：第二乳磨牙早失，第一恒磨牙尚未萌出或正在萌出中。用第一乳磨牙做基牙，戴入预成的或自制的合金全冠，冠的远中端焊接弯曲导板，插入牙槽窝内，远中导板贴合于未萌出的第一恒磨牙的近中面，故选D。

9.【答案】A

【解析】丝圈式缺隙保持器是为了保持因乳牙早失所致的缺失部位的间隙，丝圈式缺隙保持器适应证：单侧第一乳磨牙早失；第一恒磨牙萌出后，单侧第二乳磨牙早失。单侧第一乳磨牙早失是其适应证。

10.【答案】C

【解析】多个乳磨牙早失可视条件做功能保持器，舌弓式间隙保持器是将舌弓的两端固定在第二乳磨牙或第一恒磨牙上，以保持牙弓周长和牙齿间隙的保持器，使用活动式间隙保持器不配合者可选用。

11.【答案】B

【解析】功能性活动保持器相当于局部义齿，它不仅能保持缺失牙的近远中长度，还能保持垂直高度和恢复咀嚼功能。其适应证：乳磨牙缺失两个以上者，或两侧磨牙缺失，或伴有前牙缺失。

第四章　牙发育异常

【A_1 型题】

1.【答案】E

【解析】乳牙不仅是婴儿期、幼儿期和学龄期咀嚼器官的主要组成部分，有利于儿童的生长发育、辅助发音，有利于美观及心理健康，引导恒牙的萌出及恒牙列的形成。因此重视和保护乳牙甚为重要，特别应认识到在乳牙萌出后就应加以保护。

2.【答案】E

【解析】融合牙是由两个正常牙胚的牙釉质或牙本质融合在一起而成。乳恒牙均可出现融合，乳牙列的融合比恒牙列多。根据融合时间的早晚，可以形成冠根完全融合，也可以形成冠部融合，而根部分离，或冠部分分离根部融合，故选E。

3.【答案】C

【解析】混合牙列期指6～12岁，指从乳牙开始脱落，恒牙依次萌出，一直到全部乳牙被替换完毕前。这一阶段，口腔既有乳牙又有恒牙，是儿童颌骨和牙弓的主要生长发育期，也是恒牙䫓建立的关键时期。

4.【答案】E

【解析】下颌第二乳磨牙形似下颌第一恒磨牙，其宽度在乳牙中是最大的。牙尖数以五尖型最多，颊侧有三个牙尖，舌侧有两个牙尖。此牙体积大者易被误认为下颌第一恒磨牙，但下颌第二乳磨牙的近中颊尖、远中颊尖和远中尖的大小相差不大，而后者的三个牙尖中，以远中尖最小。乳磨牙根较短，分叉度大，以保护其下方的恒牙胚。

5.【答案】E

【解析】上下切牙的替换方式不同，上颌恒切牙随着乳牙牙根的吸收，向唇侧移动萌出，下颌恒切牙在乳牙的舌侧萌出。故上乳前牙牙根唇颊侧有恒前牙牙胚，下乳前牙牙根舌侧有恒前牙牙胚。

6.【答案】B

【解析】乳前牙牙根的吸收常从根尖1/3的舌侧面开始，A错误。乳磨牙的牙根吸收自根分歧的内侧面开始，斜面状的吸收，B正确。乳牙牙根形成到牙根开始吸收之间的时期称为牙根的稳定期，乳前牙的牙根稳定期为2～3年，而乳磨牙的牙根稳定期为5年左右，故C错误。乳牙牙根的吸收并非取决于恒牙牙胚的机械压力，仅对其有促进作用，恒牙先天性缺失时乳牙牙根的吸收仍可发生，但吸收缓慢，脱落较晚，因此D错误。乳牙根吸收开始时若有牙髓炎症，有可能影响到根周或根尖周组织，需及时治疗，E错误。

7.【答案】C

【解析】牙齿萌出时间存在着很大的个体差异，产生这些差异的原因有遗传因素的影响，如种族、性别等，也有环境因素的影响，如气温、营养、疾病等。据统计乳牙萌出时间顺序，最后一颗乳牙即下颌第二乳磨牙平均萌出时间为26.2～28月龄。

8.【答案】C

【解析】此题属概念型题。乳牙釉质的厚度与恒牙相比，显得较薄，约为后者厚度的1/2左右。乳牙釉质中有机质百分率明显高于恒牙釉质，钙化程度低于恒牙，故其硬度较恒牙釉质低。

9.【答案】D

【解析】上皮珠是新生儿牙槽黏膜上出现的角质珠，是类似于牙齿的白色球状物，米粒大小，可出现一个、数个或数十个。是上皮剩余所形成的角化物，并非真正的牙齿，可自行脱落，临床又称之为马牙。故选D。

10.【答案】C

【解析】上颌乳中切牙形态似上颌恒中切牙，但体积较小，牙冠由唇面观虽形似其继承恒牙，但牙冠宽度大于高度。为锥形单根，断面呈三角形，其边的大小是唇面最大，其次是近中舌面。牙根在根尖1/2~1/3处弯向唇侧，并略偏远中。

11.【答案】A

【解析】胎龄14周时，腭盖形成，侧腭突和前腭突闭合，将口腔和鼻腔分开，胎儿表现有吞咽动作。此时乳牙钙化开始，此时如果母亲钙磷、维生素缺乏，可使乳牙钙化受影响，从而出现乳牙釉质发育不良。故乳牙牙冠发育钙化主要发生在出生前。

12.【答案】C

【解析】替牙期指6~12岁，指从乳牙开始脱落，恒牙依次萌出，一直到全部乳牙被替换完毕前。这一阶段，口腔既有乳牙又有恒牙，是儿童颌骨和牙弓的主要生长发育期，也是恒牙殆建立的关键时期。

13.【答案】A

【解析】牙齿萌出有一定的时间和顺序，通常左右对称萌出，同名牙下颌略早于上颌萌出。牙齿萌出时间存在着很大的个体差异，产生这些差异的原因有遗传因素的影响，如种族、性别等，也有环境因素的影响，如气温、营养、疾病等。乳牙萌出的常见顺序为A-B-D-C-E。

14.【答案】B

【解析】婴儿出生时就有牙形态的牙萌出，称之为诞生牙，是乳牙早萌的一种。早萌的乳牙形态基本正常，但釉质、牙本质菲薄，且矿化不良，牙根尚未发育或发育很少。

15.【答案】A

【解析】乳牙滞留是指继承的恒牙已萌出，未能按时脱落的乳牙，或恒牙未萌出，保留在恒牙列中的乳牙。混合牙列时期，最常见的是下颌乳中切牙的滞留，后继之恒中切牙从舌侧萌出，乳牙滞留于唇侧呈“双排牙”现象。

16.【答案】A

【解析】牙根的吸收有生理性吸收和病理性吸收，乳牙牙根是人体中唯一能生理性吸收、消失的硬组织，其机制目前仍不清楚。在替牙期随着恒牙牙根的不断发育形成，有向殆面方向的运动，促进了乳牙牙根的吸收，属于生理性吸收。

17.【答案】B

【解析】恒牙已萌出，但在形态、结构上尚未完全形成和成熟的恒牙称为年轻恒牙。恒牙一般在牙根形成2/3左右时开始萌出，萌出后牙根继续发育，于萌出后2~3年内完成。故选B。

【A_2型题】

18.【答案】B

【解析】多生牙是人类正常牙列以外发生的牙齿，又称额外牙，多见于混合牙列和恒牙列，最多见于上颌中切牙之间，男性多于女性，多数呈较小的圆锥形、圆柱形、三角棱形，故此题选B。

19.【答案】B

【解析】牙齿萌出过迟，又称牙齿迟萌。个别恒牙萌出过迟，多与乳牙病变、过早脱落或滞留有关。本题中患者上前牙区牙龈发白，表明有后继恒牙即将萌出，但上前牙一般萌出时间为7~8岁，可以诊断为上前牙迟萌。

第五章　牙　外　伤

第一节　乳 牙 外 伤

【A_1型题】

1.【答案】D

【解析】一般乳牙嵌入牙槽不应拉出复位，以避免二次创伤或通过牙龈沟和牙周间隙造成感染。乳牙严重挫入，牙冠向唇侧，牙根向腭侧移位，为避免损伤恒牙胚，应该拔除乳牙。

2.【答案】A

【解析】外伤全脱位的乳牙一般不考虑再植。受到严重打击造成乳牙全脱出时可伴有牙槽窝骨折，严重者也可能影响恒牙胚的发育。故应警惕恒牙萌出和发育障碍。对幼年时发生的乳牙全脱出的患儿应在5岁左右拍摄X线片，检查继承恒牙胚发育状况。对继承恒牙发育不良者，应该考虑萌出后进行再矿化治疗或修复。

3.【答案】D

【解析】乳牙外伤可能会导致受伤乳牙牙髓坏死；对继承恒牙的影响主要表现为：恒牙胚的萌出异常；牙冠部的形成异常；牙根部的形成异常和牙胚停止发育。一般不会造成继承恒牙的牙髓坏死。

4.【答案】D

【解析】总的治疗原则是：应使乳牙外伤对继承恒牙生长发育的影响降到最低。在处理乳牙外伤时应考虑以下因素：①乳牙牙根与继承恒牙牙胚间关系的密切程度。②距替牙的时间。③患儿的配合程度。

【A_2 型题】

5. 【答案】C

【解析】患儿牙龈无明显撕裂伤，牙槽突无折断，恒牙胚未受波及，故无须特殊处理，但应定期复诊观察。立即复位固定可能造成牙周感染；该牙无须立即拔除，若随访时发现该乳牙不能自行萌出则应予以拔除，以免影响恒牙的发育；上乳中切牙一般从5岁开始替换，此时无须牵引复位。

【A_3/A_4 型题】

6. 【答案】C

【解析】为避免造成恒牙胚损伤，乳牙完全脱出后一般不再植；牙槽窝内血凝块形成，X线摄片显示牙槽窝空虚，无须搔刮牙槽窝，以免影响后继恒牙胚。

7. 【答案】B

【解析】此题考牙齿震荡的定义及临床表现。牙齿外伤后，主要影响牙周和牙髓组织，牙体组织完整或仅表现为釉质裂纹，没有硬组织缺损及牙齿脱位时称牙齿震荡。主要表现为牙齿酸痛，叩诊时有不同程度的叩痛。这一类损伤主要表现在牙周膜。

8. 【答案】A

【解析】62色灰暗，无叩痛，无瘘管，X线片示62根尖周无明显低密度改变，表明62牙髓坏死。乳牙牙齿震荡一般很少在受伤后就诊，远期可产生牙髓坏死或坏疽，该患儿5岁，未到后继恒牙萌出时间，故应保留乳牙，行根管治疗术。

【B_1 型题】

9. 【答案】D

【解析】患牙有深龋，腐质未去净时露髓，是慢性牙髓炎的特征，因牙髓已受到直接感染，不宜行直接盖髓术，应行根管治疗术。

10. 【答案】B

【解析】年轻恒牙牙髓组织抵抗力较强，治疗时应尽力保存活髓组织，如不能保存全部或活髓，也应该保存根部活髓。而且保存生活牙髓能使牙齿结构进一步发育成熟，年轻恒牙外伤露髓是活髓切断术的适应证之一。

11. 【答案】D

【解析】61色灰暗，无叩痛，无瘘管，X线片示61根尖周无明显低密度改变，表明61牙髓坏死。乳牙牙齿震荡一般很少在受伤后就诊，远期可产生牙髓坏死或坏疽，该患儿4岁，未到后继恒牙萌出时间，故应保留乳牙，行根管治疗术。

第二节 年轻恒牙外伤

【A_1 型题】

1. 【答案】D

【解析】年轻恒牙外伤多发生于7~9岁儿童，约占恒牙外伤的50%~70%，随着年龄的增长，牙外伤发生概率减少。年轻恒牙外伤发生率高于乳牙，男孩多于女孩。外伤牙齿多发生于上颌中切牙，其次为上颌侧切牙，下颌切牙少见。

2. 【答案】A

【解析】牙冠折断是牙齿折断最常见的一型，有3种情况：单纯牙釉质折断、牙釉质折断暴露牙本质、冠折露髓。牙齿挫入是牙齿受外力后，被嵌入牙槽骨内。

3. 【答案】E

【解析】年轻恒牙是指恒牙已萌出，但在形态结构上尚未完全形成成熟的恒牙。年轻恒牙无继承牙胚，应注意观察邻牙及邻牙胚的状态。

【A_2 型题】

4. 【答案】B

【解析】此题考牙齿震荡的定义及临床表现。牙齿外伤后，主要影响牙周和牙髓组织，牙体组织完整或仅表现为牙釉质裂纹，没有硬组织缺损及牙齿脱位时称牙齿震荡。主要表现为牙齿酸痛，叩诊时有不同程度的叩痛。

【A_3/A_4 型题】

5. 【答案】B

【解析】牙齿震荡是单纯牙齿支持组织损伤，患者自觉牙齿酸痛，上下牙咬合时有不适感，临床检查时牙齿无异常松动或移位，只有叩痛或不适。X线片显示根尖周无异常。根据临床表现可诊断为牙齿震荡，一般可出现牙髓坏死，概率为2%~6%。

6. 【答案】C

【解析】X线片观察牙周间隙、髓腔宽度和密度变化及牙根发育状况。

7. 【答案】E

【解析】根据患者年龄可以确定牙齿发育状况，属于年轻恒牙，牙根发育尚未完成。年轻恒牙治疗原则：年轻恒牙牙髓治疗原则：尽量多地保存活髓，尤其是保存活的牙乳头，使牙根能继续发育完成和生理性牙本质形成。如不能保存全部活髓，也应保存根部活髓；如不能保存根部活髓，也应保存牙齿。

8.【答案】B

【解析】牙齿脱出后，存储时间的长短和存储条件对于成功的愈合是非常重要的。在矿泉水中保留一个小时再植的成功是有很大可能的，年轻恒牙应尽量保留，行再植术。

9.【答案】A

【解析】用手或上前牙钳夹住牙冠，用冲洗器放生理盐水冲洗牙根表面的污染物，如果污染物附着在根面上不易冲洗掉，可用小棉球蘸生理盐水小心轻柔地把污染物蘸掉，注意不要损伤牙周膜。把清洗干净的牙齿放在生理盐水中，最好是 Hanks 平衡盐溶液中待用。

10.【答案】C

【解析】对牙槽窝的准备应为：检查牙槽窝有无异物及污物，局部麻醉下，用镊子小心清理牙槽窝内的血凝块，但不要搔刮牙槽窝，以免损伤牙槽窝内残存的牙周膜。可用生理盐水冲洗牙槽窝以去除异物及污物。如果存在牙槽窝骨折并移位，可轻柔手法复位。

11.【答案】D

【解析】再植牙固定最好采用有生理动度的弹性固定，固定时间不超过 2 周减少牙根固连的发生。如果在急诊条件下，可用釉质黏结材料暂时固定。如外伤牙的邻牙还未萌出或松动，甚至脱落，也可在局麻下用缝线从腭侧穿龈经过患牙切缘，与唇侧牙龈缝合固定。

12.【答案】C

【解析】对于牙根发育完成的牙齿，包括根尖孔直径小于 1mm 者，牙髓活力恢复几乎不可能，应在再植后 2 周内牙齿松动减轻时，行拔髓术，氢氧化钙制剂充填根管，对预防牙根吸收是有益的。

第二十篇　口腔黏膜病学

第一章　口腔黏膜感染性疾病

第一节　口腔单纯疱疹

【A_1 型题】

1.【答案】D

【解析】慢性唇炎又称为慢性非特异性唇炎，按临床表现特点可分为以脱屑为主的慢性脱屑性唇炎和以渗出糜烂为主的慢性糜烂性唇炎，排除A。维生素A缺乏病，表现为夜盲症、眼干燥症、皮肤干燥和毛囊丘疹等，排除B。口角炎是指上下唇联合处发生的炎症总称，以皲裂、口角糜烂和结痂为主要症状，排除C。单纯疱疹系由人类单纯疱疹病毒（HSV）所致，多侵犯皮肤黏膜交界处，皮疹为局限性簇集性小水疱，水疱的疱壁薄、透明，不久溃破，形成浅表溃疡，D正确。地图舌是一种浅层的慢性剥脱性舌炎，主要出现在舌背，表现为舌背丝状乳头呈片状剥脱，微凹陷，形成光滑的红色剥脱区。排除E。

2.【答案】A

3.【答案】E

【解析】口腔单纯疱疹病毒感染的患者及无症状的带病毒者为传染源，主要通过飞沫、唾液及疱疹液直接接触传播，也可以通过食具和衣物间接传染。传染方式主要为直接经呼吸道、口腔、鼻、眼结膜、生殖器黏膜或破损皮肤进入人体。

4.【答案】C

【解析】机体在对抗病毒性疾病时，最具作用的就是免疫，而细胞免疫属于获得性免疫应答，能够杀伤病毒感染细胞。

5.【答案】E

【解析】口腔单纯疱疹的传染源是口腔单纯疱疹病毒；Ⅰ型单纯疱疹病毒主要引起口腔黏膜、咽、口周皮肤、面部、腰以上皮肤黏膜及脑的感染。Ⅱ型单纯疱疹病毒引起腰以下皮肤和生殖器感染，和口腔单纯疱疹发病有关。单纯疱疹病毒在人体内不能产生永久性免疫力。

6.【答案】A

7.【答案】B

8.【答案】B

【解析】原发性疱疹性口炎临床表现如下。①前驱期：有4～7天潜伏期，以后出现发热、头痛、疲乏不适、全身肌肉疼痛，甚至咽喉肿痛等急性症状，下颌下和颈深上淋巴结肿大、触痛。患儿流涎、拒食、烦躁不安。经过1～2天后，特别是邻近乳磨牙（成人是前磨牙）的上腭和缘龈广泛充血、水肿。②水疱期：口腔黏膜呈现成簇小水疱，似针头大小，疱壁薄、透明。③糜烂期：水疱溃破后可引起大面积糜烂，上覆黄色假膜。④愈合期：糜烂面逐渐缩小、愈合，整个病程约需7～10天。

9.【答案】C

10.【答案】B

【解析】

	急性疱疹性龈口炎	疱疹样口疮
好发年龄	婴幼儿	成人
发作情况	急性发作、全身反应较重	反复发作、全身反应较轻
病损特点	1. 成簇小水泡，疱破后成大片表浅溃疡 2. 损害遍及口腔黏膜各处 3. 可伴皮损	1. 散在小溃疡无发疱期 2. 损害仅限于口腔的无角化黏膜 3. 无皮肤损害

11.【答案】D

【解析】分为局部治疗和全身治疗。

（1）局部治疗：用消炎、镇痛剂，但不能用激素类药物。①局部擦药。1%金霉素甘油、新霉素或杆菌肽或硼酸软膏，1%甲紫液，0.1%碘苷眼药水等。②湿敷。0.1%乳酸依沙吖啶液，0.025%～0.050%硫酸锌溶液。③漱口剂。若疼痛重，可用1%～2%普鲁卡因，0.5%～1%达克罗宁液含漱，以减轻疼痛。④激光照射。可止痒、镇痛，促进疱液吸收、结痂。

（2）全身治疗：①支持疗法。适当休息，对症处理。给予高能量、易消化、富于营养的流食或软食。口服多种维生素类药物。必要时可由静脉输入5%～10%葡萄糖液。②全身用药。可服用盐酸吗啉胍，每片0.2g，每次1～2片，每日3次。口服板蓝根片或冲剂，口炎冲剂等。病重者可选用左旋咪唑、聚肌胞、干扰素等药物。

【A_2型题】

12.【答案】C

【解析】复发性疱疹性口炎的口唇损害有两个特征：损害总是以起疱开始，常为多个成簇的疱，单个的疱较少见；损害复发时，总是在原先发作的位置，或邻近原先发作过的位置。

【A_3型题】

13.【答案】B

【解析】原发性疱疹性口炎临床表现：①前驱期：有4~7天潜伏期，以后出现发热、头痛、疲乏不适、全身肌肉疼痛，患儿流涎、拒食、烦躁不安。②水疱期：口腔黏膜呈现成簇小水疱，似针头大小，疱壁薄、透明。③糜烂期：水疱溃破后可引起大面积糜烂，上覆黄色假膜。④愈合期：糜烂面逐渐缩小，愈合，整个病程需7~10天。故选B。

14.【答案】C

15.【答案】B

【解析】该病预后一般良好，不需住院进行全面治疗。急性疱疹性龈口炎是由单纯疱疹病毒引起的，婴幼儿发病较多，传染性强，通过飞沫传播，发病季节性不强。组织病理：由于上皮细胞发生气球样变和网状液化而在上皮内形成疱。刮取早期水疱基底部细胞做涂片，可见毛玻璃样核、多核合胞体及核内包涵体三种变化，无肉芽组织增生。

第二节　带状疱疹

【A_1型题】

1.【答案】A

【解析】口腔黏膜的损害，疱疹多密集，溃疡面较大，唇、颊、舌、腭的病损也仅限于单侧。第一支除额部外，可累及眼角黏膜，甚至失明；第二支累及唇、腭及颞下部、颧部、眶下皮肤；第三支累及舌、下唇、颊及颏部皮肤。此外，病毒入侵膝状神经节可出现外耳道或鼓膜疱疹，膝状神经节受累同时侵犯面神经的运动和感觉神经纤维时，表现为面瘫、耳痛及外耳道疱疹三联征，称为Ramsay-Hunt综合征。

2.【答案】D

【解析】带状疱疹是由水痘-带状疱疹病毒所引起的，以沿单侧周围神经分布的簇集性小水疱为特征，常伴有明显的神经痛。

3.【答案】A

【解析】本病有自限性，治疗原则为：镇痛、抗病毒、消炎，缩短病程，预防感染。①抗病毒药物：尽早应用伐昔洛韦（万乃洛韦）、泛昔洛韦、阿糖腺苷，可干扰疱疹病毒DNA早期合成。②镇痛药：可口服阿尼利定，氨基比林/苯巴比妥/非那西丁/咖啡因，布洛芬，吲哚美辛等。③干扰素和人重组干扰素α-2b，对于免疫功能低下的老年患者可酌情选用，其他如转移因子，胸腺肽（胸腺素）等均可有助于缩短病程。④类固醇皮质激素：病情严重可早期使用，以减轻神经节炎症后的纤维化，减少神经痛，一般泼尼松必须与抗病毒药联合使用。

第三节　手-足-口病

【A_1型题】

1.【答案】C

【解析】手足口病潜伏期为3~4天，多数无前驱症状而突然发病。常有1~3天的持续低热，皮疹多在第2天出现，呈离心性分布，多见于手指、足趾背面及指甲周围，也可见于手掌、足底、会阴及臀部。开始时为玫红色斑丘疹，1天后形成半透明的小水疱，如不破溃感染，常在2~4天吸收干燥，呈深褐色薄痂，脱落后无瘢痕。口内颊黏膜、软腭、舌缘及唇内侧也有散在的红斑及小疱疹，多与皮疹同时出现，或稍晚1~2天出现。口内疱疹极易破溃成糜烂面，上覆灰黄色假膜，周围黏膜充血、红肿。患儿常有流涎、拒食、烦躁等症状。本病的整个病程为5~7日，个别达10日。一般可自愈，预后良好，并发症少见，但少数患者可复发。

2.【答案】E

【解析】引起手足口病的病原微生物为小RNA病毒科、肠道病毒属的柯萨奇病毒A组16、4、5、7、9、10型，B组2、5、13型；埃可病毒和肠道病毒71型（EV71），其中以Cox A16及

EV71型最为常见，我国主要为前者，但EV71感染引起重症病例的比例较大。Cox A16多在婴幼儿中流行，而肠道病毒常致较大儿童及成年人罹患。少年儿童和成人感染后多不发病，但能够传播病毒。

3.【答案】E

第四节　球菌性口炎

【A_1型题】

1.【答案】B

2.【答案】C

【解析】本病可发生于口腔黏膜的任何部位，表面显著充血、水肿、灼痛，由于血管壁渗透性的增强，纤维蛋白原渗出，在黏膜表面凝固成灰白色或黄褐色假膜，含有脱落的上皮细胞与大量细菌。假膜特点是较厚而微突出于黏膜表面，致密而光滑，较易拭去，遗留有渗出物的糜烂面。周围有明显炎症反应区，唾液增多，疼痛。有非特异性口臭。区域淋巴结肿大、压痛。全身症状较轻微。

3.【答案】D

【解析】治疗方法分为局部治疗及全身治疗。

（1）局部治疗：①消炎防腐药，如0.1%~0.2%氯己定液，复方硼砂漱口水（多贝尔液）漱口。②5%金霉素甘油糊剂涂搽，口疮膜贴用有消炎、抗菌、镇痛作用。③西瓜霜喷剂、锡类散局部撒布。

（2）全身治疗：①抗生素口服或注射，一般可选用青霉素、庆大霉素、螺旋霉素等，若疗效不佳，可取患处假膜涂片或培养，结合血浆凝固酶实验与药物敏感试验，选用对致病菌敏感的抗生素。②补充维生素B_1 10mg、维生素B_2 5mg、维生素C 100mg，3次/日。③若有口渴思饮、心烦便秘、小便黄少等心脾积热症状，可口服口炎宁颗粒，每次1~2包。

【A_3/A_4型题】

4.【答案】E

【解析】首先排除B、C。口腔念珠菌病不伴有淋巴结肿大压痛，白细胞增多，患者体温增高。急性疱疹性龈口炎多发于6岁以下儿童。本病符合球菌性口炎临床表现，故选E。

5.【答案】E

第五节　口腔念珠菌病

【A_1型题】

1.【答案】C

【解析】口腔念珠菌病是真菌—念珠菌属感染所引起的口腔黏膜疾病，其中白念珠菌是最主要的病原菌，鹅口疮（雪口病）是最常见的口腔念珠菌病。

2.【答案】E

【解析】口腔念珠菌病与宿主有关，易感人群为婴幼儿、衰弱者、长期使用激素者、HIV感染者、免疫缺陷者、戴义齿者等。长期大量应用抗生素出现菌群失调者更易患口腔念珠菌病，故本题选E。

3.【答案】A

【解析】口腔念珠菌病是真菌，其中白念珠菌是最主要的病原菌；白念珠菌为一卵圆形芽生酵母样菌，在培养基、组织中和分泌物中均能产生假菌丝，假菌丝在结节处形成芽生孢子，有时在末端形成厚壁孢子。

4.【答案】A

【解析】口腔念珠菌病分型尚不统一，可按病损特征及病变部位等分型，目前普遍采用Lehner（1966）提出的分型标准，即将口腔念珠菌病分为假膜型、萎缩型、增殖型念珠菌病，及与念珠菌感染有关的疾病如正中菱形舌炎、念珠菌唇炎等。

5.【答案】B

【解析】急性假膜型念珠菌口炎是由念珠菌感染所引起的一种口腔黏膜感染性疾病，可发生于任何年龄的人，但以新生儿最多见，又称新生儿鹅口疮或雪口病。

6.【答案】D

【解析】急性红斑型念珠菌口炎是由念珠菌感染所引起的一种口腔黏膜感染性疾病，多见于长期使用抗生素、激素后及HIV感染者，且多数患者原患有消耗性疾病，如白血病、内分泌紊乱、肿瘤化疗后等。又称抗生素口炎、抗生素舌炎。临床表现：①以口腔黏膜上外形弥散的红斑为主要表现，舌黏膜多见，严重是舌部黏膜呈鲜红色并有舌乳头萎缩，双颊、上腭及口角也可见类似病损。②自觉症状为口干、味觉异常、疼痛及烧灼感。

7.【答案】D

【解析】局部药物治疗有以下几种。①2%~4%碳酸氢钠（小苏打）溶液：本药系治疗婴幼儿鹅口疮的常用药物，用于哺乳前后洗涤口腔，以消除能分解产酸的残留凝乳或糖类，使口腔成为碱性环境，可阻止白念珠菌的生长和繁殖。②甲紫水溶液：甲紫液在1：100 000的浓度时，仍能抑制念珠菌的生长，口腔黏膜以用1：2000（0.05%）浓度为宜，每日涂搽3次，以治疗婴幼儿鹅口疮和口角炎，但药物染色后，不宜观察损害的变化，市售1%甲紫醇溶液，因刺激性大，不宜直接用于婴幼儿口腔黏膜，但可用于皮肤病损。③氯己定：氯己定有抗真菌作用，可选用0.2%溶液或1%凝胶局部涂布，冲洗或含漱，也可与制霉菌素配伍成软膏或霜剂，其中亦可加入适量曲安奈德，以治疗口角炎，托牙性口炎等（可将霜剂涂于基托组织面戴入口中）。以氯己定液与碳酸氢钠液交替漱洗，可消除白念珠菌的协同致病菌——革兰阴性菌。

【A_2型题】

8.【答案】A

【解析】急性假膜型念珠菌性口炎又称新生儿鹅口疮，其临床表现为：好发于颊、舌、软腭及唇，病损区黏膜充血，可见白色斑片状假膜，附着不紧密，稍用力可擦掉，患儿烦躁不安，啼哭、哺乳困难，全身反应一般较轻，易治愈。

9.【答案】E

【解析】急性红斑型念珠菌口炎是由念珠菌感染所引起的一种口腔黏膜感染性疾病，多见于长期使用抗生素、激素后及HIV感染者，且多数患者原患有消耗性疾病，如白血病、内分泌紊乱、肿瘤化疗后等。又称抗生素口炎、抗生素舌炎。临床表现：①以口腔黏膜上外形弥散的红斑为主要表现，舌黏膜多见，严重是舌部黏膜呈鲜红色并有舌乳头萎缩，双颊、上腭及口角也可见类似病损。②自觉症状为口干、味觉异常、疼痛及烧灼感。

第二章　口腔黏膜超敏反应性疾病

第一节　血管神经性水肿

【A_1型题】

1.【答案】B

【解析】血管神经性水肿亦称巨型荨麻疹，是超敏反应的一种，属第一型超敏反应局部反应型。特点是突然发作，局限性水肿，消退也较迅速。

2.【答案】B

【解析】血管神经性水肿的治疗与荨麻疹治疗相同。遗传性血管性水肿用一般的抗组胺药物治疗效果不佳。可使用氨基己酸（6-氨基己酸）等抗纤溶酶（纤溶酶为C1的活化剂）药物治疗，同时有预防及减少复发的效用。雄激素（垂体前叶阻滞剂达那唑有轻度抗雄激素作用）可以刺激机体C1抑制物的合成而产生疗效。常用达那唑0.2~0.6g/d或司坦唑2mg/d，两者疗效相近，但后者价格较便宜。有些病例采用舌下含服睾酮有效。对急性严重发作病例，可使用新鲜血浆或纯化的含C1抑制物的制剂。有喉头水肿导致呼吸窒息时应采取气管切开或气管插管，必要时可使用肾上腺素及皮质激素。

第二节　药物过敏性口炎

【A_1型题】

1.【答案】D

【解析】由于过敏体质者使用药物引起超敏反应而发病。引起过敏的药物一般以抗原性较强的化学药物所产生的反应最多。常见的有解热镇痛药、安眠镇静药、磺胺类药、抗生素类药，以青霉素最突出，过敏者较多。

2.【答案】C

【解析】药物过敏性口炎临床诊断依据：①有明确的用药史或曾有药物过敏史。②突然发生的急性炎症，口腔黏膜起疱，疱破溃形成糜烂面，边缘多比较整齐。皮肤有红斑、疱疹及丘疹等病变。③停用可疑致敏药物后，病损很快愈合。

3.【答案】E

【解析】药物过敏性口炎是药物通过口服、注射、吸入、敷贴或局部涂搽、含漱等不同途径进入机体内，使超敏体质者发生超敏反应而引起的黏膜及皮肤的超敏反应性疾病。多为Ⅰ型超敏反应，即速发型超敏反应，其介导物质是肥大细胞和IgE，因此本题应选E。

第三章 口腔黏膜溃疡类疾病

第一节 复发性口腔溃疡

【A_1 型题】

1.【答案】B

2.【答案】B

【解析】复发性口腔溃疡分为以下 3 种。①轻型口腔溃疡最常见，约占 RAU 的 80%。每次 1~5 个溃疡孤立散在，一般直径 2~4mm，圆或椭圆形，边界清晰，溃疡中央凹陷，基底软，外周有约 1mm 的充血红晕带，表面覆有浅黄色假膜，灼痛感明显。②重型口腔溃疡又称复发性坏死性黏液周围炎、腺周口疮。溃疡大而深，“似弹坑”，周边红肿隆起，基底较硬，但边缘整齐清晰。溃疡疼痛较重，愈后可留瘢痕。③疱疹样口腔溃疡又称阿弗他口炎，溃疡小而多，散在分布于黏膜任何部位。综上所述，B 不符合口腔溃疡的临床特点。

3.【答案】A

【解析】一般表现为反复发作的圆形或椭圆形溃疡，具有“黄、红、凹、痛”的临床特征，即溃疡表面覆盖黄色假膜、周围有红晕带、中央凹陷、疼痛明显。

4.【答案】D

【解析】溃疡好发于唇、舌、颊、软腭等无角化或角化较差的黏膜，附着龈及硬腭等角化黏膜很少发病。

5.【答案】E

【解析】酮康唑主要用于系统性真菌感染的治疗，如念珠菌病、慢性皮肤黏膜念珠菌病、口腔念珠菌感染等，其他四个选项都对，所以选 E。

6.【答案】B

【解析】局部封闭：对持久不愈或疼痛明显的溃疡，可于溃疡部位作黏膜下封闭注射，每个封闭点局部浸润注射 5~10ml。有镇痛和促进愈合的作用。常用曲安奈德混悬液加等量的 2% 利多卡因液，每 1~2 周局部封闭 1 次；或用醋酸泼尼松龙混悬液加等量的 2% 利多卡因液，每周局部封闭 1~2次。

7.【答案】D

【解析】泼尼松片，每片 5mg，每日 10~30mg，分 3 次口服，溃疡控制后逐渐减量，每 3~5 天减量 1 次，每次按 20% 左右递减，维持量为每日 5~10mg。当维持量已减至其正常基础需要量（每天 5.0~7.5mg）以下时，视病情稳定即可停药。

【A_2 型题】

8.【答案】D

【解析】各型溃疡特点如下：①癌性溃疡：老年人多见，溃疡多不规则，可呈菜花状，边缘外翻，基底出现浸润性硬结，无明显疼痛，病程长，经久不愈或逐渐扩大，病检可见癌变细胞及组织。②结核性溃疡形态不规则，基底暗红色桑葚样肉芽组织增生，溃疡经久不愈，病理检查见特征性结核结节或结核性肉芽肿。③创伤性溃疡：往往有明显的局部刺激因素且溃疡发生部位及形态与刺激因素吻合，去除刺激后溃疡很快愈合，但如果任其发展，则有癌变可能。④坏死性唾液腺化生：男性多见，溃疡深及骨面，边缘可隆起，底部有肉芽组织，好发于硬腭、软硬腭交界，病理表现为小唾液腺坏死，患者全身情况较好。

【A_3/A_4 型题】

9.【答案】E

【解析】患者主诉符合复发性口腔溃疡的临床表现排除 A、B、C、D 选项。

10.【答案】B

【解析】病因复杂，存在明显个体差异，目前尚不清楚。与免疫因素、遗传因素、系统性疾病因素、感染因素、环境因素，其他因素如：氧自由基、微循环状态异常等有关。

第二节 创伤性溃疡

【A_1 型题】

1.【答案】C

【解析】在婴儿上腭钩处双侧黏膜，有时因用过硬的橡皮奶头人工喂养，经常在该处摩擦，容易发生溃疡，称 Bednar 溃疡。若有乳切牙萌出后切缘较锐，吸奶时间长，舌系带、舌腹与新萌中切牙摩擦也会发生溃疡，初起时仅局部充血，继之出现小溃疡，不断刺激的结果不但溃疡扩大、疼痛加重，甚至可见组织增生，称 Riga-Fede 溃疡。

2.【答案】B

【解析】创伤性溃疡是指口腔内残根、残冠、牙齿的锐利边缘、错位牙、不良修复体等长期慢性机械损伤形成的溃疡；或由于长期咬腮，咬颊、咬唇等自伤性不良习惯造成的溃疡。溃疡的形状与刺激因子完全契合。

3.【答案】D

【解析】创伤性溃疡和复发性溃疡的鉴别诊断一般从6个方面考虑：①年龄性别。②溃疡特征。③好发部位。④周期性复发。⑤自限性。⑥有无疼痛及疼痛程度。故选D。

【A_2型题】

4.【答案】A

【解析】创伤性溃疡由持久的非自伤性机械性刺激造成，多见于老年人，残根残冠不良修复体长期损伤黏膜，溃疡深及黏膜下层，边缘轻度隆起，色泽灰白。结核性溃疡，溃疡深凹，边缘呈鼠噬状，基底高低不平。癌性溃疡常为鳞状细胞癌，溃疡深大，底部有菜花状细小颗粒。Bednar溃疡由婴儿吮拇指或过硬的橡皮奶头引起。腺周口疮，口内无机械性刺激因素存在，愈合后留有瘢痕。故选A。

第三节 综合型题

【B_1型题】

1.【答案】B

【解析】慢性红斑型（萎缩型）念珠菌病又称义齿性口炎，是指与活动性义齿对接触的腭、龈黏膜发生的炎症性损害。这是佩戴活动义齿的患者最易出现的临床问题之一，病变主要表现为黏膜呈亮红色水肿、黄白色条索状或斑点状假膜。患者自觉口干，口腔灼痛。

2.【答案】E

【解析】带状疱疹是水痘带状疱疹病毒引起的急性疱疹性皮肤病。其特征为簇集性水疱沿身体一侧周围神经，呈带状分布，伴有显著的神经痛及局部淋巴结肿大，愈后极少复发。带状疱疹患者一般可获得对该病毒的终生免疫。

3.【答案】A

【解析】球菌性口炎的病因为金黄色葡萄球菌、乙型溶血性链球菌、肺炎双球菌、甲型溶血性链球菌等。

4.【答案】D

【解析】①新生儿鹅口疮，好发于颊、舌、软腭及唇，病损区黏膜充血，可见白色斑片状假膜，附着不紧密，稍用力可擦掉，患儿烦躁不安，啼哭、哺乳困难，全身反应一般较轻，易治愈。②成人发生的假膜型念珠菌病，多有易感因素存在，特别是HIV患者，易复发，病损表现为口腔黏膜任何部位的乳白色绒状假膜，自觉症状为口干、烧灼不适、轻微疼痛。

5.【答案】E

【解析】溃疡小而多，散在分布于黏膜的任何部位，直径小于2mm。邻近溃疡可融合成片，黏膜充血、发红，疼痛较重。唾液分泌增加，可伴头痛、低热、全身不适、局部淋巴结肿大等症状。愈后不留瘢痕。

6.【答案】A

7.【答案】C

【解析】创伤性溃疡是指：口腔内残根、残冠、牙齿的锐利边缘、错位牙、不良修复体等长期慢性机械损伤形成的溃疡；或由长期咬腮，咬颊、咬唇等自伤性不良习惯造成的溃疡。溃疡的形状与刺激因子完全契合。病因主要分为两种：①持久性机械刺激：如口腔内因龋病破坏而形成的残冠、残根、锐利的边缘、尖锐的牙尖，不良修复体等。②非持久性机械刺激因素：如硬而脆的食物刺激，咀嚼不慎咬伤，刷牙损伤，口腔医师诊治时使用器械不当等，均可对黏膜造成创伤而形成溃疡损害。

8.【答案】D

9.【答案】B

10.【答案】E

11.【答案】C

【解析】记忆性题，链霉素或异烟肼用来治疗口腔结核病；氯苯那敏和泼尼松用来治疗药物过敏性口炎；阿昔洛韦及干扰素或转移因子用来治疗复发性疱疹性口炎；酮康唑和口泰用来治疗抗生素口炎；抗生素或磺胺类药物用来治疗球菌性口炎。

第四章 口腔黏膜大疱类疾病

天疱疮

【A_1型题】

1.【答案】E

【解析】天疱疮临床上可分为四型：寻常型、增殖型、落叶型和红斑型天疱疮。口腔内常见的是寻常型天疱疮，增殖型也有发生。落叶型和红斑型口腔病损少见。故选E。

2.【答案】B

【解析】良性黏膜类天疱疮为慢性发作过程，因此 D 错误；好发于牙龈，最典型的表现呈剥脱象龈炎样的损害，则 B 正确；临床上表现为疱壁紧张，尼氏征阴性，所以 A 和 E 错误；本病又叫瘢痕性类天疱疮，因为它愈后可遗留瘢痕，故 C 错误。

3.【答案】D

【解析】皮肤尼氏征指用手指侧向推压外表正常的皮肤或黏膜，即可迅速形成水疱，推赶水疱能使其在皮肤上移动，在口腔内，用舌舐及黏膜可使外观正常的黏膜表层脱落或撕去，尼氏征常出现于急性期的寻常型和落叶型天疱疮，故选 D；类天疱疮多为尼氏征阴性，血管神经性水肿、盘状红斑狼疮、疱疹样口炎不存在皮肤水疱表现，故排除其余选项。

4.【答案】B

【解析】治疗天疱疮的首选药物为糖皮质激素，使用中应遵循足量、从速、渐减、忌躁的原则，用药过程分为起始、控制、巩固、维持 4 个阶段。

5.【答案】E

【解析】长期使用糖皮质激素要注意防止和减轻各种并发症，常见的有消化道溃疡、糖尿病、高血压、骨质疏松、库欣综合征、各种感染和中枢神经系统的毒性等。

6.【答案】C

【解析】类天疱疮的治疗分为局部治疗和全身治疗。局部治疗包括：①消除口腔各种创伤因素。②以糖皮质激素制剂的溶液滴眼以防纤维性粘连。③局部应用镇痛、消炎为主的含漱液和糊剂。④广泛糜烂者可采用局部封闭。全身治疗可用氨苯砜或泼尼松和细胞毒性药物联合应用。

7.【答案】B

8.【答案】C

【解析】天疱疮的病理变化为棘细胞层松解或上皮内疱，疱内见有松解的单个棘细胞。固有层可见炎细胞浸润。

9.【答案】E

【解析】需与天疱疮相鉴别的疾病有类天疱疮、剥脱性龈炎、多形性红斑、大疱性表皮松解症、家族性良性慢性天疱疮。

10.【答案】E

【解析】天疱疮可发生于口腔、皮肤和其他部位黏膜如鼻腔、眼、外生殖器、肛门等处黏膜。

【A_2 型题】

11.【答案】B

【解析】糖皮质激素是治疗天疱疮的首选药物，轻者，泼尼松的起始量可为 30~40mg/d，重者，起始量为 60~100mg/d。

12.【答案】B

【解析】直接免疫荧光能定位显示棘细胞层间的抗细胞黏接物质的抗体。间接免疫荧光法是检测患者血清中是否存在抗基底细胞、棘细胞层的细胞间质以及棘细胞的循环抗体。

第五章 口腔黏膜斑纹类疾病

第一节 口腔白斑病

【A_1 型题】

1.【答案】C

【解析】白斑病的发病与局部因素的长期刺激以及某些全身因素有关。疣状白斑的损害呈灰白色，表面粗糙呈毛刺状突起，明显高出黏膜，质稍硬，多发生在牙槽嵴、口底、唇、腭等部位。

2.【答案】B

【解析】颗粒型白斑属非均质型白斑，颊黏膜口角区多见，损害呈颗粒状突起，致使黏膜表面不平整，病损间似有小片状或点状糜烂面，多伴有白念珠菌感染。

3.【答案】D

【解析】临床上可将白斑的诊断分为以下几个阶段。①发现白色的黏膜斑块，又不能诊断为其他疾病时，即可作临床印象诊断。②如果去除某些局部因素经 2~4 周的观察后，损害无改善，则可作临床观察诊断。③结合切取组织病理检查符合白斑病的损害特征，即刻作出结合切取组织病理学的诊断。④外科切除所有临床可见的损害，并通过组织病理检查而作出的诊断。

4.【答案】B

【解析】白斑治疗原则是：卫生宣教、消除局部刺激因素、监测和预防癌变。硝酸银烧灼增加了局部刺激因素，故不宜使用。

5.【答案】E

6.【答案】C

【解析】口腔白斑病好发部位包括牙龈、颊部黏膜咬合线区域和舌部。

7.【答案】C

8.【答案】C

【解析】口腔白斑病可分为均质型与非均质型两大类，前者有斑块状、皱纹纸状；后者包括颗粒状、疣状及溃疡状。

9.【答案】D

【解析】白斑的主要病理变化是：①上皮增生，伴有过度正角化或过度不全角化。②粒层明显，棘层增厚。③上皮钉突伸长变粗，固有层和黏膜下层中有炎细胞浸润。

10.【答案】D

【解析】斑块型扁平苔藓与白斑有时难以鉴别，特别是舌背上的扁平苔藓与白斑鉴别时较困难，有时需要依靠组织病理检查来确诊。通常情况下斑块型扁平苔藓多伴有口腔其他部位的病损，可见不规则白色线状花纹，病损变化较快，常有充血、糜烂；而口腔白斑多为独立病损，变化慢，黏膜不充血。口腔扁平苔藓有时伴有皮肤病变，口腔白斑不伴有皮肤病变。

11.【答案】E

【解析】口腔白斑病目前尚无根治的方法。其治疗原则是：卫生宣教、消除局部刺激因素、监测和预防癌变。卫生宣教是口腔白斑病早期预防的重点，提倡健康生活方式如戒烟酒、停止咀嚼槟榔、少食酸、辣、麻、烫等食物；去除残根、残冠、不良修复体。

【A_2 型题】

12.【答案】C

【解析】白斑的临床表现为灰白色或白色的斑块，边界清楚，与黏膜平齐或略为高起。口腔白斑可分为均质性与非均质性两大类。非均质性白斑表现为白色病损中夹杂有疣状、结节、溃疡或红斑样成分，常与上皮的异常增生相关。

第二节　口腔扁平苔藓

【A_1 型题】

1.【答案】E

【解析】口腔扁平苔藓是一种皮肤黏膜慢性炎症性疾病，可以单独发生于口腔或皮肤，也可同时发生于皮肤与黏膜。

2.【答案】B

【解析】扁平苔藓是一种慢性炎症性的皮肤病，临床可表现为紫红色的扁平丘疹（故又称扁平红苔藓）。目前该病的病因尚不明确。考虑与免疫异常、精神紧张、病毒感染、遗传等有一定关系，某些药物如异烟肼、奎尼丁等可引起扁平苔藓样药疹或加重此病，故选 B；扁平苔藓与细菌感染关系不大，青霉素不是其主要治疗药物，排除 A；雷公藤属于免疫抑制剂类，可用于扁平苔藓的全身治疗，排除 C；维生素的代谢中间产物维 A 酸类药物可用于局部治疗，排除 D；泼尼松属于肾上腺皮质激素，用于全身治疗，排除 E。

3.【答案】A

【解析】扁平苔藓大多左右对称，可发生于口腔黏膜任何部位，包括舌、牙龈、前庭、唇、口底等部位以颊部最为多见。扁平苔藓的皮肤病损分布于四肢屈侧，尤其是踝部和腕部，指（趾）甲病损常为对称性损害。

4.【答案】C

【解析】扁平苔藓的病因和发病机制目前尚不明确。可能与多种致病因素有关，如免疫因素、精神因素、内分泌因素、感染因素、微循环障碍、遗传因素、系统性疾病以及口腔局部刺激因素。

5.【答案】B

【解析】扁平苔藓好发于中年，女性多于男性。

6.【答案】A

【解析】扁平苔藓的典型病理表现为：上皮过度不全角化、基底层液化变性以及固有层有密集的淋巴细胞呈带状浸润。

7.【答案】A

【解析】多形性红斑是超敏反应性疾病，其余 4 种均为口腔斑纹类疾病。

8.【答案】A

【解析】口腔扁平苔藓患者自觉黏膜粗糙、木涩感、烧灼感。遇辛辣、热、酸、咸等食物刺激时，病损局部敏感、灼痛。糜烂型患者有刺激痛、自发痛。

9.【答案】E

【解析】需要与扁平苔藓相鉴别的疾病有：盘状红狼疮、口腔白斑病、口腔红斑病、天疱疮、类天疱疮、剥脱性龈炎。

10.【答案】C

【解析】对于急性大面积或多灶糜烂型扁平苔藓可口服肾上腺皮质激素治疗，应慎重考虑采用小剂量、短疗程方案。

【A_2 型题】

11.【答案】A

【解析】通过病损的描述为白色斑块可考虑的疾病有可能为白色角化症、口腔白斑病、口腔扁平苔藓，需相鉴别诊断。

【A_3/A_4 型题】

12.【答案】B

【解析】口腔扁平苔藓好发于中年女性，多数患者有灼痛，粗糙不适等症状。病损大多左右对称，以颊部最为多见，所以该病考虑为口腔扁平苔藓。口腔白斑则好发于吸烟的男性。

13.【答案】D

【解析】扁平苔藓典型的皮肤损害为扁平的多角形丘疹，呈紫红色，表面有细薄鳞屑，具有蜡样光泽，微高出于皮肤表面，边界清楚，丘疹表面可见点或浅的网状白色条纹，即 Wickham 纹。

14.【答案】D

15.【答案】B

第六章　唇、舌疾病

第一节　慢性非特异性唇炎

【A_1 型题】

1.【答案】E

【解析】慢性非特异性唇炎的病因可能与温度、化学、机械性因素的长期持续性刺激有关，如气候干燥、风吹、寒冷、烟酒和烫食的刺激、舔唇、咬唇的不良习惯等。也可能与精神因素有关，如郁闷、烦躁、愤怒、多虑等。患者一般无全身症状。

2.【答案】E

【解析】慢性非特异性唇炎按临床表现分为慢性脱屑性唇炎和慢性糜烂性唇炎。前者表现为唇红部干燥、开裂，有脱屑；后者表现为糜烂、结痂；二者在继发感染时会有水肿、充血。

3.【答案】A

4.【答案】C

【解析】慢性非特异性唇炎应以局部湿敷为主要治疗手段；慢性剥脱性唇炎可用抗生素软膏或激素软膏。

5.【答案】E

【解析】慢性非特异性唇炎的首要治疗措施是：避免刺激因素，如改变咬唇、舔唇等不良习惯，戒除烟酒，忌食辛辣食物，避免风吹、寒冷刺激，保持唇部湿润等。

第二节　口　角　炎

【A_1 型题】

1.【答案】C

【解析】口角炎是发生于上下唇两侧联合处口角区的炎症总称，以口角区皲裂、糜烂和结痂为主要表现。根据发病原因可分为感染性口角炎、创伤性口角炎、接触性口角炎和营养不良性口角炎。

2.【答案】B

3.【答案】D

【解析】接触性口角炎是因患者为过敏体质，一旦接触变应原或毒性物质即可引发疾病。治疗的首要措施是：去除变应原，停止服用可疑药物。

【A_2 型题】

4.【答案】A

5.【答案】B

第三节　地　图　舌

【A_1 型题】

1.【答案】B

【解析】地图舌好发于舌背、舌尖、舌缘部，病损中央区表现为丝状舌乳头萎缩、色红。周边区表现为丝状舌乳头增厚，呈黄白色条带状，患者一般无疼痛等不良感觉。

2.【答案】C

【解析】地图舌病损萎缩区域较大，而周边区条带状损害不明显时应与萎缩性念珠菌感染鉴别。后者初始发生的舌乳头萎缩多在舌背中、后方，逐渐发展到整个舌背，周边无明显高起的舌乳头。病损区涂片可见念珠菌菌丝。

3.【答案】D

【解析】地图舌预后良好，且无明显不适感，故一般不需治疗。而心理疏导比药物治疗更重要，以消除患者的恐惧心理为主要治疗目标。

第四节 沟纹舌

【A_1型题】

1.【答案】B

【解析】梅-罗综合征以复发性口面部肿胀、复发性面瘫、裂舌三联征为临床特点。

2.【答案】B

【解析】对于沟纹舌的患者，无症状者一般不需治疗，应向患者解释病情，局部治疗以抗感染为主。

3.【答案】C

【解析】沟纹舌的病因目前尚无统一意见，沟纹舌临床表现为舌背不同形态、不同数目的沟纹或裂纹；沟底黏膜连续完整，丝状乳头缺如；其治疗以局部抗感染为主；无症状者一般不需治疗，应向患者解释病情，以消除患者恐惧心理。

第五节 舌乳头炎

【A_1型题】

1.【答案】E

2.【答案】B

【解析】舌乳头炎的病因包括全身因素和局部因素。全身因素多见，如营养不良、贫血、血液性疾病、真菌感染、滥用抗生素、内分泌失调、维生素缺乏等；局部因素有牙尖过锐、牙结石、不良修复体、进食辛辣或过烫食物以及咽部感染。

3.【答案】C

【解析】叶状乳头位于舌缘后部，靠近咽部，为5~8条并列皱襞，富于淋巴样组织。炎症时表现为乳头红肿，乳头间皱褶更显凹陷，患者常有明显的刺痛或不适感，常有患癌症的疑虑。

第七章 艾滋病、性传播疾病的口腔表征

第一节 艾滋病

【A_1型题】

1.【答案】D

2.【答案】C

【解析】毛状白斑为双侧舌缘的白色或灰白色斑块，有的可蔓延至舌背和舌腹，在舌缘呈垂直皱褶外观，如过度增生则成毛绒状，不能被擦去。

3.【答案】A

4.【答案】D

5.【答案】E

6.【答案】B

第二节 梅毒

【A_1型题】

1.【答案】A

【解析】梅毒是由梅毒螺旋体引起的一种慢性性传播疾病，梅毒螺旋体又称苍白密螺旋体苍白亚种。

2.【答案】C

【解析】梅毒根据传播途径的不同，可分为获得性（后天）梅毒和胎传（先天）梅毒。根据病程的长短，分为早期梅毒和晚期梅毒。

3.【答案】D

4.【答案】E

【A_2型题】

5.【答案】B

【解析】一期梅毒主要表现为硬下疳和淋巴结肿大，硬下疳初起为小片红斑，以后发展为丘疹或结节，表面发生坏死，形成圆形或椭圆形的单个无痛性溃疡，边界清楚，周边微隆起，基底平坦，呈肉红色，触之有软骨样硬度，表面有浆液性分泌物。

第二十一篇 口腔颌面外科学

第一章 口腔颌面外科基本知识及基本技术

第一节 口腔颌面外科病史记录

【A_1 型题】

1.【答案】B

【解析】问诊时需要问患者的主诉包括就诊原因和迫切需要解决的问题，排除A。患者初诊时应询问患者牙冠的缺损原因、时间，修复治疗史如是否曾做过牙体或牙列缺损、牙列缺失的修复，采用何种修复方式以及现有修复体使用的时间和状况，故排除C、D、E。下颌运动是否正常不在问诊范围，故此题选B。

2.【答案】E

【解析】入院记录、再次或多次入院记录应于患者入院后24小时内完成。

3.【答案】E

【解析】门急诊病史撰写要求客观、真实、准确、及时、完整、重点突出、文字清晰、药名拼写无误；书写错误时应当用双线画在错别字上，不得用刮、涂、粘掩盖原来字迹；应当由接诊医师在患者就诊时及时完成，就诊时间应具体到分钟；抢救危重患者时，应书写抢救记录。

【B_1 型题】

4.【答案】D

【解析】既往史指患者过去的健康和疾病情况，全身健康状况、疾病史、传染病史、手术外伤史、输血史、药物过敏史等应记录至既往史。

5.【答案】C

【解析】出生地及长期居留地，生活习惯及有无烟酒药物等嗜好应记录至个人史。

6.【答案】B

【解析】现病史是指本次疾病发生、演变诊疗等方面的详细情况，包括发病情况、主要症状特点及其发展变化情况。

7.【答案】E

8.【答案】A

【解析】主诉是指本次就诊的主要症状及持续时间。

9.【答案】D

第二节 临床检查

【A_1 型题】

1.【答案】C

【解析】正常人开口度平均为3.7cm。

2.【答案】D

【解析】腮腺和下颌下腺肿瘤禁忌做活检，因为无论是良恶性肿瘤，均有发生瘤细胞种植的危险。

3.【答案】C

【解析】CT对于颌面部肿瘤，特别是面深部肿瘤的早期诊断，及其与周围重要组织的关系，能够提供较准确的信息。

4.【答案】E

【解析】双指双合诊适用于舌部的检查。

5.【答案】E

【解析】双指双合诊是指一只手的拇指和示指置于病变部位上下或两侧进行。

6.【答案】E

【解析】脓肿穿刺选用8号或9号粗针，血管瘤穿刺选用7号针，唾液腺肿瘤用6号针头穿刺行细胞学检查，某些深部肿瘤也可用6号针头穿刺行细胞学检查。

7.【答案】E

【解析】颈部淋巴结检查，患者取坐位，头稍低，略偏向于检查侧。

8.【答案】E

【解析】适用于表浅或有溃疡的肿瘤，不宜采用浸润麻醉，在肿瘤边缘与正常组织交界处切取一块0.5～1.0cm大小楔状组织，不宜适用染料类消毒剂。

9.【答案】E

【解析】血管瘤或血管畸形可以抽出血液，舌下腺囊肿可以抽出蛋清样黏液，牙源性角化囊性瘤抽出液中可含皮脂样物质或镜下可见胆固醇结晶，脓肿可以抽出脓液。

第三节 辅助检查

【A_1型题】

1.【答案】C

【解析】唾液腺造影可判断涎瘘部位和种类。

【A_2型题】

2.【答案】B

【解析】右下颌下区触诊极柔软的囊性肿物，可行穿刺检查，了解内容物的颜色、透明度、黏稠度等性质。

【A_3/A_4型题】

3.【答案】E

【解析】眼检查：畸形的患者要检查眼睑的动度、睑裂的大小等。对颌面部伤员，特别要注意瞳孔的改变，如瞳孔大小、对光反应等。瞳孔的变化是颅脑损伤的一个重要体征。对于与眼部相关的肿瘤患者，应注意眼球的位置和运动情况、视力如何以及有无复视等。

4.【答案】C

【解析】鼻：对畸形的患者应特别注意缺损的部位（鼻翼、鼻尖或其他）及缺损的大小。

5.【答案】C

【解析】耳：畸形的患者同样要注意缺损的部位及大小。对于耳部邻近部位（如颞下颌关节及腮腺区）的炎症及肿瘤等，均应检查听力和耳部的情况。

6.【答案】C

7.【答案】A

【解析】婚育史与此类疾病无密切关系。

8.【答案】A

【解析】舍格伦综合征除了询问病史及一般体检外可以做以下检查帮助诊断：施墨试验、四碘四氯荧光素染色、唾液流量测定、唾液腺造影、放射性核素检查及唇腺活检。

【B_1型题】

9.【答案】B

【解析】颞肌前部触诊在下颌支前缘向上。

10.【答案】C

【解析】翼内肌下部触诊在下颌磨牙舌侧后下方和下颌支内侧面。

11.【答案】D

【解析】翼外肌上头触诊在乙状切迹中点与颧弓中点之间。

12.【答案】E

【解析】翼外肌下头触诊位置在上颌结节上方。

13.【答案】A

【解析】头皮炎症主要引流至耳前淋巴结。

14.【答案】B

【解析】口腔及咽部炎症主要引流至下颌下淋巴结。

15.【答案】D

【解析】前牙及口底炎症主要引流至颏下淋巴结。

第四节 消毒与灭菌

【A_1型题】

1.【答案】D

【解析】手术器械、敷料的消毒包括：高压蒸汽灭菌、煮沸消毒法、干热灭菌法、化学消毒法。空气消毒一般采用紫外线照射。

2.【答案】A

【解析】加入2%碳酸氢钠时，沸点可达到105℃，可缩短消毒时间，效果更佳。

3.【答案】B

【解析】电钻直机头和电动骨钻机头均可用高压蒸汽或甲醛蒸气消毒灭菌，甲醛蒸气消毒的方法是：将器械放入内盛36%~40%的甲醛密闭消毒器中，40分钟后可达到消毒目的。

4.【答案】D

【解析】干热灭菌法利用电热或红外线烤箱高温烘烤进行灭菌，适用于玻璃、陶瓷等，以及不适宜用高压蒸汽灭菌的凡士林、明胶海绵、油脂、石蜡和各种粉剂等。对于不耐高温的物品，如棉织品、橡胶制品不宜用此法灭菌。

【B_1型题】

5.【答案】E

【解析】用于消毒头皮部的碘酊浓度为3%。

6.【答案】D

【解析】用于消毒颌面、颈部的碘酊浓度为2%。

7.【答案】C

【解析】用于消毒口腔黏膜的碘酊浓度为1%。

8.【答案】A

【解析】用于消毒口腔及创口的氯己定液浓度为0.1%。

9.【答案】B

【解析】用于消毒皮肤的氯己定液浓度为0.5%。

10.【答案】B

【解析】用于消毒口腔及皮肤

的碘伏含有效碘的浓度为0.5%。

第五节 手术基本操作

【A₁型题】

1.【答案】D

【解析】药物止血可用于创面渗血及小动脉、小静脉出血。可全身及局部用药止血。

2.【答案】C

【解析】口腔内应打三重结，以防松脱。其余均为正确答案。

3.【答案】E

【解析】口内手术虽然是在污染条件下进行的，但仍需洗手及戴手套。

4.【答案】A

【解析】舌组织缺损时，缝合创口要尽量保持舌的长度而不是宽度。

5.【答案】C

【解析】术中可选择降压止血，术中使收缩压降至80mmHg左右，可有效减少术中出血量，但时间不能过长，时间以30分钟左右为宜。

6.【答案】E

【解析】缝合面颈部皮肤进针时，针尖与皮肤垂直，并使皮肤切口两侧进针间距等于或略小于皮下间距。

7.【答案】E

【解析】创缘两侧厚薄不等，缝合时要薄侧缝合稍多而深些，厚侧缝合稍少并浅些。

8.【答案】D

【解析】舌体组织脆容易撕脱，针距和边距均应大于5mm。

9.【答案】B

【解析】创缘内卷和过度外翻可导致感染及愈合后明显瘢痕。

10.【答案】A

【解析】选择纵式或横式外翻缝合的根据是血供的方向。

11.【答案】B

第六节 创口处理

【A₁型题】

1.【答案】E

【解析】感染创口不作初期缝合，而应在感染控制后或病灶清除后进行，且缝合不宜过紧并做可靠的引流，其引流物应在感染完全控制、已无脓液排出后48小时去除，脓肿切开引流后不做缝合，但必须置入引流物，故此题选E。

2.【答案】A

【解析】口腔颌面部损伤清创的原则是尽可能保留颌面部组织。除坏死组织外，一般仅将创缘略加修整即可，但是存在的异物要尽可能去除，B项不正确。有细菌、但尚未发展成感染的伤口在清创后做初期缝合，故C项错误。颌面部血运丰富，组织再生能力强，对于唇、舌、鼻、耳及眼睑等重要部位，即使大部分游离或完全离体，只要没有感染坏死，也应尽量保留，D、E项不正确。故选A。

3.【答案】C

【解析】换药的主要目的是检查和促进创口正常愈合，是一项基本的外科操作技术，通过对伤口进行换药处理，可以观察伤口变化，清洁伤口，更换并保持敷料整洁，并可敷上治疗药物，从而控制局部感染，一般根据常规要求进行换药操作，若患者有特殊要求也可更换，A、B、D和E均正确，但只有C是换药的主要目的。

4.【答案】D

【解析】关节、大血管或神经暴露的伤口应争取在清创后一期进行修复。

5.【答案】C

【解析】外伤致上颌骨骨折，鼻腔出现明显出血可采用填塞止血方法。

6.【答案】B

【解析】外科引流的适应证：感染或污染的创口、渗出多的创口、留有死腔的创口及止血不全的创口。

7.【答案】D

【解析】口腔颌面外科如有多个患者需要换药时，应遵循的顺序为先无菌，后污染，再感染。

8.【答案】D

【解析】颊部贯通伤的治疗原则是：尽量关闭创口和消灭创面。

9.【答案】E

【解析】换药的适应证：①无菌或污染创口为了拔除引流物或怀疑有感染时。②敷料滑脱不能保护创口时。③创口有大量脓性分泌物或渗出物时。④创口有渗血或疑有血肿形成时。⑤创口包扎过紧影响呼吸或疼痛时。⑥观察创口愈合情况及皮瓣营养情况时。⑦创口不清洁。故答案为E。

10.【答案】D

【解析】对于切开引流的创口，第一次包扎应加以适当的压力，以利于止血。

11.【答案】D

【解析】指压止血是用手指压迫血管阻断出血区供血动脉的近心端，起到暂时止血的应急手段，所以不选A。包扎止血主要用于面颈部大面积创面的出血和面侧深区静脉渗血，辅助结扎活动性出血血管后的渗血，故不选B。填塞止血多用于颌面部窦腔的止血，所以不选C。药物止血用于减少出血不能完全解决的活动性出血，所以不选E。结扎止血主要用于面部深区和颈部出血，由于结扎的是出血的血管，所以止血效果确切可靠，所以D正确。

【A_2型题】

12.【答案】C

【解析】换药时要严格遵守无菌操作原则，即使是感染创口也是如此。

13.【答案】E

【解析】四头带可压迫术后创口，可起到减轻疼痛、止血、防止或减轻水肿的目的。

14.【答案】A

【解析】四头带用于鼻颏部创口的包扎固定。

15.【答案】C

【解析】贯通式引流选择管状引流。

【B_1型题】

16.【答案】B

【解析】与口鼻腔相通或在口腔内手术的创口属于污染创口。

17.【答案】B

【解析】虽有细菌侵入，但未侵入深层组织引起化脓性炎症的创口属于污染创口。

18.【答案】C

【解析】细菌已侵入、繁殖并引起急性炎症、坏死、化脓的创口属于感染创口。

第二章 麻醉与镇痛

第一节 常用局部麻醉药物

【A_1型题】

1.【答案】A

【解析】三叉神经痛在初步确定疼痛的分支后，用1%~2%的普鲁卡因在神经孔处行阻滞麻醉，以阻断相应的神经干，这属于诊断性质的麻醉。因此本题选A。丁卡因主要用于表面麻醉，由于毒性大，一般不作浸润麻醉。布比卡因主要用于表面麻醉，特别适合费时较久的手术，术后镇痛时间也较长。

2.【答案】D

【解析】地卡因由于毒性大，一般不做浸润麻醉。

3.【答案】C

【解析】利多卡因局麻作用较普鲁卡因强，其维持时间亦较长。

4.【答案】A

【解析】以普鲁卡因等于1作为标准。

5.【答案】C

6.【答案】D

【解析】利多卡因的一次最大剂量为4.4~6.6mg/kg。

7.【答案】E

【解析】血管收缩剂的作用有：延缓吸收、降低毒性反应、延长局麻时间、减少注射部位出血。

8.【答案】D

【解析】加入局麻药物中的肾上腺素浓度一般是1∶(50 000~200 000)。

9.【答案】C

【解析】局部麻醉，除痛觉消失外，其他感觉如触压、温度觉等依然存在。

10.【答案】E

【解析】丁哌卡因麻醉维持时间为利多卡因的2倍，一般可达6小时之上。

11.【答案】E

【解析】血管收缩剂可以延缓局麻药的吸收，降低毒性反应，延长局麻时间，减少注射部位出血，使术野更加清晰。不能减少过敏反应的发生。

【B_1型题】

12.【答案】B

【解析】普鲁卡因用作浸润麻醉时的常用浓度0.5%~1.0%。

13.【答案】A

【解析】利多卡因用作浸润麻醉时的常用浓度0.25%~0.50%。

14.【答案】D

【解析】丁卡因用作表面麻醉时的常用浓度2%。

15.【答案】C

【解析】利多卡因用作阻滞麻醉时的常用浓度1%~2%。

16.【答案】E

【解析】利多卡因用作表面麻醉时的常用浓度2%~4%。

17.【答案】D

【解析】普鲁卡因用作阻滞麻醉时的常用浓度2%。

18.【答案】B

【解析】比较理想的阻滞麻醉药是利多卡因。

19.【答案】C

【解析】比较理想的表面麻醉药是丁卡因。

20.【答案】E

【解析】比较理想的冷冻麻醉药是氯乙烷。

21.【答案】B

【解析】心律失常患者首选的局部麻醉药是利多卡因。

第二节　常用局部麻醉方法

【A₁ 型题】

1.【答案】A

【解析】冷冻麻醉是首先痛觉消失，从而达到暂时性麻醉的效果。

2.【答案】B

【解析】上颌神经的分布部位见表 21-1，可见上颌第一磨牙受上牙槽后神经、上牙槽中神经和腭前神经 3 支神经支配。

表 21-1　上颌神经的分布部位

神经名称	分布部位
鼻腭神经	1 | 1 的牙髓和 321 | 123 的腭侧黏骨膜及牙龈
腭前神经	876543 | 345678 的腭侧黏骨膜及牙龈
上牙槽后神经	87 | 78 的牙髓及 6 | 6 的腭及远中颊根髓、牙周膜、牙槽骨、颊侧牙龈
上牙槽中神经	54 | 45 的牙髓及 6 | 6 的近中颊根髓、牙周膜、牙槽骨、颊侧牙龈
上牙槽前神经	321 | 123 的牙髓及其牙周膜、牙槽骨、唇侧牙龈

3.【答案】A

【解析】下唇麻木是下牙槽神经阻滞麻醉成功的标志。

4.【答案】D

【解析】肾上腺素是血管收缩剂，与下牙槽神经阻滞麻醉失败无关。

5.【答案】E

【解析】上牙槽后神经阻滞麻醉的方向为后上内，沿着上颌结节弧形表面滑动。

6.【答案】E

【解析】口内法行下牙槽神经阻滞麻醉时，进针点在翼下颌皱襞中点稍外侧 3~4mm，颊脂垫尖处。

7.【答案】E

【解析】舌神经支配舌前 2/3 的黏膜。

8.【答案】C

【解析】注射标志为腭大孔，腭大孔解剖位置位于上颌第二磨牙腭侧龈缘与腭中缝连线的中外 1/3 交界处。

9.【答案】D

【解析】眶下神经组织麻醉的方向为后上外。

10.【答案】D

【解析】牙周膜注射法可用于血友病或有出血倾向的患者。

【A₂ 型题】

11.【答案】C

【解析】利多卡因有迅速而安全的抗室性心律失常作用，因而对心律失常的患者作为首选的局麻药。

12.【答案】E

【解析】2% 丁卡因行表面麻醉，可用于拔除松动乳牙。

13.【答案】E

【解析】上 6 的近中颊根由上牙槽中神经支配，远中颊根由上牙槽后神经支配，腭根及其周围牙龈牙周膜由腭大神经支配。

14.【答案】D

【解析】患者是由智齿冠周炎累及咬肌导致张口受限，行咬肌神经阻滞麻醉可增加张口度以拔除患牙。

15.【答案】B

【解析】根据年龄，唇裂术后唇鼻畸形最常采用双侧眶下神经阻滞麻醉。

【A₃/A₄ 型题】

16.【答案】D

【解析】考虑患者血压 160/90mmHg，下颌中切牙Ⅱ度松动，故局麻选择 1% 利多卡因浸润麻醉。

17.【答案】C

【解析】拔除左上尖牙时最适采用的麻醉方法是唇、腭侧局部浸润麻醉。

18.【答案】D

【解析】第一磨牙的近中颊根由上牙槽中神经支配远中颊根由上牙槽后神经支配，腭根及其周围牙龈牙周膜由腭大神经支配。

19.【答案】B

【解析】若同时拔除所有牙，应按由后至前的顺序进行。

【B₁型题】

20.【答案】D

【解析】鼻腭神经分布于上前牙腭侧牙龈及黏骨膜。

21.【答案】E

【解析】腭前神经分布于 876543|345678 腭侧牙龈及黏骨膜。

22.【答案】C

【解析】上牙槽后神经支配 87|78 及 6|6 腭根及远中颊根、牙周膜、牙槽骨、颊侧牙龈。

23.【答案】A

【解析】上牙槽前神经支配 321|123 的牙周膜、牙槽骨及唇侧牙龈。

24.【答案】B

【解析】上牙槽中神经支配 54|45 及 6|6 的近中颊根、牙周膜、牙槽骨及颊侧牙龈。

25.【答案】A

【解析】拔除上颌第二磨牙需麻醉上牙槽后神经+腭前神经

26.【答案】E

【解析】拔除上颌第一磨牙需麻醉上牙槽中神经+上牙槽后神经+腭前神经。

27.【答案】D

【解析】拔除下颌第一前磨牙需麻醉下牙槽神经+舌神经。

28.【答案】B

【解析】拔除下颌第一磨牙需麻醉下牙槽神经+颊神经+舌神经。

第三节 局部麻醉的并发症及其防治

【A₁型题】

1.【答案】D

【解析】局麻药中毒是单位时间内进入血循环的局麻药量超过分解速度时，血内浓度升高，达到一定的浓度时就会出现中毒症状，主要原因是：①用药量过大。②局麻药快速注入血管。进而引发中毒反应，D正确。

2.【答案】B

【解析】若局部出现血肿，可立即压迫止血，24小时内给予冷敷，可酌情给予抗生素及止血药物，48小时后局部热敷或理疗，促使血肿吸收消散。

3.【答案】E

【解析】局麻药中毒重者，应采取给氧、补液、抗惊厥、应用激素及升压药等抢救措施。

4.【答案】C

【解析】注射点偏后麻醉了腭中、后神经，引起软腭、腭垂麻痹不适而致恶心呕吐。

5.【答案】E

6.【答案】E

【A₂型题】

7.【答案】E

【解析】麻药注入翼内肌或咬肌，使肌肉失去收缩与舒张的功能，停滞于收缩状态，出现牙关紧闭。

8.【答案】C

【解析】轻症的过敏反应，给予脱敏药物如钙剂、吸氧，严重的过敏反应立即注射肾上腺素、给氧。

【B₁型题】

9.【答案】D

【解析】下牙槽神经注射时，注射针偏内后不能触及骨面，麻药注入腮腺内麻痹面神经发生暂时性面瘫。

10.【答案】E

【解析】麻药被快速注入血管引起中毒反应，表现为兴奋型与抑制型，兴奋型表现为烦躁不安、多语。

11.【答案】D

【解析】腭前神经阻滞麻醉时注射过后麻醉腭后神经引起恶心或呕吐。

12.【答案】B

【解析】上牙槽后神经阻滞麻醉注入过深，刺破翼静脉丛可引起血肿。

13.【答案】B

【解析】局麻并发症晕厥表现为：面色苍白、胸闷。

14.【答案】A

15.【答案】C

【解析】局麻并发症过敏反应表现分为：延迟反应和即刻反应，即刻是指立即发生的类似中毒突然惊厥昏迷。

16.【答案】D

【解析】局麻并发症血肿表现黏膜下或皮下出现紫斑。

第四节 口腔颌面外科手术全身麻醉

【A₁型题】

1.【答案】D

【解析】深度镇静或过度镇静时可达到全麻的程度，患者的呼吸和循环功能可受到明显干扰，没有适当的准备时，临床风险也随即增大。

2.【答案】E

【解析】规范的疼痛处理原则：有效消除疼痛，最大限度地减少不良反应，把疼痛治疗带来的心理负担降至最低，全面提高患者的生活质量。故答案为E。

3.【答案】A

【解析】脉搏血氧饱和度正常值为95%以上。

4.【答案】E

5.【答案】D

【解析】常用的镇痛方法包括药物镇痛、放疗或化疗、针刺镇痛、电刺激、神经阻滞、神经切断术、射频温控热凝术等。

6.【答案】D

【解析】腭裂修复术采用的麻醉方式为全麻。

7.【答案】E

【解析】甲硝唑并非镇痛药物。

8.【答案】C

【解析】患者神志基本清醒，吞咽、咳嗽反射恢复方可拔管。

第五节　综合型题

【A_3/A_4 型题】

1.【答案】B

【解析】上第三磨牙由上牙槽后神经及腭前神经支配。

2.【答案】A

【解析】上牙槽后神经阻滞麻醉时，刺入过深刺破翼静脉丛可引起血肿，致左面颊部肿胀。

3.【答案】E

【解析】麻醉腭前神经，注射点偏后，麻醉腭中、后神经，可引起腭垂、软腭麻痹不适而引起恶心及呕吐。

4.【答案】B

【解析】患者头应处于低位。

5.【答案】C

【解析】血肿出现后应立即压迫止血，并予以冷敷。

6.【答案】E

【解析】肾上腺素为血管收缩剂，并不能避免出现血肿。

7.【答案】E

【解析】过敏试验与局麻药中毒无必然联系。

第三章　牙及牙槽外科

第一节　牙拔除术的基本知识

【A_1 型题】

1.【答案】E

【解析】血友病患者凝血第Ⅷ因子水平在正常的30%以上时可拔牙，A错误。单纯高血压患者，血压药控制在180/100mmHg以下时可以拔牙，但需要监测，B错误。一般冠心病患者，半年内无发作，ECG无异常，血压低于180/100mmHg时可以拔牙，C错误。慢性肝炎患者，在注意凝血功能的情况下可以拔牙，D错误。重型或急性白血病患者禁忌拔牙，E正确。

2.【答案】E

【解析】有近期心肌梗死病史者，近期心绞痛频繁发作，心功能Ⅲ~Ⅳ级或有端坐呼吸、发绀、颈静脉怒张、下肢水肿等，心脏病合并高血压者，有三度或二度Ⅱ型房室传导阻滞的患者禁止拔牙。

3.【答案】B

【解析】基础代谢率在+20%以下，静息脉搏在100次/分钟以下时方可拔牙，故选B。

4.【答案】A

【解析】单纯性高血压，在无心脑肾并发症的情况下，一般对拔牙具有良好耐受性。手术激惹必然造成血压骤然升高，如术前血压较高，可能导致高血压脑病或脑血管意外等危象。如血压高于180/100mmHg，则应先行控制血压再行拔牙。拔牙前应做好准备工作，术前可给予硝苯地平、安定类药物控制较高血压，减小血压波动，术后应继续控制血压，防止拔牙后出血，不需要应用抗菌药物。故选A。

5.【答案】D

【解析】单纯性高血压，在无心、脑、肾并发症的情况下，一般对拔牙具有良好耐受性。手术激惹必然造成血压骤然升高，如术前血压较高，可能导致高血压脑病或脑血管意外等危象。如血压高于180/100mmHg，则应先行控制在行拔牙。故选D。

6.【答案】E

【解析】糖尿病患者空腹血糖控制8.88mmol/L（150mg/dl）以下为宜。故选E。

7.【答案】A

【解析】在妊娠的第4、5、6个月期间，进行拔牙较为安全。

8.【答案】E

【解析】器械的准备、手术医师的准备、患者的体位、手术区的准备、患者的准备。故选E。

9.【答案】B

【解析】患者取半坐位。拔除上颌牙时，患者头部稍后仰，使张口时上颌牙的平面约与地面成45°角，患者的上颌与术者肩部在同一水平线上。拔除下颌牙时，应使患者大张口时下颌牙的平面约与地面平行，下颌与术者肘关节在同一高度或者略低。故选B。

10.【答案】D

【解析】牙钳持握时应注意握持区尽量靠钳柄的末端，以增大牙挺的杠杆机械效率。牙钳由钳喙、关节及钳柄三部分构成。钳喙的长轴应与牙长轴平行，以防止断根及伤及邻牙。牙挺作用的原理有杠杆原理、楔的原理和轮轴原理。牙挺由杆、柄、刃三部分组成。故选D。

11.【答案】C

【解析】龈缘水平处的颊侧和舌侧骨板一般都不应作支点。

12.【答案】A

【解析】贫血患者，血红蛋白在80g/L以上，血细胞比容在30%以上，可考虑拔牙。故选A。

13.【答案】B

【解析】牙拔除后3~6个月重建过程基本完成，出现正常骨结构。故选B。

14.【答案】C

【解析】牙拔除后15~30分钟出血停止，拔牙创内形成凝血块而将创口封闭。故选C。

【A_2型题】

15.【答案】E

【解析】埋伏牙和阻生齿引起邻牙牙根吸收、冠周炎、牙列不齐、邻牙龋坏均应拔除，对于青少年患者发现阻生的恒牙，有条件的可以采取正畸治疗。对于滞留乳牙，对应恒牙先天缺失或无法就位，可暂予保留。故选E。

【A_3/A_4型题】

16.【答案】E

【解析】心血管瓣膜受损类疾病是常见的心脏病，口腔是一种污染的手术环境，并且所要拔除的患牙周围通常有慢性感染存在，拔牙操作可能使细菌进入血液循环，引起一过性的菌血症。风湿性心脏病患者是细菌性心内膜炎的易感人群。

17.【答案】E

【解析】引起细菌性心内膜炎的重要因素之一是甲型溶血性链球菌菌血症。

18.【答案】B

【解析】此菌对青霉素高度敏感，但24小时后即可产生耐药株，且消失慢，2周后仍可存在。

19.【答案】E

【解析】预防性使用抗生素是心瓣膜病患者接受口腔手术处理前所必需的，部分患者可以在术后继续使用3天。

第二节 牙拔除术

【A_1型题】

1.【答案】D

【解析】拔除滞留的乳牙后应尽量避免搔刮拔牙窝以防损伤恒牙胚。故选D。

2.【答案】E

【解析】原发性血小板减少性紫癜为拔牙后出血的全身因素，其他选项为局部因素。故选E。

3.【答案】C

【解析】干槽症的诊断依据：拔牙后2~3天有剧烈疼痛，并向耳颞部、下颌区或头顶部放射，一般镇痛药物不能镇痛；拔牙窝内可空虚，或有腐败变性的血凝块，腐臭味强烈。故选C。

4.【答案】E

【解析】在拔牙创表面用消毒纱布棉卷架于两侧牙槽突，嘱患者咬紧30分钟去除，不能将纱布填入牙槽窝内。故选E。

第三节 牙根拔除术

【A_1型题】

1.【答案】B

【解析】如牙根断面是斜面，根挺应从斜面较高的一侧插入，不选A。翻瓣术的原理是将牙根表面的黏骨膜瓣切开并掀起，显露其下方的骨组织并将骨除去，以显露牙根及病变组织。设计黏骨瓣切口时，应注意血运供给，一般基底部较宽，瓣的厚度应包括覆盖于骨上的全部软组织，特别是包括骨膜，亦称黏骨膜瓣，故此题选B。拔除乳牙后，拔牙创禁忌搔刮以免损伤恒牙胚，不选C。拔除断根时，良好的止血也是必要的，不选D。有的断根如甚小，且本身并无炎症存在，也可不予拔除，不选E。

2.【答案】E

【解析】使用根挺拔出断根的关键是将挺刃插入牙根和牙槽骨板之间，如果牙根断面是斜面，应该把牙挺从斜面较高的一侧插入，充分利用牙根剩余的长度和牙槽骨板的高度，将挺刃插入牙根和牙槽骨板之间。因此，E 不正确。其他选项均符合牙根拔除术的原则，所以此题选 E。

【A_2 型题】

3.【答案】C

【解析】翼颌间隙感染常为下颌智齿冠周炎及下颌磨牙根尖周炎扩散所致，临床特点为：张口受限、咀嚼食物或吞咽疼痛。

【A_3/A_4 型题】

4.【答案】B

【解析】贫血患者，血红蛋白在 80g/L 以上，血细胞比容在 30%以上，可考虑拔牙。故选 B。

5.【答案】B

【解析】对于多根牙，为简化手术，可以把牙挺插入根分歧，旋转撬动分开牙根后，按单根分别取出。如根分歧低，连接牙体组织厚，可用双面凿凿开或钻针磨开，完成分根。故选 B。

6.【答案】C

【解析】口腔上颌窦交通多发生于上颌磨牙取根致牙根移入上颌窦，窦底穿通孔。也可因为磨牙根尖病变致窦底骨质缺如，搔刮病变时穿破窦底。故选 C。

7.【答案】D

【解析】拔牙后 2~3 个月，拔牙创基本愈合，牙槽突改建趋于稳定。故选 D。

第四节　阻生牙拔除术

【A_1 型题】

1.【答案】B

【解析】当阻生牙完全埋伏于骨内，与邻牙牙周无交通，无压迫神经引起疼痛症状者，可暂时保留，所以单纯的骨内埋伏不是阻生牙拔除的适应证，故选 B。

2.【答案】E

【解析】根据阻生第三磨牙的长轴与第二磨牙长轴的关系分为：垂直阻生、水平阻生、近中阻生、远中阻生、颊向阻生、舌向阻生、倒置阻生。根据牙在颌骨内的深度分为：高位阻生：牙的最高部位平行或高于牙弓平面；中位阻生：牙的最高部位低于平面，但高于第二磨牙的牙颈部；低位阻生：牙的最高部位低于第二磨牙的牙颈部。故选 E。

3.【答案】B

【解析】牙冠部阻力有软组织和骨组织阻力。软组织阻力来自第三磨牙上方覆盖的龈片，此龈片组织韧并保持相当的张力包绕牙冠，对第三磨牙向远中向运动形成阻力，解除此阻力的方法是切开。

4.【答案】C

【解析】下颌阻生第三磨牙拔除的适应证：①下颌阻生第三磨牙反复引起冠周炎者。②下颌阻生第三磨牙本身有龋坏，或引起邻牙病变者。③可能为颞下颌关节紊乱综合征诱因的下颌阻生智齿。④正畸需要拔除保证正畸治疗效果。临床无症状的完全骨埋伏阻生牙可考虑保留。故选 C。

5.【答案】B

【解析】涡轮钻拔牙创伤小，避免了骨凿导致的骨折和颞下颌关节损伤。故选 B。

【A_2 型题】

6.【答案】C

【解析】干槽症的诊断指标：①拔牙后 2~3 天有剧烈疼痛，并向耳颞部、下颌区或头顶部放射，一般镇痛药物不能镇痛。②拔牙窝内可空虚，或有腐败变性的血凝块，腐臭味强烈。故选 C。

7.【答案】A

【解析】在妊娠的第 4、5、6 个月期间进行拔牙或手术较为安全，妊娠的后 3 个月可能早产，且不宜长时间坐在手术椅上。妊娠后期保守治疗为主，局部冲洗上药为消除冠周炎症的最佳治疗方案。故选 A。

【A_3/A_4 型题】

8.【答案】A

【解析】下颌阻生第三磨牙本身有龋坏或引起第二磨牙龋坏的第三磨牙均主张拔除。47 深龋，有冷热刺激痛症状，需治疗。故选 A。

9.【答案】C

【解析】邻牙阻力根据第二磨牙与阻生第三磨牙的接触程度和阻生的位置而定，邻牙阻力的解除可采用分冠和去骨的方法。分牙的主要目的是解除邻牙阻力、小骨阻力。故选 C。

10.【答案】D

【解析】晕厥的临床表现：前驱症状有头晕、胸闷、面色苍白、全身冷汗、四肢厥冷无力、脉快而弱、恶心、呼吸困难。未经处理可出现心率减慢，血压急剧下降，短暂的意识丧失。故选 D。

11.【答案】D

【解析】由于阻生牙发生位置特殊、常邻近重要解剖结构，与邻牙关系密切，因而造成手术难度较大。术者应在术前通过详细的临床检验和必要的 X 线检查对阻生齿的形态和位置、与邻牙的位置关系，阻生齿周围的局部解剖环境作出准确判断。故选 D。

12.【答案】D

【解析】邻牙阻力是第二磨牙

在拔除第三磨牙时产生的妨碍脱位运动的阻力，邻牙阻力视第二磨牙与阻生牙的接触程度和阻生位置而定，邻牙阻力的解除方法可采取分冠和去骨的方法。

13.【答案】B

【解析】颊侧切口勿超过前庭沟，否则易出血，术后肿胀重。附加切口应位于牙面的近中或远中轴角，与龈缘约呈45°。

14.【答案】B

【解析】干槽症的诊断标准：拔牙后2~3天有剧烈疼痛，并向耳颞部、下颌区或头顶部放射，一般镇痛药物不能镇痛。拔牙窝内可空虚，或有腐败变性的血凝块，腐臭味强烈。故选B。

15.【答案】B

【解析】干槽症的治疗原则如下：通过彻底的清创及隔离外界对牙槽窝的刺激，以达到迅速止痛，缓解患者疼痛，促进愈合的目的。通过传导阻滞麻醉，在完全无痛的情况下彻底清创。使用3%过氧化氢溶液棉球反复擦拭，以去除腐败坏死物质，直至牙窝清洁，棉球清洁无臭味。不要用刮匙反复搔刮牙槽骨壁，只有在大块腐败坏死物质时用刮匙。用生理盐水冲洗牙槽窝，将碘伏纱条填入拔牙创，先将纱条的一端填入牙槽窝底，再依次叠放严密填满牙槽窝，松紧适度，最后将纱条末端塞入牙槽窝深部避免松脱，也可缝合两侧牙龈。

16.【答案】A

【解析】咽峡前间隙位于下颌第三磨牙舌侧下后方，是疏松的黏膜下间隙。咽峡前间隙感染的主要症状是张口受限和吞咽困难。

【B_1型题】

17.【答案】B

【解析】根据牙与下颌支和第二磨牙的关系可分为3类：Ⅰ类下颌升支前缘与第二磨牙远中之间，有足够间隙容纳阻生第三磨牙牙冠的近远中径；Ⅱ类下颌升支前缘与第二磨牙远中之间间隙不大，不能容纳阻生第三磨牙牙冠的近远中径；Ⅲ类阻生第三磨牙的全部或大部分位于下颌支内。

18.【答案】D

【解析】根据牙在颌骨内的深度分为：高位阻生：牙的最高部位平行或高于牙弓平面；中位阻生：牙的最高部位低于平面，但高于第二磨牙的牙颈部；低位阻生：牙的最高部位低于第二磨牙的牙颈部。故选D。

19.【答案】E

【解析】根据阻生第三磨牙的长轴与第二磨牙长轴的关系分为：垂直阻生、水平阻生、近中阻生、远中阻生、颊向阻生、舌向阻生、倒置阻生。故选E。

20.【答案】C

【解析】根据在牙列中的位置分为：颊向移位、舌向移位、正中位。故选C。

第五节　牙拔除术并发症

【A_1型题】

1.【答案】A

【解析】牙根折断是拔牙术中常出现的并发症。故选A。

2.【答案】E

3.【答案】D

【解析】已有交通时处理方法取决于交通口的大小。如小的穿孔（直径2mm左右）可按拔牙后常规处理，使牙槽窝内形成高质量的血凝块，待其自然愈合；中等大小穿孔（直径2~6mm），也可按上述方法处理，如将两侧牙龈拉拢缝合，进一步固定保护血凝块，更有利于自然愈合；交通口大于7mm，需用邻位组织瓣关闭窗口。故选D。

4.【答案】A

【解析】干槽症的诊断标准：拔牙后2~3天有剧烈疼痛，并向耳颞部、下颌区或头顶部放射，一般镇痛药物不能镇痛。拔牙窝内可空虚，或有腐败变性的血凝块，腐臭味强烈。故选A。

【A_2型题】

5.【答案】D

【解析】拔牙后出血常为局部因素或护理不当引起，少数为全身因素。一旦发生亦从全身和局部两方面处理。对于局部软组织撕裂原因引起出血者，可采用搔刮、缝合的方法。故选D。

第六节　牙槽外科手术

【A_1型题】

1.【答案】E

【解析】拔牙后2~3个月，拔牙创基本愈合，牙槽突改建趋于稳定。故选E。

2.【答案】C

【解析】先天性舌系带异常的矫正应在2岁时进行。故选C。

【B_1 型题】

3.【答案】A

【解析】先天性舌系带过短主要表现为舌不能自由前伸运动，勉强前伸时舌尖呈 W 形，同时舌尖上抬困难，出现卷舌音和舌腭音发音障碍。在婴儿乳牙未萌前，系带前部附着可接近牙槽嵴，随着年龄增大和牙的萌出，系带会逐渐下降移至口底，并逐渐松弛。

4.【答案】B

【解析】牙槽突修整术的目的是：矫正牙槽突各种妨碍义齿戴入和就位的畸形，去除牙槽突区突出的尖或嵴，防止引起局部疼痛。去除突出的骨结节或倒凹，矫正上前牙牙槽突的前突。手术应在拔牙后 2~3 个月，拔牙创基本愈合，牙槽突改建趋于稳定时进行，对于拔牙时即发现明显骨突者，应在拔牙同时进行修正。

5.【答案】D

6.【答案】E

【解析】上颌结节肥大可同时伴有纤维组织肥厚，由此出现过大倒凹或垂直向增生，使得上下颌间咬合距离减小，导致没有足够的间隙容纳义齿基板，影响义齿戴入。

第四章　牙种植外科

第一节　概　　论

【A_1 型题】

1.【答案】B

【解析】牙种植术是将人工牙（通常指人工牙根假体）植入牙槽骨内的手术。该植入物称为牙种植体，牙种植体是指为了支持义齿修复的上部结构，用外科手段在上颌或下颌颌骨内，或颌骨上植入设计的装置。故选 B。

2.【答案】A

【解析】钛及钛合金由于具有良好的生物学性能和理想的力学性能，成为目前应用最广最受青睐的一种金属。故选 A。

3.【答案】E

【解析】影响种植体骨结合的因素：手术创伤，患者的自身条件、种植体材料生物相容性差、种植体外形设计和应力分布不合理、种植体的应力分布不合理、种植体早期过度负载。

4.【答案】B

【解析】种植体旋入的扭力 ≥0.35N · m视为早期固位良好，低于此值应采用潜入式植入或延长骨愈合期。

第二节　牙种植术

【A_1 型题】

1.【答案】C

【解析】牙种植手术后，由于口腔卫生不良或清洁方法不当，对于暴露在口腔内的种植体基台清洁差，被黏附在基台上的菌斑刺激牙龈所致。故选 C。

【B_1 型题】

2.【答案】B

3.【答案】D

4.【答案】E

5.【答案】A

【解析】种植体选择：前牙区主要一段式种植体，后牙区选用两段式种植体。一期手术后 3~4 个月，（上颌 4 个月，下颌 3 个月）种植体完成骨结合，即可安装与龈衔接的愈合基台。种植义齿修复后，第一年每隔 3 个月复查 1 次，以后每年至少复查 2 次。

第三节　效果评估

【A_1 型题】

【答案】B

第五章 口腔颌面部感染

第一节 概 论

【A_1型题】

1.【答案】D

【解析】口腔颌面部有较多的淋巴引流途径扩散，故A正确。儿童由于淋巴结结构不完善，感染可穿破被膜向周围扩散，易发生腺源性感染，故B正确。口腔颌面的血液循环丰富，故可以通过血液扩散至邻近间隙，但是丰富的血液循环也使该部位抗感染的能力相对较强，故C、E正确。危险三角区处的静脉常无瓣膜，容易逆行发生海绵窦血栓性静脉炎，但是不会引起上呼吸道梗阻，D错误。故选D。

2.【答案】D

【解析】发热、局部淋巴结肿大、白细胞总数增高、中性粒细胞比例上升，不论脓肿发生位置的深浅，都有可能发生，故不是深部脓肿的特征性表现。浅部脓肿形成时表现为波动感，故B不正确。深部脓肿，尤其是位于筋膜下层的脓肿，则有压痛点并形成凹陷性水肿。故选D。

3.【答案】C

【解析】上唇及鼻部的“危险三角区”内静脉无静脉瓣，感染沿无瓣膜静脉逆行，引起海绵窦血栓性静脉炎。

4.【答案】D

【解析】脓肿切开引流的指征：①局部疼痛加重，呈搏动性跳痛。②炎性肿胀明显，皮肤表面紧张、发红、光亮。③触诊时有明显的压痛点、波动感，呈凹陷性水肿。④深部脓肿穿刺有脓液抽出者。故错误的是D。

第二节 下颌智齿冠周炎

【A_1型题】

1.【答案】D

【解析】急性智齿冠周炎通常伴有患侧下颌下淋巴结的肿痛，而不是颊部淋巴结，故答案为D。

2.【答案】E

【解析】急性智齿冠周炎的常见扩散途径包括：①向磨牙后区扩散，形成骨膜下脓肿。②经外斜线向前，在相当于下颌第一磨牙颊侧黏膜转折处的骨膜下形成脓肿或破溃成瘘。③沿下颌支外侧或内侧向后扩散，分别引起咬肌间隙、翼下颌间隙感染。

3.【答案】C

4.【答案】E

【解析】口腔颌面部由牙源性感染引起的炎症治疗好转后，应去除病灶牙。故其根治方法应该是拔除病源牙，切除瘘管。

5.【答案】D

【解析】智齿冠周炎的局部检查的常见表现包括：①第三磨牙萌出不全，第三磨牙周围的软组织及牙龈发红，不同程度的肿胀。②龈缘边缘糜烂，龈袋内挤出脓液。病情严重者，肿胀波及腭舌弓和咽侧壁，伴有明显的张口困难。恶性肿瘤一般表现为糜烂增生呈菜花状。

【A_2型题】

6.【答案】E

【解析】由临床检查残冠，叩诊（+），颊侧龈红肿，前庭沟肿胀，左侧面部肿胀明显，初步诊断是牙源性感染造成的左颊间隙感染，可行穿刺检查，有脓液抽出者，可行口内切开引流，待炎症治疗好转后再清除病灶。

7.【答案】D

【解析】根据临床表现及检查可初步诊断为牙源性感染来源的颞间隙感染，可行穿刺检查，抽出脓液可明确诊断，同时全身抗感染治疗。颞浅脓肿可在颞部发际内做单个皮肤切口，深部脓肿做与颞肌纤维方向一致的直切口，切忌做与肌纤维交叉的横行切口，因为切断颞肌的同时，也损伤颞肌神经血管，破坏了颞肌的功能。

第三节 间隙感染

【A1型题】

1.【答案】A

【解析】颊间隙口内脓肿切口应在脓肿的低位，即口腔前庭、下颌龈颊沟之上切开。

2.【答案】C

【解析】颊间隙感染常来源于上、下颌磨牙的根尖脓肿或牙槽脓肿，也可因颊部皮肤损伤、颊黏膜溃疡继发感染，或颊、颌上淋巴结的炎症扩散所致，一般表现为肿胀，病程进展缓慢，范围较局限，但当波及颊脂垫尖时，炎症发展迅速，并可向相通的间隙扩散形成多间隙的感染，一般不会形成明显的张口受限。

3.【答案】D

【解析】腐败坏死性蜂窝织炎临床表现为：肿胀区皮肤呈紫色、压痛、明显的凹陷性水肿、无弹性，因有皮下气体产生可扪及捻发音。

4.【答案】D

【解析】咽旁间隙感染的临床症状局部表现为：咽侧壁红肿、腭扁桃体突出，肿胀可波及同侧软腭、腭舌弓和腭咽弓，腭垂被推向健侧，患者自觉吞咽疼痛、进食困难、张口受限。

5.【答案】D

【解析】眶下间隙感染可沿面前静脉、内眦静脉、眼静脉向颅内扩散，并发海绵窦血栓性静脉炎。

6.【答案】B

【解析】舌下间隙脓肿切开引流一般在口底肿胀最明显或波动区，与下颌骨体平行切开黏膜，避开舌下腺导管开口，尽量偏外侧切开。

7.【答案】B

【解析】由于咬肌肥厚坚实，脓肿难以自行破溃，脓液长期蓄积，易形成下颌支的边缘性骨髓炎。

8.【答案】B

【解析】眶下间隙感染多来源于上颌尖牙，第一前磨牙和上颌切牙的根尖化脓性炎症。

9.【答案】C

【解析】眶下间隙感染肿胀范围常波及内眦、眼睑和颧部皮肤，肿胀区皮肤发红、张力增大，眼睑水肿，睑裂变窄、鼻唇沟消失，口腔前庭沟处常有明显的肿胀、压痛及波动感。累及眶下神经可引起不同程度的疼痛，而不是复视，故选C。

10.【答案】B

【解析】脓肿形成后首要的治疗方法是切开引流，低位引流原则常在口内上颌尖牙及前磨牙唇侧前庭黏膜转折处做切口。

11.【答案】C

【解析】颞间隙感染常由咬肌间隙、翼下颌间隙、颞下间隙、颊间隙的感染扩散所致。耳源性感染（化脓性中耳炎、颞乳突炎）、颞部疖痈及颞部损伤继发感染所致。牙源性感染不能直接引起颞间隙感染。

12.【答案】D

【解析】颞间隙感染的临床表现为凹陷性水肿、压痛、咀嚼痛及不同程度的张口受限。由于颞肌坚厚，颞筋膜致密，深部脓肿难以自行穿破，长期蓄积可形成颞骨骨髓炎。

13.【答案】E

【解析】咽旁间隙位置深，脓肿形成后一般根据穿刺确诊，口内途径应在翼下颌皱襞稍内侧纵行切开，口外以下颌角为中心，距下颌骨下缘2cm处作弧形切口。除非伴有严重的牙关紧闭，一般首选口内切口。

14.【答案】D

15.【答案】E

【解析】咬肌间隙感染来源主要是下颌智牙冠周炎、下颌磨牙的根尖炎、牙槽脓肿等。

16.【答案】A

【解析】颊间隙感染常见源于上、下颌磨牙的根尖周脓肿或牙槽脓肿穿破骨膜，侵入颊间隙；也可因颊部皮肤损伤、颊黏膜溃疡继发感染，或颊、颌上淋巴结的炎症扩散所致。

17.【答案】C

【解析】婴幼儿下颌下间隙感染的途径多为腺源性，主要是下颌下淋巴结炎。

18.【答案】A

【解析】颞浅脓肿可在颞部发际内做单个皮肤切口，深部脓肿做与颞肌纤维方向一致的直切口，切忌做与肌纤维交叉的横行切口，因为切断颞肌的同时，也损伤颞肌神经血管，破坏了颞肌的功能。

19.【答案】D

【解析】颊间隙感染脓肿形成后，口内切口应在脓肿的低位即口腔前庭、下颌龈颊沟上切开，皮下脓肿可在脓肿浅表皮肤沿皮肤皱折线切开，广泛的颊间隙感染应从下颌骨下缘以下1~2cm处平行于下颌骨下缘的切口。

20.【答案】D

【解析】咬肌、颞肌、翼内肌是主要的升颌肌群，受累常会引起张口受限，颊间隙感染通常不会造成张口受限。

21.【答案】A

【解析】咽旁间隙的感染来源多为牙源性，特别是下颌智牙冠周炎，以及腭扁桃体炎和相邻间隙感染的扩散，偶继发于腮腺炎、耳源性炎症和颈深上淋巴结炎。

【A_2 型题】

22.【答案】C

【解析】根据题干，应选择的引流方式是：上下贯通式管状引流。

23.【答案】C

【解析】金黄色葡萄球菌为黄色黏稠脓液，链球菌为淡黄色或淡红、稀薄脓液，铜绿假单胞菌脓液为绿色，稍黏稠，有酸臭味。

24.【答案】E

【解析】肿胀范围广泛，或已有明显的呼吸困难体征时应行广泛性切开。

25.【答案】C

【解析】应在感染急性期好转之后清除病灶牙。

【A_3/A_4 型题】

26.【答案】D

27.【答案】A

28.【答案】A

29.【答案】A

30.【答案】E

【解析】患儿，10岁，右下颌下区有活动性肿块，体温39.0℃，右下颌下弥漫性肿胀，局部可触及较硬的浸润块，可初步诊断为：右颌下区化脓性淋巴结炎。右下第一磨牙𬌗面深龋，叩痛（++），可知是牙源性感染来源，根据脓液的颜色——淡黄色、黏稠，可知为金黄色葡萄球菌感染，对青霉素最敏感。治疗方案为：由于穿刺有脓液形成，应及时行切开引流，同时全身应用抗生素及全身支持治疗，并治疗患牙。应与右颌下间隙蜂窝织炎相鉴别，其表现为下颌下三角区肿胀，下颌骨下缘轮廓消失，皮肤紧张、压痛，按压有凹陷性水肿。

31.【答案】A

32.【答案】B

33.【答案】E

34.【答案】D

35.【答案】D

36.【答案】C

37.【答案】C

【解析】从临床表现，可初步诊断为右下智牙急性冠周炎。黏膜充血，压痛明显，有轻度波动感，符合切开引流的指征。智牙冠周炎的治疗原则，急性期应以消炎、镇痛、切开引流，增强抵抗力治疗为主；当炎症转入慢性期后，若不能萌出的阻生牙应尽早拔除，预防再次感染。眶下间隙的感染来源多来自上颌尖牙，第一前磨牙和上颌切牙的根尖化脓性炎症和牙槽脓肿，下颌智牙冠周炎一般不会引起眶下间隙感染。明显张口受限及以下颌角为中心的红肿、压痛，是典型的咬肌间隙感染的临床表现，穿刺有脓液抽出是最有效的检验方法。

【B_1 型题】

38.【答案】D

【解析】新生儿颌骨骨髓炎的感染来源多为血源性。

39.【答案】E

【解析】医务人员行局部麻醉造成的继发感染为医源性感染。

40.【答案】C

【解析】继发于损伤后发生的感染为损伤性感染。

41.【答案】A

【解析】化脓性颌骨骨髓炎感染途径有牙源性、损伤性、血源性感染，牙源性感染临床上最多见。

42.【答案】B

【解析】儿童下颌下间隙感染来源多为腺源性。

43.【答案】D

【解析】混合性细菌感染为灰白色或灰褐色脓液，有明显的腐败坏死臭味。

44.【答案】A

【解析】金黄色葡萄球菌感染为黄色黏稠脓液。

45.【答案】E

【解析】结核性冷脓肿的脓液为稀薄污浊、暗灰色米汤样、夹杂有干酪样坏死物的脓液。

46.【答案】B

【解析】链球菌的感染一般为淡黄或淡红稀薄脓液，有时由于溶血而成褐色。

47.【答案】C

【解析】铜绿假单胞菌的典型脓液为绿色、稍黏稠，有酸臭味。

48.【答案】D

【解析】颞间隙感染主要表现为病变区凹陷性水肿，压痛和咀嚼痛及张口受限。

49.【答案】A

【解析】咬肌间隙感染表现为以下颌支和下颌角为中心的咬肌区肿胀并伴有明显的张口受限。

50.【答案】E

【解析】翼下颌间隙感染表现为下颌支后缘稍内侧轻度肿胀、深压痛。

51.【答案】B

【解析】颊间隙感染主要表现为面颊部弥漫性肿胀。

52.【答案】C

【解析】口底蜂窝织炎表现为下颌下、口底广泛性水肿。

53.【答案】E

【解析】下颌下间隙感染多见于下颌智牙冠周炎，下颌后牙根尖炎、牙槽脓肿等牙源性感染或下颌下淋巴结炎的扩散。

54.【答案】A

55.【答案】B

【解析】眶下间隙感染多来源于上颌尖牙、第一前磨牙和上颌切牙的根尖化脓性炎症和牙槽脓肿。

56.【答案】C

【解析】咬肌间隙感染由于长期脓液蓄积，易形成下颌支的边缘性骨髓炎。

57.【答案】A

58.【答案】A

【解析】咬肌间隙感染临床上常用口外途径切开引流，从下颌支后缘绕过下颌角，距下颌下缘2cm处切开。

59.【答案】C

【解析】下颌下间隙感染一般在下颌骨体部下缘以下2cm处作与下颌骨下缘平行切口。

60.【答案】D

【解析】口内于翼下颌皱襞外侧纵形切口。

61.【答案】C

【解析】广泛的颊间隙感染从下颌骨下缘以下1~2cm处作平行切口。

62.【答案】B

【解析】咽旁间隙感染的切口位于翼下颌皱襞稍内侧纵向切口。

63.【答案】A

【解析】咬肌间隙感染主要来源于下颌智齿冠周炎，下磨牙的根尖炎、牙槽脓肿。

64.【答案】E

【解析】翼下颌间隙感染常见于下颌智齿冠周炎及下磨牙根尖炎扩散所致，下牙槽神经阻滞麻醉时消毒不严也可引起翼下颌间隙感染。

65.【答案】C

【解析】颞间隙常由咬肌间隙、翼下颌间隙等感染扩散所致，耳源性感染也可波及颞间隙。

66.【答案】D

【解析】眶下间隙感染多来源于上颌尖牙、第一前磨牙和上颌切牙的根尖化脓性炎症和牙槽脓肿。

67.【答案】B

【解析】咽旁间隙感染多为牙源性，也可由腭扁桃体炎和相邻间隙感染扩散所致。

第四节 颌骨骨髓炎

【A_1型题】

1.【答案】B

【解析】化脓性下颌骨中央性骨髓炎多在急性化脓性根尖周炎及根尖周脓肿的基础上发生，故化脓性下颌骨中央性骨髓炎的好发部位应该是会发生根尖病变的部位，即下颌骨体部，故选B。

2.【答案】E

【解析】骨髓炎在急性期常看不到有骨质破坏，一般在发病2~4周，进入慢性期，颌骨已有明显破坏后，X线摄片检查才具有诊断价值。

3.【答案】D

【解析】中央性颌骨骨髓炎病灶清除术的指征：①经药物治疗，拔牙或切开引流后，仍遗留久经不愈的瘘管，长期流脓，或从瘘管探得骨面粗糙，甚至发现已有活动的死骨。②X线片发现有颌骨骨质破坏者。③患者全身条件能耐受手术的。

4.【答案】B

【解析】慢性边缘性骨髓炎如已明确骨质破坏的部位和范围，一般在病程2~4周后，即可施行病灶清除术。

5.【答案】D

【解析】新生儿颌骨骨髓炎转入慢性期后，虽已经形成死骨，死骨清除术不急于进行，因新生儿骨质松软，死骨片较小，可随脓液从瘘孔排出而自愈。

6.【答案】A

【解析】新生儿颌骨骨髓炎多发生于上颌骨。

7.【答案】B

【解析】新生儿颌骨骨髓炎的感染来源多为血源性，但也可因牙龈损伤或母亲患化脓性乳腺炎，泪囊炎或鼻泪管炎也可伴发骨髓炎。

8.【答案】C

【解析】放射性颌骨骨髓炎往往在放射治疗后数月乃至十余年才出现症状。发病初期呈针刺样剧痛，放疗引起黏膜或皮肤破溃，骨面暴露，长期溢脓，久治不愈，放射后颌骨破骨细胞与造骨细胞再生能力低下致死骨分离速度缓慢，因此，死骨与正常骨界限不清。软组织因局部血运障碍，易因感染组织坏死形成口腔和面颊部洞穿性缺损。

9.【答案】E

【解析】放疗前准备：牙周洁治，能保留的病灶牙给予治疗，无法治愈的牙予拔除，取出口内已有的金属义齿，活动义齿需在放射疗程终止后，经过一段时间以后再佩戴，以免造成黏膜损伤。

10.【答案】A

【解析】位于放射治疗范围内的牙齿拔除时间是放疗前。

11.【答案】B

【解析】发生颌骨放射性骨坏死的临界放射剂量指标为6~8周内给予60~80Gy。

12.【答案】D

【解析】全身治疗包括应用抗菌药物控制感染，疼痛剧烈时给予镇痛药，必要时输血、高压氧等治疗。局部死骨未分离前局部冲洗上药，已分离的死骨予以摘除。

【A_2型题】

13.【答案】C

【解析】边缘性骨髓炎在下颌

骨常见，多为牙源性，以下颌智齿冠周炎最常见，患者符合这一表现。慢性扁圆形颌骨骨髓炎临床表现为腮腺咬肌区呈弥漫性肿胀，局部组织坚硬，轻微压痛，无波动感，故选C。

14.【答案】C

15.【答案】C

【解析】放射性颌骨骨髓炎一般发生在放射治疗后半年至数年内，多数患者唾液分泌减少，牙容易发生猖獗龋，继发牙源性感染，或因拔牙及其他损伤造成伤口长期不愈，瘘道形成但脓性分泌物少，持续性疼痛、口臭。有时软组织可溃烂坏死，死骨暴露而不松动，长期处于慢性炎症过程。若继发颌周蜂窝织炎，可出现不同程度的张口受限。颌骨可以形成大块死骨，较长时间才分离，相应区域的软组织变硬，瘢痕形成。患者全身衰弱、消瘦、贫血，呈慢性消耗性病态。

【B_1型题】

16.【答案】A

17.【答案】C

【解析】放射治疗引起的骨髓炎称为放射性颌骨骨髓炎。

18.【答案】B

【解析】慢性颌骨骨髓炎主要是口内及颌面部皮肤形成多个瘘孔。

19.【答案】D

【解析】新生儿颌骨骨髓炎多见于上颌骨。

20.【答案】E

【解析】由化学性因素引起的骨髓炎称为化学性骨髓炎。

第五节　面部疖痈

【A_1型题】

1.【答案】E

【解析】在口腔颌面部感染中面部疖痈最易发生全身并发症。这是因为：疖痈的病原菌毒力较强；上唇与鼻部“危险三角区”内的静脉常无瓣膜；以及颜面表情肌和唇部的生理性活动易使感染扩散等因素所致。

2.【答案】A

【解析】主要是金黄色葡萄球菌。

3.【答案】D

【解析】在口腔颌面部感染中面部疖、痈最易发生全身并发症，原因在于：①疖、痈的病原菌毒力较强。②上唇与鼻部“危险三角区”内的静脉常无静脉瓣。③颜面部表情肌和唇部的生理性活动易使感染扩散。

【A_3/A_4型题】

4.【答案】C

5.【答案】C

6.【答案】E

7.【答案】B

8.【答案】E

【解析】相邻多数毛囊及其附件同时发生的急性化脓性炎症为痈，最常见的致病菌为金黄色葡萄球菌。感染易引起海绵窦化脓性血栓性静脉炎原因在于：①疖、痈的病原菌毒力较强。②上唇与鼻部“危险三角区”内的静脉常无静脉瓣。③颜面部表情肌和唇部的生理性活动易使感染扩散。容易引起的并发症包括：海绵窦血栓性静脉炎、菌血症、脓毒症，表现为全身高热、颜面广泛性水肿、疼痛。其治疗方案为：局部与全身相结合，在急性炎症得到控制、局部肿胀局限，并已形成明显的皮下脓肿而又不破溃时，才考虑切开引流。

第六节　面颈部淋巴结炎

【A_1型题】

1.【答案】D

【解析】结核性淋巴结炎皮肤表面无红、热及明显的压痛，扪之有波动感。

2.【答案】C

【解析】化脓性淋巴结炎皮肤红、肿、皮温高。

【A_2型题】

3.【答案】A

【解析】治疗结核病目前常见的药物有链霉素、异烟肼、利福平、乙胺丁醇。

第七节 颌面部特异性感染

【A_1 型题】

1.【答案】D

【解析】颌骨病变处于静止期而局部有死骨形成后，方能行死骨及病灶清除术。

2.【答案】D

【解析】颌面部骨结核肿胀区表面皮肤或黏膜，常无化脓性感染的充血、发红的表现。

3.【答案】C

【解析】放线菌可通过死髓牙的根尖孔、牙周袋或智牙的盲袋、慢性牙龈瘘管、拔牙创或口腔黏膜创口以及扁桃体等进入深层组织而引起疾病发生。

4.【答案】E

【解析】颌骨的放线菌病以下颌支和下颌角部为多见。

5.【答案】E

【解析】梅毒瘤常位于腭中线，呈结节型或弥散状，可波及鼻中隔，鼻骨及上颌骨。

6.【答案】C

7.【答案】A

第六章 口腔颌面部创伤

第一节 概　　论

【A_1 型题】

1.【答案】B

【解析】口腔颌面部创伤常会伴有牙损伤。牙在受到高速弹丸、弹片打击时会发生折断或脱位，牙碎片向周围组织内飞溅，造成继发损伤这被称为2次弹片伤，是口腔颌面部创伤的特点之一，A、C、D、E都属于望文生义，理解概念后排除之。

2.【答案】A

【解析】由于口腔颌面部血液循环丰富，伤后出血较多，容易形成血肿，组织反应快且重。

3.【答案】D

【解析】口腔颌面部位于呼吸道上端，损伤后可因组织移位、肿胀及舌后坠、血凝块或分泌物的堵塞而发生窒息，迅速威胁到生命安全，所以救治伤员时应首先注意保持呼吸道通畅，防止窒息。

【B_1 型题】

4.【答案】C

【解析】由于颌骨损伤时常伴有牙损伤，且牙碎片可进入邻近组织，造成“二次弹片伤”，并可将细菌带入深部组织，引起创口感染，对伤口有不利影响。但是另一方面，在外伤治疗中，可以利用牙齿恢复正常咬合关系来治疗颌骨骨折，又有利于损伤治疗。

5.【答案】A

【解析】因口腔颌面部窦腔多，窦腔内存在着大量细菌，如与创口相通，则易发生感染，对治疗有不利影响，故在清创时应尽早关闭与这些腔窦相通的创口。

6.【答案】C

【解析】由于口腔颌面部血液循环丰富，伤后出血较多，容易形成血肿，组织反应快且重，易引起窒息。但另一方面，由于血运丰富，组织抗感染能力与再生修复能力较强，伤口易于愈合，利于创伤治疗。故选C。

7.【答案】A

【解析】由于口腔是消化道的入口，呼吸道的上端，伤后易发生窒息，甚至危及患者生命，并且因影响语言、进食，常影响患者营养摄入，从而不利于患者的术后恢复。

第二节 急　　救

【A_1 型题】

1.【答案】D

【解析】因面神经出颅后走行于腮腺内，面神经损伤可导致相应支配肌群的瘫痪，即面瘫，故腮腺损伤后，应重点检查面神经是否受损伤，以便尽快作出相应处理。故选D。

2.【答案】B

【解析】此题主要考查指压止血法，即用手指压迫出血部位知名供应动脉的近心端，达到暂时止血的目的。面部软组织主要由面动脉供血，颞部主要由颞浅动脉供血，而口咽部及颈部严重出血时，一般直接压迫患侧颈总动脉止血。故选 B。

3.【答案】E

【解析】吸入性窒息是由于血液、分泌物、呕吐物或其他异物被患者吸入气管、支气管或肺泡内引起的窒息，多见于昏迷病员，对这类病员应立即行快速气管切开术，通过插入气管导管，充分吸出进入下呼吸道的血液、呕吐物、异物等，才能解除窒息。

4.【答案】C

【解析】颌面部外伤病员常伴发颅脑损伤，对于可能伴有颅脑损伤的病员，要严密观察各项生命体征及瞳孔变化，瞳孔的变化常能反映颅内损伤的程度，吗啡作为常用镇痛镇静药，因为有收缩瞳孔的作用，影响对瞳孔变化的观察，所以禁用于急救的伤员。

5.【答案】D

【解析】外伤清创的原则：除已坏死的组织外，尽量保留受伤的组织，对唇、舌、鼻、耳及眼睑等功能部位，即使组织大部分游离，只要没有感染和坏死，原则上应尽量保留，缝合在原位。

6.【答案】E

【解析】因颌面部组织血运丰富，抗感染及愈合能力较强，即使在伤后 24~48 小时，均可在清创后作严密缝合，大于 48 小时的创面，只要没有明显的化脓，清创后仍可作初期缝合。

7.【答案】C

【解析】气管切开的部位一般应避免损伤环状软骨，因为术后易遗留气管狭窄，低于第 5 气管环损伤无名动脉风险大大增高，所以一般气管切开术的切开位置选择第 3~4 气管环。故选 C。

8.【答案】A

【解析】颞部外伤出血应压迫颞前动脉，压迫部位在耳屏前区。

9.【答案】C

【解析】上颌骨骨折后向后下移位可堵塞呼吸道，需将移位的骨块悬吊复位使呼吸道畅通，而复位上颌骨块，通常利用压舌板等物做颅上颌固定。故选 C。

10.【答案】D

【解析】环甲膜切开术只是用于紧急抢救的临时措施，如导管插入时间过长，可继发喉狭窄，故不宜超过 48 小时。故选 D。

11.【答案】B

【解析】颌面部伤口如有水肿、感染，清创后不能严密缝合时，可以先做定向拉拢缝合，使组织尽可能恢复或接近正常位置，待感染控制或消肿后再做进一步缝合。其他选项说法均正确。

12.【答案】A

【解析】包扎止血主要适用于毛细血管、小静脉及小动脉的出血，组织渗血可用包扎止血或药物止血，腔窦出血需填塞止血，知名动脉和颈部大血管出血需结扎止血才能有效。故选 A。

13.【答案】A

【A_2 型题】

14.【答案】C

【解析】外伤处理的一般原则：①迅速做好急救，如包扎、止血、镇痛、固定等，及时得到外科处理。②对开放性创伤，要根据伤情和当时的条件，尽快做好早期外科处理。对伤情一时判断不清者，要边处理边观察边检查，查明原因后再做进一步处理。分析选项，A 项与 C 项相互矛盾，必有一错。为避免影响气道，应避免仰卧位，所以 C 错误，故选 C。

15.【答案】E

【解析】出现窒息症状，应先解决患者呼吸困难后再处理颌面部裂伤和多发性骨折，故应先行紧急气管切开。故选 E。

16.【答案】D

【解析】颌面部损伤伤员如果出现昏迷-清醒-再昏迷的情况，提示颅内血肿的可能，如昏迷后一度意识清醒或好转，随后又转入嗜睡、昏迷，伤侧瞳孔散大、对光反射消失，呼吸、脉搏变慢，血压升高时，是硬脑膜外血肿的表现。故选 D。

17.【答案】D

【解析】舌组织较脆，血运丰富，裂伤后出血明显，急救时可以先用纱布块填塞暂时止血，但彻底止血还需尽早行清创缝合。故选 D。

【B_1 型题】

18.【答案】B

【解析】上颌骨骨折后骨折块向后下移位可堵塞呼吸道，需将移位的骨块悬吊复位使呼吸道畅通。故选 B。

19.【答案】A

【解析】昏迷患者出现窒息首选气管切开，故选 A。

20.【答案】C

【解析】阻塞性窒息一般由血凝块、唾液或异物引起，所以首先应清除口、鼻、咽腔内的异物。

21.【答案】D

【解析】口咽部血肿或舌根部肿胀阻塞位置位于咽部，可通过经口或鼻腔行气管内插管解决，可不行气管切开。故选 D。

22.【答案】B

【解析】鼻道、窦腔出血一般用填塞止血。故选 B。

23.【答案】D

【解析】在现场缺乏急救条件时，首选指压止血，故选 D。

24.【答案】A

【解析】创面渗血、小动、静脉、毛细血管出血在颌面部外露部位可以在清理创面后，将软组织复位，覆盖止血药物后包扎止血。故选 A。

25.【答案】C

【解析】舌外伤如有严重出血应伴有知名血管的破裂或断裂，对于已进入手术室的患者，应在完善的麻醉下找到创口内活跃出血的血管断端以血管钳结扎或缝扎止血。故选C。

第三节 软组织创伤

【A_1 型题】

1.【答案】B

【解析】因舌组织质地脆，缝合处易撕裂，应采用大针粗线，进针距创缘要大，力争多带舌组织，不同于其他部位小针细线缝合的原则。缝合时应尽量保持舌的长度，防止因舌体短缩影响发音。故选B。

2.【答案】A

3.【答案】E

【解析】唇、鼻、眼睑部外伤缝合尤其要注意对位准确，小针细线缝合，尽量恢复外形及功能，如组织缺损直接拉拢缝合影响到术后功能，需转组织瓣修复，而不能简单直接缝合。故选E。

4.【答案】A

【解析】颌面部由于血运丰富，开放伤出血较多，闭合伤易形成血肿，伤后组织肿胀迅速而严重，这是由颌面部特点所决定的，所以A正确，容易发生感染是颌面部特点，但不是水肿的原因，所以B错误；皮下脂肪堆积时间缓慢，不会引起迅速水肿，所以C错误；神经丰富敏感与水肿无关，所以D错误；处于暴露部位容易细菌感染，但与迅速水肿无关，所以E错误。

【A_2 型题】

5.【答案】B

【解析】皮下及深部组织受外力挤压损伤而无开放性伤口称为挫伤，如伴有软组织开放性伤口则成为挫裂伤，都表现为组织肿胀、皮下淤血和疼痛，故选B。

6.【答案】D

【解析】头皮撕脱伤伤情重，伤后易出现休克，如与正常组织相连，则及时清创后复位缝合，撕脱的离体组织如无血管可吻合，原位缝合常会坏死，6小时以内的组织可修成全后或中厚皮片做再植术，伤后超过6小时组织则不能利用，可修成游离皮片移植消灭创面。故选D。

7.【答案】B

【解析】此题考查擦伤的特点：皮肤表层破损，创面常附着泥沙或其他异物，有点片状创面或少量点状出血。故选B。

8.【答案】C

【解析】颌面部组织抗感染及再生能力强，伤后24~48小时均可清创后严密缝合，甚至超过48小时，只要伤口没有明显化脓感染或组织坏死，充分清创后仍可严密缝合，只是需创面内放置引流条。故选C。

9.【答案】C

【解析】如唇缺损不超过全唇的1/3，可利用唇组织的弹性和延展性，直接或经过松解后拉拢缝合，如缺损超过1/2，应考虑利用邻近组织瓣进行修复。故选C。

【A_3/A_4 型题】

10.【答案】D

【解析】根据临床检查及上颌骨骨块异常活动度，考虑上颌骨骨折或牙槽突骨折，需行X线检查以明确骨折线位置及走向。

11.【答案】C

【解析】缝合伤口时，应先关闭与口、鼻腔或上颌窦相通的伤口，防止腔窦内的细菌继续进入伤口，所以缝合唇部伤口要先关闭口腔黏膜伤口后再逐层缝合肌层和皮肤。故选C。

12.【答案】A

【解析】牙槽突骨折常在恢复咬合关系后用单颌牙弓夹板固定，注意牙弓夹板应跨过骨折线至少3个牙位，才能固定可靠。故选A。

13.【答案】C

【解析】由锐利器物切割引起的软组织损伤属于切割伤，伤口创缘整齐，伤及血管可有活跃出血，同时可伴有重要解剖结构的断裂，如面神经、腮腺导管等。

14.【答案】E

【解析】本患者在临床检查时要注意检查腮腺腺体、导管、面神经及知名血管是否有损伤或破裂，除此以外，还应进一步X线检查排除颌骨骨折。故选E。

15.【答案】C

【B_1 型题】

16.【答案】A

【解析】考查各种软组织伤的伤口特点。如各题答案所示。

17.【答案】B

18.【答案】C

第四节 硬组织创伤

【A_1型题】

1.【答案】A

【解析】咬合错乱是颌骨骨折常见的临床体征。故选A。

2.【答案】D

【解析】单纯使用颌间固定治疗骨折时，下颌骨一般固定4~6周，上颌骨3~4周。故选D。

3.【答案】A

【解析】牙挫伤是牙周膜的轻度损伤，通常受伤后，牙髓活力会暂时丧失，数周或数月后会恢复，一般不伴有牙槽骨及牙体组织的破坏，轻度牙挫伤可不做治疗，仅仅让患牙休息1~2周即可。牙脱位时可伴有牙龈撕裂或牙槽突骨折，保存患牙是治疗应遵循的原则，完全脱落牙在0.5小时内进行再植，90%的患牙可避免牙根吸收。故选A。

4.【答案】C

【解析】牙槽突骨折结扎固定时间是4周。故选C。

5.【答案】E

【解析】颧骨、颧弓骨折后，如仅有轻度移位，畸形不明显，可作保守治疗，凡有面部塌陷、张口受限、复视者均应视为手术适应证。故选E。

6.【答案】A

【解析】Le Fort Ⅰ型骨折，骨折线经梨状孔下缘、牙槽突基部，绕颧牙槽嵴和上颌结节向后至翼突，又称上颌骨低位骨折或水平骨折。故选A。

7.【答案】C

【解析】双侧颏孔区骨折致两侧后骨折段因升颌肌群牵拉而向上前方移位，前骨折段因降颌肌群的作用而向下后方移位，因而出现舌后坠而导致窒息。

8.【答案】E

【解析】下颌正中颏部双侧颏孔区骨折或粉碎性骨折，两侧后骨折段因升颌肌群牵拉而向上前方移位，前骨折段因降颌肌群的作用而向下后方移位，是受多个肌肉牵拉的，如下颌舌骨肌、颏舌骨肌等。故选E。

9.【答案】E

【解析】颧骨、颧弓骨折后多发生内陷移位，早期局部肿胀、压痛，肿胀缓解后表现为颧面部塌陷畸形。若内陷的骨折块压迫了颞肌和咬肌，则出现张口疼痛和开口受限。颧骨构成眶外侧壁和眶下缘的大部分，骨折块移位后，可因眼球移位、外展肌渗血和局部水肿等原因，而发生复视。

10.【答案】D

【解析】颅底骨折出现脑脊液漏时，脑脊液沿颅中窝骨折导致脑脊液耳漏，颅前窝骨折可导致脑脊液鼻漏。故选D。

11.【答案】B

【解析】颏部软组织损伤一般都会受外力的撞击，髁突部由于应力集中，形成间接骨折。

12.【答案】D

【解析】髁状突骨折后出现轻度开殆者，在患侧磨牙区垫上2~3mm厚的橡皮垫，用颌间弹性牵引复位固定，使下颌支下降，髁突复位，恢复咬合关系。

13.【答案】C

【解析】上颌骨Le Fort Ⅲ型骨折又称上颌骨高位骨折或颅面分离骨折，多伴有颅底骨折或颅脑损伤。故选C。

14.【答案】E

【解析】影响下颌骨骨折段移位的因素有：骨折的部位、外力的大小和方向、骨折线方向和倾斜度、骨折段是否有牙以及附着肌肉的牵拉作用等。故选E。

15.【答案】D

【解析】儿童处于生长发育期，骨质柔而富有弹性，即使骨折，移位一般也不大，故不首选手术复位固定，排除A。儿童期正值乳恒牙交替期，恒牙萌出后，其咬合关系还可以自行调整。因此，对复位和咬合关系恢复的要求不如成人高，排除B、E。儿童乳牙列的牙冠较短，牙根吸收而致乳牙不稳固，难做牙间或颌间结扎固定，颌骨内有众多恒牙胚且骨质薄，固定时易损伤牙胚，也不易牢靠，排除C。故儿童期颌骨骨折多采用保守治疗。

16.【答案】D

【解析】颌骨骨折治疗最重要的标准是恢复原有咬合关系。

17.【答案】A

【解析】上颌骨未附着强大的咀嚼肌，受肌肉牵拉移位的可能性较小，骨折块多随撞击力的方向而移位，或因其重力而下垂。翼内肌及翼外肌均有部分附着于翼突，因此上颌骨与翼突同时骨折的时候，整体会受两个肌肉的牵拉。

18.【答案】A

【解析】牙槽突骨折的治疗应在局麻下将牙槽突及牙复位到正常解剖位置，然后利用骨折邻近的正常牙列，采用牙弓夹板、金属丝结扎和正畸托槽方丝弓等方法固定骨折。故选A。

19.【答案】A

【解析】牙槽突骨折与其他部位骨折的不同之处是：当摇动损伤区的牙时，因邻近的牙附着于同一个折断的牙槽骨块上，可见邻近数牙及骨折片同时移动。

20. 【答案】A

【解析】牙和牙槽突损伤中，前牙及上颌牙槽突损伤概率较大。

21. 【答案】B

【解析】眼球内陷是眶底骨折和鼻眶筛骨折的重要体征。

22. 【答案】B

【解析】下颌骨占据面下1/3及两侧面中1/3的一部分，位置突出，易遭受损伤而导致骨折发生率高。故选B。

23. 【答案】C

【解析】骨折的临床愈合是指愈合后骨的强度已能承受因肌肉收缩或外力引起的应变力量，下颌骨骨折的临床愈合所需时间通常为6~8周，故选C。

24. 【答案】B

【解析】下颌骨发生骨折的部位常与解剖结构有关，有些部位在结构和力学上属于薄弱区域，如正中联合部、颏孔区、下颌角及髁突颈部。而喙突骨折较少见。

25. 【答案】C

【解析】眶底骨折手术时机以伤后1周左右为宜，因过早手术组织肿胀明显，过晚则易出现错位愈合或形成瘢痕。故选C。

26. 【答案】D

【解析】在颌骨骨折专科检查中，颌骨异常动度及咬合错乱是最重要的骨折体征。故选D。

27. 【答案】A

【解析】骨折线正位于下颌角，且骨折线两侧都有咬肌与翼内肌附着时，骨折端可不发生移位。故选A。

28. 【答案】B

29. 【答案】E

【解析】当颏部或下颌骨体受打击时，髁突部由于应力集中，形成间接骨折。故选E。

30. 【答案】C

【解析】颧骨、颧弓复合体骨折一般情况下，均需要手术复位，但是单纯口内切开或颞部切开复位手术视野受限，可能因骨折部位暴露不完全而影响手术操作；颧骨、颧弓骨折一般不伴有咬合关系的错乱，无须颌间牵引复位。头皮冠状切口复位固定法，术中暴露充分，便于在直视下复位与固定骨折。故选C。

31. 【答案】E

32. 【答案】C

【解析】单颌固定仅用邻近的健康牙齿协助固位，单纯使用时固位力不足，一般仅用于牙槽突骨折和无明显移位的单线骨折。

33. 【答案】A

【解析】上颌骨骨折时眶内及眶周常伴有组织内出血、水肿，形成特有的“眼镜征”。故选A。

34. 【答案】B

【解析】颧弓骨折后，塌陷的颧弓可压迫颞肌和咬肌，并阻碍冠突运动，导致开口受限。因伤后局部肿胀，塌陷畸形可能被掩盖。单纯颧弓一般不引起眶周瘀斑或咬合错乱。故选B。

35. 【答案】D

【解析】由于儿童期正值乳恒牙交替期，恒牙萌出后，其咬合关系还可以自行调整，因此对复位和咬合关系恢复的要求不如成人高。故选D。

36. 【答案】E

【解析】骨折后4~8小时在骨折断端之间形成血肿，24~72小时内血肿逐渐机化，在1~2周后机化的血凝块被纤维血管组织所替代，并沉积胶原纤维和钙盐，形成骨痂，2周以后，骨样组织内不断有钙盐沉积，并逐渐钙化为坚实的骨组织，与骨折断端的骨组织连接、融合在一起。故选E。

37. 【答案】C

【解析】Le Fort Ⅰ型骨折，骨折线从梨状孔水平、牙槽突上方向两侧水平延伸到上颌翼突缝。Le Fort Ⅰ型骨折线不经过眶下壁。

【A_2 型题】

38. 【答案】E

【解析】上颌牙槽突骨折的临床表现为骨折线，骨折段移位，咬合关系错乱，眶及眶周变化表现为眶周瘀斑，上下睑及球结膜出血。典型的表现是当摇动损伤区的牙时，可见邻近数牙及骨折片随之移动，故选E。

39. 【答案】B

【解析】单颌牙弓夹板固定常用于牙槽突骨折和移位不大的颏部线形骨折，也可以在坚强内固定的张力带处使用，以对抗牙槽突的不良张力。

40. 【答案】B

41. 【答案】C

【解析】对于嵌入性乳牙，不可强行拉出复位，以免二次创伤，而且题干中脱位牙并未损伤恒牙胚，因此对症处理，继续观察，任其自然萌出是最可取的处理方法。故选C。

42. 【答案】C

【解析】Le Fort Ⅲ型骨折自鼻额缝向两侧横过鼻梁、眶部，经颧额缝向后达翼突。故选C。

43. 【答案】B

【解析】骨折位于下颌角的角前切迹之前，那么骨折前段受降颌肌群的牵拉，向下内移位，后段受升颌肌群的牵拉，向上前移位。故选B。

44. 【答案】E

【解析】对于上颌骨骨折，如果单侧出现，骨折块移位，会出现患侧咬合早接触，如果合并翼突骨折，则后牙早接触，前牙开𬌗。不可能出现后牙开𬌗的情况。

45. 【答案】A

【解析】单发的正中联合部骨折，由于骨折线两侧肌群牵力相等，常无明显的移位。故选A。

46. 【答案】B

【解析】髁状突高位骨折且有

前牙开𬌗、后牙早接触者，宜选用保守治疗方法，在患侧磨牙区垫上2~3mm厚的橡皮垫，用颌间弹性牵引复位固定，使下颌支下降，髁突复位，恢复咬合关系，然后撤除橡皮垫，继续颌间固定3周。故选B。

47.【答案】C

【解析】对于成年人髁突骨折一般采用保守治疗，即使治疗后移位的髁突未能完全复位，在愈合过程中可发生吸收与改建，随着功能的需要，髁突出现适应性的变化而不影响功能，对于髁状突的修复改建能力较强的儿童更是如此，故选C。

【A_3/A_4型题】

48.【答案】A

【解析】通过题中病例的外伤病史、脑脊液漏存在、上颌骨下垂、后牙早接触等表现，可以初步诊断为上颌骨骨折。华特位片主要观察颌面骨尤其是上颌骨的骨质情况。颧弓位片主要用来检查颧骨及颧弓骨折。上颌前部𬌗片用来观察上颌前部骨质变化及乳牙、恒牙的情况。许勒位片观察的是颞下颌关节外侧1/3侧斜位影像。上颌正位体层片常用于观察上颌病变及其与上颌窦、筛窦、眶底、鼻腔和颅底的关系。

49.【答案】C

【解析】上颌骨骨折根据骨折线高低位置不同又分为三型，Le Fort Ⅲ型骨折自鼻额缝向两侧横过鼻梁、眶部，经颧额缝向后达翼突。故选C。

50.【答案】B

【解析】Le Fort Ⅱ型骨折，骨折线自鼻额缝向两侧横过鼻梁、眶内侧壁、眶底和颧上颌缝，再沿上颌骨侧壁至翼突。故选B。

51.【答案】B

【解析】脑脊液鼻漏的处理原则是：禁止做鼻腔的填塞与冲洗，以免引起颅内感染。故选B。

52.【答案】E

【解析】对于题干中的病例，最好的初步救治措施是暂时作颅上颌固定、补液、对症处理并密切观察。故选E。

53.【答案】A

【解析】题干中的病例，患者因车祸伤及颅面部，有一过性昏迷病史，因此应该首先应做头颅CT，排除颅脑损伤。故选A。

54.【答案】E

【解析】根据"颧部凹陷、眶周淤血、咬合正常、张口受限"这些临床表现可以判断为颧骨颧弓骨折。故选E。

55.【答案】B

【解析】颧骨颧弓骨折张口受限的原因是骨折块发生内陷移位，压迫了颞肌和咬肌，阻碍了冠突的运动。故选B。

56.【答案】C

【解析】题干中病例，根据其临床表现，初步判断为左侧髁突骨折，因此应行颞下颌关节X线平片检查，观察髁突是否还在关节窝内，及在关节窝内的髁突是否有骨折线，然后再进一步拍CT，明确骨折线走向及骨折段移位情况。故选C。

57.【答案】D

【解析】题干中病例，根据其外伤史及左侧耳颞部肿痛，开、闭口困难，左侧后牙早接触，前牙及右侧开𬌗临床表现，最可能的诊断为左髁突颈部骨折。

58.【答案】A

【解析】大多数髁突骨折可采用保守治疗。对于题干中的病例，未提及更为严重的临床表现，所以按一般髁突骨折处理，即在患侧磨牙区垫上2~3mm厚的橡皮垫，用颌间弹性牵引复位固定，使下颌支下降，髁突复位，恢复咬合关系。故选A。

59.【答案】D

【解析】患者出现右侧颧面部塌陷、张口受限、眶下区神经症状等，根据这些可以判断其为右侧颧骨、颧弓骨折。故选D。

60.【答案】B

【解析】受伤的早期，由于局部肿胀，塌陷畸形可能被掩盖，易被误认为单纯软组织损伤，因此骨折可能不被及时发现。

61.【答案】C

【解析】张口受限的原因是骨折块发生内陷移位，压迫了颞肌和咬肌，阻碍了冠突的运动。

62.【答案】B

【解析】此病例初步诊断时，怀疑面上部区可能出现了骨折，因此拍华氏位片可以初步分析面上部区哪些结构发生了骨折，从而做进一步的检查。故选B。

【B_1型题】

63.【答案】B

【解析】上颌骨折后，上下颌牙列的咬合关系常因骨折块的移位而发生错乱。Le Fort按骨折线的高低位置，将上颌骨骨折分为三型。其中Le Fort Ⅰ型骨折，骨折线从梨状孔水平、牙槽突上方向两侧水平延伸到上颌翼突缝。

64.【答案】C

【解析】Le Fort Ⅱ型骨折，骨折线自鼻额缝向两侧横过鼻梁、眶内侧壁、眶底和颧上颌缝，再沿上颌骨侧壁至翼突。故选C。

65.【答案】D

【解析】颧骨颧弓骨折也会出现骨折块的移位，但不会出现咬合错乱。故选D。

66.【答案】B

【解析】下颌骨折后，上下颌牙列的咬合关系常因骨折块的移位而发生错乱。故选B。

67.【答案】C

【解析】眶底骨折可能会出现眼球移位、局部水肿及撕裂的眼下斜肌嵌入骨折线中，限制眼球运动，从而出现复视。故选 C。

68.【答案】A

69.【答案】D

【解析】颧弓骨折由于骨折块的移动，压迫颞肌和咬肌，阻碍冠突运动，导致张口受限。

70.【答案】B

【解析】颅底骨折常伴有脑脊液耳鼻漏。故选 B。

71.【答案】E

【解析】上颌骨骨折时眶内及眶周常伴有组织内出血、水肿，形成特有的“眼镜征”。

72.【答案】A

【解析】骨折线从梨状孔下方，牙槽突上方两侧水平方向延伸至上颌翼突缝属于 Le Fort Ⅰ型骨折。故选 A。

73.【答案】D

【解析】两侧骨折线不在同一平面属于不对称型骨折。故选 D。

74.【答案】B

【解析】自鼻额缝向两侧横过鼻背、眶内下、沿眶底、经颧骨下方达翼突属于 Le Fort Ⅱ型骨折。故选 B。

75.【答案】E

【解析】腭中缝因骨折裂开属于纵行骨折。故选 E。

76.【答案】C

【解析】骨折线自鼻额缝向两侧横过鼻梁、眶部，经颧额缝到达翼突属于 Le Fort Ⅲ型骨折。

77.【答案】C

【解析】对于相对复杂的下颌骨多发性骨折，一般采用切开复位坚强内固定。故选 C。

78.【答案】A

【解析】颌间固定一般用于单线的移位较明显的下颌骨骨折。

79.【答案】B

【解析】单颌固定主要用于线形并且移位不大的骨折，临床上常用于牙槽突骨折和移位不大的颏部骨折及粉碎性骨折的小碎片连接。故选 B。

80.【答案】D

【解析】儿童髁状突青枝骨折一般采用保守的治疗方法，常用的就是颅颌绷带固定。故选 D。

81.【答案】E

【解析】单纯使用颌间固定治疗骨折，下颌骨一般固定 4~6 周。

82.【答案】D

【解析】上颌骨固定 3~4 周。

83.【答案】B

【解析】髁突骨折，有轻度开𬌗者，用颌间弹性牵引复位固定，待髁突复位，咬合关系恢复后，继续颌间固定 3 周。故选 B。

84.【答案】A

【解析】单纯颧弓部位骨折，一般仅需要颞部小切口就能暴露骨折线，进行复位并固定。

85.【答案】D

【解析】颧骨、颧弓粉碎性骨折情况复杂，骨折块较多，术中需要充分显露，因此冠状切口是比较好的选择。故选 D。

86.【答案】E

【解析】下颌角骨折，一般采用的是下颌下切口。故选 E。

87.【答案】A

【解析】牙槽突骨折及颌骨骨折均可有骨折段异常活动，而下颌骨骨折时，由于疼痛和升颌肌群痉挛常伴有张口受限。

88.【答案】C

89.【答案】A

90.【答案】D

第七章 口腔颌面部肿瘤及瘤样病变

第一节 概 论

【A_1 型题】

1.【答案】C

【解析】放射治疗前应拔除口内病灶牙及肿瘤邻近的牙，拆除金属套冠及牙桥。

2.【答案】E

【解析】腮腺和颌下腺的分泌量占 90%。

3.【答案】E

【解析】MRI 其特点是显示结构逼真，病变与解剖关系明确，能够使血管显影。

4.【答案】E

【解析】活体组织检查包括切取活组织、切除活组织、冷冻活组织及吸取活组织检查。

5.【答案】C

【解析】口腔扁平苔藓不属于癌前病变。

6.【答案】D

【解析】当白细胞降到 $3.0\times10^9/L$，血小板降到 $80\times10^9/L$，应予以停药，并给予升白细胞药物。

7.【答案】B

8.【答案】D

【解析】多形性腺瘤，又名混合瘤为良性肿瘤。

9.【答案】D

【解析】对放射不敏感的有骨肉瘤、纤维肉瘤、横纹肌肉瘤、腺癌、脂肪肉瘤、恶性黑色素瘤等。

10.【答案】A

【解析】食谱中某些维生素及微量元素的变化与癌的发生有一

定关系。与口腔癌发生有关的维生素主要是维生素 A 和 B、E 类维生素缺乏。所以 A 正确，而其他选项不合要求，故选 A。

11.【答案】C

【解析】对放射中度敏感的为鳞状细胞癌和基底细胞癌。

12.【答案】E

【解析】口腔颌面部肿瘤的预防包括：消除或减少致癌因素、及时处理癌前病损、加强防癌宣教、开展防癌普查或易感人群的检测。

13.【答案】D

【解析】沃辛瘤 ^{99m}Tc 核素显像呈热结节，具有特征性。

14.【答案】D

【解析】唇癌或面部皮肤癌首选手术切除。

15.【答案】E

【解析】舌下腺肿瘤由于位置关系，不易为患者所察觉。

16.【答案】D

【解析】多形性腺瘤生长缓慢，常无自觉症状，病史较长。

17.【答案】D

【解析】正确性最高的为病理切片。

18.【答案】D

【解析】M_1 代表有远处转移。

19.【答案】C

【解析】良性肿瘤多呈膨胀性生长，恶性肿瘤为溃疡型、外生型及浸润型。

20.【答案】C

【解析】化疗的主要不良反应是骨髓抑制。

21.【答案】D

【解析】对放射敏感的有恶性淋巴瘤、浆细胞肉瘤、未分化癌、淋巴上皮癌、尤因肉瘤等。

22.【答案】D

【解析】乳头状瘤具有恶变倾向。

23.【答案】E

【A_2 型题】

24.【答案】E

【解析】放疗后可能发生的口腔改变有口干、龋坏、黏膜炎症及皮肤色泽变化等。

第二节　软组织囊肿

【A_1 型题】

1.【答案】B

【解析】畸胎囊肿虽然衬里上皮也是复层鳞状上皮，但是不会出现白色豆腐渣样内容物。口底囊肿不是病理学名词。蛤蟆肿即舌下囊肿，是指口底的黏液囊肿，其内容物多为清亮液体。皮样和表皮样囊肿虽然都含有白色豆腐渣样物质，但是表皮样囊肿的纤维囊壁里面不含有皮肤附属器。

2.【答案】B

【解析】皮样囊肿囊腔内含有脱落的上皮细胞、皮脂腺、汗腺及毛发等结构。

3.【答案】C

【解析】第二鳃裂囊肿常位于颈上部，大多在舌骨水平，胸锁乳突肌上 1/3 前缘附近。

4.【答案】C

【解析】鳃裂囊肿做穿刺时，可见有黄色或棕色的、清亮的、含或不含胆固醇的液体。

5.【答案】D

【解析】甲状舌管囊肿应手术切除，手术的关键是除囊肿或瘘管外一般应将舌骨中份一并切除。

【A_2 型题】

6.【答案】D

【解析】鳃裂囊肿常位于颈上部，大多在舌骨水平，胸锁乳突肌上 1/3 前缘附近，如若发生上呼吸道感染可骤然增大，有波动感而无搏动可与颈动脉体瘤相鉴别。

第三节　颌骨囊肿

【A_1 型题】

1.【答案】E

【解析】牙源性角化囊性瘤为牙源性颌骨囊肿，球上颌囊肿、鼻腭囊肿、鼻唇囊肿、正中囊肿为非牙源性囊肿。

2.【答案】C

【解析】囊性水瘤为脉管畸形，不会发生恶变，牙源性角化囊性瘤、鳃裂囊肿、皮脂腺囊肿及甲状舌管瘘均可发生恶变。

3.【答案】D

【解析】角化囊肿好发于下颌骨，特别是下颌第三磨牙区及下颌支部。

4.【答案】D

【解析】牙源性角化囊性瘤具有显著的复发性和癌变能力。

【A_3/A_4 型题】

5.【答案】C

【解析】一般囊肿大多向颊侧膨胀，但角化囊肿可向舌侧膨胀，据临床表现及 X 线片示 8| 被推压向后上方移位，初步诊断为牙源性角化囊性瘤。

6.【答案】D

【解析】穿刺是一种比较可靠的诊断方法。

7.【答案】B

【解析】牙源性角化囊性瘤大多是黄、白色角蛋白样（皮脂样）物质。

第四节　色　素　痣

【A₁型题】

【答案】B

【解析】色素痣可分为皮内痣、交界痣及复合痣。交界痣容易发生恶变。

第五节　血管瘤与脉管畸形

【A₁型题】

1.【答案】A

【解析】蔓状血管瘤又称葡萄状血管瘤，是由扩张的动静脉吻合，迂曲盘绕而形成具有搏动性的血管瘤。血管迂曲呈蚯蚓弯曲状或呈蜘蛛网样放射状扩张外观，高出皮肤呈半圆状隆起，皮肤往往潮红及毛细血管扩张，局部温度增高，B不选；扪之有震颤感，C不选；触有搏动感，压之肿块缩小，压紧时搏动消失，听诊可闻及血管杂音，D不选；病变处隆起，血管扩张增生，E不选；A项不符合。故选A。

2.【答案】C

【解析】囊肿型淋巴管瘤病损大小不一，表面皮肤色泽正常，呈充盈状态，扪诊柔软有波动感，体位移动试验阴性，透光试验阳性。

3.【答案】B

【解析】动静脉畸形听诊有吹风样杂音。

4.【答案】C

【解析】口腔黏膜的淋巴管畸形有时与微静脉畸形同时存在，出现黄、红色小疱状突起，称为淋巴管畸形。

【A₂型题】

5.【答案】D

【解析】舌体组织脆，活动度大，故应采用粗针粗线进行缝合，进针距创缘要大，深度要深，最好加用褥式缝合，缝合时尽量保持舌的长度。

6.【答案】E

【解析】根据临床表现考虑为血管瘤，其生物学行为可自发性消退，故应先观察，如发展迅速，可给予一定的干预治疗。

【B₁型题】

7.【答案】B

【解析】海绵状血管瘤，即静脉畸形体位移动试验阳性。

8.【答案】C

【解析】蔓状血管瘤，即动静脉畸形，是一种迂回、弯曲不规则有波动感的血管畸形。

9.【答案】D

【解析】海绵型淋巴管瘤发生于舌部者常呈巨舌症。

第六节　良 性 肿 瘤

【A₁型题】

1.【答案】E

【解析】牙龈瘤因其无肿瘤特有的结构，故非真性肿瘤，但其有肿瘤的外形及生物学行为，切除后易复发。

2.【答案】D

【解析】典型的成釉细胞瘤X线表现：早期呈蜂房状，以后形成多房性囊肿样阴影，单房比较少，因其呈多房性及局部浸润性，故周围囊壁边缘常不整齐、呈半月形切迹，在囊内的牙根尖不同程度吸收现象。

3.【答案】D

【解析】成釉细胞瘤的生长具有局部浸润性，当其压迫下牙槽神经时，患侧下唇及颊部可出现麻木不适。

4.【答案】D

【解析】成釉细胞瘤具有局部浸润周围骨质的特点，故手术时不应施行刮除术，需将肿瘤周围的骨质至少在0.5cm处切除。

5.【答案】D

【解析】成釉细胞瘤被称为临界瘤是由于其生长具有局限性浸润生长。

6.【答案】B

【解析】成釉细胞瘤内含有黄褐色液体。

7.【答案】E

【解析】成釉细胞瘤为牙源性肿瘤，来源于与成牙组织或与牙有关的组织，只有颌骨才有上述组织。

8.【答案】E

【解析】骨化性纤维瘤病变界限清楚，圆形或卵圆形密度减低区内可见不规则钙化影，骨纤维异常增殖，病变界限不清，有的密度高低不等，有的呈毛玻璃状，有的为多房性囊性阴影。

9.【答案】B

【解析】颌骨牙源性角化囊性瘤好发于下颌第三磨牙区及下颌支部，可为单发，亦可为多发性，一般以单发多见。故本题答案选B。

10.【答案】D

【A_2 型题】

11.【答案】C

【解析】菜花样肿物，活检报告为“高分化鳞癌”，且局部牙槽突骨质未见破坏，颌面及颈部未触及肿大淋巴结，可行病变区上颌骨区域性切除，定期复查，密切注意颈部淋巴结情况。

12.【答案】A

【解析】妊娠瘤切除时应注意妊娠时间。

【A_3/A_4 型题】

13.【答案】B

【解析】根据临床表现及穿刺抽出褐色液体，未见胆固醇结晶初步考虑为成釉细胞瘤。

14.【答案】E

【解析】牙源性角化囊性瘤的好发部位为：下颌第三磨牙区及下颌升支。

15.【答案】B

【解析】进行曲面断层检查。

16.【答案】C

17.【答案】E

【解析】成釉细胞瘤具有局部浸润周围骨质的特点，故手术时不应施行刮除术，需将肿瘤周围的骨质至少在0.5cm处切除，可立即植骨。

第七节　鳞状细胞癌

【A_1 型题】

1.【答案】E

2.【答案】B

【解析】舌癌可发生远处转移，一般多转移至肺部。

3.【答案】E

【解析】下牙龈癌比上牙龈癌淋巴结转移早，同时也较多见。

4.【答案】D

【解析】鳞癌常向区域性淋巴结转移，晚期可发生远处转移。

5.【答案】E

6.【答案】B

【解析】基底细胞癌较鳞状细胞癌恶性程度低，一般不发生区域性淋巴结转移。

7.【答案】E

【解析】上颌窦癌早期无症状，不易发觉。

8.【答案】E

【解析】上唇癌的转移较下唇癌早，并较多见。

9.【答案】A

【解析】舌癌常发生早期颈淋巴结转移，且转移率较高。

10.【答案】D

【解析】中央性颌骨癌X线早期表现为病损局限于根尖区骨松质内，呈不规则虫蚀状破坏，慢性炎症除骨质破坏外尚有增生修复的表现，如骨膜增生等。

11.【答案】E

【解析】舌体具有丰富的淋巴管和血液循环，加之舌的机械运动频繁，都是促使舌癌转移的因素。

12.【答案】E

【解析】多发性角化囊肿同时伴有皮肤基底细胞痣，分叉肋、眶距增宽、颅骨异常、小脑镰钙化等症状时，称为痣样基底细胞癌综合征。故选E。

13.【答案】E

【解析】舌癌多发生于舌缘、其次为舌尖、舌背。

14.【答案】D

【解析】上颌窦较晚才有明显的骨质破坏。

15.【答案】A

【解析】上颌窦癌侵犯上颌窦上壁时，常先使眼球突出、向上移位，可能引起复视。

16.【答案】B

【解析】口底癌常发生双侧颈淋巴结转移。

【A_2 型题】

17.【答案】B

【解析】舌部肿物切取活检是目前比较准确可靠的，也是结论性的诊断方法。

18.【答案】D

【解析】根据临床表现：菜花状、牙松动，淋巴结转移，X线片显示明显的骨质破坏，可初步诊断为恶性肿瘤，即牙龈癌。

【A_3/A_4 型题】

19.【答案】D

【解析】舌癌常为溃疡性型或浸润型。

20.【答案】E

【解析】舌癌可发生远处转移，一般多转移至肺部。

21.【答案】C

【解析】切取活检是目前比较准确可靠的，也是结论性的诊断方法。

22.【答案】B

【解析】最佳的治疗方案为放疗+手术切除。

【B₁型题】

23.【答案】A

【解析】舌癌为最常见的口腔癌。

24.【答案】B

【解析】口底癌是原发于口底黏膜的癌。

25.【答案】C

【解析】皮肤癌有鳞状细胞癌及基底细胞癌，其中又以基底细胞癌多见。

26.【答案】D

【解析】中央性颌骨癌主要发生自牙胚或成釉上皮的剩余细胞。

第八节 其他恶性肿瘤

【A_1型题】

1.【答案】D

【解析】口腔黏膜恶性黑色素瘤常发生广泛转移，约70%早期转移至区域性淋巴结。

2.【答案】D

【解析】恶性黑色素瘤来源于成黑色素细胞，好发于皮肤。肿瘤呈蓝黑色，为扁平结节状或乳突状的肿块。其发病率虽较基底细胞癌、鳞状细胞癌低，但恶性度大，易扩散，遂不宜行活检。

3.【答案】E

【解析】肉瘤来源于间叶组织的恶性肿瘤，癌来源于上皮组织的恶性肿瘤。

4.【答案】E

【解析】恶性淋巴瘤是起源于淋巴系统的恶性肿瘤，不属于肉瘤。

5.【答案】E

【解析】浆细胞肉瘤的X线表现为：受累骨中见多个大小不等的圆形、溶骨性凿孔状缺损，边缘清晰，周围无骨膜反应。

6.【答案】A

【解析】恶性淋巴瘤在病理上可分为霍奇金淋巴瘤和非霍奇金淋巴瘤。

7.【答案】C

【解析】朗格汉斯细胞病曾称组织细胞增生症X，包括勒-雪病、韩-薛-柯病及骨嗜酸性粒细胞肉芽肿。

8.【答案】E

【解析】恶性淋巴瘤对放射治疗和化学药物治疗都比较敏感。

【A_2型题】

9.【答案】E

【解析】根据临床表现可初步诊断为：嗜酸性粒细胞增生性淋巴肉芽肿，对放射治疗敏感。

【A_3/A_4型题】

10.【答案】E

【解析】根据临床表现：黑色斑块、生长快、周围可见散在点状蓝黑色斑块，触及肿大淋巴结，可初步考虑为恶性黑色素瘤。

11.【答案】D

【解析】恶性黑色素瘤不宜行活组织检查，因活检可加速其生长，并使肿瘤播散，发生远处转移。

12.【答案】D

【解析】确诊后最佳的治疗方案为手术切除。

13.【答案】B

【解析】根据临床表现：口内黏膜未见明显变化，右下颌角及下颌骨体部稍膨隆，可排除牙龈癌的可能。

14.【答案】E

【解析】为了明确诊断可行活检。

15.【答案】C

【解析】中央性颌骨癌X线早期表现为：病损局限于根尖区骨松质内，呈不规则虫蚀状破坏，慢性炎症除骨质破坏外尚有增生修复的表现，如骨膜增生等。

16.【答案】E

【解析】中央性颌骨癌可向区域性淋巴结及血液循环转移，预后较差。

17.【答案】E

【解析】手术治疗为中央性颌骨癌的主要方法，根据其病变扩散特点，颌骨的切除范围应更加广泛，此外还应行选择性颈淋巴结清扫术。

第九节 综合型题

【B_1型题】

1.【答案】D

【解析】唇癌好发于下唇。

2.【答案】C

【解析】痈好发于唇部，上唇多于下唇。

3.【答案】B

【解析】成釉细胞瘤好发于下

颌磨牙区及下颌升支部。

4.【答案】A

【解析】新生儿颌骨骨髓炎主要发生在上颌骨，下颌骨极为罕见。

5.【答案】E

【解析】黏液囊肿分为外渗型和潴留性囊肿，潴留性囊肿是由导管系统堵塞所致。

6.【答案】C

【解析】鼻腭囊肿位于鼻腭管或其附近。

7.【答案】A

【解析】根尖周囊肿是由于根尖肉芽肿，慢性炎症的刺激，引起牙周膜内的上皮残余增生，位于根尖附近。

8.【答案】D

【解析】甲状舌管囊肿可发生于颈正中线，自舌盲孔至胸骨切迹间的任何部位，但以舌骨上、下部最为常见。

9.【答案】B

【解析】牙源性角化囊肿来源于原始的牙胚或牙板残余，因此可含有牙齿。

10.【答案】A

【解析】神经鞘瘤的穿刺液为褐色血样液体，不凝结是其特点。

11.【答案】C

【解析】囊性水瘤的穿刺液为淡黄色水样液体，内含淋巴细胞。

12.【答案】D

【解析】鳃裂囊肿穿刺液为黄色或棕色、清亮的、含或不含胆固醇结晶。

13.【答案】B

【解析】甲状舌管囊肿的穿刺液为透明、微混浊的黄色稀薄或黏稠的液体。

14.【答案】E

【解析】皮样囊肿的穿刺液为乳白色、豆渣样物。

15.【答案】A

【解析】对放射不敏感的有骨肉瘤、纤维肉瘤、肌肉瘤腺癌、脂肪肉瘤、恶性黑色素瘤等。

16.【答案】C

【解析】对放射中度敏感的为鳞状细胞癌和基底细胞癌。

17.【答案】D

【解析】对放射高度敏感的有恶性淋巴瘤、浆细胞肉瘤、未分化癌、淋巴上皮癌、尤因肉瘤等。

18.【答案】B

【解析】静脉畸形体位移动试验阳性。

19.【答案】C

【解析】动静脉畸形听诊有吹风样杂音。

20.【答案】D

【解析】囊性水瘤主要发生于颈部、锁骨上区，内有透明、淡黄色水样液体。

21.【答案】B

【解析】静脉畸形可用激光治疗、硬化剂注射治疗和手术治疗，以硬化剂注射治疗为主要的治疗手段。

22.【答案】C

【解析】动静脉畸形主要是手术治疗，也可行介入行动脉栓塞治疗。

23.【答案】B

【解析】典型的成釉细胞瘤X线表现：早期呈蜂房状，以后形成多房性囊肿样阴影，单房比较少，因其呈多房性及局部浸润性，故周围囊壁边缘常不整齐、呈半月形切迹，在囊内的牙根尖不同程度吸收现象。

24.【答案】E

【解析】颌骨囊肿X线表现为：单房阴影，周围可见骨白线。

25.【答案】C

【解析】中央性颌骨癌X线早期表现为：病损局限于根尖区骨松质内，呈不规则虫蚀状破坏，无死骨形成。

26.【答案】A

【解析】中央性颌骨骨髓炎X线表现：骨质破坏及死骨形成。

27.【答案】D

【解析】牙龈癌X线表现：下颌骨呈扇形骨质破坏，边缘虫蚀状，口大底小。

28.【答案】A

【解析】上颌窦肿瘤侵犯上颌窦内壁时常先出现鼻塞、鼻出血、一侧鼻腔分泌物增多，鼻泪管阻塞有流泪现象。

29.【答案】B

【解析】上颌窦肿瘤侵犯上颌窦外壁时变现为：面颊部唇颊沟肿胀，眶下神经受累，发生面颊部感觉迟钝或麻木。

30.【答案】C

【解析】上颌窦癌侵犯上颌窦上壁时常先使眼球突出、向上移位，可能引起复视。

31.【答案】E

【解析】上颌窦肿瘤侵犯上颌窦后壁时可侵入翼腭窝而引起张口困难。

32.【答案】D

【解析】上颌窦肿瘤侵犯上颌窦下壁则出现牙齿松动、疼痛、龈颊沟肿胀。

33.【答案】B

【解析】恶性淋巴瘤对放疗和化疗均敏感。

34.【答案】B

35.【答案】E

第八章　唾液腺疾病

第一节　炎　症

【A₁型题】

1.【答案】A

【解析】急性化脓性腮腺炎致病菌主要是金黄色葡萄球菌，少数是链球菌。致病因素见于严重全身疾病患者，如脓毒血症、急性传染病等，高热或禁食的患者，体质虚弱、长期卧床的患者，但最多见的是慢性腮腺炎基础上的急性发作。

2.【答案】A

【解析】根据感染性质，唾液腺炎症分为化脓性、病毒性和特异性感染三类，腮腺最常见，其次为下颌下腺，舌下腺和小唾液腺极少见。

3.【答案】C

【解析】唾液性炎症的主要感染途径为逆行性感染。

4.【答案】E

【解析】急性化脓性腮腺炎：早期腮腺区轻微疼痛肿大、压痛，导管口轻度红肿、疼痛，急性期未得到控制则进入化脓、腺组织坏死期，疼痛加重，腮腺区以耳垂为中心肿胀，更加明显，皮肤发红、水肿、触痛明显。

5.【答案】B

【解析】腮腺炎在导管或导管口狭窄者，可用钝头探针插入导管内，先用较细者，再用较粗者逐步扩张。

6.【答案】A

【解析】腮腺肿大、充血、疼痛，但腮腺导管口无红肿，唾液分泌清凉无脓液考虑为流行性腮腺炎。

7.【答案】B

【解析】慢性复发性腮腺炎随着年龄的增长，发作次数减少，症状减轻，大多在青春期后痊愈。

8.【答案】B

9.【答案】D

【解析】慢性化脓性腮腺炎，导管口红肿可见脓性分泌物，腮腺区慢性淋巴结炎腮腺导管口分泌正常。

10.【答案】B

【解析】腮腺触诊一般以示、中、无名指三指平触为宜，切忌用手提拉触摸，因为易将腺叶误认为腮腺肿块。

11.【答案】C

【解析】面神经将腮腺分为深叶和浅叶。

12.【答案】D

【解析】慢性阻塞性腮腺炎多为单侧受累，患者多因腮腺反复肿胀而就诊。临床检查腮腺稍增大，能扪到肿大的腮腺轮廓，中等硬度，轻微压痛。导管口轻微红肿，挤压腮腺可从导管口流出混浊的雪花样或黏稠的蛋清样唾液，有时可见黏液栓子。病程较久者，可在颊黏膜下扪及粗、硬、呈条索状的腮腺管，因此本题正确答案为D。化脓性感染可见黄稠脓性分泌物。

13.【答案】B

【解析】大多数患者由于如智齿萌出时导管口黏膜被咬伤，或是不良义齿修复后造成导管口黏膜和颊黏膜的损伤，使得瘢痕愈合后引起导管口或是导管的狭窄，所以B正确。导管系统较长、较窄，唾液易于淤滞也是病因之一，但不是最常见的，所以不选A。导管异物和导管结石也是少见的病因，所以不选C、D。增龄改变不会造成慢性阻塞性腮腺炎，所以不选E。故选B。

【A₂型题】

14.【答案】D

【解析】白细胞正常值为$4\sim10^9$/L，淋巴细胞百分比为20%~40%，患儿白细胞在正常值范围内，淋巴细胞比例升高，考虑病毒性感染，即流行性腮腺炎。

【A₃/A₄型题】

15.【答案】B

【解析】根据临床表现：进食时腮腺区肿胀，临床检查腮腺肿大，中等硬度，导管口稍红，可触及质硬、呈条索状的导管，挤压腺体可从导管口流出混浊的“雪花样”唾液。可初步诊断为慢性阻塞性腮腺炎。

16.【答案】B

17.【答案】D

【解析】慢性阻塞性腮腺炎腮腺造影显示：主导管、叶间、小叶间导管部分狭窄、部分扩张，呈腊肠样改变。

【B₁型题】

18.【答案】B

【解析】急性化脓性腮腺炎的病原菌是葡萄球菌，主要是金黄色葡萄球菌。

19.【答案】A

【解析】成人慢性复发性腮腺炎为儿童复发性腮腺炎迁延未愈而来。

20.【答案】C

【解析】唾液腺特异性感染放线菌病，新鲜破溃的脓液中可发现黄色、针尖大小的“硫黄颗粒”。

21.【答案】D

【解析】唾液腺良性肥大又称唾液腺肿大症或唾液腺退行性肿大，是一种非肿瘤、非炎症性、慢性、再发性，无痛性肿大的唾液腺疾病。

22.【答案】E

【解析】舍格伦综合征是一种自身免疫性疾病，其特征表现为外分泌腺的进行性破坏，导致黏膜及结膜干燥。

23.【答案】C

【解析】慢性阻塞性腮腺炎进食时腮腺区肿胀，有阻塞症状，导管口可有脓液流出。

24.【答案】D

【解析】腺淋巴瘤呈圆形或卵圆形、表面光滑、质地较软、有弹性感，无阻塞及导管口流脓。

25.【答案】C

【解析】涎石表现为进食时肿胀，导管口黏膜红肿，挤压腺体可见少许脓性分泌物自导管口溢出。

26.【答案】D

【解析】流行性腮腺炎表现为腮腺肿大、充血、疼痛但导管口无红肿，唾液分泌清亮、无脓性分泌物。

27.【答案】E

【解析】较常见的唾液腺特异性感染有结核、放线菌病、结节病。

28.【答案】A

【解析】急性化脓性腮腺炎常见于腹部大手术后，称之为手术后腮腺炎。

29.【答案】B

【解析】慢性阻塞性腮腺炎又称腮腺管炎。

30.【答案】D

【解析】舍格伦综合征是一种自身免疫性疾病，其特征表现为外分泌腺的进行性破坏，导致黏膜及结膜干燥，并伴有各种自身免疫性疾病。

31.【答案】C

【解析】流行性腮腺炎为病毒性感染。

第二节　涎石病及下颌下腺炎

【A_1型题】

1.【答案】E

【解析】切开取石术适用于：能扪及、相当于下颌第二磨牙以前部位的涎石，无下颌下腺反复感染史、腺体尚未纤维化，^{99m}Tc功能测定腺体功能存在者。

2.【答案】A

【解析】涎石病85%左右发生于下颌下腺，其次是腮腺。

3.【答案】C

【解析】下颌下腺检查应按“由后向前”的顺序进行。

4.【答案】D

【解析】涎石常使唾液排出受阻，并继发感染，造成腺体急性或反复发作的炎症。

5.【答案】B

【解析】涎石病的典型症状是阻塞症状。

6.【答案】E

【解析】下颌下淋巴结的位置表浅，很容易扪及并有触痛。

7.【答案】C

【解析】根据下颌缘支的走行，下颌下切口应位于下颌骨下缘1.5~2.0cm处。

8.【答案】E

【解析】腮腺是浆液性腺。

9.【答案】E

【解析】慢性下颌下腺炎，腺体萎缩，已失去功能者需手术摘除。

10.【答案】B

【解析】结石位置靠后，下颌下腺反复炎症，颌下区触及硬块，为下颌下腺摘除的适应证。

11.【答案】A

【解析】下颌下腺分泌的唾液较腮腺分泌液黏滞，分泌液钙的含量高，钙盐容易沉积，下颌下腺导管自下向上走行，腺体分泌逆重力方向流动，导管长，全程较曲折均为涎石病好发于下颌下腺的原因。下颌下腺静止时分泌量最大。

【A_2型题】

12.【答案】D

【解析】下颌下腺切除术创口内置橡皮引流条，分层缝合颈阔肌、皮下组织及皮肤，然后加压包扎以消除死腔。亦可放置负压引流球，采用负压引流。污染创口或为防止积血、积液而放置的引流物，多在1~2日去除，脓肿或死腔的引流物一般放置至脓液和渗出液完全消除为止。负压引流的去除时间一般为24小时内引流量不超过30ml，及时拔除引流管。故选D。

【A_3/A_4型题】

13.【答案】E

【解析】据临床表现进食时肿胀、疼痛，导管呈条索状，导管口脓性分泌物，考虑为下颌下腺导管结石伴下颌下腺炎，下颌下腺涎石投照下颌横断𬌗片和下颌下腺侧位片。

14.【答案】B

【解析】下颌下腺检查时，应该双手双合诊，由后向前，以免将结石推向深部。

15.【答案】B

16.【答案】E

17.【答案】B

【解析】颌下腺反复感染史，结石位于导管与腺体交界处，位置较深，应行颌下腺摘除。

18.【答案】E

【解析】根据临床表现进食时肿胀，导管条索状改变初步考虑为颌下腺结石。

19.【答案】C

【解析】下颌横断𬌗片适合下颌下腺导管较前部的结石，下颌下腺侧位片适用于下颌下腺导管后部及腺体内的涎石。

20.【答案】D

【解析】急性化脓性腮腺炎不宜做造影检查，因造影剂可通过薄弱的导管壁进入导管周围组织，使炎症扩散。

第三节　涎　　瘘

【A_1 型题】

1.【答案】C

【解析】切断面神经后应行神经端端吻合术。

2.【答案】C

【解析】外伤后涎瘘的诊断主要靠腮腺造影检查。

3.【答案】D

【解析】涎瘘常见于腮腺，损伤是其主要原因，根据瘘口所在的位置分为腺体瘘及导管瘘，导管瘘根据导管断裂的情况，分为导管完全瘘及不完全瘘。完全瘘导管内无唾液分泌，不完全瘘仍有部分唾液流入口腔内。

【A_2 型题】

4.【答案】D

【解析】交叉十字绷带被广泛应用于颌面部（耳前区、耳后区、腮腺区、下颌下腺区、颏下区）。

第四节　舍格伦综合征

【A_1 型题】

1.【答案】D

【解析】舍格伦综合征的主要症状有：眼干、口干、唾液腺及泪腺肿大、类风湿关节炎等结缔组织病。

2.【答案】D

【解析】舍格伦综合征的病理表现在以下几方面。①腺体内大量淋巴细胞及组织细胞增生。②病变从小叶中心开始，向周边扩展。③病变严重时腺泡消失，形成滤泡，但腺小叶轮廓清楚。④腺小叶内缺乏纤维结缔组织修复。⑤小叶内导管上皮增生，形成上皮肌上皮岛。故选D。

【A_2 型题】

3.【答案】D

【解析】根据临床表现，初步诊断为舍格伦综合征，唇腺组织活检最有助于明确诊断。

【A_3/A_4 型题】

4.【答案】B

【解析】根据临床表现，初步考虑为舍格伦综合征，婚育史对鉴别诊断意义不大。

5.【答案】B

【解析】施墨实验、腮腺平片、腮腺造影及唇腺活检均有助于舍格伦综合征的诊断，空腹血糖意义不大。

第五节　舌下腺囊肿

【A_1 型题】

1.【答案】D

【解析】根治舌下腺囊肿的方法是切除舌下腺。

2.【答案】C

【解析】舌下腺囊肿内为黏稠而略带淡黄色或蛋清样液体。

3.【答案】D

【解析】唇腺是最好发囊肿的唾液腺。

【A_2 型题】

4.【答案】D

【解析】右侧舌下腺及囊肿摘除术，术中如将下颌下腺导管结扎或缝扎，唾液排出受阻，术后数小时即可发生急性下颌下腺肿胀。故答案为D。

5.【答案】E

【解析】右侧颌下区穿刺抽出蛋清样黏稠液体，触诊柔软，与皮肤无粘连考虑为舌下腺囊肿口外型，根治是摘除右侧舌下腺，颌下区加压包扎。

【A_3/A_4 型题】

6.【答案】B

【解析】根据临床检查：颌下区肿物，触诊柔软，与皮肤无粘连，低头时肿物稍增大及术中见囊腔内流出蛋清样黏稠液体，可初步诊断为舌下腺囊肿。

7.【答案】D

【解析】穿刺抽出蛋清样黏稠液体为最有帮助的诊断。

8.【答案】E

【解析】舌下腺囊肿的根治方法为：切除舌下腺，将囊腔内囊液吸净，下颌下区加压包扎。

9.【答案】D

【解析】右侧舌下腺及囊肿摘除术，术中如将下颌下腺导管结扎或缝扎，唾液排出受阻，术后数小时即可发生急性下颌下腺肿胀。故选D。

第六节 黏液囊肿

【A_1 型题】

1.【答案】A

【解析】黏液囊肿是最常见的小唾液腺瘤样病变，好发于下唇及舌尖腹侧。

【B_1 型题】

2.【答案】A

【解析】涎瘘常见于腮腺，损伤是其主要原因。

3.【答案】B

【解析】涎石病90%以上发生于下颌下腺。

4.【答案】C

【解析】舌下腺为混合性腺，以黏液性腺泡为主。

5.【答案】D

【解析】唇腺是最易好发黏液囊肿的唾液腺。

第七节 良性肿瘤

【A_1 型题】

1.【答案】C

【解析】在唾液腺的不同解剖部位中，腮腺肿瘤的发生率最高，约占80%。

2.【答案】C

【解析】腮腺和下颌下腺的肿瘤禁做活检，因为无论是良性、恶性肿瘤均有发生瘤细胞种植的危险。

3.【答案】B

【解析】舌下腺肿瘤中，恶性肿瘤的比例高达90%，良性肿瘤只占极少数约10%。

4.【答案】E

5.【答案】A

6.【答案】A

【解析】耳垂为中心即腮腺区，扪诊呈结节状，首先考虑腮腺混合瘤即多形性腺瘤。

7.【答案】A

【解析】多形性腺瘤的治疗为手术切除，但不能做单纯瘤摘除即剜除术，而应做肿瘤包膜外正常组织处切除。

8.【答案】B

【解析】多形性腺瘤又名混合瘤，为腮腺良性肿瘤中最常见的肿瘤。

9.【答案】D

【解析】多形性腺瘤的治疗为手术切除，但不能做单纯瘤摘除即剜除术，而应做肿瘤包膜外正常组织处切除，腮腺肿瘤保留面神经。

10.【答案】B

【解析】在大唾液腺中，多形性腺瘤常见于腮腺，其次为下颌下腺，舌下腺极少见，发生于小唾液腺者以腭部最常见。

11.【答案】D

【解析】多形性腺瘤一般生长缓慢，常无自觉症状，病史较长，界限清楚，质地中等、呈结节状。可发生于任何年龄，以30～50岁多见。

12.【答案】E

【解析】多形性腺瘤的治疗为手术切除，但不能做单纯瘤摘除即剜除术，而应做肿瘤包膜外正常组织处切除，保留面神经，深叶应行肿瘤及全部腮腺切除。

13.【答案】B

【解析】沃辛瘤多见于男性，有消长史，绝大多数肿瘤位于腮腺的后下极，肿瘤呈圆形或卵圆形，表面光滑质软，有弹性。

14.【答案】D

【解析】沃辛瘤^{99m}Tc核素显像呈热结节，具有特征性。

【A_2 型题】

15.【答案】D

【解析】根据临床检查：口底肿物，粘连，伴有同侧舌尖麻木、疼痛，活动度差，初步考虑为舌下腺恶性肿瘤。下颌下腺肿瘤表现为下颌下三角区肿块。

16.【答案】B

【解析】腮腺区无痛性肿块，呈结节状，可自发性消退，初步考虑为沃辛瘤，嗜酸性粒细胞占白细胞总数的0.5%～5.0%；其绝对值为（0.05～0.50）$\times 10^9$/L。

嗜酸性粒细胞偏高可有超敏反应性疾病、皮肤病等。所以首选手术治疗。

17.【答案】E

【解析】沃辛瘤多见于男性，男女比例为6∶1。

【A_3/A_4型题】

18.【答案】C

【解析】耳垂下无痛性肿块、界清、活动、呈结节状，最有可能的诊断为腮腺多形性腺瘤。

19.【答案】C

【解析】细针吸取活检可结合临床作出明确的诊断，为最有意义的辅助检查。

20.【答案】E

【解析】CT、MRI、B超检查有助于术前诊断，腮腺造影对于唾液腺炎症及舍格伦综合征的诊断价值很高，在肿瘤诊断方面也已逐渐被CT、MRI、B超取代，腮腺平片对于其诊断价值最小。

21.【答案】A

【解析】当肿瘤在缓慢生长一段时间之后，突然出现生长加速，并伴有疼痛、面神经麻痹等症状时，应考虑恶变。

【B_1型题】

22.【答案】A

【解析】多形性腺瘤又名混合瘤，是唾液腺肿瘤中最常见者。

23.【答案】C

【解析】黏液表皮样癌是唾液腺恶性肿瘤中最常见者。

24.【答案】B

【解析】沃辛瘤又名腺淋巴瘤，其组织发生与淋巴结有关。

25.【答案】D

【解析】腺样囊性癌易沿神经扩散，常有神经症状，如疼痛、面瘫等。

26.【答案】B

【解析】沃辛瘤、嗜酸性腺瘤几乎仅发生于腮腺。

27.【答案】B

【解析】涎石病85%以上发生于下颌下腺。

28.【答案】C

【解析】腺泡细胞癌多见于腮腺。

29.【答案】C

【解析】多形性腺瘤常见于腮腺。

第八节 恶性肿瘤

【A_1型题】

1.【答案】D

【解析】腺样囊性癌，曾称为圆柱瘤。占唾液腺恶性肿瘤的21%~24%。40~60岁多见。无明显性别差异。肉眼见肿瘤呈圆形或结节状，平均直径约3cm。剖面为灰白色或浅褐色实性肿块，无包膜，呈浸润性生长。光镜观察，肿瘤实质细胞主要为导管内衬上皮细胞和变异肌上皮细胞，导管内衬上皮细胞呈立方状，卵圆形，大小较一致，胞质少，通常透明，胞核为圆形或卵圆形，较大，深染，核分裂象少见；变异肌上皮细胞呈扁平状、梭形或不规则形。这两种细胞排列成管状、筛状和实性结构。分为3种组织类型。①腺性（筛状）型：主要特点是肿瘤细胞团块内含有筛孔状囊样腔隙，与藕的断面相似；筛孔内充满嗜酸或嗜碱性黏液样物质，腔隙周围有基底膜样结构。②管状型：主要特点是以肿瘤细胞形成小管状或条索状结构为主；管状结构的内层衬有导管细胞，外层为肿瘤性肌上皮细胞。③实性型：肿瘤细胞排列成大小不等的上皮团，大的团块中心组织可变性坏死，管状和筛孔状结构较少。实性型通常比其他类型容易复发和早期转移，预后差。

2.【答案】E

【解析】腺样囊性癌不易手术切净，肿瘤细胞可有残存，因此术后常需配合放疗。

3.【答案】A

【解析】腺样囊性癌易侵入血管造成血性转移，转移部位以肺部多见。

4.【答案】E

【解析】舌下腺肿瘤最常见的是腺样囊性癌。

5.【答案】A

【解析】腺样囊性癌最常见于腭部小唾液腺，其次为腮腺及下颌下腺。

6.【答案】C

【解析】黏液表皮样癌多发生于腮腺，其次是腭部和下颌下腺，也可发生于其他小唾液腺。

7.【答案】C

【解析】黏液表皮样癌发生于腮腺者居多，其次是腭部和下颌下腺。

8.【答案】C

【解析】黏液表皮样癌以手术治疗为主，高分化者尽量保留面神经。

9.【答案】D

【解析】腺样囊性癌易沿神经扩散，因此常有神经症状，疼痛、面瘫等。

【A_3/A_4型题】

10.【答案】B

【解析】腮腺区肿物增长快，

出现疼痛，肿物边界不清，活动度差，右侧眼睑闭合迟钝说明侵犯面神经，最可能的诊断为腺样囊性癌。

11.【答案】E

【解析】腮腺肿瘤禁忌做活检，因为无论良、恶性肿瘤，均有发生肿瘤细胞种植的危险。

12.【答案】A

【解析】腺样囊性癌易侵入血管，造成血性转移，颈淋巴结转移率很低。

13.【答案】C

【解析】腺样囊性癌易沿神经扩散，手术时神经连同肿瘤一同切除，术后配合放疗可明显降低术后复发率。

【B_1 型题】

14.【答案】B

【解析】腺淋巴瘤即沃辛瘤常见于40~70岁中老年，多见于男性，扪诊肿瘤呈圆形或卵圆形，表面光滑，质地软。

15.【答案】C

【解析】腺样囊性癌过去曾称圆柱瘤，常见于腭部小唾液腺及腮腺，易沿神经扩散，出现神经症状。

16.【答案】A

【解析】多形性腺瘤是唾液腺肿瘤中最常见的肿瘤，最常见于腮腺，扪诊呈结节状，可活动，与周围组织界限清楚。

17.【答案】D

【解析】高分化黏液表皮样癌呈无痛性肿块、生长较慢，很少发生颈淋巴结转移。

第九章　颞下颌关节疾病

第一节　颞下颌关节紊乱综合征

【A_1 型题】

1.【答案】D

【解析】颞下颌关节紊乱并非指单一疾病，它是一类病因尚未完全清楚而又有相同或相似临床症状的一组疾病的总称。一般都有颞下颌关节区及/或咀嚼肌肌痛、下颌运动异常和伴有功能障碍以及关节弹响、破碎音及杂音等三类症状。颞下颌关节紊乱虽病程较长，并经常反复发作，但本病有自限性，一般不发生关节强直，预后良好，颞下颌关节紊乱综合征的其他症状有头痛、耳症（耳闷、耳鸣、听力下降等）、眼症以及吞咽困难，慢性全身疲劳等，故选D。

2.【答案】C

【解析】不可复性关节盘前移位的患者多数由可复性关节盘前移位发展而来，当开口运动时，向前移位的关节盘被髁状突挤压不能复位，不能恢复正常的髁突-关节盘关系，因此临床上有典型的关节弹响、绞锁病史，继而弹响消失，开口受限，开口时下颌偏向患侧，故选C。

3.【答案】D

【解析】颞下颌关节紊乱综合征主要有三个临床症状：下颌运动异常、疼痛、弹响和杂音，疼痛主要出现在开闭口运动过程中，一般无自发痛。故选D。

4.【答案】B

【解析】关节紊乱病发展至关节器质性病变期，可出现关节盘穿孔、破裂，在关节运动时由于髁状突撞击破碎的关节盘，可产生多声破碎杂音。故选B。

5.【答案】A

【解析】可复性关节盘前移位出现的弹响是在开口运动初期时，髁突横嵴撞击前移的关节盘后带的边缘所引起，一般弹响声音清脆，继续开口，髁突前移，同时关节盘向后反跳，恢复正常的盘-突关系。闭口末期，关节盘又恢复至前移位时，产生闭口末弹响。故选A。

6.【答案】C

【解析】颞下颌关节常用检查方法：X线平片和CT检查可发现关节间隙和骨质改变，关节造影和MRI可发现关节盘移位、穿孔及关节各附着的改变等，而该病早期改变一般影像学无法显现，只能通过颞下颌关节内镜直观观察。故选C。

7.【答案】D

【解析】对可复性关节盘前移位的患者主要以保守治疗为主，嘱以关节保护措施，如避免食用不易咀嚼的食物，局部热敷等，还可以采用再定位咬合板即殆垫治疗，帮助关节盘复位以消除弹响。故选D。

8.【答案】E

【解析】关于颞下颌关节紊乱的发病因素，多数学者解释为是在多因素相互作用下发生，但研究表明关节内持续的微小创伤引起关节结构紊乱或使软骨作为隐蔽抗原暴露，在心理情绪改变、肌肉紧张等因素作用下，诱发内分泌或免疫应答反应，则出现临床症状。此处损伤并非指急性损伤，而是指由精神因素、殆因素、解剖因素等引起关节内微小损伤。

9.【答案】E

【解析】颞下颌关节紊乱综合征多数为功能紊乱性质，也可累及关节结构紊乱甚至器质性破坏，病程长，经常反复发作，但是本病有自限性，一般不发生关节强直，预后良好。故选 E。

【A_2 型题】

10.【答案】B

【解析】关节囊扩张伴关节盘附着松弛主要症状与翼外肌功能亢进相似，但因关节结构松弛，开口度过大，均有半脱位，有的甚至为复发性关节脱位；由于张口度过大，常伴有慢性关节滑膜炎；造影片可证实关节囊扩张和关节盘附着松脱。根据患者病情描述，可知 B 为正确选项。

11.【答案】E

12.【答案】B

【解析】翼外肌功能亢进的主要症状是弹响和开口过大呈半脱位，因下颌运动过度，在开口末期，髁突过度运动，连同关节盘过度牵拉过关节结节，发生弹响，闭口初髁突复位时出现弹响，这些表现与该患者临床表现相符。

13.【答案】D

【解析】颞下颌关节紊乱综合征经过功能紊乱期及结构紊乱期，长期反复发作或病变发展可出现关节器质性病变，临床上常有反复发作的关节区疼痛，关节运动时可闻及连续的摩擦音或多声的破碎音，符合该患者的临床表现。

【A_3/A_4 型题】

14.【答案】B

【解析】该患者开口受限时间长，既往有关节弹响史，提示曾有关节结构紊乱，现应行 X 线摄节检查关节结构及骨质情况，临床常用许勒位及经咽侧位来检查关节结构和骨质，故选 B。

15.【答案】E

【解析】E 选项为关节强直的典型 X 线表现，其他各项均为关节紊乱病的表现。故选 E。

16.【答案】E

【解析】平片及体层摄影发现关节前间隙增宽，提示关节盘前移位，进一步检查需行关节造影，通过关节上腔或下腔影像变化来检查关节盘移位、穿孔及关节盘各附着的改变等。故选 E。

17.【答案】A

【解析】关节盘前移位在造影侧位片的闭口位上，关节盘后带位于髁突横嵴前方，开口位时关节盘前移，可复性前移位者开口位因关节盘复位至正常位置，无异常影像，不可复性前移位者因关节盘不能复位，被髁突推压至其前方，似一肿块压迫造影剂。

18.【答案】C

19.【答案】B

【解析】临床检查髁突后方压痛提示关节后区损伤，该类患者表现为开口受限，开口时开口型偏向患侧，伴有开口及咬合疼痛。

20.【答案】C

【解析】关节后区损伤是滑膜、关节囊或附着韧带的急性或慢性炎症，治疗主要以口服非甾体类抗炎镇痛药物为主，如无明显效果，则注射泼尼松 0.5ml 加入 2% 利多卡因 0.5～1.0ml 局部封闭，达到减少炎性渗出和镇痛的作用。故选 C。

【B_1 型题】

21.【答案】D

22.【答案】D

23.【答案】B

24.【答案】E

【解析】翼外肌痉挛时髁状突运动受限，髁突的滑动减少或消失，故不出现弹响。故选 E。

25.【答案】A

26.【答案】B

【解析】主要为咀嚼肌的功能不协调、功能亢进和痉挛以及肌筋膜痛，实际为关节外疾患，主要以开口度、开口型异常和受累肌疼痛为主要临床表现。故选 B。

27.【答案】A

28.【答案】C

29.【答案】B

【解析】滑膜炎可由各种原因的过大开口或外伤引起，主要临床表现为关节运动时发生关节局部疼痛。故选 B。

30.【答案】C

【解析】慢性滑膜炎往往疼痛反复发作，疾病迁延，影响开口运动，导致不同程度的张口受限。

31.【答案】C

【解析】慢性骨关节病主要表现为关节器质性改变，即关节软骨、骨和关节盘的退行性改变，临床症状多有反复的疼痛、弹响、关节绞索及关节摩擦音等，病情活动期自觉症状明显，常有开口受限。故选 C。

32.【答案】D

【解析】颞下颌关节脱位为髁突过度向前移动，滑出关节窝至关节结节前方而不能回复至关节窝内，表现为不能闭口。故选 D。

33.【答案】C

【解析】颞下颌关节强直临床表现为开口受限甚至完全不能开口，即牙关紧闭，关节纤维性强直尚可以有一定开口度，表现为不同程度的开口受限。故选 C。

34.【答案】E

35.【答案】C

第二节　颞下颌关节脱位

【A_1型题】

1.【答案】B

【解析】颞下颌关节脱位按部位可分为单侧脱位和双侧脱位；按性质可分为急性脱位、复发性脱位和陈旧性脱位；按髁突脱出的方向、位置又可分为前方脱位、后方脱位、上方脱位以及侧方脱位，临床上以急性前脱位最为常见，故选B。

2.【答案】E

【解析】颞下颌关节脱位时，髁突位于关节结节之前上方而无法自行复原，同时患侧的下颌骨前伸，使得下颌骨整体向健侧偏斜，同时下颌牙弓也向健侧偏移，出现健侧的后牙反殆，颏部中线以及下前牙中线也偏向健侧。

3.【答案】A

【解析】颞下颌关节脱位时髁状突向前脱位，移位至关节结节前方不能复位，所以关节窝内不能扪及髁突，在颧弓下可触到脱位的髁突。故选A。

4.【答案】E

【解析】复发性颞下颌关节脱位如限制活动治疗效果不佳时，一般注射硬化剂，或采用手术治疗，如关节镜下关节囊及韧带加固术、关节结节增高术、关节结节切除术等。故选E。

5.【答案】B

【解析】复发性关节脱位常发生于急性前脱位后未予以适当治疗，如复位后未制动或制动时间不够，被撕裂的韧带、关节囊等未得到修复，导致关节韧带、关节囊松弛；其次，长期翼外肌功能亢进致髁突运动过度、老年人、长期慢性消耗性疾病等也常常发生顽固性、复发性脱位。故选B。

6.【答案】B

【A_2型题】

7.【答案】B

8.【答案】C

【解析】关节急性脱位后常用口内手法复位：两拇指缠以纱布伸入口内，放于两侧后殆面，其余手指握住下颌体部下缘，拇指压下颌骨向下，其余手指将颏部缓慢上推，使髁突复位至关节窝内。故选C。

第三节　颞下颌关节强直

【A_1型题】

1.【答案】B

【解析】单侧颞下颌关节强直的患者常因为咀嚼功能的减弱和下颌生长中心髁突的破坏导致下颌发育障碍，患侧下颌体、下颌升支短小，表现为面容两侧不对称，颏部偏向患侧。故选B。

2.【答案】E

【解析】颞下颌关节强直分为真性关节强直、假性关节强直和混合性强直。颞下颌关节强直需手术治疗。A、B、C、D对颞下颌关节紊乱综合征治疗有效而对关节强直无效，故选E。

3.【答案】E

4.【答案】E

【解析】颌间挛缩也引起开口困难或完全不能开口，由于关节外上下颌间皮肤、黏膜或深层组织的瘢痕粘连导致，关节本身可伴有或不伴有关节结构的改变，所以我们通常说的颞下颌关节强直主要指关节内强直，即真性强直。故选E。

5.【答案】D

【解析】对于颞下颌关节强直的治疗一般都需要采用外科手术，保守治疗无效。在手术前需有正确诊断，确定是关节外强直、关节内强直或混合性强直，病变的部位及范围等，才能制订正确的治疗计划。故选D。

6.【答案】C

【解析】关节内强直常见原因有：邻近器官的化脓性炎症、关节损伤、类风湿关节炎等，放射治疗照射关节区可引起颌面软组织广泛的纤维性变，最终亦可能引起关节内强直，关节内出血会导致关节结构被纤维组织修复，甚至骨化而强直。故选C。

7.【答案】E

【解析】关节纤维性强直是由含有血管的纤维组织代替正常的关节窝、关节结节和髁突的骨或纤维软骨等结构，最后相互间完全被纤维组织长入骨髓腔，而骨性强直是纤维性强直进一步骨化所致，故临床上表现为进行性张口受限，最后至完全不能开口。

8.【答案】C

【解析】关节外强直以往常见的病因以坏疽性口炎（走马疳），现在已罕见。根据患者病史及X线检查颞下颌关节结构正常，故可以推断为关节外软组织瘢痕引起的关节外强直。故选C。

9.【答案】A

【解析】关节内强直临床上可分为纤维性强直和骨性强直，是由于一侧或两侧关节内发生病变，最后造成关节内的纤维性或骨性粘连，也称真性关节强直；关节外强直病变发生在关节外上下颌皮肤黏膜或深层组织，甚至发生上下颌骨的骨性粘连。故选 A。

【A_2 型题】

10.【答案】B

【解析】颞下颌关节强直常见病因为关节外伤和邻近器官的炎症，根据患者病史可考虑为中耳炎引起的关节内强直，因发病年龄小，感染导致下颌发育障碍，表现为患侧下颌体、下颌升支短小，颏部偏向患侧。故选 B。

11.【答案】C

12.【答案】B

【解析】由患者病史可以推断为髁状突外伤导致的关节强直，临床检查左侧关节无动度，应为左侧关节病变，外观应为患侧下颌体及下颌支短小，外观丰满。

13.【答案】E

【解析】关节外强直以往常见的病因以坏疽性口炎（走马疳），现在已非常少见，根据患者病史及 X 线检查颞下颌关节结构正常，故可以推断为走马疳引起的关节外软组织瘢痕引起的关节外强直。

【A_3/A_4 型题】

14.【答案】D

【解析】根据患者幼年颏部外伤史及渐进性开口受限，符合颏部外伤导致颞下颌关节损伤后逐渐发展为关节内强直，结合其临床表现：患侧下颌体、下颌升支短小，面容两侧不对称，颏部偏向患侧，支持诊断为关节内强直。

15.【答案】C

【解析】关节强直患者的 X 线检查首选颞下颌关节侧斜位片，进一步检查可选择 CT 及三维成像，以便明确粘连范围、部位及程度等。故选 C。

16.【答案】E

17.【答案】A

【解析】双侧颞下颌关节强直可导致整个下颌发育障碍，下颌后缩，而正常上颌却显前突，形成典型的小下颌畸形面容（鸟嘴畸形），由此下颌磨牙常舌倾，而下颌前牙向唇侧倾斜呈扇形分离。

18.【答案】D

19.【答案】B

第十章 颌面部神经疾病

第一节 三叉神经痛

【A_1 型题】

1.【答案】E

【解析】对三叉神经痛均应首选采用药物治疗，卡马西平是目前治疗三叉神经痛的首选药物。

2.【答案】D

【解析】三叉神经痛功能检查包括感觉功能检查、角膜反射、软腭反射、运动功能检查。并不包括施墨实验。故选 D。

3.【答案】D

【解析】原发性三叉神经痛患者无论病程长短，神经系统检查无阳性体征发现，仍保持分支区域内的痛觉、触觉和温度觉的感觉功能和运动支的咀嚼肌功能。故选 D。

4.【答案】E

【解析】原发性三叉神经痛行诊断性封闭时，第一支痛时，应封闭眶上孔及其周围。第二支痛时，可根据疼痛部位将局麻药选择性地注入眶下孔、切牙孔、腭大孔、上颌结节或圆孔。第三支痛时，则应作颏孔、下牙槽神经孔或卵圆孔的阻滞麻醉。

5.【答案】E

6.【答案】E

【解析】临床实践证明这是目前治疗三叉神经痛的较好的一种微创神经毁损疗法，利用可控温度作用于神经节、神经干和神经根等部位，使蛋白质凝固变性，从而阻断神经冲动的传导。其镇痛效果好，并发症少，虽然复发率较高，由于操作方便，可重复治疗。

7.【答案】E

【解析】卡马西平是目前治疗三叉神经痛的首选药物。卡马西平作用于网状结构-丘脑系统。不良反应有眩晕、恶心、皮疹、消化障碍、白细胞减少，停药后多数可恢复正常。禁用于心、肝、肾功能不全，血象异常严重，孕妇和哺乳期妇女。故选 E。

8.【答案】E

【解析】三叉神经痛发作时常伴有颜面表情肌的痉挛性抽搐，口角被牵向患侧。有时还可出现痛区潮红，结膜充血，流泪、出汗、流涎以及患侧鼻腔黏液增多等症状，称为痛性抽搐。故选 E。

9.【答案】E

【A_3/A_4 型题】

10.【答案】D

【解析】舌咽神经痛阵发性疼痛位于扁桃体区、咽部、舌根部、颈深部、耳道深部及下颌后区等处疼痛呈间歇性发作，可在睡眠时发作。此患者症状符合舌咽神经痛症状。故选 D。

11.【答案】A

【解析】对三叉神经痛均应首选采用药物治疗，如无效时再考虑其他方法。卡马西平是目前治疗三叉神经痛的首选药物。

12.【答案】E

【解析】三叉神经分三支，第一支眼支：支配眶上孔、上眼睑、眉、前额及颞部等部位。第二支上颌支：支配眶下孔、下眼睑、鼻唇沟、鼻翼、上唇、鼻孔下方或口角区、上颌结节或腭大孔等部位。第三支下颌支：支配颏孔、下唇、耳屏区、颊黏膜、颊脂垫尖、舌河沟等处。故选 E。

13.【答案】E

【解析】对三叉神经痛均应首选采用药物治疗，如无效时再考虑其他方法。目前治疗三叉神经痛的较好的一种微创神经毁损疗法是射频温控热凝术。其镇痛效果好，并发症少，虽然复发率较高，由于操作方便，可重复治疗。

第二节 周围性面神经麻痹

【A_1 型题】

1.【答案】A

【解析】面瘫的典型症状：①前额皱纹消失，不能皱眉。②患侧口角下垂，健侧口角向上歪斜。③不能紧密闭口，发生饮水漏水，不能鼓腮、吹气等功能障碍。④上下眼睑不能闭合，睑裂增大，闭合不全，露出结膜。⑤用力闭眼时，眼球转向外上方，此称贝尔征。故选 A。

2.【答案】A

【解析】面神经麻痹根据引起面神经损害的部位不同，分为中枢性面神经麻痹和周围性面神经麻痹两种。故选 A。

3.【答案】B

【解析】中枢性面神经麻痹临床特点表现为：病变对侧睑裂以下的颜面部表情肌瘫痪，而贝尔麻痹临床特点为：病变侧全部表情肌瘫痪。故选 B。

4.【答案】C

【解析】膝状神经节受损有一个特异性表现为：泪腺分泌功能障碍。故选 C。

5.【答案】D

【解析】起病 1~2 周内为急性期，治疗上主要是控制炎症水肿，改善局部血液循环，减少神经受压，贝尔面瘫急性期不宜给予过强的针刺或电针疗法，以免导致继发性面肌痉挛，故选 D。

【A_2 型题】

6.【答案】C

【解析】面神经损害部位在镫骨肌和膝状神经节之间表现为面瘫 + 味觉丧失 + 唾液腺分泌障碍+听力障碍。施墨试验正常证明此患者泪腺分泌无异常。此患者符合这些表现，故选 C。

7.【答案】C

【解析】腮腺手术后，偶尔可见于下颌下腺手术及腮腺损伤后，由于耳颞神经和原支配腮腺分泌功能的副交感神经纤维再生时，与被切断的原支配汗腺和皮下血管的交感神经末梢发生错位连接愈合。故当咀嚼和味觉刺激时，引起副交感神经兴奋，同时引起面部潮红和出汗。故选 C。

【B_1 型题】

8.【答案】A

【解析】面神经颧支损伤表现为：眼睑不能闭合。故选 A。

9.【答案】C

【解析】面神经颊支损伤表现为：鼻唇沟变浅或消失、上唇运动力减弱或偏斜。故选 C。

10.【答案】E

【解析】面神经下颌缘支损伤表现为：患侧口角下垂，流口水。故选 E。

11.【答案】D

【解析】舌下神经损伤表现为：患侧舌肌瘫痪及萎缩，伸舌时舌尖偏患侧。故选 D。

12.【答案】E

【解析】面神经的损伤部位，位于茎乳孔以外会出现面瘫。而口角下垂，上下睑不能闭合等都属于面瘫。故选 E。

13.【答案】B

【解析】面神经的损伤部位位于鼓索与镫骨肌神经节之间，出现面瘫+味觉丧失+唾液腺分泌功能障碍。舌前 2/3 味觉减退，唾液腺分泌障碍以及面瘫正好符合这些表现。故选 B。

14.【答案】D

【解析】面神经的损伤部位位于镫骨肌与膝状神经节，会出现面瘫 + 味觉丧失 + 唾液腺分泌障碍+听觉改变。此患者出现面瘫，舌前 2/3 味觉减退，唾液腺分泌障碍，听觉障碍，故选 D。

15.【答案】A

【解析】面神经的损伤部位位于膝状神经节，会出现面瘫+味觉丧失+唾液腺分泌障碍、泪腺分泌障碍 + 听力改变。此患者出现面瘫，舌前 2/3 味觉减退，唾液腺、泪腺分泌障碍，听觉障碍。

第十一章　先天性唇腭裂

第一节　概　　述

【A_1 型题】

1.【答案】A

【解析】胎儿在生长发育过程中，特别是胎儿发育成形的前12周，若受到某种因素的影响而使各胚突的正常发育及融合受到干扰时，就有可能使胎儿发生各种不同的相应畸形。一侧上颌突未能在一侧与内侧鼻突融合，则在上唇一侧产生单侧唇裂，如在两侧发生，则形成双侧唇裂。

2.【答案】E

【解析】唇裂是口腔颌面部最常见的先天性畸形，常与腭裂伴发。我国唇腭裂的患病率有上升趋势，与近期国外的报道近似。据统计，唇腭裂患者男女性别比例之比为1.5∶1，男性多于女性。

第二节　唇　　裂

【A_1 型题】

1.【答案】E

【解析】隐性唇裂，即皮肤和黏膜无裂开，但其下方的肌层未能联合，导致患侧出现浅沟状凹陷及唇峰分离等畸形。对比概念，故本题选E。

2.【答案】C

【解析】一般来说，单侧唇裂整复术最适合年龄为3~6个月，体重达5~6kg。双侧唇裂整复术较单侧复杂，术中出血相对较多，手术时间较长，因此最适合年龄为6~12个月。手术年龄还应根据患儿全身健康情况及生长发育情况而定。故选C。

第三节　腭　　裂

【A_1 型题】

1.【答案】B

【解析】根据硬腭和软腭部的骨质、黏膜、肌层的裂开程度和部位，对腭裂进行临床分类。腭垂裂临床上较多见，而其他的腭隐裂、混合型双侧腭裂、腭垂缺失和硬腭裂孔临床上均较少见。

2.【答案】E

【解析】咽成形术是指对腭咽闭合不全进行缩小腭咽腔、增进腭咽闭合之目的而施行的各类手术的总称。咽后壁组织瓣转移术现已成为最常用的咽成形术之一。此法是利用咽后壁黏膜肌瓣翻转移植在软腭部，达到延长软腭长度，缩小腭咽腔，从而有效地增进腭咽闭合功能，改善发音条件的目的。故选E。

3.【答案】B

【解析】腭裂手术可视裂隙大小、需要松弛的程度决定切断或者不切断鼻腔黏膜。这样可使两侧软腭鼻黏膜得到充分游离，并能在中央无张力下缝合，这一点至关重要，切勿在张力过大时缝合，以免发生腭裂或手术复裂。

4.【答案】C

【解析】腭裂术后患儿清醒2~4小时后可喂食少量糖水；观察0.5小时，没有呕吐可进流质软食，但每次进流食量不宜过多。流质饮食应维持至术后1~2周，半流质1周，2~3周后可进普食。

5.【答案】D

【解析】一旦发生腭裂术后穿孔或复裂，不论范围大小，都不应急于立即再次手术缝合，因局部组织脆弱和血供不良，缝合后常会再次裂开，因此，建议术后6~12个月，嘱患者复诊后再行二期手术为好。

第四节 唇腭裂序列治疗

【A_1型题】

1.【答案】D

【解析】唇腭裂序列治疗的矫形修复治疗包括缺牙的修复，赝复体的制作，配合语音训练而制作语音矫治器，而腭托属于对缺牙修复的义齿修复内容，所以A、B、C、E都是唇腭裂序列治疗的矫形修复治疗内容，可排除。而舌刺与舌挡是正畸中功能矫治的内容，预防不良口腔习惯，所以D不属于矫形修复治疗内容。

2.【答案】A

【解析】腭裂整复手术是综合序列治疗中的关键部分，其主要目的是：恢复腭部的解剖形态；改善腭部的生理功能，重建良好的腭咽闭合功能，为患儿正常吸吮、吞咽、语音、听力等生理功能恢复和创造必要条件。

3.【答案】B

【解析】对腭裂患儿的正畸治疗应从新生儿开始到成年贯穿整个生长发育期。治疗可分新生儿无牙期、乳恒牙交替期以及恒牙期三个阶段。

【A_2型题】

4.【答案】A

【解析】腭裂术后出现语音障碍的发生率因报道者和年代以及地区等的不同，其发生率难以一致。但至今还未见有腭裂术后患者无异常语音发声的报道。因此国内外长期从事该临床工作和学术领域的人员认为，语音治疗在腭裂序列治疗中是一项既重要，又不可缺少的重要措施之一。

5.【答案】C

【解析】术后腭咽闭合良好，符合条件者，手术后1个月可开始语音训练。故答案选C。

6.【答案】C

【解析】牙槽突裂植骨手术应延迟到混合牙列期，在尖牙萌出以前较为恰当（9~11岁）。在此期牙根已经形成1/2~2/3。在尖牙未萌出前植骨，可使尖牙能通过移植骨区萌出，刺激新骨的形成，增加发育不良的牙槽突裂区域的高度。故答案选C。

【A_3/A_4型题】

7.【答案】A

【解析】对于伴有牙槽突裂或腭裂的患儿，唇裂整复后，由于唇肌生理运动，可以产生压迫作用，促使牙槽突裂隙逐渐靠拢，为以后的腭裂整复创造条件。一般认为，进行唇裂整复术最合适年龄为3~6个月，体重达5~6kg以上。故答案选A。

8.【答案】A

9.【答案】C

【解析】腭裂修复手术宜选择在8~18个月之间进行，因为这段时间是腭裂患儿开始说话时期，在此以前如能完成腭裂整复术，有助于患儿可以比较自然地学习说话，也有利于养成正常的发音习惯。故答案选C。

10.【答案】B

【解析】牙槽突裂植骨术应延迟到混合牙列时期，在尖牙萌出以前较为恰当（9~11岁）。在此期间牙根已经形成1/2~2/3。在尖牙未萌出前植骨，可使尖牙能通过移植骨区萌出，刺激新骨的形成，增加发育不良的牙槽突裂区域的高度。故答案选B。

11.【答案】A

【解析】患儿能与语音治疗师配合，年龄一般在4周岁以上，不合作者不宜接受语音训练。

12.【答案】E

【解析】腭裂修复术后，语音功能恢复正常的必要条件是手术后已获得良好的腭咽闭合功能者，否则语音治疗一般是无效的。

第十二章 牙颌面畸形

【A_1型题】

1.【答案】E

【解析】牙颌面畸形主要系指因颌骨生长发育异常所引起的颌骨体积、形态，以及上下颌骨之间及其与颅面其他骨骼之间的关系异常和随之伴发的𬌗关系及口颌系统功能异常，外观则表现为颌面形态的异常，故选E。

2.【答案】C

【解析】正颌外科手术术后随访观察了解术后颌、牙关系可能出现的变化，进行必要的处理，并进行最后的效果评价。根据骨切开后的愈合过程及牙颌系统的生物学特征，术后的严密随访观察至少应持续6个月，其后可每半年复查1次。所以C正确，A、B、D、E时间不确切，故选C。

3.【答案】B

【解析】确定正颌外科的治疗方案之后，必须按照严格的治疗进程，才能获得最佳的预期效果：①术前正畸治疗。②确定手术计划。③完成术前准备。④正颌手术。⑤术后正畸与康复治疗。

⑥随访观察。故选 B。

第十三章　口腔颌面部后天畸形和缺损

第一节　概　论

【A_1 型题】

【答案】B

【解析】对偶三角瓣的主要作用是两瓣交叉缝合后能延长组织，是一个以延长为主要目的的皮瓣，因此可用于纠正挛缩的瘢痕、移位的组织，所以 B 正确。整复邻近组织缺损、覆盖感染创面、毛发移植及器官再造都不是对偶三角瓣的主要作用，因此 A、C、D、E 错误。故选 B。

第二节　组织移植

【A_1 型题】

1.【答案】B

【解析】表层皮片由表皮层和很薄一层真皮最上层的乳头层组成。中厚皮片由表皮和部分真皮层组成。全厚皮片由表皮和真皮全层组成。皮瓣是由表皮、真皮和皮下组织构成。故选 B。

2.【答案】B

【解析】不同皮片有不同的特点：皮片越薄，成活力越强，但皮片越薄，移植后收缩越大，极易挛缩，且不耐受外力摩擦与负重，表面色素沉着严重。反之，皮片越厚，移植后收缩越小，越富有弹性，色泽变化也小，能耐受摩擦与负重。带脂肪的全厚皮片主要优点是收缩小，较柔软，适宜于在肌腱或肌暴露处行移植。

3.【答案】B

【解析】一般而言，皮片越薄越易成活，但耐摩擦性也就越差，收缩率也相应增大；相反皮片越厚，质地、色泽、耐磨性及收缩率等方面的性能就越好，但成活能力则下降。因此 B 正确，而 A、C、D、E 都错误。

4.【答案】E

【解析】轴形皮瓣又称为动脉皮瓣，特点是有一对知名血管供应和回流，因只要在血管的长轴内设计皮瓣，一般可不受长宽比例的限制。所以 E 正确，可以排除 A、B、C、D。

5.【答案】B

【解析】游离皮片按照皮肤厚度可以分为 3 种，表层皮片包括表皮层和很薄的一层真皮最上层的乳头层，厚 0.20～0.25mm，所以 B 正确。中厚皮片包括表皮及一部分真皮层，薄中厚皮片厚 0.37～0.50mm，厚中厚皮片厚 0.62～0.75mm，全厚皮片包括表皮及真皮全层，厚为 1～2mm，所以 A、C、D、E 不正确。

6.【答案】C

【解析】皮瓣是包括皮肤和皮下组织的复合组织，有自身直接的血管供应，抗感染能力强，能用于较大、有凹陷等缺损修复，覆盖在暴露的重要血管、神经、脑膜等结构上，有保护作用，故可排除 A、B、E。对不宜用皮片修复的创面，如肌腱、关节面、骨面，也能覆盖修复，故只有 C 错误。由于皮瓣厚实，收缩很小，故 D 亦正确。故选 C。

7.【答案】A

【解析】皮片可分为表层皮片、中厚皮片、全厚皮片及保存真皮下血管网全厚皮片。皮片越薄，移植成活力越强。在有感染的肉芽创面上植皮，显然宜用表层皮片，故选 A。

8.【答案】E

【解析】游离皮片是越薄，抗摩擦和生命能力越差，故 A 错误。全厚皮片包括表皮和真皮全层，这种皮片生长成活后，柔软而富有弹性，活动度大，收缩小，色泽变化亦小，故 B、C 错误。抗感染能力最强的是表层皮片，能够生长在轻微感染经过适当处理后的肉芽创面上，故 D 错误，本题选 E。口腔内植皮，一般多采用薄中厚皮片。

【A_2 型题】

9.【答案】D

【解析】全厚皮片成活后柔软而富有弹性，活动度大，能耐受摩擦及负重，收缩小，色泽变化亦小，特别适合于面部植皮；而轴型皮瓣适用于颌面部整复较深层或洞穿性组织缺损。由此可见，根据本题题干正确选项应为 D。

第二十二篇　口腔修复学

第一章　口腔检查与修复前准备

第一节　病史采集

【A_1 型题】

1.【答案】E

【解析】病史采集是通过医师的问诊了解患者就诊的原因及要求，获得患者系统病史、口腔专科病史的资料。包括：主诉、患者系统疾病史、患者传染性疾病史、患者的修复治疗情况等。

2.【答案】D

【解析】主诉是患者就诊的主要原因和迫切要求解决的主要问题。主诉的主要内容常常是患者感觉不适，如疼痛、过敏、肿胀等；功能障碍，如咀嚼或发音不便；影响社交活动和美观，如口臭、缺牙、牙折、牙形态异常、牙变色等。故选 D。

3.【答案】B

4.【答案】B

【解析】着重了解与修复有关的诸方面。①与制定修复治疗计划有关的内容：如患者在以往就医时是否需用抗生素预防感染，是否需使用激素或抗凝剂等，有无药物过敏或牙用材料过敏史，是否做过放射治疗等。②系统疾病在口腔内的表现：如牙周炎可受糖尿病、绝经期、妊娠或抗惊厥药的影响。③传染性疾病史：如乙肝、艾滋病或梅毒等传染病的患者或携带者。故选 B。

5.【答案】E

【解析】完整的专科资料包括：①修复治疗情况。②牙周病史。③牙体牙髓治疗情况。④正畸治疗情况。⑤口腔外科治疗情况。⑥X 线图像资料。⑦颞下颌关节病史。故选 E。

6.【答案】E

7.【答案】E

【A_2 型题】

8.【答案】D

【解析】修复体黏固后出现龈缘炎的原因：①修复体轴壁突度不良，如短冠修复体轴壁突度不足，食物冲击牙龈。②冠边缘过长，边缘抛光不良、悬突。③试冠、戴冠时对牙龈损伤。④嵌塞食物压迫。⑤倾斜牙、异位牙修复体未能恢复正常排列和外形。

9.【答案】D

【解析】烤瓷熔附金属全冠的适应证包括：①前牙氟牙症、变色牙、四环素染色牙、锥形牙、釉质发育不全等，不宜用其他方法修复或患者要求永久修复者。②龋洞或牙体缺损较大而无法充填治疗者。③前牙错位、扭转而不宜或不能做正畸治疗者。④需要做烤瓷桥固位体的基牙。故选 D。

10.【答案】A

【解析】桩的直径：理想的桩直径应为根径的 1/3。上前牙桩直径应为 1.5～2.5mm。下前牙为 1.1～1.5mm，上下后牙为 1.4～2.7mm。当桩的直径过细会导致桩的折断，而其他选项会导致桩固位不良。故选 A。

第二节　临床检查

【A_1 型题】

1.【答案】E

【解析】颌面部检查：通过视诊仔细观察患者颌面部的外形及其他特征。①面部皮肤颜色、营养状态。②颌面部外形的对称性。③颌面各部分之间比例关系是否协调对称，有无颌面部畸形，面下 1/3 的高度是否协调。④口唇的外形，笑线的高低，上下前牙位置与口唇的关系。⑤侧面轮廓是直面型、凸面型还是凹面型，颅、面、颌、牙各部分的前后位置和大小比例是否正常，有无颌骨前突或后缩等异常情况。

2.【答案】E

【解析】原有修复体的检查：患者如佩戴有修复体，应了解患者要求重做的原因，检查原义齿与口腔组织的密合情况，咬合关系是否正确，外形是否合适，义齿对牙龈、黏膜有无刺激以及该义齿行使功能的效率如何等。分析评价原修复体的成功与失败之处，并作为重新制作时的参考。

3.【答案】A

【解析】常规 X 线牙片能确定牙根及牙周支持组织的健康状况，了解牙根的数目、形态及长度，有无根折、根管充填等情况。而颞下颌关节X线侧位片可了解关节凹、髁突的外形以及髁突与关节凹的位置关系。故选A。

4.【答案】E

【解析】无牙颌口腔专项检查包括：①上下颌弓，牙槽嵴的大小、形态和位置。②牙槽嵴的吸收情况。③口腔黏膜检查，口腔黏膜色泽是否正常，有无炎症、溃疡及瘢痕。④舌的检查：包括舌的大小、形状、静止状态时的位置，以及功能活动的情况。⑤唾液分泌量及黏稠度的检查。

5.【答案】E

6.【答案】A

【解析】临床上常用的牙松动度测量和记录的方法有两种。以牙松动幅度计算：Ⅰ度松动，松动幅度不超过1mm。Ⅱ度松动，松动幅度为1～2mm。Ⅲ度松动，松动幅度大于2mm。故选A。

7.【答案】A

【解析】相邻牙在邻面互相接触的区域称为接触区或邻接处。

8.【答案】B

9.【答案】D

【解析】检查缺牙区间隙大小是否正常，牙槽嵴有无妨碍修复治疗的骨尖、倒凹、骨隆突等。

10.【答案】A

11.【答案】E

【解析】包括口腔外部检查、口腔内检查、X线检查、模型检查。口腔内的检查包括以下几个方面。①口腔一般情况；②牙周检查；③牙列检查；④殆关系检查；⑤缺牙区情况；⑥无牙颌口腔专项检查；⑦原有修复体的检查。故选E。

12.【答案】B

【解析】殆关系检查包括以下几方面。①正中殆位的检查：上下牙列是否有广泛均匀的殆接触关系；上下颌牙列中线是否一致；上下第一磨牙是否是中性殆关系；前牙覆殆、覆盖是否在正常范围之内；左右侧殆平面是否匀称。②息止殆位的检查：比较息止殆位与正中殆位时，下牙列中线有否变化；间隙的大小有无异常。③殆干扰检查：仔细检查正中咬合和前伸、侧向咬合移动时，有无牙尖干扰。故选B。

13.【答案】E

【解析】临床上常用的牙松动度测量和记录的方法有两种。以牙松动方向计算：Ⅰ度松动：仅有唇（颊）舌向松动。Ⅱ度松动：唇（颊）舌向及近远中向均有松动。Ⅲ度松动：唇（颊）舌向及近远中向松动，并伴有垂直向松动。故选E。

14.【答案】E

【解析】X线检查是诊断口腔颌面部疾病的一种重要的常规检查方法，为临床检查提供十分有用的补充信息，包括：常规X线牙片、X线曲面体层片、颞下颌关节X线侧位片、颞下颌关节系列断层摄影、CT扫描等。故选E。

15.【答案】C

【解析】模型检查可以弥补口腔内一般检查的不足，便于仔细观察牙的位置、形态、牙体组织磨耗印迹以及详细的关系等，必要时可将上下颌模型在架上进行研究，制订治疗计划和修复体设计等。故选C。

16.【答案】E

【解析】颞下颌关节区的检查：让患者作开闭口、侧方、前伸等运动，进行视诊、触诊和听诊，检查以下内容：①颞下颌关节活动度的检查。②颞下颌关节弹响的检查。③外耳道前壁检查。④开口度及开口型。⑤下颌侧方运动。故选E。

【A_2型题】

17.【答案】B

【解析】固定义齿黏固后半个月导致龈缘炎。45之间牙线可顺利通过，乳突处有少量食物滞留，龈红肿，表明邻接点过松。E是对颌牙有楔入式牙尖，题干中未提及。故选B。

18.【答案】A

【解析】自发性疼痛原因包括：其常见原因为：①牙髓炎、金属微电流刺激和根尖炎或牙周炎。②由于牙体切割过多，黏固前未戴暂时冠做牙髓安抚治疗，牙髓受刺激由充血发展为牙髓炎。③修复体戴用一段时间后出现的自发性疼痛，多见于继发龋引起的牙髓炎。④由于修复前根管治疗不完善，根尖周炎未完全控制。⑤根管侧壁钻穿未完全消除炎症。⑥咬合创伤引起的牙周炎。

19.【答案】C

【解析】修复体戴用一段时间后，出现冷热刺激痛，主要是由于继发性龋。①多由于牙体预备时龋坏组织未去净，或未做预防性扩展。②牙龈退缩：修复时牙龈有炎症、水肿或黏固后牙龈萎缩等，均造成牙本质暴露，引起激发性疼痛。③黏固剂脱落或溶解：修复体不密合、松动；黏固剂或黏固操作不良，黏固剂溶解、脱落，失去封闭作用。故选C。

【A_3/A_4型题】

20.【答案】A

【解析】重衬是在全口义齿组织面加上一层塑料，使基托组织面与周围的组织紧密贴合，增加固位力。适用于全口义齿戴用一段时间后，由于组织的吸收，导致固位不良。故选A。

21.【答案】C

22.【答案】A

【解析】固位尚好，但是在咀嚼食物时，义齿容易脱落，这是由于殆不平衡，牙尖有干扰，使义齿撬动，破坏了边缘封闭造成的。故选A。

23.【答案】B

【解析】当休息状态时，义齿固位尚好，但若患者说话大张口或打哈欠时义齿易松动，可能的原因是基托边缘过长、过厚，唇颊系带区基托边缘缓冲不够，影响系带活动。故选B。

24.【答案】D

第三节 修复前准备

【A_1型题】

1.【答案】C

【解析】粉剂型藻酸盐印模材料与水混合及糊剂型与半水硫酸钙混合后的凝固反应是置换与交联。以藻酸钠为例，当藻酸钠与硫酸钙互相作用时，藻酸钠中的钠离子与硫酸钙中的钙离子互相置换，生成硫酸钠和藻酸钙。

2.【答案】A

【解析】某些口腔材料在口腔中会吸附唾液或其他生理性液体，同时还会有部分材料被溶解。过量的吸水和溶解都会使其性能降低直至其功能丧失，故选A。因为修复材料要承受咀嚼，因此必须保证良好的机械和物理性能，故不选B、C。而且口腔材料位于人口腔中，要求其具有良好的化学稳定性及良好的生物性能，故不选D、E。

3.【答案】B

【解析】大部分口腔材料是用于人体的生物材料，因此良好的生物性能是保证临床应用安全有效的重要保障。口腔材料的生物性能包括生物相容性、生物安全性、生物功能性三个方面。

4.【答案】A

【解析】修复前准备包括：①处理急性症状。②保证良好的口腔卫生。③拆除不良修复体。④治疗和控制龋病及牙周病。

5.【答案】E

【解析】模型材料是用来制作口腔软硬组织阳模或修复体模型的材料，主要有各种石膏和模型蜡两大类。故选E。

6.【答案】D

7.【答案】E

【解析】口腔修复材料的性能包括物理性能、机械性能、化学性能、生物性能四个方面。

8.【答案】C

【解析】材料的化学性能是影响其在口腔环境中使用寿命的重要因素之一，包括腐蚀、变色、老化、扩散和吸附。故选C。

9.【答案】E

10.【答案】E

【解析】口腔软硬组织的处理包括：①治疗口腔黏膜疾患。②唇、舌系带的修整。③瘢痕组织的修整。④对松动软组织的修整。⑤前庭沟加深术。⑥牙槽嵴修整术。⑦骨性隆突修整术。⑧牙槽嵴重建术。故选E。

11.【答案】D

【解析】义齿基托树脂调和后的变化，人为的划分为六个阶段：湿砂期、稀糊期、黏丝期、面团期、橡胶期和坚硬期。故选D。

12.【答案】E

【解析】确定残根的拔除或保留应根据牙根的缺损破坏范围、根尖周组织的健康状况，并结合治疗效果与修复的关系综合考虑。如果残根破坏较大，缺损达龈下，根尖周组织病变范围较广泛，治疗效果不佳者，可考虑拔除；如果残根较稳固，根尖周组织无明显病变或病变范围较小，同时对义齿的支持和固定有作用者，则应进行根管治疗后保留。故选E。

13.【答案】D

【解析】修复前准备包括：口腔的一般处理、余留牙的保留与拔除、口腔软组织处理、牙槽骨的处理、修复前的正畸治疗。其中D选项X线检查属于口腔检查。

14.【答案】E

【A_2型题】

15.【答案】E

【解析】在固定桥的设计中，双端固定桥是一种最理想的结构形式，也是临床应用最广泛的设计形式。题干中表明缺失牙前后都有基牙，轻度倾斜。故选E。

16.【答案】E

【解析】57|缺失，64|为桥基牙，其桥体跨度较大，设计的基牙数量不足，基牙受到过大的力，致𬌗创伤。故选E。

17.【答案】D

【解析】在固定桥的设计中，双端固定桥是一种最理想的结构形式，也是临床应用最广泛的设计形式。题干中表明缺失牙前后都有基牙，6|银汞充填体，已做牙髓治疗。故选D。

【A_3/A_4型题】

18.【答案】B

【解析】7|缺失，6|为基牙，单端固定桥桥体受力时会以基牙为旋转中心产生杠杆作用，对基牙造成创伤。故选B。

19.【答案】E

20.【答案】D

21.【答案】C

【解析】题干中未标明缺失牙近远中基牙有𬌗创伤表现，无须调𬌗。故选C。

22.【答案】A

【解析】左上1牙冠1/2缺损，已露髓，需做根管治疗后桩核冠修复。故选A。

【B_1 型题】

23.【答案】C
24.【答案】A
25.【答案】E
26.【答案】E
27.【答案】A
28.【答案】B
29.【答案】C
30.【答案】D
31.【答案】B

【解析】回力卡环常用于后牙游离缺失，可减轻基牙承受的𬌗力，起到应力中断作用。故选 B。

32.【答案】A

【解析】RPI 卡环组常用于后牙游离缺失，可减轻基牙承受的𬌗力，义齿受力后，I 杆离开牙面，邻面板也移向倒凹区，可以减小对基牙的扭力。故选 A。

33.【答案】C

【解析】联合卡环由位于相邻两基牙上的 2 个卡环通过共同的卡环体相连而成。卡环体位于相邻两基牙的𬌗外展隙，可以防止食物嵌塞。故选 C。

34.【答案】D

【解析】对半卡环由颊舌侧两个相对的卡环臂和近远中两个𬌗支托组成，主要适用于前后都有缺隙、孤立的前磨牙或者磨牙。

35.【答案】E

【解析】杆形卡环臂与牙的接触面小，美观，产生龋病和牙周病的机会少。故选 E。

36.【答案】A

【解析】双端固定桥又称为完全固定桥。此类固定桥的桥体两端都有固位体，桥体和两端固位体都是不动式连接。固定桥完成后，桥体、固位体和基牙形成一个整体。故选 A。

37.【答案】D

【解析】种植基牙固定桥：此类固定桥是由颌骨内的种植体为基牙，或以天然牙和种植体联合做基牙设计固定桥。多用于个别后牙游离缺失、连续缺牙较多或基牙不够坚强者。故选 D。

38.【答案】B
39.【答案】C

【解析】黏结固定桥是利用酸蚀、黏结技术将固定桥直接黏固于基牙上的固定修复体。此类修复体磨除牙体组织较少，不显露或极少露出金属，不影响美观，并且容易改换成其他修复设计。

40.【答案】E

【解析】半固定桥桥体的两端都有固位体，但其连接形式不同。一端的固位体和桥体通过焊接或整体铸造的方法形成不动式连接，而另一端的固位体和桥体通过栓道栓体或支托形式形成可动式连接。此类固定桥多用于桥体两端的基牙不能取得共同就位道的义齿。故选 E。

41.【答案】E
42.【答案】B

【解析】副承托区是指上、下颌牙槽嵴的唇、颊、舌侧及腭侧，但不包括上颌硬区。此区有黏膜、疏松的黏膜下组织、腺体、脂肪组织及肌肉附着点。此区不能承受较大的压力，只能辅助主承托区分担部分咀嚼压力。故选 B。

43.【答案】D

【解析】边缘封闭区是指基托边缘接触的软组织区域：唇、颊、舌沟区；上颌后堤区；下颌磨牙后垫区。该区黏膜下有大量疏松结缔组织，不能承受咀嚼压力，但可紧密贴合、包裹基托边缘，形成良好的边缘封闭作用，保证义齿固位。故选 D。

44.【答案】A

【解析】主承托区是指上、下牙槽嵴顶的部分。其表面覆盖着高度角化的鳞状上皮，下方有致密的黏膜下层，坚韧而有弹性，是承受力的主要部位。故选 A。

45.【答案】B
46.【答案】A
47.【答案】E
48.【答案】D

第二章 牙体缺损

第一节 病因及影响

【A_1 型题】

1.【答案】A

【解析】牙体组织由硬组织和软组织组成，牙体缺损是指由于各种原因引起的牙体硬组织的破坏、缺损或畸形，表现为牙体失去了正常的生理解剖外形，造成正常牙体形态、咬合及邻接关系的破坏。

2.【答案】B

【解析】龋病是口腔科最常见的疾病，也是造成牙体缺损最常见的病因。牙体缺损的常见病因包括龋齿、外伤、磨损、楔状缺损、酸蚀、牙齿畸形。

3.【答案】E

【解析】以上都是牙体缺损的不良影响。

第二节 治疗设计和方法选择

【A_1 型题】

1.【答案】C

【解析】冠内固位形包括沟形、针形、箱状形、鸠尾形等，但是片切形为冠外固位体。

2.【答案】B

【解析】钉洞固位形的直径一般为1.0mm。

3.【答案】B

【解析】对于只涉及釉质的黏结，冲洗后可用气枪将釉质面吹干呈白垩色。对于涉及牙本质的窝洞必须保持窝洞相对湿润，不能过分干燥或过分湿润。因为过于干燥的牙本质胶原网会发生塌陷，妨碍预处理剂和黏结树脂对牙本质胶原网的渗透。

4.【答案】D

【解析】修复体的固位力是指修复体能够抵抗殆力防止其脱落的力。轴面聚合度越大，固位力越小；黏结剂的厚度过大将降低其固位；接触面积越大，固位力越大；修复体与制备牙的密合度越好，其固位力越好。而牙齿松动与否和修复体的固位无关。

5.【答案】C

【解析】牙体预备基本原则：要求牙体预备尽量一次完成，分次完成会增加患者的痛苦，对牙髓的损伤也较大。因此尽量一次完成。

6.【答案】B

【解析】老年患者牙龈退缩明显，临床牙冠过长，如涉及为龈上边缘，则去除牙体组织多而且修复后冠过长。其他选项：金瓷冠的唇侧为了美观多设计为龈下边缘，短小的牙冠为了增加固位常常设计为龈下边缘，缺损达龈下的通常设计为龈下边缘，说法均有错误，故选B。

7.【答案】E

【解析】前牙银汞合金充填后，邻牙存在异种金属会形成异种金属微电流刺激。其他都是铸造全冠的适应证。

8.【答案】D

【解析】金属烤瓷冠修复体的边缘一般放在龈下0.5~0.8mm的位置。金属烤瓷冠特别重视美观，边缘形态要在考虑到会话、微笑时能见到的范围，龈缘的厚度和颜色、牙的部位等条件下选择，故选D。

9.【答案】C

10.【答案】B

【解析】牙冠轴面突度不会影响牙弓的形态。牙弓是指牙齿按着一定的顺序和形态排列而成的弓形结构。因此牙冠的轴面的形态不会影响牙弓的形态。牙弓形态由口内所有牙齿的排列决定。

11.【答案】E

【解析】环抱固位形、针道固位形、沟固位形、鸠尾固位形都是常用的固位形。但是要注意审题，题目中指的是常用的固位形而不是基本的固位形。

12.【答案】E

【解析】合理的设计、足够的厚度、优良的材料以及制作工艺都能够增加修复体的抗力。因此以上选项都是正确的。

13.【答案】E

【解析】黏结面积越大，粗糙度越大黏结力越大；厚度过大、黏稠度过大都会使黏结力变小。因此以上因素都会对黏结力的大小产生影响。故选E。

14.【答案】B

【解析】黏结力与黏结剂的稠度和厚度都成反比。黏结剂的稠度越大，黏结力越小。此外，黏结力的大小与技术操作的娴熟程度、黏结剂的性能都有关系。黏结面积越大，黏结力越大。

15.【答案】D

【解析】牙体预备的预防性扩展有利于自洁和防止继发龋。修复体殆面应覆盖牙体的点隙裂沟，邻面应扩展到自洁区。去除龋坏牙体组织，对邻近深窝沟或可疑龋作预防性扩展。因此在牙体预备过程中要进行预防性扩展。

16.【答案】E

【解析】修复体龈边缘的位置、外形、密和性以及牙体预备形式，都会对牙龈组织的健康产生影响。如果设计和预备不当会造成牙龈组织长期受刺激，从而导致牙龈炎症甚至牙龈增生等。

17.【答案】E

【解析】为了增加患牙的抗力，在修复牙体缺损时应该在修复前全面考虑患牙的组织结构和缺损情况进行合理的设计，在牙体预备过程中尽量保留牙体组织，去除薄壁弱尖。如果缺损过大，可增加辅助增强措施来增加患牙的抗力。

18.【答案】C

【解析】树脂黏结剂突出优点是美观和黏结力强，而且其难溶于唾液，但是树脂类黏结剂对牙髓刺激较大。

19.【答案】D

【解析】钉洞的方向需要与人造冠的就位道平行，不是垂直。这样可以避开髓腔，防止穿髓。

20.【答案】D

【解析】对于前牙的修复，主要考虑美观问题，故多涉及为龈下边缘，尽可能恢复其美观。

21.【答案】E

【解析】牙体预备的预防性扩展有利于自洁和防止继发龋。修复体殆面应覆盖牙体的点隙裂沟，邻面应扩展到自洁区。去除龋坏牙体组织，对邻近深窝沟或可疑龋作预防性扩展。因此在牙体预备过程中要进行预防性扩展。

22.【答案】B

【解析】洞固位形鸠尾峡的宽度在磨牙为颊舌尖的1/3，前磨牙是1/2。

23.【答案】B

【解析】固位沟是一种辅助固位形，其深度大约1mm，方向与就位道一致，防止修复体水平脱位。而固位沟的龈端应止在边缘内0.5mm。这样可避免对牙龈产生刺激。

24.【答案】E

【解析】约束力、摩擦力、黏结力以及固位形都与其固位有关。因此选E以上都有。

25.【答案】C

【解析】牙体预备时应遵循一定原则以防磨除牙体较多。即①能用部分冠获得良好固位时绝不用全冠。②各轴面的聚合度不宜过大。③牙体殆面组织应按牙体解剖外形均匀磨除。④对严重错位的牙必要时应先进行正畸治疗。⑤应了解不同修复体边缘形态对保存牙体组织的影响。⑥避免修复体边缘向根方做不必要延伸。故选C。

26.【答案】E

【解析】全冠预备应适量磨除牙体组织，在符合牙体预备生物力学及美学要求的前提下，尽可能保存牙体组织。如果牙体预备得过小，不仅影响患牙的抗力，而且会降低修复体的固位力。因此无论从生物力学方面或者抗力形、固位形等方面考虑，都不应该将牙体预备得过小。

27.【答案】B

28.【答案】E

29.【答案】E

【解析】咬合面可设计辅助固位形，因此与固位因素有关；咬合面的牙尖状态对其抗力有影响；咬合面的形态可能导致咬合创伤，从而对牙周状态产生影响；此外咬合面的形态要与邻牙的殆面形态相一致或协调；而对殆牙的牙髓情况不会对咬合面的形态产生影响。

30.【答案】C

【解析】修复体与预备体越密合，其正压力越大，正压力越大，其摩擦力越大，固位力越大。其他选项，全冠的固位力主要来自摩擦力和黏结力，其中摩擦力是最主要的固位力，此外，预备体的颊舌径也会影响全冠的固位。

31.【答案】D

【解析】鸠尾的作用可防止修复体的水平脱位，增加修复体的固位力，位于咬合面的牙尖三角嵴之间，宽度约为咬合面宽度的1/3。但是鸠尾制备如果去除过多牙体组织，则会削弱余留牙体组织的抗力形。

32.【答案】B

【解析】牙体预备时保护牙髓的措施包括以下几种。①防止温度过高。②避免化学损害。③防止细菌感染。④适当磨除牙体组织。A、C可以防止温度过高，D可以避免过多的磨除牙体结构，E可以避免化学损害，而B会造成温度过高。故选B。

33.【答案】B

【解析】牙体预备、戴临时冠、预备体消毒，取印模的过程会对牙髓产生不同程度的物理、化学以及机械刺激，而灌模型整个过程在患者口腔外进行，因此不会对牙髓产生影响。

34.【答案】E

35.【答案】A

【解析】黏结之前为了增加黏结力，常常需要进行干燥、酸蚀、清洁、去油污从而去除杂质，增加修复体与预备体之间的密合度，而涂布分离剂不会增加黏结力。

36.【答案】C

【解析】牙体预备的预防性扩展有利于自洁和防止继发龋。修复体殆面应覆盖牙体的点隙裂沟，邻面应扩展到自洁区。去除龋坏牙体组织，对邻近深窝沟或可疑龋作预防性扩展。

37.【答案】A

【解析】刃状边缘磨除牙体组织少且强度大，对操作空间受限的部位常常采用刃状边缘。题目中舌侧倾斜明显，其舌侧龈边缘最好采用刃状边缘。

38.【答案】E

【解析】残根残冠不一定要求全部拔除，如果其牙根条件可以，即牙根长度足够以及较粗壮，可尝试行根管治疗后行桩核冠的修复等，可考虑在治疗后根据其具体情况进行修复。因此，即使残根缺损达龈下，依然可以在进行切龈或者正畸牵引后进行修复。

39.【答案】B

40.【答案】E

【解析】不适宜做桩冠的牙有：①年轻恒牙牙根发育未完成。②根尖有感染的牙且感染未得到控制。③根管壁有侧穿的牙。④牙槽骨吸收过大的牙都不适合行桩冠修复，桩冠修复对牙根形态要求较高。

41.【答案】C

【解析】乳牙或年轻恒牙的牙髓腔较大，嵌体修复容易穿髓；缺损小而浅的如果采用嵌体修复，则去除牙体组织过多，不符合生物力学原则；缺损过大，残留牙体组织抗力形差如果行嵌体修复效果不佳；前牙如果采用嵌体修复，不能满足对美观要求较高的患者，且嵌体的边缘线较长，长期效果不佳，因此都是嵌体的禁忌证。

42.【答案】E

43.【答案】D

44.【答案】E

【解析】水雾冷却以及间歇切割、短时切割都可以减小牙体预备过程中产生的热量对牙髓产生的损害；轻压磨切可以减轻对髓腔的压力，因此以上措施都可以减少对牙髓的损害。

45.【答案】C

【解析】将固位沟设计在邻面可以防止全冠颊舌向脱位。

46.【答案】E

47.【答案】C

【解析】牙体轴面正常突度保证食物正常排溢及食物流对于牙龈的生理刺激作用。牙体轴面突度过大，食物在排溢过程中对牙龈无按摩作用，可能会引起牙龈萎缩。

48.【答案】B

【解析】青少年髓腔大，金属烤瓷冠牙体预备量较大，容易穿通髓腔，因此不适宜选择此种修复体。其他的变色牙、畸形牙、扭转牙以及缺损过大的牙都是金属烤瓷冠修复的适应证。

49.【答案】E

50.【答案】A

【解析】金属的热膨胀系数远远大于瓷的热膨胀系数，这样在恢复常温后瓷之间存留的是压应力。

51.【答案】D

【解析】边缘密合度多与制作精密度相关，与龈边缘的位置关系不大。而龈下边缘比龈上和平龈的固位力、美观度都要好。龈上边缘对于牙龈的刺激较龈下和平龈的设计小。而对于牙体预备的操作的难易程度而言，龈上边缘的设计相对于龈下边缘与平其龈缘的设计来说，制备较容易。

52.【答案】B

53.【答案】E

【解析】修复体与邻牙的接触关系不会对殆牙产生影响。上下颌的牙齿有正常的咬合，能够保证对殆牙不会伸长。而邻接关系能够防止食物嵌塞，维持牙位、牙弓的稳定，分散咬合力以及保证各个分区的正常的生理活动。一个是水平关系，另一个是垂直关系。

【A_2型题】

54.【答案】B

【解析】塑料全冠耐磨性差，尤其是后牙咬合力较大，目前临床上多用于临时冠的制作，不用于永久性修复，因此不能用于该患者的修复治疗。

55.【答案】D

【解析】患者为前牙，考虑美观因素，排除金属全冠，开面冠，以及3/4冠，甲冠耐磨性差、硬度低、易老化及变色等缺点，因此选择桩冠，可采用瓷材料修复。

56.【答案】C

【解析】患者为前牙，因此排除嵌体，铸造全冠。塑料冠具有耐磨性差、硬度低、易老化及变色等缺点，因此排除B、D。桩核烤瓷冠不仅固位良好，而且美观性较好。故选C。

57.【答案】A

【解析】患者年龄大，牙龈退缩明显，临床牙冠长，采取龈下牙龈会导致牙体组织磨除过多。且患者为后牙对美观要求低，且临床牙冠长，不需要增加预备体的长度来增加固位，因此选择龈上边缘。

58.【答案】B

59.【答案】D

【解析】患者为隐裂牙，尽量选择全冠修复，以防劈裂。嵌体、部分冠都没有全冠的保护性强。而锤造全冠精度不高，适合性差，逐渐被铸造全冠替代，因此选D。

60.【答案】E

【解析】牙间缝隙最理想的治疗方法是正畸矫治关闭缝隙，或者正畸矫治集中缝隙后再做修复治疗。

61.【答案】C

【解析】由于患者为前牙，考虑美观问题排除金属全冠。桩冠修复多采用铸造桩，钢丝弯制多不使用。患者咬合紧，全瓷覆盖容易崩瓷，因此选用部分瓷覆盖较全瓷覆盖较好。

62.【答案】E

【解析】前牙对美观的要求较高，但是3/4冠为没有覆盖前牙唇面的部分修复体，因此无法达到恢复前牙美观的效果。

63.【答案】A

【解析】全冠牙体预备要求去除轴壁倒凹，否则全冠无法就位。因此全冠的牙体预备要求内聚2~5度。

64.【答案】B

【解析】牙根无炎症的牙，行根管治疗后一般为观察1~2周即可以行桩冠修复。

【A_3/A_4型题】

65.【答案】C

【解析】患者之前进行过充填治疗，所以最需要做的检查是拍X线片判断龋坏的深度和根尖周的状况，其他检查对患牙的诊断没有意义。

66.【答案】C

【解析】根尖周疾病首选根管治疗，牙髓干尸治疗、塑化治疗的效果不如根管治疗，而且容易引起牙髓钙化影响下一步的桩冠修复。口服抗生素对治疗根尖周炎无效。

67.【答案】A

【解析】患者大面积龋坏，因此选择全冠修复以保护剩余牙体组织。嵌体的固位力不足。因此全冠修复是最佳方法。

68.【答案】E

【解析】树脂材料强度不足，

金合金作为贵金属较其他金属的强度稍差，但是生物性能好，不会引起边缘渗漏和牙龈着色。

69.【答案】E

【解析】邻接关系不良、咬合面与邻牙不一致、咬合面外形不良、邻间乳头萎缩都可能导致食物嵌塞。因此选择以上都是。

70.【答案】C

【解析】患牙未行根管治疗，因此修复第一步要消除根管内坏死物质，即根管治疗。患牙缺损面积较大，应选择桩核修复增加固位，并行全冠修复。

71.【答案】B

72.【答案】B

【解析】患牙大面积缺损，因此不能选择充填，应采用修复手段。患牙牙根长大，是桩核冠的适应证。故选 B。

73.【答案】A

74.【答案】D

【解析】桩核现在多不选用树脂核、银汞核，多选用铸造桩核，由于患牙近远中的根分叉较大，只能选择铸造分裂桩核冠才能满足要求。

75.【答案】E

【解析】前牙选用嵌体修复影响美观，因此前牙慎用嵌体。

76.【答案】D

【解析】修复后桩冠会遮盖患牙原本的颜色，因此不需要再检查患牙的颜色。其他几项检查都是需要进一步了解的。

77.【答案】D

【解析】前牙尽量选择成品桩，成品桩中的纤维桩，陶瓷桩都有很好的美观效果。全冠尽量选择陶瓷材料，不仅美观性能好，而且较树脂材料更加耐磨。

【B_1 型题】

78.【答案】D

79.【答案】A

80.【答案】C

【解析】考查嵌体分类：覆盖牙冠大部分或全部则为嵌体冠，高于𬌗面即为高嵌体，涉及两个面即为双面嵌体。

81.【答案】A

82.【答案】B

83.【答案】E

84.【答案】D

85.【答案】B

86.【答案】C

【解析】固位力最差的是嵌体，嵌体黏结面积小，牙体预备时也不能有倒凹的存在，只能靠鸠尾等辅助固位形来固位。甲冠是一种接近淘汰的修复方法，主要用于前牙各种原因引起的变色等，把前牙的唇面磨薄，然后贴一层塑料材质的牙片，此牙片外形像指甲，所以叫甲冠，其完全靠黏结力固位，因此固位最差。烤瓷全冠美观性最好。金属最耐磨。甲冠多用作临时修复体。边缘线最长的是 3/4 冠。

87.【答案】B

88.【答案】D

89.【答案】A

90.【答案】C

第三节　治疗步骤

【A_1 型题】

1.【答案】D

【解析】嵌体洞形要求无倒凹，洞形外展不超过 6°；银汞充填洞形要底平壁直，可做倒凹固位。

2.【答案】A

【解析】磷酸锌黏固剂内的游离磷酸可对牙髓产生刺激，在调制最初的 3 分钟内 pH 为 3.5，可刺激牙髓，1 小时后 pH 上升到 6.0，48 小时后就接近中性。

3.【答案】B

【解析】双面嵌体指的是累及两个牙面的嵌体，如近中𬌗嵌体、远中𬌗嵌体、颊𬌗嵌体、舌𬌗嵌体。

4.【答案】E

【解析】黏结面表面光滑不利于增加黏结力。

5.【答案】C

【解析】桩的长度越长，固位力越好，但桩的长度受根总长度的限制。桩核预备时，应保证不少于 4mm 的根尖封闭，保证桩长度不短于临床牙冠高度，骨内桩长度大于骨内根长度的 1/2。

6.【答案】C

【解析】全冠牙体预备𬌗面磨除的目的是：为修复体提供所需的𬌗面空间。

7.【答案】C

【解析】桩冠修复时，应保证不少于 4mm 的根充材料隔离口腔与根尖周，如果余留根充材料过少则不利于根尖封闭，还很容易将剩余的根充物推出根尖或带出根管，常导致重行根充。

8.【答案】C

【解析】3/4 冠通常预备近远中两个邻面轴沟，以形成轴沟的内舌侧壁，其作用相当于全冠预备体的唇侧壁，即未来 3/4 冠抵抗舌向脱落的轴壁。

9.【答案】B

【解析】铸造金属全冠牙体预备边缘形式最常见的为带浅凹形肩台。

10.【答案】C

【解析】3/4 冠与全冠相比优点是磨除的牙体组织较少，更符合牙体组织保存修复原则。但因其边缘线较长，不适用于龋坏率高的患牙，且其固位力较全冠差。

11.【答案】A

【解析】嵌体洞形要求有洞缘斜面，目的是去除无基釉；增加密合度，防止微渗漏的发生；使边缘位置选择性的避开咬合接触点。

12.【答案】E

【解析】理想的桩冠外形要求是与根管壁贴合的外形一致的圆锥体，即从根管口到根尖逐渐缩小的锥形，桩的各部横径都不超过根径的1/3，以在横切面360°的各个位置均有足够的根管壁厚度。

13.【答案】A

【解析】嵌体的优点是：可以更好地恢复咬合、邻面接触关系，有更好的机械性能；不足之处是：牙体预备量大，边缘线长易发生继发龋，固位力较差，部分根疗后的牙不适于做嵌体修复，易折裂。

14.【答案】E

【解析】按金瓷冠牙体预备要求，舌侧应均匀磨除0.8~1.5mm。

15.【答案】D

【解析】桩冠根管预备时，根据牙片确定桩的长度，先用最细的扩孔钻按根管方向，低速进钻并做提拉动作将切碎的根管充填糊剂及牙胶带出，进钻时随时校正钻入方向，到达所需深度，再逐渐加大扩孔钻型号，扩大根管到所需宽度即可。

16.【答案】C

【解析】桩核的固位力大部分是依靠桩与根管壁间的摩擦力及黏结剂的黏结力，因此增加桩的长度、减小桩的锥度、增加桩冠与根管壁的密合度、尽量保留残存的牙体组织都可以增强桩冠的固位力。黏固剂应该按照使用说明要求按比例调拌才能达到最大黏结力，黏结力的大小与黏固剂的稠度无关。

17.【答案】A

【解析】后牙3/4冠𬌗面需预备一𬌗面沟。在颊尖舌斜面上连接两侧轴沟形成一均匀深度的“V”形𬌗面沟，主要为了形成边缘的增力环，所以“V”形沟的舌侧壁可短于颊侧壁。

18.【答案】C

【解析】桩核唇侧应为金瓷冠留出所需间隙，按金瓷冠牙体预备要求即可，唇侧牙面均匀磨除1.2~1.5mm的牙体组织。

19.【答案】E

【解析】全冠印模要求牙预备体的牙体、龈缘、邻牙、对颌牙清晰，印模无脱模、变形等，不要求印模边缘伸展充分。

20.【答案】B

【解析】铸造金属全冠轴壁聚合度一般2°~5°，非贵金属全冠颈部肩台通常为0.5~0.8mm，贵金属通常为0.35~0.50mm。

21.【答案】D

【解析】3/4冠最主要的缺点是边缘线较长，不适用于龋坏率高的患牙。

22.【答案】D

【解析】全冠就位指将修复体戴入预备过的患牙上，并达到正确的位置。阻碍修复体就位的因素主要有：倒凹、过锐的点角和线角，模型损伤、铸造缺陷、邻接过紧、牙龈阻挡、印模、模型变形，铸造收缩，熔模变形，修复体边缘过长等。

23.【答案】C

【解析】嵌体的牙体预备时，首先要去净腐质，将感染坏死的牙体组织去除彻底；嵌体洞形要求：无倒凹，洞形外展不超过6°，有洞缘斜面（对于金属嵌体而言，洞形要求要在洞缘处做45°洞缘斜面）。

24.【答案】E

25.【答案】A

【解析】临床一般用75%的酒精作为固定修复体黏固前常用的消毒剂。

26.【答案】B

【解析】高嵌体的牙体预备较复杂，固位力较差，边缘线较长，其主要靠钉洞固位。

27.【答案】D

【解析】铸造金属全冠𬌗面预备时，按照𬌗面解剖形态均匀磨除，保持𬌗面正常外形，因此上颌牙舌尖斜面也应磨除同等牙量，达到所需𬌗面间隙。

28.【答案】D

【解析】嵌体洞壁为了增加洞形的抗力，必须有牙本质支持。

29.【答案】B

30.【答案】E

【解析】由于磨牙主要行使咀嚼功能，咬合力较大，塑料甲冠强度不足以承担，不适于作为后牙永久修复体。

31.【答案】B

【解析】一般来说，在桩材料强度足够的条件下，桩的直径在1/4~1/3根径范围内对牙根的抗折性无明显影响；但年轻恒牙根管直径≥1/3根径，由于有机质含量相对较高，正常情况下也并不会发生根折。

32.【答案】D

【解析】塑料全冠由于易变色、强度小等不作为永久性修复体，其主要用于牙体预备后保护性或诊断性的暂时修复。

33.【答案】C

【解析】桩冠修复前，患牙必须经完善的根管治疗，且原有根尖周炎症得到控制，桩冠修复并不会增加根尖病的发生。

34.【答案】A

【解析】金瓷冠金属基底厚度一般为0.5mm。

35.【答案】D

【解析】陶瓷材料最大的优点是色泽美观，更接近牙齿天然颜色。

36.【答案】B

【解析】金瓷冠唇面龈缘一般形成位于龈下 0.5~0.8mm 的宽 0.8~1.0mm 的肩台。

37.【答案】B

【解析】嵌体预备时，应去净腐质，可做必要的预防性扩展；洞形应具有良好的固位形和抗力形，无倒凹，有洞缘斜面；为了减小咬合力，必要时可适当磨改异常的对颌牙。

38.【答案】E

【解析】金属烤瓷全冠牙体预备时，前牙切端一般预备 1.5~2.0mm，后牙殆面间隙一般 2.0mm，各轴面保证足够的肩台宽度，且肩台以上无倒凹，聚合度 2°~5°，颊侧肩台 0.8~1.0mm，舌、邻面肩台 0.7~1.0mm，各轴面角圆钝无倒凹。

39.【答案】C

【解析】嵌体箱状洞形轴壁要求无倒凹，外展不超过 6°。

40.【答案】A

【解析】以全冠修复牙体缺损时，咬合功能的大小应与该牙的牙周条件相适应。必要时，可以适当改变殆面形态，充分建立正中殆，争取轴向殆力；降低高尖陡坡，减小侧向殆力；加深沟槽，提高咀嚼效能。

41.【答案】C

【解析】前牙 3/4 冠：在预备好的邻面内尽可能靠近唇侧，预备出两个相互平行的轴沟，深约 1mm，与唇面切 2/3 及舌隆突下的轴壁平行，龈端在边缘线 0.5mm 以上。

42.【答案】E

【解析】嵌体洞缘斜面应位修复于牙釉质内，预备洞缘斜面的目的主要是：去除无支持的牙釉质边缘以防止折裂；增加密合度，防止微渗漏的发生；使边缘位置选择性避开咬合接触点。

43.【答案】C

【解析】嵌体洞形要求在洞缘处做 45°洞缘斜面。

44.【答案】A

【解析】铸造金属全冠殆面间隙一般为 0.5~1.0mm。

45.【答案】D

【解析】正常情况下将根面预备成唇舌间的两个斜面。如因异常情况根面不能预备出两个斜面时，可根据缺损情况将根管预备成平面或凹面，并采取其他增强固位力和稳定性的措施。

46.【答案】B

【解析】全冠预备体轴面聚合度一般为 2°~5°，不宜超过 6°。

47.【答案】C

【解析】因上颌磨牙腭侧根管较粗大，桩冠修复时一般选用其作为预备根管。

48.【答案】C

49.【答案】E

【解析】桩冠可以用作固定桥的固位体。

50.【答案】E

【解析】桩核冠是先制作桩核，再制作全冠，如果作为固定桥的基牙，即使牙长轴方向与其他基牙方向不一致也可通过桩核进行牙长轴方向调整，使与其他基牙长轴方向一致，再按照常规固定桥方法预备，易形成共同就位道。

51.【答案】D

【解析】丁香油糊剂对牙髓刺激性小，有安抚作用，且临时冠易摘除。

【A_2 型题】

52.【答案】B

【解析】全冠牙体预备颈缘都需做肩台预备。若患牙做了无肩预备，而人造冠总有一定的厚度，这样冠的边缘很难达到与天然牙的外形连续一致，易聚集菌斑，引起牙周炎和龋病。

53.【答案】B

【解析】桩核冠牙体预备首先做初始全冠预备，不论保留有多少牙体组织，都应按全冠预备要求与方法进行牙体预备，但此时不必做龈沟内边缘，也不必修整。

54.【答案】A

55.【答案】E

【解析】在冠修复的牙体预备后至最终冠修复完成前需制作暂时冠修复以保护牙髓，维持牙体预备间隙，恢复一定的咀嚼功能。暂时冠一般为塑料全冠，制作方法有直接法与间接法。

【A_3/A_4 型题】

56.【答案】D

【解析】殆龈距离较短，若行全冠修复，则全冠一侧受力时将产生以一侧冠边缘为支点的旋转，对侧因无牙体组织的阻挡而易脱位。并且殆龈距离较短的全冠黏结面积小，摩擦力小，导致固位力差，修复体易脱落，所以建议嵌体修复。

57.【答案】D

【解析】因患牙为活髓牙，牙体预备后牙本质暴露，易引起过敏症状或牙髓症状，暂时冠可防止牙髓受到机械、温度和化学刺激。所以临时冠修复主要目的是保护牙髓。

58.【答案】E

【解析】黏固剂的过敏性疼痛与殆创伤会在戴牙后短时间内出现疼痛，而 1 个月后出现疼痛可能的原因为牙髓炎。

59.【答案】B

【解析】增大桩的直径，即增大了桩与根管内壁的接触面积，使固位力与抗力都增加；但根管壁厚度有一定的限制，根管壁过薄时受力易折断。如果桩过细，不仅固位不足，受力时桩易弯曲折断。冠桩直径为根径的 1/3 为理想状态。

60.【答案】B

【解析】烤瓷冠边缘的厚度包

括金属基底冠的厚度，遮色瓷层的厚度和牙体部瓷的厚度。针对东方人的牙体，前牙唇侧的预备量在 1.0mm 是属于安全范围。肩台厚度一般在 0.8~1.0mm。

61.【答案】C

【解析】切端应预备出 1.5~2.0mm 的间隙，切缘预备成与牙长轴成 45°角的面向腭侧小斜面，保证切缘瓷层厚度与透明度。

【B_1 型题】

62.【答案】A

63.【答案】C

64.【答案】D

65.【答案】D

66.【答案】D

67.【答案】E

68.【答案】C

【解析】贵金属基底冠厚度至少应有 0.3mm 的厚度。由于瓷承受拉伸、剪切的力量很弱，如果金属基底过薄，在承受咬合力时就会发生复合应力，从而导致瓷产生裂纹或破折。

69.【答案】E

【解析】3/4 冠邻轴沟预备的目的是形成两个轴沟的内舌侧壁，这两个壁的作用相当于全冠预备体的唇侧壁，即冠抵抗舌向脱落的轴壁。深度为 1.0mm，与唇面切 2/3 及舌隆突下轴壁平行。

70.【答案】C

【解析】不透明瓷是决定金瓷结合关键的一层瓷，瓷层过厚会导致全冠透明度降低，厚度不应超过 0.3mm。

71.【答案】C

【解析】磨牙的鸠尾峡宽度为殆面宽度的 1/3 左右，过窄修复体容易折断，过宽则牙尖容易折裂。

72.【答案】C

73.【答案】E

【解析】桩核冠固位力的获得大部分是依靠桩与根管壁间的摩擦力和黏结剂的粘着力，长度越长固位力越强。但要达到三个要求：保证根尖保留至少 4mm 的根尖封闭；桩的长度不短于临床牙冠的高度；桩在骨内长度大于根在牙槽骨内长度的 1/2。冠桩长度一般为根长的 2/3。

74.【答案】C

【解析】固定桥基牙牙根应该粗壮并有足够的长度。随患者年龄的增长和牙周疾病等原因，牙根周围可能出现牙槽骨吸收，要求最多不能超过根长的 1/3，否则不可选做固定桥的基牙。

75.【答案】E

【解析】若牙体牙槽骨吸收超过根长的 2/3，则该牙无保留价值，可考虑拔除。

76.【答案】C

【解析】金属烤瓷冠唇侧预备，除颈缘外，从牙体表面均匀磨除 1.2~1.5mm 的牙体组织，牙冠切 1/4 向舌侧倾斜 10°~15°保证前伸殆不受干扰。

77.【答案】D

78.【答案】B

79.【答案】D

【解析】洞固位形深度是洞固位力强弱的主要因素，洞深应该在 2.0mm 以上，洞越深固位力越强。

80.【答案】A

【解析】嵌体的洞型多数情况应该在洞缘处做 45°洞缘斜面，以去除无基釉和选择性避开殆接触点，宽度一般为 0.5 ~ 0.7mm 即可。

81.【答案】D

【解析】箱状固位形深度应该在 2.0mm 以上。

82.【答案】B

【解析】沟固位力量的大小，首先取决于沟的深度，沟固位形深度一般为 1mm，过深易损伤牙髓。

83.【答案】C

84.【答案】A

【解析】全冠预备体各轴面越接近平行固位越好，为便于全冠的就位，各轴面允许向殆方向少许内聚，聚合度一般为 2° ~ 5°。内聚角度越大，则固位越差。

85.【答案】D

【解析】金属烤瓷冠金瓷衔接处角度应为 90°。

86.【答案】B

【解析】桥基牙倾斜在 30°以内者，在固定桥修复后尚可改善倾斜桥基牙的应力状况，倾斜大于 30°，殆力不易沿牙长轴传导，牙周组织易受创伤。

87.【答案】D

【解析】前牙 3/4 冠切端沟顶角一般为 90°。用倒锥形车针或火焰形车针在切缘预备好的平面上作出一平行于切嵴的 0.5mm 深，1mm 宽的切嵴沟，沟的两端与邻面轴沟的开口相连。

88.【答案】A

【解析】嵌体洞缘外展不应超过 5°。

第四节　修复体戴入后的问题和处理

【A_1 型题】

1.【答案】C

【解析】修复体松动脱落的原因包括：①修复体固位不足如轴壁聚合角过大，殆龈距短。②创伤殆如侧向力过大。③黏固失败，如黏固时组织面有污染。

2.【答案】E

【解析】轴壁突度不良，冠边缘过长，边缘不密合，龈沟内黏固剂残留都会刺激牙龈，导致牙龈炎。而咬合早接触会造成创伤𬌗，出现咬合痛。

3.【答案】C

【解析】修复体使用一段时间后出现过敏性疼痛的主要原因有：继发龋、牙龈退缩、黏固剂脱落或溶解。黏固剂选择不当，致使其中的游离酸刺激会引起患牙短时疼痛，在全冠黏固后即出现过敏性疼痛。

4.【答案】A

【解析】咬合痛多由创伤𬌗引起，患者有咀嚼痛伴有叩痛，此时通过调磨早接触和干扰点症状可很快消失。

5.【答案】C

6.【答案】C

【解析】咬合不平衡有早接触点会导致𬌗创伤，出现咬合痛，修复体边缘过长，边缘不密合，光洁度差和食物嵌塞均可能导致牙龈炎症的发生。

7.【答案】C

【解析】冠组织面有金属瘤会形成支点，邻接过紧以及石膏代型磨损均会导致冠无法完全就位，使全冠出现翘动，而轴壁聚合度大是影响全冠的固位力。

【A_2型题】

8.【答案】E

【解析】冠边缘与颈缘之间的间隙大于50μm的状态通常被认为是间隙过大，这个间隙意味着探针的尖可以探入冠边缘与颈缘之间。

9.【答案】C

【解析】检查发现咬合出现早接触应调𬌗，因铸造全冠已松动脱落，可以调磨全冠早接触点后抛光重新黏固。

10.【答案】B

【解析】活髓牙出现自发痛并且夜间加剧，是急性牙髓炎的表现。

【A_3/A_4型题】

11.【答案】D

【解析】题干中表明牙冠短，所以全冠脱落最可能的原因是牙冠𬌗龈距过小，黏结面积及摩擦力小，导致固位不足。

12.【答案】C

【解析】因为对颌牙为银汞合金充填，与金属全冠咬合瞬间异种金属之间会产生微电流刺激，导致基牙疼痛。

13.【答案】E

第三章 牙列缺损

第一节 病因及影响

【A_1型题】

【答案】E

第二节 治疗设计和方法选择

【A_1型题】

1.【答案】A

【解析】可摘局部义齿的组织面是不能进行磨光的。故选A。

2.【答案】E

3.【答案】A

【解析】解剖式人工牙咀嚼功能好，侧向𬌗力大。非解剖式人工牙咀嚼功能差，侧向𬌗力小。半解剖式人工牙咀嚼功能较好，侧向力较小。故选A。

4.【答案】C

【解析】卡环的卡抱作用产生的摩擦力与下列因素有关：稳定平衡设计、脱位力的大小、基牙倒凹深度和坡度、卡环的弹性、卡环材料的刚度和弹性限度。

5.【答案】D

6.【答案】A

7.【答案】C

【解析】Kennedy分类中规定，第四类为单缺隙，无亚类，其余三类均按照除主要缺隙外另存的缺隙数分有亚类，即除主要缺隙外，还有一个缺隙则为第一亚类，还有两个缺隙为第二亚类，以此类推。故选C。

8.【答案】C

【解析】前腭杆位于腭隆突前部，腭皱襞之后，宽度6~8mm，厚1.0mm。离开龈缘至少4~6mm。后腭杆位于腭隆突之后，颤动线之前，两端稍弯向第一、第二磨牙之间，宽度约3.5mm，厚度1.5~2.0mm。侧腭杆位于腭隆突两侧，离开龈缘4~6mm，与牙弓平行。前后腭杆间的距离不小于15mm。故选C。

9.【答案】D

【解析】选项A应该做成龈下边缘，增加固位力。对于牙颈部明显缩小，或牙周组织有一定萎缩的基牙，如果牙冠比较长大在设计全冠固位体时为减少磨除牙体组织的量，固位体的边缘应设计成龈上边缘。故选D。

10.【答案】D

11.【答案】C

12.【答案】C

【解析】A、B、D、E均是可摘局部义齿基托伸展范围的要求，基托的边缘设计是不能进入倒凹区。故选C。

13.【答案】E

14.【答案】E

15.【答案】A

16.【答案】A

17.【答案】D

18.【答案】E

19.【答案】D

【解析】当缺牙间隙大于同名牙时，可通过扩大唇面近远中邻间隙，加大桥体唇面突度，制作轴向发育沟纹等措施，利用视觉差达到改善美观的目的。故选D。

20.【答案】E

【解析】双端固定桥两端桥基固位体的固位力应基本相等，若两端固位力相差悬殊，则固位力弱的一端固位体易松动。故选E。

21.【答案】D

22.【答案】B

23.【答案】E

24.【答案】D

【解析】烤瓷全冠修复的禁忌证：①恒牙尚未发育完全的青少年，未经治疗的牙髓腔宽大的或严重错位的成年人患牙。②无法取得足够的固位形和抗力形的患牙。③深覆𬌗、咬合紧，没有矫正而且又无法预备出足够间隙的患牙。④患者身心无法承受修复治疗或不能配合治疗者。故选D。

25.【答案】C

26.【答案】B

27.【答案】E

【解析】答案A、B、C、D均是大连接体的作用。恢复功能部分是基托的作用。故选E。

28.【答案】C

29.【答案】B

【解析】可摘局部义齿前牙唇侧基托设计与否应视患者唇侧牙槽嵴丰满度而定，唇侧牙槽嵴丰满者可以不设计唇侧基托，唇侧牙槽嵴凹陷者则需要设计唇侧基托，以恢复其唇侧丰满度。故选B。

30.【答案】B

【解析】A、C、D、E项均为基托与基牙的接触关系的要求。

31.【答案】B

【解析】固定义齿的固位力主要来源于固位体的固位形，黏结剂的黏结力只是辅助固位力。

32.【答案】B

33.【答案】E

34.【答案】D

35.【答案】E

【解析】RPI卡环组的优点：在𬌗力作用下，游离端近缺隙基牙受力小，作用力接近牙长轴；I杆与基牙接触面积小，美观；邻面板可以增加固位，减少食物嵌塞；近中支托小连接体同样能起到舌侧对抗卡环臂的作用，且可以防止义齿的远中向移动。游离端基托下组织受力增加，但是作用力较垂直于牙槽嵴，且较均匀。

36.【答案】E

37.【答案】E

【解析】A、B、C、D均为桥体𬌗面设计的基本要求。故选E。

38.【答案】D

39.【答案】B

40.【答案】D

【解析】缺牙区牙槽嵴的形态是在桥体龈端设计时应考虑的因素。故选D。

41.【答案】D

42.【答案】C

【解析】固位体的要求是在非功能状态时，对基牙不应产生静压力，摘戴时对基牙应无侧方压力。故选C。

43.【答案】E

【解析】回力卡环的卡环臂尖位于颊（唇）面倒凹区，卡环体绕过基牙的远中面与𬌗支托相连，再转向基牙的舌侧非倒凹区，通过舌侧卡环臂与小连接体再与基托相连。故选E。

44.【答案】E

45.【答案】C

46.【答案】B

【解析】固位体的类型对固位力的影响很大，一般情况下，全冠的固位力大于部分冠、部分冠的固位力大于嵌体。根内固位体由于桩核的种类较多，固位力大小也不同，通常铸造金属桩核的固位力较成品桩核的固位力大。

47.【答案】C

【解析】根据材料的弹性和强度，一般铸造钴铬合金卡环臂端进入倒凹深度约0.25mm，金合金约0.5mm，弯制钢丝卡环约0.75mm。故选C。

48.【答案】E

49.【答案】A

【解析】汪文骏等研究表明，𬌗支托凹底与基牙长轴的垂线成20°左右的夹角。以便𬌗支托所承受的作用力作用方向恰好通过基牙的旋转中心，不会使基牙倾斜移位。故选A。

50.【答案】E

51.【答案】E

52.【答案】C

53.【答案】C

54.【答案】C

【解析】可摘局部义齿的Cummer分类，是根据可摘局部义齿直接固位体（主要是起支点作用的支托）的连线与牙弓位置的位置关系分四类。第一类支点线斜割牙弓，即斜线式。第二类支点线横割牙弓，即横线式。第三类支点线位于牙弓的一侧而成前后方向者，即纵线式。第四类支点线构成多边形，即平面式。本题为第三类，故选 C。

55.【答案】E

【解析】基托的作用：连接作用、修复缺损、传递𬌗力、固位和稳定。故选 E。

56.【答案】E

57.【答案】E

58.【答案】A

59.【答案】E

60.【答案】C

【解析】单臂卡环只有一个弹性卡环臂，位于基牙颊侧，其舌侧则用高基托起对抗臂的作用，可铸造或弯制，多为利用连接体作跨越外展隙的间隙卡环。

61.【答案】A

62.【答案】C

63.【答案】C

【解析】Cummer 分类除平面式以外的其他三类义齿，其支托的连线形成转动轴，在力不平衡的情况下，均容易使义齿形成绕转动轴的转动。故选 C。

64.【答案】E

65.【答案】E

【解析】大连接体的要求是：①有一定的强度，能传导𬌗力。②不妨碍周围组织的功能活动。③可设计成杆或是板的形状。④尽量减小体积以增加舒适感。

66.【答案】D

【解析】本题考查的是可摘局部义齿及固定义齿的适应证。选项 A、B、C 均为可摘局部义齿的适应证，D 为固定义齿的适应证。

67.【答案】A

68.【答案】A

【解析】固定义齿是由固位体、桥体、连接体三部分组成。其中桥体又称人工牙。故选 A。

69.【答案】E

70.【答案】A

71.【答案】C

【解析】Kennedy 牙列缺损分类，第一类是双侧后牙游离缺失；第二类是单侧后牙游离缺失，第三类是后牙的非游离缺失，第四类是前牙缺失。故选 C。

72.【答案】B

73.【答案】D

74.【答案】D

【解析】在相同条件下，桥体的弯曲变形量与桥体的厚度的立方成反比，与桥体长度的立方成正比。故选 D。

75.【答案】B

【解析】半固定桥多用于牙间隔缺失做复合桥时，中间基牙的远中部分，或者是某基牙倾斜度较大，难于取得共同就位道时。

76.【答案】C

77.【答案】A

78.【答案】C

79.【答案】E

【解析】决定基牙数目的因素与牙槽骨的密度有关，与牙槽骨的丰满度无关。故选 E。

80.【答案】C

81.【答案】D

【解析】间隔缺失修复时人工牙的邻面基托往往可以起到交互支抗的稳定作用，少数牙的缺失可以不需要间接固位体，多数后牙的非游离缺失，也不需要设计间接固位体，只有后牙游离缺失时为了防止义齿的下沉、翘起、旋转、摆动，需要设计间接固位体。故选 D。

82.【答案】D

83.【答案】E

84.【答案】B

85.【答案】B

【解析】卡环的卡抱作用产生的摩擦力与下列因素有关：基牙倒凹的深度与坡度；脱位力的大小与方向；卡环材料的刚性和弹性限度；卡环的弹性。故选 B。

86.【答案】D

【解析】共同就位道：就是将联体的烤瓷牙带入的共同方向，这样方便带入。正畸，预备，改变固位体设计，都可以获得共同就位道，故选 D。

87.【答案】B

88.【答案】B

【解析】杆型卡的固位作用是由下向上呈推型固位，尤其适合后牙游离缺失的近中基牙，它的对侧要设计平衡对抗臂。故选 B。

89.【答案】D

【解析】侧腭杆位于腭隆突的两侧，离开龈缘 4～6mm，与牙弓平行，厚 1.0～1.5mm，宽 3.0～3.5mm。故选 D。

90.【答案】C

91.【答案】C

92.【答案】C

【解析】本题考查的是固定义齿基牙的条件。固定义齿基牙的条件为 A、B、D、E，不用必须是活髓牙，经过完善根管治疗的死髓牙也可以选作基牙。故选 C。

93.【答案】A

94.【答案】E

【解析】上颌游离端义齿基托应盖过上颌结节、伸展至翼上颌切迹中部。故选 E。

95.【答案】C

【解析】牙尖斜面与底面的交角为牙尖斜度，解剖式牙尖斜度为 30°～33°，半解剖式牙尖斜度为 20°左右，非解剖式牙尖斜度为 0°，又称为无尖牙。故选 C。

96.【答案】E

97.【答案】A

98.【答案】A

【解析】减小基牙负担的措施有减小桥体的颊舌径、加大桥体与固位体之间的舌外展隙、增加食物的溢出道、减小𬌗面的牙尖斜度。故选 A。

99.【答案】D

100.【答案】D

101.【答案】D

102.【答案】A

103.【答案】B

【解析】延伸卡的固位臂设计在近缺隙基牙邻近的基牙上，近缺隙基牙上设计高位卡环，起稳定基牙的作用。故选B。

104.【答案】B

105.【答案】C

【解析】试验证明桥基牙倾斜在30°以内时，固定桥修复后尚可改善倾斜桥基牙的应力状况。

106.【答案】D

107.【答案】E

【解析】连接体的设计目的是增加固位、传递和分散殆力，增加义齿的强度，提高舒适和美观的程度，缩小义齿的体积。

108.【答案】A

【解析】固定桥金属桥架的制作要求，B、C、D、E是为了留出上瓷的空间，但是前牙咬合接触最好避开直接咬在瓷面上。

109.【答案】C

【解析】舌杆的上缘一般距离前牙舌侧龈缘3~4mm。舌杆的宽度为3~4mm，所以，口底到龈缘的距离至少大于6mm时才设计舌杆。故选C。

110.【答案】C

111.【答案】B

112.【答案】D

【解析】在固位体的选择时，可根据基牙的形态和固位的要求设计铸造或者弯制的卡环。另外根据缺牙的位置及基牙的条件选择不同类型的卡环。故选D。

113.【答案】B

114.【答案】C

115.【答案】D

【解析】基托的伸展范围是根据缺牙部位、数目、基牙健康状况、牙槽嵴吸收程度和邻近软组织缺损情况、殆力大小等决定的。

116.【答案】A

117.【答案】B

【解析】选项A和C适合做成半瓷。故选B。

118.【答案】A

119.【答案】D

120.【答案】D

121.【答案】D

122.【答案】C

123.【答案】D

【解析】卡环臂与合支托连接的部件是卡环体。故选D。

124.【答案】A

【解析】磨光面是义齿与唇、颊、舌侧软组织和肌肉接触的表面。基托磨光面需高度磨光，边缘曲线匀整、圆钝。磨光面应形成适当的凹斜面，以便通过唇颊舌肌的作用使义齿基托贴附于牙槽嵴上，增强义齿的固位。唇颊肌向内的作用力与舌肌向外的作用力应处于平衡状态，以便保持义齿的水平稳定。故选A。

125.【答案】A

126.【答案】C

127.【答案】B

【解析】杆型卡的连接体相对卡体来说较长，所以它的稳定作用稍差。故选B。

128.【答案】C

129.【答案】A

【解析】冠外固定体固位作用与基牙的牙冠形态有密切关系，当基牙牙冠有足够的牙体组织、适当的形态和良好的牙体结构时，能够获得理想固位。但当牙冠缺损面积过大、牙冠形态不良、临床牙冠过短等，均必须采取增强固位力的措施。故选A。

130.【答案】B

131.【答案】A

【解析】黏膜支持式义齿所受殆力主要由黏膜及其下的牙槽骨负担。故选A。

132.【答案】E

133.【答案】E

134.【答案】C

【解析】缺牙间隙小于同名牙时，应该是减小桥体唇面突度，制作近远中向横沟纹，使桥体的大小和形态接近同名牙。故选C。

135.【答案】E

136.【答案】E

137.【答案】A

138.【答案】D

【解析】可摘局部义齿是由人工牙、基托、殆支托、固位体和连接体组成的。没有基牙，故选D。

139.【答案】C

140.【答案】E

141.【答案】D

142.【答案】E

143.【答案】E

144.【答案】B

145.【答案】B

【解析】黏结固定桥的适应证为A、C、D、E，基牙残存釉质少会直接影响黏结效果。故选B。

146.【答案】C

【解析】铸造金属支托呈圆三角形或匙形，其长度约为磨牙的1/4或前磨牙的1/3近远中径，宽度应为磨牙的1/3或前磨牙的1/2颊舌径，厚度为1.0~1.5mm。

147.【答案】E

148.【答案】B

【解析】义齿就位道与义齿沿合力脱位的方向之间形成的夹角称之为制锁角。故选B。

149.【答案】C

150.【答案】D

【解析】下颌游离缺失义齿基托后缘应盖过磨牙后垫的1/3~1/2。故选D。

151.【答案】D

152.【答案】D

153.【答案】D

154.【答案】B

【解析】Ⅰ型导线：是基牙向缺隙相反方向倾斜时画出的导线，基牙的主要倒凹区在远缺隙侧。

Ⅱ型导线：是基牙向缺隙方向倾斜时画出的导线，基牙的主要倒凹区在近缺隙侧。Ⅲ型导线：基牙向颊、舌侧倾斜时所形成的导线，导线的位置靠近殆面，倒凹普遍且显著。故选B。

155.【答案】A

【解析】锻丝卡环可以增加其对可摘局部义齿基牙的卡抱力，并非是纵向的力量。故选A。

156.【答案】C

157.【答案】D

【解析】咬合过高及基牙负担过重引起创伤性牙周膜炎或出现创伤性牙周炎或根尖周炎，患者表现为咬合痛，故不选A、B。桥体龈端接触过紧，黏固剂溢出常引起龈缘炎、牙槽嵴黏膜炎，故不选C、E。接触点过紧，常见于固定桥黏固后不久，患者感到胀痛不适。故选D。

158.【答案】C

159.【答案】C

160.【答案】C

【解析】本题考查的是单端固定桥的适应证。单端固定桥适用于缺隙小、殆力小、基牙健康、对颌最好为人工牙的情况。

161.【答案】A

162.【答案】E

163.【答案】A

【解析】基托的功能：①连接作用：排列人工牙，连接义齿各部件成一个整体。②修复缺损：修复牙槽骨、颌骨和软组织的缺损。③传递殆力承担、传递分散人工牙的咬合力。④固位及稳定作用：主要是借助基托与黏膜间的吸附力、表面张力和大气压力，以及基托与基牙及相关牙之间的摩擦和制锁作用，以增加义齿的固位及稳定，防止义齿旋转和翘动。故选A。

164.【答案】D

【解析】支托的作用有：支承、传递殆力，稳定义齿，防止食物嵌塞和恢复咬合关系。

165.【答案】B

【A_2型题】

166.【答案】C

【解析】右上5缺牙间隙比较小，而且对殆牙为局部义齿牙合力小，右上6又做了根管治疗，这些均满足单端固定桥的设计要求，所以可以设计以右上6为基牙的单端固定义齿。故选C。

167.【答案】E

【解析】根据患者口腔里的情况，由于咬合紧，颌间间隙小，加之又是右下7，该牙的殆力较大，还要充当固定桥的固位体，所以不适合做瓷牙。而右下7为残根设计铸造金属桩冠则可以满足固定桥的设计要求。故选E。

168.【答案】D

169.【答案】A

170.【答案】D

【解析】因为左下1的冠根比为1.5：1，支持作用不够，所以需要增加基牙，使双端固定桥两端的支持力尽量接近，有助于固定桥的稳定。故选D。

171.【答案】B

【解析】由于缺牙间隙小，左上第一磨牙的支持力也足够，根据尽量少磨牙的原则，我们可以选择做单端固定桥。故选B。

172.【答案】C

【解析】由于右下5牙周条件差，缺隙两侧基牙的支持与固位力就会不平衡，为使桥体两侧基牙固位力相当，满足双端固定桥设计要求，需要在弱侧增加基牙，因此可以选右下4、5、7作基牙行双端固定桥修复。故选C。

173.【答案】B

【解析】首先因为左上3、7牙齿条件好，支持作用好，可以选择做基牙。虽然左上4、5、6的牙周膜面积之和大于3、7的牙周膜面积之和，但是患者下颌为局部可摘义齿，殆力小，可以选择做固定桥，但是需要采取其他减小殆力的措施。A也可以说是正确的修复方案，但是固定义齿的修复效果要好于可摘局部义齿，题干是问最佳修复方案，故选B而不是选A。

174.【答案】D

【解析】舌板适用于口底浅、舌侧软组织附着高、舌隆突明显者，尤其适用于下前牙松动需夹板固定者。故选D。

175.【答案】B

【解析】左下5虽为残冠，根尖区有阴影，考虑患者年龄，该牙可以拔除或进行根管治疗。左下7只是冷热刺激痛，因为没有进一步的牙髓症状的描述即做根管治疗，有些不妥。故选B。

176.【答案】C

177.【答案】C

【解析】因为侧切牙牙根短，所以它的支持作用就会比较差，另外它的牙周膜面积小于中切牙，所以需要增加基牙。故选C。

178.【答案】B

【解析】因为侧切牙牙周膜面积小于中切牙，故选B。

179.【答案】B

【解析】应该是选择牙尖斜度小的人工牙，故选B。

180.【答案】E

181.【答案】E

【解析】患者牙槽嵴条件较差，余留牙条件较好，所以可以让基牙多承担殆力，减少牙槽嵴的负担，故选E。

182.【答案】A

【解析】RPA卡环组是由近中殆支托、远中邻面板、颊侧A型卡环组成。而导平面是基牙远中预备出的一个平面，不是RPA卡环组的组成部分。故选A。

183.【答案】D

【解析】上前牙缺失伴前牙深覆殆者，修复方法包括：老年人下前牙能磨出 2mm 间隙者可以直接修复；下前牙牙周病牙齿松动者可以拔除下前牙，上下前牙一并修复；年轻人牙周健康者可选择上前牙平导式义齿修复，压低下前牙、升高后牙，待前牙有间隙时再修复上前牙。故选 D。

184.【答案】C

【解析】因为左下 4 松动，支持力稍差，而患者牙槽嵴条件好，故可以减小左下 4 的受力，采用近中𬌗支托。故选 C。

185.【答案】D

【解析】圈形卡环多用于最后孤立的磨牙上，基牙向近中舌侧（多为下颌）或近中颊侧（多为上颌）倾斜。故选 D。

186.【答案】A

【A_3/A_4 型题】

187.【答案】C

【解析】固定义齿修复时需要考虑 A、B、D、E，而缺牙区黏膜的厚度不是决定因素。故选 C。

188.【答案】B

189.【答案】C

【解析】因为第二双尖牙颊向倾斜，所以需要通过桩核来改变其方向，使固定桥容易获得共同就位道。故选 C。

190.【答案】D

191.【答案】A

【解析】右下 5 牙根短且松动，其支持力减弱，如果行固定义齿修复，则需要在同侧增加 4 为基牙。故选 A。

192.【答案】C

193.【答案】B

194.【答案】C

195.【答案】C

【解析】由于患者左下后牙有自发性疼痛，而且夜间明显。左下 7 金属全冠不密合，探敏感。所以怀疑是左下 7 的牙髓炎。

196.【答案】A

197.【答案】B

198.【答案】E

【解析】题干口腔检查中未提及患者有咬合创伤，因此，不应该进行调𬌗的处理。故选 E。

199.【答案】B

【解析】右上 1 因为有牙冠缺损，需要进行桩核冠修复，而且已经露髓，患者已成年，所以选择根管治疗。故选 B。

200.【答案】B

201.【答案】C

【解析】改良鞍式桥体的唇、颊侧龈端与牙槽嵴顶接触，使颈缘线的位置与邻牙协调一致，符合美观要求。故选 C。

202.【答案】C

【解析】右下 6 为中龋，不需要进行根管治疗，故选 C。

203.【答案】B

204.【答案】A

【解析】因为要进行固定义齿的修复，铸造桩核的固位力会比较大，故选 A。

205.【答案】C

【解析】因为是后牙缺失，美观要求不高，为了尽可能少地磨除牙体组织，一般选择龈上边缘，故选 C。

206.【答案】A

207.【答案】B

【解析】固定义齿的连接体，截面积为 $4 \sim 10mm^2$，外形应圆钝光洁。该患者基牙位置正常，应该选用固定连接体。故选 B。

208.【答案】D

209.【答案】A

【解析】临床上可以设计以 3 为基牙的单端固定桥，但是由于 3 位于牙弓转角处，受到的扭力比较大，所以最佳的设计方案是双端固定桥。故选 A。

210.【答案】D

211.【答案】E

212.【答案】E

【解析】左下 8 没有必要拔除，排除答案 A、B、D。左侧下颌隆凸明显，倒凹大，需要手术去除明显骨突。故选 E。

213.【答案】D

214.【答案】D

215.【答案】D

216.【答案】A

【解析】RPI 卡环组由近中𬌗支托、远中邻面板、颊侧 I 型杆形卡环三部分组成，常用于远中游离缺失。由于近中𬌗支托将支点从远中移至近中，位置前移，使基牙上的卡环臂与游离端位于支点同侧，𬌗力作用下，卡环臂与基托同时下沉、卡环与基牙脱离接触、对基牙无扭力作用。

217.【答案】C

218.【答案】E

【解析】圈形卡环的游离臂端设在颊或舌面主要倒凹区，经过基牙远中延伸至舌面或颊面非倒凹区。本题患者左下 8 近中舌向倾斜，主要倒凹区在近中舌面，所以卡臂尖应放在近中舌面。

219.【答案】C

【解析】铸造圈形卡环的近、远中同时放置𬌗支托，可以增加卡环的稳定性，有利于固位臂的固位作用。故选 C。

220.【答案】A

221.【答案】B

222.【答案】C

【解析】选项 A 不对是因为患者是游离缺失，用余留牙确定𬌗位关系不稳定。选项 B 错误在于小块蜡𬌗也不能准确确定𬌗位关系。选项 D 错在不用重新确定垂直距离。故选 C。

【B_1 型题】

223.【答案】B

【解析】因为 7| 咬合紧，所以选择金属全冠做固位体。

224.【答案】A

【解析】桥基牙有龋坏，在对固位力要求不是太高的情况下可以考虑用嵌体做固位体。本题

5|缺失，行双端固定桥修复的话，因为6|有足够支持力，可以4|用嵌体作为固位体。故选A。

225.【答案】D

226.【答案】A

227.【答案】C

【解析】甲冠为树脂材料，强度较差。故选C。

228.【答案】E

229.【答案】E

230.【答案】C

231.【答案】B

【解析】固定-可摘联合桥优点是可以用固定的部分更好的恢复功能，可以用可摘的部分恢复软、硬组织的缺损。故选B。

232.【答案】A

233.【答案】D

234.【答案】C

235.【答案】B

236.【答案】D

237.【答案】E

238.【答案】A

239.【答案】E

240.【答案】D

241.【答案】A

242.【答案】B

243.【答案】C

244.【答案】C

245.【答案】A

246.【答案】E

247.【答案】D

248.【答案】B

249.【答案】C

250.【答案】A

251.【答案】B

252.【答案】E

253.【答案】D

254.【答案】A

【解析】咀嚼力是指在咀嚼运动中，咀嚼肌收缩时所能发挥的最大力量。故选A。

255.【答案】D

256.【答案】B

【解析】在实际的咀嚼运动中，只有部分肌纤维参与了收缩运动形成咀嚼压力或者殆力。所以殆力是咀嚼力的一部分。

257.【答案】B

258.【答案】C

259.【答案】B

260.【答案】D

261.【答案】C

262.【答案】D

263.【答案】D

【解析】I型杆卡环的优点是金属外露少、美观，基牙外形磨改量少，降低游离端义齿加到末端基牙上的扭力。故选D。

264.【答案】A

【解析】圈形卡环多用于最后孤立的磨牙，基牙向近中舌侧（多为下颌）或近中颊侧（多为上颌）倾斜。故选A。

265.【答案】B

【解析】回力卡环常用于后牙游离缺失，基牙为前磨牙或尖牙，牙冠较短或呈锥形。故选B。

266.【答案】A

267.【答案】B

268.【答案】D

269.【答案】C

第三节　治疗步骤

【A_1型题】

1.【答案】C

【解析】造成咬合创伤者以早接触最为常见，而且以侧向力对牙周组织的损伤最大；调整咬合时应将咬合力垂直向下传导，但不是尽量将侧向力转为垂直向力。

2.【答案】B

【解析】牙列缺损后，若长久未修复，个别牙缺失的缺牙间隙两侧邻牙可能会向缺隙侧倾斜移动，缺牙间隙减小，对殆牙伸长，导致局部咬合关系紊乱，功能接触面减小，咀嚼功能降低。若移位进一步发展，将引起干扰，甚至造成颞下颌关节的病变。

3.【答案】E

4.【答案】B

【解析】本题注意审题，题干的问题是“主要”，也就是说最基本最重要的。对于双端固定桥备牙最主要的就是两个基牙要有共同的就位道。故选B。

5.【答案】E

6.【答案】C

【解析】本题测试的是托盘的选择。要制取一个高质量的印模，托盘的选择非常重要。A、B、D、E均是托盘的要求，只有C不对，正确的说法应该是托盘的翼缘不宜过长，一般止于距黏膜皱襞2mm处，不妨碍唇、颊、舌及口底软组织的活动功能。故选C。

7.【答案】D

8.【答案】B

9.【答案】B

10.【答案】B

【解析】本题测试的是人工牙的选择：前牙缺隙较大时，覆殆正常，可选塑料牙或瓷牙；如后牙缺失，选塑料牙；若殆龈距小，殆力大者用金属面牙；若对颌牙排列不齐，无法排瓷牙或塑料牙时，可雕牙、填胶。故选B。

11.【答案】A

【解析】kennedy第四类是指牙弓前部连续缺失并跨过中线，天然牙在缺隙的远中。模型向后倾斜，其就位道为由前向后，目的是减少义齿前份基托与余留牙的间隙，利于美观。故选A。

12.【答案】B

13.【答案】C

14.【答案】B

15.【答案】E

【解析】本题测试的是义齿初戴时需要检查的内容。A、B、C、D均为需要注意检查的内容，只有E不是，它应该是初诊检查时需要注意的问题。故选E。

16.【答案】A

17.【答案】E

【解析】本题测试的是共同就位道与模型倾斜方向的关系。模型向后倾斜时，共同就位道由前向后；模型向前倾斜时，共同就位道由后向前；模型向左倾斜时，共同就位道由右向左；模型向右倾斜时，共同就位道由左向右。模型平放时，共同就位道由下向上；在下颌者，共同就位道由上向下。故选E。

【A_2型题】

18.【答案】B

19.【答案】C

20.【答案】A

【B_1型题】

21.【答案】B

【解析】本题测试的是印模的选择。解剖式印模可以准确地印记牙和牙槽嵴的解剖形态，据此所做的义齿对牙和所接触的其他组织皆不产生压力，对牙支持式和黏膜支持式义齿都可以采用它。功能性印模是在一定压力状态下取得的印模，适用于混合支持式义齿。故选B。

22.【答案】B

23.【答案】A

24.【答案】B

【解析】当余留牙齿可以获得正确的咬合关系时，我们不用再借助蜡𬌗记录来获取患者的颌位记录。故选B。

25.【答案】D

26.【答案】A

27.【答案】C

【解析】牙列缺失的患者需要确定正中𬌗位关系和垂直距离。

第四节　修复体戴入后的问题和处理

【A_1型题】

1.【答案】C

【解析】固定桥黏固后短期内出现咬合痛，多为早接触点引起创伤性牙周膜炎，经过调𬌗处理后，疼痛很快消失。故选C。

2.【答案】D

3.【答案】E

4.【答案】E

【解析】固定义齿松动的原因有很多种，一般都需要拆除重做。只有因黏结问题导致的松动，可以重新黏固。故选E。

5.【答案】E

6.【答案】B

【A_2型题】

7.【答案】E

【解析】因为尖牙位于口角转折处，所受到的侧向力很大，设计成单端固定桥式不合理的，所以才会导致基牙疼痛。故选E。

8.【答案】D

9.【答案】C

【解析】自发痛为急性牙髓炎的典型症状，故选C。

10.【答案】B

【解析】游离缺失的情况下，一般不能选择单端固定桥修复，应该选择种植修复或者可摘局部义齿修复。故选B。

11.【答案】D

12.【答案】D

13.【答案】B

14.【答案】D

15.【答案】A

16.【答案】D

17.【答案】E

18.【答案】D

【解析】深覆𬌗的患者，𬌗力比较大，基托反复折断就说明这一点，所以需要改成金属网或者铸造义齿修复。故选D。

【A_3型题】

19.【答案】A

20.【答案】E

【解析】根尖有阴影和咬合痛符合急性根尖周炎的特征，故选E。

21.【答案】B

【解析】边缘不密合，导致继发龋齿，从而使固位体松动。

22.【答案】A

23.【答案】A

24.【答案】C

【解析】舌系带的地方出现溃疡，主要就是因为舌杆的位置过低造成的。其他选项不是直接原因，故选C。

25.【答案】B

26.【答案】A

27.【答案】D

【解析】局部义齿的基牙上设计的是双臂卡环，没有𬌗支托，所以是黏膜支持式义齿。故选D。

28.【答案】B

【解析】因为没有𬌗支托，所以靠黏膜支持，义齿就会下沉，产生黏膜压痛。故选B。

29.【答案】A

30.【答案】D

31.【答案】B

32.【答案】E

33.【答案】E

34.【答案】B

35.【答案】D

36.【答案】D

【B_1 型题】

37.【答案】C

38.【答案】E

39.【答案】D

40.【答案】A

41.【答案】A

42.【答案】B

43.【答案】D

第四章　牙列缺失

第一节　病因及影响

【A_1 型题】

1.【答案】A

【解析】牙槽嵴的吸收速率在牙缺失后头3个月（即伤口愈合期）最快，大约6个月后吸收速率显著下降，拔牙后2年吸收速度趋于稳定。剩余牙槽嵴的吸收将终生持续，稳定在每年约0.5mm的水平。

2.【答案】C

【解析】牙槽嵴吸收多少与骨质致密程度直接有关，上颌骨外侧骨板较内侧骨板疏松。因此，上颌前部牙槽骨吸收方向是向上向内。

3.【答案】A

【解析】上、下颌牙槽嵴吸收的方向不同导致上、下颌骨不协调。上颌牙槽嵴吸收方向呈向上向内，上颌骨的外形逐渐缩小，而下颌牙槽嵴吸收方向是向下前和向外，使下牙弓逐渐变大，上、下颌骨间的关系亦失去协调。

4.【答案】D

【解析】牙槽嵴的吸收速度与缺失牙的原因、时间及骨质致密程度有关。

5.【答案】A

【解析】由于牙槽嵴的不断吸收，与之相关联的软组织也发生相应的位置变化，如附着在颌骨周围的唇颊系带与牙槽嵴顶的距离变短，甚至与嵴顶平齐。

6.【答案】C

【解析】牙缺失不会引起咬唇、咬颊。

7.【答案】C

【解析】牙列缺失后对患者的面容改变：唇颊部软组织内陷上唇丰满度差，面部皱褶增加，鼻唇沟加深，口角下陷，面下1/3距离变短，面容明显呈衰老状。上、下牙槽嵴吸收不协调可表现为下颌前突、下颌角变大，髁突变位，以及下颌关节骨质吸收和功能紊乱。

第二节　治疗设计和方法选择

【A_1 型题】

1.【答案】B

【解析】边缘封闭区是义齿边缘接触的软组织部分，此区有大量疏松结缔组织，可以紧密地与义齿边缘贴合，防止空气进入基托与组织之间，产生良好的边缘封闭作用。

2.【答案】C

3.【答案】A

4.【答案】D

【解析】磨牙后垫是位于下颌最后磨牙牙槽嵴远端的黏膜软垫，呈圆形、卵圆形或梨形，覆盖在磨牙后三角上，由疏松的结缔组织构成，其中含有唾液腺。下颌全口义齿后缘应盖过磨牙后垫1/2或全部。磨牙后垫稳定，很少有吸收，因此可作为排列人工牙的重要参考标志。

5.【答案】E

【解析】当两个物体之间产生负压，而周围空气不能进入时，外界的大气压力将两个物体紧压在一起，只有在使用一定力量破坏负压后，才能将两个物体分开。同理，全口义齿基托边缘与周围软组织始终保持紧密接触，形成良好的边缘封闭作用，在大气压力作用下，基托和组织密贴使义齿获得固位。

6.【答案】A

7.【答案】D

【解析】全口义齿的固位原理是由于吸附力、表面张力和大气压力。

8.【答案】D

9.【答案】B

【解析】磨光面的倾斜程度、义齿周围边缘的宽度和人工牙的颊舌位置正常时，舌和颊才有帮助义齿稳定和抵抗脱位力的作用。义齿磨光面与水平力量有关，是使义齿保持稳定的表面，应使口腔内舌与口外唇颊肌肉力量处于平衡状态。

10.【答案】B

11.【答案】E

12.【答案】D

13.【答案】D

【解析】颌弓宽大，牙槽嵴高而宽，腭穹隆高而深，系带附着距离牙槽嵴顶较远，固位作用好。

14.【答案】C

【解析】全口义齿的基托组织面和黏膜紧密贴合，其间有一薄层的唾液，基托组织面与唾液、唾液与黏膜之间产生了附着力，唾液分子间产生内聚力，而使全口义齿获得固位。吸附力的大小与基托和黏膜之间的接触面积和密合程度有关。吸附力的大小与唾液的质和量有关，唾液的黏稠度高，流动性小可以加强附着力和内聚力，而增强义齿固位。

15.【答案】C

【解析】吸附力是两种物体分子之间相互的吸引力，包括附着力和内聚力的作用。附着力是指不同分子之间的吸引力。内聚力是指同分子间的内聚力。

16.【答案】B

17.【答案】C

18.【答案】C

19.【答案】A

【解析】无牙颌患者的上下颌模型制取是全口义齿制作的基础，印模的准确性会影响全口义齿的质量。

20.【答案】C

【解析】单颌全口义齿修复原则是：尽可能改善对𬌗牙的合曲线；排牙时要优先考虑单颌全口义齿的固位和稳定；减少𬌗力，尽量扩大基托面积，根据情况人工牙减数、减径；基托采用增加强度的措施。

21.【答案】B

22.【答案】B

【解析】种植全口义齿包括人工牙、基托（塑料、金属支架、组织面可安放附着体等）。

23.【答案】A

【解析】唾液的黏稠度高，流动性小可加强义齿的固位。唾液的量不宜过多也不宜过少。

24.【答案】E

【解析】改善横𬌗曲线和纵𬌗曲线，调磨过长牙，过锐的后牙牙尖及锐利边缘；制取功能性印模；排牙时减小前牙的覆𬌗，适当增大覆盖，后牙尽量排在牙槽嵴顶上，必要时后牙可排成尖对尖或反𬌗，以减小杠杆力量，基托增强强度。

25.【答案】D

【解析】腭小凹是口内黏液腺导管的开口，位于上腭中缝后部的两侧，软硬腭连接处的稍后方，数目多为并列的 2 个，左右各 1 个。上颌全口义齿的后缘应在腭小凹后 2mm 处。

26.【答案】E

【解析】单颌全口义齿修复的特点是：无牙颌的颌弓变化与对𬌗牙弓不协调；自然牙列的𬌗曲线很少符合全口义齿平衡𬌗的要求；天然牙和无牙颌的负荷能力相差较大；患者保留对𬌗牙列，容易保持原有咀嚼习惯。

27.【答案】B

28.【答案】C

【解析】颌骨的解剖形态、口腔黏膜的性质与义齿固位有关：黏膜的厚度适宜，有一定弹性和韧性；基托的边缘和唾液的质和量；良好的咬合关系；合理的排牙；理想的基托磨光面形态均影响义齿的固位和稳定。

29.【答案】B

30.【答案】A

【解析】根据上下颌骨的位置关系排列上下前牙的覆𬌗覆盖，一般要求浅覆𬌗，浅覆盖。切导与牙𬌗平面的交角接近 15% 为宜。患者有面部缺陷或面部中轴偏斜等情况时，要利用排牙弥补患者的缺陷而不要使其更明显。

31.【答案】D

32.【答案】E

【解析】主承托区指垂直于𬌗力受力方向的区域。包括牙槽嵴顶、腭部穹隆区、颊棚区等区域。该区的骨组织上覆盖着高度角化的复层鳞状上皮，其下有致密的黏膜下层所附着，因此能承担咀嚼压力，抵抗义齿基托的碰撞而不造成组织的创伤。

【A_2 型题】

33.【答案】C

【解析】人工牙的选择根据牙槽嵴的条件。解剖式牙咀嚼效能和美观效果好。非解剖式牙在正中合时有较宽的自由度，适用于牙槽嵴条件差的患者，优点是可减小侧向力，使合力主要以垂直方向向牙槽嵴传导。

【B_1 型题】

34.【答案】E

【解析】主承托区包括牙槽嵴顶、腭部穹隆区、颊棚区等区域。

35.【答案】A

【解析】副承托区指与𬌗力受力方向成角度的区域。包括上下颌牙槽嵴顶的唇、颊和舌腭侧（不包括硬区）。

36.【答案】C

【解析】缓冲区指需要缓冲咀嚼压力的区域。主要指上颌隆突、颧突、上颌结节的颊侧、切牙乳突、下颌隆突、下颌舌骨嵴以及牙槽嵴上的骨尖、骨棱等部位。

37.【答案】B

【解析】边缘封闭区是指义齿边缘接触的软组织部分，如黏膜皱襞、系带附着部、上颌后堤区和下颌磨牙后垫。

第三节　治疗步骤

【A₁型题】

1.【答案】C

【解析】人工牙的形态、颜色和大小是选牙时要考虑的主要内容。

2.【答案】B

3.【答案】A

【解析】吸附力是两种不同分子之间的相互吸引力，内聚力是同种分子之间的相互吸引力，唾液与黏膜之间和唾液与基托组织面之间分别产生附着力，而唾液分子之间具有内聚力，从而使义齿基托与黏膜之间产生吸附作用。吸附力的大小与基托与黏膜的接触面积，密合程度，以及唾液的质量有关，其中与吸附力关系最密切的因素是唾液的黏稠度，所以A正确，故选A。

4.【答案】C

5.【答案】D

【解析】全口义齿的平衡指在正中及下颌作前伸，侧方运动等非正中运动时，上下颌相关的都能同时接触，即为平衡。全口义齿平衡髁突斜度与切导斜度成反比，而与牙尖斜度、补偿曲线曲度，定位平面斜度成正比，所以前伸髁突斜度大，切导斜度小，牙尖斜度、补偿曲线曲度、定位平面斜度三者大，故D正确，A、B、C、E错误。

6.【答案】D

7.【答案】C

【解析】𬌗平面应平行于牙槽嵴，如果𬌗平面在前牙区高，磨牙区低，则会使上颌义齿向远中、下颌义齿向前方移位，反之亦然。临床上当牙槽嵴吸收不平衡或上颌前突，下颌前突时易出现𬌗平面的问题。

8.【答案】B

9.【答案】C

【解析】后堤区的处理在颤动线处作一深度1.0~1.5mm的切迹，沿此切迹向前约5mm的范围内，将石膏模型轻轻刮去一层，越向前刮除得越少，使与上腭的黏膜面移行。

10.【答案】C

11.【答案】A

12.【答案】C

13.【答案】C

【解析】前牙要排列成浅覆𬌗，浅覆盖，正中𬌗时前牙不接触，并在前伸𬌗及侧方𬌗运动时至少在1mm的范围内，下牙沿上牙斜面自由滑动。

14.【答案】E

【解析】非解剖式牙适用于牙槽嵴条件差，优点是可减小侧向力，使𬌗力主要以垂直方向向牙槽嵴传导，可减少由侧向力造成的义齿不稳定，操作简便，易于达到平衡𬌗。

15.【答案】E

16.【答案】C

17.【答案】C

【解析】上颌基托唇、颊侧止于唇颊前庭沟黏膜皱襞反折处，后界腭小凹后2mm与两侧翼上颌切迹的连线处，在唇颊系带部位应形成相应的切迹。下颌基托唇、颊侧位于前庭沟黏膜皱襞反折处，舌侧在口底黏膜反折处，在唇、颊、舌系带处应形成相应的切迹，后缘应盖过磨牙后垫1/2或全部。

18.【答案】E

【解析】确定水平关系的方法有：哥特式弓描记法；直接咬合法（卷舌后舔法、吞咽咬合法、后牙咬合法、肌监控仪法）。

19.【答案】D

20.【答案】E

21.【答案】C

22.【答案】E

【解析】塑料人工牙与瓷牙相比有质轻、韧性好的优点，但耐磨性差。与树脂基托连接牢固。

23.【答案】D

24.【答案】C

【解析】个别托盘容易进行肌功能整塑，正确记录在口腔功能状态下修复体边缘伸展范围。全口义齿的固位主要靠附着在上下颌骨上，由于吸附力、表面张力和大气压力等物理作用。个别托盘可使边缘伸展适度，形成良好的边缘封闭。

25.【答案】C

26.【答案】E

27.【答案】C

【解析】𬌗托用于垂直和水平关系的记录和转移。

28.【答案】D

【解析】磨牙后垫稳定可作为指导排列人工牙的标志，从垂直向看磨牙后垫可决定下颌𬌗平面的位置；下颌第一磨牙的𬌗面应与磨牙后垫的1/2等高。从前后向看，下颌第二磨牙应位于磨牙后垫前缘。从颊舌向看，磨牙后垫颊舌面向前与下颌尖牙近中面形成一个三角形，一般情况下，下颌后牙的舌尖应位于此三角形内。

29.【答案】E

【解析】全口义齿固位有关的黏膜的性质，如黏膜的厚度适合，有一定的弹性和韧性，则基托组织面与黏膜易于密合，边缘也易于获得良好封闭，有利于义齿固位。相反，如黏膜过薄，没有弹性，则基托组织面不易贴合，边缘封闭性差，义齿固位也差，并容易产生压痛。

30.【答案】C

31.【答案】A

【解析】全口覆盖式种植义齿各类附着体的设计：附着体是覆盖式种植义齿的固位装置，由阴、阳两部分组成，分为杆卡式附着体、套筒冠附着体、球帽状附着体、磁性固位附着体。

32.【答案】E

【解析】切牙乳突是上颌重要的、稳定的标志。切牙乳突是排列上颌中切牙的参考标志，两个上颌中切牙的交界线应以切牙乳突为准；上颌中切牙唇面置于切牙乳突中点前8~10mm；上颌两侧尖牙牙尖顶的连线应通过切牙乳突中点前后1mm范围内。

33.【答案】D

【解析】确定垂直距离的方法是：利用息止𬌗位垂直距离减去息止𬌗间隙的方法；瞳孔至口裂的距离等于垂直距离的方法；面部外形观察法；拔牙前记录法。

34.【答案】C

【解析】𬌗平面的前部在上唇下缘一下约2mm，且与瞳孔连线平行，𬌗平面的后部从侧面观与鼻翼耳屏连线平行。

35.【答案】D

36.【答案】B

37.【答案】D

【解析】正确的垂直距离有利于恢复患者的面部外形美观、自然；有利于咀嚼肌发挥最大咀嚼效能；同时防止对牙槽骨产生过大的力量；保护颞下颌关节；有利于义齿稳定等。

38.【答案】A

39.【答案】D

40.【答案】E

41.【答案】B

【解析】中性区是指义齿和周围软组织处于平衡的区域。

42.【答案】D

43.【答案】C

44.【答案】C

【A_3/A_4型题】

45.【答案】E

46.【答案】E

47.【答案】C

【B_1型题】

48.【答案】D

49.【答案】B

50.【答案】A

51.【答案】D

52.【答案】B

53.【答案】C

54.【答案】A

55.【答案】D

第四节 修复体戴入后的问题和处理

【A_1型题】

1.【答案】A

【解析】戴上颌义齿后若义齿基托后缘密合不佳，则会使唾液积聚于义齿基托后缘与腭部之间，积聚的唾液可刺激腭黏膜，产生恶心感觉，并唾液分泌增多。

2.【答案】E

【解析】由于垂直距离过高导致息止𬌗间隙减少，在说话和进食时可出现后牙相撞声。

3.【答案】A

【解析】支持尖是指上颌舌尖、下颌颊尖。选磨的原则是每次只选磨单颌，每次少量；保持垂直距离，避免降低垂直高度，避免选磨支持尖；保持𬌗面形态。正中𬌗早接触，侧方𬌗没有早接触时，选磨支持尖相对应的近远中边缘嵴和中央窝；如正中𬌗及侧方𬌗均有早接触则选磨支持尖工作斜面。

4.【答案】C

5.【答案】E

【解析】全口义齿戴用后出现恶心的原因：①上颌义齿后缘伸展过长或义齿基托后缘与口腔黏膜不密合。②义齿后端翘动刺激黏膜。③上颌义齿后缘过厚。④下颌义齿远中舌侧基托过厚挤压舌均会引起恶心。

6.【答案】E

【A_2型题】

7.【答案】C

【解析】患者在说话、张口时义齿有固位力，而咀嚼时义齿发生移位，说明义齿不稳定。可能的原因：人工牙排列的位置不正确（上后牙排列偏颊、下后牙排列偏舌、下颌𬌗平面过高）；正中𬌗关系有误差，并且有早接触点，尤其在第二磨牙之间有早接触点，应选磨早接触点。

8.【答案】C

9.【答案】C

10.【答案】C

11.【答案】B

12.【答案】B

【解析】由于𬌗力不平衡导致义齿折断：两侧后牙排列在牙槽嵴顶外侧，易形成以牙槽嵴或上颌硬区为支点造成基托翘动，并造成义齿纵折。

13.【答案】E

14.【答案】B

【A_3/A_4型题】

15.【答案】B

16.【答案】D

17.【答案】A

18.【答案】A

19.【答案】D

20.【答案】C

【解析】一方面由于口腔条件差，需患者坚持戴用适应和学会使用义齿后，义齿固位程度会增强；另一方面由于义齿本身问题造成：口腔休息时义齿易脱落（可能是由于基托组织面与黏膜不贴合；边缘伸展不够，边缘封闭不佳）；口腔休息时固位尚好，但张口、说话、打哈欠时易脱落（由于基托边缘过长、过厚；唇颊舌系带基托缓冲不够；人工牙排列位置不当，影响周围肌肉活动；义齿磨光面外形不好）；固位尚好，但咀嚼食物时义齿易脱落（由于殆不平衡；下颌基托后缘基托伸展过长与上颌基托相接处；上颌殆平面较低。

21.【答案】C

22.【答案】A

23.【答案】A

24.【答案】D

【B_1 型题】

25.【答案】D

26.【答案】A

27.【答案】E

28.【答案】B

29.【答案】A

30.【答案】C

31.【答案】D

第二十三篇　口腔颌面医学影像诊断学

第一章　医学影像检查技术

第一节　口内片

【A_1 型题】

1.【答案】A

【解析】曲面体层片可显示双侧上颌骨、下颌骨、上颌窦、颞下颌关节及全口牙齿，重要解剖标志有下颌孔、下颌小舌、下颌管、髁突、喙突、硬腭、上颌窦、颧弓、颧骨。根尖片能显示牙及牙周组织的图像，还可见颌骨正常解剖结构。①上颌中切牙位根尖片可见切牙孔、腭中缝、鼻腔及鼻中隔。②上颌磨牙位根尖片可见上颌窦底部、颧骨、喙突、上颌结节及翼钩。③下颌中切牙位根尖片可见颏棘、颏嵴、营养管。④下颌前磨牙位根尖片可见颏孔。⑤下颌磨牙位根尖片可见下颌骨外斜线、下颌管、下颌骨下缘。故选A。

2.【答案】A

【解析】采用根尖片分角线投照技术摄影时，X线中心线若与被检查牙的邻面不平行，而向远中或近中倾斜时，胶片上所显示牙的邻面影像将相互重叠。

3.【答案】C

【解析】下颌下腺导管走行于下颌舌骨肌下方和下颌下唾液腺深部向前到口腔底部，刚好位于下颌横断䪼片的投照范围以内，其可显示下颌体和牙弓的横断面影像，所以C正确。

【A_2 型题】

4.【答案】A

【解析】下颌横断䪼片常用于检查下颌骨体部骨质有无颊、舌侧膨胀，也可用于辅助诊断下颌骨体骨折移位以及异物、阻生牙定位等。亦可用于下颌下腺导管结石的检查。䪼翼片用于检查邻面龋、髓石、牙髓腔的大小等。

第二节　口外片

【A_1 型题】

1.【答案】C

【解析】①下颌前部䪼片用于观察下颌颏部骨折及其他颏部骨质变化。②下颌骨开口后前位片用于观察双侧髁突内外径向的病变。③下颌升支切线位片用于观察下颌升支外侧密质骨膨出、增生及破坏的情况。④下颌骨侧位片用于观察下颌骨体、升支及髁突的病变。⑤许勒位片常用于观察颞下颌关节外侧1/3侧斜位影像及关节窝、关节结节、关节间隙的情况。

2.【答案】C

【解析】下颌骨开口后前位片常用于检查双侧髁突内外径向的病变。故选C。

3.【答案】C

第三节　唾液腺造影技术

【A_1 型题】

【答案】B

【解析】唾液腺造影的适应证是：唾液腺慢性炎症、舍格伦综合征、唾液腺良性肥大、肿瘤、涎瘘、导管阴性结石以及需要确定唾液腺周围组织病变是否已侵及腺体及导管。故选B。

第四节　CT、CBCT及MRI

【A_1 型题】

1.【答案】D

【解析】磁共振自20世纪80年代应用于临床，可清晰显示软组织影像，并对人体无放射损害。在口腔颌面部，主要用于累及范围广泛的肿瘤及颞下颌关节紊乱综合征的检查。故选D。

2.【答案】B

【解析】与 CT 比较磁共振的优点：对人体无放射损害，不用造影剂增强即能显示肌肉、血管以及肿瘤的浸润范围。故选 B。

3.【答案】B

【解析】与全身 CT 相比，口腔锥形束 CT 的优点：空间分辨率高，图像质量好；数据采集时间短，辐射剂量较小，拍摄成本相对较低。故选 B。

第二章　牙及口腔颌面部正常影像

第一节　牙及牙周组织

【A_1 型题】

1.【答案】A

【解析】牙釉质是机体中钙化最高和最坚硬的组织，X 线片显示的影像密度最高，似帽状覆盖于牙冠部牙本质的表面。故选 A。

2.【答案】B

【解析】上牙槽骨的密质骨薄，松质骨多，骨小梁数目多，因而在 X 线片呈颗粒状影像；下牙槽骨密质骨厚而松质骨少，骨小梁数目少，故在 X 线片骨小梁结构呈网状。故选 B。

第二节　颌面骨解剖结构

【A_1 型题】

1.【答案】D

【解析】颌骨体内有时可见边缘清楚的圆形或卵圆形致密影，直径多为 2～4mm，与牙根无关，此为内生骨疣，也称致密骨岛，是一种骨质生长变异，无病理意义。D 项错误，其余选项描述均正确，故选 D。

2.【答案】E

【解析】在华特位片上，上颌窦显示为尖端向下大致三角形密度低的影像，内侧密度较低，逐渐移行外侧密度较高。故选 E。

第三节　唾液腺造影

【A_1 型题】

1.【答案】B

【解析】侧位片上主导管在下颌支上斜向后下走行，B 项错误。

2.【答案】B

第四节　颞下颌关节

【A_1 型题】

【答案】C

【解析】颞下颌关节侧斜位显示关节凹、关节结节、髁突及关节间隙，常用于检查髁突骨折、脱位、先天畸形、肿瘤以及颞下颌关节疾病等，正常情况下，关节间隙宽约 2mm，上间隙较宽，后间隙次之，前间隙狭窄。

第三章　牙及口腔颌面部典型病变影像

第一节　牙及牙周疾病

【A_1 型题】

1.【答案】C

【解析】致密性骨炎的患牙根尖区骨小梁增多增粗，骨质密度增高，与正常骨组织无明显分界，骨髓腔变窄甚至消失，根尖无增粗膨大。故选 C。

2.【答案】E

【解析】乳牙和年轻恒牙牙髓治疗前摄X线牙片的目的是：①查看龋坏的深度及与髓腔的关系。②有无修复性牙本质生成，根尖区有无病变。③年轻恒牙牙根发育程度及乳牙根吸收程度，有无恒牙胚。④牙髓腔内有无钙化，有无内吸收。故选E。

3.【答案】C

【解析】牙髓病包括牙髓充血、牙髓炎、牙髓变性、牙内吸收和牙髓坏死。X线检查仅对牙内吸收和牙髓变性中的牙髓钙化有诊断价值。故选C。

4.【答案】A

【解析】①急性根尖周炎早期X线检查一般看不出根尖周骨质改变。②慢性根尖脓肿在根尖区出现一边界清楚，边缘不光滑的小范围骨质破坏的低密度区。③根尖周肉芽肿在病原牙的根尖、根侧方或根分叉有圆形或卵圆形的边界清楚直径一般不超过1cm密度减低区。④根尖周囊肿以病原牙根尖为中心，形成圆形或卵圆形边界清楚、密度减低区，直径一般大于1cm骨质破坏低密度病变区，周围可见骨白线。

5.【答案】A

6.【答案】C

【A_2型题】

7.【答案】D

【解析】根尖周囊肿以病原牙根尖为中心，形成形状较规则的圆形或卵圆形骨质破坏低密度病变区，边缘清晰，周围包绕一致密的骨白线。故选D。

【B_1型题】

8.【答案】D

9.【答案】E

10.【答案】B

11.【答案】C

【解析】①急性根尖周炎早期X线检查一般看不出根尖周骨质改变。②慢性根尖脓肿表现为边界清楚，边缘不光滑的小范围骨质破坏的低密度区，骨硬板消失。③根尖周肉芽肿在病原牙的根尖、根侧方或根分叉有圆形或卵圆形边界清楚的密度减低区，直径一般不超过1cm，无致密骨硬板。④根尖周囊肿以病原牙根尖为中心，形成形状较规则、大小不等的圆形或卵圆形骨质破坏低密度病变区，直径一般大于1cm，边缘清晰周围可见致密的骨白线包绕。

第二节 颌面骨炎症

【A_1型题】

1.【答案】A

【解析】下颌升支边缘性骨髓炎主要X线表现为弥漫性的骨密度增高，局限性骨质破坏灶，密质骨外有骨膜成骨。增生骨质的边缘一般较整齐，升支外侧密质骨无明显破坏，一般无死骨形成。故选A。

2.【答案】B

【解析】颌骨放射性骨坏死主要X线表现为：病变早期骨质呈弥散性疏松，呈斑点状或虫蚀样破坏，边界多不清晰。随病变进展，骨吸收破坏加重、范围增大，可见大小不等、形状不一的死骨，且不易分离；骨膜对放射线高度敏感，照射后骨膜活力降低甚至消失，很少发生骨膜成骨。

3.【答案】E

【解析】结核性颌骨骨髓炎X线特征以骨破坏为主，表现为颌骨内局限性密度减低区，边界不清，可有细小死骨形成。当累及密质骨刺激骨膜时，可有骨膜成骨。病变好发于下颌角。故选E。

【A_2型题】

4.【答案】B

【解析】颌骨放射性骨坏死有放疗史，X线主要表现为骨质破坏。病变早期，骨质呈弥散性疏松，呈斑点状或虫蚀样，病变边界不清晰。随病变进展，骨吸收破坏加重、范围增大，可见大小不等、形状不一的死骨，且不易分离，很少发生骨膜成骨。

5.【答案】D

【解析】牙源性边缘性颌骨骨髓炎多起源于下颌智齿冠周炎。X线表现为下颌升支密质骨外有骨膜成骨，大多数病变骨质破坏较局限，无死骨形成。

6.【答案】E

【解析】牙源性中央性颌骨骨髓炎多来源于根尖周组织感染，X线表现为颌骨内以病原牙为中心的单发或多发低密度区，骨破坏区内可见死骨形成，密质骨外可见线状骨膜反应。故选E。

第三节　口腔颌面部囊肿、肿瘤及瘤样病变

【A_1 型题】

1.【答案】B

【解析】成釉细胞瘤的 X 线特点：可多房，分房大小不等；颌骨膨胀，以唇颊侧为主；牙根呈锯齿状或截断状吸收；瘤内可含牙或不含牙，邻牙可被肿瘤推压而移位或脱落缺失；瘤内罕见钙化。故选 B。

2.【答案】A

【解析】鼻腭管囊肿 X 线特点：囊肿多位于上颌中线和左右中切牙牙根之间或后方，中切牙牙根可被推开，但牙周膜和硬骨板的连续性存在。故选 A。

3.【答案】E

【解析】牙源性黏液瘤在 X 线片上表现为多房低密度影，房隔细而不规则，分房形态各异，以网格状多见，有时呈"火焰状"改变，边缘欠光滑整齐，可伴有牙移位和牙根侵蚀吸收。故选 E。

4.【答案】D

【解析】混合性牙瘤 X 线的特点为颌骨内异常高密度团块影像，病变边缘光滑，周缘多有一条清晰的低密度条带状影包绕，颌骨可有膨隆。故选 D。

5.【答案】B

【解析】球上颌囊肿指发生于上颌侧切牙和尖牙之间的囊肿，其 X 线特点是在上颌侧切牙和尖牙之间有倒梨形囊状低密度影，该低密度影像与牙无关，牙根吸收多呈斜面状。故选 B。

6.【答案】B

【解析】牙源性角化囊性瘤的 X 线表现：单囊多见，常沿颌骨长轴发展，颌骨多向舌侧膨隆，瘤内可含牙或不含牙。故选 B。

7.【答案】E

【解析】含牙囊肿的典型特点是：边缘光滑的类圆形透射阴影内含有不同发育阶段的未萌出牙，所含牙的牙冠一般朝向囊腔，囊壁包绕于此牙的冠根交界处。

【A_2 型题】

8.【答案】B

【解析】骨化纤维瘤好发于下颌前磨牙和磨牙区，生长缓慢，增大时可使颌骨膨大，面部变形。X 线平片以高低密度混合表现为主，间有少量钙化或骨化，边界清楚。病变内部的异常高密度硬组织成分变化呈多样性。故选 B。

【B_1 型题】

9.【答案】B

10.【答案】E

11.【答案】C

12.【答案】A

【解析】①成釉细胞瘤的 X 线特点：可分房，分房大小不等；颌骨膨胀，以唇颊侧为主；牙根呈锯齿状或截断状吸收。②牙源性角化囊性瘤的 X 线表现：单囊多见，沿颌骨长轴发展，颌骨多向舌侧膨隆，瘤内可含牙或不含牙。③牙源性中央性颌骨骨髓炎 X 线表现为颌骨内以病原牙为中心的单发或多发低密度区，骨破坏区有死骨形成，密质骨外可见线状骨膜反应。④颌骨放射性骨坏死主要 X 线表现为骨质破坏。骨质呈斑点状或虫蚀样破坏，边界不清晰，可见大小不等、形状不一的死骨，且不易分离，很少发生骨膜成骨。

第四节　颌面骨骨折

【A_1 型题】

1.【答案】D

【解析】下颌骨正中联合部位骨折首选的 X 线投照片位是下颌前部牙合片，其他平片投照检查易与颈椎重叠。故选 D。

2.【答案】B

【解析】骨折愈合在 X 线片显示的时间取决于年龄、营养、健康状况、骨折的性质、程度等多种因素。一般在 3~6 个月方可见骨性愈合 X 线征象。儿童则可在 2 个月或更短时间内便可显示。

3.【答案】D

【解析】华特位是检查颧骨骨折 X 线检查的首选方法。上颌后部殆片用于观察一侧上颌后部骨质变化的情况。其余检查方法临床应用见前面解析。故选 D。

4.【答案】D

【解析】影响下颌骨骨折段移位的因素包括：骨折部位、外力大小和方向、骨折线方向和倾斜度、骨折段是否有牙以及附着肌肉的牵拉作用等。故选 D。

5.【答案】C

【解析】Le Fort Ⅰ型骨折骨折线从梨状孔下方，经牙槽突基底部，向后至上颌结节延伸至翼突。Le Fort Ⅱ型骨折骨折线横过鼻背，通过眶内下、眶底、经眶下缘、颧骨下方向后达翼突；Le Fort Ⅲ型骨折骨折线横过鼻背、眶部、经颧骨上方达翼突。故选 C。

6.【答案】E

第五节　系统性疾病在口腔及颅、颌面骨的表现

【A_1型题】

1.【答案】B

【解析】朗格汉斯细胞组织细胞增生症以大量朗格汉斯细胞增生、浸润和肉芽肿形成，导致器官功能障碍为特征的一组疾病。胸片表现为双肺边界不清的微结节或网结节浸润，以中上肺为著，囊状改变是疾病特征性的改变，可以与结节同时存在。骨骼病变为溶骨性凿穿样损害；脊柱多表现为椎体破坏；最早、最常见的是颅骨受损，其他骨盆、脊柱、肋骨、肩胛骨等亦常受累。

2.【答案】E

【解析】骨纤维异常增殖症是比较具有特征性的骨病变，其X线表现也有一定的特点，多为边界不甚清的毛玻璃状，有时与骨化纤维瘤难以鉴别，但同其他骨病变在X线表现上较易区分，所以E正确。因骨纤维异常增殖症表现为骨质增生，故可排除B、C、D。而呈日光放射状排列的骨刺是成骨性骨肉瘤的表现，故A错误。

3.【A_2型题】

【答案】C

【解析】据临床表现及X线呈磨砂玻璃样，病理纤维组织代替正常骨组织，可初步诊断为骨纤维异常增殖症。

第六节　唾液腺疾病

【A_1型题】

1.【答案】A

【解析】舍格伦综合征的唾液腺造影表现为腺体形态正常，排空功能迟缓；唾液腺末梢导管扩张，局部断裂，造影剂外溢；腺体向心性萎缩；肿瘤样改变。故选A。

【A_2型题】

2.【答案】D

【解析】根据本题目中患者的临床表现怀疑为下颌下腺导管结石，对于下颌下腺导管结石的进一步检查帮助确诊应拍摄下颌横断𬌗片。故选D。

【B_1型题】

3.【答案】A

4.【答案】C

【解析】阴性结石在唾液腺造影片上显示为圆形或卵圆形充盈缺损，其远心段可见导管扩张。唾液腺良性肿瘤造影X线平片表现为：主导管受压移位、拉长或屈曲，分支导管移位，包绕肿瘤呈抱球状；腺泡充盈缺损，其周围腺泡多呈过度充盈状态。

第七节　颞下颌关节疾病

【A_1型题】

【答案】E

第二十四篇　口腔预防医学

第一章　绪　　论

【A_1 型题】

1.【答案】D

【解析】记忆题型：口腔预防医学是以人群的集体预防为主要研究对象。

2.【答案】E

【解析】直接口腔健康状况指各种口腔疾病的检查，常用的检查项目有龋病包括患龋牙数，B正确。牙周病包括牙周袋深度，所以A正确。牙列状况，釉质发育不全是口腔黏膜状况，D正确。颞下颌关节状况C正确。而生活方式不属于直接口腔内容，可由生活方式推断是属于间接信息，所以E不正确，故选E。

3.【答案】C

4.【答案】D

【解析】口腔的三级预防：一级预防包括进行口腔健康教育和控制及消除危险因素，如窝沟封闭、防龋涂料等；二级预防为早期诊断、早期处理，定期进行临床检查及X线辅助检查，发现早期龋，及时充填；三级预防为防止龋病的并发症及恢复功能，例如，龋病引起的牙髓炎、根尖周炎应进行恰当治疗，防止炎症继续发展，对于牙列缺损及牙列缺失应及时修复，恢复口腔健康功能。

5.【答案】A

6.【答案】E

第二章　口腔流行病学

第一节　概　　述

【A_1 型题】

1.【答案】C

【解析】流行病学是研究人群中疾病与健康状态的分布及其影响因素、防治疾病的发生、促进人群健康的一门科学。口腔流行病学是流行病学的一个重要组成部分，是流行病学方法在口腔医学中的应用。从医学伦理角度考查口腔流行病的主要目的在于探讨口腔流行病的产生、发展、研究方法以及预防和消除过程中的伦理关系与道德责任。

2.【答案】D

【解析】口腔流行病学的主要作用：①描述人群口腔健康与疾病的分布状态。②研究口腔疾病的病因和影响流行的因素。③研究疾病预防措施并评价其效果。④监测口腔疾病流行趋势。⑤为制定口腔卫生保健规划提供依据。

3.【答案】B

第二节　研 究 方 法

【A_1 型题】

1.【答案】B

【解析】分析性流行病学就是对所假设的病因或流行因素进一步在选择的人群中探索疾病发生的条件和规律，验证病因假设。

【A_2 型题】

2.【答案】C

【解析】常规资料分析又称历史资料分析，即对已有的资料或者疾病监测记录做分析或总结，如病史记录、疾病监测资料等。

3.【答案】D

【解析】流行病学研究按照其性质可分为观察法、实验法、理论研究等。其中实验流行病学又称现场实验，是指在研究者的控制下对人群采取某项干预措施或施加某种因素或消除某种因素以观察其对人群发生或健康状态的影响。因此，本题的方法属于实验研究，故选D。

【B_1 型题】

4.【答案】C

5.【答案】A

6.【答案】E

7.【答案】D

8.【答案】B
9.【答案】A
10.【答案】C
11.【答案】D

第三节 口腔健康状况调查

【A₁型题】

1.【答案】E

【解析】单纯抽样调查是最基本的抽样方法，也是其他抽样方法的基础。

2.【答案】B

3.【答案】D

【解析】氟牙症的评价采用Dean分类法，根据牙釉质颜色、光泽和缺损的面积来确定损害的程度。从每个人的牙列中找到受损害最重的两颗牙记分，如两牙受损程度不同，则根据较轻的一颗牙记分。具体记分标准，见表23-1。

表23-1 Dean分类法记分标准

分类（加权）	标准
正常（0）	牙釉质表面光滑，有光泽，通常呈浅乳白色
可疑（0.5）	牙釉质半透明度有轻度改变，可从少数白纹斑到偶见白色斑点
	临床不能诊断为很轻度，而又不完全正常的情况
很轻度（1）	小的似纸一样白色的不透明区不规则地分布在牙齿上，但不超过唇面的25%
轻度（2）	牙釉质的白色不透明区更广泛，但不超过牙面的50%
中度（3）	牙齿的釉质表面有明显磨损，棕染，常很难看
重度（4）	牙釉质表面严重受累，发育不全明显，以致可能影响牙齿的整体外形。有几颗缺损或磨损区，棕染广泛。牙齿常有侵蚀现象

4.【答案】D

【解析】由于学生太多，且分散在20所学校内，用单纯随机抽样的方法太麻烦，此时可用整群抽样的方法，对抽到的学校学生全部进行调查，这样组织比较方便，适用于群间差异较小的单位。

5.【答案】E

【解析】普查的应查率要求在95%以上，漏查率太高会使结果正确率差。

6.【答案】D

【解析】样本含量大小会影响调查结果，含量小则抽样误差大，不易获得能说明问题的结果。含量太大则造成浪费。样本含量的确定随所采用的流行病学方法类型不同而不同，依据调查对象的变异情况、患病率大小、要求的精确度和把握度大小而定。一般来说，调查对象变异大、患病率低、调查者对调查要求的精确度和把握度大，所需的样本含量就大，反之则小。

7.【答案】C

8.【答案】C

【解析】随机误差是抽样调查过程中产生的变异，由于机遇不同造成，不能完全避免，但可测量其大小，并能通过抽样设计和扩大样本来加以控制，可以做到减少抽样误差。

9.【答案】D

【解析】世界卫生组织推荐了两种调查方法分别为试点调查和捷径调查。

10.【答案】E

【解析】健康状况项目，包括各种口腔疾病，如牙周病、龋病、牙列状况等，其他如氟牙症、釉质发育不全、口腔黏膜状况、颞颌关节状况等。

11.【答案】D

12.【答案】A

13.【答案】A

【解析】抽样调查最大的优点是省时间、省劳力和省经费，且所得资料同样具有代表性。

14.【答案】C

【解析】调查项目即涉及口腔健康状况的主要内容，应根据调查目的来确定。一般将调查项目分为两类，一类是口腔健康状况信息，如牙周病。口腔卫生状况等，这些项目将用于调查以后的统计分析。另一类是背景状况信息，如受检者姓名、性别、年龄等，这些项目的信息部分用于统计分析，另一部分用做信息管理。

15.【答案】C

【解析】世界卫生组织规定，每个区段内必须有两颗或两颗以上的功能牙，并且无拔牙指征，该区域才能做检查。成年人的后牙区有时缺失一颗指数牙或该牙有拔牙指征，则只检查另外一颗指数牙。如果一个区段内的全部指数牙缺失或有拔牙指征，则此区段内所有其余牙，以最重的情况记分。如果这个区段内没有功能牙或者只有一颗功能牙时，这个区段作为除外区段。每颗指数牙的颊（唇）、舌（腭）面龈沟或牙周袋都必须检查。每个区段内两颗功能牙的检查结果，以最重的情况计分。

16.【答案】D

【解析】口腔健康状况调查时口腔流行病学中最常用的一种方法，就是在一个特定的时间内收集一个人群患口腔疾病的频率、流行强度、分布及流行规律的资料，是一种横断面调查。

【A₂型题】

17.【答案】D

【解析】样本含量 N=k×Q/P，N 为受检人数，P 为某病预期现患率，Q=1-P，k 值是根据研究项目的允许误差大小而确定。当允许误差为 10%时，k=400。

18.【答案】D

【解析】纵向研究又称“疾病监测”，即研究疾病或某种情况在一个人群中随着时间推移的自然动态变化。也就是说对一组人群定期随访，两次或若干次横断面调查结果的分析。

【B_1型题】

19.【答案】B

20.【答案】C

【解析】平均数：是指在一组数据中所有数据之和再除以数据的个数。标准差定义：为方差的算术平方根，反映组内个体间的离散程度。标准误：即样本均数的标准差，是描述均数抽样分布的离散程度及衡量均数抽样误差大小的尺度，反映的是样本均数之间的变异。构成比：表示某事物内部各组成部分在整体中所占的比重，常以百分数表示，计算公式如下：构成比=（某一组成部分的观察单位数/同一事物各组成部分的观察单位总数）×100%。离散度即观测变量各个取值之间的差异程度，它是用以衡量风险大小的指标。

第四节　口腔健康问卷调查

【A_1型题】

1.【答案】B

2.【答案】E

【解析】口腔健康问卷调查的问卷信度越大，说明问卷调查结果的可靠性越高。

【B_1型题】

3.【答案】E

4.【答案】C

5.【答案】D

6.【答案】A

7.【答案】B

【解析】1~5 题考查的是单纯随机抽样、系统抽样、分层抽样、整群抽样、多级抽样的定义。

8.【答案】E

9.【答案】A

10.【答案】B

11.【答案】D

12.【答案】C

【解析】6~10 题为概念性题目，应掌握，不要混淆。

第五节　口腔临床试验方法

【A_1型题】

1.【答案】D

2.【答案】C

【A_2型题】

3.【答案】A

【解析】试验设计的主要内容包括以下八点：明确试验目的；确定试验现场；确定试验对象；确定试验样本量（C 正确）；确定试验组和对照组（D 正确）；开放试验与盲法试验；措施标准化和确定试验观察期限。其中，确定试验对象时，应严格按标准选择：如观察窝沟封闭的防龋效果，应选择窝沟龋易感儿童为受试对象，B 正确。措施标准化应制定统一的措施、方法与标准，故 E 对。确定试验现场要求受试地区或单位目标人群在受试期间保持相对稳定，流动性小，以保证试验能顺利进行，故 A 错误。

第三章　龋病预防

第一节　龋病流行病学

【A_1型题】

1.【答案】A

【解析】影响龋病流行的因素有年龄、地区、性别、城乡以及民族的影响，但社会经济因素是龋病流行的最主要的因素。

2.【答案】A

【解析】龋均指受检查人群中

每人口腔中平均龋、失、补牙数，反映受检查人群龋病的严重程度。无龋率主要用来表示一个地区人群中某些年龄组的口腔健康水平和预防措施的成果。患龋率用于比较和描述龋病的分布等，龋病发病率用于估计龋病流行强度等，充填比率反映地区口腔保健工作的水平等。故选 A。

3.【答案】D

【解析】影响龋病流行的主要因素有两点，一是氟的摄入状况，一是糖的摄入状况，因此 D 正确。因此钙、磷的摄入状况不是影响龋病流行的主要因素，因此 A、C 错误。单纯刷牙（不用含氟牙膏）主要影响的是牙周健康状况，因此 B 错误。就诊的医疗级别与次数显然不是影响龋病流行的主要因素。故选 D。

4.【答案】D

【解析】龋病的临床表现主要是牙的窝沟点隙和光滑面的病损有底部软化，釉质潜在损害或沟壁软化。除了龋病，任何牙体硬组织病损都没有软化问题，因此 D 正确。仅有颜色或形态的改变不能诊断为龋，必须有色、形、质三方面的改变，特别是质软才能诊断为龋。其他备选答案属于牙体非龋疾病或症状，故本题应选 D。

5.【答案】B

【解析】龋病发病率是指在一定时期内，某人群新发生龋病的频率，故 B 正确。而龋病患病率是指在一定时期内，某人群患龋病的频率，故 A 错误。选项 C 没有规定时间，因此 C 错误。E 选项是指龋失补指数，因此 E 错误。

6.【答案】E

7.【答案】D

8.【答案】B

【解析】世界卫生组织规定以 12 岁儿童龋均作为衡量标准。

9.【答案】E

【解析】影响龋病流行的因素有社会经济因素、氟摄入量、饮食习惯、家族影响，但不包括母乳喂养。

10.【答案】E

【解析】进入中老年时期后，由于牙龈退缩，牙根暴露，加之个人口腔卫生较差，根面上常有牙菌斑堆积，容易引起根面龋。50 岁以上老年人的患龋情况较严重，是继牙周病之后造成老年人失牙的又一个重要原因。

【A_2 型题】

11.【答案】C

【解析】龋病发病率指至少在 1 年时间内，某人群新发龋病的频率。

12.【答案】C

【解析】简化牙石指数计分标准：0 = 牙面上无软垢，1 = 软垢覆盖面积占牙面的 1/3 以下，2 = 软垢覆盖面积占牙面的 1/3 ~ 2/3，3 = 软垢覆盖面积占牙面的 2/3 以上。

13.【答案】E

【解析】龋面均 = 龋失补牙面之和/受检人数，即 (210 + 10 + 15)/50 = 4.7，故选 E。

14.【答案】B

【解析】患龋率 = 患龋患者数/受检人数 × 100%，即 10/50 × 100% = 20%，故选 B。

15.【答案】C

16.【答案】D

【解析】龋均 DMFT：0 ~ 1.1 表示龋病流行等级很低，1.2 ~ 2.6 龋病流行等级低，2.7 ~ 4.4 龋病流行等级中，4.5 ~ 6.5 龋病流行等级高，6.6 以上龋病流行等级很高。

【B_1 型题】

17.【答案】B

18.【答案】D

19.【答案】A

20.【答案】C

21.【答案】E

第二节　龋病风险评估与早期诊断

【A_1 型题】

1.【答案】D

【解析】龋活性试验是检测个人与人群可能发生龋病危险因素的敏感程度。它是一种预报性检测，可为防龋措施的制定提供信息。特别是对高危人群龋病的预防和控制有一定意义。龋活性实验包括物理学检测、致龋菌检测、酸性产物检测和唾液缓冲能力检测。其中，致龋菌检测包括变链菌的检测和乳酸菌的检测。故排除 A、B、C、E，选 D。

2.【答案】A

【A_2 型题】

3.【答案】A

第三节　龋病的分级预防及方法

【A_1型题】

1.【答案】C

【解析】一级预防包括：①进行口腔健康教育：普及口腔健康知识，了解龋病发生知识，树立自我保健意识，养成良好口腔卫生习惯。②控制及消除危险因素：合理使用各种氟化物的防龋方法，如窝沟封闭、防龋涂料等。

2.【答案】D

【解析】二级预防：早期诊断、早期处理，定期进行临床检查及X线辅助检查，发现早期龋，及时充填。

3.【答案】B

【解析】三级预防包括：①防止龋病的并发症：对龋病引起的牙髓炎、根尖周炎应进行恰当治疗，防止炎症继续发展，对不能保留的牙应及时拔除。②恢复功能：对牙体缺损及牙列缺失，及时修复，恢复口腔正常功能，保持身体健康。

4.【答案】D

5.【答案】E

6.【答案】D

【解析】防龋疫苗是主动免疫，以治病的特异性抗原，使机体产生特异性抗体，中和致龋菌的毒性因子，使机体保持较长时间预防作用，这个方法比较适合危险人群的防治。

【A_2型题】

7.【答案】B

【B_1型题】

8.【答案】A

9.【答案】E

10.【答案】C

第四节　氟化物防龋

【A_1型题】

1.【答案】B

2.【答案】A

【解析】氟化物的广泛使用被认为是发达国家龋病下降的重要原因，自来水氟化是预防龋病全身用氟的有效和经济的方法，但不是针对婴幼儿的氟防龋措施，所以B不选。对没有采用自来水氟化地区的儿童，则推荐补充氟制剂（氟滴或氟片）。学龄前儿童，特别在婴幼儿中使用氟滴剂是比较方便、实用的防龋方法，所以A正确。氟水漱口和含氟牙膏由于含氟量较大容易误吞而过量，所以C、D不选。氟离子导入成本高，不方便，所以不是最适宜方法，所以E不选。

3.【答案】C

4.【答案】A

5.【答案】C

【解析】水氟浓度的最适宜值是1.0mg/L。

6.【答案】B

【解析】饮水氟化的防龋效果恒牙优于乳牙，可能与胎盘和乳腺的部分屏障作用和乳牙牙冠与组织液接触时间较短有关。有报告表明：恒牙龋齿减少50%～59%，乳牙龋齿减少40%～49%。氟对恒牙防龋效果比乳牙好，所以此题选B。

7.【答案】B

8.【答案】A

【解析】幼儿园的儿童因吞咽功能尚未健全，不宜使用含氟漱口液。

9.【答案】A

【解析】氟化物防龋的全身应用是指氟化物通过口服进入全身（或同时有局部作用），从而达到防龋目的。补充氟化物的方法有氟化水源（即自来水加氟）、口服氟片或氟滴剂、食盐加氟、氟化。其中，具有公共卫生特征的措施是自来水氟化，所以不选B、C、D、E，此题选A。

10.【答案】C

11.【答案】A

12.【答案】B

【解析】食盐氟化的优点：覆盖人群广泛，不受到地域限制；与饮水氟化相比，减少了氟的浪费；生产控制方法简单，费用较低；可大规模生产和供应；家庭选择自由，无心理上的压力。

13.【答案】C

14.【答案】B

【解析】预防地方性氟中毒分为一级预防和二级预防，其中一级预防为减少氟的摄入量是根本性的预防措施，所以B正确。饮水型氟中毒应以改水降氟为原则或者供给低氟饮水，而高氟煤烟污染食物和空气的病区应以改灶防污染为主，控制高氟食物摄入，所以A、C、D、E是具体预防氟中毒的方法，所以都不正确。

15.【答案】E

【解析】水和食物中氟吸收率的因素包括氟化物的溶解度和胃的pH。

【A_2型题】

16.【答案】A

【解析】6~7岁以后再迁入高氟区，不会出现氟牙症。

17.【答案】E

18.【答案】D

【解析】Dean氟牙症分类法内容有以下几方面。正常（0）：牙釉质表面光滑、有光泽，通常呈乳白色。可疑（0.5）：牙釉质半透明度有轻度改变，可从少数白纹斑到偶见白色斑点。临床不能诊断为很轻型，而又不完全正常的情况。很轻度（1）：小的似纸一样的白色不透明区不规则的分布在牙齿上，但不超过牙面的25%。轻度（2）：牙釉质白色不透明区更广泛，但不超过牙面的50%。中度（3）：牙齿的釉质表面有明显磨损，棕染，常很难看。重度（4）：牙釉质表面全部受累，发育不全明显，以致可能影响牙齿的整体外形，牙齿常有侵蚀现象。

19.【答案】C

【B_1型题】

20.【答案】C

21.【答案】E

22.【答案】A

23.【答案】B

24.【答案】B

【解析】含氟牙膏是近年龋病下降最主要的原因，局部用氟中防龋效果最好的是含氟凝胶，含氟量最低的是氟化饮水，含氟涂料可与氯己定配合使用并具有持续接触牙面的优势。

第五节 窝沟封闭

【A_1型题】

1.【答案】E

【解析】牙萌出后达咬合平面即适宜做窝沟封闭，一般是在牙萌出后4年之内。乳磨牙在3~4岁，第一恒磨牙在6~7岁，第二恒磨牙在11~13岁为最适宜封闭的年龄。

2.【答案】C

【解析】窝沟封闭的操作在牙面清洁之后的步骤是酸蚀，酸蚀剂用30%~40%的磷酸液，酸蚀时间为恒牙20~30秒，乳牙60秒，所以C正确。酸蚀时间过短会使树脂与釉质黏结不牢，过长会引起牙本质暴露而疼痛不适，所以其他选项错误。故选C。

3.【答案】B

【解析】封闭剂通常由合成有机高分子树脂、稀释剂、引发剂与一些辅助剂（溶剂、填料、氟化物、涂料等）组成。排除A、C、D、E，故选B。

4.【答案】C

5.【答案】A

【解析】窝沟封闭操作方法：清洁牙面→酸蚀→冲洗和干燥→涂布封闭剂→固化→检查。

6.【答案】C

【解析】影响窝沟封闭效果的因素包括：①唾液污染。②早期龋的存在。③未彻底冲洗。④未完全干燥。⑤固化种类。

7.【答案】E

【解析】对酸蚀牙釉质短期暴露在唾液中是否可用水汽清除污染的研究表明，只要暴露于唾液中1~60秒，污染层即不能用高压水汽喷吹去除。因此当唾液污染了酸蚀牙釉质时，应彻底清洗干燥，重复酸蚀步骤之后才能涂布封闭剂。

【A_2型题】

8.【答案】A

【解析】牙萌出后达到𬌗平面即适宜做窝沟封闭，第一恒磨牙在6~8岁，釉质发育不全，窝沟点隙有初期龋损，牙𬌗面有充填物但存在未封闭的窝沟，这些都适合做窝沟封闭。

9.【答案】C

【解析】窝沟封闭的非适应证：①牙𬌗面无深的沟裂点隙、自洁作用好。②患较多邻面龋损者。③患者不合作，不能配合正常操作。④牙齿尚未完全萌出，被牙龈覆盖。

10.【答案】D

【解析】牙萌出后达到𬌗平面即适宜做窝沟封闭，乳磨牙在3~5岁，第一恒磨牙在6~8岁，第二恒磨牙在11~13岁为最适宜封闭的年龄。

【B_1型题】

11.【答案】B

12.【答案】E

第六节 预防性树脂充填

【A_1型题】

1.【答案】E

【解析】预防性树脂充填仅去除窝沟处的病变牙釉质或牙本质，采用酸蚀技术和树脂材料充填早期窝沟龋，并在牙𬌗面上涂一层封闭剂，这是一种窝沟封闭与窝沟龋充填相结合的预防性措施。

这样保留了更多的健康牙体组织，是一种预防早期龋发展的治疗方法。优点是使用充填剂与牙釉质机械或理化性的结合，再与封闭剂化学性黏结，减少了漏隙产生的可能性。

2.【答案】A

【解析】预防性树脂充填适应证：①窝沟有龋损能卡住探针。②深的点隙窝沟有患龋倾向。③沟裂有早期龋迹象，釉质混浊或呈白垩色。④无邻面龋损。

3.【答案】B

【解析】预防性树脂充填分为3种类型。类型A：需用最小号圆钻去除脱矿牙釉质，用不含填料的封闭剂充填。类型B：用小号或中号圆钻去除龋损组织，洞深基本在牙釉质内，通常用稀释的树脂材料充填。类型C：用中号或较大圆钻去除龋坏组织，洞深已达牙本质，故需垫底，涂布牙本质或牙釉质黏结剂后用复合树脂材料充填。

4.【答案】B

【解析】预防性树脂充填除了去除龋坏组织和使用黏结剂外，其操作步骤与窝沟封闭相同。

5.【答案】A

【解析】预防性树脂充填操作步骤：①依据龋坏范围去除点隙窝沟龋坏组织，不做预防性扩展。②清洁牙面，冲洗干燥、隔湿。③C型龋损范围在酸蚀前将暴露的牙本质用氢氧化钙垫底。④酸蚀牙𬌗面及窝洞。⑤涂布黏结剂后涂布复合树脂。

第七节　非创伤性修复治疗

【A_1 型题】

1.【答案】E

【解析】ART的适应证：适用于恒牙和乳牙的中、小龋洞，能允许最小的挖器进入，无牙髓暴露，无可疑牙髓炎。

2.【答案】A

【解析】ART玻璃离子粉、液，牙本质处理剂。

3.【答案】D

4.【答案】A

【解析】ART的优点：只要求最少的洞型预备，最少的牙体损伤以保存完好的牙体组织，采用手用器械，不需电源，不需昂贵的口腔设备，可随身携带，操作简单易学，控制交叉感染的方法简便，患者容易接受，玻璃离子中氟离子的释放能预防和阻止龋病，有助于牙体组织的健康。

【A_2 型题】

5.【答案】A

【B_1 型题】

6.【答案】E

【解析】患者的恒磨牙已经患龋，而且范围大，简单的预防性治疗已经不能解决问题，必须进行充填治疗。

7.【答案】B

【解析】恒磨牙深窝沟无龋损，但有色素沉着，正是窝沟封闭的适应证。

8.【答案】A

【解析】临床上较浅的窝沟没有必要进行封闭，窝沟中有色素沉着没有影响牙齿健康时，只需要定期观察。

9.【答案】C

【解析】预防性树脂充填适应证：①窝沟有龋损能卡住探针。②深的点隙窝沟有患龋倾向。③沟裂有早期龋迹象，牙釉质浑浊或呈白垩色。④无邻面龋损。

10.【答案】D

【解析】ART的适应证：适用于恒牙和乳牙的中、小龋洞，能允许最小的挖器进入，无牙髓暴露，无可疑牙髓炎。

第四章　牙周病预防

第一节　牙周病流行病学

【A_1 型题】

1.【答案】E

【解析】牙周疾病的流行特征：①地区分布。②时间分布。③年龄分布。④性别分布。⑤民族分布。没有微生物种群分布，故选E。

2.【答案】B

【解析】简化口腔卫生指数检查时只查的6个牙面，分别是16、11、26、31的唇颊面，36、46的舌面。

3.【答案】C

【解析】简化软垢指数记分标准：0是指牙面无软垢；1是指软垢覆盖面积占牙面1/3以下；2指是软垢覆盖面积占牙面1/3与

2/3之间；3是指软垢覆盖面积占牙面2/3以上。

4.【答案】A

【解析】简化牙石指数记分标准：0是指龈上、龈下无牙石；1是指龈上牙石覆盖面积占牙面1/3以下；2是指龈上牙石覆盖面积占牙面1/3与2/3之间，或牙颈部有散在龈下牙石；3是指龈上牙石覆盖面积占牙面2/3以上，或牙颈部有连续而厚的龈下牙石。

5.【答案】B

【解析】Turesky改良的菌斑指数记分标准：0是指牙面无菌斑；1是指牙颈部龈缘处有散在的点状菌斑；2是指牙颈部菌斑宽度不超过1mm；3是指牙颈部菌斑宽度超过1mm，但在牙面1/3以下；4是指菌斑覆盖面积占牙面1/3与2/3之间；5是指菌斑覆盖面积指占牙面2/3以上。

6.【答案】A

【解析】CPI指数记分标准：0是指牙龈健康；1是指龈炎，探诊后出血；2是指牙石，探诊可发现牙石，但探针黑色部分全部露在龈袋外；3是指早期牙周病，龈缘覆盖部分探针黑色部分，龈袋深度在4～5mm；4是指晚期牙周病，探针黑色部分被龈缘完全覆盖，牙周袋深度在6mm或以上；X是指除外区段（少于两颗功能牙存在）；9为无法检查（不记录）。

7.【答案】B

【解析】严重的牙周病的患病率在发展中国家与发达国家没什么不同；在我国，农村牙周病的流行情况比城市严重；牙周病在不同地区的患病情况不同，与地区之间的经济状况有一定的关系；不同民族牙周病的患病情况差异很大；牙周病患病率随年龄增长而增高。

【A_2型题】

8.【答案】D

【解析】CPI指数检查内容包括牙周袋深度、牙石、牙龈出血。

【B_1型题】

9.【答案】B

10.【答案】D

11.【答案】C

12.【答案】E

13.【答案】A

【解析】概念题。简化口腔卫生指数（OHI-S），包括简化软垢指数和简化牙石指数；菌斑指数（PLI）根据牙面菌斑的厚度而不是根据菌斑覆盖面积记分；牙龈指数（GI）检查牙龈颜色和质的改变以及出血倾向；牙龈出血指数（GBI）反映牙龈炎的活动状况；社区牙周指数（CPI）操作简单，重复性好，适合用于大规模的口腔流行病调查。

第二节　牙周病的分级预防

【A_1型题】

1.【答案】A

【解析】一级预防主要是口腔健康教育和指导，以清除菌斑和其他有害刺激为目的。二级预防包括牙周疾病临床常用治疗方法。三级预防以恢复和重建功能为主（复杂手术治疗）。显然A不属于二级预防的范畴。而专业性洁治、去除菌斑牙石、牙周洁治与根面平整都是牙周疾病临床常用治疗方法，因此B、C、D、E都属于二级预防。

2.【答案】E

【B_1型题】

3.【答案】E

4.【答案】B

5.【答案】D

第三节　控制菌斑及其他局部相关危险因素

【A_1型题】

1.【答案】C

【解析】良好的刷牙方法仅能去除约70%的牙面菌斑，许多菌斑遗留在牙邻面接触点以下或其他不易洁净的区域内。常用于邻面洁净的工具有牙线、牙间隙刷、牙间冲洗器、牙签和橡胶按摩器。

2.【答案】B

【解析】菌斑百分率在20%以下时可认为菌斑被基本控制；如菌斑百分率为10%或小于10%，则已达到良好目标。

3.【答案】E

【解析】牙签是用来剔除嵌塞在牙间隙内的食物碎屑和软垢的工具，适用于牙龈退缩、根面暴露、邻面间隙较大的部位。使用牙签时应避免用力过大而损伤牙龈，加重牙龈退缩和增大牙间隙。牙签成45°进入牙间隙，牙签尖端指向殆面。

4.【答案】D

【解析】牙周病患者在使用牙线前，应首先进行龈上洁治和根面平整，如磨光邻面的充填体悬突，使之与牙齿的解剖外形一致，以免勾住牙线使牙线磨损而易拉断。

5.【答案】A

【解析】使用超声波洁牙时，将工作头以15°角轻轻与牙石接触，利用工作头顶端的超声振动波击碎牙石。

6.【答案】D

【解析】手用洁治器工作时其刃口与牙面所成角度为80°，使用腕部发力，将牙石整块从牙面刮下。

7.【答案】E

【解析】氯己定的作用机制：减少了唾液中能吸附到牙面上的细菌数；氯己定与唾液酸性糖蛋白的酸性基团结合，从而封闭唾液糖蛋白的酸性基团，使唾液糖蛋白对牙面的吸附能力减弱，抑制获得性膜和菌斑的形成；氯己定与牙面釉质结合，覆盖了牙面，因而阻碍唾液细菌对牙面的吸附；氯己定与钙离子竞争，改变菌斑细菌的内聚力，控制细菌的聚集和对牙面的吸附。

【A_2 型题】

8.【答案】E

【B_1 型题】

9.【答案】D

10.【答案】A

第四节　提高宿主抵抗力

【A_1 型题】

1.【答案】A

【解析】最好的牙周维护治疗期应为3个月。

2.【答案】C

【解析】提高宿主抵抗力包括合理的营养，补充富含蛋白质、维生素A、D、C及钙和磷的营养物质，积极治疗和控制与牙周病发生有关的全身疾病，加强对高危人群的监测。

3.【答案】E

【解析】预防牙周病，关键是清除牙菌斑。一期预防主要是注意口腔卫生，清除牙菌斑，养成良好的口腔卫生习惯，掌握正确的刷牙方法以及牙签、牙线的应用。二期预防主要是去除引起牙龈炎的牙菌斑和牙石，防止牙龈炎的进一步发展。三期预防是对晚期牙周病进行综合治疗，防止疾病的进一步发展。A、B、C、D都是属于控制菌斑的范畴，故不选A、B、C、D，此题选E。

第五章　其他口腔疾病的预防

【A_1 型题】

1.【答案】D

【解析】狭义的口腔癌指发生于舌、口底、腭、牙龈、颊和牙槽黏膜的恶性肿瘤，以鳞状细胞癌最为常见。

2.【答案】A

【解析】口腔癌的发生与多种因素有关，包括不良生活方式（如吸烟、嚼槟榔、饮酒等）、环境因素（如光辐射、核辐射等）、生物因素（如口腔感染与局部刺激、梅毒、EB病毒、人疱疹病毒等），与HIV无关。

3.【答案】E

4.【答案】D

5.【答案】E

6.【答案】D

【解析】对40岁以上长期吸烟者、吸烟量在20支/日以上者、既吸烟又有饮酒习惯者、因烟酒刺激口腔已有白斑者以及长期嚼槟榔者，应定期口腔检查。

7.【答案】C

【解析】口腔癌的警告标志包括：①口腔内有2周以上未愈合溃疡。②口腔黏膜有白色、红色和发暗的斑。③口腔与颈部有不明原因的肿胀和淋巴结肿大。④口腔内有不明原因的反复出血。⑤面部、口腔、咽部和颈部有不明原因的麻木与疼痛。

8.【答案】D

【解析】口腔癌的预防包括：①口腔健康教育与口腔健康促进、控制危险因素、戒除吸烟饮酒等不良习惯、提高对口腔癌警告标志的认识。②定期进行口腔检查。③卫生行政部门协同其他行政部门制定控烟限酒的政策。④防止环境污染等。

9.【答案】D

【解析】一级预防即病因性预防，是根本性的预防措施，针对病因的口腔癌预防主要是戒除烟草，所以D正确。二级预防是辅助性的预防措施，要求进行定期的口腔健康检查，及时查出不易被人发现和重视的口腔常见的慢性病，采取无病预防，有病早治，防止病情加重，所以A、B、C属于二级预防，所以不选。三级预防是预防疾病的恶化，减少后遗症、恢复劳动能力，保持器官功能为内容，以降低死亡率、延长寿命为目的，所以防止复发是三级预防所以不选，故选D。

10.【答案】D

【解析】牙酸蚀症确切的病因尚未明确。目前研究认为它是一种多因素的疾病，来自体内、体外的酸蚀作用于易感的牙是引起酸蚀症的最基本原因。

11.【答案】C

【解析】餐后喝牛奶能在一定程度上中和食物中的酸，故C错误。

12.【答案】A

【解析】摄入酸性食物后不要马上刷牙，可使用含氟漱口水漱口、咀嚼无糖口香糖等方法促进唾液分泌从而发挥唾液的缓冲作用。其他选项均能增强牙对酸的抵抗力。

13.【答案】A

【解析】人群中牙外伤发生的高峰年龄为6~13岁，儿童及青少年是牙外伤的高发人群。

14.【答案】E

【解析】摔倒、碰撞以及物体撞击到牙是发生牙外伤最常见的原因。

15.【答案】B

【解析】治疗恒牙全脱位的最好方法是即刻再植。

【A_2型题】

16.【答案】B

【解析】对40岁以上长期吸烟、吸烟量每日20支以上者及吸烟又有饮酒习惯者、因烟酒刺激口腔已有白斑者以及长期嚼槟榔者，应间隔半年进行口腔检查。早发现、早治疗对降低口腔癌的死亡率是有意义的。

第六章 自我口腔保健方法

【A_1型题】

1.【答案】C

【解析】一般刷牙8个小时后牙面残留菌斑恢复到刷牙前水平。说明刷牙8个小时后需要再次刷牙。

2.【答案】A

【解析】脱敏牙膏的有效成分有两大类：一类是硝酸钾和氯化钾，另一类是氟化亚锡或其他亚锡类。

3.【答案】C

【解析】正确的刷牙方法是每次牙刷覆盖2~3颗牙齿，注意重叠放置，每次颤动5~10次，将上、下颌唇舌面每个部位重复全面拂刷，故选C。

4.【答案】E

【解析】牙间隙清洁方法包括牙线、牙签、牙间隙刷、电动冲牙器等。

5.【答案】B

【解析】牙膏洁净剂又称表面活化剂，现在多用合成洁净剂，如月桂醇硫酸钠、n-十二烷基氨酸钠、椰子单酸甘油酯磺酸钠。

6.【答案】D

【解析】牙刷保管，要用清水多次冲洗牙刷，并将刷毛上的水甩干，置于通风处充分干燥。

7.【答案】B

【解析】6个月到2岁，乳牙萌出阶段，基本是父母给孩子刷牙，可以从指套牙刷开始。

8.【答案】C

【解析】改良Bass刷牙法是一种有效清除龈沟内和牙面菌斑的刷牙方法。所以C正确。旋转刷牙法适合清洁牙间隙，不易清洁龈沟，所以B不选。改良的Stillman刷牙法能有力地按摩牙龈，并清洁牙间隙，但是难以清洁龈沟，所以D不选。Fones刷牙法，这种刷牙方法对于牙龈沟内和牙齿邻间隙清洁效果不佳，不适于患有牙周疾病的患者，尤其是牙龈萎缩，牙间隙较大的人群。但此法十分简单，对于部分智障或年幼的人群最为适合，所以E不选。平刷牙法力量不易控制，对牙龈的损伤较大，所以A不选。

9.【答案】D

【解析】药物牙膏的作用不包括治疗龋病与牙周病。

10.【答案】D

【解析】口腔清洁应包括舌面，清洁舌面可减少口腔食物残渣与微生物数量，延迟菌斑形成与总菌斑沉积，有助于整个口腔卫生。

11.【答案】D

【解析】增白牙膏的活化成分是氧化物成分，如过氧化氢或过氧化脲等。

12.【答案】B

【解析】Fones刷牙法又称圆弧刷牙法，这种方法最易为年幼儿学习理解和掌握。

13.【答案】D

【解析】保健牙刷的特点是小头、软毛、直柄。

14.【答案】A

【解析】水平颤动拂刷法是一种有效清除龈沟内和牙面菌斑的刷牙方法。

15.【答案】C

【解析】口腔内除牙齿外还应清洁洗刷的部位是舌，清洁舌面可减少口腔食物残渣与微生物数量，延迟菌斑形成与总菌斑沉积，有助于整个口腔卫生。

16.【答案】C

【解析】漱口有防龋作用、抑菌作用、镇痛作用、美白作用。

【A_2型题】

17.【答案】A

【解析】尼龙丝刷毛受高热易

弯曲变形，刷牙后应将刷头向上放在口杯中，保持干燥。

【B_1 型题】

18.【答案】C

19.【答案】B

20.【答案】E

21.【答案】A

22.【答案】D

【解析】当牙间隙增大时，可以用牙签清洁邻面和根分叉区牙线可以去除牙间隙的食物残渣和软垢，但不易去净菌斑；龈上洁治术去除龈上牙石和菌斑；刷牙是机械性去除菌斑最常用的方法；牙间隙刷对去除颈部和邻面附着的菌斑最有效。

23.【答案】D

24.【答案】A

25.【答案】E

26.【答案】C

27.【答案】B

【解析】牙膏中摩擦剂是二氧化硅，胶粘剂是羧甲基纤维素钠，洁净剂是月桂硫酸钠，防腐剂是苯甲酸盐，牙膏中润湿剂的是甘油。

28.【答案】E

29.【答案】C

30.【答案】A

31.【答案】B

32.【答案】D

【解析】属于含氟牙膏中成分的是氟化亚锡；属于抑制菌斑牙膏中成分的是西吡氯铵；属于抗牙本质过敏牙膏中成分的是硝酸钾；属于增白牙膏中成分的是焦磷酸盐；属于中草药牙膏中成分的是五倍子。

33.【答案】B

34.【答案】A

【解析】牙膏中起降低表面张力、增进清洁效果作用的成分是洁净剂，牙膏成分中占比例最高的是摩擦剂。

第七章　口腔健康促进

第一节　口腔健康促进

【A_1 型题】

1.【答案】D

【解析】1981年世界卫生组织制定的口腔健康标准是“牙齿清洁、无龋洞、无疼痛感、牙龈颜色正常、无出血现象”。

2.【答案】C

【解析】口腔健康促进有很多具体的预防和干预措施，例如，调整自来水含氟浓度和含氟牙膏的应用以及推广使用窝沟封闭、控制含糖食品、采用糖代用品；在社区开展有指导的口腔卫生措施并提供符合标准的口腔保健用品等。

3.【答案】C

【解析】口腔健康促进的原则是与担负的任务紧密相连的。①一级预防是基础：一级预防是在疾病发生前所进行的预防工作。②发挥领导部门的主导作用：应重视发挥行政领导和公共卫生机构领导的主导作用。③重视社区口腔健康促进。因此，口腔健康促进中起主导作用的是主要行政领导，故选C。

4.【答案】A

【解析】口腔健康促进应以口腔疾病的一级预防为基础。一级预防是在疾病发生前所进行的预防工作，以便阻止疾病的发生。这也是口腔健康促进的主要任务。

5.【答案】B

【解析】对有深窝沟的适龄儿童开展窝沟封闭预防龋齿，属于口腔健康促进的高危人群途径。

6.【答案】E

【解析】口腔健康促进的计划可遵循 Precede-proceed 模式进行，该模式的理论原则是：①是绝大多数持久性的健康行为改变在性质上都是自愿的。②是强调环境因素在影响健康和健康行为方面的重要作用。

【B_1 型题】

7.【答案】D

【解析】全民途径是在社区中开展口腔健康促进活动时，选择一种预防措施使得该社区所有人群都能从中获益，如自来水氟化防龋。

8.【答案】B

【解析】许多不利于健康的因素，如不健康的饮食习惯、卫生习惯、吸烟酗酒等，专业人员与全体医务人员一起通过采取控制和改变这些共同危险因素的方法，促进人们的口腔健康和全身健康。

9.【答案】C

【解析】在开展口腔健康促进活动时，选择针对病高危人群的预防措施和方法，预防和控制高危人群的龋病，从而提高整个人群的口腔健康状况，如对有深窝沟的适龄儿童开展窝沟封闭预防龋齿。

10.【答案】C

11.【答案】A

12.【答案】D

13.【答案】B

【解析】口腔健康社区座谈会属于口腔健康教育方法的小型讨论会；大众传媒的优点是覆盖面广，能较快地吸引公众注意力，使之集中到有待解决的口腔健康问题上来；患者就医时的椅旁教育属于个别交谈；爱牙日到学校进行口腔健康知识宣传属于口腔健康教育的社区活动。

第二节 口腔健康教育

【A_1 型题】

1.【答案】C

【解析】进行窝沟封闭属于口腔一级预防，不属于口腔健康教育的内容。

2.【答案】D

【解析】常用的口腔健康教育方法包括大众传媒、社区活动、小型讨论会、个别交谈。

3.【答案】E

【解析】口腔健康教育的要求包括：教育信息的科学性和准确性，教育材料的通俗性和趣味性，口腔健康教育方法和内容的针对性。

4.【答案】A

【解析】口腔健康教育最终在全民形成有益于口腔健康的生活方式和卫生习惯。口腔健康教育的实施，对预防和减少口腔疾病的发生，提高全民族的口腔健康水平有十分重要的意义和作用。

第八章 特定人群的口腔保健

第一节 婴 儿

【A_1 型题】

1.【答案】D

【解析】鹅口疮，又名“雪口病”，是由白念珠菌感染引起的真菌性口炎。

2.【答案】C

【解析】儿童的第一次口腔检查应在第一颗乳牙萌出后6个月内，请医师帮助判断儿童乳牙萌出情况并评估其患龋的风险，提供有针对性的口腔卫生指导并建立婴儿的口腔健康档案。

3.【答案】C

【解析】儿童的第一次口腔检查应在第一颗乳牙萌出后6个月内。

4.【答案】E

【解析】致龋微生物由母亲传播到婴幼儿口腔中的平均年龄是19~31个月，医学上称为“感染窗口期”

第二节 幼 儿

【A_1 型题】

1.【答案】B

【解析】乳牙外伤最多发的幼儿年龄是1.5~2.5岁

2.【答案】C

【解析】儿童可使用含氟牙膏的年龄是3岁以上。

3.【答案】B

【解析】儿童应半年进行一次口腔检查最为合理。

第三节 学龄儿童

【A_1 型题】

1.【答案】B

【解析】2008年开展的中西部地区儿童口腔综合干预项目主要针对7~9岁儿童。

2.【答案】A

【解析】7~9岁是学龄儿童牙外伤的高峰期，以前牙为主。

3.【答案】E

【解析】第一磨牙萌出较早，尚未发育成熟，牙体硬组织较薄，矿化程度低溶解度高，渗透性强，加之窝沟较深，食物残渣及牙菌斑不易清洁，极易发生龋病。

【B_1 型题】

4.【答案】A

5.【答案】D

6.【答案】B

7.【答案】E

【解析】7岁儿童第一恒磨牙完全萌出，最应采取的预防措施是窝沟封闭；7岁儿童第一恒磨牙萌出后窝沟色黑，最应采取的预防措施是预防性树脂充填；恒中切牙萌出后牙冠表面有一白垩色斑块，应采用氟化物防龋；妊娠期妇女应定期进行口腔检查。

第四节　老　年　人

【A_1型题】

【答案】C

【解析】老年人应通过以下渠道进行口腔保健：首先，学会正确的刷牙方法；其次，除坚持刷牙外，清洁牙缝亦是非常重要的；最后，还要注意保护基牙。故本题选C。

第五节　妊娠期妇女

【A_1型题】

1.【答案】A

【解析】妊娠期妇女的口腔保健目的有：①使孕妇了解有关妊娠期间口腔疾病及预防的基本知识，从而建立良好的口腔卫生习惯，定期检查，适时治疗，促进妊娠期妇女的全身及口腔健康。②使孕妇了解儿童牙及口腔生长发育方面的基本知识，认识妊娠期健康与胎儿生长发育的关系。③使孕妇了解营养与胎儿牙生长发育的关系（A正确）。

2.【答案】C

【解析】妊娠期妇女易发生口腔疾病的原因是：妊娠期间激素改变，可改变组织反应，口腔软组织容易发生炎症。

3.【答案】D

【解析】妊娠期前3个月应避免X射线照射，预防X射线照射对胎儿的影响。

【A_2型题】

4.【答案】B

【解析】儿童的第一次口腔检查应在第一颗乳牙萌出后6个月内，请医师帮助判断儿童乳牙萌出情况并评估其龋病的风险，提供有针对性的口腔卫生指导并建立婴儿的口腔健康档案。

第六节　残　疾　人

【A_1型题】

【答案】D

【解析】使用电动牙刷可减轻儿童刷牙时的疲劳，适用于手的灵活性受限，能够抓住牙刷柄并能把牙刷放入口内的残疾儿童。

第九章　社区口腔卫生服务

1.【答案】D

【解析】社区口腔卫生服务是以社区人群为服务对象，维护社区人群的健康，排除A。以家庭为单位，家庭成员在健康问题上存在着相同的危险因素，排除B。提供综合服务，社区卫生服务必须是综合的、全方位的、多部门参与的，排除C。以基层卫生保健为主要内容，在充分了解社区居民主要健康问题的基础上提供基本的医疗、预防、保健和康复等服务，排除E。以健康为中心，社区卫生服务必须以人为本，以人的健康为中心，而不是以患者为中心，更不是以疾病为中心。

2.【答案】D

【解析】社区口腔卫生服务的任务：①提高人群口腔健康水平、改善生活质量。②提供基本口腔卫生服务、满足社区居民日益增长的口腔卫生服务需求。③营造口腔健康社区。④保证区域卫生规划的实施、保证医疗卫生体制改革和城镇职工基本医疗保险制度改革的实施。⑤改善社区口腔卫生服务机构的功能。

3.【答案】A

【解析】基本原则：①坚持为社区服务的宗旨，正确处理社会效益和经济效益的关系，并把社会效益放在首位。②坚持政府领导，各部门协同，社会广泛参与，多方集资，公有制为主导的原则。③坚持预防为主，防治结合的方针。④坚持以区域卫生规划为指导。⑤坚持社区口腔卫生服务于社区发展相结合，保证社区口腔卫生服务可持续发展。⑥坚持因地制宜，分类指导，以点带面，逐步完善的工作方针。

4.【答案】E

【解析】社区口腔卫生服务的内容：①社区口腔健康教育。②社区口腔预防。③社区口腔医疗。④社区口腔保健。⑤社区口腔康复。⑥社区口腔卫生信息管理。

5.【答案】C

【解析】社区口腔医疗内容：①提供口腔常见病、多发病的基本诊疗服务。②开展口腔疾病双向转诊服务。③提供电话预约、家庭出诊、特需服务等服务内容。④为特殊者或特需者提供口腔专项服务。

第十章 口腔医疗保健中的感染与控制

第一节 感染传播及感染疾病

【A_1型题】

1.【答案】D

【解析】HIV的传播方式主要是性传播、母婴传播、血液传播。HBV主要经血和血制品、母婴、破损的皮肤和黏膜及性接触传播；梅毒螺旋体通过性传播，血液传播，母婴传播，接触了含有患者的分泌物的日常用品。一般在外伤的情况下伤口小并且深的情况下容易感染破伤风梭菌。腮腺炎病毒只通过患者飞沫传播，所以D正确，故选D。

2.【答案】B

【解析】由于口腔科临床操作特点是离不开唾液和血液沾染，艾滋病和乙肝的感染危险最大，因此病毒感染是最危险又最典型的感染，故B正确。细菌虽也能造成交叉感染，但是其危险性不如病毒感染，故A错误。真菌和原虫的交叉感染在口腔科的操作中很少见，故C、D错误。

3.【答案】D

【解析】HIV传播方式有性传播、母婴垂直传播、血液传播。此外，口腔唾液中可能含有HIV病毒，但该传播途径所占比例相对小。

4.【答案】E

【解析】考核知识点主要是口腔保健中的感染和控制。口腔医务人员中可能被感染的途径中没有食用被污染的食品这一条。

【B_1型题】

5.【答案】E

【解析】乙肝病毒在口腔临床的传播方式主要是接触传播，通过直接接触患者的唾液、血液、龈沟液以及接触被污染的环境都可能感染疾病。

6.【答案】D

【解析】结核分枝杆菌存在于痰中，通过咳嗽、打喷嚏、大声说话经口腔和鼻腔喷出体外，在空气中形成飞沫，小飞沫蒸发成为含有结核分枝杆菌的“微滴核”，长时间悬浮于空气中被健康者吸入肺泡引起感染。

7.【答案】A

【解析】梅毒传播中，性接触是主要的传播途径，占98%。少数患者可通过接吻、哺乳等密切行为传播。孕妇可通过胎盘及产道向胎儿传播，亦可通过皮肤破损处传播。故选A。

第二节 感染控制的措施及方法

【A_1型题】

1.【答案】B

【解析】保护性工作服应使用强洗涤剂，在80℃下的洗涤时间为10分钟。推荐穿长袖工作服，帽子也提供有效的保护屏障。故选B。

2.【答案】B

【解析】口腔器械的消毒方法主要采用化学消毒法和物理消毒法两大类。物理消毒有高温消毒、干热消毒和微波消毒，所以C、D、E正确。碘酒+酒精浸泡是常用化学药物消毒方法，由于碘酒消毒力比较强是口腔常用消毒方法，所以A正确。超声波清洁可以去除物体表面的污物但对细菌芽孢和病毒没有杀灭作用。

3.【答案】E

【解析】对诊室空气的消毒方法：①臭氧消毒。②紫外线消毒。③化学消毒剂或中草药消毒剂进行喷雾或熏蒸。故选E。

4.【答案】D

【解析】高效消毒剂包括紫外线、含氯消毒剂、臭氧、二氧化氯、甲基乙内酰脲类化合物以及一些复配的消毒剂。中效消毒剂包括超声波、碘类消毒剂、醇类、酚类消毒剂等。低效消毒剂包括单链季铵盐类、双胍类消毒剂如氯己定，中草药类和汞、银、铜等金属离子消毒剂。故选 D。

5.【答案】C

6.【答案】D

7.【答案】E

【解析】牙科常用的灭菌法：①高压蒸汽灭菌。②干热消毒灭菌。③环氧乙烷气体灭菌。④环氧乙烯灭菌系统。⑤低温过氧化氢等离子灭菌系统。故选 E。

8.【答案】E

【解析】口腔器械灭菌处理包括：灭菌前预处理（包含灭菌前清洗和包装）、灭菌以及灭菌器械的存放。故选 E。

9.【答案】C

10.【答案】A

【解析】高温高压蒸汽灭菌是手机灭菌最常用且最有效的灭菌方法。故选 A。

11.【答案】E

【B_1 型题】

12.【答案】B

【解析】口腔科诊室内空气消毒最好采用紫外线消毒，地面消毒最好采用来苏溶液擦洗，墙面消毒最好采用有效氯消毒液喷雾。

13.【答案】D

14.【答案】E

15.【答案】E

16.【答案】A

【解析】不锈钢器械用高压蒸汽灭菌，不耐热的用化学蒸汽压力灭菌，针头、油、酚类、蜡等不能用高压蒸汽灭菌，干热消毒法可能影响金属器械的锋利程度。

17.【答案】C

18.【答案】B

19.【答案】A

20.【答案】A

【解析】对于无机器清洗的设备或一些复杂物品如内镜、导管等必须用手工清洗。结构复杂、缝隙多的器械用超声波清洗。

21.【答案】C